G. Wennemuth (Hrsg.)
Taschenbuch Histologie

Gunther Wennemuth (Hrsg.)

Taschenbuch Histologie

2. Auflage

Mit 462 Abbildungen und 24 Tabellen

Mit Beiträgen von:
M. Albrecht, G. Aumüller, R. Bock, E. Eppler, A. Hofmann, N. Mannowetz, T. Pufe,
M. Reinecke, E. R. Tamm, M. Wagner, U. Welsch

ELSEVIER

ELSEVIER

Hackerbrücke 6, 80335 München, Deutschland
Wir freuen uns über Ihr Feedback und Ihre Anregungen an books.cs.muc@elsevier.com.

ISBN 978-3-437-41978-2
eISBN 978-3-437-18002-6

Alle Rechte vorbehalten
2. Auflage 2017
© Elsevier GmbH, Deutschland

Wichtiger Hinweis für den Benutzer
Die Erkenntnisse in der Medizin unterliegen laufendem Wandel durch Forschung und klinische Erfahrungen. Herausgeber und Autoren dieses Werkes haben große Sorgfalt darauf verwendet, dass die in diesem Werk gemachten therapeutischen Angaben (insbesondere hinsichtlich Indikation, Dosierung und unerwünschter Wirkungen) dem derzeitigen Wissensstand entsprechen. Das entbindet den Nutzer dieses Werkes aber nicht von der Verpflichtung, anhand weiterer schriftlicher Informationsquellen zu überprüfen, ob die dort gemachten Angaben von denen in diesem Werk abweichen und seine Verordnung in eigener Verantwortung zu treffen.
Für die Vollständigkeit und Auswahl der aufgeführten Medikamente übernimmt der Verlag keine Gewähr.
Geschützte Warennamen (Warenzeichen) werden in der Regel besonders kenntlich gemacht (®). Aus dem Fehlen eines solchen Hinweises kann jedoch nicht automatisch geschlossen werden, dass es sich um einen freien Warennamen handelt.

Bibliografische Information der Deutschen Nationalbibliothek
Die Deutsche Nationalbibliothek verzeichnet diese Publikation in der Deutschen Nationalbibliografie; detaillierte bibliografische Daten sind im Internet über http://www.d-nb.de/ abrufbar.

17 18 19 20 21   5 4 3 2 1

Für Copyright in Bezug auf das verwendete Bildmaterial siehe Abbildungsnachweis.

Das Werk einschließlich aller seiner Teile ist urheberrechtlich geschützt. Jede Verwertung außerhalb der engen Grenzen des Urheberrechtsgesetzes ist ohne Zustimmung des Verlages unzulässig und strafbar. Das gilt insbesondere für Vervielfältigungen, Übersetzungen, Mikroverfilmungen und die Einspeicherung und Verarbeitung in elektronischen Systemen.

Um den Textfluss nicht zu stören, wurde bei Patienten und Berufsbezeichnungen die grammatikalisch maskuline Form gewählt. Selbstverständlich sind in diesen Fällen immer Frauen und Männer gemeint.

Planung: Dr. Katja Weimann
Projektmanagement: Elisabeth Märtz
Redaktion: Dr. Nikola Schmidt
Herstellung: Renate Hausdorf, Elisabeth Märtz
Satz: abavo GmbH, Buchloe/Deutschland; TnQ, Chennai/Indien
Druck und Bindung: Drukarnia Dimograf Sp. zo. o., Bielsko-Biała/Polen
Zeichnungen: Stefan Elsberger, Planegg
Umschlaggestaltung: SpieszDesign, Neu-Ulm

Aktuelle Informationen finden Sie im Internet unter **www.elsevier.de** und **www.elsevier.com**.

Bitte beachten Sie, dass sich die angegebenen Vergrößerungen in diesem Buch nur auf das verwendete Objektiv beziehen, um die optische Auflösung anzugeben. Damit soll vermieden werden, durch Ausschnittvergrößerungen in Kombination mit starren Vergrößerungsangaben zu verwirren. Die tatsächliche Vergrößerung kann durch Multiplizieren der angegebenen Objektivvergrößerung mit dem Faktor 10 in etwa abgeschätzt werden.

Vorwort 2. Auflage

Liebe Leserinnen, liebe Leser

Sie halten die 2. Auflage des Taschenlehrbuches „Histologie" in den Händen. Alle Autoren der Neuauflage haben mit viel Engagement versucht, die Inhalte zu verbessern und das Lernen mit der Kombination aus Text und Bildern spannend zu gestalten. Die Anregung vieler Leserinnen und Leser der 1. Ausgabe hinsichtlich der Größe des Bildformats haben wir gerne umgesetzt. Das neue Buch ist deutlich größer und passt sich den anderen Bänden der Reihe an. Auch das neue Format und seine Gestaltung machen das Buch weiterhin zu einem idealen Begleiter im Histologie-Kurs. Konzipiert wurde das Buch in erster Linie für Studierende der Human- und der Zahnmedizin. Es ist aber gleichzeitig hervorragend geeignet für alle medizinischen Ausbildungsberufe, die sich mit der Histologie und der mikroskopischen Anatomie befassen. Die einleitenden klinischen Fälle, die jedem Kapitel voranstehen, sollen helfen, die klinische Bedeutung für die jeweilige Thematik zu verstehen. Die mit 🔎 gekennzeichneten Abbildungen können auch in der neuen Auflage mithilfe des virtuellen Mikroskops als Online-Angebot mikroskopiert werden.

An dieser Stelle möchte ich mich auch im Namen aller Autoren für die Unterstützung des Verlages, insbesondere durch Frau Dr. Katja Weimann und die Lektorin Frau Dr. Nikola Schmidt bedanken. Viele Lehrende und Studierende haben uns mit Hinweisen und Verbesserungsvorschlägen geholfen, Fehler zu korrigieren und neue Inhalte zu integrieren. Auch bei ihnen möchten wir uns bedanken.

Alle Autorinnen und Autoren wünschen Ihnen mit der neuen Auflage ein spannendes und zugleich entspanntes Lernen der Histologie und der mikroskopischen Anatomie.

Gunther Wennemuth
Essen, im Frühjahr 2017

Vorwort 1. Auflage

Muss man die überaus zahlreichen Fakten der makroskopischen und mikroskopischen Anatomie wirklich lernen? Genau so könnte man fragen, ob ein Maurer den Umgang mit der Kelle oder der Schreiner seine Säge beherrschen muss. Für das Erkennen und Diagnostizieren von Erkrankungen ist nun einmal Voraussetzung, dass man eine klare Vorstellung vom Normalen bzw. Gesunden hat. Dieses Buch soll in kompakter Weise die Grundlagen der gesamten Histologie und mikroskopischen Anatomie vermitteln. Dabei wurde bewusst das Taschenbuchformat gewählt, um zur Benutzung des Buches im Kurssaal einzuladen. Es wendet sich nicht nur an Studierende der Human- und Zahnmedizin, sondern auch an Studierende der naturwissenschaftlichen Fächer und an Auszubildende im Bereich Medizin. Die Kombination von Text- und Bildseiten soll helfen, das Erkennen und Identifizieren von Strukturen in mikroskopischen Präparaten zu erleichtern und die Wiederholung des Stoffes in kurzer Zeit ermöglichen. Zudem können viele der in diesem Buch abgebildeten Präparate am eigenen Computer mit Hilfe eines virtuellen Mikroskops selbst mikroskopiert werden. Dabei handelt es sich nicht um bloßes zusätzliches Bildmaterial verschiedener Präparate, sondern es ermöglicht, beliebige Stellen des Präparates in unterschiedlichen Vergrößerungen anzuschauen. Alle Abbildungen in diesem Buch, die mit dem Zeichen 🔎 versehen sind, können im virtuellen Mikroskop aufgerufen werden.

An der Entstehung dieses Buches waren neben den Autoren viele helfende Hände beteiligt, denen großer Dank gebührt. Neben den vielen Kolleginnen und Kollegen, die Abbildungen für dieses Buch zur Verfügung gestellt haben, möchte ich mich bei Ingrid Lang und Margit Schimmel bedanken, die mit großem Engagement bei der Anfertigung einer großen Anzahl der mikroskopischen Bilder behilflich waren. Stefan Elsberger hat mit reichlich künstlerischer Begabung und gutem Sinn für didaktisch sinnvolle Abbildungen dieses Buch durch seine Zeichnungen bereichert. Ebenso bedanken möchte ich mich bei Dr. Andrea Beilmann, Dr. Daniela Kandels und Anne-Kristin Schulze, die alle Autoren mit viel Geduld kompetent betreut haben.

Als Herausgeber wünsche ich auch im Namen aller Mitautoren den Leserinnen und Lesern dieses Buches viel Spaß und einen großen Erkenntnisgewinn.

Gunther Wennemuth
Homburg/Saar, im Herbst 2011

Adressen

Herausgeber

Univ.-Prof. Dr. med. Gunther Wennemuth
Universitätsklinikum Essen (AöR)
Institut für Anatomie
Hufelandstr. 55
45147 Essen

Autoren

Prof. Dr. rer. physiol. Martin Albrecht
Klinik für Anästhesiologie und
Operative Intensivmedizin,
Universitätsklinikum Schleswig-Holstein
Campus Kiel
Schwanenweg 21
24105 Kiel

Prof. Dr. med. Gerhard Aumüller
Institut für Anatomie und Zellbiologie
Philips-Universität
Robert-Koch-Str. 6
35033 Marburg

PD Dr. med. Elisabeth Eppler
Anatomisches Institut
Universität Basel
Pestalozzistr. 20
4056 Basel
Schweiz

Dr. rer. nat. Nadja Mannowetz
Department of Molecular & Cell Biology (Lishko Lab)
University of California Berkeley

Prof. Dr. rer. nat. Thomas Pufe
Institut für Anatomie und Zellbiologie
RWTH Aachen
Wendlingweg 2
52074 Aachen

Prof. Dr. med. Ernst R. Tamm
Institut für Anatomie
Naturwissenschaftliche Fakultät III
Biologie und Vorklinische Medizin
Universitätsstr. 31
93053 Regensburg

Prof. Dr. med. rer. nat. Ulrich Welsch
Biomedizinisches Zentrum/BMC der LMU
LS Zellbiologie
Großhaderner Straße 9
82152 Planegg Martinsried

Verantwortlicher Autor für die Praxisfälle

Dr. med. Andreas Hofmann
Praxis Dr. med. Andreas Hofmann
Lehrbeauftragter am Institut für Allgemeinmedizin
der TU München
Facharzt für Allgemeinmedizin
Baumkirchner Straße 13
81673 München

Verantwortlicher Autor für die Histopathologie-Kästen

PD Dr. med. Mathias Wagner
Universitätsklinikum des Saarlandes
Institut für Allgemeine und Spezielle Pathologie
Geb. 26
Kirrberger Straße
66424 Homburg/Saar

Verantwortlicher Autor für das virtuelle Mikroskop

Univ.-Prof. em. Dr. med. Rudolf Bock
Schützenstr. 24
66424 Homburg/Saar

Beratung

Prof. Dr. rer. nat. Manfred Reinecke
Universität Zürich
Anatomisches Institut
Winterthurerstr. 190
8057 Zürich
Schweiz

Abkürzungen

A.	Arteria	ER	endoplasmatisches Retikulum
Aa.	Arteriae	ERE	Estrogens-reponsive elements
ABP	androgenbindendes Protein	EZ	Ernährungszustand
ACTH	adrenokortikotropes Hormon, Kortikotropin	EZM	Extrazellulärmatrix
		FGF	Fibroblast growth factor
ADH	antidiuretisches Hormon	FGFR	Fibroblast growth factor receptor
AICDA	Activation-induced cytidine deaminase	FSH	follikelstimulierendes Hormon, Follitropin
ANF	atrialer natriuretischer Faktor	GAG	Glykosaminoglykane
ANP	atriales natriuretisches Peptid	GALT	Gut-associated lymphoid tissue (darmassoziiertes lymphatisches Gewebe)
APUD	Amine precursor uptake and decarboxylation		
ASS	Acetylsalicylsäure	G-CSF	Granulozyten-Colony stimulating factor
AVP	Arginin-Vasopressin		
AZ	Allgemeinzustand	GEP	gastro-entero-pankreatisch
BALT	Bronchus-associated lymphoid tissue (Bronchus-assoziiertes lymphatisches Gewebe)	gER	glattes endoplasmatisches Retikulum
		GFAP	Glial fibrillary acidic protein
		GFR	glomeruläre Filtrationsrate
bFGF	Basic fibroblast growth factor	Ggl.	Ganglion
BKS	Blutkörperchensenkungsgeschwindigkeit	GH	Growth hormone (Wachstumshormon)
		GHIH	Growth hormone inhibiting hormone (Somatostatin)
BMP	Bone morphogenetic protein		
BMU	Basic multicellular unit	GHRH	Growth hormone releasing hormone
BNP	Brain-natriuretic peptide (natriuretisches Peptid Typ B)	GIT	Gastrointestinaltrakt
		Gl.	Glandula
BWK	Brustwirbelkörper	Gll.	Glandulae
Ca	Kalzium	GLP	Glucagon-like petide (Glukagonähnliches Petid)
cAMP	zyklisches Adenosinmonophosphat		
CCK	Cholecystokinin	GLUC	Glukagon
CD	Cluster of differentiation	GM-CSF	Granulozyten-Monozyten-Colony stimulating factor
CDD	Cardiodilatin		
CFU	Colony forming unit	GnRH	Gonadotrropin releasing hormone
cGMP	zyklisches Guanosinmonophosphat	h	Stunde
Cl$^-$	Chlorid	H$^+$	Wasserstoff-Ion
CRH	Corticotropin releasing hormone, Kortikoliberin	HA	Hyaluronan
		Hb	Hämoglobin
CLIP	Class-II-associated invariant chain peptide	HB-Färbung	Hämatoxylin-Benzopurin-Färbung
		HCG	humanes Choriongonadotropin
CNP	natriuretisches Peptid Typ C	HE-	Hämatoxylin-Eosin-Färbung
CNTF	Ciliary neurotrophic factor	HGF	Hepatocyte growth factor (Hepatozyten-Wachstumsfaktor)
CS	Chondroitin-Sulfat		
CSF	Colony stimulating factor	HLA	Human leukocyte antigen (humanes Leukozyten-Antigen)
CT	Computertomogramm		
DHEA	Dehydroepiandrosteron	HS	Heparan-Sulfat
DNA	Deoxyribonucleic acid (Desoxyribonukleinsäure)	HSZ	hämatopoetische Stammzellen
		IgA	Immunglobulin A
DNES	diffuses neuro-endokrines System	IGF	Insulin-like growth factor
DS	Dermatan-Sulfat	IH	Inhibiting-Hormon
EM	Elektronenmikroskopie	IHC	Immunhistochemie
EPO	Erythropoetin	INS	Insulin

Abkürzungen

IVF	In-vitro-Fertilisierung	PID	Präimplantationsdiagnostik
J⁻	Jodid	PIF	Prolactin inhibiting factor, Prolaktostatin
K⁺	Kalium-Ion	POMC	Pro-opio-melano-cortin
KS	Keratan-Sulfat	PNMT	Phenylethanolamin-N-Methyltransferase
LDL	Low density lipoproteins		
L-DOPA	Levodopa	PNS	peripheres Nervensystem
LGL	Large granular lymphocytes	PP	pankreatisches Polypeptid
LH	luteinisierendes Hormon, Lutropin	PRR	Pattern recognition receptors
LHRH	luteinisierendes Hormon Releasing hormone	PSA	Prostata-spezifisches Antigen
		PTN	Pleiotrophin
Lig.	Ligamentum	RA	rheumatoide Arthritis
Ligg.	Ligamenta	RANK	Receptor activator of NF-κB
LPS	Lipopolysaccharid	RANKL	Receptor activator of NF-κB-Ligand
LWK	Lendenwirbelkörper	REM	Rasterelektronenmikroskopie
M.	Musculus	R.	Ramus
MΦ	Makrophage	Rr.	Rami
M6P	Mannose-6-Phosphat	rER	raues endoplasmatisches Retikulum
MALT	Mucosa-associated lymphoid tissue (Mukosa-assoziiertes lymphatisches Gewebe)	RH	Releasing-Hormon
		RNA	Ribonukleinsäure
		ROI	Reactive oxygen intermediates (reaktive Sauerstoffzwischenprodukte)
M-CSF	Monozyten-Colony stimulating factor		
MHC	Major histocompatibility complex (Haupthistokompatibilitätskomplex)	s. c.	subkutan
		SCN	Nucleus suprachiasmaticus
MMP	Matrix-Metalloproteinasen	SOC	Sertoli-only-cell (Syndrom)
MPS	mononukleäres Phagozytosesystem	SOM	Somatostatin
MR	Magnetresonanz	SRY	Sex-determining region of Y
mRNA	Messenger-RNA (Boten-RNA)	StAR	Steroidogenic acute regulatory
MRT	Magnetresonanztomogramm (= Kernspintomogramm)	T3	Trijodthyronin
		T4	Tetrajodthyronin (Thyroxin)
MSC	mesenchymale Stammzellen	TCR	T-Zell-Rezeptor TEM
MSH	melanozytenstimulierendes Hormon	TEP	totale Endoprothese
N.	Nervus	TGF-β	Transforming growth factor β
Na⁺	Natrium-Ion	TIM	Translocator inner membrane (Mitochondrium)
Ncl.	Nucleus		
NGF	Nerve growth factor	TIMP	Tissue inhibitors of metalloproteinases
NK-Zellen	natürliche Killerzellen	TDLE	terminale Ductus-Lobulus-Einheit
NO	Stickstoffmonoxid	TDLU	Terminal duct-lobular unit
NPR	Natriuretic peptide receptor	TNF	Tumor-Nekrose-Faktor
NS	Nervensystem	TOM	Translocator outer membrane (Mitochondrium)
NSAR	nicht-steroidale Antirheumatika		
NT	Neurotensin	TRH	Thyroliberin (Thyreotropin releasing hormone)
OAT	Oligo-, Astheno-, Teratospermie (Syndrom)		
		TSH	thyroideastimulierendes Hormon, Thyrotropin
OPG	Osteoprotegerin		
PAS	Perjodsäure-Schiff-Reaktion + Hämatoxylin	V.	Vena
		Vv.	Venae
PALS	periarterielle Lymphscheide (Milz)	VEGF	Vascular endothelial growth factor
PAMP	Pathogen-associated molecular pattern	VEGF-R	VEGF-Rezeptor
		VIP	Vasoactive intestinal polypeptide
PBA-	Perjodsäure-Bisulfit-Aldehydthionin Färbung + Kernechtrot	WHO	World Health Organization (Weltgesundheitsorganisation)
PCOS	polyzystisches Ovar-Syndrom	ZNS	Zentralnervensystem
PDGF	Platelet derived growth factor	ZPR	Zona-pellucida-Reaktion
PHT	plötzlicher Herztod		

Inhaltsverzeichnis

1	**Zelle**	2
	U. Welsch	
1.1	Prokaryoten und Eukaryoten	2
	Allgemeines	2
	Prokaryotische Zellen	2
	Eukaryotische Zellen	2
1.2	Plasmamembran (1)	4
	Membranlipide	4
	Membranproteine	4
	Glykokalyx	4
1.3	Plasmamembran (2)	6
	Funktionen von Membranproteinen	6
	Zellkortex	6
1.4	Konstante Differenzierungen der Zelloberfläche	8
	Mikrovilli	8
	Mikrofalten (Microplicae)	8
	Basales Labyrinth	8
	Kinozilien	8
	Pseudopodien	8
1.5	Stoffaufnahme, Stoffabgabe	10
	Endozytose	10
	Exozytose	10
1.6	Zellkontakte	12
	Adhäsionskontakte	12
	Kommunikationskontakte (Nexus)	12
	Verschluss-(Barriere-)Kontakte	12
	Haftkomplex (Schlussleistenkomplex)	12
1.7	Zellorganellen (1)	14
	Endoplasmatisches Retikulum (ER)	14
1.8	Zellorganellen (2)	16
	Anulierte Lamellen	16
	Golgi-Apparat	16
1.9	Zellorganellen (3)	18
	Endosomen und Lysosomen	18
	Peroxisomen	18
1.10	Zellorganellen (4)	20
	Mitochondrien	20
	Melanosomen	20
	Zelleinschlüsse	20
1.11	Zytoskelett, Zellzentrum	22
	Aktinfilamente	22
	Mikrotubuli	22
	Zellzentrum, Zentriolen	22
	Intermediäre Filamente	22
1.12	Zellkern	24
	Kernhülle (Perinuklearzisterne)	24
	Chromatin	24
	Chromosomen	24
	Nukleolus	24
	Kernmatrix	24
1.13	Zellzyklus (1)	26
	M-Phase	26
	Zellteilung	26
	G_1-Phase	26
	S-Phase	26
	G_2-Phase	26
	G_0-Phase	26
1.14	Zellzyklus (2)	28
	Kontrolle des Zellzyklus	28
	Meiose	28
1.15	Zelltod, Zellanpassungen, Stammzellen	30
	Zelltod	30
	Zellanpassungsreaktionen	30
	Stammzellen	30
2	**Stammzellen**	32
	G. Wennemuth	
	Kasuistik	32
3	**Epithelgewebe**	38
	G. Wennemuth	
	Kasuistik	38
3.1	Grundlagen	40
	Grundgewebearten	40
	Definitionen	40
	Aufbau von Epithelgeweben	40
3.2	Basalmembran	42
	Basalmembran und Basallamina	42
3.3	Oberflächenepithelien (1)	44
	Einschichtiges Plattenepithel	44
	Einschichtiges kubisches Epithel	44
	Einschichtiges (hoch)prismatisches Epithel	44

Inhaltsverzeichnis

	Mehrschichtiges unverhorntes Plattenepithel	44
3.4	Oberflächenepithelien (2)	46
	Mehrschichtiges verhorntes Plattenepithel	46
	Mehrreihiges Plattenepithel	46
3.5	Oberflächendifferenzierungen von Epithelzellen: Zilien	48
	Mikrovilli	48
	Kinozilien	48
	Stereozilien	48
3.6	Drüsenepithelien (1)	50
	Einteilung	50
3.7	Drüsenepithelien (2) und Myoepithelzellen	52
	Myoepithelzellen	52
3.8	Ausführungsgangsystem	54
	Schaltstücke	54
	Streifenstücke (Sekretrohre)	54
	Ausführungsgänge	54
3.9	Speicheldrüsen	56
	Glandula parotidea	56
	Glandula submandibularis	56
	Glandula sublingualis	56
	Glandula lacrimalis	56
4	**Binde- und Stützgewebe**	**58**
	T. Pufe	
	Kasuistik	58
4.1	Bindegewebe (1)	60
	Extrazellulärmatrix (EZM)	60
4.2	Bindegewebe (2)	62
	Kollagenfasern	62
4.3	Bindegewebe (3)	64
	Retikuläre Fasern	64
	Elastische Fasern	64
4.4	Bindegewebe (4)	66
	Formen des Bindegewebes	66
4.5	Fettgewebe	68
	Weißes Fettgewebe	68
	Braunes Fettgewebe	68
4.6	Knorpelgewebe (1)	70
	Hyaliner Knorpel – Aufbau	70
4.7	Knorpelgewebe (2)	72
	Hyaliner Knorpel – Zellen und Zonen	72
4.8	Knorpelgewebe (3)	74
	Elastischer Knorpel	74
	Faserknorpel	74
4.9	Knochengewebe (1)	76
	Allgemeiner Aufbau – EZM	76
4.10	Knochengewebe (2)	78
	Allgemeiner Aufbau – Osteozyten und Osteoblasten	78
4.11	Knochengewebe (3)	80
	Allgemeiner Aufbau – Osteoklasten, Endost und Periost	80
4.12	Knochengewebe (4)	82
	Allgemeiner Aufbau – Sehnenansatz und Lamellenknochen	82
4.13	Knochengewebe (5)	84
	Knochenumbau	84
4.14	Knochengewebe (6)	86
	Knochenentstehung – desmale und chondrale Osteogenese	86
4.15	Knochengewebe (7)	88
	Knochenentstehung – Wachstumsfuge	88
	Frakturheilung	88
4.16	Kapselgewebe	90
	Membrana fibrosa	90
	Membrana synovialis	90
5	**Muskelgewebe**	**92**
	G. Wennemuth	
	Kasuistik	92
5.1	Grundlagen	94
	Myofilamente	94
5.2	Skelettmuskulatur (1)	96
	Sarkomer	96
5.3	Skelettmuskulatur (2)	98
	Motorische Endplatte	98
	T-Tubuli, longitudinales System und Triaden	98
	Rote und weiße Skelettmuskelfasern	98
	Satellitenzellen	98
5.4	Glatte Muskulatur	100
	Aufbau	100
	Kontraktion	100
5.5	Herzmuskulatur	102
	Erregungsleitung	102

Inhaltsverzeichnis

6	**Nervengewebe und Sinnesorgane**	**104**
	E. R. Tamm	
	Kasuistik	104
6.1	Nervengewebe: Grundlagen (1)	106
	Neuron	106
6.2	Nervengewebe: Grundlagen (2)	108
	Organisation des Nervengewebes	108
	Bauelemente eines Neurons	108
6.3	Nervengewebe: Grundlagen (3)	110
	Synapsen	110
6.4	Nervengewebe: Grundlagen (4)	112
	Neuronales Zytoskelett	112
	Axonaler Transport	112
6.5	Nervengewebe: Grundlagen (5)	114
	Neuroglia – Astro- und Mikroglia	114
6.6	Nervengewebe: Grundlagen (6)	116
	Neuroglia – Weitere	116
6.7	Peripheres Nervensystem (1)	118
	Peripherer Nerv	118
6.8	Peripheres Nervensystem (2)	120
	Klassifikation von Nervenfasern	120
	Spinalganglion – Aufbau	120
6.9	Peripheres (3) und vegetatives Nervensystem	122
	Spinalganglion – Zellfunktion	122
	Vegetatives Nervensystem	122
6.10	Zentrales Nervensystem (1)	124
	Rückenmark	124
6.11	Zentrales Nervensystem (2)	126
	Kleinhirn (Cerebellum)	126
6.12	Zentrales Nervensystem (3)	128
	Gehirn (Cerebrum)	128
6.13	Zentrales Nervensystem (4)	130
	Gehirn – Allokortex	130
	Plexus choroideus	130
6.14	Sinnesorgane (1)	132
	Sehorgan – Aufbau	132
	Rezeptorisches System	132
6.15	Sinnesorgane (2)	134
	Sehorgan – rezeptorisches System	134
6.16	Sinnesorgane (3)	136
	Sehorgan: homöostatische Systeme – Choroidea	136
	Schichtengliederung der Netzhaut	136
6.17	Sinnesorgane (4)	138
	Sehorgan – gelber Fleck und Papille	138
	Akkommodationssystem	138
6.18	Sinnesorgane (5)	140
	Sehorgan: Akkommodationssystem	140
6.19	Sinnesorgane (6)	142
	Sehorgan – Irisblendensystem	142
	Flüssigkeitssystem	142
6.20	Sinnesorgane (7)	144
	Sehorgan – Flüssigkeitssystem	144
	Lid- und Tränensystem	144
6.21	Sinnesorgane (8)	146
	Sehorgan – Lid- und Tränensystem	146
6.22	Sinnesorgane (9)	148
	Hörorgan – Kochlea	148
6.23	Sinnesorgane (10)	150
	Hörorgan – Schallwahrnehmung	150
	Riechorgan	150
	Schmeckorgan	150
7	**Blut, Gefäße und lymphatisches System**	**152**
	N. Mannowetz, G. Wennemuth	
	Kasuistik	152
7.1	Blut und Blutzellen: Erythrozyten	154
	Aufgaben des Blutes	154
	Zusammensetzung des Blutes	154
	Erythrozyten	154
7.2	Blutzellen: Thrombozyten und Granulozyten	156
	Thrombozyten	156
	Granulozyten	156
7.3	Blutzellen: Lymphozyten und Monozyten	158
	Lymphozyten	158
	Monozyten	158
7.4	Blutbildung (1)	160
	Phasen der Blutbildung (Hämatopoese)	160
	Knochenmark	160
	Colony forming units (CFU) und Colony stimulating factors (CSF)	160
7.5	Blutbildung (2)	162
	Erythropoese	162

	Thrombopoese	162
	Monopoese	162
	Granulopoese	162
	Lymphopoese	162
7.6	**Gefäße: Arterien**	**164**
	Arterien	164
7.7	**Gefäße: Arteriolen, Kapillaren, Venolen und Venen**	**166**
	Kleine Arterien und Arteriolen	166
	Kapillaren	166
	Venolen und kleine Venen	166
	Mittelgroße und große Venen	166
7.8	**Lymphsystem und lymphatische Organe (Überblick)**	**168**
	Lymphe	168
	Lymphgefäße	168
	Lymphatische Organe (Überblick)	168
7.9	**Thymus**	**170**
	Rinde	170
	Mark	170
	Zelldifferenzierung und Selektion	170
	Blut-Thymus-Schranke	170
	Rückbildung des Thymus	170
7.10	**Milz**	**172**
	Gefäßarchitektur	172
	Weiße Pulpa	172
	Rote Pulpa	172
7.11	**Lymphknoten**	**174**
	Histoarchitektur	174
7.12	**Mukosa-assoziiertes lymphatisches Gewebe**	**176**
	Tonsillen	176
	Peyer-Plaques	176
7.13	**Immunsystem (1)**	**178**
	Angeborene und erworbene Abwehr	178
	B-Lymphozyten und Plasmazellen	178
	T-Lymphozyten	178
7.14	**Immunsystem (2)**	**180**
	Zytotoxische T-Zellen	180
	Lymphozytenrezirkulation	180
	Leukozytenextravasation	180
	Antigenpräsentierende Zellen (APZ)	180
7.15	**Immunsystem (3)**	**182**
	Histokompatibilitätsproteine	182
	MHC-Klasse I	182
	MHC-Klasse II	182
	MHC-Klasse III	182

8	**Haut (Cutis, Integumentum commune)**	**184**
	G. Wennemuth	
	Kasuistik	184
8.1	**Schichtenaufbau der Haut**	**186**
	Epidermis	186
8.2	**Zellen der Epidermis**	**188**
	Keratinozyten	188
	Melanozyten	188
8.3	**Die Haut als Immun- und Sinnesorgan**	**190**
	Langerhans-Zellen und dendritische Zellen	190
	Dermis	190
	Hypodermis (Subkutis)	190
	Rezeptoren der Haut	190
8.4	**Hautanhangsgebilde (1)**	**192**
	Haare	192
8.5	**Hautanhangsgebilde (2)**	**194**
	Nägel	194
	Hautdrüsen	194
	Blutgefäße	194
9	**Respirationstrakt**	**196**
	M. Albrecht	
	Kasuistik	196
9.1	**Grundlagen**	**198**
	Aufgaben des Respirationstrakts	198
	Allgemeiner Aufbau des Respirationstrakts	198
	Lunge und Pleura	198
9.2	**Wandaufbau der luftleitenden Abschnitte**	**200**
	Wandaufbau	200
9.3	**Obere Atemwege**	**202**
	Nasenhöhle	202
	Nasennebenhöhlen	202
	Pharynx	202
	Larynx	202
9.4	**Trachea**	**204**
	Wandbau	204
9.5	**Bronchien**	**206**
	Wandbau	206
9.6	**Bronchioli und Bronchioli terminales**	**208**

Inhaltsverzeichnis

	Wandbau	208
	Neuroepitheliale Körperchen	208
	Nischenzellen	208
9.7	Gasaustauschende Abschnitte	210
	Bronchioli respiratorii	210
	Ductus und Sacculi alveolares	210
	Alveolen	210
9.8	Blut-Luft-Schranke	212
	Gasaustausch	212
	Aufbau der Blut-Luft-Schranke	212
	Alveolarmakrophagen	212
9.9	Blutgefäßsystem der Lunge	214
	Vasa privata	214
	Vasa publica	214
9.10	Pleura	216
	Pleura visceralis	216
	Pleura parietalis	216
10	**Niere und Urogenitalsystem**	**218**
	G. Wennemuth	
	Kasuistik	218
10.1	Anatomische Grundlagen	220
	Angioarchitektur	220
10.2	Glomerulum (1)	222
10.3	Glomerulum (2)	224
	Podozyten	224
	Endothelzellen	224
	Mesangium	224
10.4	Tubulussystem (1)	226
	Proximaler Tubulus	226
10.5	Tubulussystem (2)	228
	Intermediärtubulus und Henle-Schleife	228
	Distaler Tubulus	228
	Sammelrohre	228
10.6	Tubulussystem (3)	230
10.7	Juxtaglomerulärer Apparat	232
	Extraglomeruläres Mesangium	232
	Macula densa	232
	Juxtaglomeruläre Zellen	232
10.8	Ableitendes Harnsystem	234
	Ureter	234
	Harnblase (Vesica urinaria)	234
	Männliche Urethra	234
	Weibliche Urethra	234

11	**Verdauungssystem**	**236**
	U. Welsch	
	Kasuistik	236
11.1	Grundlagen, Kopfdarm	238
	Kopfdarm	238
11.2	Zähne und Zahnentwicklung (1)	240
	Hartsubstanzen	240
	Zahnpulpa	240
11.3	Zähne und Zahnentwicklung (2)	242
	Zahnhalteapparat	242
	Zahnentwicklung	242
11.4	Speicheldrüsen und Tonsillen der Mundhöhle	244
	Speicheldrüsen	244
	Tonsillen (Mandeln)	244
11.5	Allgemeiner Wandbau des Rumpfdarms	246
	Mukosa	246
	Submukosa	246
	Muskularis	246
	Serosa	246
	Nervenplexus	246
11.6	Ösophagus	248
	Wandaufbau	248
	Ösophagussphinkter	248
11.7	Magen (1)	250
	Wandaufbau	250
	Funktionelle Gegenspieler im Magen	250
	Kardia	250
11.8	Magen (2)	252
	Korpus und Fundus	252
	Pars pylorica	252
11.9	Dünndarm (1)	254
	Allgemeiner Wandaufbau	254
11.10	Dünndarm (2)	256
	Besonderheiten der einzelnen Dünndarmabschnitte	256
11.11	Kolon, Appendix und Analkanal	258
	Appendix vermiformis	258
	Analkanal	258
11.12	Pankreas (Bauchspeicheldrüse)	260
	Exokrines Pankreas	260
	Endokrines Pankreas	260
11.13	Leber und Gallenwege (1)	262

	Gliederung	262
	Gefäßversorgung der Leberläppchen	262
11.14	**Leber und Gallenwege (2)**	**264**
	Leberläppchen	264
	Hepatozyten	264
	Disse-Raum	264
	Endothel der Lebersinusoide	264
11.15	**Leber und Gallenwege (3)**	**266**
	Galle	266
	Gallenkanälchen (Gallen-Canaliculi) und Gallengänge	266
	Gallenblase	266

12 Endokrine Organe und Neuroendokrinium … 268
E. Eppler, M. Reinecke

	Kasuistik	268
12.1	**Einführung und Organisation**	**270**
	Einführung	270
	Organisation	270
12.2	**Regulation**	**272**
12.3	**Gastro-entero-endokrines System**	**274**
	Endokrine Zellen	274
	Entwicklung des diffusen neuroendokrinen Systems	274
	Hormone	274
	Funktion	274
12.4	**Endokrines Pankreas (1)**	**276**
	Entwicklung	276
	Innervation und Blutversorgung	276
	Endokrine Zellen	276
12.5	**Endokrines Pankreas (2)**	**278**
	Hormone	278
12.6	**Hypothalamus-Hypophysen-System (1)**	**280**
	Entwicklung	280
	Hypothalamus und Neurohypophyse	280
12.7	**Hypothalamus-Hypophysen-System (2)**	**282**
	Neurohypophyse	282
	Hypothalamus und Adenohypophyse	282
	Adenohypophyse (Übersicht)	282
12.8	**Hypothalamus-Hypophysen-System (3)**	**284**
	Adenohypophyse (mikroskopisch)	284
12.9	**Epiphyse und Zusammenfassung neuro-endokrine Interaktionen**	**286**
	Epiphyse	286
	Zusammenfassung neuro-endokrine Interaktionen	286
12.10	**Endokrines Herz**	**288**
	Hormone	288
	Wirkungen	288
12.11	**Schilddrüse (1)**	**290**
	Entwicklung	290
	Feinbau	290
	Hormone	290
12.12	**Schilddrüse (2) und Nebenschilddrüsen**	**292**
	Parafollikuläre C-Zellen	292
	Nebenschilddrüsen	292
12.13	**Nebennieren (1)**	**294**
	Feinbau	294
	Nebennierenrinde	294
12.14	**Nebennieren (2) und paraaortale Ganglien**	**296**
	Entwicklung der Nebennieren	296
	Nebennierenmark	296
	Paraaortale Ganglien, Paraganglien	296

13 Reproduktionstrakt, Befruchtung und Plazentation … 298
G. Aumüller

	Kasuistik	298
13.1	**Weibliches Genitale (1)**	**300**
	Übersicht	300
	Ovar (Eierstock)	300
13.2	**Weibliches Genitale (2)**	**302**
	Oo- und Follikulogenese	302
13.3	**Weibliches Genitale (3)**	**304**
	Endokrine Ovarfunktion	304
	Tuba uterina (Eileiter)	304
13.4	**Weibliches Genitale (4)**	**306**
	Uterus (Gebärmutter)	306
	Menstruationszyklus	306
13.5	**Weibliches Genitale (5)**	**308**
	Hormonelle Regulation des Menstruationszyklus	308
	Cervix uteri (Gebärmutterhals)	308
	Vagina (Scheide)	308
13.6	**Weibliches Genitale (6)**	**310**
	Brustdrüse (Glandula mammaria)	310

Inhaltsverzeichnis

13.7	Weibliches Genitale (7) und Entwicklung des Genitalsystems ...	312
	Äußeres Genitale	312
	Entwicklung des weiblichen und männlichen Genitalsystems	312
13.8	Weibliches Genitale (8)	314
13.9	Männliches Genitale (1)	316
	Übersicht	316
	Hoden	316
13.10	Männliches Genitale (2)	318
	Hoden – Sertoli-Zellen	318
	Spermatogenese	318
13.11	Männliches Genitale (3)	320
	Nebenhoden und Spermienreifung ...	320
	Ductus deferens (Samenleiter)	320
13.12	Männliches Genitale (4)	322
	Akzessorische Drüsen	322
	Penis	322
13.13	Männliches Genitale (5)	324
	Entwicklung der Spermien	324
	Ultrastruktur der Spermien	324
	Spermienfunktionen	324
13.14	Männliches Genitale (6)	326
13.15	Befruchtung, Frühentwicklung	328
	Befruchtung	328
	Morula und Blastozyste	328
	Implantation	328
13.16	Plazenta und Nabelschnur	330
	Aufbau der Plazenta	330
	Plazentaschranke	330

Abbildungsverzeichnis 332

Register 337

Die wichtigsten Färbemethoden im Überblick 352

1 Zelle

1.1 Prokaryoten und Eukaryoten

Allgemeines

Zellen sind die strukturellen und funktionellen Baueinheiten aller Gewebe und Organe aller lebenden Organismen. Robert Hooke (1635–1703) gebrauchte als Erster für sie den Ausdruck „Zelle". Matthias Schleiden (1804–1881) formulierte im Jahr 1838 die generelle Theorie des zellulären Aufbaus des Gesamtorganismus aller Pflanzen; 1839 erweiterte Theodor Schwann (1810–1882) diese Aussage auf alle Tiere und den Menschen. 1855 erkannte Rudolf Virchow (1821–1902), dass neues Leben stets aus Zellen hervorgeht. Entscheidend für diesen und für alle weiteren Erkenntnisfortschritte im Bereich der Zellbiologie war die Entwicklung immer neuer technischer Geräte, z. B. von Mikroskopen und differenzierten analytischen Verfahren. Robert Brown (1773–1858) entdeckte den Zellkern.

Die ersten (anfangs noch ausschließlich prokaryotischen) Zellen entstanden wahrscheinlich vor ca. 3,5 Milliarden Jahren. Die Evolution hat zwei Zelltypen hervorgebracht: prokaryotische und eukaryotische Zellen (→ Abb. 1.1, → Abb. 1.2, → Abb. 1.3).

Prokaryotische Zellen

Prokaryotische Zellen besitzen weder einen Zellkern noch membranbegrenzte Organellen. Ihr Zytoplasma ist relativ einfach strukturiert und von einer Plasmamembran umgeben (→ Abb. 1.2). Im Zytosol befinden sich neben anderem ihre meist ringförmige DNA sowie Ribosomen. Das Genom besteht oft aus 1000–4000 Genen. Die Vermehrung erfolgt durch Teilung. Zwischen benachbarten Individuen können Gene ausgetauscht werden (**horizontaler Gentransfer**).

Die Gestalt prokaryotischer Zellen ist variabel (stäbchen- oder spiralförmig, kugelig u. a.); ihr Durchmesser beträgt oft 1–2 µm. Sie besitzen ein eigenes Zytoskelett, das z. T. aus Proteinen besteht, die dem Aktin und Tubulin (→ Kap. 5.1) homolog sind und z. B. dem Proteintransport oder der Zellteilung dienen, oder das aus Proteinen aufgebaut ist, die die Zellgestalt stabilisieren, z. B. Bactofilin (*Helicobacter*) und Crescentin (*Caulobacter*), und die den Intermediärfilamentproteinen (→ Kap. 1.11) vergleichbar sind.

An ihrer Oberfläche können Bakterien Fortsätze (Pili, Fimbrien, Flagellen) ausbilden. Ihre Stoffwechselprozesse sind außerordentlich vielseitig; da sie ubiquitär vorkommen, sind sie an ganz unterschiedliche, teils sogar extreme Lebensräume angepasst (z. B. an das saure Magenmilieu von Säugetieren oder an heiße Quellen). Organismen, die aus prokaryotischen Zellen bestehen, heißen **Prokaryoten**. Zu ihnen zählen Bakterien (z. B. *Clostridium perfringens*, → Abb. 1.1), die als kleine Einzelzellen oder in lockeren Verbänden leben.

Zellwand

Eine Besonderheit prokaryotischer Zellen ist ihre Zellwand, eine extrazelluläre Schutzschicht. Sie stabilisiert die Bakterien, die ein hyperosmotisches Zytosol besitzen.

> **Klinik**
>
> Bestimmte Antibiotika (Penicilline und Cephalosporine) können die Zellwand destabilisieren und damit die Bakterien zum Absterben bringen.

Aufgrund von Unterschieden im Aufbau der Zellwand werden zwei große Gruppen von Bakterien unterschieden, die mithilfe der Gram-Färbung (entwickelt vom dänischen Arzt H. C. Gram, 1853–1938) differenziert werden:

- **Gram-positive Bakterien** besitzen eine relativ dicke Zellwand, die aus vernetzten Peptidoglykanen besteht. Ganz außen kann zusätzlich eine Kapsel ausgebildet sein, in der Hyaluronan (Hyaluronsäure) vorkommen kann. Zwischen Zellwand und Plasmamembran ist ein schmaler periplasmatischer Spaltraum ausgebildet. Beispiele sind Staphylokokken und Streptokokken (→ Abb. 1.2).
- **Gram-negative Bakterien** besitzen eine insgesamt dünne Zellwand, aber einen relativ großen periplasmatischen Raum. Außen liegt der Zellwand erstaunlicherweise eine Biomembran an, in deren äußeres Blatt ein einzigartiges glykosyliertes Peptid, das Lipopolysaccharid (LPS), eingebaut ist, das auch Endotoxin genannt wird. Es löst Fieber und andere Veränderungen aus.

Bakterien sind nicht nur Krankheitserreger. Die zahllosen symbiontischen Darmbakterien haben v. a. physiologische Funktionen, deren volle Bedeutung für unsere Gesundheit oft noch unbekannt ist.

Eukaryotische Zellen

Alle Zellen höherer Organismen und damit auch des Menschen sind eukaryotische Zellen (→ Abb. 1.3). Beim Menschen unterscheidet man mindestens 200 verschiedene Zelltypen. Eukaryotische Zellen sind phylogenetisch jünger als prokaryotische und waren ursprünglich vermutlich räuberisch-phagozytierende einzellige Organismen. Wie die prokaryotischen Zellen besitzen sie eine Plasmamembran, Zytosol und Ribosomen. Von den Prokaryoten unterscheiden sie sich durch den Besitz folgender Strukturen:

- Zellkern, der die DNA enthält (→ Kap. 1.12)
- Membranbegrenzte Zellorganellen
  (→ Kap. 1.7 ff.)
- Hochdifferenziertes Zytoskelett (→ Abb. 1.3,
  → Kap. 1.11)

1.1 Prokaryoten und Eukaryoten

Prokaryotische Zellen (Bakterien)

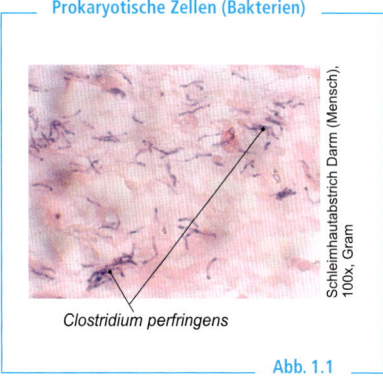

Clostridium perfringens

Schleimhautabstrich Darm (Mensch), 100x, Gram

Abb. 1.1

Ultrastruktur zweier Gram-positiver Bakterien

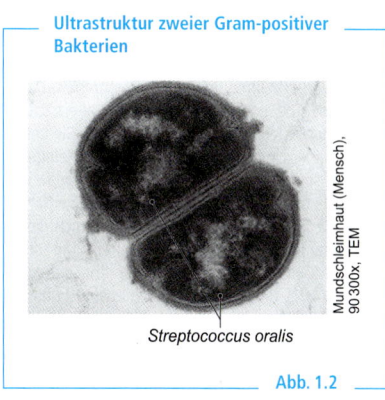

Streptococcus oralis

Mundschleimhaut (Mensch), 90 300x, TEM

Abb. 1.2

Eukaryotische Zelle, Schema

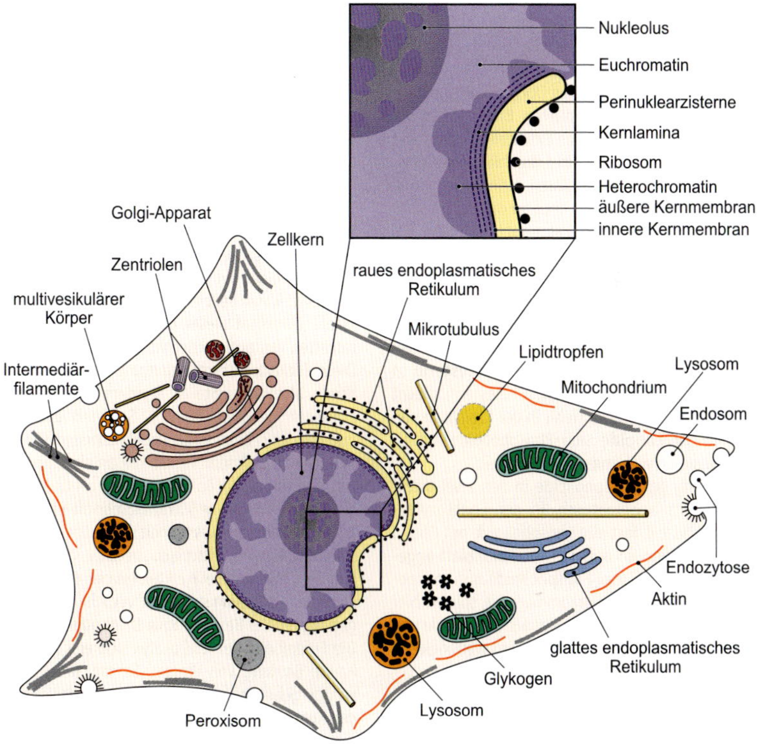

- Nukleolus
- Euchromatin
- Perinuklearzisterne
- Kernlamina
- Ribosom
- Heterochromatin
- äußere Kernmembran
- innere Kernmembran
- Golgi-Apparat
- Zellkern
- Zentriolen
- raues endoplasmatisches Retikulum
- multivesikulärer Körper
- Mikrotubulus
- Lipidtropfen
- Lysosom
- Intermediärfilamente
- Mitochondrium
- Endosom
- Endozytose
- Aktin
- glattes endoplasmatisches Retikulum
- Glykogen
- Peroxisom
- Lysosom

Abb. 1.3

1.2 Plasmamembran (1)

Alle Zellen sind von einer Plasmamembran (= Zellmembran) umgeben, die die Eigenständigkeit jeder Zelle gegenüber ihrer Umwelt aufrechterhält. Dabei handelt es sich um Biomembranen, die alle nach einem einheitlichen Schema aufgebaut sind: Sie bestehen aus einer Lipiddoppelschicht, in die Proteine eingelagert sind. **Lipide** und **Proteine** liegen in der Plasmamembran oft in gleichem Mengenverhältnis (45 % : 45 %) vor und werden v. a. durch nicht-kovalente Interaktionen zusammengehalten. Die dritte wichtige Membrankomponente sind **Kohlenhydrate**, die 5–10 % der Membrananteile ausmachen.

Auch im Innern eukaryotischer Zellen gibt es Biomembranen. Sie begrenzen hier die meisten Zellorganellen, z. B. das endoplasmatische Retikulum, den Golgi-Apparat und die Lysosomen (→ Kap. 1.7 ff.).

Membranlipide

Zu den Membranlipiden zählen weit über 500 Lipidspezies, die sich drei Gruppen zuordnen lassen:
- polaren Phospholipiden,
- Cholesterin,
- Glykolipiden.

Die **Phospholipide** bilden eine Doppelschicht mit einem äußeren und einem inneren Blatt. Sie trennt zwei wasserreiche Räume, den Extrazellulärraum und das Zytosol, und ist per se nicht durchlässig für Wasser. Dies beruht auf dem polaren Aufbau der Phospholipide, deren hydrophiler Kopf an die äußere oder innere wässrige Umgebung angrenzt, während die hydrophoben Anteile ins Membraninnere ragen (→ Abb. 1.4). Die Phospholipiddoppelschicht ist sehr dünn (ca. 5–6 nm) und fluide („flüssig"). Zur Fluidität gehört, dass die Lipidmoleküle sich lateral in der Membran ausbreiten können. Das Ausmaß der Fluidität wird durch die Einlagerung von **Cholesterin** in beide Membranblätter reguliert. Cholesterin macht die Membran etwas fester (fehlt in der Membran von Bakterien). **Glykolipide** sind Phospholipide mit einem nach außen weisenden Zuckeranteil.

Die Verteilung der Phospholipide in den zwei Membranhälften ist asymmetrisch. In der Erythrozytenmembran sind z. B. fast alle Phospholipide mit Cholin in der Kopfgruppe im äußeren Membranblatt angeordnet, während Inositol-Phospholipide nur im inneren Blatt der Membran vorkommen. Sie spielen hier eine wichtige Rolle beim Cell-Signaling (Kaskade von Molekülen, die Signale aufnehmen und weiterleiten).

Membranproteine

Zu den Membranproteinen zählen zahlreiche verschiedene Proteine mit unterschiedlichen Funktionen. Die verschiedenen Zelltypen des Körpers besitzen eine jeweils charakteristische Ausstattung mit Membranproteinen.

Periphere und integrale Membranproteine

Periphere Membranproteine sind mit der inneren oder äußeren Membranhälfte verbunden, dringen aber nicht ins hydrophobe Membraninnere ein (→ Abb. 1.5). Ein Teil der peripheren Proteine ist über einen „Lipidanker" mit den Phospholipiden der inneren oder äußeren Membranhälfte verbunden. **Integrale Membranproteine** sind in die ganze Membran, also auch in das hydrophobe Membraninnere, integriert. Die meisten integralen Membranproteine sind **Transmembranproteine**, die durch die ganze Membran hindurchziehen und zusätzlich an deren innerer und äußerer Oberfläche funktionelle Anteile besitzen. Solche Transmembranproteine sind oft auf der zytosolischen Seite mit dem Zytoskelett verbunden und somit, zumindest temporär, an einer bestimmten Stelle fixiert. Es gibt noch verschiedene andere Mechanismen, die die laterale Wanderung von Membranproteinen verhindern, z. B. die Verbindung mit Proteinen einer benachbarten Zelle.

Die meisten Membranproteine, die die äußere Membranoberfläche erreichen, tragen hier Kohlenhydratketten. Diese sind oft Oligosaccharide, können aber auch Muzine oder lange Glykosaminoglykanketten sein, die Teil von Proteoglykanen sind. Solche Proteoglykane können sich v. a. Membranoberflächen anlagern, die an die Bindegewebsmatrix angrenzen.

Glykokalyx

Die Gesamtheit der Kohlenhydrate, die außen an der Membran einer Zelle vorkommen, wird mit dem Begriff Glykokalyx bezeichnet (→ Abb. 1.6). Die molekulare Diversität dieser oft verzweigten Kohlenhydratketten ist außerordentlich groß (→ Abb. 1.5). Diese Zucker sind nicht nur Komponenten der eigentlichen Membranproteine, sondern können auch zu Proteinen gehören, die z. B. Sekreten entstammen und die der Zellmembran angelagert sind. Die Glykokalyx ist an Zellmembranen, die an ein Lumen grenzen, z. B. auf dem Kapillarendothel, oft überraschend dicht und hoch (bis > 500 nm). Sehr oft ist die Glykokalyx (z. B. durch Anwesenheit von sulfatierten Glykosaminoglykanen) elektrisch negativ geladen. Dies kann wichtig für die Funktionen der Glykokalyx bestimmter Epithelien sein (z. B. verleiht sie Schutz gegen bakterielle Besiedlung in Drüsengängen).

Die Funktionen der Glykokalyx sind erst zum Teil bekannt: Bindung von Wasser, Schutz, Beteiligung an vorübergehenden Anheftungsvorgängen sowie bei der Auswanderung von Leukozyten (z. B. bei Entzündungen).

1.2 Plasmamembran (1)

Biomembran

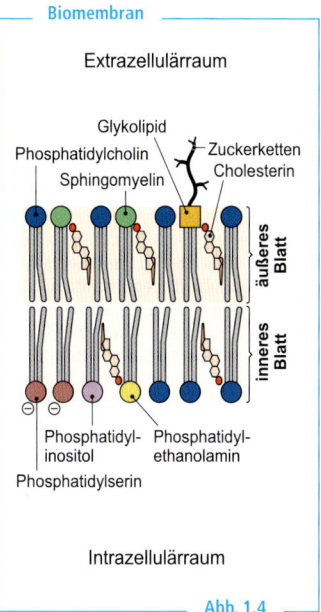

Abb. 1.4

Membranproteine

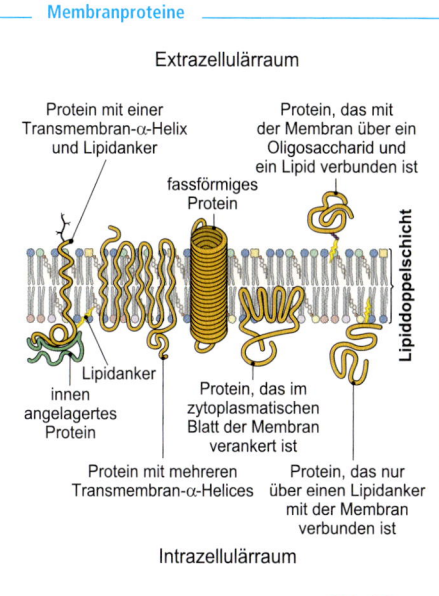

Abb. 1.5

Glykokalyx und Mikrovilli auf Epithelzellen

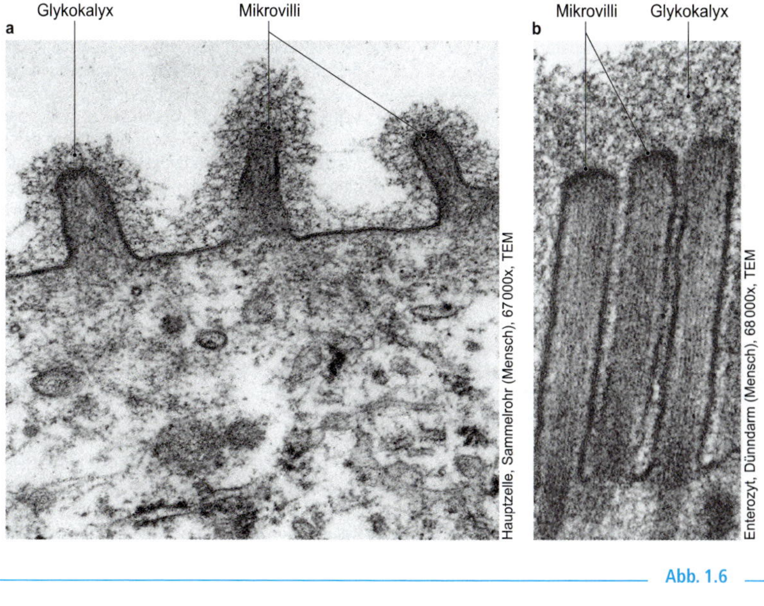

Abb. 1.6

1.3 Plasmamembran (2)

Funktionen von Membranproteinen
Die Funktionen der Membranproteine sind sehr vielfältig; diese Vielfalt ist Stoff der Biochemie und kann hier nur kurz zusammengefasst werden.

Transporter
Viele Membranproteine sind Transporter (Carrier), die kleinen hydrophilen Stoffen (z. B. Glukose), die die Membran selbst nicht durchqueren können, bei der Passage von einer auf die andere Membranseite helfen; dabei ändern sie ihre Konformation (→ Abb. 1.7 a). Ein solcher Transport erfolgt entlang einem Konzentrationsgefälle, also „bergab" (**passiver Transport**). Wird nur ein Stoff transportiert, spricht man von **Uniport** (→ Abb. 1.7 b). **Co-Transporter** transportieren zwei oder mehr Stoffe gleichzeitig. Dies kann in der gleichen Richtung (**Symport**; → Abb. 1.7 c) oder in der entgegengesetzten Richtung (**Antiport**; → Abb. 1.7 d) erfolgen. Der eine Stoff wird „bergab", der andere „bergauf" transportiert; der Transport gegen einen Gradienten wird **sekundär aktiver Transport** genannt (→ Abb. 1.7 e), weil er Energie verbraucht, die im „Bergab-Gradienten" steckt.

ABC-Transporter (ABC = ATP-binding cassette) sind Transporter, die unter ATP-Verbrauch schädliche Stoffe gegen einen Konzentrationsgradienten aus einer Zelle herausschaffen. Unerwünscht ist dies im Falle mancher Medikamente, die von ABC-Transportern vor deren Eintreffen am Wirkort eliminiert werden (z. B. in Enterozyten oder Hepatozyten).

Kanäle (→ Abb. 1.8)
Manche Membranproteine, die dem Stoffaustausch dienen, sind Kanäle. Dies sind Proteine, die einen **wassergefüllten Tunnel** bilden. Durch diesen Tunnel werden „bergab" meist selektiv anorganische Ionen (Na^+, K^+, Cl^- u. a.) befördert. Durch Liganden, Spannung oder mechanisch kann der Öffnungszustand des Kanals beeinflusst werden. **Aquaporine** sind Kanäle, durch die Wasser in die Zellen hinein- bzw. aus ihnen herausgeleitet wird.

Pumpen
Pumpen sind Membranproteine, die Ionen unter Energieverbrauch durch eine Membran transportieren: **primär aktiver Transport** (→ Abb. 1.9). Die Energie stammt aus der Spaltung von ATP. Eine sehr weitverbreitete Pumpe ist die Na^+/K^+-ATPase, die den Motor für viele transepitheliale Transportprozesse darstellt. Sie transportiert unter ATP-Verbrauch 3 Na^+-Ionen aus der Zelle heraus und 2 K^+-Ionen in die Zelle hinein. Andere ATP-verbrauchende Pumpen sind Ca^{2+}-ATPasen und die H^+/K^+-ATPase (Protonenpumpe). Auch Licht kann Pumpen antreiben.

Rezeptorproteine
Rezeptoren sind Membranproteine, die von außen kommende Signalmoleküle (z. B. Hormone) spezifisch binden, woraufhin bestimmte Prozesse in der Membran oder im Zytosol ausgelöst werden. Diese Prozesse führen zur „beabsichtigten" Wirkung des Signalmoleküls.
Die Rezeptorproteine sind meist Teil größerer Proteinkomplexe. Man unterscheidet drei Typen:
- **Ionotrope Rezeptorproteine:** Sie sind an Ionenkanäle gekoppelt und befinden sich u. a. in postsynaptischen Membranen (z. B. Acetylcholinrezeptor der motorischen Endplatte von Skelettmuskeln).
- **G-Protein-gekoppelte Rezeptorproteine:** Hier bilden drei Proteinkomponenten einen Komplex (→ Abb. 1.10): ein Rezeptorprotein mit 7 Transmembrandomänen, ein trimeres GTP-bindendes Protein (G-Protein) sowie ein weiteres Membranprotein, das ein Enzym oder ein Ionenkanal ist und dessen Aktivierung weitere intrazelluläre Signalproteine aktiviert. Das Rezeptorprotein selbst ist meist Bindungsstelle von Hormonen.
- **Enzymgekoppelte Rezeptorproteine:** Sie sind entweder selbst Enzyme (Proteinkinasen) oder aktivieren eine assoziierte Proteinkinase (→ Abb. 1.11). Sie haben meist nur eine Transmembrandomäne und werden meist durch dimere Signalmoleküle aktiviert. Beispiel: der Insulinrezeptor, der zu den Rezeptor-Tyrosinkinasen zählt.

Zellkortex
Auf der zytosolischen Seite der Zellmembran existiert in vielen Zellen ein reich entwickeltes Netz aus Aktinfilamenten, das Gestalt und Bewegungen von Zellen beeinflusst und z. B. an der Entstehung von Mikrovilli beteiligt ist. Wichtig ist dabei u. a. das Membranprotein **Profilin**, das an der zytosolischen Seite der Plasmamembran lokalisiert und dort an saure Phospholipide gebunden ist. Externe Signale können Profilin aktivieren, woraufhin es lokal in massivem Ausmaß die Polymerisierung von Aktinmonomeren auslöst. Dies führt zur Entstehung aktinreicher Zellfortsätze. Profilin kann auch im Zellinnern am schnellen Aufbau von Aktinfilamenten beteiligt sein.

Wie das Aktinnetz an der Plasmamembran befestigt ist, ist oft noch unklar. Angehörige der **ERM-Proteine** (benannt nach ihren Mitgliedern Ezrin, Radixin und Moesin) können sich sowohl an Aktin als auch an Transmembran-Glykoproteine binden, z. B. an CD44, den Rezeptor für Hyaluronan, das eine wesentliche Komponente der extrazellulären Matrix ist. Die Verbindung der ERM-Proteine mit Aktin und Plasmamembran kann durch verschiedene intra- und extrazelluläre Signale ausgelöst werden, wodurch sich die Eigenschaften des Zellkortex verändern.

1.3 Plasmamembran (2)

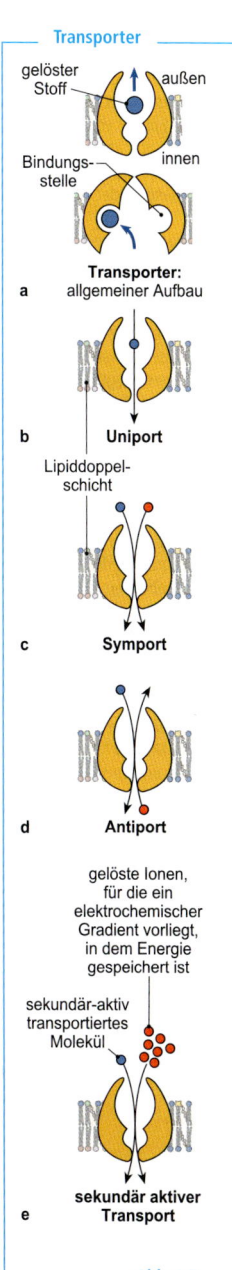

Abb. 1.7

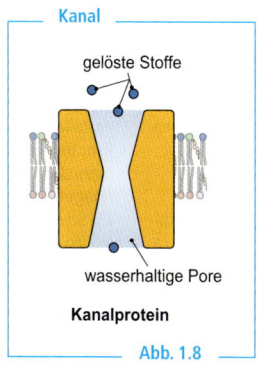

Abb. 1.8

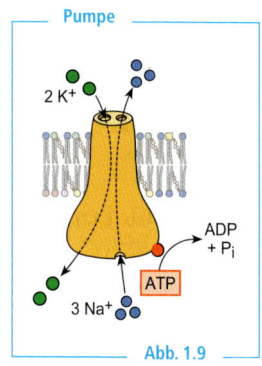

Abb. 1.9

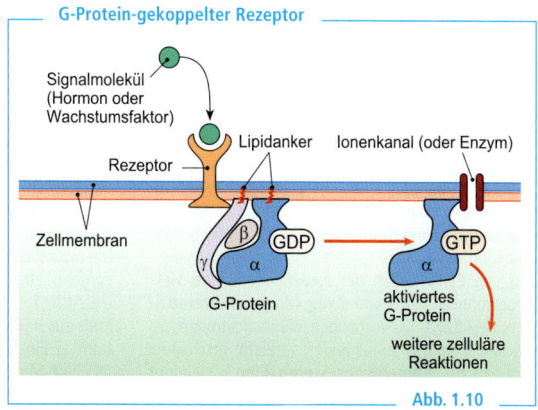

Abb. 1.10

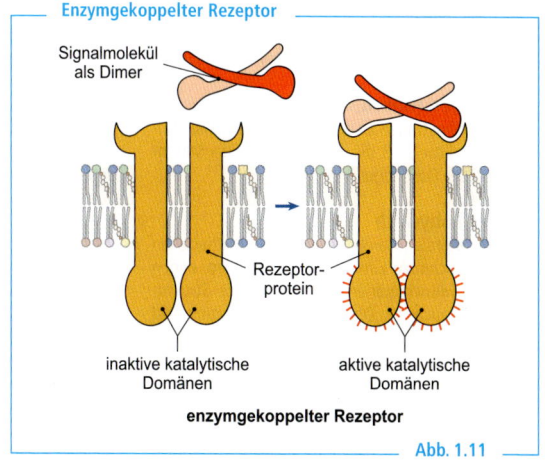

Abb. 1.11

1 Zelle

1.4 Konstante Differenzierungen der Zelloberfläche

Die Zelloberfläche kann morphologisch erkennbare Differenzierungen hervorbringen, an denen die Zellmembran und das unmittelbar angrenzende Zytosol sowie Elemente des Zytoskeletts beteiligt sind (vgl. auch → Kap. 3.5).

Mikrovilli

Mikrovilli (→ Abb. 1.12) sind fingerförmige Ausstülpungen einer Zelle, die bis zu 2 µm lang und ca. 0,1 µm dick sind und vermutlich primär der Oberflächenvergrößerung dienen. Sie enthalten im Zentrum ein Bündel von ca. 20 parallel verlaufenden Aktinfilamenten, die durch bestimmte Proteine (z. B. Fimbrin und Villin) untereinander oder mit der Zellmembran (z. B. Myosin I) verknüpft sind. Mikrovilli sind meist relativ steif und nicht aktiv beweglich; an ihrer Oberfläche tragen sie oft eine hochentwickelte Glykokalyx. Sie sind im terminalen Netz verankert (Myosin II, Spektrin, z. T. Intermediärfilamente).
Im Detail unterscheiden sich Mikrovilli auf verschiedenen Zellen abhängig von ihrer Funktion. Sehr dicht stehende, schlanke Mikrovilli bilden auf den Epithelzellen des Dünndarms und der proximalen Nierentubuli den sog. **Bürstensaum**, eine effektive Oberflächenvergrößerung für massenhafte Resorptions- und Transportprozesse.
Auf den Epithelzellen des Nebenhodens sind viele ungewöhnlich lange und dünne Mikrovilli (**Stereozilien**, → Abb. 1.13) vorhanden, die im lichtmikroskopischen Präparat miteinander verklebt erscheinen und auch „**Samenwegs-Stereozilien**" genannt werden. Auf den Haarzellen des Innenohrs kommen spezielle Mikrovilli vor, die **Innenohr-Stereozilien** heißen. Sie enthalten Hunderte von Aktinfilamenten und sind steif, können aber an ihrer schlanken Basis hin und her bewegt (deflektiert) werden.

Mikrofalten (Mikroplicae)

Manche Zellen tragen an der Oberfläche schmale Falten (Mikroplicae), z. B. die obersten Zellen der Stimmfalte und des Ösophagus.

Basales Labyrinth

Die basolaterale Membran mancher Epithelzellen kann tiefe, schmale Einsenkungen ausbilden, denen sich innen Mitochondrien anlagern. Solche Strukturen dienen auch der Oberflächenvergrößerung und werden basales Labyrinth genannt. Sie kommen in Zellen vor, die u. a. massenhaft Ionen transportieren, und finden sich z. B. in den Streifenstücken der Speicheldrüsen und in Nierentubuli (→ Kap. 3.9, → Kap. 10.4). In der Membran dieser Labyrinthe ist die Na^+/K^+-ATPase lokalisiert, die Motor vieler Transportprozesse ist (→ Kap. 1.3).

Kinozilien

Kinozilien (→ Abb. 1.14) sind aktiv bewegliche Zellfortsätze, die ca. 5 µm lang und 0,25 µm dick sind. Sie sind also viel größer als Mikrovilli und führen ständig rasche, schlagende Bewegungen aus. Sie kommen u. a. auf dem respiratorischen Epithel vor. Eine einzelne Zelle trägt dort einen Besatz von etwa 200 Kinozilien. Bei vielen Einzellern und bei Spermien ist eine besonders große Kinozilie ausgebildet, die **Geißel** (**Flagellum**) genannt wird.
Die Schlagrichtung der Kinozilien ist festgelegt. Sind viele Kinozilien auf einer Zelle bzw. auf einem Epithel vorhanden, schlagen sie koordiniert (metachron), um einen Schleimfilm oder Flüssigkeiten in eine Richtung zu befördern. Der Schlag besteht aus zwei Komponenten: einem schnellen Vorschlag, in dessen Verlauf die Kinozilie fest und gestreckt ist, und einem langsameren Rückschlag, in dessen Verlauf die Kinozilie beweglich und gekrümmt ist. Die Schlagfrequenz beträgt oft 12–20/s.
Kinozilien entspringen im apikalen Zytoplasma einem **Kinetosom** (Basalkörper, → Abb. 1.14 a). Dies ähnelt einem kleinen Zylinder, dessen Wand aus 9 leicht gegeneinander versetzten Tripletts besteht. Ein Triplett besitzt einen vollständigen Mikrotubulus und zwei unvollständige Mikrotubuli, die in der Mitte durch einen Zentralzylinder stabilisiert werden. Seitlich setzt am Kinetosom eine Wurzelstruktur an, die das Kinetosom im Zytosol verankert.
Die eigentliche Kinozilie, die aus dem Kinetosom hervorgeht, hat einen charakteristischen Aufbau (→ Abb. 1.14 b): In der Peripherie besitzt sie einen Kreis aus 9 Doppeltubuli („Doubletten") und im Zentrum 2 Einzeltubuli („**9+2-Muster**" oder auch „**9×2+2-Muster**"). Periphere und zentrale Mikrotubuli bilden zusammen das **Axonema**. Die peripheren Doppeltubuli bestehen aus einem vollständigen A-Tubulus und einem ihm eng angelagerten unvollständigen B-Tubulus. Die A-Tubuli besitzen Dyneinärmchen, die unter ATP-Spaltung mit dem B-Tubulus des nächsten Doppeltubulus in rascher Folge flüchtig Kontakt aufnehmen, was infolge weiterer Strukturproteine (Nexin) zur Verbiegung der Kinozilie führt. Dyneinärmchen sind sehr große Proteinkomplexe, in denen das Motorprotein Dynein lokalisiert ist, das auch als ATPase fungiert.

--- **Klinik** ---

Genetische Defekte der Dyneinärmchen führen zu eingeschränkter oder fehlender Motilität der Kinozilien: **Syndrom der immotilen Kinozilien.**

Pseudopodien

Manche Zellen können vorübergehend große Fortsätze (Pseudopodien) bilden, die z. B. der Fortbewegung oder der Phagozytose dienen.

1.4 Konstante Differenzierungen der Zelloberfläche

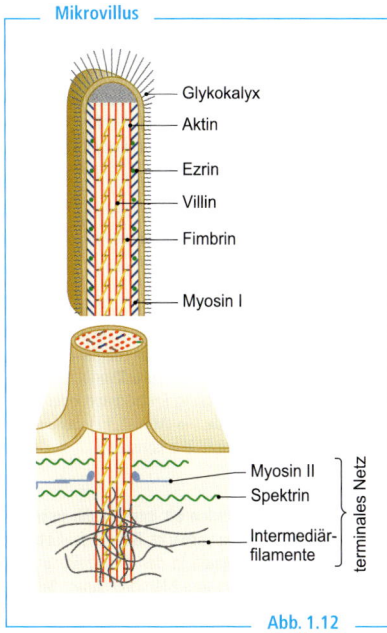

Abb. 1.12

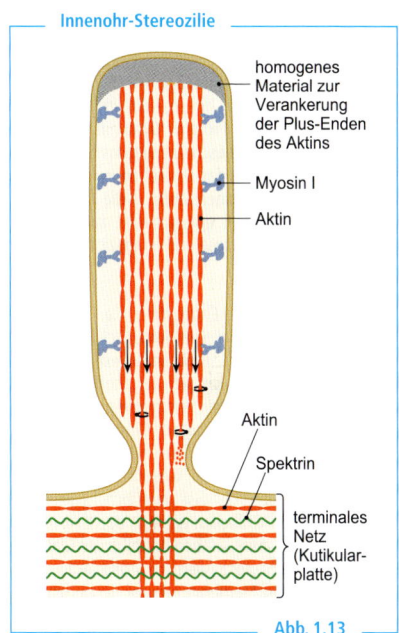

Abb. 1.13

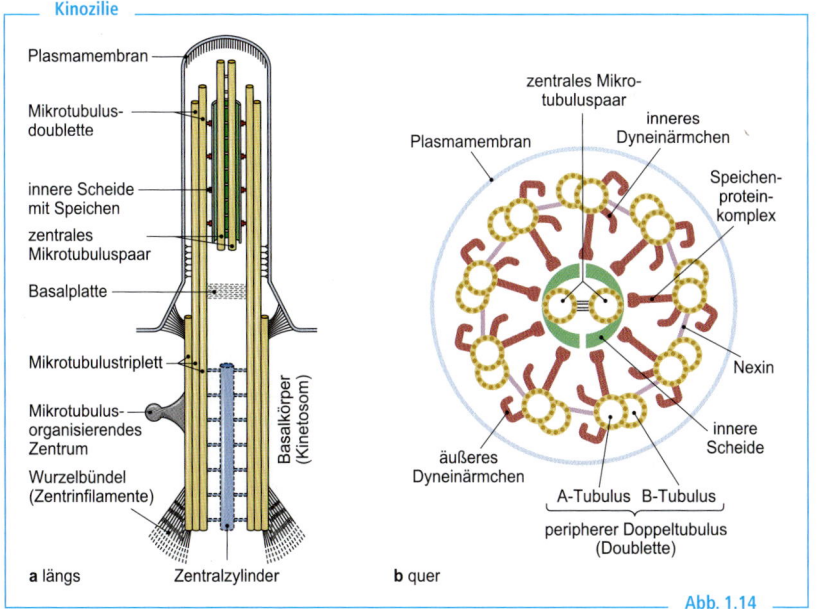

Abb. 1.14

1.5 Stoffaufnahme, Stoffabgabe

Endozytose
Bei der Endozytose stülpt sich die Zellmembran lokal zu einer kleinen Grube (Invagination) ein, die sich dann tiefer ins Zytosol hineinsenkt und schließlich unter Beteiligung des Proteins Dynamin als kleines Bläschen (**Vesikel**) abgeschnürt und ins Zytosol verlagert wird. Hier kann das Vesikel zu verschiedenen Zielen wandern. So können Stoffe in die Zelle aufgenommen werden. Man unterscheidet zwei Formen der Endozytose: Pinozytose und Phagozytose.

Pinozytose
Die typische Form der Endozytose. Ca. 70–100 nm große Pinozytosevesikel (→ Abb. 1.15, → Abb. 1.16, → Abb. 1.17; Syn.: Endozytosevesikel) nehmen Flüssigkeit samt den in ihr gelösten Stoffen auf. Vermutlich sind alle Zellen zur Pinozytose befähigt.
Bei der **Clathrin-vermittelten Pinozytose** lagert sich das Protein Clathrin auf der zytosolischen Seite der kleinen Invagination an, was ihr ein stacheliges Aussehen verleiht (Stachelsaumgrübchen, → Abb. 1.17). Aus diesen Grübchen entsteht durch Abschnürung ein Stachelsaumbläschen. Mithilfe der Clathrin-vermittelten Pinozytose werden Stoffe aufgenommen, die an einen Membranrezeptor gebunden sind (**rezeptorvermittelte Pinozytose**). Nachdem die Vesikel sich von der Plasmamembran abgelöst haben, wird der Clathrin-Belag abgeworfen und wiederverwendet. Auch von den Clathrin-bedeckten Vesikeln gibt es verschiedene Formen, die sich in weiteren Proteinen (**Adaptorproteinen**) unterscheiden. Diese befestigen das Clathrin an der Membran und binden die Rezeptoren, mit deren Hilfe spezifische Stoffe in die Zelle aufgenommen werden.
Viele Zellen besitzen in ihrer Plasmamembran **omegaförmige Einsenkungen (Kaveolen)**, die durch das Protein **Caveolin** stabilisiert werden und deren Membran besonders cholesterinreich ist. Man findet sie z. B. in glatten Muskel- und Endothelzellen (→ Abb. 1.15, → Abb. 1.16; → Kap. 5.4). Von solchen Kaveolen können sich z. T. Pinozytosebläschen abschnüren. Vermutlich sind Kaveolen an der Signalaufnahme und -weiterleitung beteiligt. An den glatten Muskelzellen sind Kaveolen weitgehend konstante Bildungen.

Phagozytose
Zur Aufnahme größerer Partikel (z. B. Bakterien) entstehen mithilfe aktinhaltiger Zellfortsätze große Vakuolen (0,4–0,6 µm; → Abb. 1.17), die oft sogar im Lichtmikroskop erkennbar sind. Zur typischen Phagozytose sind nur wenige Zellen befähigt, v. a. Makrophagen, neutrophile Granulozyten und das Pigmentepithel der Retina. Die entstehende Vakuole heißt **Phagosom**. Dieses verschmilzt mit einem Endosom oder Lysosom, das saure hydrolytische Enzyme enthält (→ Kap. 1.9). Es entsteht ein **Phagolysosom**, in dem die aufgenommenen Partikel abgebaut werden. Einzelnen Bakterien gelingt es, durch Manipulation der Membran der Phagosomen ihre Zerstörung zu verhindern. Die spezielle Aufnahme von Antigenen in antigenpräsentierenden Zellen wird mit verschiedenen Begriffen bezeichnet: Makropinozytose, Phagozytose oder Endozytose.

Transzytose
Transzytose bezeichnet den Transport von Stoffen in Vesikeln durch eine Zelle hindurch.

Membran-Recycling
Meist wird Membranmaterial, das bei der Endozytose durch Abschnürung als Bläschen in die Zelle gelangt, wieder in die Plasmamembran zurückverlagert, nachdem der Inhalt der Vesikel in Endosomen oder Lysosomen abgeliefert wurde (→ Abb. 1.17). So bleiben Zellgröße und Membranfläche konstant.

Exozytose
Sekrete einer Zelle werden oft intrazellulär in membranbegrenzte Granula verpackt. Bei der Freisetzung des Inhalts dieser Granula in den Extrazellulärraum (Exozytose) verschmilzt ihre Membran unter Mitwirkung der SNARE-Proteine (s. u.) mit der Plasmamembran. Dabei wird Membranmaterial in die Plasmamembran eingebaut. Um zu verhindern, dass die Zelle größer wird, schnüren sich kleine Membranvesikel ab und wandern in die Zelle zurück.

Intrazytoplasmatischer vesikulärer Transport
Viele Transportvorgänge innerhalb der Zelle erfolgen mithilfe kleiner Vesikel, z. B. vom rER zum Golgi-Apparat oder vom Golgi-Apparat zu den Lysosomen. Manche Bläschen, die sich vom rER oder von Golgi-Zisternen ablösen, tragen einen Proteinbelag aus mindestens zwei verschiedenen Coat-Proteinen (COP).

SNARE-Proteine
Das Anheften von Vesikeln an Zielmembranen und die Fusion von Vesikel- und Zielmembranen sind komplexe Prozesse, an denen mehrere Komponenten beteiligt sind. Für die Spezifität des Andockens eines Vesikels an der richtigen Zielmembran sind v. a. sog. **Rab-Proteine** verantwortlich. Die Fusion der Membranen katalysieren die SNARE-Proteine (kurz: SNAREs), von denen es in einer Zelle ca. 35 verschiedene gibt. Im Allgemeinen gibt es immer komplementär ein vesikuläres SNARE (**v-SNARE**), das zu einem bestimmten Zielmembran-SNARE (**t-SNARE**) passt. So ist gewährleistet, dass ein bestimmtes Vesikel mit der richtigen Zielmembran verschmilzt.

1.5 Stoffaufnahme, Stoffabgabe

Pinozytose

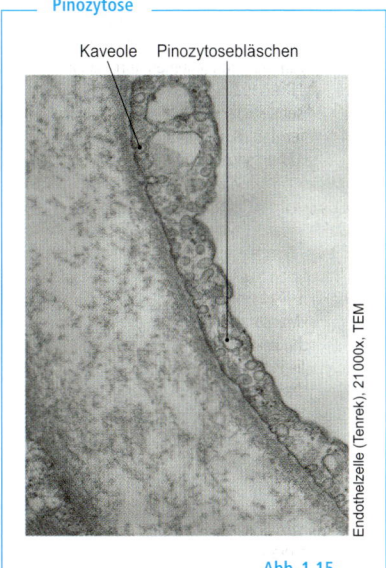

Kaveole   Pinozytosebläschen

Endothelzelle (Tenrek), 21 000x, TEM

Abb. 1.15

Kaveolen

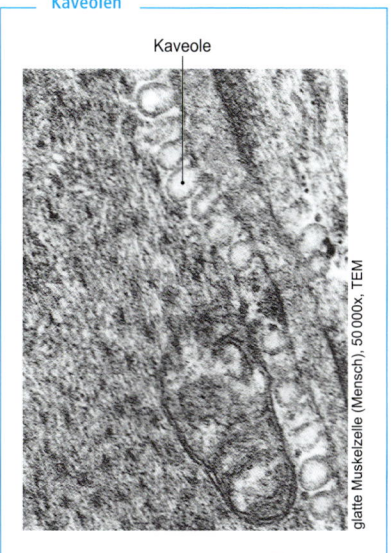

Kaveole

glatte Muskelzelle (Mensch), 50 000x, TEM

Abb. 1.16

Pino- und Phagozytose

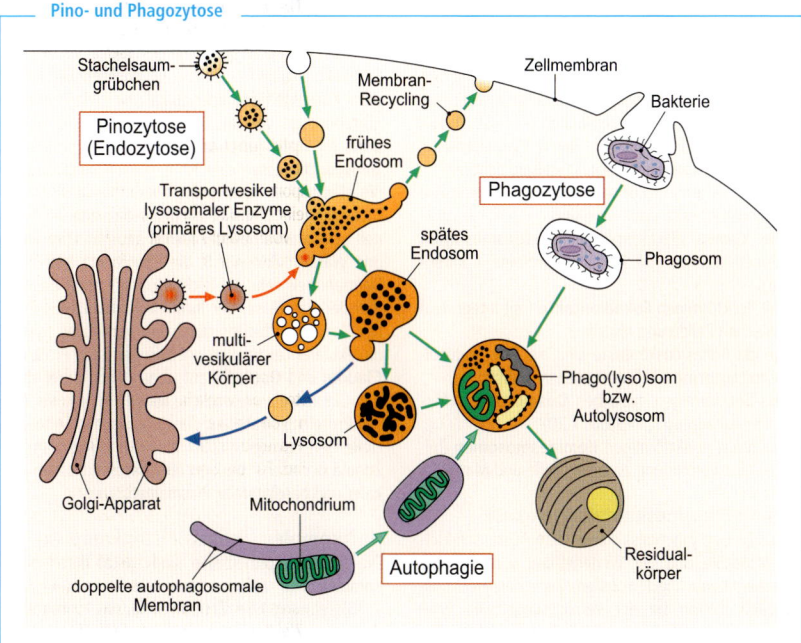

Abb. 1.17

1.6 Zellkontakte

Zellen treten miteinander und mit der Bindegewebsmatrix in Kontakt. Dadurch wird das soziale Zusammenspiel aller Komponenten des Körpers erst möglich. Der Kontakt zwischen Zellen wird durch **Zelladhäsionsmoleküle** vermittelt. Zu diesen gehören v. a. die verschiedenen Ca^{2+}-abhängigen **Cadherine**. Proteine, die den Kontakt zwischen Zellen und Bindegewebsmatrix aufbauen, sind die ebenfalls Ca^{2+}- oder Mg^{2+}-abhängigen **Integrine**.

Zelladhäsionsmoleküle können grundsätzlich überall an der Zelloberfläche vorkommen. An bestimmten Stellen sind sie in der Plasmamembran stark konzentriert und bauen morphologisch erkennbare Zellkontakte auf (→ Abb. 1.18). Diese Kontakte können fleckförmig (**Maculae**) oder gürtelförmig (**Zonulae**), bisweilen auch streifenförmig (**Fasciae**) sein.

Die Zellkontakte haben unterschiedliche Funktionen, unterschiedliche Struktur und unterschiedliche molekulare Zusammensetzung. Man unterscheidet Adhäsionskontakte, Kommunikationskontakte, Verschlusskontakte (= Barrierekontakte) und Signal-übermittelnde Kontakte.

Adhäsionskontakte

Adhäsionskontakte dienen dem mechanischen Zusammenhalt der Zellen in Epithelien. Sie bestehen aus **Adhäsionsproteinen**, die in die Plasmamembran eingebaut sind, sowie aus speziellen Plaqueproteinen, die die Adhäsionsproteine im Zytosol verankern. Letztere sind oft mit Aktin- oder Intermediärfilamenten des Zytoskeletts verbunden (→ Abb. 1.18). Zu den Adhäsionskontakten, deren Plaqueproteine mit **Aktinfilamenten** in Kontakt stehen, gehören:
- Die gürtelförmige **Zonula adhaerens**, deren Adhäsionsmoleküle Cadherine sind (→ Abb. 1.19)
- Die kleinen, fleckförmigen **Punktdesmosomen** (Puncta adhaerentia, Adhäsionsproteine: Cadherine)
- Die fleckförmigen **Fokalkontakte** (mit Integrinen) zwischen Zellen und Matrix

Folgende Adhäsionskontakte sind auf ihrer Zytosolseite mit **Intermediärfilamenten** verknüpft:
- Die fleckförmigen, typischen **Desmosomen** (Maculae adhaerentes, → Abb. 1.20)
- Die meist punktförmigen **Hemidesmosomen** (bilden eine Verbindung zwischen Zelle und Matrix)

Kommunikationskontakte (Nexus)

Nexus (= Gap junctions) dienen dem Austausch kleiner Moleküle und der Weiterleitung von Signalen zwischen benachbarten Zellen. Zwischen Herzmuskelzellen dienen sie der verzögerungsfreien Erregungsausbreitung. Der Interzellulärraum ist im Bereich der Nexus auf einen Spalt (engl.: gap) von 2–4 nm eingeengt (→ Abb. 1.21). Im Bereich der unterschiedlich großen Nexus sind die Zellen durch röhrenförmige Proteinkomplexe verbunden. Diese molekularen Röhren (oder Tunnel, Kanäle) sind ca. 20 nm lang und haben ein hydrophiles Lumen von 1,5–2 nm im Durchmesser. Sie bestehen aus zwei Hälften (Halbkanälen), die im Interzellulärspalt aufeinandertreffen und dort fest zusammengefügt sind. Je eine Hälfte wird von einer Zelle gebildet und **Connexon** genannt. Dieses ist aus 6 speziellen Proteinen, den **Connexinen**, aufgebaut. Die ganze Röhre besteht also aus 2 Connexonen und 12 Connexinen. Besteht das Connexon aus gleichartigen Connexinen, bezeichnet man es als **homomer**; besteht es aus verschiedenen Connexinen, nennt man es **heteromer**. Die Connexine können sich auch in den Connexonen verschiedener Zellen unterscheiden. Die molekularen Unterschiede der Nexus spiegeln wahrscheinlich unterschiedliche Funktionen und Regulierbarkeit ihrer Durchlässigkeit wider.

Durch die Tunnel können anorganische kleine Ionen und wasserlösliche kleine Moleküle – bis zum Molekulargewicht von ca. 1000 Dalton – zwischen benachbarten Zellen ausgetauscht werden. Die Tunnel können innerhalb von Sekunden geöffnet und geschlossen werden.

Verschluss-(Barriere-)Kontakte

Dieser Typ der Zellkontakte kommt v. a. in Epithelien vor und verschließt über eine bestimmte Strecke den Interzellulärraum (→ Abb. 1.22). In Epithelien liegen diese Kontakte fast immer apikal und bilden hier eine gürtelförmige Verschlusszone, eine **Zonula occludens (= Tight junction)**, die bei transepithelialen Transportprozessen eine Rolle spielen kann und für die „Dichtigkeit" des Epithels verantwortlich ist. Die Dichtigkeit der Epithelien in den verschiedenen Organen schwankt erheblich. Kleine anorganische Ionen und Wasser können z. B. die Zonula occludens des Darmepithels sehr viel leichter passieren als das Epithel der Harnblase. Der Interzellulärraum wird in einer Zonula occludens durch ein vernetztes System molekularer Leisten versiegelt, die aus den Proteinen **Claudin** und **Occludin** aufgebaut sind. Dabei spielt das Claudin die wesentliche funktionelle Rolle. Diesen Proteinen liegen auf der zytosolischen Seite spezielle Gerüstproteine (ZO-1 bis -3) und Aktin an. Die Zonula occludens markiert die Grenze zwischen apikaler und basolateraler Plasmamembran.

Haftkomplex (Schlussleistenkomplex)

Die meisten Epithelzellen sind apikal durch einen Komplex von Zellkontakten verbunden (→ Abb. 1.18): eine apikale Zonula occludens, unmittelbar darunter eine Zonula adhaerens und ein typisches Desmosom.

1.6 Zellkontakte

Zellkontakte

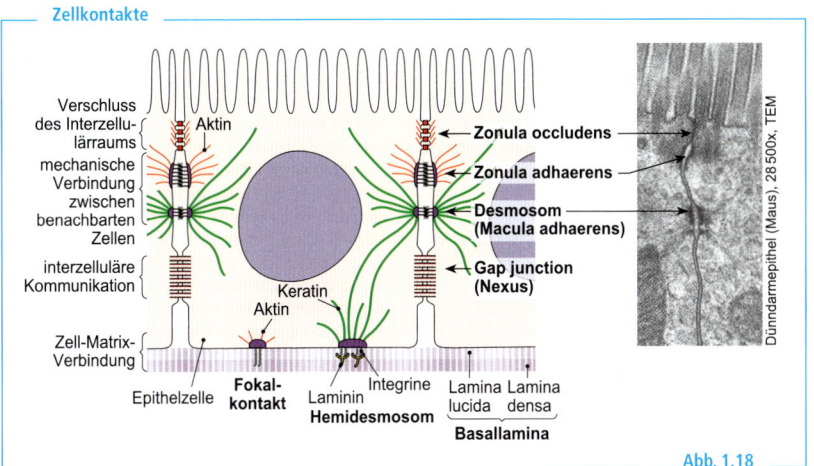

Abb. 1.18

Zonula adhaerens

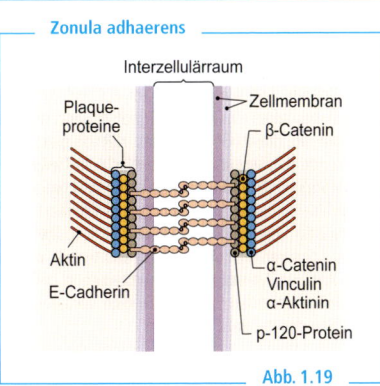

Abb. 1.19

Desmosom

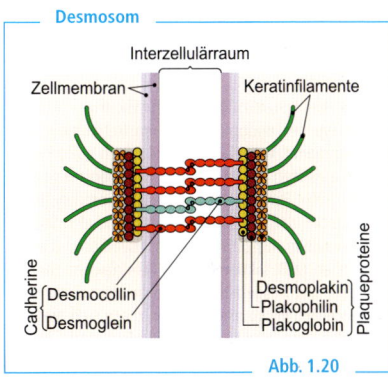

Abb. 1.20

Nexus (Gap junction)

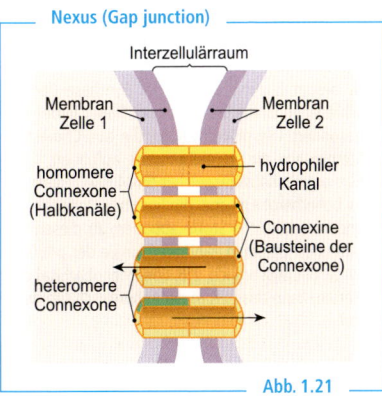

Abb. 1.21

Zonula occludens

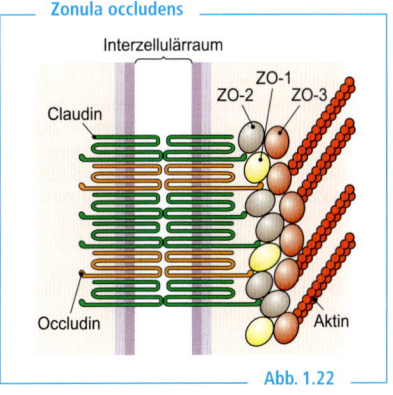

Abb. 1.22

1 Zelle

1.7 Zellorganellen (1)

Zellorganellen sind meistens membranbegrenzte Strukturen im Zytoplasma mit jeweils spezifischen Funktionen. Es gibt einige wenige Organellen, die **nicht von einer Membran umgeben** sind. Hierzu zählen Ribosomen, Proteasomen und Zentriolen.
Zu den **membranbegrenzten** Organellen zählen:
- Endoplasmatisches Retikulum
- Anulierte Lamellen
- Golgi-Apparat
- Endosomen, Lysosomen und multivesikuläre Körper
- Melanosomen
- Peroxisomen
- Mitochondrien

Endoplasmatisches Retikulum (ER)

Das endoplasmatische Retikulum besteht aus membranbegrenzten, schmalen Zisternen oder engen Schläuchen, die in unterschiedlicher Menge und Anordnung in (fast) jeder Zelle vorkommen. Man unterscheidet das **raue (rER, → Abb. 1.23)** vom **glatten endoplasmatischen Retikulum (gER, → Abb. 1.24)**.

Raues endoplasmatisches Retikulum (rER)

Dieser Typ des endoplasmatischen Retikulums wird „rau" genannt, weil seinen Membranen außen Ribosomen aufsitzen (→ Abb. 1.23). **Ribosomen** sind ca. 20 nm große Partikel, an denen die Proteinsynthese (s. u.) stattfindet. Raue ER-Zisternen sind also Stätten der Eiweißbildung und daher in eiweißproduzierenden Zellen (z. B. laktierenden Milchdrüsenepithelzellen) sehr gut ausgebildet. Wenn in einer Zelle viele rER-Zisternen vorkommen, lassen diese sich auch im Lichtmikroskop mithilfe basischer Farbstoffe erkennen, z. B. als **basale Basophilie** in serösen Drüsenzellen oder als **Nissl-Schollen** in manchen Neuronen. Die Basophilie beruht darauf, dass sich basische Farbstoffe (z. B. Hämatoxylin) mit den in den Ribosomen des rER reichlich vorhandenen sauren Ribonukleinsäuren verbinden.
Ribosomen bestehen aus einer großen und einer kleineren Untereinheit. Beide entstehen im Nukleolus, werden aber erst im Zytosol zusammengebaut. Ribosomen bestehen aus mehreren ribosomalen RNA-Molekülen (rRNA) und mehr als 50 Proteinen. Die rRNA ist im Wesentlichen für die Struktur der Ribosomen verantwortlich; sie entscheidet über die Anlagerung der tRNA und der mRNA (s. u.); in ihr liegt die katalytische Aktivität, die für die Bildung kovalenter Peptidbindungen zuständig ist.

Proteinsynthese am Ribosom: Das Programm für die Eiweißsynthese liegt in Genen im Zellkern. Meist ist ein bestimmtes Gen für die Synthese eines bestimmten Proteins zuständig. Die Information in der DNA der Gene wird im Kern auf Messenger-RNA (mRNA) überschrieben **(Transkription)**. Die mRNA verlässt den Kern; nach ihren Vorgaben wird im Ribosom das Protein als Polypeptidkette aus Aminosäuren zusammengesetzt **(Translation)**. Schon während ihrer Bildung wird die Polypeptidkette in spezifischer Weise gefaltet, wodurch das Protein seine charakteristische räumliche Tertiärstruktur erhält. Für die Funktion eines Proteins ist es essenziell, dass es korrekt gefaltet ist. Ist dies nicht der Fall, wird es ins Zytosol rückverlagert und hier von Proteasomen abgebaut.
Eine Zelle kann bis zu einer Million Ribosomen enthalten, die oft Gruppen bilden. Diese sog. **Polyribosomen (= Polysomen)** werden über einen mRNA-Faden zusammengehalten.
Ribosomen liegen frei im Zytosol, können sich aber auch temporär außen an die Membran des rER anheften. Proteine, die für den Export, für Lysosomen oder Membranen bestimmt sind, werden am rER synthetisiert, während Proteine, die ihre Funktion im Zytosol erfüllen, an freien Ribosomen im Zytosol produziert werden. Soll ein Protein am rER synthetisiert werden, besitzt es eine initiale Signalsequenz, das das Ribosom an die Außenseite des rER dirigiert. Die wachsende Polypeptidkette wird durch eine wässrige Membranpore **(Translokationskanal)** ins Lumen des rER gefädelt. Hier wird es gefaltet, glykosyliert oder anderweitig verändert und in Vesikel verpackt. Die Vesikel schnüren sich vom rER ab und wandern zum Golgi-Apparat. Membranproteine bleiben in der rER- und Vesikelmembran, andere Proteine verteilen sich im Lumen des Vesikels.

Glattes endoplasmatisches Retikulum (gER)

Das gER besteht aus glattwandigen (ribosomenfreien) Schläuchen (→ Abb. 1.24), die mit Zisternen und Schläuchen des rER kommunizieren können. Das gER hat verschiedene Funktionen:
- Es besitzt Enzyme, die an der Synthese der verschiedenen Lipide beteiligt sind. Daher findet man besonders viel gER in Zellen, die aus Cholesterin Steroide v. a. die Steroidhormone, aufbauen.
- Es dient als Kalziumspeicher (in Muskelzellen).
- Es beherbergt Enzyme, die lipophile, toxische und andere schädliche Stoffe abbauen; zu diesen entgiftenden Enzymen zählt die Familie der p450-Enzyme. Bei Missbrauch, z. B. von Phenobarbital oder Heroin, kann das gER in der Leber rasch proliferieren.

1.7 Zellorganellen (1)

Raues endoplasmatisches Retikulum

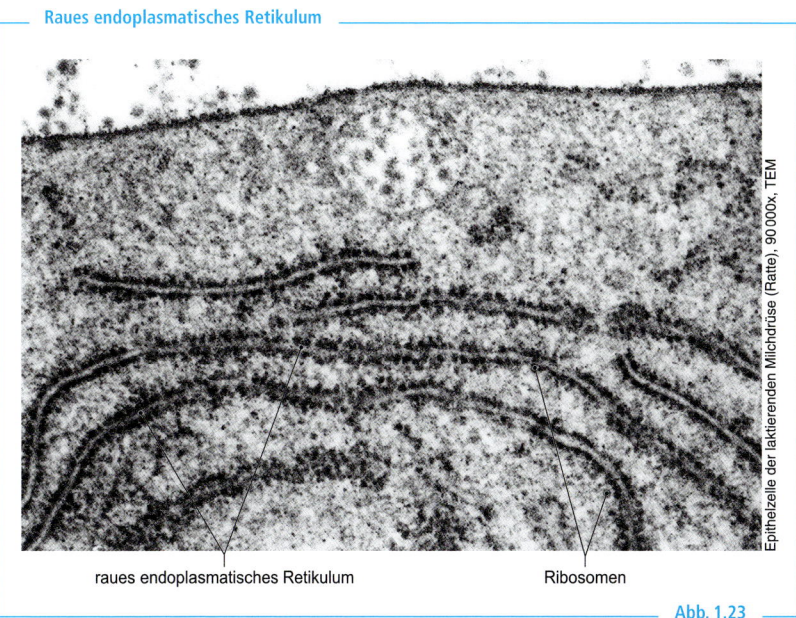

raues endoplasmatisches Retikulum — Ribosomen

Epithelzelle der laktierenden Milchdrüse (Ratte), 90 000x, TEM

Abb. 1.23

Glattes endoplasmatisches Retikulum

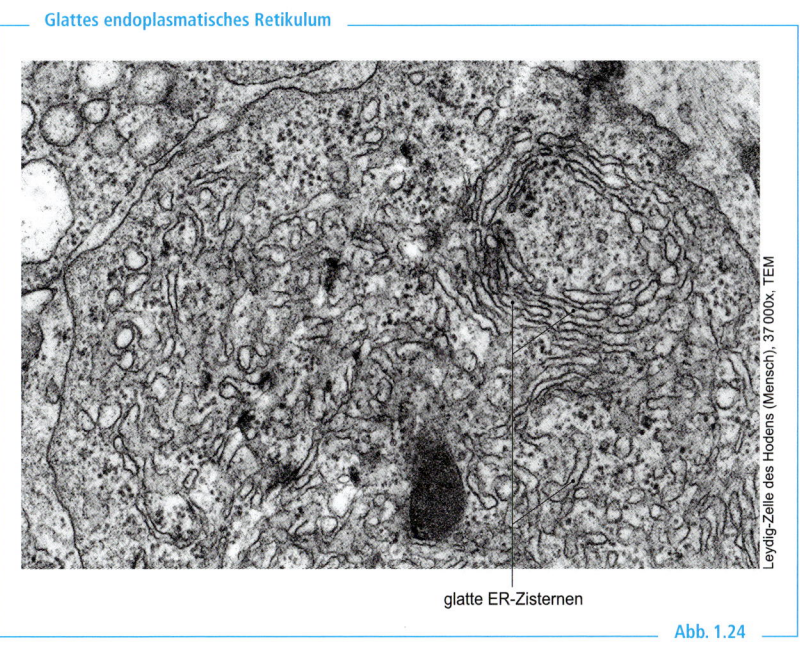

glatte ER-Zisternen

Leydig-Zelle des Hodens (Mensch), 37 000x, TEM

Abb. 1.24

1.8 Zellorganellen (2)

Anulierte Lamellen
Anulierte Lamellen sind Stapel flacher, parallel zueinander angeordneter Zisternen, die ähnlich wie die Kernhülle von Poren durchsetzt sind. Solche anulierten Lamellen sind selten und ihre Funktion ist nicht bekannt. Sie treten in manchen Krebszellen, in Eizellen und in sich schnell teilenden Zellen auf.

Golgi-Apparat
Der Golgi-Apparat (→ Abb. 1.25) besteht aus einem regelhaft gebauten, kompakten Stapel flacher, membranbegrenzter Zisternen. Er spielt eine zentrale Rolle in der Verteilung und weiteren Modifizierung der im rER gebildeten Proteine sowie im Sekretionsprozess. Der Golgi-Apparat wurde nach Camillo Golgi (1843–1926; Nobelpreis für Medizin 1906) benannt. Er kommt in jedem Zelltyp vor und kann in großen Zellen in Mehrzahl auftreten. In sekretorischen Zellen ist er sehr umfangreich und kann hier mit lichtmikroskopischen Methoden sichtbar gemacht werden. Er befindet sich in der Nähe des Kerns, in sekretorischen Zellen meist supranukleär. Er hat die Gestalt einer flachen Schale; in Nähe seiner Konkavität (s. u.) liegt das Zellzentrum.

Der Golgi-Apparat besteht aus 4–6 flachen Zisternen, dem Golgi-Membranstapel, sowie dem cis- und trans-Golgi-Netzwerk. Der **Golgi-Membranstapel** besitzt einen polaren Aufbau, der in cis-, mediale und trans-Zisternen gegliedert wird (→ Abb. 1.26). Dieser Aufbau wird durch Golgi-Matrix-Proteine organisiert. Die **cis-Seite** liegt an der oft leicht konvexen Seite des Membranstapels und empfängt spezielle Vesikel, die aus dem rER zum Golgi-Apparat wandern und ihm Proteine anliefern. Die gegenüberliegende **trans-Seite** ist leicht konkav; aus ihr gehen Granula oder Vesikel hervor, die zur Zelloberfläche oder zu Lysosomen wandern.

Cis- und trans-Golgi-Netzwerk
Unmittelbar vor der cis-Seite liegen viele Vesikel und mitunter auch unregelmäßig gestaltete Schläuche und Zisternen, die **cis-Golgi-Netzwerk** genannt werden (→ Abb. 1.25). Oberhalb der obersten trans-Zisterne liegen meistens nicht nur viele Vesikel, sondern oft auch unregelmäßig gestaltete, oft erweiterte Zisternen und Schläuche: das **trans-Golgi-Netzwerk**. Die verschiedenen Bereiche des Golgi-Apparats haben unterschiedliche Funktionen, die i. d. R. durch verschiedene Enzyme gekennzeichnet sind. Von cis nach trans nimmt der pH-Wert ab: Während er in der Nähe des rER noch neutral ist, befindet er sich im trans-Golgi-Netzwerk deutlich im sauren Bereich.

Proteine und Lipide erreichen in Vesikeln, die z. T. entlang von Mikrotubuli wandern, die cis-Seite. Hier werden die Proteine wahrscheinlich sortiert, ein Teil von ihnen kann zum rER zurückgeschickt werden. Die Proteine, die den Weg zur trans-Seite aufnehmen, werden in den verschiedenen Zisternen modifiziert: Sie werden z. B. sulfatiert, phosphoryliert oder/und glykosyliert. Auch Lipide werden hier z. T. glykosyliert. Eine Glykosylierung, die schon im rER erfolgt war, kann modifiziert werden.

Die hochpolymeren Glykosaminoglykane werden hier den Core-Proteinen angefügt, sodass hier also die Proteoglykane zusammengebaut werden. Die Mannose der Enzyme für die Lysosomen wird schon im cis-Golgi-Bereich zu Mannose-6-Phosphat (M6P) phosphoryliert (→ Kap. 1.9). Im trans-Golgi-Netzwerk werden die Proteine (und Lipide) erneut sortiert. Es gibt drei **Hauptziele:**

- Die Plasmamembran
- Lysosomen (meist über frühe und späte Endosomen)
- Die Umwelt der Zelle, in die Produkte, v. a. Sekrete, exportiert werden

Die Sekretion kann **konstitutiv** (kontinuierlich) oder **reguliert** (erfolgt auf spezifische Reize hin) sein.

Auch seitlich gibt es am Golgi-Apparat zahlreiche Vesikel. Diese können vermutlich von jedem funktionellen Kompartiment dem Golgi-Apparats Material zurückschicken. Möglicherweise kann aber auch Material mithilfe solcher Vesikel von einer Golgi-Zisterne zur nächsten transportiert werden.

Modelle zum Stofftransport durch den Golgi-Apparat
Der exakte Mechanismus, wie der Stofftransport durch den Golgi-Apparat im Einzelnen abläuft, ist derzeit noch nicht bis ins Letzte geklärt. Es gibt jedoch zwei unterschiedliche Modelle:

- **Modell des Transports mittels vesikulärer Strukturen („vesikuläres Transportmodell"):** Die Zisternen sind relativ statisch, der Transport erfolgt v. a. mithilfe von lateral gelegenen Vesikeln von einer Zisterne zur nächsten.
- **Modell der ständigen Neubildung von Zisternen:** Die Zisternen werden auf der cis-Seite ständig neu gebildet, wandern dann von cis nach trans, wobei sie reifen. Auf der trans-Seite lösen sich in Schläuche, Vesikel und Granula auf.

Wahrscheinlich spielen Komponenten beider Modelle beim Transport eine Rolle.

Vesikel können Material besonders schnell durch den Golgi-Apparat schleusen. Andere Proteine wandern wahrscheinlich in sich ständig neu bildenden Zisternen. Dabei reifen sie langsamer und differenzieren sich stärker.

1.8 Zellorganellen (2)

Sekretionsprozesse am Golgi-Apparat

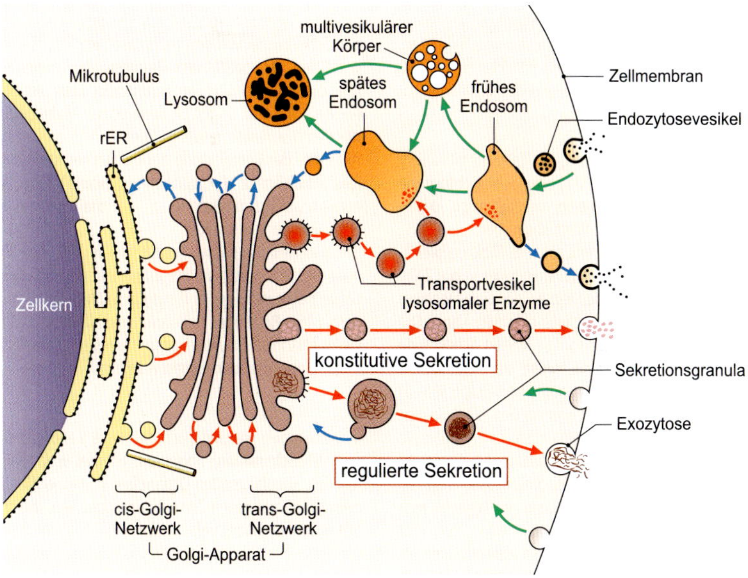

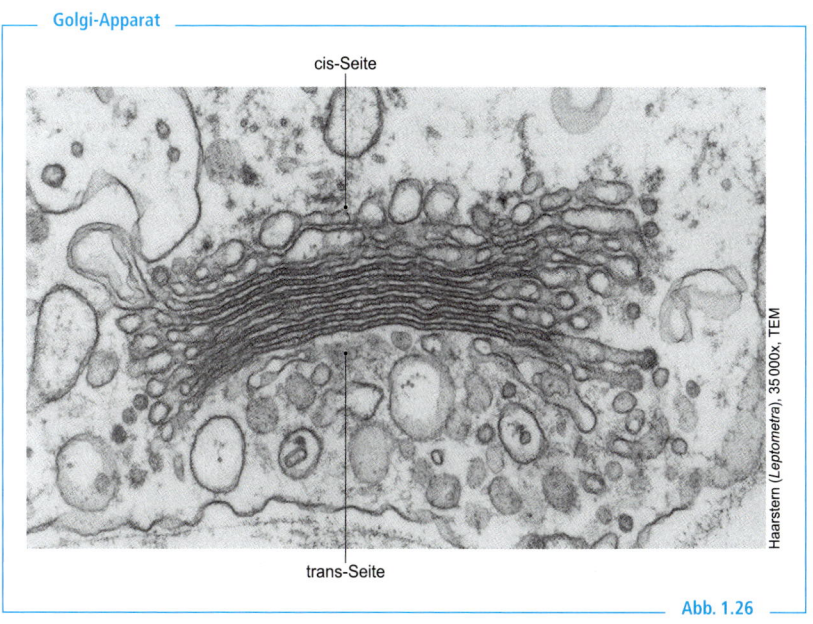

Abb. 1.25

Golgi-Apparat

Abb. 1.26

1.9 Zellorganellen (3)

Endosomen und Lysosomen
Endosomen und Lysosomen sind membranbegrenzte Zellorganellen mit unterschiedlich sauren pH-Werten, die alle dem Abbau organischer Strukturen dienen. Die Lysosomen entwickeln sich aus den Endosomen.

Endosomen
Endosomen sind verschieden gestaltete, membranbegrenzte Vesikel (→ Abb. 1.27) oder schlauchförmige Gebilde. Sie differenzieren sich von frühen zu späten Endosomen, wobei ihr pH-Wert absinkt.

Die **frühen Endosomen** nehmen alle Makromoleküle auf, die durch Pinozytose (Endozytose) in die Zelle gelangen, was bei Epithelzellen an der apikalen und auch an der basolateralen Seite erfolgen kann. Die Membran der frühen Endosomen besitzt schon eine H^+-ATPase, die Protonen ins Innere der Endosomen pumpt und dort so ein leicht saures Milieu (pH 6,5–6) schafft. Sie erhalten auch schon an den M6P-Rezeptor (s. u.) gebundene lysosomale saure Hydrolasen, die aber noch nicht oder kaum aktiv sind. Im leicht sauren Milieu der frühen Endosomen lösen sich die Hydrolasen vom Rezeptor, der dann in Vesikeln zum Golgi-Apparat zurückwandert und wiederverwendet wird. Vom frühen Endosom knospen außerdem andere Vesikel ab, die z. B. mit Membranrezeptorproteinen zur Zellmembran wandern.

Das frühe Endosom kann sich innerhalb von 5–15 min in ein **spätes Endosom** umwandeln, indem es seinen pH-Wert auf 6–5,5 absenkt. Hier sind die sauren Hydrolasen aktiviert und beginnen den enzymatischen Abbau der endozytotisch aufgenommenen Makromoleküle. Die späten Endosomen wandern entlang den Mikrotubuli weiter ins Zellinnere und wandeln sich zu typischen **Lysosomen** (s. u.) mit einem pH-Wert von ca. 5 und einem elektronenmikroskopisch gut erkennbaren heterogenen, dichten Inhalt um. Eine Sonderform der späten Endosomen sind wahrscheinlich die multivesikulären Körper, die kleine Vesikel enthalten, deren Membran abzubauende Membranrezeptoren enthält; die Vesikel entstehen durch Abknospung nach innen (→ Abb. 1.25). Die multivesikulären Körper wandern auf typische Lysosomen zu, mit denen sie verschmelzen.

Lysosomen
Diese meist kugeligen Organellen (→ Abb. 1.28) besitzen eine stark glykosylierte Membran, in der sich H^+-ATPase und Transportproteine befinden. In ihrem Inneren herrscht ein saurer pH-Wert von ca. 5, der die Voraussetzung für die Aktivität von ca. 40–50 sauren Hydrolasen (→ Abb. 1.29) ist, die dem Abbau und der Verdauung dienen. Solche lysosomalen Enzyme sind z. B.: saure Phosphatase, Phospholipasen, Sulfatasen, Proteasen und Glukuronidasen.

Beim lysosomalen Abbau von Stoffen entstehen Bruchstücke (z. B. Aminosäuren), die aus den Lysosomen ins Zytosol transportiert werden, wo sie dann für erneute Syntheseprozesse zur Verfügung stehen. In der Schilddrüse werden in Lysosomen aus Hormonvorstufen die definitiven Hormone herausgeschnitten, die dann das Lysosom und die Zelle verlassen (→ Kap. 12.11). In den Lysosomen der Makrophagen werden u. a. Bakterien abgetötet.

Am Ende der Entwicklung der Lysosomen stehen sog. **Residualkörper (= Lipofuszingranula).** Sie sind meist bräunlich pigmentiert und enthalten nicht weiter abbaubares Material.

Die lysosomalen Enzyme entstehen im rER; ihre Mannose-Reste werden im Golgi-Apparat phosphoryliert. Diese Reste werden im trans-Golgi-Netzwerk von einem **M6P-Rezeptor** erkannt. Anschließend werden sie in clathrinbedeckte Transportvesikel verpackt, die meist zuerst zu Endosomen wandern.

Autophagie
In Lysosomen werden auch gealterte Zellorganellen (z. B. Mitochondrien) abgebaut. Hierbei wird Zytosol mit den abzubauenden Organellen von einer flachen, membranbegrenzten Zisterne umschlossen, die dann mit einem Lysosom verschmilzt.

Peroxisomen
Peroxisomen sind variabel gestaltete, membranbegrenzte Organellen (→ Abb. 1.30). Sie enthalten oxidative Enzyme (z. B. Katalase). Für ihre oxidativen Reaktionen nutzen sie molekularen Sauerstoff und selbst produziertes Wasserstoffperoxid. Sie sind ein Organell, das in einer Zeit entstand, als Sauerstoff in der Atmosphäre akkumulierte und für die damaligen Zellen toxisch war. Auch in Mitochondrien (→ Kap. 1.10) laufen oxidative Prozesse ab (v. a. die oxidative Phosphorylierung). Die Mitochondrien waren aber erfolgreicher als die Peroxisomen, weil sie oxidative Prozesse mit Energiegewinnung verbinden.

Ein wichtiger Oxidationsprozess in Peroxisomen ist der Abbau von Fettsäuren (**β-Oxidation**). Eine weitere wichtige Funktion ist der Aufbau von Plasmalogenen, den häufigsten Phospholipiden im Myelin.

Peroxisomen entstehen wahrscheinlich primär durch Abknospung vom ER und vermehren sich durch Teilung. Die in ihnen enthaltenen Proteine entstammen dem Zytosol und sind durch eine spezielle Signalsequenz gekennzeichnet. Am Import der Proteine sind spezielle Proteine (Peroxine) beteiligt.

Klinik

Beim tödlichen **Zellweger-Syndrom** ist der Importprozess gestört.

1.9 Zellorganellen (3)

Endosomen (verschiedene Stadien) und Lysosomen

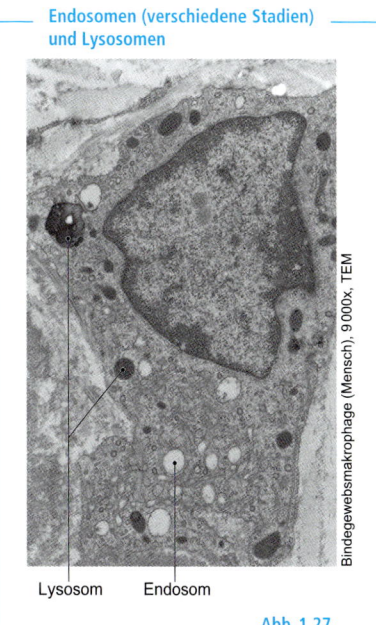

Lysosom   Endosom

Bindegewebsmakrophage (Mensch), 9 000x, TEM

Abb. 1.27

Lysosomen in einem Makrophagen

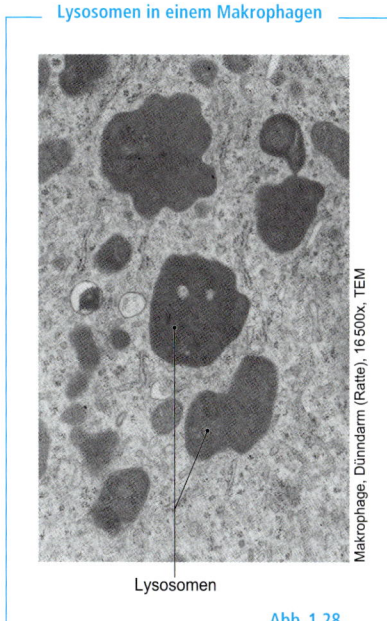

Lysosomen

Makrophage, Dünndarm (Ratte), 16 500x, TEM

Abb. 1.28

Saure Phosphatase in Lysosomen (rot)

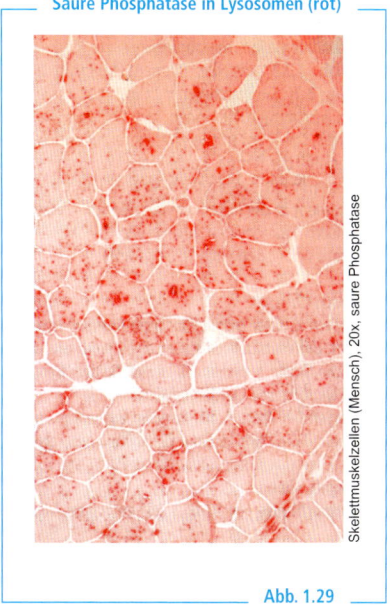

Skelettmuskelzellen (Mensch), 20x, saure Phosphatase

Abb. 1.29

Peroxisom

Glykogen

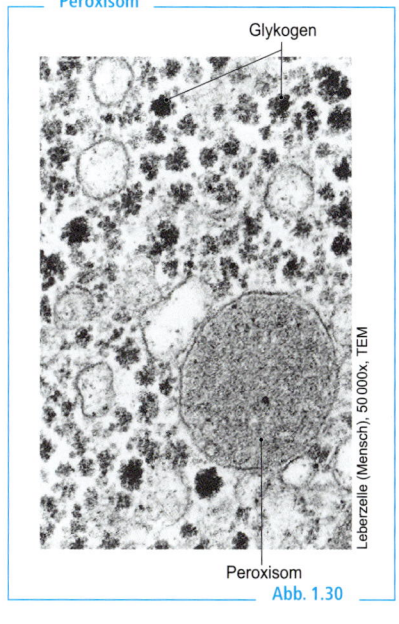

Peroxisom

Leberzelle (Mensch), 50 000x, TEM

Abb. 1.30

1.10 Zellorganellen (4)

Mitochondrien

Mitochondrien (→ Abb. 1.31, → Abb. 1.32) sind bewegliche, vielgestaltige Zellorganellen, die sich teilen und miteinander verschmelzen können. Sie sind oft ca. 1 μm groß. Sie entstammen immer der Eizelle, also der Mutter. Sie sind darauf spezialisiert, ATP, den wichtigsten Energieträger der Zellen, zu bilden. Eine Leberzelle besitzt 1000–2000, eine Belegzelle im Magen einige tausend Mitochondrien. Sie werden von zwei Membranen, der Außen- und der Innenmembran, umgeben und besitzen daher eine besondere Feinstruktur. Sie erklärt sich dadurch, dass Mitochondrien ursprünglich eigenständige, bakterienähnliche Prokaryoten waren, die von den frühen Euzyten aufgenommen wurden und seither im Prinzip als Symbionten in den Euzyten leben (**Endosymbionten-Theorie**). Bei Bakterien generiert die Plasmamembran ATP.

Die **Außenmembran** ist glatt und bildet die Grenze zum Zytosol. Sie ist eine Membran der Euzyte, den ursprünglichen Prokaryoten umschließt. Außerdem besitzt die äußere Mitochondrienmembran – wie die äußere Membran Gram-negativer Bakterien – porenbildende Proteine, die sog. **Porine**, durch deren wässrige Pore anorganische Ionen und Metaboliten in den intermembranösen Raum gelangen.

Die **Innenmembran** (→ Abb. 1.31) ist die Membran eines Prokaryoten. Sie ist besonders proteinreich und bildet Falten (Cristae) oder Tubuli, die ins Mitochondrieninnere weisen (→ Abb. 1.32).

Die entscheidend wichtige Innenmembran ist in der Lage, mittels eines gekoppelten chemo-osmotischen Prozesses Energie zu erzeugen, wobei ATP der Energieträger ist. Hochenergetische Elektronen, die der Oxidation von Nährstoffen entstammen, wandern entlang einer Kette von Elektronenträgern, die an der Innenmembran die sog. **Atmungskette** (= Elektronentransportkette) bilden. Diese Kette besteht aus 5 Proteinkomplexen, die Enzymfunktion haben. Bei der Wanderung der Elektronen über die Atmungskette wird Energie freigesetzt, die genutzt wird, um Protonen über die Innenmembran in den intermembranösen Raum zu transportieren. Dabei entsteht ein elektrochemischer Gradient (Protonengradient). Die in dem Gradienten steckende Energie kann genutzt werden, um Arbeit zu leisten, wenn die Möglichkeit besteht, dass sie gradientenabwärts über die Innenmembran zurückfließt.

Dieser Rückfluss findet tatsächlich statt, und zwar durch einen Proteinkomplex, der ATP-Synthase genannt wird. Diese Synthase katalysiert die Synthese von ATP aus ADP und anorganischem Phosphat. Die ATP-Synthase ist einer Turbine vergleichbar, die dem Protonengradienten ermöglicht, ATP zu produzieren.

Die ATP-Synthase ist ultrastrukturell nachweisbar und wird dann auch **Elementarpartikel** genannt.

Der Raum zwischen den beiden Membranen ist der schmale **intermembranöse Raum**.

Der umfangreiche, von der Innenmembran umschlossene Raum ist der **Matrixraum**. Er enthält die mitochondriale Matrix mit zahlreichen Proteinen (v. a. Enzymen), der ringförmigen mitochondrialen DNA, mitochondrialen Ribosomen und kalziumhaltigen Matrixgranula.

Nur wenige mitochondriale Proteine werden von der mitochondrialen DNA gebildet. Die bei weitem überwiegende Zahl der ca. 1000 mitochondrialen Proteine wird im Zellkern kodiert und – mit einer Signalsequenz versehen – über spezielle Protein-Translokatoren in einem äußerst komplexen Prozess durch die Mitochondrienmembranen geschleust. Der Translokator durch die äußere Mitochondrienmembran besitzt Rezeptorkomponenten und wird **TOM-Komplex** (Translocator outer membrane) genannt (→ Abb. 1.31), während die zwei Translokatorenkomplexe der Innenmembran als **TIM23-** (mit einer Import-ATPase) und **TIM22-Komplex** bezeichnet werden (TIM: translocator inner membrane).

Im **Matrixraum** finden zahlreiche biochemische Prozesse statt, z. B. CoA-Bildung aus Pyruvat und Fettsäuren, der Harnstoffzyklus und der Zitronensäurezyklus. Beim intrinsischen Weg der Apoptose wird Cytochrom c aus Mitochondrien freigesetzt.

Melanosomen

Melanosomen sind membranbegrenzte Organellen (→ Abb. 1.33), die das Pigment **Melanin** bilden (→ Kap. 8.2). Sie kommen nur in wenigen Zellen vor, v. a. in bestimmten Neuronen, den Melanozyten der Epidermis sowie der mittleren Augenhaut und im Pigmentepithel der Retina. Epidermale Melanozyten geben ihren Inhalt exozytotisch ab und übertragen so das Pigment in die Keratinozyten, die die Melanosomen durch Phagozytose aufnehmen. Die Melanosomen sind wohl spezialisierte Lysosomen.

Zelleinschlüsse

Als Zelleinschlüsse bezeichnet man Komponenten im Zytosol, die metabolisch kaum aktiv sind, und energiereiche Stoffe speichern. Die wichtigsten Beispiele sind Glykogen und Lipideinschlüsse.

Glykogen (→ Abb. 1.34) liegt im Zytosol primär in Form von 10–30 nm großen β-Partikeln vor, die sich zu größeren rosettenförmigen α-Partikeln zusammenlagern können.

Lipideinschlüsse (→ Abb. 1.35) enthalten Triglyzeride und entstehen in der Membran des ER. Sie sind von einer einfachen Schicht aus Phospholipiden umhüllt. In Fettzellen findet sich an ihrer Oberfläche zusätzlich das Protein Perilipin.

1.10 Zellorganellen (4)

Aufbau eines Mitochondriums

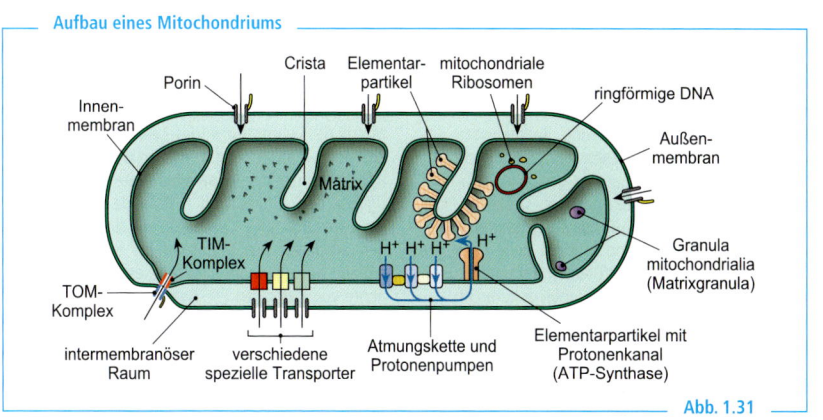

Labels: Innenmembran, Porin, Crista, Elementarpartikel, mitochondriale Ribosomen, ringförmige DNA, Außenmembran, Matrix, TIM-Komplex, TOM-Komplex, intermembranöser Raum, verschiedene spezielle Transporter, Atmungskette und Protonenpumpen, Elementarpartikel mit Protonenkanal (ATP-Synthase), Granula mitochondrialia (Matrixgranula)

Abb. 1.31

Mitochondrien

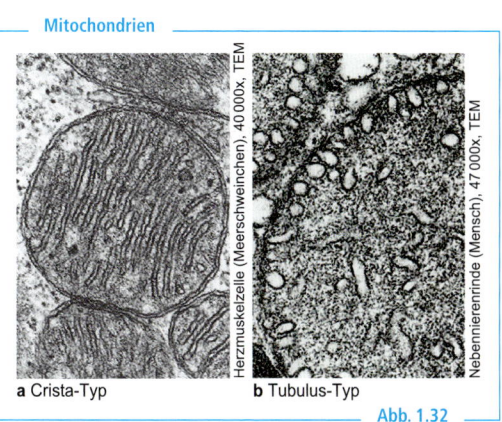

a Crista-Typ — Herzmuskelzelle (Meerschweinchen), 40 000x, TEM
b Tubulus-Typ — Nebennierenrinde (Mensch), 47 000x, TEM

Abb. 1.32

Melanosomen

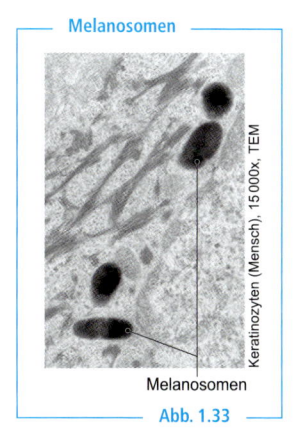

Melanosomen — Keratinozyten (Mensch), 15 000x, TEM

Abb. 1.33

Glykogen

a Deziduazelle (Glykogen: rot-lila) — Plazenta (Mensch), 40x, Best-Karmin
b α-Glykogen-Partikel, Peroxisom — Leberepithelzelle (Mensch), 35 000x, TEM

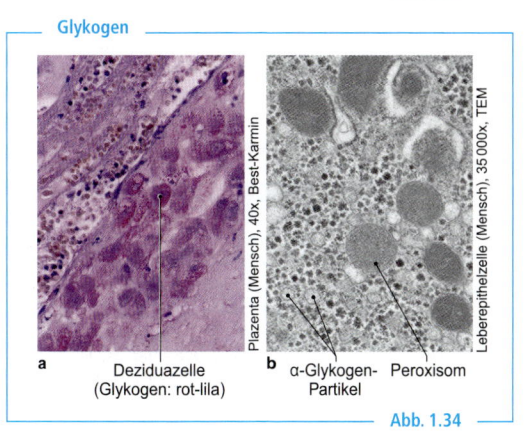

Abb. 1.34

Lipideinschlüsse

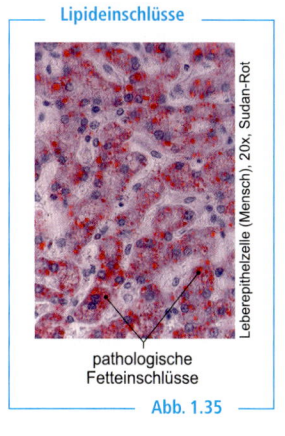

pathologische Fetteinschlüsse — Leberepithelzelle (Mensch), 20x, Sudan-Rot

Abb. 1.35

1.11 Zytoskelett, Zellzentrum

Das Zytoskelett ist ein dynamisches, filamentäres Gerüst, das der Zelle Struktur und Form gibt und ihr dabei einerseits Festigkeit, andererseits die Fähigkeit verleiht, ihre Gestalt verändern zu können. Es erlaubt Anpassungen an sich ändernde Bedingungen der Umwelt einer Zelle. Das Zytoskelett ermöglicht außerdem Bewegungsvorgänge in der Zelle, ist an der Weiterleitung von Signalen beteiligt, stützt die Plasmamembran und ist wichtig für Zellteilung und Wiederherrichtung der Ordnung in einer Zelle nach der Zellteilung. Folgende aus Proteinen aufgebaute Filamente und makromolekularen Tubuli gehören im Wesentlichen zum Zytoskelett:
- Aktinfilamente
- Intermediäre Filamente
- Mikrotubuli

Alle diese Strukturen erfüllen ihre Funktionen mit zahlreichen akzessorischen Proteinen. Die Filamente des Zytoskeletts sind polar strukturiert und in der Lage, sich rasch selbst auf- und abzubauen.

Aktinfilamente

Aktinfilamente sind zweisträngige, helikal angeordnete Polymere des Proteins Aktin; die Baueinheiten sind globuläre Aktinmonomere. Aktinfilamente messen im Durchmesser 5–7 nm. Sie sind flexibel und kommen oft in Bündeln vor, die gestreckt verlaufen oder Netze bilden (→ Abb. 1.36). Sie sind häufig in der Zellperipherie konzentriert und stellen hier eine wesentliche Komponente des Membranskeletts dar.
Aktinfilamente sind an Bewegungsvorgängen in Zellen beteiligt und sind essenzielle Bestandteile des kontraktilen Apparats von Muskelzellen (→ Kap. 5). Sie sind auch in manchen konstanten Zellstrukturen zu finden, z. B. in Mikrovilli oder Stereozilien der Haarzellen im Innenohr (→ Kap. 1.4).
Aktinfilamente können rasch auf- und abgebaut werden; an ihrem **Plus-Ende** verlaufen Auf- und Abbau besonders schnell; an ihrem **Minus-Ende** erfolgen diese Vorgänge viel langsamer.
Sehr dicke Aktinfilamentbündel können sog. **Stressfasern** bilden, die der Stabilität der Zelle dienen.
Mit den Aktinfilamenten sind zahlreiche **assistierende Proteine** (z. B. Fimbrin, Villin) assoziiert, die u. a. für ihre Vernetzung, Verzweigung, parallele Ausrichtung oder Verankerung in der Zellmembran verantwortlich sind.

Mikrotubuli

Mikrotubuli sind röhrenförmige, gerade verlaufende und relativ feste Strukturen mit einem äußeren Durchmesser von ca. 25 nm (→ Abb. 1.37). Die Wand dieser Röhren besteht aus 13 Protofilamenten, die ihrerseits aus kettenförmig angeordneten Proteinuntereinheiten, Heterodimeren aus α- und β-Tubulin, bestehen.
Auch Mikrotubuli besitzen ein besonders dynamisches **Plus-Ende**, das rasch auf- und abgebaut werden kann und in der Zellperipherie liegt, und ein sich nur langsam veränderndes **Minus-Ende**, das in der Matrix des Zellzentrums (des Zentrosoms) liegt. Vom Zellzentrum ausgehend, verlaufen die Mikrotubuli in alle Richtungen der Zellperipherie. Sie dienen der Festigkeit von Zellfortsätzen (z. B. in den Pfeiler-Zellen des Corti-Organs, → Kap. 6.22) und sind oft Leitschienen, auf denen sich Motorproteine mit Transportgut entlang bewegen. Sie sind eine essenzielle Komponente von Kinozilien (→ Kap. 1.4), Axonen und der Mitosespindel.
Auch Mikrotubuli besitzen **assoziierte Proteine (MAP)**, die ihre mechanischen Eigenschaften beeinflussen. Diese schützen die Mikrotubuli vor Abbau.

Zellzentrum, Zentriolen

Das Zellzentrum (Zentrosom) liegt mehr oder weniger in der Mitte einer Zelle; es besteht aus einer Matrix, die den Aufbau der Mikrotubuli organisiert (MTOC = Mikrotubulus-organisierendes Zentrum) und enthält 2 Zentriolen, die senkrecht zueinander stehen (→ Abb. 1.3); ihre Wand besteht, wie die der Basalkörper, aus 9 Mikrotubulustripletts.

Intermediäre Filamente

Intermediäre Filamente haben einen Durchmesser von ca. 10 nm und bilden feste, aber flexible mechanische Stützstrukturen (→ Abb. 1.38). Je nach Grundgewebe findet man intermediäre Filamente mit unterschiedlicher Proteinzusammensetzung (→ Tab. 1.1), unter denen die Lamine phylogenetisch wahrscheinlich die ältesten sind.
Die molekularen Untereinheiten der Proteine in den Intermediärfilamenten sind gestreckte Moleküle: Je zwei identische **Monomere** bilden ein Dimer. Zwei **Dimere** bilden **Tetramere**. Lange Ketten von Tetrameren lagern sich seitlich zusammen und bilden ein **Intermediärfilament**.

Tab. 1.1 Intermediärfilamente verschiedener Grundgewebe

Grundgewebe	Proteine
Epithelzellen	Keratine
Bindegewebszellen, Endo-, Mesothel	Vimentine
Muskelzellen	Desmine
Nervenzellen	Neurofilamentproteine
Gliazellen	saure fibrilläre Gliazellproteine
Zellkerne	Lamine

1.11 Zytoskelett, Zellzentrum

Aktinfilamente

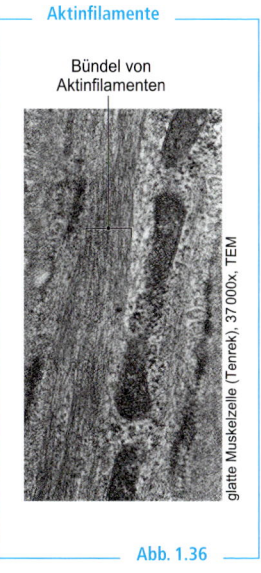

Bündel von Aktinfilamenten

glatte Muskelzelle (Tenrek), 37 000x, TEM

Abb. 1.36

Mikrotubuli und Neurofilamente

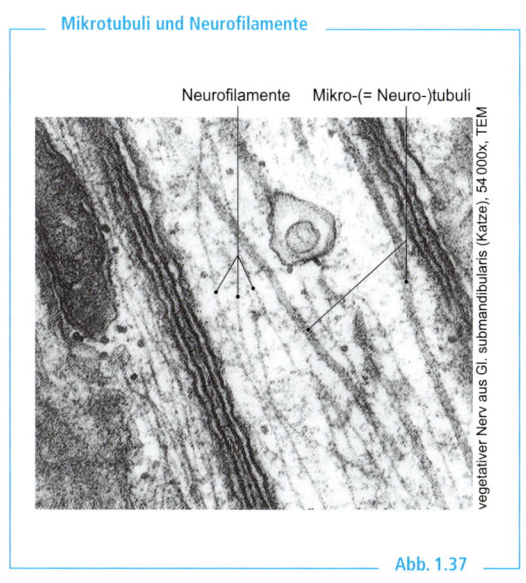

Neurofilamente   Mikro-(= Neuro-)tubuli

vegetativer Nerv aus Gl. submandibularis (Katze), 54 000x, TEM

Abb. 1.37

Intermediärfilamente

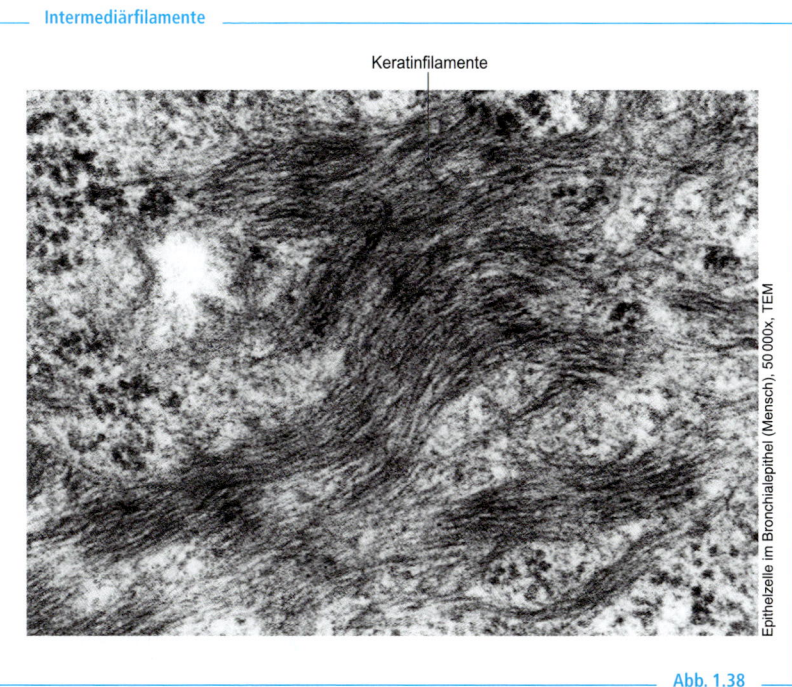

Keratinfilamente

Epithelzelle im Bronchialepithel (Mensch), 50 000x, TEM

Abb. 1.38

1.12 Zellkern

Der Zellkern enthält Chromatin, den Nukleolus sowie die Kernmatrix und ist von einer Kernhülle umgeben. In der Regel besitzt jede Zelle nur einen Kern (→ Abb. 1.39).

Kernhülle (Perinuklearzisterne)

Der Zellkern wird von einer flachen, membranbegrenzten Zisterne, der Kernhülle oder Perinuklearzisterne (→ Abb. 1.3, → Kap. 1.1), umgeben, die mit dem ER kommuniziert und als ein spezieller Teil des ER angesehen werden kann (→ Abb. 1.40). Die Kernhülle besitzt eine innere und eine äußere Kernmembran, die durch einen ca. 20 nm breiten Spaltraum getrennt sind. Die beiden Kernmembranen besitzen unterschiedliche Membranproteine: Die **innere Kernmembran** grenzt nach innen unmittelbar an die **Kernlamina,** eine dünne Schicht aus besonderen Intermediärfilamenten, den Laminen, die die Kernhülle stützen. Die innere Kernmembran dient wahrscheinlich auch der Verankerung des Chromatins. Die **äußere Kernmembran** grenzt ans Zytosol und trägt meist einen lockeren Ribosomenbesatz.

Die Kernhülle ist von **Kernporen** (= Kernporenkomplexen) durchsetzt, die dem Stoffaustausch dienen. Alle Kernproteine (z. B. Histone, DNA- und RNA-Polymerasen) werden im Zytosol aufgebaut und durch die Kernporen in den Kern transportiert. Umgekehrt wandern u. a. rRNA- und mRNA-Moleküle aus dem Kern ins Zytosol, es gibt also einen selektiven Ex- und Import zwischen Kern und Zytosol. Die Kernporen bestehen aus ca. 30 Proteinen; jeder Zellkern besitzt im Schnitt 3000–4000 Kernporen. Durch jede Pore können pro Sekunde bis zu 500 Moleküle in beide Richtungen geschleust werden. Durch wässrige Kanäle in den Poren können kleine wasserlösliche Moleküle diffundieren. Große Moleküle, z. B. Polymerasen oder ribosomale Untereinheiten, gelangen an Rezeptoren gebunden aktiv durch die Poren.

Chromatin

Der Komplex aus DNA, Histonen und anderen Proteinen wird Chromatin genannt. In den menschlichen Körperzellen ist es auf 46 Chromosomen verteilt, die aber nur während der Zellteilung (→ Kap. 1.13) sichtbar sind, weil sie zu diesem Zeitpunkt stark kondensiert sind. Ansonsten sind die Chromosomenkomponenten in unterschiedlichem Ausmaß aufgelockert. Während der Arbeitsphase einer Zelle gibt es auf jedem Chromosom aktive Abschnitte (= **Euchromatin**), die im histologischen Präparat hell erscheinen, sowie dunklere, inaktive Anteile (= **Heterochromatin**). Jeder Zelltyp hat ein spezifisches Muster an Eu- und Heterochromatin, was ihre Identifizierung erleichtert (→ Abb. 1.39, → Abb. 1.41).

Chromosomen

Die Zellen des Menschen enthalten 46 Chromosomen, die 23 Paare homologer Chromosomen bilden (**diploider Chromosomensatz**); in reifen Keimzellen liegt jeweils nur ein Chromosom des Paares vor (= **haploid**). Beim Menschen gibt es 44 Autosomen und 2 Geschlechtschromosomen (**Gonosomen**). Bei Frauen sind dies 2 X-Chromosomen, von denen eines weitgehend inaktiviert wird und als **Barr-Körperchen** innen an der Kernhülle, z. B. von Epithelzellen der Wangenschleimhaut, zu erkennen ist, oder als Trommelschlägel an segmentkernigen Neutrophilen. Das X-Chromosom trägt gut 1000 Gene. Die Geschlechtschromosomen des Mannes sind ein X- und ein Y-Chromosom. Das X-Chromosom gleicht dem der Frau, das Y-Chromosom ist sehr klein und hat nur ca. 100 Gene.

Jedes Chromosom besitzt eine sog. primäre Einschnürung: das **Zentromer**. Es teilt das Chromosom in einen langen und einen kurzen Arm. Das Zentromer der Chromosomen 13, 14, 15, 21 und 22 liegt fast an ihrem Ende, der kurze Arm ist also sehr kurz. Auf ihm liegt bei diesen sog. **akrozentrischen Chromosomen** der Nukleolus-Organisator. Die Endabschnitte der Chromosomen heißen **Telomere**.

Nukleolus

In histologischen Präparaten ist der Nukleolus die auffälligste Kernstruktur. In ihm erfolgen Transkription der rRNA-Gene und Aufbau der beiden Ribosomen-Untereinheiten, die erst außerhalb des Kerns zum Ribosom zusammengebaut werden. Der Nukleolus ist in proteinbildenden Zellen relativ groß. Während der Mitose zerfällt er und wird nach der Kern- und Zellteilung wieder aufgebaut. Jeder Nukleolus besitzt drei Bereiche (→ Abb. 1.42):

- **Fibrilläre Zentren** mit DNA-Abschnitten, die für die rRNA kodieren; sie sind relativ hell und liegen in den Nukleolus-Organisator-Regionen derjenigen Chromosomen, die nukleoläre Gene tragen.
- Eine **dichte fibrilläre Komponente** (Pars fibrosa), die die fibrillären Zentren umgibt; sie kann insgesamt eine netzartige Struktur (**Nucleolonema**) bilden. Die Prä-rRNA bildet hier Komplexe mit spezifischen Proteinen, die die Prä-rRNA zerschneiden.
- Die **granuläre Komponente**, in der Prozessierung der rRNA und der Aufbau der zwei Ribosomen-Untereinheiten erfolgen.

Kernmatrix

Als Kernmatrix bezeichnet man die Bereiche des Kerns, die weder zum Chromatin noch zum Nukleolus zählen. Über die Kernmatrix ist erst wenig bekannt. Zu ihren Strukturen gehören die Cajal-Körperchen sowie Interchromatingranula, die Proteine und besondere RNA-Typen enthalten, welche u. U. mit Modifikationsvorgängen der rRNA befasst sind.

1.12 Zellkern

Zellkerne von Nervenzellen

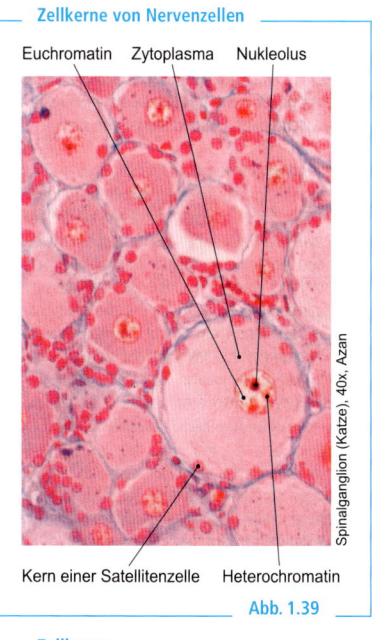

Euchromatin   Zytoplasma   Nukleolus

Kern einer Satellitenzelle   Heterochromatin

Spinalganglion (Katze), 40x, Azan

Abb. 1.39

Kernhülle eines Fibrozyten

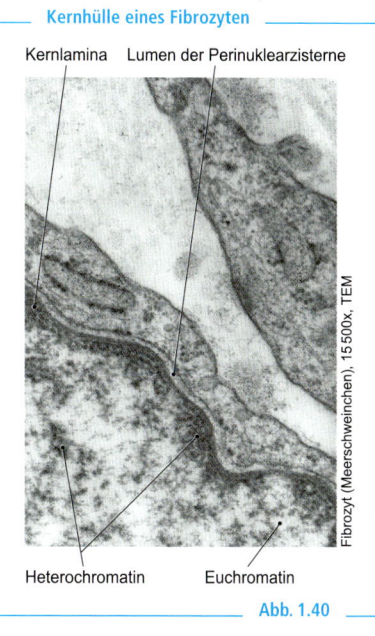

Kernlamina   Lumen der Perinuklearzisterne

Heterochromatin   Euchromatin

Fibrozyt (Meerschweinchen), 15 500x, TEM

Abb. 1.40

Zellkerne

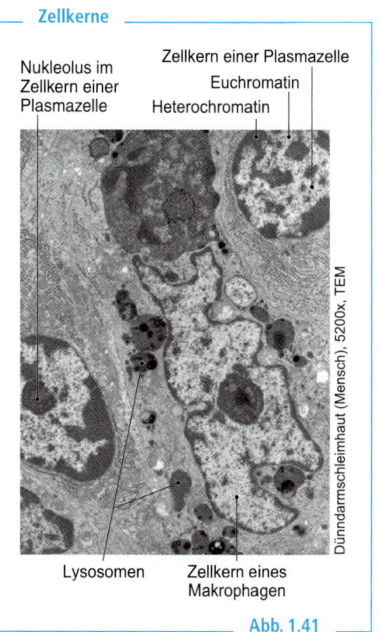

Nukleolus im Zellkern einer Plasmazelle

Zellkern einer Plasmazelle
Euchromatin
Heterochromatin

Lysosomen   Zellkern eines Makrophagen

Dünndarmschleimhaut (Mensch), 5200x, TEM

Abb. 1.41

Nukleolus

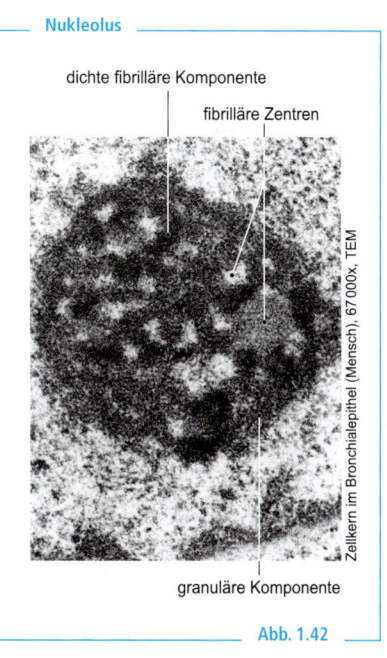

dichte fibrilläre Komponente

fibrilläre Zentren

granuläre Komponente

Zellkern im Bronchialepithel (Mensch), 67 000x, TEM

Abb. 1.42

1 Zelle

1.13 Zellzyklus (1)

Eine Zelle durchläuft in ihrem Leben typischerweise eine Reihe verschiedener Phasen, die zusammen den Zellzyklus bilden (→ Abb. 1.43a). Die Phasen des Zellzyklus sind: M-, G_1-, S-, G_2 und G_0-Phase. G_1-, S- und G_2-Phase werden als **Interphase** zusammengefasst. Zellen in der G_0-Phase gleichen morphologisch Interphasezellen.

M-Phase

Das M der M-Phase bedeutet **Mitose**. In dieser Phase erfolgen Kernteilung (Karyokinese) und Zellteilung (Zytokinese); sie dauert ca. 1 Stunde und ist untergliedert in Prophase, Prometaphase, Metaphase, Anaphase und Telophase.

Prophase

In der Prophase (→ Abb. 1.44, → Abb. 1.45, → Kap. 1.14) werden die Chromosomen dichter und kompakter (**Chromosomenkondensation**). Das Zentrosom verdoppelt sich; es entstehen also 2 Zentrosomen mit je 2 Zentriolen. Sie liegen sich gegenüber und bilden die beiden Pole des Spindelapparats (→ Abb. 1.43b). Der Spindelapparat mit Astral-, Kinetochor- und interpolaren (= Pol-)Mikrotubuli baut sich auf, während der Nukleolus verschwindet. Am Zentromer entwickelt sich das Kinetochor. Das **Kinetochor** ist ein Proteinkomplex, an dem sich in der Mitose Mikrotubuli anheften.

Prometaphase

In der Prometaphase erfolgt der Abbau der Kernhülle; am Kinetochor heften sich die Kinetochor-Mikrotubuli an. In der Peripherie der Spindel liegen interpolare Mikrotubuli, die keinen Kontakt mit Chromosomen aufnehmen.

Metaphase

In der Metaphase (→ Abb. 1.44, → Abb. 1.45, → Kap. 1.14) ordnen sich die Chromosomen mithilfe der Kinetochor-Mikrotubuli in der Mitte zwischen den Spindelpolen in der Äquatorialebene an.

Anaphase

In der Anaphase (→ Abb. 1.44, → Abb. 1.45, → Kap. 1.14) trennen sich die Schwesterchromatiden und wandern (mit einer Geschwindigkeit von 1 μm/min) auf den Spindelpol zu, dem ihr Kinetochor zugewandt ist; die Chromatiden werden nach ihrer Trennung wieder Chromosomen genannt. An der wenige Minuten dauernden Wanderung sind 3 Komponenten beteiligt:

- Verkürzung der Kinetochor-Mikrotubuli
- Verlängerung der interpolaren Mikrotubuli
- Verkürzung der Astralmikrotubuli, die zwischen Zentrosom und Zellmembran zu finden sind

Telophase

Die getrennten Tochterchromosomen haben in der Telophase (→ Abb. 1.44, → Abb. 1.45, → Kap. 1.14) den Spindelpol erreicht und beginnen sich wieder aufzulockern. Der Nukleolus formiert sich neu und wird von einer neuen Kernhülle umgeben; zwei neue Kerne sind entstanden und die Mitose ist beendet.

Zellteilung

Der Kernteilung folgt die Zellteilung. Es entsteht eine Furche, die um die Mitte einer Zelle herumläuft und meist senkrecht zur Achse der Spindel steht. Auf der zytosolischen Seite der Furche befindet sich ein kontraktiler Ring aus Aktin und Myosin II, dessen Kraft die Furche so lange vertieft, bis die Mutterzelle in zwei Tochterzellen getrennt ist. Mutter- und Tochterzellen sind in genetischer Hinsicht identisch.

G_1-Phase

Die G_1-Phase folgt der M-Phase, das G steht für den englischen Begriff „gap" = Lücke. Diese Phase dauert unterschiedlich lang: in Zellen, die rasch proliferieren, einige Stunden, in Zellen, deren Umsatz langsamer erfolgt, Tage bis Wochen. In dieser Phase wachsen die Zellen und erfüllen ihre physiologische Funktion.

S-Phase

In der S-Phase (→ Abb. 1.43) wird die DNA verdoppelt (repliziert); S steht für DNA-Synthese. Dieser Vorgang dauert 10–12 h. Danach besteht jedes Chromosom aus zwei Chromatiden.

G_2-Phase

Diese nur wenige Stunden dauernde G_2-Phase (→ Abb. 1.43) liegt zwischen S- und M-Phase. Während dieser Phase wird geprüft, ob die DNA-Verdopplung korrekt erfolgt ist; kleine Fehler werden repariert.

G_0-Phase

Nach der M-Phase kann eine Zelle nicht nur in die G_1-Phase, sondern auch in die G_0-Phase (→ Abb. 1.43) eintreten. Während dieser Phase sind alle Mechanismen, die den Zellzyklus antreiben und kontrollieren, stillgelegt. Signale zur Proliferation gibt es nicht. Diese Phase ist eine lange Arbeitsphase, in sich viele Zellen befinden und die Monate oder sogar Jahre andauern kann. Beispiele bieten z. B. Leber-, Pankreas- und Nierenepithelzellen. Die meisten Zellen in der G_0-Phase behalten die Fähigkeit zu Kern- und Zellteilung, was z. B. bei einer Schädigung des Epithels zum Tragen kommt. Manche Zellen, z. B. Herzmuskelzellen und die meisten Nervenzellen, bleiben nach der Geburt lebenslang in der G_0-Phase. Manche Zellen, z. B. die Fibrozyten oder Lymphozyten, treten wiederholt in den Zellzyklus ein und auch wieder aus ihm heraus.

1.13 Zellzyklus (1)

Zellzyklus (a) und Mitoseapparat (b)

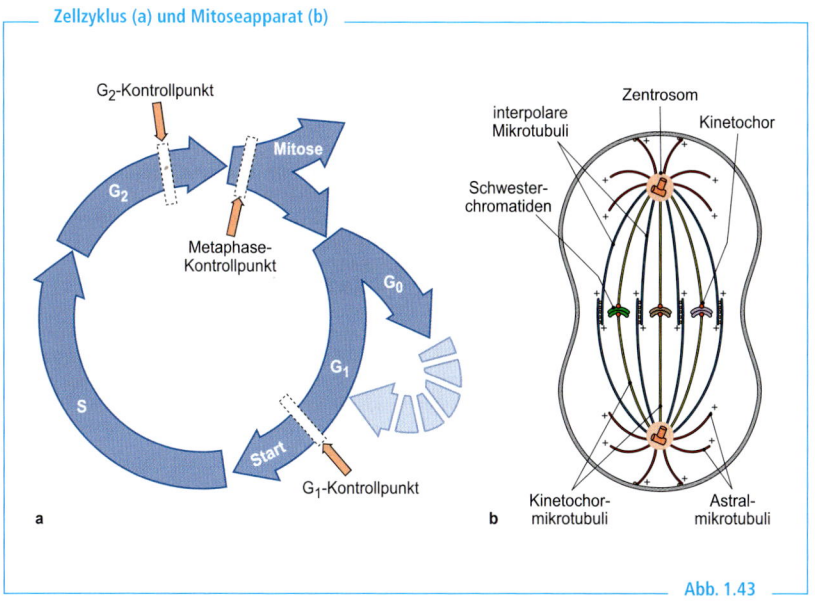

a: G_2-Kontrollpunkt, Mitose, G_2, Metaphase-Kontrollpunkt, G_0, G_1, Start, G_1-Kontrollpunkt, S

b: Zentrosom, interpolare Mikrotubuli, Kinetochor, Schwesterchromatiden, Kinetochormikrotubuli, Astralmikrotubuli

Abb. 1.43

Mitosefiguren

Metaphase, Prophase, Interphase, Telophase, Anaphase

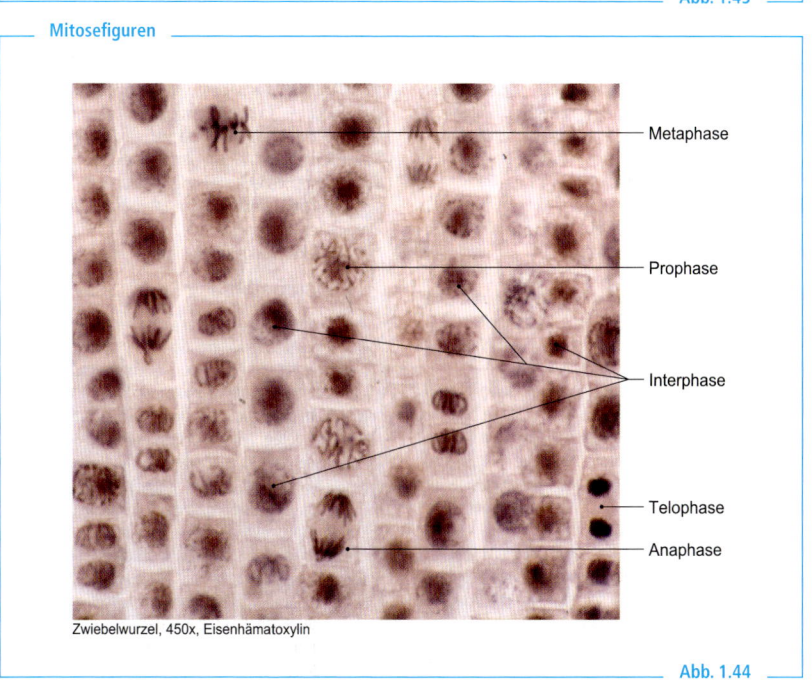

Zwiebelwurzel, 450x, Eisenhämatoxylin

Abb. 1.44

1.14 Zellzyklus (2)

Kontrolle des Zellzyklus

Der Ablauf des Zellzyklus mit seinen vielen Einzelschritten unterliegt einer aufwendigen Kontrolle. Wichtige Kontrollstationen sind:
- G_1-Kontrollpunkt (= Restriktionspunkt) am Ende der G_1-Phase (→ Abb. 1.43, → Kap. 1.13)
- G_2-Kontrollpunkt am Ende der G_2-Phase
- Metaphase-Kontrollpunkt: Während der Metaphase erfolgt eine Kontrolle, ob alle Kinetochore mit den Kinetochor-Mikrotubuli verbunden sind.

Meiose

Die Meiose (→ Abb. 1.46) ist eine besondere Form der Zellteilung, die nur in Keimzellen abläuft, also nur bei Organismen mit sexueller Reproduktion vorkommt. Sie erfolgt im Wesentlichen in zwei Schritten, der ersten und der zweiten Reifeteilung. Wesentliche Kennzeichen sind:
- **Der diploide Chromosomensatz wird halbiert**, d. h., die homologen Chromosomen werden getrennt und auf zufällige Art und Weise auf verschiedene ausdifferenzierte Keimzellen verteilt. Solche Zellen, die nur noch ein Chromosom des ursprünglichen homologen Chromosomenpaares besitzen, nennt man **haploid**. Der Chromosomensatz wird also um die Hälfte reduziert, daher wird der erste Schritt der Meiose auch **Reduktionsteilung** genannt.
- **Das genetische Material wird rekombiniert**, d. h., es entstehen neue genetische Kombinationen, was immer neue genetische Vielfalt schafft – die Grundlage für evolutive Prozesse.

Erste Reifeteilung (Meiose I)

Die erste Reifeteilung (→ Abb. 1.46) hat eine besonders komplexe Prophase, die in 5 Stadien unterteilt wird:
- **Leptotän:** Die Chromosomen verdoppeln ihre DNA (Replikation), jedes Chromosom besteht jetzt aus zwei Chromatiden. Dieses Stadium wird auch S-Phase der Meiose genannt.
- **Zygotän:** Die verdoppelten homologen Chromosomen paaren sich, d. h., sie legen sich in gleicher Ausrichtung aneinander. Zwischen ihnen entstehen spezifische Verbindungsstrukturen, die die erforderliche Orientierung in der Teilungsspindel ermöglichen und die erst in der Anaphase der Meiose I wieder gelöst werden. Solche Gebilde werden Bivalente genannt. Die Rekombination beginnt.
- **Pachytän:** Die Chromosomen sind stark kondensiert, die Rekombination schreitet voran. Unter Rekombination versteht man den Austausch von 2–3 Chromatiden-Abschnitten der mütterlichen und väterlichen Chromosomen. Erkennbar ist die Rekombination an Überkreuzungsstellen (Chiasmata) von Chromatiden. Das Phänomen der Überkreuzung wird auch **„Crossing over"** genannt. Hierbei werden entsprechende DNA-Abschnitte der Chromatiden der gepaarten homologen Chromosomen ausgetauscht. Das Crossing over ist komplex reguliert und auf bestimmte Bereiche der Chromatiden beschränkt.
- **Diplotän:** Die (verdoppelten) homologen Chromosomen lösen sich wieder voneinander, Chiasmata sind noch gut erkennbar.
- **Diakinese:** Die verdoppelten homologen Chromosomen trennen sich vollständig voneinander. Die Kernhülle zerfällt, der Spindelapparat entsteht.

Auf die Diakinese folgen Meta-, Ana- und Telophase der ersten Reifeteilung (→ Abb. 1.45). Danach teilen sich die Zellen, jedoch nicht vollständig. Zwischen den Tochterzellen bleiben feine Zytoplasmastränge bestehen.

Zweite Reifeteilung (Meiose II)

Während der zweiten Reifeteilung (→ Abb. 1.46) trennen sich die zwei Schwesterchromatiden des Chromosoms und werden auf zwei Tochterzellen verteilt. Eine der Trennung vorausgehende Verdoppelung des DNA-Materials – wie bei der Mitose (→ Abb. 1.45) – unterbleibt in der zweiten Reifeteilung. Die zweite Reifeteilung läuft in wenigen Stunden ab und durchläuft die typischen Stadien Pro-, Meta-, Ana- und Telophase. In den Tochterzellen, die anfangs über schmale Zytoplasmastränge verbunden bleiben und **Gameten** genannt werden, bezeichnet man die Chromatiden wieder als Chromosomen. Gameten sind bei den meisten Organismen Eizellen und Spermien.

Histopathologie

Auch bei der Meiose kann es zu Fehlern kommen. Es geschieht relativ häufig, dass sich väterliche und mütterliche homologe Chromosomen nicht trennen. Dieses Phänomen bezeichnet man als **Non-Disjunction.** Es entstehen dabei Geschlechtszellen, die ein Chromosom zu viel oder zu wenig haben. Embryonen, an deren Entstehung ein solcher Gamet beteiligt war, sterben i. d. R. ab. Lebensfähig sind oft Kinder mit einem **Down-Syndrom,** dem eine zusätzliche Kopie des Chromosoms 21 zugrunde liegt; die Kinder besitzen also das Chromosom 21 dreimal. Die Non-Disjunction kann während der ersten oder der zweiten meiotischen Teilung erfolgen.

1.14 Zellzyklus (2)

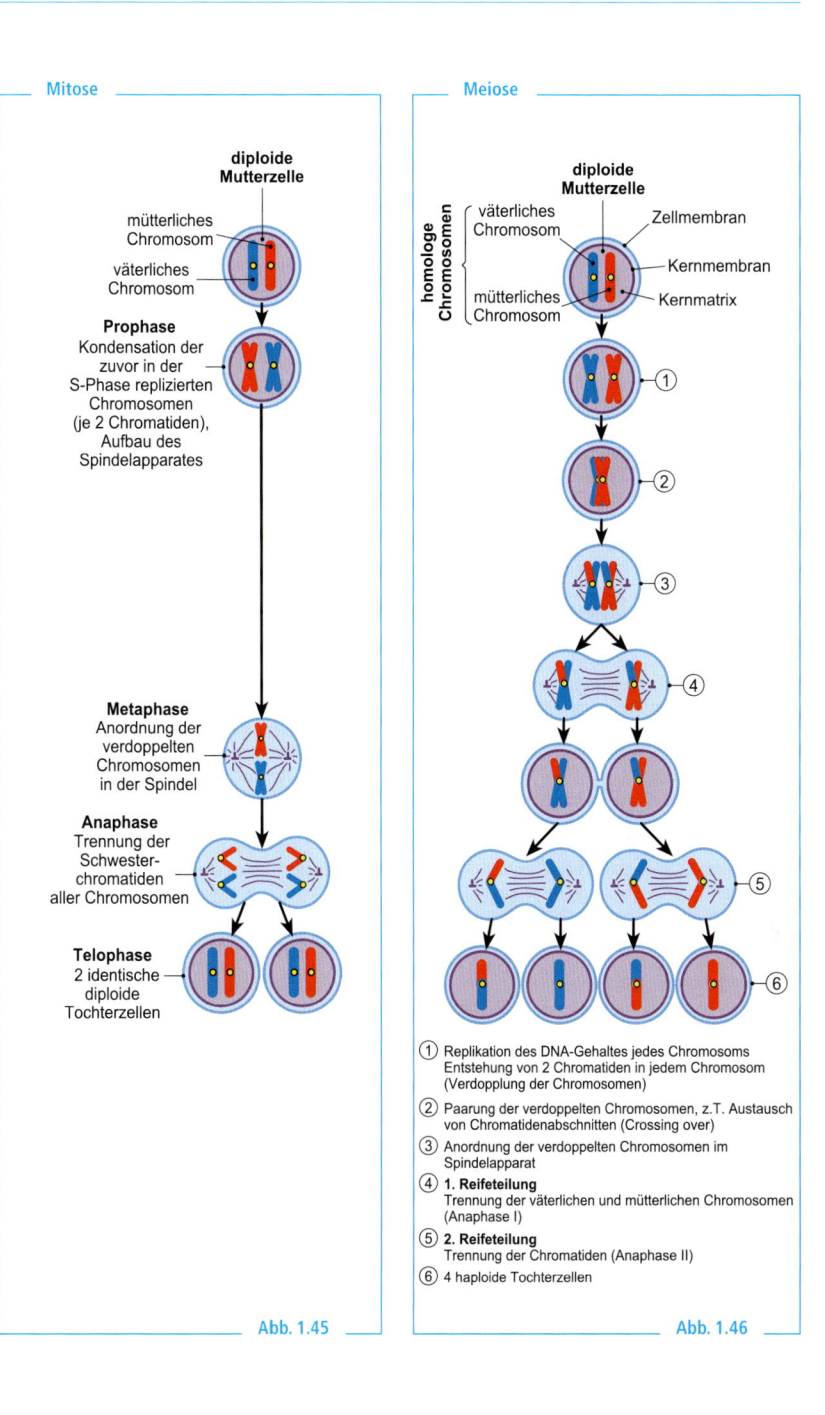

Mitose

diploide Mutterzelle
- mütterliches Chromosom
- väterliches Chromosom

Prophase
Kondensation der zuvor in der S-Phase replizierten Chromosomen (je 2 Chromatiden), Aufbau des Spindelapparates

Metaphase
Anordnung der verdoppelten Chromosomen in der Spindel

Anaphase
Trennung der Schwesterchromatiden aller Chromosomen

Telophase
2 identische diploide Tochterzellen

Abb. 1.45

Meiose

diploide Mutterzelle
- homologe Chromosomen
  - väterliches Chromosom
  - mütterliches Chromosom
- Zellmembran
- Kernmembran
- Kernmatrix

① Replikation des DNA-Gehaltes jedes Chromosoms Entstehung von 2 Chromatiden in jedem Chromosom (Verdopplung der Chromosomen)
② Paarung der verdoppelten Chromosomen, z.T. Austausch von Chromatidenabschnitten (Crossing over)
③ Anordnung der verdoppelten Chromosomen im Spindelapparat
④ **1. Reifeteilung**
Trennung der väterlichen und mütterlichen Chromosomen (Anaphase I)
⑤ **2. Reifeteilung**
Trennung der Chromatiden (Anaphase II)
⑥ 4 haploide Tochterzellen

Abb. 1.46

1.15 Zelltod, Zellanpassungen, Stammzellen

Zelltod

Es gibt zwei Hauptformen des Zelltodes: Nekrose und Apoptose. Die **Nekrose** (mehrere Subtypen) wird durch irreversible exogene Schädigung verursacht, z. B. durch Hitze oder Gifte. Eine nekrotische Zelle kann u. a. an typischen Kernveränderungen erkannt werden: Schrumpfung und Verdichtung, Verlust der Basophilie oder Fragmentierung.

Die **Apoptose** (→ Abb. 1.47) (mehrere Subtypen) ist der genetisch gesteuerte Zelltod, bei dem ein intrazelluläres „Todesprogramm" abläuft. Apoptose ist ein physiologisches Phänomen, das am Ende der genetisch festgelegten Dauer der Funktionsphase einer Zelle (z. B. Dünndarmepithelzellen nach 4–5 Tagen) oder bei der Beseitigung autoreaktiver Lymphozyten eine Rolle spielt. Während der Apoptose entfaltet eine Familie von Proteasen, die **Caspasen**, stufenweise ihre streng regulierte proteolytische Funktion, die zum Absterben der Zellen führt. Apoptose dauert 20–30 min und kann auf ein von außen kommendes (extrinsisches) Signal hin erfolgen oder über in der Zelle entstehende (intrinsische) Mechanismen ausgelöst werden. Beim **extrinsischen Weg** spielen v. a. Fas-Liganden auf der Oberfläche zytotoxischer T-Lymphozyten und Fas-Todesrezeptoren auf der in die Apoptose gehenden Zelle eine wichtige Rolle. Beim **intrinsischen Weg** sind v. a. Zellstress (z. B. O_2-Mangel) und aus Mitochondrien freigesetztes Cytochrom c von Bedeutung.

Apoptotische Zellen sind mit entsprechender Übung in HE-Präparaten gut erkennbar. Die Zellen besitzen ein auffallend eosinophiles Zytoplasma, von dem peripher kleine Bezirke abgeschnürt werden („apoptotic bodies"); ihr Kern bildet große periphere Heterochromatinschollen. Apoptotische Zellen werden meistens von Makrophagen phagozytiert.

Zellanpassungsreaktionen

Alle Zellen können sich an veränderte Bedingungen im Körper oder im Einzelorgan anpassen.
- **Atrophie:** Zellen werden kleiner und zeigen verminderte Leistungsfähigkeit, ihre Zahl hat sich aber nicht verringert. Ursache kann Nichtgebrauch (z. B. Muskelzellen) oder mangelnde hormonale Stimulation sein (z. B. Prostata bei Kastraten).
- **Hypertrophie:** Die Zellen sind größer als normal und ihre Leistung ist gesteigert. Ihre Zahl ist jedoch nicht vermehrt.
- **Hyperplasie:** Vermehrung der Zellzahl in einem Organ. Oft geht die Hyperplasie auch mit Hypertrophie einher. Hyperplasie kann physiologisch (Milchdrüse während der Schwangerschaft und Stillzeit) oder pathologisch (bei gutartigem oder bösartigem Tumorwachstum) sein.
- **Metaplasie:** potenziell reversible Umwandlung eines Gewebetyps in einen anderen, z. B. Umwandlung des respiratorischen Epithels in der Trachea in ein mehrschichtiges unverhorntes Plattenepithel bei Rauchern.
- **Dysplasie:** histologisch veränderte Zellen, meist Epithelzellen, die abnorm wachsen und das Potenzial zum bösartigen Tumorgewebe haben.

Stammzellen (→ Kap. 2)

Stammzellen (→ Abb. 1.48) sind undifferenzierte Zellen, die sich unbegrenzt teilen können. Diese Teilungen sind asymmetrisch: Eine Tochterzelle bleibt Stammzelle, die andere tritt in einen Differenzierungsweg ein.

Adulte Stammzellen

In vielen Geweben und Organen des erwachsenen Organismus gibt es Zellen, von denen der Ersatz abgestoßener oder durch Verletzung zerstörter Zellen ausgeht. Solche Zellen heißen adulte Stammzellen. Jedes Organ und Gewebe hat seine eigenen Stammzellen, die aber mit normalen morphologischen Methoden schwer identifizierbar sind.

Adulte Stammzellen teilen sich meist relativ langsam. Die sich differenzierende Tochterzelle beginnt mit der Differenzierung nicht sofort, sondern aus ihr entstehen zunächst sog. **„transit amplifying cells"**, Vorläuferzellen, die sich wiederholt teilen und so die Zahl der Zellen, die sich differenzieren sollen, vermehren. Dabei kann die Differenzierung schon beginnen. Solche Vorläuferzellen können sich schnell teilen, aber die entstehenden neuen Zellen überschreiten hinsichtlich ihrer Menge nie das physiologische Maß (im Gegensatz zu Krebszellen). Möglicherweise behalten die Tochterzellen, die wieder zur Stammzelle werden, stets den gleichen „unsterblichen" DNA-Strang von ihrer Mutterzelle, mit dessen Besitz die Stammzelleigenschaft verbunden ist.

Embryonale Stammzellen

Die Differenzierungsmöglichkeiten der Stammzellen adulter Gewebe und Organe sind normalerweise auf den Ersatz organtypischer Zellen beschränkt. Im Gegensatz dazu verfügen embryonale Stammzellen über ein breites Entwicklungspotenzial, weswegen sie in der klinischen Medizin größtes Interesse finden. Man hofft, mit ihrer Hilfe untergegangenes Gewebe (z. B. nach einem Infarkt) zu ersetzen. Begehrte embryonale Stammzellen entstammen der inneren Zellmasse der Blastozyste. Sie können kultiviert werden und lassen sich durch Zusatz bestimmter Faktoren (z. B. Retinsäure, Wachstumsfaktoren) dazu stimulieren, sich z. B. zu Fettzellen, Nervenzellen oder Makrophagen zu differenzieren (→ Kap. 2).

1.15 Zelltod, Zellanpassungen, Stammzellen

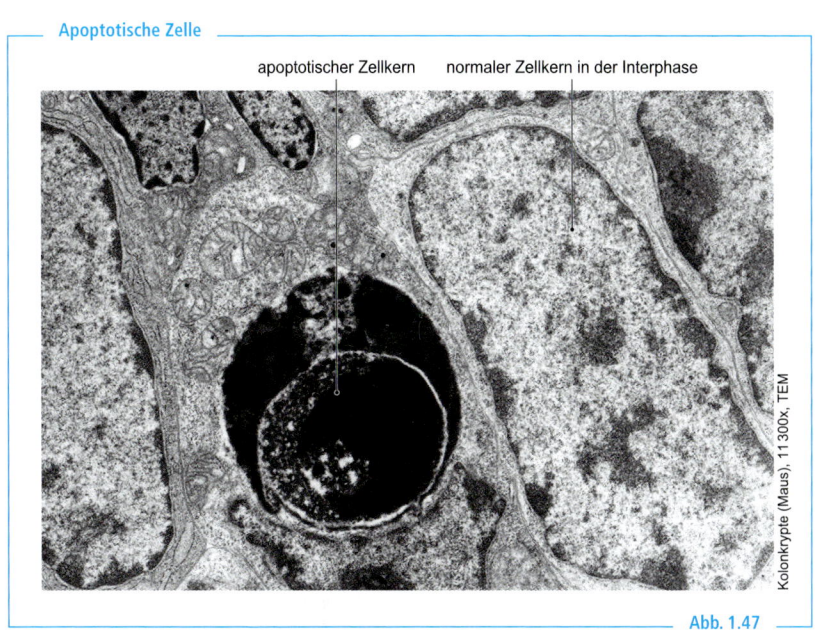

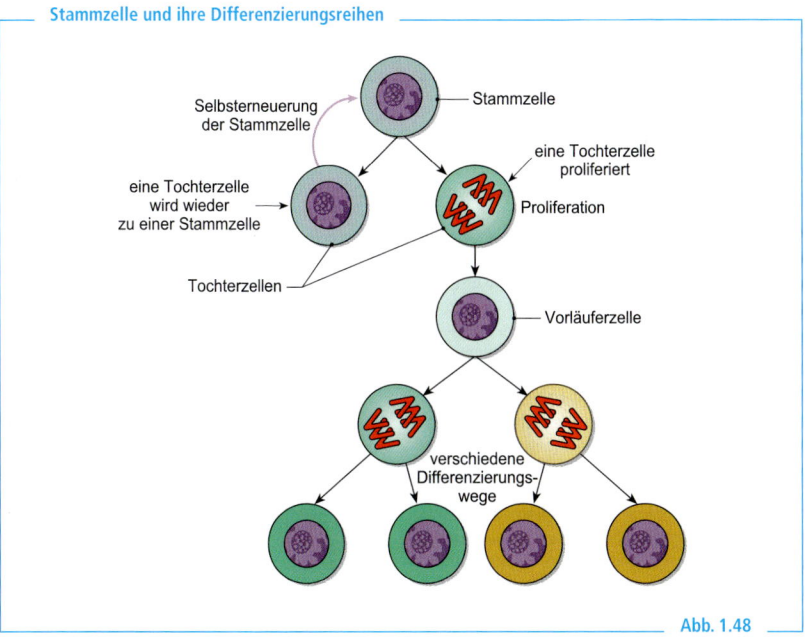

Apoptotische Zelle

apoptotischer Zellkern — normaler Zellkern in der Interphase

Kolonkrypte (Maus), 11 300x, TEM

Abb. 1.47

Stammzelle und ihre Differenzierungsreihen

- Stammzelle
- Selbsterneuerung der Stammzelle
- eine Tochterzelle proliferiert
- eine Tochterzelle wird wieder zu einer Stammzelle
- Proliferation
- Tochterzellen
- Vorläuferzelle
- verschiedene Differenzierungswege

Abb. 1.48

2 Stammzellen

Gabriele K.

Frau Gabriele K. kommt in die allgemeinärztliche Sprechstunde, um sich Blut abnehmen zu lassen. Bei ihrem 55-jährigen Bruder ist vor 2 Jahren ein follikuläres Non-Hodgkin-Lymphom diagnostiziert worden, das bereits 6 Wochen nach einer aggressiven Chemotherapie wieder rezidivierte. Deshalb sehen die Ärzte für ihn eine Chance in der allogenen Stammzellentransplantation. Die Schwester kommt nun im Rahmen der Spendersuche unter den Familienmitgliedern, um ihren HLA-Typ bestimmen zu lassen – in der Hoffnung, dass er dem ihres Bruders entspricht, so dass sie ihm durch eine Stammzellspende helfen könnte.

Patientendaten

- Allgemeine Daten: Alter 49 Jahre, Größe 162 cm, Gewicht 62 kg.
- Anamnese: Z.n. Tinnitus beidseits mit Hypakusis, Z.n. Varikektomie wegen Varikose der Unterschenkel, Z.n. Mammareduktionsplastik. Es besteht eine Allergie gegen Penicillin und Nickel. Wegen einer jodmangelbedingten Hypothyreose nimmt die Patientin 75 µg L-Thyroxin pro Tag ein. Frau K. ist verheiratet, hat zwei gesunde Kinder und arbeitet als Bürokauffrau.
- Körperliche Untersuchung: keinerlei Auffälligkeiten.
- Labor: sämtliche Laborparameter im Normbereich.
- Sonografie: orientierende Oberbauchsonografie ohne pathologischen Befund, insbesondere keine Milzvergrößerung.

Das HLA-System

Auf den menschlichen Körperzellen befinden sich Oberflächenmoleküle, die Antigene erkennen können und damit auch für die Abstoßungsreaktion von Fremdgeweben verantwortlich sind. Diese Oberflächenmoleküle sind genetisch kodiert. Das Produkt dieser Gene wird **humanes Leukozyten-Antigen (HLA)** genannt. Diese Antigene sind auf allen kernhaltigen Zellen des menschlichen Körpers zu finden. Da die HLA-Moleküle genetisch sehr vielgestaltig sind, ist es z.B. in der Tranplantationsmedizin von größter Bedeutung, dass die HLA-Muster von Spender und Empfänger möglichst weitgehend übereinstimmen, um eine Abstoßungsreaktion zu vermeiden.

Stammzellen

Von den **embryonalen Stammzellen**, die sich in sämtliche Körperzellen differenzieren können (**omnipotente Zellen**) und gegen deren Gewinnung und Verwendung sich z.T. erhebliche ethische Bedenken richten, sind **gewebespezifische determinierte Stammzellen** abzugrenzen, deren Differenzierungsfähigkeit in Abhängigkeit vom Differenzierungsstadium stark eingeschränkt ist (**pluripotente Zellen**). Zu diesen gehören die **hämatopoetischen Stammzellen (HSZ)**, die schon seit vielen Jahren, etwa im Rahmen von Knochenmarktransplantationen, therapeutisch eingesetzt werden. Aus diesen HSZ entwickeln sich lebenslang Erythrozyten, Leukozyten und Thrombozyten. Hämatopoetische Stammzellen werden auch **$CD34^+$-Zellen** genannt, weil man das sog. CD34-Antigen auf ihrer Oberfläche findet und man sie daher mit einem Anti-CD34-Antikörper nachweisen kann. CD steht für **Cluster of differentiation** und bezeichnet bestimmte immunphänotypische Oberflächenmerkmale, die diese Zellen aufweisen.

Stammzelltransplantation

Das Verfahren, mit dem die Stammzellen gewonnen werden, bezeichnet man als **Stammzellapherese**; der Begriff leitet sich vom griechischen apherein = wegtragen ab. Werden diese Stammzellen später dem Spender selbst wieder übertragen, spricht man von einer **autologen Transplantation**. Im Fall von Frau K. und ihrem Bruder handelt es sich hingegen um eine **allogene Transplantation**, die nur Aussicht auf Erfolg hat, wenn Spender und Empfänger HLA-kompatibel sind.

Am Tag vor der Transplantation injiziert man dem Spender subkutan das Wachstumshormon G-CSF (Granulozyten-Colony-stimulating factor), um kontrolliert eine übermäßige Produktion von HSZ anzuregen und die Konzentration der $CD34^+$-Zellen zu erhöhen. Das Spenderblut wird dann kontinuierlich von einer venösen Entnahmestelle durch einen extrakorporalen Kreislauf in einen sog. Zellseparator geleitet. Dabei handelt es sich um ein spezielles Gerät, das durch Zentrifugation die HSZ von den übrigen Blutbestandteilen trennt (→ Abb. 2.A). Anschließend wird das Blut wieder reinfundiert.

Entnahme von Spenderblut am Zellseparator

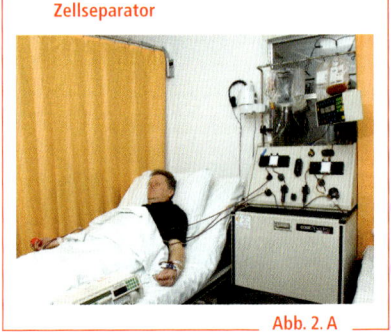

Abb. 2. A

Weiterer Verlauf bei Frau K. und ihrem Bruder

Unter allen Familienmitgliedern ist Frau K. die Einzige, deren HLA-Muster so weit mit dem ihres Bruders identisch ist, dass eine Stammzelltransplantation möglich ist. Daher wird sie in ein hämatologisch-onkologisches Zentrum eingewiesen, um ihr Stammzellen zu entnehmen und diese ihrem Bruder zu übertragen. Während des zweitägigen stationären Aufenthalts spritzt man Frau K. subkutan G-CSF und erzielt so eine Konzentration der $CD34^+$-Zellen von 10/μl.

Bei Gabrieles schwerkrankem Bruder, dessen aggressives Non-Hodgkin-Lymphom unbehandelt innerhalb weniger Wochen zum Tode führen würde, hat man durch eine kombinierte Hochdosis-Chemotherapie mit Bestrahlung seine eigenen malignen (entarteten) hämatopoetischen Stammzellen vollständig zerstört. Er erhält per infusionem (ähnlich einer Bluttransfusion) die separierten HLA-kompatiblen Stammzellen seiner Schwester, die sich bei ihm im nahezu leeren Knochenmark einnisten und mit der Vermehrung und dem Neuaufbau des hämatopoetischen Systems beginnen. Das dauert etwa 10 Tage. Begleitend erhält er u. a. Ciclosporin und Kortikosteroide, um Abstoßungsreaktionen zu verhindern (Graft-versus-Host-Prophylaxe). Selbstverständlich erfolgt dies unter einem breiten antibiotischen Schutz, da es etwa 1 Jahr dauert, bis wieder ein funktionsfähiges Immunsystem aufgebaut ist.

Potenzielle Komplikationen

Komplikationen **beim Spender** sind – wenn überhaupt – allenfalls als Folge der Blutentnahme (Infektion an der Injektionsstelle, Nachblutung, Hämatombildung) zu erwarten.

Mit deutlich mehr Komplikationen ist nach einer Stammzelltransplantation **beim Empfänger** zu rechnen:

- Abstoßungsreaktionen (Graft-versus-Host-Reaktion)
- Sekundäre Malignome (Zweittumoren): Ein Grund für das erhöhte Krebsrisiko sind wahrscheinlich Alloantigenreaktionen von aktivierten Lymphozyten im Transplantat, die zu einer genetischen Instabilität in den Körperzellen führen. Besonders gefährdet ist die Haut, bei der ein erhöhtes Risiko für die Entstehung von Plattenepithelkarzinomen besteht. Dies hängt wohl mit einer durch die Chemotherapie erhöhten Photosensibilität zusammen. Das Risiko einer sekundären Malignomentstehung besteht für mindestens 20 Jahre.
- Infektionen Sepsis, Pneumonie (antibiotischer Schutz erforderlich!)

Der weitere Verlauf nach der Stammzellspende

Frau K. wird nach ihrer Stammzellspende nach komplikationslosem Verlauf nach Hause entlassen. Laborchemisch zeigt sich bei ihr lediglich eine diskrete Thrombopenie von 141 000/μl. Thrombozyten haben eine Lebensdauer zwischen 7 und 10 Tagen. Nach Stammzellspende dauert es einige Tage, bis sich die Thrombozytenzahl wieder normalisiert. Nach 2 Wochen liegt sie bei Frau K. mit 359 000/μl sogar schon wieder im hochnormalen Bereich.

Ihr Bruder fühlt sich zwar noch schwach, entwickelt aber weder eine Infektion noch eine Abstoßungsreaktion. Allerdings ist schon nach wenigen Wochen eine progrediente Thrombo- und Leukopenie (27 000/μl bzw. 2000/μl) zu beobachten, für die die Spezialisten zunächst keine rechte Erklärung haben. Ob es sich um eine toxische Knochenmarkschädigung aufgrund der Chemotherapie oder um eine erneute maligne Infiltration des Knochenmarks im Sinne der Grunderkrankung handelt, ist derzeit noch unklar.

Zudem leidet Gabrieles Bruder unter erheblichen Stimmungsschwankungen. Es bereitet ihm große Schwierigkeiten, sich mit seiner schweren Erkrankung abzufinden, über deren Prognose derzeit niemand eine verbindliche Aussage machen kann.

Histologie im Fokus

- Charakteristika von Stammzellen sind Selbsterneuerungsfähigkeit, Pluripotenz, extensive Vermehrungsfähigkeit.
- Das Differenzierungspotenzial nimmt im Laufe der Embryonalentwicklung ab: totipotent > omnipotent > pluripotent > multipotent.
- Embryonale Stammzellen sind Vorläuferzellen sämtlicher Zellen des entstehenden Organismus.
- Adulte Stammzellen dienen der Gewebsregeneration.
- Tumorstammzellen sind maligne transformierte Stammzellen.

2 Stammzellen

Bei der Entwicklung des menschlichen Organismus stehen **Stammzellen** an oberster Stelle einer Zellhierarchie und an erster Stelle der Embryonalentwicklung. Im erwachsenen Organismus kommen sie noch in verschiedenen Organen vor. Sie besitzen drei gemeinsame Eigenschaften, die sie einzigartig machen:
- Fähigkeit, sich selbst zu reproduzieren (**Selbsterneuerung**). Dies geschieht meist durch **asymmetrische Zellteilung** (Bildung einer neuen Stammzelle und einer differenzierten Tochterzelle).
- Fähigkeit, sich in unterschiedliche Zellarten zu differenzieren (**Pluripotenz**)
- Fähigkeit, sich **extensiv zu vermehren**

Aus den embryonalen Stammzellen können sich nicht nur alle Gewebe des menschlichen Körpers entwickeln, sondern diese Stammzellen besitzen auch die Fähigkeit, den gesamten Organismus zu generieren. Diese Eigenschaft nennt man **Totipotenz**. In weiteren Abstufungen können Stammzellen folgendes Differenzierungspotenzial zeigen:
- **Totipotente Zellen:** Differenzierung zum vollständigen Organismus (Zygote bis ca. zum 8-Zell-Stadium)
- **Omnipotente Zellen:** Differenzierung zu allen Geweben (Zellen) des Organismus möglich (Embryoblast: Teil des befruchteten Keims, der sich zum Embryo entwickelt)
- **Pluripotente Zellen:** noch nicht gewebsspezifisch; Differenzierung zu unterschiedlichen, aber nicht zu allen Zellen möglich (Zellen der Keimblätter Mesoderm, Entoderm, Ektoderm, die sich aus dem Embryoblast entwickeln).
- **Multipotente Zellen:** können sich zu unterschiedlichen Zellen einer Gewebeart differenzieren (z. B. hämatopoetische Stammzellen, → **Kap. 7.4**)

→ **Abb. 2.1** und → **Abb. 2.3** zeigen die Hierarchie, der die Entwicklung der verschiedenen Zellen und Gewebe, ausgehend von der Zygote (befruchtete Eizelle), unterliegt.

Im erwachsenen Organismus gibt es nur noch wenige Stammzellen. Sie machen weit weniger als 1 ‰ von der Gesamtzellzahl der meisten Organe aus. Dennoch sind sie entscheidend für die **Regenerationsfähigkeit** von Geweben.

Stammzellen lassen sich wegen ihrer geringen Zahl nur mit Spezialmethoden histologisch identifizieren. Dabei werden unterschiedliche Proteine auf der Zelloberfläche nachgewiesen. Zu solchen Markern der Stammzellen gehören **c-Kit, Thy-1, Sca-1** und **Oct4**. In Forschung und Therapie unterscheidet man drei Gruppen von Stammzellen: embryonale und adulte Stammzellen sowie Tumorstammzellen.

> **Klinik**
>
> **Stammzelltherapie:** Wegen ihrer Pluripotenz sind Stammzellen von besonderem Interesse, wenn eine Möglichkeit gesucht wird, untergegangenes Gewebe zu regenerieren (z. B. nach Myokardinfarkt oder bei degenerativen Erkrankungen des ZNS, die zum Untergang von Nervenzellen führen, wie Morbus Alzheimer oder Morbus Parkinson). In der Behandlung von Leukämien (bösartige proliferative Erkrankungen des blutbildenden Systems, → **Praxisfall**) werden bereits seit einiger Zeit Stammzellen therapeutisch eingesetzt. Dabei sind die transplantierten Stammzellen in der Lage, die gesamte Blutreihe des betroffenen Patienten zu regenerieren.

Embryonale Stammzellen

Embryonale Stammzellen sind diejenigen Zellen, die nach nur wenigen Zellteilungen der befruchteten Eizelle (Zygote) entstehen. Da sie noch über **Omnipotenz** verfügen, könnten diese Zellen theoretisch Ersatz für jedes Gewebe liefern. Aus ethischen Gründen ist die Verwendung embryonaler Stammzellen beschränkt. In Deutschland muss jede Verwendung von embryonalen Stammzellen durch das **Robert Koch-Institut** in Berlin genehmigt werden. Maßgebend sind dabei die Vorschriften des **Stammzellgesetzes** – nicht zu verwechseln mit dem **Embryonenschutzgesetz**, das Eingriffe in die Keimbahn beschränkt (z. B. In-vitro-Fertilisation, Klonen etc.).

Adulte Stammzellen

Adulte Stammzellen sind in den Organen für die **Gewebsregeneration** verantwortlich. Im Gegensatz zu embryonalen Stammzellen sind sie lediglich **multipotent**. Man findet sie in den Organen als sog. **Sidepopulation**. Der Umgang mit adulten Stammzellen für Forschung und Therapie unterliegt nicht dem Stammzellgesetz.

Tumorstammzellen

Zahlreiche Studien an malignen Tumoren deuten darauf hin, dass sich aus genetisch veränderten, ehemals regulären Stammzellen, aber auch aus regelhaft ausdifferenzierten Zellen durch Mutation sog. Tumorstammzellen entwickeln können (→ **Abb. 2.2**). Diese besitzen wie reguläre Stammzellen die Fähigkeit zur asymmetrischen Zellteilung, scheinen sich aber nur langsam zu teilen. Da sich die meisten Strahlen- und Chemotherapiekonzepte speziell gegen Zellen mit schneller und häufiger Zellteilung richten, sind Tumorstammzellen diesen gegenüber wenig bis unempfindlich (resistent). Dies ist wichtig für die Entstehung von Rezidiven und Metastasen.

2 Stammzellen

Ablauf der Zelldifferenzierung

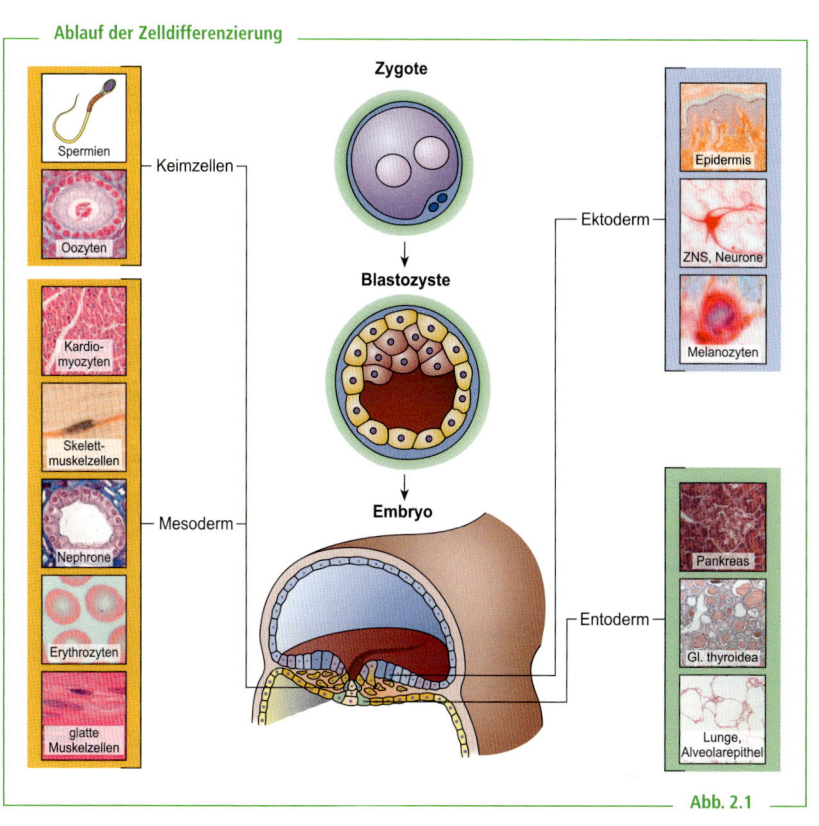

- Spermien
- Oozyten
- Kardiomyozyten
- Skelettmuskelzellen
- Nephrone
- Erythrozyten
- glatte Muskelzellen

Keimzellen, Mesoderm

Zygote → Blastozyste → Embryo

Ektoderm:
- Epidermis
- ZNS, Neurone
- Melanozyten

Entoderm:
- Pankreas
- Gl. thyroidea
- Lunge, Alveolarepithel

Abb. 2.1

Tumorentstehung

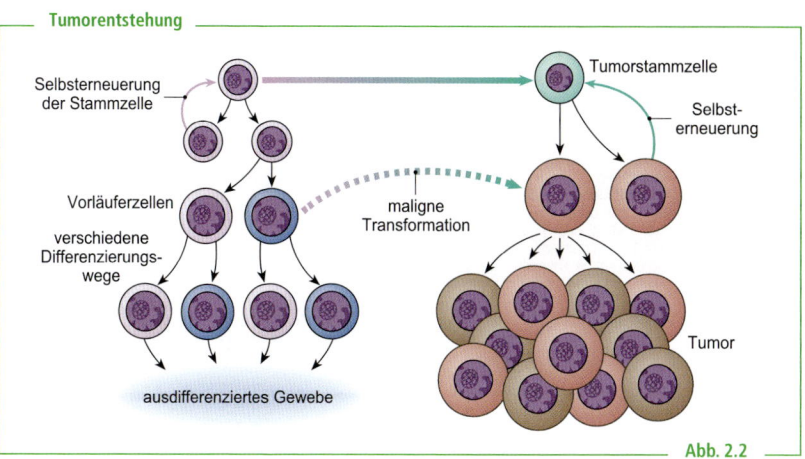

Selbsterneuerung der Stammzelle → Vorläuferzellen (verschiedene Differenzierungswege) → ausdifferenziertes Gewebe

maligne Transformation → Tumorstammzelle (Selbsterneuerung) → Tumor

Abb. 2.2

2 Stammzellen

Humane Embryogenese

Zygote → Morula → Blastozyste → Embryo

- Keimzellen (wandern zu Gonadenanlagen) ← im Bereich des Epiblasten

Trophoblast
- Synzytotrophoblast
  - hCG, Progesteron, Östrogen nach 20. Entwicklungswoche
  - Plazenta
  - Hofbauer-Zellen u. a. migrieren zur Plazenta
  - extraembryonale Blutzellen nach 3. Entwicklungswoche
  - in Dottersack und Allantois
- Zytotrophoblast
  - extraembryonales Mesoderm
    - Blutgefäße
  - extraembryonales Entoderm
  - extraembryonales viszerales Mesoderm

Hypoblast

Epiblast

Entoderm

Parenchym: Gl. thyroidea (Follikelepithel), Respirationstrakt (Clara-Zellen, Bronchialepithel, Alveolarzellen Typ I und II), Gastrointestinaltrakt (Enterozyten, Hepatozyten, endokrines und exokrines Pankreas)

Kiemenbögen: Mittelohr, Tonsillen des Pharynx, Thymus, Gl. parathyroidea, Ultimobranchialkörper, C-Zellen der Gl. thyroidea

Mesoderm
- Seitenplatte
- paraxiales Mesoderm
- intermediäres Mesoderm
  - Urogenitaltrakt
    - Harntrakt
    - Genitaltrakt

Seitenplatte, viszerales Mesoderm

Stroma: glatte Muskelzellen, Fettzellen, Bindegewebe, Fibroblasten, Blutgefäße und Lymphgefäße für Respirationstrakt, unteres 1/3 des Ösophagus, Magen, Dünn- und Dickdarm, Rektum, Leber, Gallenblase, Pankreas, Harnblase

Herz (Endokard, Myokard, Perikard, Epikard)

intraembryonale Hämatopoese:
T- und B-Lymphozyten, Erythrozyten, Granulozyten, Langerhans- und dendritische Zellen, Makrophagen
- ab ca. 5. Entwicklungswoche: Erythropoese im viszeralen Mesoderm
- ab 6. Woche: Erythropoese in der Leber
- ab 10. Woche: Erythropoese in der Milz
- ab 12. Woche: Erythropoese im Knochenmark
Entwicklung von T-Lymphozyten erst in Leber, dann in Milz → Knochenmark → Thymus → Lymphknoten

Seitenplatte, somatisches Mesoderm

Niere (Sammelrohre, Nierenkelche, Nierenbecken, Urethra, Penis)

Gonaden (Hoden, Ovarien)

indifferente Gonadenlage
- **XY:** Mark entwickelt sich zu Hoden, die Rinde bildet sich zurück
- **XX:** Rinde entwickelt sich zu Ovarien, das Mark bildet sich zurück

Knochen, Knorpel, Haut, Skelettmuskel

Milz (rote und weiße Pulpa, Kapsel, Trabekel)

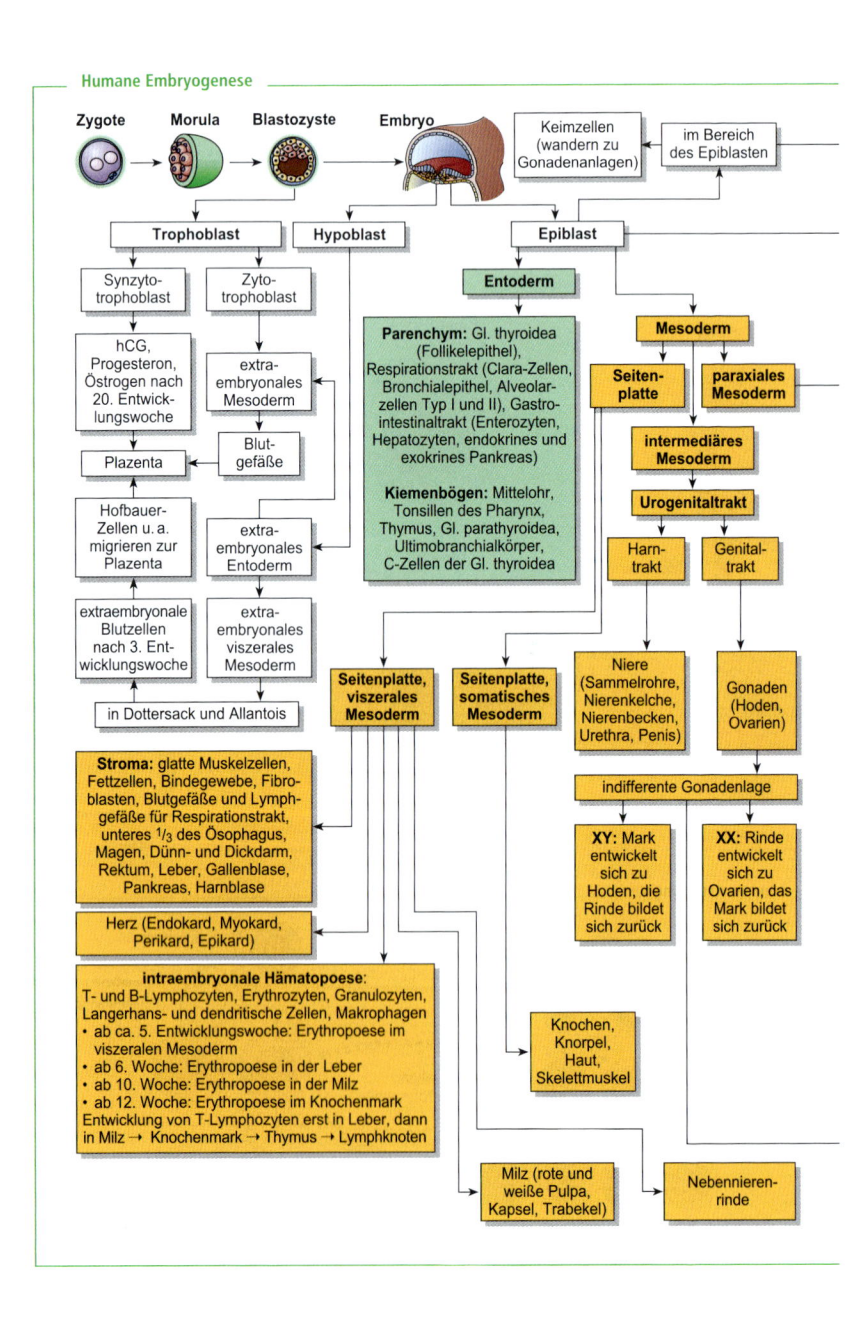

Nebennierenrinde

2 Stammzellen

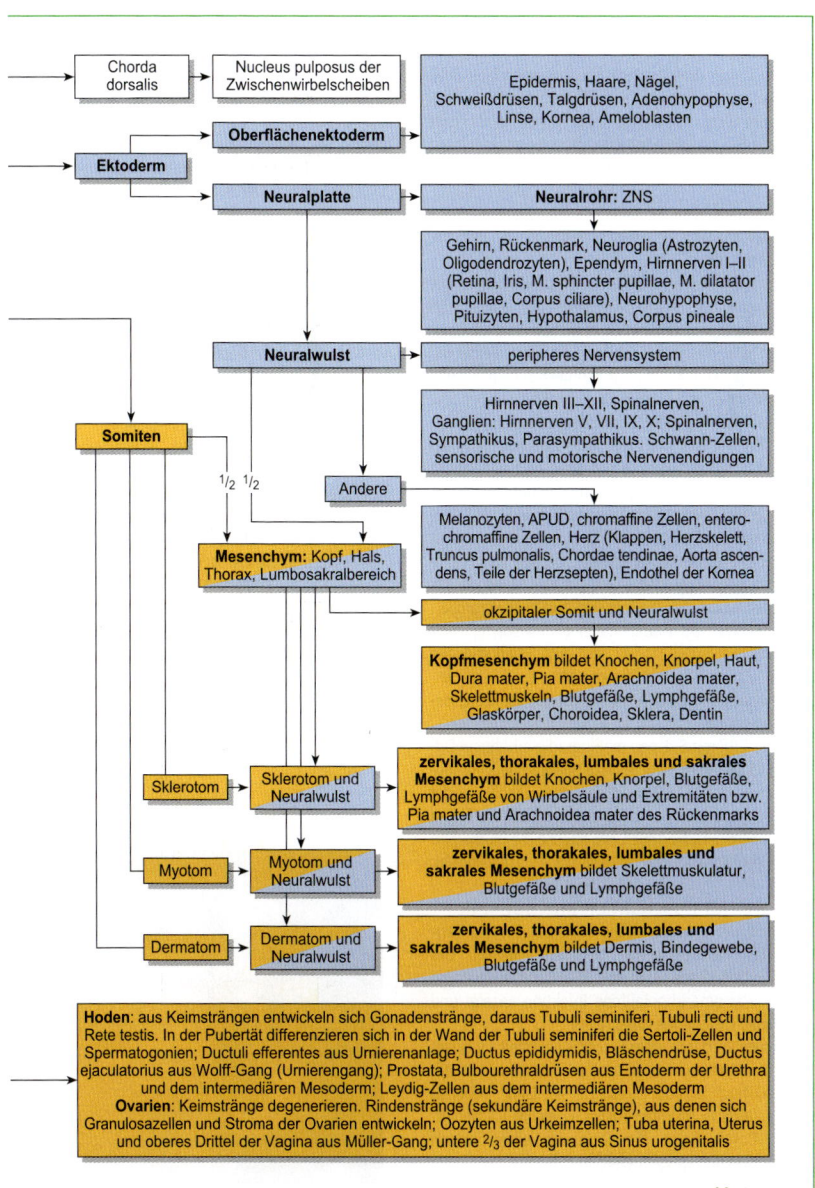

- **Chorda dorsalis** → Nucleus pulposus der Zwischenwirbelscheiben
- **Ektoderm**
  - **Oberflächenektoderm** → Epidermis, Haare, Nägel, Schweißdrüsen, Talgdrüsen, Adenohypophyse, Linse, Kornea, Ameloblasten
  - **Neuralplatte**
    - **Neuralrohr: ZNS** → Gehirn, Rückenmark, Neuroglia (Astrozyten, Oligodendrozyten), Ependym, Hirnnerven I–II (Retina, Iris, M. sphincter pupillae, M. dilatator pupillae, Corpus ciliare), Neurohypophyse, Pituizyten, Hypothalamus, Corpus pineale
    - **Neuralwulst**
      - peripheres Nervensystem → Hirnnerven III–XII, Spinalnerven, Ganglien: Hirnnerven V, VII, IX, X; Spinalnerven, Sympathikus, Parasympathikus. Schwann-Zellen, sensorische und motorische Nervenendigungen
      - Andere → Melanozyten, APUD, chromaffine Zellen, enterochromaffine Zellen, Herz (Klappen, Herzskelett, Truncus pulmonalis, Chordae tendinae, Aorta ascendens, Teile der Herzsepten), Endothel der Kornea

- **Somiten** (1/2, 1/2)
  - **Mesenchym: Kopf, Hals, Thorax, Lumbosakralbereich**
    - okzipitaler Somit und Neuralwulst → **Kopfmesenchym** bildet Knochen, Knorpel, Haut, Dura mater, Pia mater, Arachnoidea mater, Skelettmuskeln, Blutgefäße, Lymphgefäße, Glaskörper, Choroidea, Sklera, Dentin
  - **Sklerotom** → Sklerotom und Neuralwulst → **zervikales, thorakales, lumbales und sakrales Mesenchym** bildet Knochen, Knorpel, Blutgefäße, Lymphgefäße von Wirbelsäule und Extremitäten bzw. Pia mater und Arachnoidea mater des Rückenmarks
  - **Myotom** → Myotom und Neuralwulst → **zervikales, thorakales, lumbales und sakrales Mesenchym** bildet Skelettmuskulatur, Blutgefäße und Lymphgefäße
  - **Dermatom** → Dermatom und Neuralwulst → **zervikales, thorakales, lumbales und sakrales Mesenchym** bildet Dermis, Bindegewebe, Blutgefäße und Lymphgefäße

Hoden: aus Keimsträngen entwickeln sich Gonadenstränge, daraus Tubuli seminiferi, Tubuli recti und Rete testis. In der Pubertät differenzieren sich in der Wand der Tubuli seminiferi die Sertoli-Zellen und Spermatogonien; Ductuli efferentes aus Urnierenanlage; Ductus epididymidis, Bläschendrüse, Ductus ejaculatorius aus Wolff-Gang (Urnierengang); Prostata, Bulbourethraldrüsen aus Entoderm der Urethra und dem intermediären Mesoderm; Leydig-Zellen aus dem intermediären Mesoderm
Ovarien: Keimstränge degenerieren. Rindenstränge (sekundäre Keimstränge), aus denen sich Granulosazellen und Stroma der Ovarien entwickeln; Oozyten aus Urkeimzellen; Tuba uterina, Uterus und oberes Drittel der Vagina aus Müller-Gang; untere 2/3 der Vagina aus Sinus urogenitalis

Abb. 2.3

3 Epithelgewebe

Fabian S.
Der 33-jährige, groß gewachsene Programmierer Fabian S. kommt im Februar in die Sprechstunde: Er fühlt sich nicht wohl, hat Fieber, seine rechte Halsseite ist angeschwollen. „Ich bringe den Mund gar nicht mehr richtig auf und habe Schmerzen beim Kauen", klagt er.

Patientendaten
- Allgemeine Daten: Alter 33 Jahre, Größe 190 cm, Gewicht 78 kg.
- Anamnese: keine ernsthaften Erkrankungen in der Vorgeschichte, keine Allergien. Der Patient ist Nichtraucher und trinkt auch keinen Alkohol. Er ist ledig und hat keine Kinder. Sein Vater leidet an Leukämie. Der Patient hat Schmerzen beim Öffnen des Mundes und beim Kauen. Zu Hause hat er eine Temperatur von 38 °C gemessen. Seit einigen Tagen fühlt er sich matt und abgeschlagen, „einfach krank". Auf gezieltes Nachfragen gibt der Patient an, im Alter von 5 Jahren Mumps gehabt zu haben.
- Körperliche Untersuchung: Bei der Inspektion fällt eine geschwollene rechte Halsseite auf. Beim Tasten lässt sich nicht so recht unterscheiden, ob eine vergrößerte Parotis oder vergrößerte Lymphknoten vorliegen, der Rachen ist gerötet, die Tonsillen sind nicht vergrößert oder eitrig belegt. Auffällig ist eine Kiefersperre.
- Oberbauchsonografie: Bis auf eine Splenomegalie von 12,7 cm (Normgröße der Milz: bis 11 cm Länge) unauffälliger Befund, insbesondere keine Hepatomegalie.
- Labor: CRP mit 8,4 mg/l mäßiggradig erhöht; im Differenzialblutbild fallen eine geringgradige Thrombopenie von 137 000/µl, sowie eine Erhöhung der Monozyten auf. Die Leberenzyme GOT, GPT und γ-GT liegen im Normbereich, ebenso die Blutkörperchensenkungsgeschwindigkeit (BKS = 10/20 mm/h).

Weitere Untersuchungen und Befunde
Aufgrund der Splenomegalie wird der Epstein-Barr-Virus-(EBV-)Antikörpertiter bestimmt. Sowohl das EBV-Capsid-IgG als auch das EBV-Nucleus-IgG sind erhöht, was eine abgelaufene Infektion anzeigt und ein akutes Geschehen ausschließt.
Unter dem Verdacht einer Parotitis epidemica werden auch die Mumpsvirus-IgG getestet. Der Titer ist mit 1 : 3100 hoch positiv (Grenztiter 1 : 230) – ebenso wie der direkte Mumpsvirusnachweis im Rachenabstrich. Damit kann die Diagnose einer akuten Mumpsinfektion gestellt werden.

Mumps
Der Mumps oder Parotitis epidemica ist eine Infektionskrankheit, die am häufigsten im Spätwinter und Frühling auftritt. Die Ansteckungsgefahr ist weit geringer als bei Masern oder Windpocken. Grundsätzlich kann die Erkrankung in jedem Lebensalter vorkommen. Meist befällt sie Kinder zwischen dem 5. und 10. Lebensjahr; ca. 30 % der Fälle verlaufen inapparent. Seit der Einführung der Impfung gegen das Mumpsvirus sind die Erkrankungszahlen drastisch zurückgegangen. Derzeit rechnet man in Deutschland mit ca. einem Krankheitsfall auf 100 000 Einwohner.

Erreger
Das Mumpsvirus (früher bezeichnet als *Paramyxovirus parotidis*) wird i. d. R. durch infizierten Speichel übertragen. Einziger Wirt ist der Mensch. Die größte Ansteckungsgefahr besteht 1–2 Tage vor bis 5 Tage nach dem Auftreten der Parotitis. Im Allgemeinen verläuft die Erkrankung umso schwerer und komplikationsreicher, je älter die Betroffenen sind.

Klinik
Rund 30 % der Infektionen verlaufen symptomlos (stille Feiung). Erstes Krankheitszeichen ist i. d. R. die plötzlich einsetzende Parotitis mit deutlicher Druckempfindlichkeit, begleitet von Fieber, allgemeinem Krankheitsgefühl, Kopfschmerzen und Appetitlosigkeit. Als besonders typisch wird das durch die Parotisschwellung abstehende Ohrläppchen beschrieben (→ Abb. 3.A). In zwei Drittel der Fälle sind beide Parotiden betroffen. Grundsätzlich können aber auch andere Speicheldrüsen infiziert sein, gelegentlich auch die Bauchspeicheldrüse (Symptome: Erbrechen, Oberbauchschmerzen und Fettstühle).

Typische Schwellung der Ohrspeicheldrüse bei Mumps

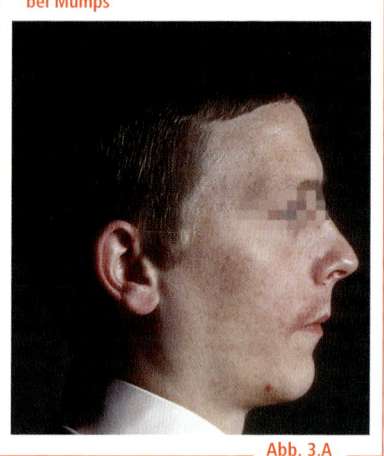

Abb. 3.A

Mumps

Komplikationen
Tritt eine Mumpsinfektion bei männlichen Patienten nach der Pubertät auf, so ist in 20–30 % der Fälle mit einer **Orchitis** und **Epididymitis** zu rechnen. Diese tritt etwa 8–10 Tage nach Erkrankungsbeginn auf. Der Hoden schwillt an und schmerzt stark. Begleitet wird dies von Schüttelfrost, hohem Fieber, Kopfschmerzen und einem schweren allgemeinen Krankheitsgefühl.

Klagen die Patienten über starke Kopfschmerzen, die von Nackensteife und Schläfrigkeit begleitet sind, so ist eine seröse (nicht eitrige) **Meningitis** wahrscheinlich. Bei Kindern ist dies die häufigste Komplikation (in 5–15 % der Fälle).

In einem von 10 000 Fällen besteht die Gefahr der ein- oder beidseitigen **Ertaubung**. Die Durchführung eines Hörtests ist daher bei an Mumps erkrankten Kindern unbedingt empfehlenswert.

Seltenere Komplikationen sind:
- Enzephalitis
- Thyreoiditis
- Keratitis, Iritis, Konjunktivitis und Optikusneuritis
- Myokarditis
- Anikterische Hepatitis
- Polyarthritis
- Akute Glomerulonephritis

Diagnostik
Neben dem typischen klinischen Bild wird die Diagnose serologisch durch den Nachweis spezifischer Antikörper mittels ELISA gestellt. Darüber hinaus kann man das Virus aus dem Blut, aus Rachenabstrichen oder aus dem Sekret des Ductus parotideus isolieren.

Differenzialdiagnosen
- Bakterielle Parotitis
- HIV-Parotitis
- Typhus
- Mikulicz-Syndrom (schmerzlose Parotisschwellung unklarer Ätiologie im Rahmen einer Tuberkulose, Sarkoidose, Lupus erythematodes oder Leukämie)
- Parotistumoren (maligne, benigne)
- Parotisschwellung durch Steinverschluss des Ductus parotideus

Therapie
Sie ist symptomatisch und beschränkt sich auf Schmerzlinderung und Fiebersenkung mit Ibuprofen oder Paracetamol. Da säurehaltige Getränke den Speichelfluss fördern und dadurch die Schmerzen verstärken, rät man von deren Genuss ab.
Eine eventuelle Begleitorchitis oder -epididymitis kann den Einsatz von hochdosierten Kortikosteroiden (beginnend mit 60 mg Prednisolon über 7–10 Tage ausschleichend) notwendig machen.

Prophylaxe
Eine Impfung mit attenuierten (= in ihrer Virulenz abgeschwächten) Mumpsviren als Teil der MMR-Vakzine (Kombinationsimpfstoff gegen Mumps, Masern und Röteln) erfolgt mit zwei Impfungen im Abstand von 4 Wochen im Alter von 15 Monaten. Die Impfung hinterlässt eine lebenslange Immunität. Da es sich um eine Lebendimpfung handelt, ist sie in der Schwangerschaft kontraindiziert.
Es besteht Meldepflicht, wenn in Krankenanstalten oder Kinderheimen gehäuft Erkrankungen auftreten, sowie immer bei Mumps-Meningitis oder -Enzephalitis im Erkrankungs- und Todesfall.

Weiterer Verlauf bei Herrn S.
Eine Zweitinfektion, wie sie Fabian S. nach einer bereits in der Kindheit durchgemachten Mumpsinfektion zeigt, ist eine extreme Seltenheit und kommt nur in weniger als 1 % der Fälle vor. Normalerweise besteht nach Erkrankung eine lebenslange Immunität.
Der Patient wird arbeitsunfähig geschrieben. Unter Ibuprofen und lokaler Kälteanwendung sind die Schmerzen gut therapierbar. Innerhalb von 10 Tagen klingt die Schwellung der Parotis ab. Eine Orchitis oder andere Komplikationen entwickeln sich zum Glück nicht.

Histologie im Fokus
- Man unterscheidet Oberflächen-, Sinnes- und Drüsenepithel.
- Die verschiedenen Oberflächenepithelien unterscheiden sich abhängig von ihrer Funktion durch ihren Schichtenaufbau: einschichtig platt, kubisch oder (hoch)prismatisch, mehrreihig oder mehrschichtig verhornt oder unverhornt.
- Differenzierungen an der Zelloberfläche (Mikrovilli, Stereozilien, Kinozilien) erweitern die funktionellen Kapazitäten der Zelle.
- Drüsen können sich durch ihren Sekretionsmechanismus unterscheiden: ekkrine, apokrine oder holokrine Sekretion.
- Der histologische Aufbau der Drüsenendstücke hängt davon ab, ob sie überwiegend seröses oder überwiegend muköses Sekret bilden.
- Typische seröse Drüsen sind die Glandula parotidea (Ohrspeicheldrüse) und die Glandula lacrimalis (Tränendrüse).

PRAXISFALL

3 Epithelgewebe

3.1 Grundlagen

Grundgewebearten

Epithelgewebe kann aus allen drei Keimblättern (Ektoderm, Mesoderm, Entoderm) entstehen und ist eines der vier Grundgewebe, aus denen der menschliche Körper aufgebaut ist. Neben dem **Epithelgewebe** werden in den nächsten Kapiteln **Bindegewebe, Muskelgewebe** und **Nervengewebe** als weitere Grundgewebe besprochen. Alle Organe des Körpers lassen sich auf diese vier Grundgewebe zurückführen. So besteht beispielsweise die Leber hauptsächlich aus Epithelgewebe, da sie eine Drüse ist, während die Milz entsprechend ihrer Funktion zum größten Teil aus Bindegewebe aufgebaut ist. Die ausführliche Beschäftigung mit den Grundgeweben ist eine Voraussetzung für das Verständnis von mikroskopischer Anatomie und Histopathologie.

Histopathologie

Die Begriffe **Neoplasie** (Neubildung) oder **Tumor** (Wucherung, Geschwulst) beschreiben zunächst nur eine vermehrte Proliferation von Gewebe. Ob diese **benigne** (gutartig), **semimaligne** („halbgutartig") oder **maligne** (bösartig) ist, hängt von ihrem Wachstumsverhalten ab. Maligne ist sie definitionsgemäß erst dann, wenn sie prinzipiell in der Lage ist, im Körper des Patienten **Metastasen** (Tochtergeschwülste) zu bilden. Eine bösartige Wucherung entarteter Zellen ektodermalen oder entodermalen Ursprungs bezeichnet man als **Karzinom**. Die Zellen zerstören die ortsständige Gewebearchitektur, brechen dabei häufig zunächst in Lymphgefäße (**Lymphangiosis carcinomatosa**), später auch in Blutgefäße ein (**Haemangiosis carcinomatosa**) und können so in einem mehrstufigen Prozess Metastasen setzen.

Definitionen

Epithelgewebe lassen sich unter verschiedenen Aspekten definieren:

- **Histologische Definition:** Epithelgewebe besitzen grundsätzlich eine **Basalmembran** (vgl. → Abb. 3.3, → Kap. 3.2) und sind **nicht vaskularisiert,** enthalten also keine Gefäße, sondern werden über Diffusion ernährt (einzige Ausnahme: Stria vascularis im Innenohr mit gefäßführendem Epithel; → Kap. 6.22). Außerdem besitzen Epithelgewebe im Vergleich zu anderen Geweben nur wenig Extrazellulärmatrix.
- **Funktionelle Definition:** Epithelien kleiden alle inneren und äußeren Körperoberflächen aus (**Oberflächenepithelien**). Ausnahme: hyaliner Knorpel in Gelenkhöhlen (→ Kap. 4.7). Epithelien erfüllen vielfältige Funktionen: Sie können Stoffe aktiv aufnehmen (**Resorption**) und abgeben (**Sekretion; Drüsenepithelien**), Sinnesreize aufnehmen (**Rezeption; Neuroepithelien**) sowie Barrieren und Schranken bilden (**Diffusion, Filtration**).

Merke Obwohl sie der Sekretion dienen, „sekretieren" Zellen nicht, sondern „sezernieren".

Aufbau von Epithelgeweben

Grundsätzlich passen Epithelien ihren Aufbau streng an die jeweiligen funktionellen Erfordernisse an, daher kann er sehr unterschiedlich sein. Während beispielsweise die Haut (→ Kap. 8) mit ihrer hohen mechanischen Schutzfunktion zentimeterdick werden kann, ist das Epithel, das die Kornea (→ Kap. 3.3) des Auges bedeckt und lichtdurchlässig sein muss, nur wenige Mikrometer dick.

Oberflächenepithelien

Je nach Schichtung und Anordnung der Epithelzellen unterscheidet man 6 verschiedene Arten von Deck- oder Oberflächenepithelien, deren Kenntnis Voraussetzung für die Differenzialdiagnose ist:
- Einschichtiges Plattenepithel (Endothel, Mesothel; → Abb. 3.1 a); Vorkommen: z. B. Kornea, Gefäße
- Einschichtiges isoprismatisches Epithel (→ Abb. 3.1 b); Vorkommen: z. B. Nierenpapille
- Einschichtiges hochprismatisches Epithel (→ Abb. 3.1 c); Vorkommen: z. B. Enterozyten des Duodenums
- Mehrschichtiges verhorntes Plattenepithel (→ Abb. 3.1 d); Vorkommen: z. B. Außenseite der Lippen
- Mehrschichtiges unverhorntes Plattenepithel (→ Abb. 3.1 e); Vorkommen: z. B. Innenseite der Lippen
- Mehrreihiges Epithel (→ Abb. 3.1 f., → Kap. 3.5). Vorkommen: z. B. Urothel des ableitenden Harnsystems

Neuroepithelien

Neuroepithelien sind spezialisierte Epithelzellen ektodermaler Herkunft, die zur Reizaufnahme und Signalweiterleitung befähigt sind. Dazu gehören z. B. die Nervenzellen der Makula-Organe im Innenohr (→ Kap. 6.22) sowie die Stäbchen- und Zapfenzellen der Retina (→ Kap. 6.17). Zusätzlich werden die Epithelzellen des Neuralrohrs bzw. der Neuralplatte als Neuroepithelzellen bezeichnet. Aus ihnen entwickeln sich Neuro- und Glioblasten sowie Ependymzellen des Nervensystems (→ Kap. 6.10).

Drüsenepithelien

Drüsenepithelien sind auf die Produktion und Abgabe von Sekreten spezialisiert. Häufig bilden sie einen großen Zellverband, der dann als Drüse bezeichnet wird (→ Kap. 3.6 ff.).

3.1 Grundlagen

Oberflächenepithelien

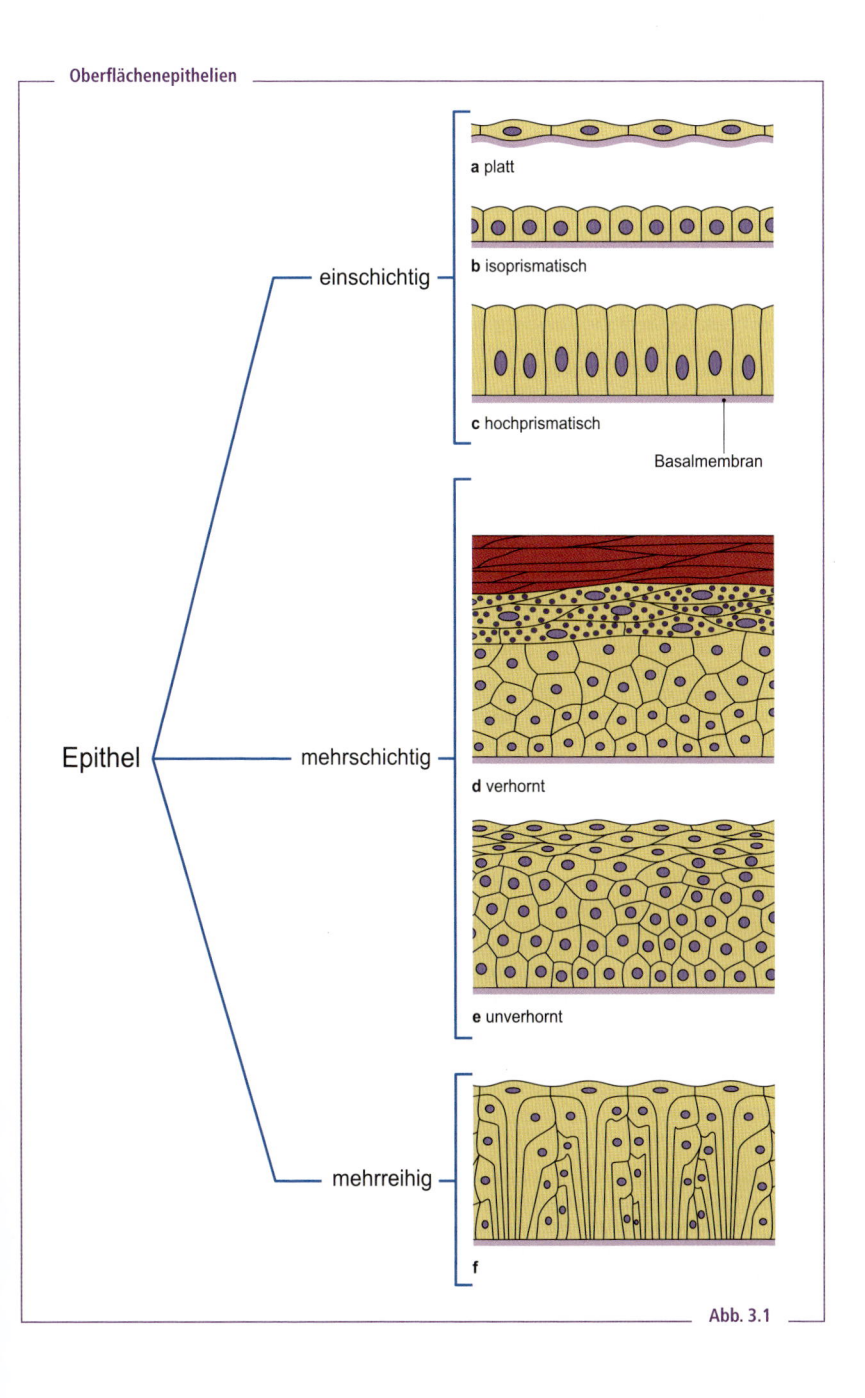

Epithel
- einschichtig
  - **a** platt
  - **b** isoprismatisch
  - **c** hochprismatisch — Basalmembran
- mehrschichtig
  - **d** verhornt
  - **e** unverhornt
- mehrreihig
  - **f**

Abb. 3.1

3.2 Basalmembran

Basalmembran und Basallamina

Epithelzellen besitzen an ihrer basalen Seite eine Lage von strukturiertem Material aus Proteinen und Kohlenhydraten, die als **Basalmembran** bezeichnet wird. Die **Basalmembran** ist Bestandteil aller Epithelien und wegen ihrer geringen Dicke (meist nur 200–400 nm) i. d. R. nur mit Spezialfärbungen wie der Perjodsäure-Schiff-Reaktion (PAS) zu identifizieren. Sie ist ein zellfreier Bestandteil der Extrazellulärmatrix und Voraussetzung für die **Polarisierung** von Epithelzellen in eine der Oberfläche zugewandte **apikale** Seite und eine der Basalmembran zugewandte **basale** Seite. Sie markiert die Grenze zwischen Epithelien und umgebendem Gewebe und wird von über 50 verschiedenen Proteinen gebildet.

Lichtmikroskopisch erscheint die Basalmembran als homogene Struktur. Elektronenmikroskopisch lassen sich jedoch von außen nach innen verschiedene Schichten unterscheiden:

- Lamina rara externa (Lamina lucida): Dicke 10–50 nm; Bestandteile: Laminin, Integrine, Proteoglykane
- Lamina densa: Dicke: ca. 50 nm; Bestandteile: Kollagen Typ IV, Proteoglykane
- Lamina rara interna: Dicke: ca. 10 nm; Bestandteile: Kollagen Typ VII, Fibronektin
- Lamina fibroreticularis: Dicke ca. 200–500 nm; Bestandteile: Fibronektin, Kollagen Typ III und VII

Die Lamina rara externa, die Lamina densa und die Lamina rara interna werden als **Basallamina** zusammengefasst. Ihre Bestandteile werden von den Epithelzellen synthetisiert, während die Lamina fibroreticularis vornehmlich von den benachbarten Fibroblasten gebildet wird.

Merke Die Begriffe Basalmembran und Basallamina dürfen nicht synonym verwendet werden.

Vorkommen Alle Epithelien besitzen eine Basallamina, aber nicht immer eine Lamina fibroreticularis. Sie fehlt aus funktionellen Gründen zwischen Podozyten und Endothelzellen der Nierenglomeruli (→ Kap. 10.2), in der Linsenkapsel am Auge (→ Kap. 6.17) und im Bereich von transversalen Tubuli der Myozyten (→ Kap. 5.3). Neben Epithelien besitzen auch glatte Muskelzellen, Fettzellen und periphere Nerven eine Basalmembran, die sie umhüllt.

Aufbau

Die wichtigsten Bestandteile der Basallamina sind **Kollagen Typ IV, Laminin, Proteoglykane** (z. B. Perlecan, Versican) und **Entaktin** (Nidogen). Laminin besteht aus drei Untereinheiten (α-, β- und γ-Kette). Diese Untereinheiten sind helikal umeinandergewunden, wodurch vier Bindungsstellen entstehen, an denen Entaktin, Kollagen, Proteoglykane (z. B. Heparansulfat) und Integrine ankoppeln können (→ Abb. 3.2). Durch die Variation unterschiedlicher α-, β- und γ-Ketten können verschiedene Moleküle an Laminin binden und die Zusammensetzung der Basalmembran verändern.

Laminin und **Kollagen Typ IV** sind in der Lage, durch ihre Primärstruktur den Selbstaufbau (Self-assembly) der Basalmembran zu initiieren. Dies bedeutet, dass sich alle anderen Bestandteile der Basalmembran um Laminin und Kollagen Typ IV anordnen. **Integrine** stellen die mechanische Verbindung zwischen Basalmembran und Epithelzellen dar und wirken als Strukturproteinen her. Sie binden intrazellulär an Aktin und extrazellulär an Fibronektin und Laminin. → Abb. 3.3 zeigt, wie Laminin einerseits die Basalmembran über Integrine und Aktin an den Epithelzellen verankert und wie es andererseits im extrazellulären Milieu die Bindung am netzförmigen Kollagen Typ IV und an Proteoglykanen gewährleistet.

Histopathologie

Während der Embryonalentwicklung, aber auch bei der Entstehung von Tumoren und im Verlauf von Immunprozessen, können Epithelzellen mithilfe von Proteasen gezielt die Basalmembran durchbrechen und in das darunter gelegene Gewebe eindringen. Im Falle des Tumorwachstums ist dies von entscheidender Bedeutung – denn erst, wenn ein Tumor das jenseits der Basalmembran liegende Gewebe infiltriert, kann er Anschluss an das Blut- und Lymphsystem finden und Metastasen setzen. Solange ein Tumor ausschließlich intraepithelial wächst, spricht man von einem **Carcinoma (oder Melanoma) in situ**.

Funktion

Der Aufbau der Basalmembran ist entscheidend für ihre **Barriereeigenschaften**. Im Zusammenspiel mit anderen Zellen können dabei sehr selektive Schranken entstehen, z. B. die **Blut-Harn-Schranke** (→ **Kap. 10.3**) für die Filtration des Primärharns, die **Blut-Luft-Schranke** für den selektiven Gasaustausch (→ **Kap. 9.8**) oder die **Blut-Plazenta-Schranke** für den Stoffaustausch zwischen mütterlichem und kindlichem Kreislauf (→ **Kap. 13.16**). An manchen Stellen im menschlichen Körper ist die Basalmembran so dick, dass sie lichtmikroskopisch in Erscheinung tritt, z. B. die Membrana limitans anterior (Bowman-Membran) und die Membrana limitans posterior (Descemet-Membran) der Kornea (→ **Kap. 6.20**), die Zona pellucida der heranreifenden Eizelle (→ **Kap. 13.2**) oder die Glashaut an der Grenze zwischen epithelialer und bindegewebiger Wurzelhaut des Haares (→ **Kap. 8.4**).

3.2 Basalmembran

Laminin

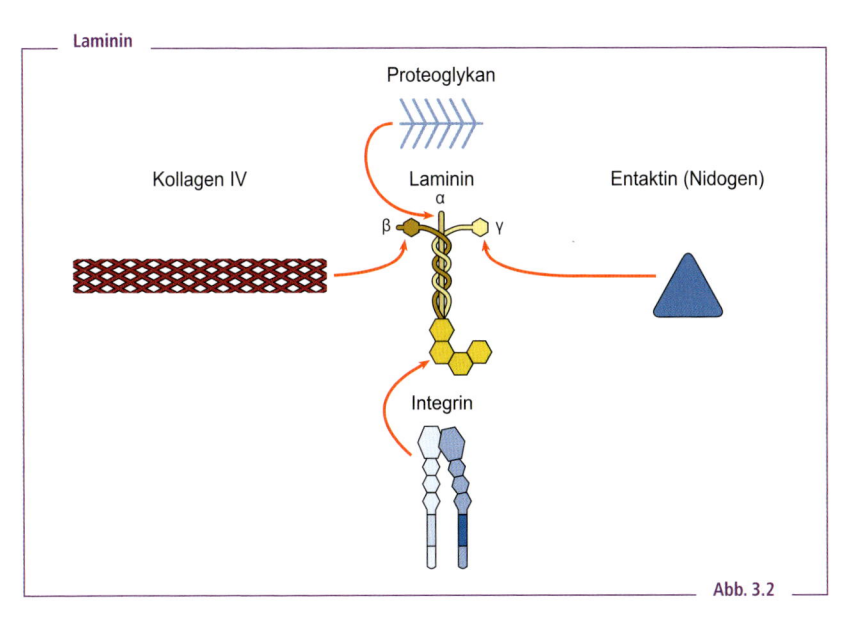

Proteoglykan

Kollagen IV   Laminin   Entaktin (Nidogen)
α
β   γ

Integrin

Abb. 3.2

Aufbau der Basalmembran

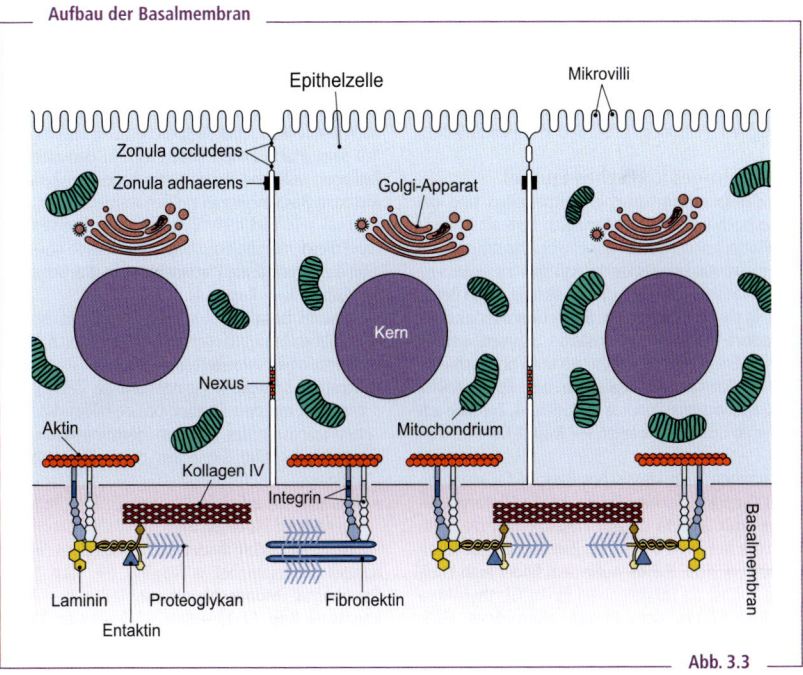

Mikrovilli
Epithelzelle
Zonula occludens
Zonula adhaerens
Golgi-Apparat
Kern
Nexus
Aktin
Kollagen IV
Integrin
Mitochondrium
Laminin   Proteoglykan   Fibronektin
Entaktin
Basalmembran

Abb. 3.3

3 Epithelgewebe

3.3 Oberflächenepithelien (1)

Einschichtiges Plattenepithel

Einschichtige Plattenepithelien finden sich insbesondere dort, wo eine besonders **kurze Diffusionsbarriere** benötigt wird, z. B. in Gefäßen (Arterien, Venen, Lymphgefäße, → Kap. 7.6) oder im Peritoneum sowie an Oberflächen mit geringer mechanischer Beanspruchung, wie z. B. an der Hinterfläche der **Kornea** (→ **Abb. 3.4 a**).

Diese die Gefäße auskleidenden Zellen bezeichnet man als **Endothel**, in Körperhöhlen als **Mesothel**. Die Endothelzellen liegen sehr abgeflacht nebeneinander und können Lücken zu benachbarten Zellen aufweisen. Da nicht alle Zellkerne der Endothelzellen in einer Ebene liegen, sind diese Zellen im histologischen Routinepräparat häufig nur schwer zu erkennen. Wegen ihrer geringen Dicke ist die **Basalmembran** nur in Ausnahmefällen oder bei Vorliegen pathologischer Veränderungen im lichtmikroskopischen Präparat sichtbar (→ **Kap. 3.2**).

Die Basalmembran auf der Rückseite der Kornea entspricht der **Lamina limitans posterior (Descemet-Membran)**. Sie ist 5–10 µm dick und in 100-facher Vergrößerung gut zu erkennen. (→ **Abb. 3.4 c**). Ihr sitzt ein einschichtiges Plattenepithel (Hornhautendothel) auf, dessen Zellen den typischen abgeplatteten Zellkern und nur wenig Zytoplasma besitzen.

Vorkommen   Einschichtige Plattenepithelien dienen als Auskleidung in **Gefäßen** (Arterien, Venen, Lymphgefäße; → **Kap. 7.6**), **Herzbinnenräumen** und **Körperhöhlen** (Peritoneal-, Pleura- und Perikardhöhle).

Einschichtiges kubisches Epithel

Kubische (= isoprismatische) Epithelzellen sind genauso hoch wie breit. Im Vergleich zum einschichtigen Plattenepithel besitzen sie mehr Zytoplasma, und ihre meist runden Zellkerne sind gut zu erkennen. Isoprismatische Epithelien finden sich häufig in Bereichen, in denen **Absorption**, **Sekretion** oder **aktiver Transport** durch ihre Polarisation reguliert werden müssen. Entsprechend finden sich auch unterschiedliche Zell-Zell-Kontakte zwischen den Epithelzellen, wie Gap junctions, Zonulae occludentes, Zonulae adhaerentes und Desmosomen (→ **Kap. 1.6**).

Vorkommen   Ein klassisches Beispiel für ein kubisches (isoprismatisches) Epithel ist die **Nierenpapille** (→ **Abb. 3.5**). In diesem Präparat sind die Sammelrohre mit ihren deutlichen Zellgrenzen gut zu erkennen (→ **Abb. 3.5 b**). Außerdem findet man kubisches Epithel als Follikelepithel in der **Gl. thyroidea** (→ **Kap. 12.11**), dem **Plexus choroideus** (ZNS; → **Kap. 6.13**), am **Auge** (Linsenepithel, Pigmentepithel der Retina; → **Kap. 6.14**), als Follikelepithel des Primärfollikels (**Ovar**; → **Kap. 13.2**) sowie als **Amnionepithel** in der Embryonalentwicklung.

Einschichtiges (hoch)prismatisches Epithel

Prismatische oder hochprismatische Epithelzellen (früher als einschichtiges Zylinderepithel oder Säulenepithel bezeichnet) sind weniger breit, als sie hoch sind (→ **Abb. 3.6**). Sie zeigen alle Arten von Zell-Zell-Kontakten (→ **Kap. 1.6**). Manche von ihnen besitzen Oberflächendifferenzierungen, die Resorption und Transport auf der Oberfläche unterstützen. Dazu gehören **Mikrovilli**, **Kinozilien** und **Stereozilien**, die sich an der apikalen Seite von Epithelzellen befinden (→ **Kap. 3.5**).

Vorkommen   Häufig findet man einschichtiges (hoch)prismatisches Epithel an Oberflächen mit hoher Resorptionsrate, z. B. in bestimmten **Darmabschnitten** (Magenschleimhaut, Enterozyten des Dünndarms, Kolon; → **Kap. 11.9**), aber auch in der **Gallenblase** (→ **Abb. 3.6**, → **Kap. 11.15**) und Teilen des **Genitaltrakts** (Tuba uterina, Uterus; → **Kap. 13.3**).

Mehrschichtiges unverhorntes Plattenepithel

Enthält das Plattenepithel mehr als eine Zelllage, spricht man von **Mehrschichtigkeit**. Die Anzahl der übereinanderliegenden Epithelzellen kann dabei je nach den funktionellen Ansprüchen sehr unterschiedlich sein. Platte Zellen finden sich in den obersten Zelllagen, während die darunter liegenden Zellen in Richtung Basalmembran größer werden, meist rund bis oval sind und mehr Zytoplasma aufweisen. Anhand dieser morphologischen Unterschiede unterteilt man das unverhornte Plattenepithel in drei Schichten (→ **Abb. 3.7**; → **Kap. 3.4**):

- **Stratum basale** (kubische Zellen, die direkt der Basalmembran anliegen, auf der sie durch Hemidesmosomen verankert sind)
- **Stratum spinosum** (spindelförmige Zellen). Gemeinsam mit dem Stratum basale bildet das Stratum spinosum das **Stratum germinativum**. Untereinander sind die Zellen durch Desmosomen verknüpft.
- **Stratum superficiale** (oberste Zelllage mit den eigentlichen Plattenepithelien)

Vorkommen   Man findet mehrschichtiges unverhortes Plattenepithel in **Vagina** (→ **Kap. 13.5**), **Ösophagus**, **Mundschleimhaut**, Teilen des **Analkanals** (→ **Kap. 11.1**, → **Kap. 11.6**, → **Kap. 11.11**) und Teilen der **Urethra** (→ **Kap. 10.8**).

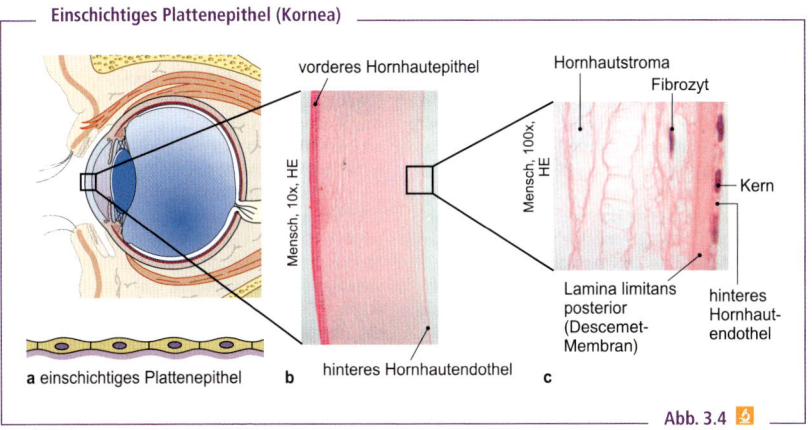

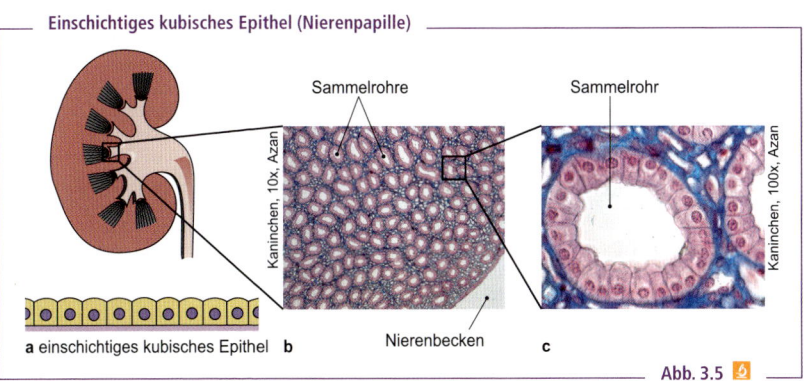

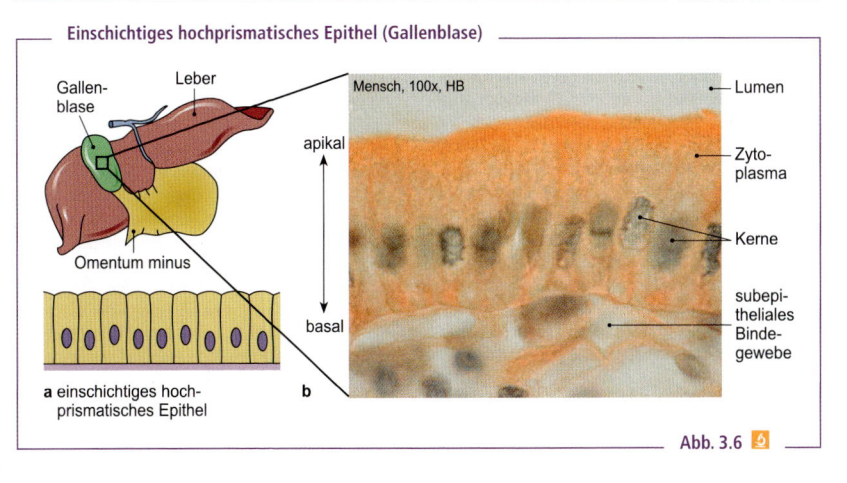

3.3 Oberflächenepithelien (1)

Einschichtiges Plattenepithel (Kornea)

vorderes Hornhautepithel
Hornhautstroma
Fibrozyt
Mensch, 10x, HE
Mensch, 100x, HE
Kern
Lamina limitans posterior (Descemet-Membran)
hinteres Hornhautendothel

a einschichtiges Plattenepithel **b** hinteres Hornhautendothel **c**

Abb. 3.4

Einschichtiges kubisches Epithel (Nierenpapille)

Sammelrohre
Sammelrohr
Kaninchen, 10x, Azan
Kaninchen, 100x, Azan

a einschichtiges kubisches Epithel **b** Nierenbecken **c**

Abb. 3.5

Einschichtiges hochprismatisches Epithel (Gallenblase)

Gallenblase
Leber
Omentum minus
Mensch, 100x, HB
apikal
basal
Lumen
Zytoplasma
Kerne
subepitheliales Bindegewebe

a einschichtiges hochprismatisches Epithel **b**

Abb. 3.6

3 Epithelgewebe

3.4 Oberflächenepithelien (2)

Mehrschichtiges verhorntes Plattenepithel

Mehrschichtiges verhorntes Plattenepithel bildet die oberste Hautschicht (**Epidermis**), die zusammen mit der **Dermis** als **Integumentum commune** bezeichnet wird und das Grundelement des **Hautorgans** darstellt (→ **Kap. 8.1**). Es weist als oberste Begrenzung eine keratinhaltige Hornschicht auf, die aus abgestorbenen Epithelzellen besteht. Sie schützt die Haut gegen mechanische Einwirkungen und Umwelteinflüsse (z. B. Strahlung). Im Gegensatz zum unverhornten besteht das verhornte Plattenepithel aus vier, in der Leistenhaut sogar aus fünf Schichten. Die neu gebildeten Zellen der Epidermis heißen **Keratinozyten**. Sie wandern von der Basalschicht, die der Basalmembran aufsitzt, im Verlauf ihrer Reifung immer weiter nach oben. Während sie nach und nach sämtliche Schichten der Haut durchwandern, verlieren sie ihre Kerne, sterben ab und werden als Teil der Hornschicht abgeschilfert.

Man unterscheidet folgende Schichten (→ **Abb. 3.8**):

- **Stratum basale** Es sitzt der Basalmembran auf und bildet als **Regenerationsschicht** den Nachschub für die darüberliegenden Zellschichten. Es besteht aus kubischen Zellen, die durch Hemidesmosomen (→ **Kap. 1.6**) in der Basalmembran verankert sind.
- **Stratum spinosum** Diese breiteste Schicht der Epidermis besteht aus spindelförmigen Zellen und ist reich an Desmosomen (→ **Kap. 1.6**), über die die Tonofibrillen in das Zytoplasma reichen. Die Zellen des Stratum spinosum sind reich an Keratin. Stratum basale und Stratum spinosum werden als **Stratum germinativum** zusammengefasst.
- **Stratum granulosum** Die Zellen dieser Schicht erscheinen durch die Einlagerung von Keratohyalingranula stark granuliert. Sie geben Acylglucosylceramide ab, die sich im Interzellularraum ablagern und die Wasserundurchlässigkeit gewährleisten. Im Stratum granulosum lösen sich die Zellkerne allmählich auf (**Karyopyknose**).
- **Stratum lucidum** Diese homogen erscheinende Grenzschicht zwischen Stratum granulosum und Stratum corneum gibt es nur in der Leistenhaut. Sie besteht aus zellkernlosen Keratinozyten.
- **Stratum corneum** Hier sind weder Zellkerne noch Zellorganellen mehr vorhanden. Über ihre Intermediärfilamente Keratin und Filaggrin sind die Keratinozyten mit extrazellulären Ceramiden verbunden und machen das Stratum corneum für die meisten flüssigen Substanzen undurchdringlich. Das Stratum corneum ist unterschiedlich dick: An den Fußballen kann es bis zentimeterdick werden, während es z. B. im Bereich der Lippe nur wenige Mikrometer hoch ist.

Mehrreihiges Plattenepithel

Das mehrreihige Epithel ist dadurch charakterisiert, dass **Zellen aller Schichten auf der Basalmembran wurzeln**. Es findet sich besonders an Stellen, die Volumenänderungen folgen müssen, z. B. Urothel (**Übergangsepithel**, → **Abb. 3.9**) und Atemtrakt (**respiratorisches Epithel**).

Im Routinepräparat kann es schwierig sein, mehrreihiges Epithel sicher als solches zu diagnostizieren. Im Zweifelsfall ist zumindest beim Urothel die Betrachtung der apikal sichtbaren Zellen hilfreich: Sie sind meist breiter als die darunterliegenden Zellen. Da aber auch sie immer mit einem Ausläufer die Basalmembran erreichen, haben sie die Form eines Schirms. Deshalb nennt man diese obersten Zellen des Übergangsepithels auch **Schirm-** oder **Umbrella-Zellen** (→ **Abb. 3.9**).

Im Bereich der apikalen Zellmembran finden sich in Schirmzellen des Urothels Aktin, Membranvesikel und Intermediärfilamente. Sie werden in ihrer Gesamtheit als **Krusta** (→ **Abb. 3.9**) bezeichnet und sind im Lichtmikroskop als dunkler Saum im apikalen Zellpol der Schirmzellen zu erkennen.

Bei den unterschiedlichen mehrreihigen Epithelien sind zur sicheren Diagnose zusätzliche Charakteristika zu betrachten. So zeichnet sich z. B. das respiratorische Epithel (→ **Kap. 9.2**) durch Kinozilienbesatz (→ **Kap. 3.5**) und reichlich Becherzellen aus.

Vorkommen Mehrreihiges Epithel bildet **das respiratorische Epithel** in Trachea, Nasenschleimhaut und Bronchien (→ **Kap. 9.3 ff.**), das **Urothel** im ableitenden Harnsystem (Ureter, Harnblase, Teile der Urethra; → **Kap. 10.8**) und kleidet den **Nebenhodengang** (Ductus epididymidis, → **Kap. 13.11**) aus.

Histopathologie

Im Verlauf einer länger andauernden Entzündung kann sich eine Gewebeart – mutmaßlich über Stammzellen – reversibel in eine andere transformieren. Man spricht dann von einer **Metaplasie**. So kann sich beispielsweise respiratorisches Zylinderepithel der Atemwege im Verlauf chronischer Entzündungen oder unter Einwirkung von Noxen in Plattenepithel umwandeln (**Plattenepithelmetaplasie**), oder Epithelzellen der Magenmukosa können durch darmspezifisches Epithel ersetzt werden (**intestinale Metaplasie**). Genauso kann sich als Folge einer Blasenentzündung (Zystitis) das betroffene Urothel (s. u.) metaplastisch in Drüsenepithel umwandeln (**glanduläre Metaplasie**). Dabei kann sich das Urothel der Harnblase in die Lamina propria einstülpen (Invagination) und subepitheliale Hohlräume (Zysten) bilden (**Cystitis cystica**).

3.4 Oberflächenepithelien (2)

Mehrschichtiges unverhorntes Plattenepithel (Mundhöhle)

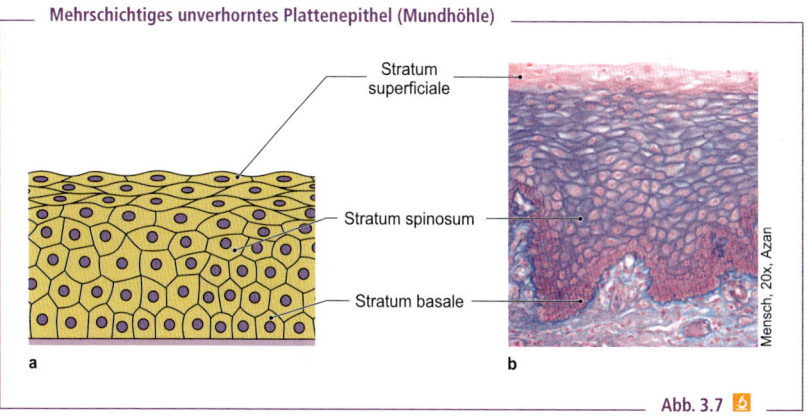

- Stratum superficiale
- Stratum spinosum
- Stratum basale

a b

Mensch, 20x, Azan

Abb. 3.7

Mehrschichtiges verhorntes Plattenepithel (Haut)

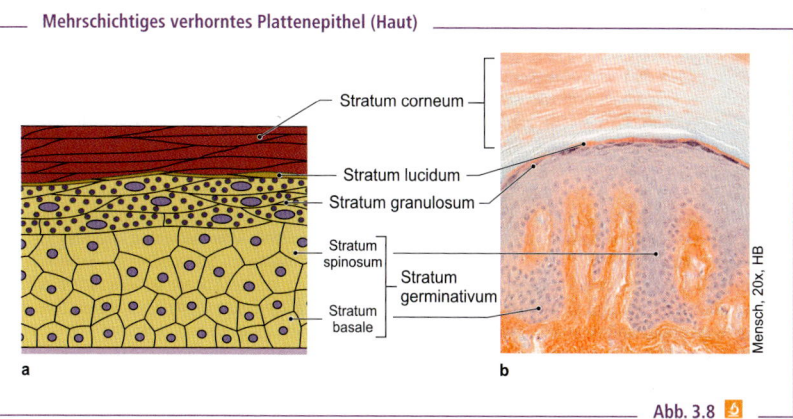

- Stratum corneum
- Stratum lucidum
- Stratum granulosum
- Stratum spinosum ⎫
- Stratum basale   ⎭ Stratum germinativum

a b

Mensch, 20x, HB

Abb. 3.8

Mehrreihiges Epithel (Ureter)

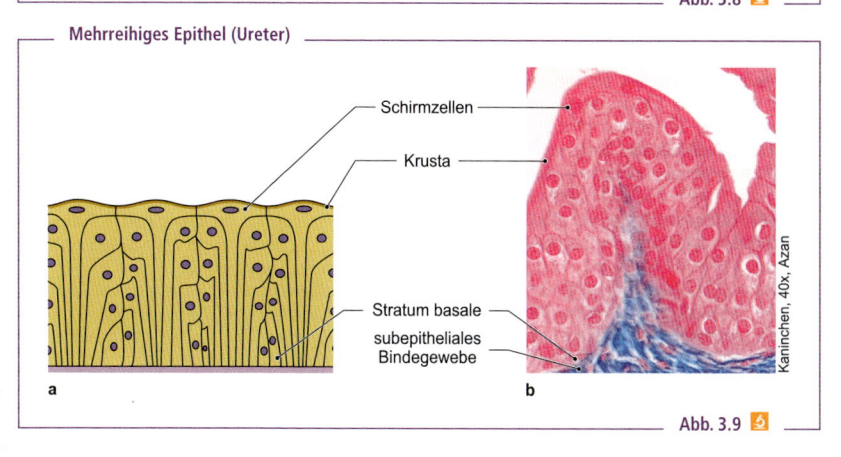

- Schirmzellen
- Krusta
- Stratum basale
- subepitheliales Bindegewebe

a b

Kaninchen, 40x, Azan

Abb. 3.9

47

3 Epithelgewebe

3.5 Oberflächendifferenzierungen von Epithelzellen: Zilien

Mikrovilli

Mikrovilli (Singular: Mikrovillus; → Abb. 3.10) dienen in erster Linie der Oberflächenvergrößerung einer Zelle. Sie sind mit Aktin im sog. **terminalen Netz**, einer parallelen Anreihung von zytoskeletalen Proteinen wie Spektrin und Keratin, verankert. Das terminale Netz ist ein Bestandteil des Schlussleistenkomplexes (s. u.) und ist wichtig für die mechanische Koppelung zwischen Mikrovilli und dem Rest des Zellleibes.

Besonders in resorbierenden Epithelien findet man Mikrovilli, die mit einer ausgeprägten **Glykokalyx** (→ Kap. 1.2) überzogen sind (Enterozyten des Dünndarms, Epithelzellen des proximalen Tubulus der Niere, Synzytiotrophoblasten der jungen Plazenta). Die Glykokalyx dient mit ihren baumartig verzweigten Kohlenhydraten in vielen Zellen dem Schutz vor mechanischen oder chemischen Einflüssen. Im Bereich der Enterozyten finden sich pro Zelle bis zu 3000 Mikrovilli. Sie bilden dort einen **Bürstensaum**, der in gut erhaltenen Präparaten lichtmikroskopisch zu erkennen ist (→ Abb. 3.10 a). Die zahlreichen Zell-Zell-Kontakte (Zonulae occludentes, Zonulae adhaerentes) bilden den **Schlussleistenkomplex** (→ Kap. 1.6) und sind als dunkler Saum an den seitlichen Rändern der apikalen Zellmembranen sichtbar. Funktionell sind sie Diffusionsbarriere zwischen Lumen und subepithelialem Gewebe.

→ Abb. 3.10 b zeigt Mikrovilli im Elektronenmikroskop. Am oberen Zellpol sind sie sowohl quer (oben) als auch längs angeschnitten zu erkennen.

Vorkommen   Mikrovilli sind vornehmlich an Epithelien zu finden, die eine hohe Resorptionsrate haben: Dünndarm, Nierentubuli, Plazentazotten, Peritoneum.

Kinozilien

Kinozilien sind **bewegliche Fortsätze** an der apikalen Seite von Epithelzellen, die bei einer Dicke von ca. 0,25 µm bis zu 130 µm lang werden können (→ Abb. 3.11 a). Sie nehmen ihren Ursprung in den aus **Mikrotubuli-Tripletts** bestehenden **Basalkörpern (Kinetosomen)**, die sich aus **Zentriolen** entwickeln. Die Kinozilien selbst bestehen aus einer **9 × 2 + 2-Mikrotubulusstruktur aus Tubulin**, die in der elektronenmikroskopischen Aufnahme einer einzeln angeschnittenen Kinozilie gut zu erkennen ist (→ Abb. 3.11 b). Diese Anordnung von Mikrotubuli samt den verbundenen Proteinen wird in ihrer Gesamtheit **Axonema** bezeichnet. **Nexin** ist ein wichtiges Strukturprotein der Kinozilien; es verbindet benachbarte Mikrotubuli miteinander und verhindert dadurch, dass sich die einzelnen Mikrotubulipaare gegeneinander verschieben.

Die Bewegung der Kinozilien wird durch das am A-Tubulus verankerte äußere **Dynein** gewährleistet. Das andere Ende des Dyneins bindet mit dem Kopf an den benachbarten B-Tubulus. Durch die Hydrolysierung von ATP bewegt sich das Dynein zu dem im Basalkörper verankerten Teil (sog. Minus-Ende) des im Uhrzeigersinn benachbarten B-Tubulus. Dadurch kommt es zu einer Scherbewegung, die zur Beugung der Kinozilie führt.

Vorkommen   Kinozilien sind apikal an Epithelzellen zu finden, die an **Transport** und **Bewegung** beteiligt sind (z. B. respiratorisches Epithel der Nasenschleimhaut, der Nasennebenhöhlen oder von Teilen des oberen Respirationstrakts, → Kap. 9.3).

Stereozilien

Stereozilien sind **unbewegliche Fortsätze**, die sich ebenfalls an der apikalen Seite von Epithelzellen differenzieren (→ Abb. 3.12 a). Sie besitzen wie die Mikrovilli zentral verlaufende **Aktinfilamente**, sind mit einer Länge von bis zu 10 µm aber deutlich länger und typischerweise verzweigt. Die Struktur der Stereozilien kann sich durch die **Polymerisation** von Aktin an der Stereozilienspitze und **Depolymerisation** an der Stereozilienbasis dynamisch verändern. Aktin wird bei diesem Prozess wie an einem Laufband von apikal nach basal nachgeschoben (**Treadmilling**). Diese Dynamik wird entscheidend durch Myosin reguliert, das zwischen der Plasmamembran und den äußeren Aktinfilamenten lokalisiert ist.

Die angeschnittenen Stereozilien in → Abb. 3.12 b stellen sich im elektronenmikroskopischen Bild als unregelmäßige Zellausläufer am apikalen Zellpol dar.

Vorkommen   Stereozilien kommen im menschlichen Körper nur selten vor. Man findet sie im **Nebenhodenepithel** und als spezialisierte Fortsätze auf den Sinneszellen (Haarzellen) des **Innenohrs** (→ Kap. 6.22).

Differenzialdiagnose

Mikrovilli, Kinozilien und Stereozilien sind alle lichtmikroskopisch zu erkennen. Ein wichtiges Unterscheidungskriterium ist ihre Größe: Während **Mikrovilli** nur als feiner Saum erscheinen, sind **Kinozilien** und Stereozilien deutlich sichtbar. Bei **Kinozilien** sind die Basalkörper in ihrer Gesamtheit oft als feine Linie am apikalen Pol der Epithelzellen zu erkennen.

Stereozilien erscheinen im Vergleich zu Kinozilien eher verklebt und aneinander haftend. Dadurch zeigen sie eine büschelhafte Anordnung, die weit in das Lumen reicht.

3.5 Oberflächendifferenzierungen von Epithelzellen: Zilien

Mikrovilli

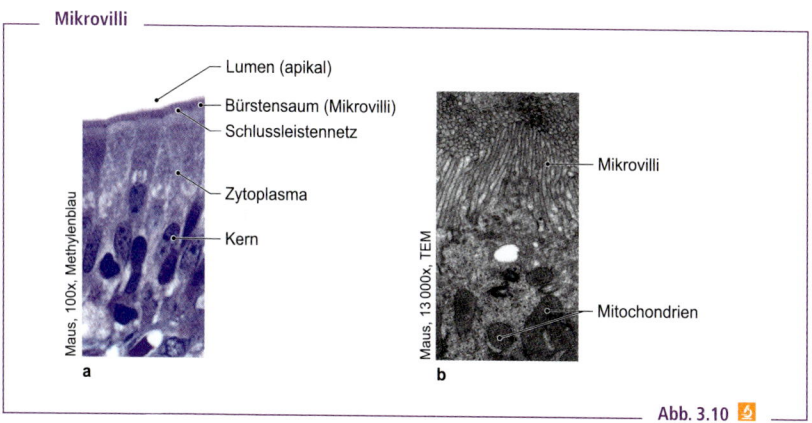

- Lumen (apikal)
- Bürstensaum (Mikrovilli)
- Schlussleistennetz
- Zytoplasma
- Kern
- Mikrovilli
- Mitochondrien

Maus, 100x, Methylenblau — a
Maus, 13 000x, TEM — b

Abb. 3.10

Kinozilien

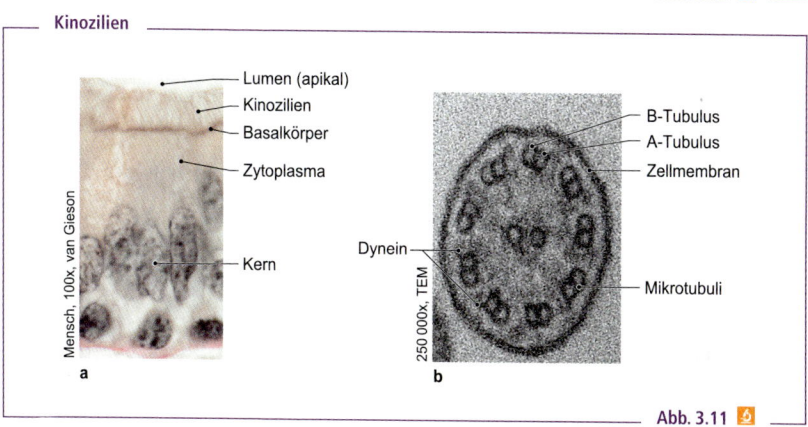

- Lumen (apikal)
- Kinozilien
- Basalkörper
- Zytoplasma
- Kern
- Dynein
- B-Tubulus
- A-Tubulus
- Zellmembran
- Mikrotubuli

Mensch, 100x, van Gieson — a
250 000x, TEM — b

Abb. 3.11

Stereozilien

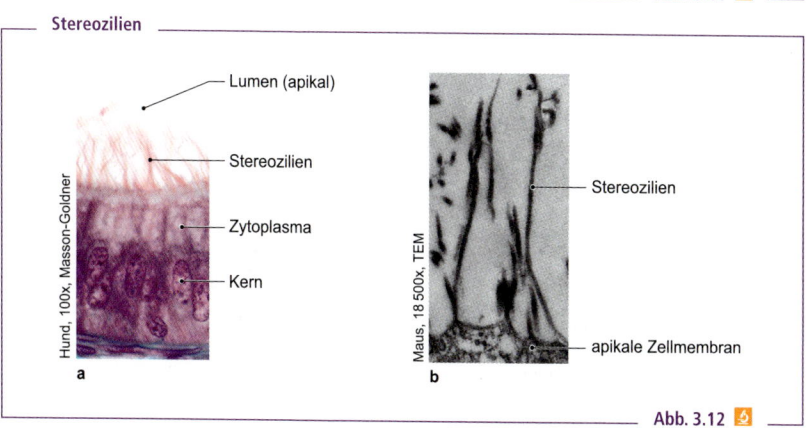

- Lumen (apikal)
- Stereozilien
- Zytoplasma
- Kern
- Stereozilien
- apikale Zellmembran

Hund, 100x, Masson-Goldner — a
Maus, 18 500x, TEM — b

Abb. 3.12

3.6 Drüsenepithelien (1)

Einteilung

Sezernierende Epithelzellen werden als **Drüsenzellen** bezeichnet. Bei der Betrachtung der Drüsenepithelien sind unterschiedliche Blickwinkel möglich:
- **Relation der Drüsenzelle zum Epithelverband:** endo- oder exoepithelial
- **Sekretabgabe in Bezug zur Polarität der Zelle:** endokrine oder exokrine Sekretion
- **Sekretionsmechanismus:** ekkrine, apokrine oder holokrine Sekretion
- **Sekretprodukt:** muköses oder seröses Sekret
- **Form der Drüsen:** tubulöse, alveoläre oder azinäre Drüsen

Relation der Drüsenzelle zum Epithelverband

Drüsenepithelzellen können innerhalb (endoepithelial) oder außerhalb (exoepithelial) eines Epithelzellverbands liegen. Bei den **endoepithelialen Drüsenzellen** unterscheidet man wiederum isoliert stehende, wie die Becherzellen im Gastrointestinaltrakt (→ **Kap. 11.9**), von mehrzelligen Verbänden, wie man sie z. B. im respiratorischen Epithel findet (→ **Kap. 9.2**). **Exoepitheliale Drüsenzellen** sind z. B. die Schweißdrüsen (→ **Kap. 8.5**).

Sekretabgabe in Bezug zur Zellpolarität

Drüsenepithelzellen, die ihr Sekret direkt oder über ein Ausführungsgangsystem nach **apikal** an eine Oberfläche abgeben, fasst man als **exokrine Drüsen** zusammen. Dazu gehören alle Speicheldrüsen (z. B. Gl. parotidea oder Gl. submandibularis; → **Kap. 3.9**). Die meisten exokrinen Drüsen nutzen ein Ausführungsgangsystem (→ **Kap. 3.8**).
Im Unterschied dazu bezeichnet man Drüsenepithelzellen, die ihr Sekret nach **basal** in das Gefäßsystem abgeben, als **endokrine Drüsen**. Diesen Sekretionsweg verwenden insbesondere die hormonproduzierenden Drüsen (z. B. Hypophyse, → **Kap. 12.6**).
Exokrine und endokrine Sekretion können in einem Organ gleichzeitig vorkommen. Das Pankreas hat z. B. einen exokrinen Anteil, der Verdauungsenzyme in das Duodenum abgibt, während andere Drüsenepithelien in Inseln gruppiert die Hormone Insulin und Glukagon produzieren und sie direkt ins Blut abgeben.

Sekretionsmechanismus

Folgende Sekretionsmechanismen gibt es:
- **Merokrine Sekretion** (→ **Abb. 3.13 a**): Das Sekret wird intrazellulär – meist im Golgi-Apparat, wo auch Teile der posttranslationalen Modifikation stattfinden – in Vesikel verpackt und zur Zellmembran transportiert. Die Vesikel fusionieren mit der Zellmembran und geben dabei ihr Sekret an die Oberfläche der Zellmembran ab. Viele Drüsenzellen verwenden den merokrinen Sekretionsmechanismus, z. B. Speicheldrüsen oder die Paneth-Körnerzellen des Duodenums (→ **Abb. 3.13 b**). Letztere werden wegen ihrer zahlreichen lichtmikroskopisch sichtbaren Vesikel auch als apikal gekörnte Zellen bezeichnet. Die merokrine Sekretion wird z. T. und nicht einheitlich auch als ekkrine Sekretion bezeichnet und kommt dort zur Anwendung, wenn nur Elektrolyte oder kleine Moleküle sezerniert werden (z. B. ekkrine Schweißdrüsen).
- **Apokrine Sekretion** (→ **Abb. 3.14 a**): Das Sekret wird durch **Abschnürung** eines Teils der Zelle abgegeben. Die mithilfe des Zytoskelets (Aktin) abgeschnürten Zellteile bezeichnet man als **Aposomen**. Im Gegensatz zur ekkrinen Sekretion findet die posttranslationale Modifikation der Sekretproteine im Zytoplasma statt. Es werden keine Sekretgranula gebildet und der Golgi-Apparat ist nicht am Sekrettransport beteiligt. **Albumin** kann von den zu sezernierenden Sekretproteinen als **Transportprotein** verwendet werden. Diesen Sekretionsmechanismus verwenden die Gll. mammariae bei der Milchsekretion (→ **Kap. 13.6**), die Duftdrüsen der Haut (→ **Abb. 3.14b**) und die Moll-Drüsen des Augenlids.
- **Holokrine Sekretion** (→ **Abb. 3.15 a**): Bei der holokrinen Sekretabgabe öffnet sich die Zellmembran und der Inhalt der **gesamten Drüsenzelle** samt aller Organellen wird sezerniert; die Zelle selbst geht unter. Die Talgdrüsen der Haut (→ **Abb. 3.15 b**) verwenden diesen Sekretionsmechanismus ebenso wie die Meibom- und Zeiss-Drüsen des Augenlids.

Klinik

Bei der **Mukoviszidose** (Syn.: zystische Fibrose) liegt eine Fehlfunktion der Chloridkanäle vor, die die Zusammensetzung aller Sekrete exokriner Drüsen beeinträchtigt. Ursache ist die Mutation des CFTR-Gens (Cystic-fibrosis-transmembrane-conductance-regulator-Gen), das beim Menschen auf Chromosom 7 (Locus: 7q31.2) lokalisiert ist. Die Vererbung erfolgt kombiniert heterozygot autosomal-rezessiv. Folge ist ein verringerter Wassergehalt der Drüsensekrete (u. a. Drüsen des Bronchialtrakts, des Dünndarms, Gallenflüssigkeit, Schweiß, Sekrete der Bauchspeicheldrüse etc.), das der Sekret zähflüssig macht. Je nach Art der Mutation kommt es in verschiedenen Organen zu Funktionsstörungen unterschiedlicher Art. Die Patienten haben z. B. chronischen Husten, Bronchiektasien, häufig wiederkehrende Lungenentzündungen, evtl. auch Verdauungsstörungen als Folge der Pankreasbeteiligung.

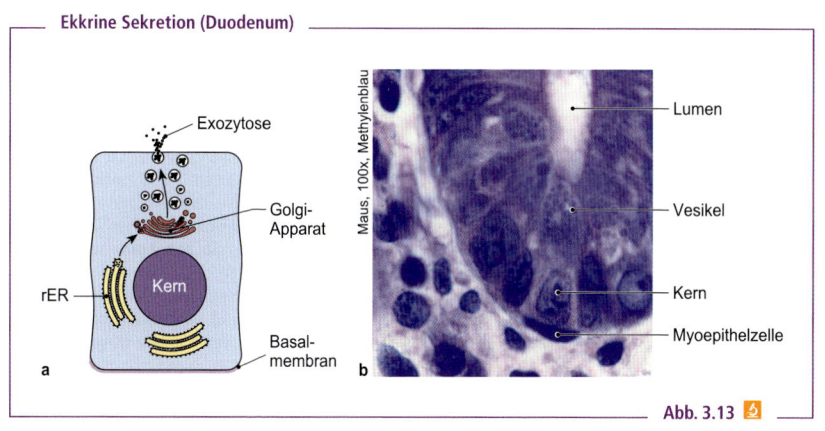

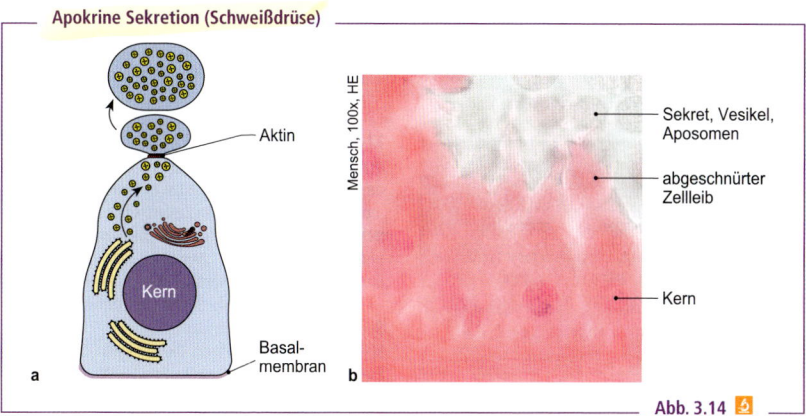

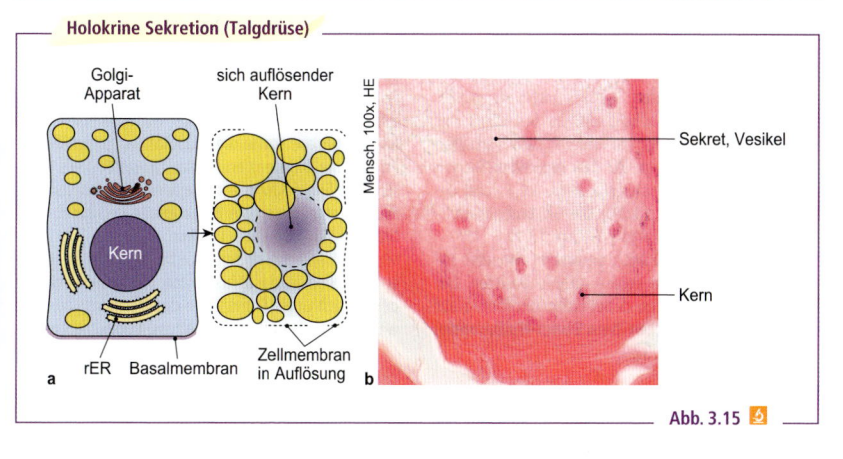

3.6 Drüsenepithelien (1)

Ekkrine Sekretion (Duodenum)

a) Exozytose, Golgi-Apparat, rER, Kern, Basalmembran

b) Maus, 100x, Methylenblau — Lumen, Vesikel, Kern, Myoepithelzelle

Abb. 3.13

Apokrine Sekretion (Schweißdrüse)

a) Aktin, Kern, Basalmembran

b) Mensch, 100x, HE — Sekret, Vesikel, Aposomen; abgeschnürter Zellleib; Kern

Abb. 3.14

Holokrine Sekretion (Talgdrüse)

a) Golgi-Apparat, sich auflösender Kern, Kern, rER, Basalmembran, Zellmembran in Auflösung

b) Mensch, 100x, HE — Sekret, Vesikel; Kern

Abb. 3.15

3.7 Drüsenepithelien (2) und Myoepithelzellen

Sekretprodukt
Speicheldrüsen können Sekrete unterschiedlicher Zusammensetzung bzw. Konsistenz abgeben:
- **Muköse Drüsenzellen** sondern ein eher dickflüssiges, zähes und schleimiges Sekret ab.
- **Seröse Drüsenzellen** geben ein dünnflüssiges und enzymreiches Sekret ab.

Beide Drüsenarten sezernieren in ein **Ausführungsgangsystem** (→ Kap. 3.8). Die Zusammenlagerung von Drüsenzellen, die in ein gemeinsames Lumen sezernieren, wird in seiner Gesamtheit als **Drüsenendstück** bezeichnet. Muköse und seröse Drüsenendstücke lassen sich durch die **PAS-Reaktion** differenzieren: Muköse Drüsenendstücke färben sich gut, seröse Drüsenendstücke hingegen kaum an. Doch auch in Routinefärbungen lassen sich mit differenzialdiagnostischen Hilfsmitteln muköse und seröse Drüsenepithelien leicht voneinander unterscheiden (→ Tab. 3.1, → Abb. 3.16).

Tab. 3.1 Differenzialdiagnose muköser und seröser Drüsenendstücke

	Seröse Drüse (→ Abb. 3.16 a)	Muköse Drüse (→ Abb. 3.16 b)
Kern	rund, im basalen Drittel gelegen	platt, basal abgedrängt
Zytoplasma	gut gefärbt, apikale Granula	schlecht anfärbbar, wabenhaft
Zellgrenzen	undeutlich	gut sichtbar
Drüsenlumen	eng	weit

Die Begriffe „mukös" oder „serös" werden streng genommen nur mit Speicheldrüsen, exokrinem Pankreasanteil und der Tränendrüse in Beziehung gebracht. Andere Drüsen, die auch ein schleimiges und eher zähes Sekret bilden, werden nicht als mukös, sondern als **mukoid** bezeichnet. Ihr Sekret ist nur schwach sauer und zeigt ein anderes Färbeverhalten als die mukösen Drüsen. Zu den mukoiden Drüsen zählen die Gll. duodenales (→ Kap. 11.7) und die Gll. pyloricae (→ Kap. 11.10), die Gll. bulbourethrales und die Gll. vestibulares (→ Kap. 13.7).

Speicheldrüsen können auch **gemischt** sein, also sowohl muköse als auch seröse Anteile besitzen. Die serösen Endstücke sitzen dabei halbmondförmig auf den mukösen Endstücken (**von Ebner-Halbmonde**; → Abb. 3.22; → Kap. 3.9).

Form der Drüse
Drüsen können in verschiedenen Formen bzw. Formationen auftreten. Grundsätzlich werden dabei **tubulöse** (→ Abb. 3.17 a – c, → Abb. 3.18 b) und **alveoläre** (→ Abb. 3.17 d) bzw. azinäre Formen unterschieden. „Tubulös" leitet sich von lateinisch tubulus = das Röhrchen ab und beschreibt damit am besten das gestreckte Erscheinungsbild dieser Drüsenform. „Azinus" bedeutet „Beere" und „Alveolus" eine kleine Aushöhlung. Die meisten Drüsen sind eine Mischform aus tubulösen und alveolären Drüsen (→ Abb. 3.18 a, c). So gibt es **tubulo-alveoläre** und **tubulo-azinäre** Formen.

- Rein **tubulöse Drüsen** finden sich im Kolon (Dickdarm, → Abb. 3.18 b), wo einschichtige Enterozyten als gestreckte Vertiefungen (Krypten) in die Tiefe ziehen.
- Die **tubulo-azinäre** Drüsenform mit gestreckten Drüsenschläuchen, an deren Enden beerenförmige Endstücke aufgesetzt sind, findet sich am häufigsten in den Speicheldrüsen (→ Abb. 3.18 a).
- Die **tubulo-alveolären** Drüsen mit größeren blasigen Endstücken sind in der Prostata (→ Abb. 3.18 c) vorherrschend.

Myoepithelzellen
In den Drüsenendstücken und den ersten Abschnitten des Ausführungsgangsystems befinden sich in den meisten exokrinen Drüsen Zellen, die zur Kontraktion befähigt sind. Diese sog. Myoepithelzellen sitzen in unterschiedlicher Zahl zwischen den Epithelzellen und der Basalmembran (vgl. → Abb. 3.13, → Abb. 3.17, → Abb. 3.18). Sie unterstützen die Sekretion bzw. den Transport.

Myoepithelzellen besitzen die gleichen kontraktilen Elemente wie glatte Muskelzellen (→ Kap. 5.4), aber gleichzeitig auch Charakteristika von Epithelzellen. So können in ihnen epithelspezifische Zytokeratinfilamente nachgewiesen werden. Als Grenzschicht zwischen den Drüsenzellen und dem umgebenden Bindegewebe kommt ihnen eine besondere Rolle in der Kommunikation dieser beiden Kompartimente zu: Es gibt Hinweise darauf, dass die Myoepithelzellen die Morphogenese sowie die Modulation der Proliferation und die Differenzierung des Drüsenepithels während der Entwicklung entscheidend beeinflussen. Außerdem sezernieren sie Bestandteile der Basalmembran (→ Kap. 3.2), v. a. Laminin.

Vorkommen Besonders häufig findet man Myoepithelzellen in der **Brustdrüse** (Gl. mammaria), in der sie sich unter Stimulation des Hormons Oxytocin während der Laktation (Milchfluss) kontrahieren.

3.7 Drüsenepithelien (2) und Myoepithelzellen

Seröse und muköse Drüsen

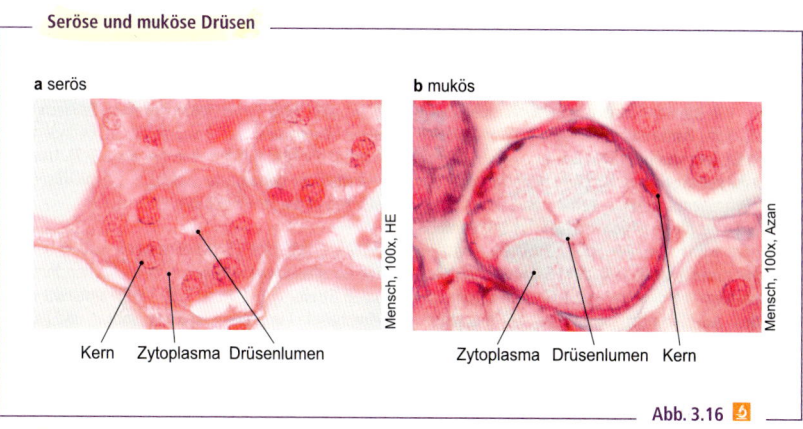

a serös
b mukös

Mensch, 100x, HE
Mensch, 100x, Azan

Kern Zytoplasma Drüsenlumen
Zytoplasma Drüsenlumen Kern

Abb. 3.16

Drüsenformen

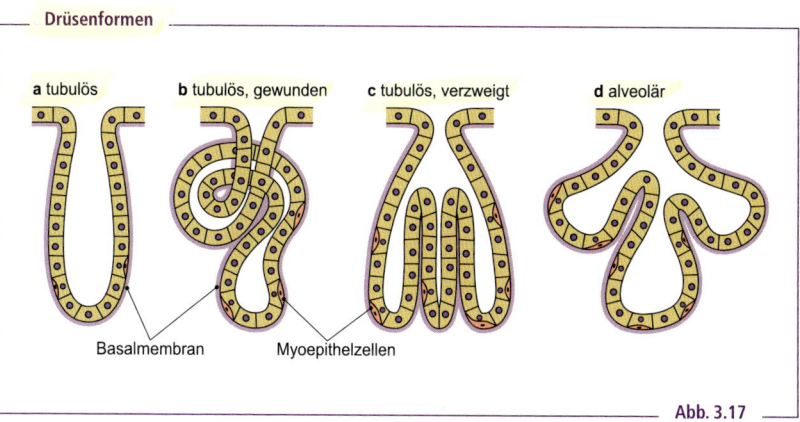

a tubulös
b tubulös, gewunden
c tubulös, verzweigt
d alveolär

Basalmembran Myoepithelzellen

Abb. 3.17

Tubulöse Drüsen

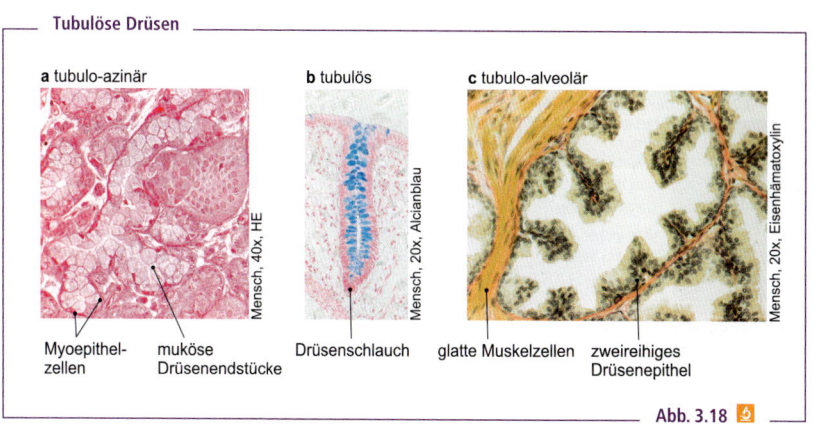

a tubulo-azinär
b tubulös
c tubulo-alveolär

Mensch, 40x, HE
Mensch, 20x, Alcianblau
Mensch, 20x, Eisenhämatoxylin

Myoepithel- muköse
zellen Drüsenendstücke

Drüsenschlauch

glatte Muskelzellen zweireihiges
Drüsenepithel

Abb. 3.18

3.8 Ausführungsgangsystem

Exokrine Drüsen (→ Kap. 3.6) besitzen oft ein Ausführungsgangsystem. Zu den Drüsen mit einem Ausführungsgangsystem gehören neben den **Speicheldrüsen** (Gl. submandibularis, Gl. sublingualis, Gl. parotidea) das **Pankreas** mit seinem exokrinen Anteil und die **Gl. lacrimalis** (Tränendrüse) (→ Tab. 3.2).

Das Ausführungsgangsystem dient dem Transport des in den Drüsenendstücken sezernierten Sekrets an eine Oberfläche; gleichzeitig wird hier das Sekret modifiziert. So wird in vielen Speicheldrüsen noch die Elektrolytzusammensetzung des Sekrets verändert. Hauptsächlich werden Na^+- und Cl^--Ionen vom Epithel des Ausführungsgangsystems rückresorbiert. Wasser kann diesen Elektrolyten nicht folgen. Auf diese Weise wird aus dem zunächst **isotonischen Primärspeichel**, der die gleiche Teilchenkonzentration besitzt wie die Gewebeflüssigkeit, ein **hypotoner** (= schwächer konzentrierter) **Sekundärspeichel**.

Merke   Muköse Drüsen haben ein kürzeres Ausführungsgangsystem als seröse Drüsen.

Die Ausführungsgangsysteme bestehen aus verschiedenen Abschnitten, die sich baumartig verästeln. In dieser Analogie wären die **Endstücke** die Blätter (→ Abb. 3.19 a), denen sich wie Stiele die **Schaltstücke** (→ Abb. 3.19 b) anschließen. Sie gehen in die **Streifenstücke** (Sekretrohre; → Abb. 3.19 c) über. Diese münden in **Ausführungsgänge (Ductus)**. Die **Ductus intralobulares** (→ Abb. 3.19 d) gehen direkt aus den Streifenstücken hervor und vereinigen sich zu **Ductus interlobares**. Diese bilden in der Gesamtheit mit den vorangegangenen Abschnitten das Ausführungsgangsystem der **Drüsenläppchen**. Die Ductus interlobares münden in die Ausführungsgänge der Drüsenlappen, die **Ductus lobares** (→ Abb. 3.19 e), die schließlich in den oder die **Hauptausführungsgänge** (→ Abb. 3.19 f) münden. Bis zu den Ductus interlobulares ist das Epithel einschichtig, mit Beginn der Ductus lobares wird es mehrreihig.

Schaltstücke

Schaltstücke sind kurze, intralobulär gelegene Abschnitte des Ausführungsgangsystems. In der Gl. parotidea und der Gl. submandibularis sind sie besonders gut ausgeprägt (→ Abb. 3.19b). Ihre Zellen sind eher platt und haben einen großen Zellkern. Zwischen ihnen und der Basalmembran befinden sich kontraktile Myoepithelzellen (→ Kap. 3.7). Über die Schaltstücke gelangt das Sekret aus den Drüsenendstücken in die Streifenstücke.

Streifenstücke (Sekretrohre)

Die Streifenstücke verdanken ihren Namen ihrer basalen Streifung (→ Abb. 3.19 c). Sie entsteht durch eine basale Einfaltung der Zellmembran und parallel angeordnete Mitochondrien in diesem Bereich. Gl. parotidea und Gl. submandibularis sind reich an Streifenstücken. Streifenstücke modifizieren das Sekret, indem sie dem Drüsensekret Na^+ und Cl^- entziehen und hauptsächlich K^+ hinzufügen. Das einschichtige Epithel ist kubisch bis hochprismatisch und besitzt im unteren Drittel runde Zellkerne. Sie sezernieren auch Bikarbonat und regulieren so den pH-Wert des Sekrets.

Ausführungsgänge

Die Ausführungsgänge schließen sich den Streifenstücken an und gliedern sich in **Ductus intralobulares**. Diese verlaufen innerhalb der Drüsenläppchen und münden in **Ductus interlobulares** zwischen den Läppchen. Sie vereinigen sich zu den **Ductus lobares**, die vornehmlich in Bindegewebssepten verlaufen (→ Abb. 3.19 d–e). In ihrem Verlauf wird das Gangepithel nach und nach hochprismatischer und schließlich zwei- bis mehrreihig. Schließlich gibt es mehrreihige Hauptausführungsgang, der das Sekret an die Oberfläche abgibt. Diese Ausführungsgänge im engeren Sinne sind in der Gl. parotidea (→ Kap. 3.9) besonders deutlich ausgeprägt.

Tab. 3.2 Ausführungsgangsysteme

Drüse	Endstücke	Schaltstücke	Streifenstücke	Ausführungsgänge	Besonderheiten
Gl. submandibularis	sero-mukös, überwiegend serös	++	++	++	seröse Halbmonde (von Ebner-Halbmonde)
Gl. sublingualis	sero-mukös, überwiegend mukös	(+)	(+)	+	
Gl. parotis	rein serös	++	++	+	Fettzellen im Stroma
Exokrines Pankreas	rein serös	++	–	++	endokriner Anteil hauptsächlich im Korpus- und Kauda-Bereich
Gl. lacrimalis	rein serös	–	–	++	
++ häufig; + vorhanden; (+) selten; – fehlen					

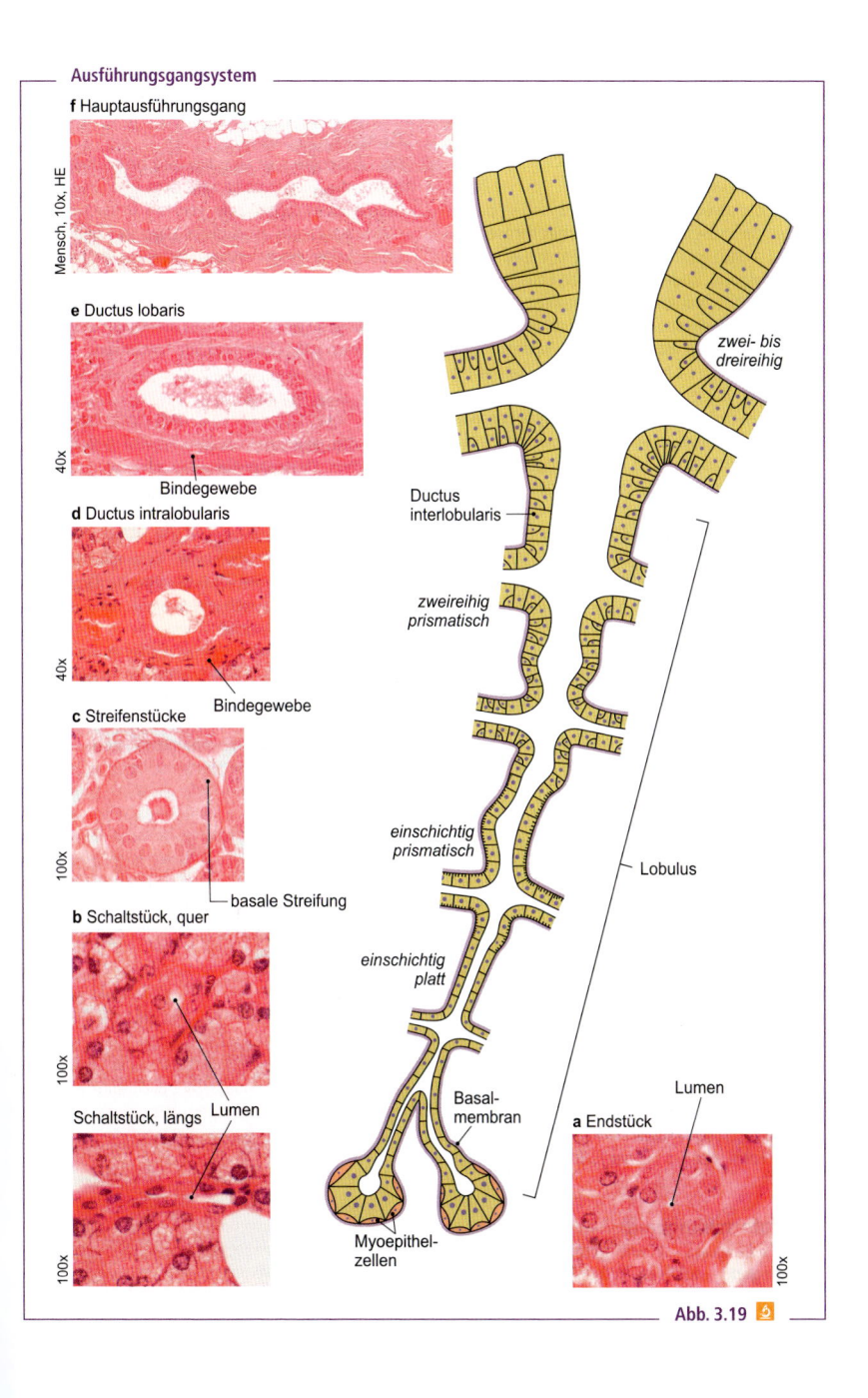

3.8 Ausführungsgangsystem

Ausführungsgangsystem

f Hauptausführungsgang
Mensch, 10x, HE

e Ductus lobaris
40x
Bindegewebe

d Ductus intralobularis
40x
Bindegewebe

c Streifenstücke
100x
basale Streifung

b Schaltstück, quer
100x

Schaltstück, längs — Lumen
100x

zwei- bis dreireihig

Ductus interlobularis

zweireihig prismatisch

einschichtig prismatisch

einschichtig platt

Basalmembran

Myoepithelzellen

Lobulus

a Endstück — Lumen
100x

Abb. 3.19

3 Epithelgewebe

3.9 Speicheldrüsen

Zum besseren Verständnis der Differenzialdiagnosen werden die großen Speicheldrüsen (→ Abb. 3.20) und die Gl. lacrimalis bereits hier besprochen.

Glandula parotidea

Die tubulo-alveoläre Gl. parotidea (oder parotis) (Ohrspeicheldrüse) gehört zu den **rein serösen** Drüsen und produziert hauptsächlich Enzyme wie Amylase und Lysozym. Zudem wird in den Endstücken und den ersten Abschnitten des Ausführungsgangsystems durch Transzytose Immunglobulin A (IgA) (→ Kap. 7.7) abgegeben, das von Plasmazellen im Bindegewebe der Drüse sezerniert wird. IgA dient zur Abwehr von Bakterien und Viren.
Die serösen Drüsenazini (→ Abb. 3.21) liegen in von Bindegewebssepten unterteilten Läppchen (Lobuli), die wiederum zu größeren Drüsenlappen zusammengefasst werden. Die Bindegewebssepten führen die Gefäße und Nerven im Drüsenparenchym (Parenchym = funktioneller Anteil eines Organs). Die Epithelzellen der Drüsenendstücke sind in der HE-Färbung gut sichtbar; ihre runden Zellkerne liegen im basalen Drittel (→ Abb. 3.21 c). Im apikalen Bereich finden sich häufig sekretorische Vesikel, sog. **Zymogengranula**. Zwischen den Drüsenazini liegen **Fettzellen** (→ Abb. 3.21 b), die sich im Routinepräparat als optisch leere Räume darstellen. Keine andere Speicheldrüse als die Gl. parotidea besitzt Fettzellen in ihrem Stroma, deshalb ist dies eines der wichtigsten differenzialdiagnostischen Kriterien, um sie von anderen exokrinen Drüsen abzugrenzen.
Schaltstücke und Streifenstücke finden sich in der Gl. parotidea häufig. Sie münden in die Ausführungsgänge, die zunächst als intralobuläre Gänge verlaufen und sich dann zu interlobulären und schließlich zu lobären Gängen zusammenschließen (→ Abb. 3.19, → Kap. 3.8). Schließlich münden alle lobären Gänge in den **Ductus parotideus**, der in der Nähe des 2. Molaren in die Mundhöhle als Hauptausführungsgang einmündet **(Papilla parotidea)**.

Glandula submandibularis

Diese **überwiegend seröse** Drüse zeigt **vereinzelt mukös Drüsenanteile**. Alle Anteile des Ausführungsgangsystems sind hier gut ausgeprägt (→ Abb. 3.22). Die serösen Anteile finden sich hier ebenfalls in der Form der von Ebner-Halbmonde (→ Abb. 3.22b).

Glandula sublingualis

Die Gl. sublingualis ist eine **gemischte Drüse** mit **überwiegend mukösen** Drüsenanteilen (→ Abb. 3.23). Seröse Halbmonde (von Ebner-Halbmonde) sitzen den mukösen Drüsenendstücken auf. Sie sorgen dafür, dass sich die beiden Sekretarten durchmischen. Anschließend gelangt das Sekretgemisch leichter durch das Ausführungsgangsystem nach außen.

Glandula lacrimalis

Die Gl. lacrimalis ist eine tubulöse Drüse und gehört neben der Gl. parotidea und dem exokrinen Anteil des Pankreas zu den **rein serösen Drüsen**. Im Vergleich zur Parotis zeigt die in Läppchen gegliederte Drüse keine eingestreuten Fettzellen, im Vergleich zum Pankreas keine endokrinen Inselzellen. Ein weiteres differenzialdiagnostisches Kriterium zur Abgrenzung gegenüber anderen exokrinen Drüsen ist das Fehlen von Schalt- und Streifenstücken.

Differenzialdiagnose

Bei den gemischten Drüsen können seröse und muköse Drüsenanteile je nach Spezies und Schnittebene im Organ sehr unterschiedlich verteilt sein. Insbesondere die tierischen Präparate in den histologischen Kurskästen zeigen sehr verschiedene Verteilungsmuster. Es empfiehlt sich daher, die Präparate vor Festlegung der Organdiagnose sorgfältig nach unterschiedlichen Drüsenanteilen zu durchsuchen.

- Gl. parotidea → rein serös, mit Fettzellen
- Gl. lacrimalis → keine Schalt- und Streifenstücke, rein serös, keine Fettzellen
- Gl. submandibularis → überwiegend serös
- Gl. sublingualis → überwiegend mukös

Klinik

Bei **Tumoren** in den Speicheldrüsen ist es bedeutsam, die relative Größe der Kopfspeicheldrüsen zueinander zu kennen (Gl. parotidea > Gl. submandibularis > Gl. sublingualis; → Abb. 3.20), denn als grobe Faustregel gilt: Je kleiner die Speicheldrüse vor dem Befall durch einen Tumor ist, desto wahrscheinlicher ist es, dass es sich dabei um eine maligne Neubildung handelt.
Karzinome können sowohl von den großen, paarigen Speicheldrüsen (Gll. parotidea, submandibularis und sublingualis) als auch von kleinen Speicheldrüsen der Lippen, des Gaumens, der Wangen und des Pharynx (Kehlkopf) ausgehen.
Metastasen (Tochtergeschwülste) in regionäre Lymphknoten setzen insbesondere (aber nicht ausschließlich) Plattenepithelkarzinome, undifferenzierte Karzinome und Adenokarzinome.

3.9 Speicheldrüsen

Speicheldrüsen – anatomische Übersicht

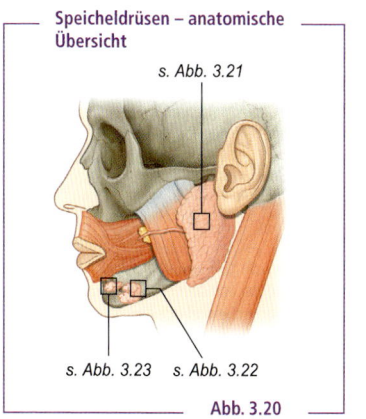

s. Abb. 3.21

s. Abb. 3.23   s. Abb. 3.22

Abb. 3.20

Glandula parotidea

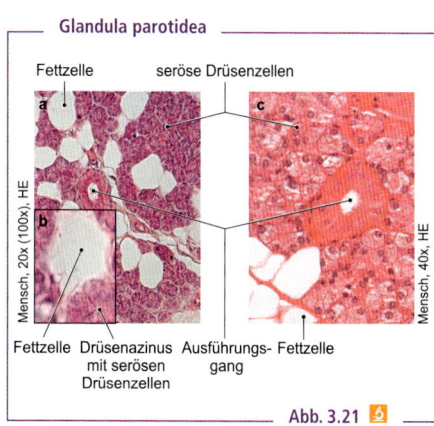

Fettzelle — seröse Drüsenzellen

Mensch, 20x (100x), HE
Mensch, 40x, HE

Fettzelle Drüsenazinus Ausführungs- Fettzelle
          mit serösen   gang
          Drüsenzellen

Abb. 3.21

Glandula submandibularis

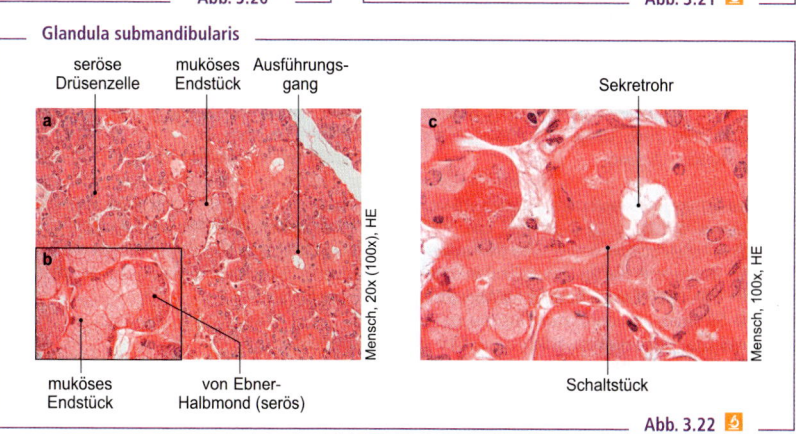

seröse Drüsenzelle   muköses Endstück   Ausführungsgang

Sekretrohr

Mensch, 20x (100x), HE
Mensch, 100x, HE

muköses Endstück   von Ebner-Halbmond (serös)

Schaltstück

Abb. 3.22

Glandula sublingualis

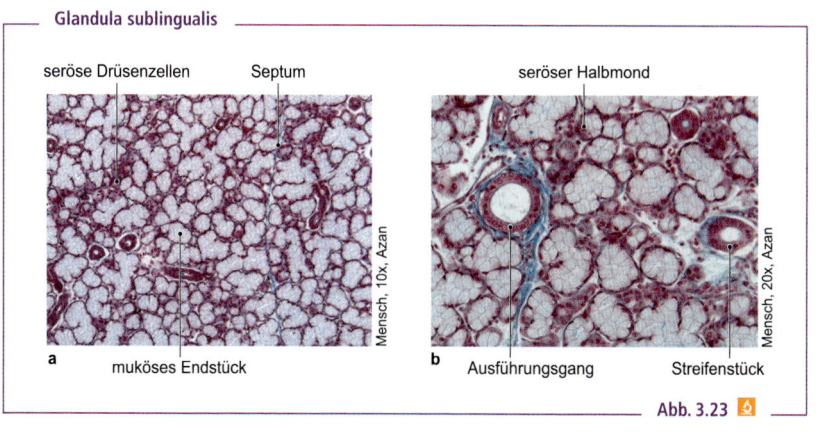

seröse Drüsenzellen   Septum

seröser Halbmond

Mensch, 10x, Azan
Mensch, 20x, Azan

a   muköses Endstück

b   Ausführungsgang   Streifenstück

Abb. 3.23

4 Binde- und Stützgewebe

Daniela K.
Die 29-jährige Daniela K. leidet seit ihrem 12. Lebensjahr an Schmerzen im rechten Kniegelenk. Man führte diese Schmerzen auf eine Beinlängendifferenz zurück, die einen Beckenschiefstand und eine Skoliose der Wirbelsäule zur Folge hatte, und empfahl einen Schuhausgleich. Krankengymnastische Behandlung und die Empfehlung, Sport zu treiben, haben die Beschwerden jedoch nicht gelindert.

Patientendaten
- **Allgemeine Daten:** Alter 29 Jahre, Größe 182 cm, Gewicht 82 kg.
- **Anamnese:** Frau K. ist verheiratet, hat zwei Kinder und wohnt im 2. Stock eines Hauses ohne Lift. Sie ist ausgebildete Bürokauffrau, derzeit aber in Elternzeit. Es bestehen allenfalls geringe Beschwerden im Bereich der rechten Leiste, ansonsten Schmerzen im Kniegelenk rechts bei bekannter angeborener Hüftdysplasie.
- **Körperliche Untersuchung:** Puls 80/min, Blutdruck 140/90 mmHg, Herz, Lunge und Abdomen ohne pathologischen Befund.
- **Untersuchung der Hüftgelenke:** Bei beiden Hüftgelenken betragen Flexion/Extension: 90–0–10 Grad, Adduktion/Abduktion: 20–0–30 Grad und Innenrotation/Außenrotation: 5–0–5 Grad (**Normwerte beim gesunden Hüftgelenk: Flexion/Extension: 140–0–20 Grad, Adduktion/Abduktion: 30–0–50 Grad, Innenrotation/Außenrotation bei 90 Grad gebeugtem Hüftgelenk: 40–0–50 Grad**).
- **Routinelabor:** unauffällig.

Weitere Untersuchungen und Befunde
Die Arthoskopie des rechten Kniegelenks zeigt keinen auffälligen Befund. Schließlich fertigt ein konsultierter Orthopäde eine Röntgenaufnahme beider Hüftgelenke an, die eine ausgeprägte **Dysplasie-Coxarthrose** (Grad III) mit Kontusion der Hüftpfanne rechts zeigt. Man empfiehlt Daniela K. die Implantation einer zementfreien Hüfttotalendoprothese.

Coxarthrose
Als Coxarthrose bezeichnet man die degenerative Erkrankung des Hüftgelenks. Man unterscheidet primäre von sekundären Formen. Während bei der primären Coxarthrose keine eindeutige Ursache bekannt ist, gibt es vielfältige Gründe für die Entstehung einer sekundären Coxarthrose:
- Altersbedingte Abnutzungserscheinungen
- Anlagebedingte Fehlformen (Hüftdysplasie)
- Verletzungsfolgen (Gelenkfrakturen)
- Kindliche Hüfterkrankungen: Morbus Perthes (= juvenile Femurkopfnekrose), Epiphysiolysis capitis femoris
- Hämatogen übertragene Knocheninfektionen (Osteomyelitis)
- Rheumatische Erkrankungen
- Chondrokalzinose

Klinik
Klinisch macht sich die Coxarthrose durch Schmerzen in der Leistenregion bemerkbar, die gelegentlich auch auf den Oberschenkel oder ins Kniegelenk ausstrahlen können. Sie kann allerdings auch über einen langen Zeitraum klinisch stumm bleiben. Bei der Bewegungseinschränkung ist als Erstes i. d. R. die Innenrotation beeinträchtigt, später auch die Streckung und Abduktion. Wenn dann Schmerzen auftreten, werden sie meist als belastungsabhängig geschildert. Typisch ist der **Anlaufschmerz**, der bei den ersten Schritten nach dem morgendlichen Aufstehen auftritt und sich dann nach dem Einlaufen allmählich verliert.

In einem späteren Stadium treten die Schmerzen sogar in Ruhe auf und machen sich v.a. nachts beim Schlafen in unangenehmster Weise bemerkbar. In manchen Fällen schmerzt – wie bei Frau K. – nicht die Hüfte, sondern das Knie. Solche projizierten bzw. fortgeleiteten Schmerzen können dann diagnostisch in die Irre führen.

Diagnostik
Entscheidend für die Diagnosestellung ist die radiologische Bildgebung.
Nach dem radiologischen Befund teilt man die Arthrose in vier Stadien ein:
- **Stadium I:** normales Gelenk, geringe subchondrale Sklerosierung
- **Stadium II:** unregelmäßige Gelenkfläche mit geringer Gelenkspaltverschmälerung
- **Stadium III:** deutliche Gelenkspaltverschmälerung und Osteophytenbildung. Deutliche Unregelmäßigkeit der Gelenkfläche
- **Stadium IV:** ausgeprägte Gelenkspaltverschmälerung, große Osteophytenbildung, Deformierung

Therapie
Die **medikamentöse Therapie** umfasst die Gabe nicht-steroidaler Antiphlogistika wie Diclofenac oder Ibuprofen. Allerdings empfiehlt sich bei einer Langzeittherapie die Gabe eines Protonenpumpenhemmers (Omeprazol, Pantoprazol), um schwere gastrointestinale Nebenwirkungen zu verhindern. Bei Patienten, bei denen einen Operation nicht möglich ist, können auch intraartikuläre Kortisoninjektionen Linderung bringen.

Coxarthrose

PRAXISFALL

Zementfreie totale Hüftendoprothese (TEP)

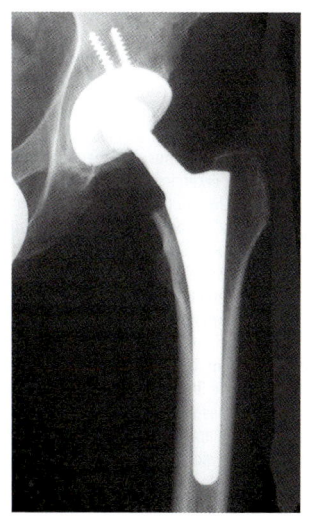

Abb. 4.A

Physiotherapie, balneotherapeutische Anwendungen und Wärme sind bewährte Mittel zur Linderung der Beschwerden. Low-impact-Sport wie Fahrradfahren oder Schwimmen können die Gelenkbeweglichkeit verbessern und Muskelkontrakturen verhindern helfen. Hilfreich sind auch bequemes Schuhwerk und Entlastung mit Gehstock oder Rollator.

Operative Behandlungsmöglichkeiten sind abhängig vom Alter des Patienten und von der Ausprägung der Coxarthrose. Von gelenkerhaltenden Eingriffen wie Umstellungsosteotomien oder Beckenosteotomien über Gelenkersatzoperationen gibt es eine große Bandbreite von Möglichkeiten.

Zu einer konservativen Therapie wird man jüngeren Patienten (unter 50 Jahren) raten, bei denen keine gelenkerhaltende Operationsmöglichkeit besteht oder wenn der Patient aufgrund internistischer Erkrankungen inoperabel ist. Operativ wird man bei jüngeren Patienten dann vorgehen, wenn Gelenkmechanik und -funktion korrigierbar sind.

Die sog. **autologe Chondrozyten-Transplantation** kann in einem zweizeitigen Verfahren kleinere Knorpeldefekte korrigieren. Hierbei wird zunächst aus einem weniger beanspruchten Areal des Gelenks Gelenkknorpel entnommen, aus dem man die Chondrozyten herauslöst, damit sie sich in einer Nährlösung vermehren. In einem zweiten Eingriff werden diese Chondrozyten in dem ursprünglichen Knorpeldefekt deponiert, wo sie nach wenigen Monaten neuen Gelenkknorpel bilden (meist Faserknorpel).

Ähnliche Erfolge können mit Methoden wie z. B. **Mikrofrakturierung** erzielt werden. Bei diesem Verfahren wird der subchondrale Knochen unter dem Knorpelschaden durchbrochen und ein Kontakt zum Markraum hergestellt. Auf diese Weise können sich mesenchymale Stammzellen im Bereich des Knorpelschadens ansiedeln und sich zu Chondrozyten differenzieren.

Bei Patienten im Alter von über 60 Jahren mit totaler Gelenkdestruktion, primärer Coxarthrose oder beidseitigem Gelenkbefall wird man eher zur Endoprothetik (→ Abb. 4.A) raten.

Welches Verfahren im Einzelfall am besten geeignet erscheint, muss individuell erwogen werden.

Weiterer Verlauf bei Frau K.

Bei der Patientin wird zunächst eine zementfreie Totalendoprothese des rechten Hüftgelenks durchgeführt. Schon nach etwa einem Jahr kommt es zu zunehmenden Belastungsschmerzen, die mit physiotherapeutischen Maßnahmen und Analgetika behandelt werden. Trotzdem nehmen die Schmerzen weiter zu, was den Verdacht auf eine Schaftlockerung lenkt. Erhärtet wird dieser Verdacht durch Röntgenaufnahmen, die deutliche Lysesäume zeigen. Seit dem daraufhin komplikationsfrei durchgeführten Prothesenwechsel ist die Patientin beschwerdefrei.

Histologie im Fokus

- Knochengewebe zählt neben Fett- und Knorpelgewebe zu den Stützgeweben.
- Knochengewebe gehört zu den härtesten Geweben des Körpers. Es besteht aus Zellen und mineralisierter Extrazellulärmatrix.
- Knochengewebe wird permanent umgebaut: Osteoblasten bilden Knochengewebe, Osteoklasten bauen es ab. Ausdifferenzierte Knochenzellen bezeichnet man als Osteozyten.
- Knorpelgewebe setzt sich v. a. aus Extrazellulärmatrix und Knorpelzellen (Chondrozyten) zusammen. Es gibt drei Knorpelformen: hyaliner Knorpel (z. B. an den Gelenkflächen), Faserknorpel (etwa im Meniskus) und elastischer Knorpel (z. B. in der Ohrmuschel).
- Fettgewebe dient z. B. als Energiespeicher und Polster und lässt sich in verschiedenen Organen nachweisen.
- Beim Bindegewebe unterscheidet man mesenchymales, gallertiges, retikuläres, kollagenes, elastisches und spinozelluläres Bindegewebe. Typische Zelle des Bindegewebes ist der Fibroblast.

4 Binde- und Stützgewebe

4.1 Bindegewebe (1)

Unter Binde- und Stützgewebe wird eine scheinbar heterogene Gruppe von Geweben zusammengefasst, denen gemeinsam ist, dass das Zell-Matrix-Verhältnis i. d. R. zugunsten der Matrix ausfällt. Die Matrix wird auch als **Extrazellulärmatrix** oder kurz EZM (s. u.) bezeichnet und ist im Wesentlichen für die biomechanischen Funktionen des jeweiligen Gewebes verantwortlich.

Alle Zellen des Binde- und Stützgewebes sind aus dem **Mesenchym** entstanden (embryonales Bindegewebe, → Abb. 4.1). Im erwachsenen Organismus können die Binde- und Stützgewebe bei Bedarf zu Regenerationszwecken aus multipotenten mesenchymalen Stammzellen hervorgehen. Mesenchymale Stammzellen lassen sich in allen Binde- und Stützgeweben nachweisen.

--- **Klinik** ---

Es gibt derzeit zahlreiche Ansätze, um das Potenzial von mesenchymalen Stammzellen im sog. **Tissue engineering** zukünftig zu nutzen. Defekte im Knochen, Knorpel oder Weichgewebsbereich könnten auf diese Weise gedeckt werden. Als Quelle für mesenchymale Stammzellen kann z. B. Fettgewebe dienen.

Das Bindegewebe lässt sich in verschiedene Typen unterteilen, wie kollagenes, retikuläres oder elastisches Bindegewebe. Das kollagene Bindegewebe wird zusätzlich in lockeres und straffes kollagenes Bindegewebe eingeteilt. Zu den Stützgeweben zählen Knochen-, Fett- und Knorpelgewebe. Knorpelgewebe lässt sich wiederum in hyalinen, elastischen und Faserknorpel differenzieren (→ Abb. 4.1).

Die grundsätzliche Zusammensetzung des Bindegewebes kann am besten anhand des lockeren kollagenfaserigen Bindegewebes besprochen werden. Anzutreffen ist das lockere kollagenfaserige Bindegewebe z. B. als Stroma (bindegewebiges Stützgerüst eines Organs) in epithelialen Organen. Es wird auch als **interstitielles Bindegewebe** bezeichnet, das den Raum zwischen den Zellen (**Interstitium**) ausfüllt. Auffällig ist der wellenförmige Verlauf der Kollagenfasern, der besonders in Azan-, Goldner-, Van-Gieson- oder Ladewig-Färbungen deutlich wird (→ Abb. 4.2). Sonderfärbungen, wie Versilberung oder Resorcin-Fuchsin, machen zusätzlich retikuläre bzw. elastische Fasern deutlich.

Die typische Zelle des Bindegewebes ist der **Fibroblast** (→ Abb. 4.2). In ihrer inaktiven Form (keine Matrixproduktion) wird die Bindegewebszelle auch als **Fibrozyt** bezeichnet.

Zusätzlich lassen sich je nach Gesundheitszustand des Gewebes unterschiedliche Mengen von **Leukozyten** (Makrophagen, Plasmazellen, Mastzellen) nachweisen.

Der Fibroblast hat einen gestreckten, spindelförmigen Zellkörper mit langen Zellausläufern. In Routinepräparaten ist meist nur der ebenfalls spindelförmige Zellkern zu erkennen (→ Abb. 4.2). Der Fibroblast ist für den Umbau (Auf- und Abbau oder Remodeling) der Matrix zuständig. An dem Abbau sind sog. **Matrix-Metalloproteinasen (MMP)** und ihre Gegenspieler, die **Tissue inhibitors of metalloproteinases (TIMP)**, beteiligt. Ein Umbau der Matrix kann z. B. als Reparaturmaßnahme des Gewebes erforderlich sein.

Ein weiterer Zelltyp des Bindegewebes, der auch eine histopathologische Bedeutung hat, ist der **Myofibroblast**. Myofibroblasten sind Zellen, die sowohl EZM bilden können als auch erhebliche Kontraktilität aufweisen. So lassen sich bei diesen Zellen auch Myofilamente (kontraktile Elemente) nachweisen.

--- **Histopathologie** ---

Myofibroblasten können bei anhaltender Aktivität zu Schrumpfungen von Narben führen, insbesondere bei Verwendung von Spalthaut in der plastischen Chirurgie. Auch eine vorherige Verletzung kann eine verstärkte Umwandlung/Aktivität von Fibroblasten in Myofibroblasten zu einer Kontraktur führen, z. B. im Bereich der Hand-(Palmar-)Aponeurose: **Morbus Dupuytren;** im Bereich der Fuß-(Plantar-)Aponeurose: **Morbus Ledderhose.**

Extrazellulärmatrix (EZM)

Verankerung der Zellen an die Komponenten der EZM findet über **EZM-Rezeptoren** statt. Zu diesen EZM-Rezeptoren zählen die Integrine, die zusätzlich zur mechanischen Funktion Informationen an die Zelle weiterleiten können.

Adhäsionsproteine wie Fibronektine oder Laminine wiederum können aufgrund ihrer unterschiedlichen Domänen zwischen EZM und EZM-Rezeptor vermitteln.

Die EZM setzt sich im Wesentlichen aus Kollagenfibrillen/-fasern, elastischen Fasern, retikulären Fasern, Glykosaminoglykanen (GAG), Proteoglykanen und Adhäsionsproteinen zusammen. Die einzelnen Komponenten werden im Folgenden näher betrachtet.

4.1 Bindegewebe (1)

Binde- und Stützgewebe

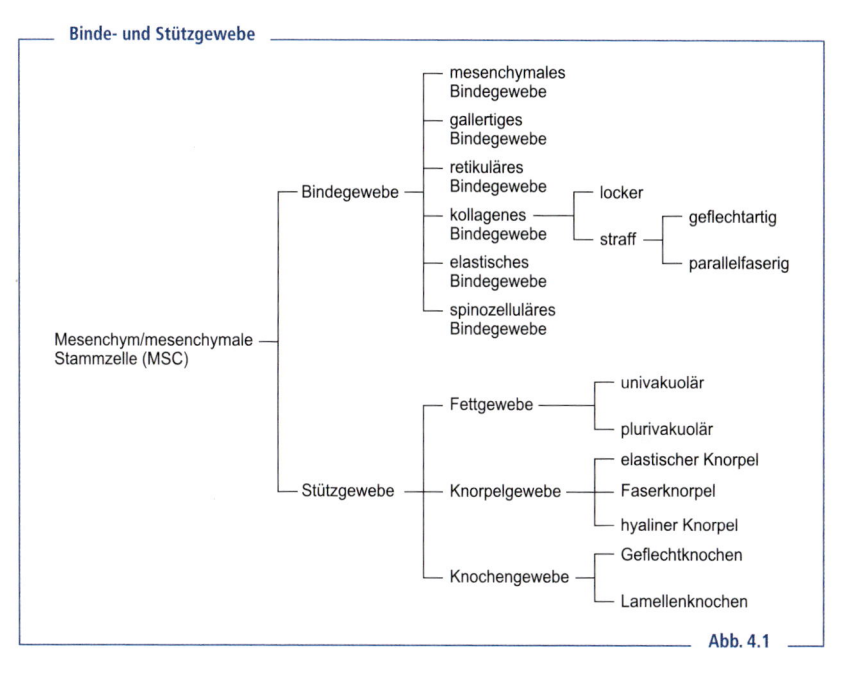

- Mesenchym/mesenchymale Stammzelle (MSC)
  - Bindegewebe
    - mesenchymales Bindegewebe
    - gallertiges Bindegewebe
    - retikuläres Bindegewebe
    - kollagenes Bindegewebe
      - locker
      - straff
        - geflechtartig
        - parallelfaserig
    - elastisches Bindegewebe
    - spinozelluläres Bindegewebe
  - Stützgewebe
    - Fettgewebe
      - univakuolär
      - plurivakuolär
    - Knorpelgewebe
      - elastischer Knorpel
      - Faserknorpel
      - hyaliner Knorpel
    - Knochengewebe
      - Geflechtknochen
      - Lamellenknochen

Abb. 4.1

Lockeres Bindegewebe

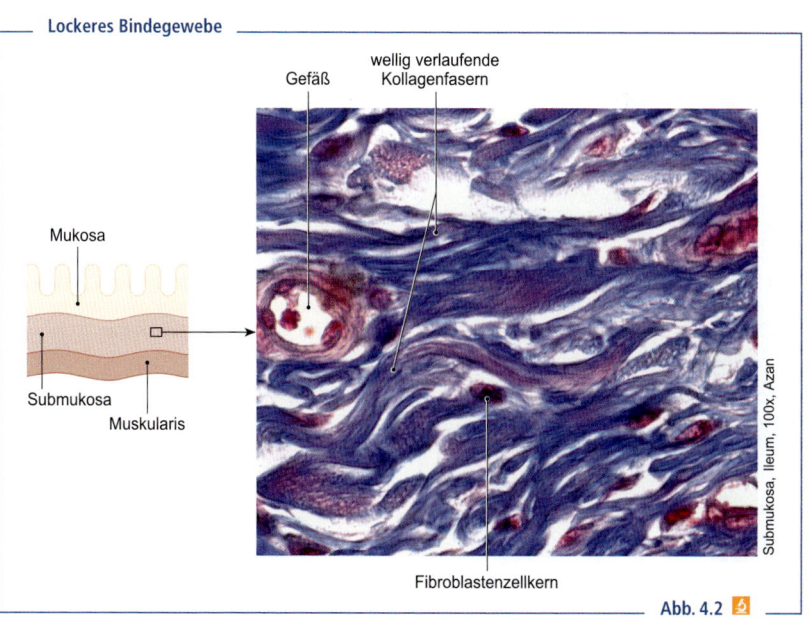

Mukosa
Submukosa
Muskularis

Gefäß
wellig verlaufende Kollagenfasern
Fibroblastenzellkern

Submukosa, Ileum, 100x, Azan

Abb. 4.2

4 Binde- und Stützgewebe

4.2 Bindegewebe (2)

Kollagenfasern

Kollagenfasern haben einen Durchmesser von 2–20 µm. Sie setzen sich aus einzelnen **Kollagenfibrillen** zusammen (→ Abb. 4.3). Da Kollagenfasern vergleichsweise große Strukturen sind, können sie mit Standardfärbungen wie Azan, Goldner, van Gieson oder Ladewig dargestellt werden. Biomechanisch lassen sich Kollagenfasern auf Zug beanspruchen.
Derzeit sind 28 verschiedene Typen von Kollagenen bekannt (→ Tab. 4.1). Die Fähigkeit, Fibrillen bilden zu können, besitzen nur die relativ häufigen Kollagene Typ I und II und die relativ seltenen Kollagene Typ III, V und XI.

Die einzelne Kollagenfibrille hat einen Durchmesser von 15–130 nm und weist ein elektronenmikroskopisch sichtbares **Querstreifungsmuster** auf (→ Abb. 4.3). Kollagenfibrillen setzen sich extrazellulär aus einzelnen **Prokollagenmolekülen** zusammen. Diese Prokollagenmoleküle wurden zuvor intrazellulär im endoplasmatischen Retikulum aus sog. Pro-α-Ketten zu einer **Tripelhelix** zusammengefügt. Hierfür ist eine Vitamin-C-abhängige Prolinhydroxylierung erforderlich.

> **Klinik**
>
> Fehlt das Vitamin C für die Prolinhydroxylierung, wird die Stabilität der Tripelhelix gemindert. In Regionen mit besonders großem Umbau, wie Zahnhalteapparat, Blutgefäße, wird dieser Mangel als Erstes deutlich. Typisches Beispiel dafür ist der **Skorbut** der Seefahrer, der bis ins 19. Jahrhundert häufig auftrat. Er äußert sich unter anderem dadurch, dass den Betroffenen die Zähne ausfallen und sie über Hautblutungen klagen.

Nach Abspaltung der Propeptide lagern sich die Kollagenmoleküle im Extrazellulärraum via Selbstmontage zu Kollagenfibrillen zusammen. Die **Quervernetzung** zwischen den Kollagenmolekülen sorgt für die Zugfestigkeit der finalen Kollagenfaser (→ Abb. 4.4). Der Grad der Quervernetzung richtet sich danach, wie sehr das Gewebe mechanisch beansprucht wird. Eine besonders starke Quervernetzung der Kollagenfibrillen findet man z. B. im Bereich der Achillessehne (→ Abb. 4.5).

> **Klinik**
>
> Bei der **Osteogenesis imperfecta** ist die Synthese des Kollagens Typ I gestört. Je nach Schweregrad dieser erblich bedingten Erkrankung erleiden die Patienten teilweise schon in utero Biegefrakturen.
> Unter dem **Ehlers-Danlos-Syndrom** (EDS) wird eine Gruppe von Erkrankungen zusammengefasst, bei der die Synthese oder die Vernetzung der Kollagenfibrillen gestört ist. Kennzeichnend für das EDS sind eine überdehnbare, leicht verletzbare Haut, hypermobile Gelenke, leicht einreißende Kornea, Hohlorgane und Arterien. Für einige Subtypen dieses Syndroms konnten Mutationen im Gen, das für Kollagen Typ V kodiert, nachgewiesen werden. Kollagen Typ V ist mit Kollagen Typ I assoziiert und offenbar wichtig für die Zugfestigkeit.

Tab. 4.1 Kollagene und ihr Vorkommen

Kollagentyp	Vorkommen	Besonderheit
I	Knochen, Sehnen	Fibrillenbildung
II	hyaliner Knorpel	Fibrillenbildung
III	Haut	Fibrillenbildung
V	wie Typ I	Fibrillenbildung
XI	wie Typ II	Fibrillenbildung
IX	wie Typ II	laterale Verknüpfung mit Typ II
XII	Sehnen	laterale Verknüpfung mit Typ I
IV	Basallamina	netzbildend
VI	Basalmembran, Muskel-Sehnen-Übergang, Blutgefäßwände, perizelluläre Knorpelmatrix	Mikrofibrillen
VII	Basallamina	Ankerfibrillen zur Befestigung der Basallamina an der Dermis
VIII	Descemet-Membran der Kornea	netzbildend
XVII	Hemidesmosomen	Kollagen mit Transmembrandomäne
XVIII	Basallamina der Gefäße	Fragment des Kollagens XVIII, als Endostatin bekannt

4.2 Bindegewebe (2)

Kollagenfasern

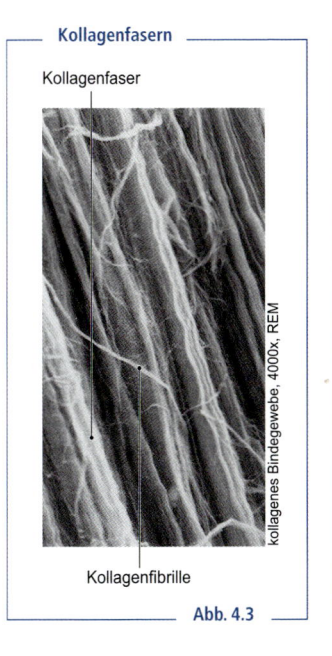

Kollagenfaser

Kollagenfibrille

kollagenes Bindegewebe, 4000x, REM

Abb. 4.3

Entstehung der Kollagenfibrillen

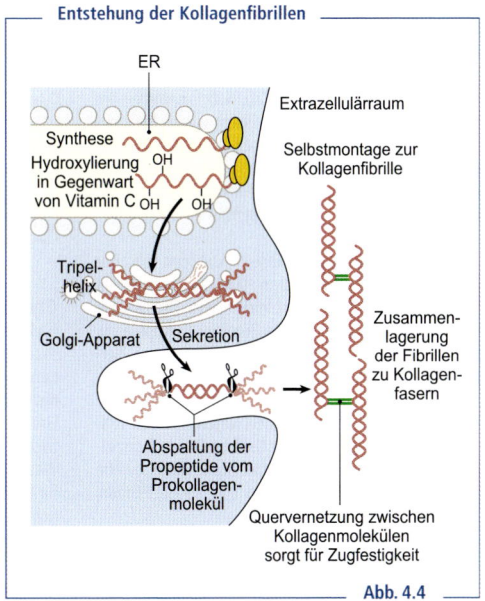

ER
Extrazellulärraum
Synthese
Hydroxylierung in Gegenwart von Vitamin C
Selbstmontage zur Kollagenfibrille
Tripelhelix
Golgi-Apparat — Sekretion
Abspaltung der Propeptide vom Prokollagenmolekül
Zusammenlagerung der Fibrillen zu Kollagenfasern
Quervernetzung zwischen Kollagenmolekülen sorgt für Zugfestigkeit

Abb. 4.4

Kollagenes Bindegewebe

Kollagenfaser

Tenozytenzellkern

Achillessehne, 100x, HE

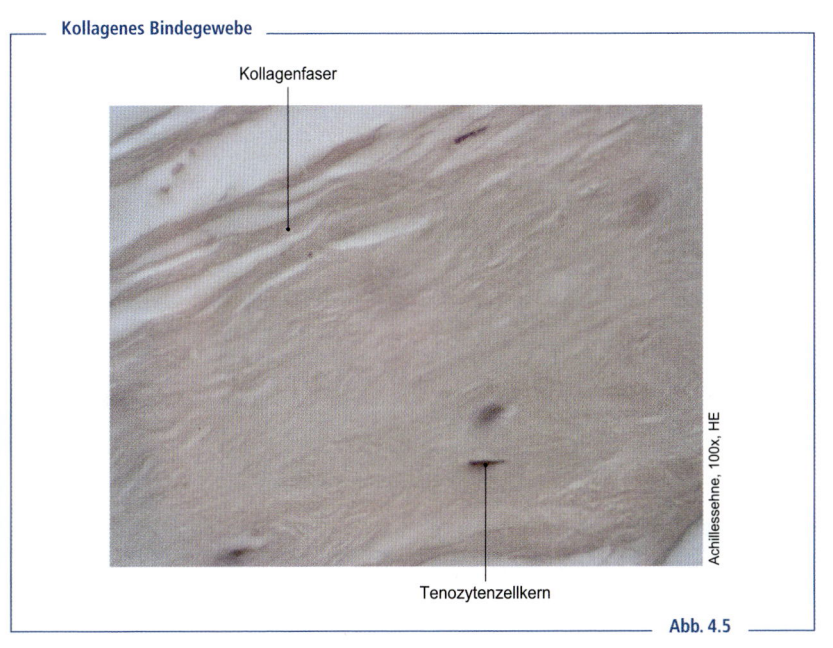

Abb. 4.5

4 Binde- und Stützgewebe

4.3 Bindegewebe (3)

Retikuläre Fasern

Retikuläre Fasern haben einen Durchmesser von ca. 1 μm. Sie setzen sich hauptsächlich aus Kollagen-Typ-III-Fibrillen (→ Kap. 4.2, → Tab. 4.1) zusammen. Im Routinepräparat sind retikuläre Fasern wegen ihres geringen Durchmessers nicht zu sehen. Aufgrund eines reichen Besatzes mit Glykoproteinen (z. B. Fibronektin) sind retikuläre Fasern mit der „Zucker-Färbung" **PAS** oder mit einer **Versilberungstechnik** darstellbar (→ Abb. 4.6).

Vorkommen Retikuläre Fasern kommen als Bestandteil der Basalmembran (Epithelgewebe), im Bereich von Epithelzellverbänden wie Drüsenendstücken, Nierenkanälchen, im Bereich um Kapillaren, um Fettzellen, um Muskelzellen, um periphere Nerven und in sekundären lymphatischen Organen vor.
Im Bereich des Knochenmarks und in sekundären lymphatischen Organen werden Netzwerke von retikulären Fasern von **fibroblastischen Retikulumzellen** gebildet. In derartigem retikulärem Bindegewebe werden zusätzlich Kollagen Typ I, IV sowie Fibrillin, Elastin und Laminin produziert.

Merke In der Milz gibt es eine Besonderheit des retikulären Bindegewebes: Da sich hier kurze Passagen finden, in denen das Blut extravasal fließt, müssen die Kollagenfibrillen dort von Zellfortsätzen umhüllt werden, um eine Blutgerinnung zu verhindern.

Elastische Fasern

Elastische Fasern haben einen Durchmesser von 2 μm und können nur durch Spezialfärbungen (**Elastika-Färbungen**) dargestellt werden, z. B. Resorcin-Fuchsin (→ Abb. 4.7).

Vorkommen Elastische Fasern kommen in der Lunge, in herznahen Arterien (Windkesselfunktion), in den Ligg. flava der Wirbelsäule und im elastischen Knorpel vor.
Elastische Fasern haben einen gänzlich anderen Aufbau als Kollagenfasern. Sie bestehen im Wesentlichen aus den Proteinen **Elastin** und **Fibrillin** sowie dem regulierend wirkenden **Fibulin**. Elastische Fasern können sich um das maximal 2,5-Fache ihrer Ausgangslänge ausdehnen und kehren nach Abklingen der Zugkräfte in ihre Ausgangslänge zurück.

Tab. 4.2 GAGs und ihr Entdeckungsort

GAG	Gewebe
Chondroitin-Sulfat (CS)	Knorpel
Dermatan-Sulfat (DS)	Haut
Keratan-Sulfat (KS)	Kornea
Heparan-Sulfat (HS)	Leber

Klinik

Bei der **Marfan-Krankheit** ist das Fibrillin-1 defekt. Aufgrund der fehlerhaften elastischen Faserbildung kann es zur Entstehung eines Aneurysmas (Aussackung der Aorta mit Gefahr der Ruptur) kommen; die Gelenke dieser Patienten sind überstreckbar.
Bei einem **Defekt des Fibulin-5** kommt es zu überdehnbarer loser Haut und zu schweren Lungenemphysem. Fibuline wirken offenbar regulierend bei der ordnungsgemäßen Entstehung von elastischen Fasern.

Glykosaminoglykane

Glykosaminoglykane (GAG) sind unverzweigte Polysaccharidketten, die aus Disaccharideinheiten bestehen. Das Disaccharid besteht aus jeweils einem Aminozucker (Namensgebung) und einer Zuckersäure.
GAGs sind stark negativ geladen und ziehen osmotisch aktive Kationen (z. B. Na^+) an, die wiederum Wassermengen in die Matrix ziehen. Dies ist die Basis für die Druckfestigkeit der EZM. Die Namen der GAGs richten sich nach dem ursprünglichen Gewebe der Erstbeschreibung (→ Tab. 4.2).

Vorkommen Tatsächlich kommen die verschiedenen in → Tab. 4.2 genannten GAGs in nahezu allen Geweben vor.
Eine herausragende Stellung unter den GAGs nimmt das **Hyaluronan** (HA) ein. Es besteht aus 250–50 000 Dissacharid-Einheiten und kann damit eine Größe von bis zu 300 nm erreichen.
Hyaluronan spielt in der Embryonalentwicklung als Füllmasse, in der später Zellen einwandern können, eine große Rolle. Auch im ausgewachsenen Organismus hat Hyaluronan als Bestandteil der EZM eine weite Verbreitung. Überschüssiges Hyaluronan wird durch Hyaluronidase abgebaut.

Histopathologie

Auch bakterielle Erreger bilden Hyaluronidase, sie kann daher im Rahmen von sog. **Phlegmonen** oder **Erysipelen** zu einer raschen Ausbreitung von Keimen (z. B. Streptokokken) im Gewebe führen.

Proteoglykane

Proteoglykane bestehen aus Proteinen, an denen GAGs gebunden sind. Dieser Proteinfaden kann, wie beim Aggrecan, bis zu 300 nm lang sein. In diesem Fall kann das Protein bis zu 130 GAG-Ketten tragen. Durch Zusammenlagerung von mehreren Aggrecan-Molekülen mit Hyaluronan können **Super-Proteoglykane** mit einer Größe von bis zu 5 μm entstehen.

4.3 Bindegewebe (3)

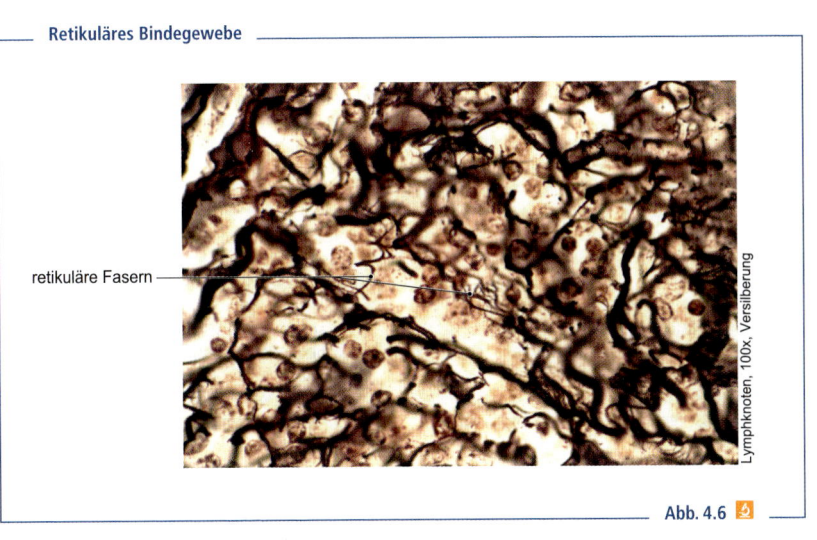

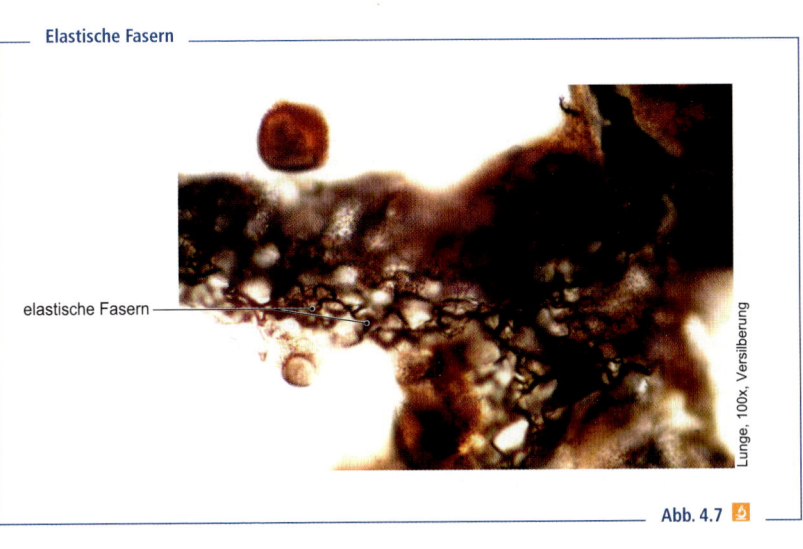

Retikuläres Bindegewebe

retikuläre Fasern

Lymphknoten, 100x, Versilberung

Abb. 4.6

Elastische Fasern

elastische Fasern

Lunge, 100x, Versilberung

Abb. 4.7

4.4 Bindegewebe (4)

Formen des Bindegewebes

Lockeres kollagenes Bindegewebe

Vorkommen Lockeres kollagenes Bindegewebe findet sich als **Stroma** in allen epithelialen Geweben. Es lässt sich als Verschiebeschicht in den Wänden von Hohlorganen (→ Kap. 4.1, → Abb. 4.2), in Gefäß-Nerven-Straßen, in der Lamina propria von Schleimhäuten und im Stratum papillare der Dermis nachweisen.

Straffes kollagenes Bindegewebe

Das straffe kollagene Bindegewebe kann noch ein weiteres Mal unterteilt werden in:
- Straffes **geflechtartiges** kollagenes Bindegewebe, bei dem aus **verschiedenen** Richtungen Zug auf das Gewebe einwirkt
- Straffes **paralleles** kollagenes Bindegewebe, bei dem nur aus **einer** Richtung Zug auf das Gewebe einwirkt

Vorkommen Beispiele für das Vorkommen von **straffem geflechtartigem kollagenem Bindegewebe** sind das Stratum reticulare der Dermis, die Sklera und die Kornea des Auges, die Dura mater, Organkapseln, die Tunica albuginea des Hodens (→ Abb. 4.8), und Teile von Gelenkkapseln. **Straffes paralleles kollagenes Bindegewebe** findet sich z. B. in Zugsehnen (→ Kap. 4.2, → Abb. 4.5), Aponeurosen, das sind flächige Sehnen wie die Sehne des M. obliquus externus abdominis, oder Bändern.

Sehnen

Sehnen (→ Abb. 4.9) haben die Aufgabe, den Zug zwischen Muskel und Knochen zu übertragen. Die Matrix der Sehne besteht im Wesentlichen aus Kollagen Typ I mit einem geringen Anteil an elastischen Fasern.
Die dominierende Zelle des Sehnengewebes ist der **Tenozyt**. Im elektronenmikroskopischen Bild sind flügelartige Fortsätze zu erkennen. Der Tenozyt wird daher auch als **Flügelzelle** bezeichnet. Untereinander sind die Tenozyten über Gap junctions miteinander verbunden. Nach außen wird die Sehne durch ein aus lockerem Bindegewebe bestehenden **Epitendineum** abgegrenzt. Ein **Peritendineum** septiert die Sehne in Faserbündel. Jedes einzelne Faserbündel ist wiederum von einem **Endotendineum** umgeben. In Epi-, Peri- und Endotendineum verlaufen die Gefäß-Nerven-Straßen, die jedoch – typisch für ein bradytrophes (stoffwechselarmes) Gewebe – sparsam ausgebildet sind.
Solange die Zugrichtung des Muskels der Zugrichtung der Sehne entspricht, ist die betroffene Sehne eine **Zugsehne**. Weicht die Zugrichtung des Muskels von der Zugrichtung der Sehne ab, spricht man von einer **Gleitsehne**, da die Sehne um ein **Hypomochlion** (Widerlager) umgelenkt werden muss (→ Abb. 4.10). In dem Kontaktareal mit dem Hypomochlion entwickelt die Sehne ein Gleitlager, das aus Faserknorpel (→ Kap. 4.8) besteht. Dieses Gleitareal aus Faserknorpel ist gefäßfrei und an die Druckbeanspruchung, die in diesem Areal herrscht, angepasst (→ Abb. 4.11).
In tiefer liegenden Schichten lassen sich zunächst wachsende Scherkräfte nachweisen. Auf der dem Gleitareal abgewandten Seite herrschen Zugkräfte vor. Das Gewebe besteht hier wieder aus straffem parallelfaserigem kollagenem Bindegewebe mit Dominanz der Tenozyten.

Retikuläres Bindegewebe

Vorkommen Retikuläres Bindegewebe kann im Bereich des Knochenmarks und in den sekundären lymphatischen Organen nachgewiesen werden.
Zu den **Besonderheiten** des retikulären Bindegewebes zählen die besonders langen Ausläufer der fibroblastischen Retikulumzellen. In diesem dreidimensionalen Netz können sich freie Zellen der Blutzellvorläufer im Knochenmark bzw. lymphatische Zellen in den sekundären lymphatischen Organen ungestört entwickeln.

Gallertiges Bindegewebe

Das gallertige Bindegewebe findet sich exklusiv in der Nabelschnur (→ Abb. 4.12). Es zeichnet sich durch besonders feine Kollagenfasern aus, die von Fibroblasten gebildet werden. Der Gehalt an Hyaluronan und damit auch an Wasser ist verhältnismäßig hoch. Das gallertige Bindegewebe, das auch als **Wharton-Sulze** (Wharton jelly) bezeichnet wird, verleiht der Nabelschnur eine nicht komprimierbare, aber dennoch flexible Struktur. Diese Bedingungen sind ideal für die in der Nabelschnur verlaufenden Gefäße, von denen das Leben des Fetus abhängt.

Spinozelluläres Bindegewebe

Vorkommen Das spinozelluläre Bindegewebe lässt sich ausschließlich im Bereich der Rinde des Ovars nachweisen.
Im Unterschied zu allen anderen Formen des Bindegewebes ist das spinozelluläre Bindegewebe ungewöhnlich zellreich (→ Abb. 4.13). Die Fibroblasten selbst sind spindelförmig und die EZM ist faserarm.

Elastisches Bindegewebe

Vorkommen Elastisches Bindegewebe lässt sich im Bereich der Ligg. flava der Wirbelsäule nachweisen, außerdem in Form von elastischen Sehnen im Ansatz des M. arrector pili (Haaraufrichtermuskel) und in der mimischen Muskulatur.

4.4 Bindegewebe (4)

Straffes kollagenes Bindegewebe, geflechtartig

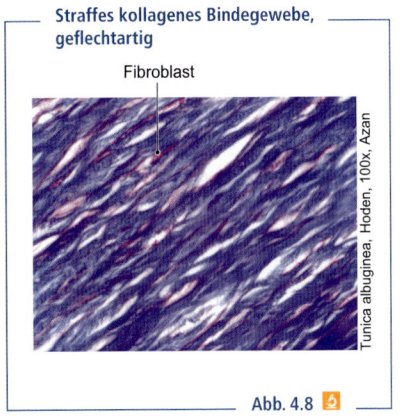

Fibroblast

Tunica albuginea, Hoden, 100x, Azan

Abb. 4.8

Straffes kollagenes Bindegewebe, parallelfaserig

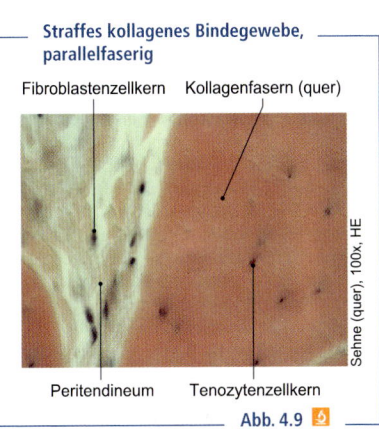

Fibroblastenzellkern   Kollagenfasern (quer)

Peritendineum   Tenozytenzellkern

Sehne (quer), 100x, HE

Abb. 4.9

Kräfte in einer Gleitsehne

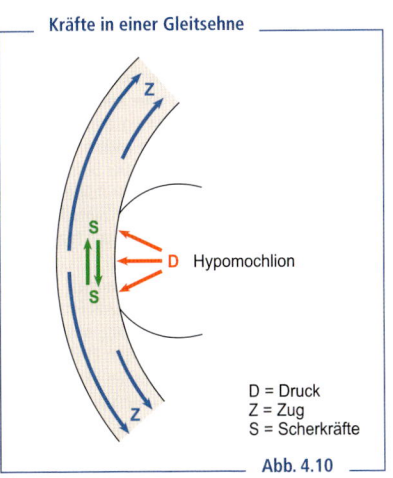

Z
S
D   Hypomochlion
S
Z

D = Druck
Z = Zug
S = Scherkräfte

Abb. 4.10

Gleitareal einer Sehne

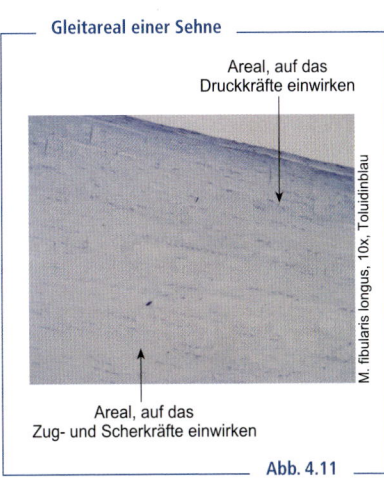

Areal, auf das Druckkräfte einwirken

Areal, auf das Zug- und Scherkräfte einwirken

M. fibularis longus, 10x, Toluidinblau

Abb. 4.11

Gallertiges Bindegewebe

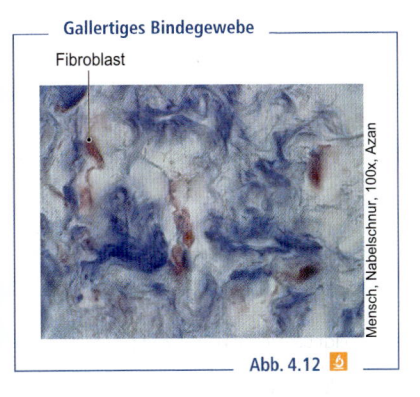

Fibroblast

Mensch, Nabelschnur, 100x, Azan

Abb. 4.12

Spinozelluläres Bindegewebe

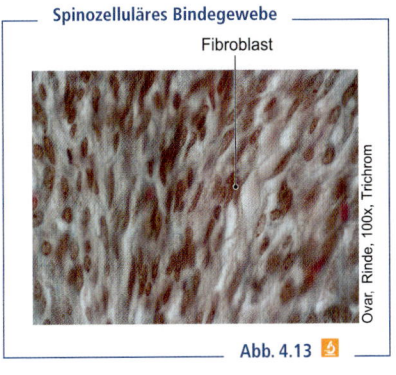

Fibroblast

Ovar, Rinde, 100x, Trichrom

Abb. 4.13

4 Binde- und Stützgewebe

4.5 Fettgewebe

Fettgewebe kann in weißes (univakuoläres) und braunes Fettgewebe (plurivakuoläres) eingeteilt werden.

Vorkommen   Wesentlich häufiger ist **weißes Fettgewebe,** das als Energiespeicher, Isoliermaterial und als Polstermaterial zur Abwehr mechanischer Beanspruchungen, etwa als Baufett in der Fußsohle, in der Augenhöhle (Orbita) und in der Nierenkapsel, Verwendung findet. **Braunes Fettgewebe** dient dem menschlichen Neugeborenen zur Thermogenese und kann beim Erwachsenen nur noch im Supraklavikularbereich nachgewiesen werden.

Jede Fettzelle ist von einer Basallamina und retikulären Fasern umgeben. Die Einlagerung oder Mobilisierung der Fette (Lipide) wird hormonell gesteuert. So führt Insulin zu einer verstärkten Aufnahme von Glukose in die Adipozyten (→ **Kap. 12.5**).

Weißes Fettgewebe

Die Fettzellen oder **Adipozyten** im weißen Fettgewebe leiten sich von mesenchymalen Stammzellen ab. Sie sind mit einer Größe von etwa 100 µm im Vergleich zu den übrigen Zellen des Binde- und Stützgewebes relativ groß. Der meist mit einer Fettvakuole prall gefüllte Zell-Leib hat annähernd die Form einer Kugel (→ **Abb. 4.14 a**). Der Zellkern und das Zytoplasma sind an den Rand der Zelle verlagert (→ **Abb. 4.14 b**). Die deutliche Abgrenzung einzelner Fettzellen ist auf den Besitz einer Basalmembran zurückzuführen.

Fettzellen können vereinzelt im interstitiellen Bindegewebe oder in Verbünden vorliegen. In letzterem Fall werden die einzelnen Fettzellen über retikuläre oder kollagene Fasern zusammengehalten. Größere Ansammlungen von Fettzellen haben zusätzlich eine bindegewebige Septierung mit darin enthaltenen Blutgefäßen und Nerven.

Die Einlagerung von zusätzlichen Fetten erfolgt in erster Linie durch Größenzunahme der Fettzelle (**Hypertrophie**). Eine Zunahme der Fettzellzahl (**Hyperplasie**) ist hauptsächlich unter pathologischen Bedingungen (Adipositas) nachweisbar.

___ Klinik ___

Adipositas ist eine Erkrankung, die mit einer erheblichen Zunahme des weißen Fettgewebes einhergeht. Sie gilt als Risikofaktor für viele Erkrankungen wie Diabetes mellitus, Bluthochdruck, Osteoarthrose etc.

___ Histopathologie ___

Wird atrophiertes Parenchym durch reifzelliges Fettgewebe ersetzt, spricht man von einer sog. „Vakatfettwucherung". Eine solche Fettgewebsvermehrung kann beispielsweise im Nierenhilus beim Auftreten sog. „Schrumpfnieren" oder in Lymphknoten (dann: „lipatrophischer Lymphknoten") beobachtet werden.

Wie in den anderen Geweben des Binde- und Stützgewebes lassen sich auch im Fettgewebe **mesenchymale Stammzellen** nachweisen. Bei kosmetischen Fettabsaugungen (Liposuktionen) fallen diese Zellen als Nebenprodukt an und können für anderweitige Behandlungen, z. B. Defektdeckung, verwendet werden.

Braunes Fettgewebe

Die Adipozyten des braunen Fettgewebes haben einen geringeren Durchmesser als die des weißen Fettgewebes (50–80 µm). Die Farbe der Adipozyten des braunen Fettgewebes rührt vom hohen Gehalt an **Mitochondrien.** Diese erfüllen im braunen Fettgewebe eine andere Funktion als in anderen Geweben, sie dienen hier der Thermogenese. Der Besitz von vielen kleinen Vakuolen im Zell-Leib der Adipozyten des braunen Fettgewebes ist ein weiterer zentraler Unterschied im Vergleich zum weißen Fettgewebe (→ **Abb. 4.15**).

Das braune Fettgewebe ist gut kapillarisiert (→ **Abb. 4.16**) und wird vom Sympathikus zur Fettverbrennung stimuliert. Die Wärmegewinnung aus braunem Fettgewebe kommt immer dann zum Einsatz, wenn die Wärmebildung durch Aktivität der Skelettmuskulatur nicht ausreicht, z. B. bei Winterschlaf haltenden Säugetieren, Neugeborenen.

___ Differenzialdiagnose ___

Die Differenzialdiagnose zwischen weißem und braunem Fettgewebe richtet sich nach der Zahl der Vakuolen innerhalb des Adipozyten: Im weißen Fettgewebe haben die Adipozyten nur eine Fettvakuole; im braunen Fettgewebe besitzen die Adipozyten im histologischen Schnittbild 10–20 Vakuolen und mehr.

Allgemeiner Hinweis: Die Fettvakuolen sind in Routinepräparaten häufig herausgelöst, sodass die Adipozyten scheinbar Löcher im Zytoplasma aufweisen.

4.5 Fettgewebe

Weißes Fettgewebe

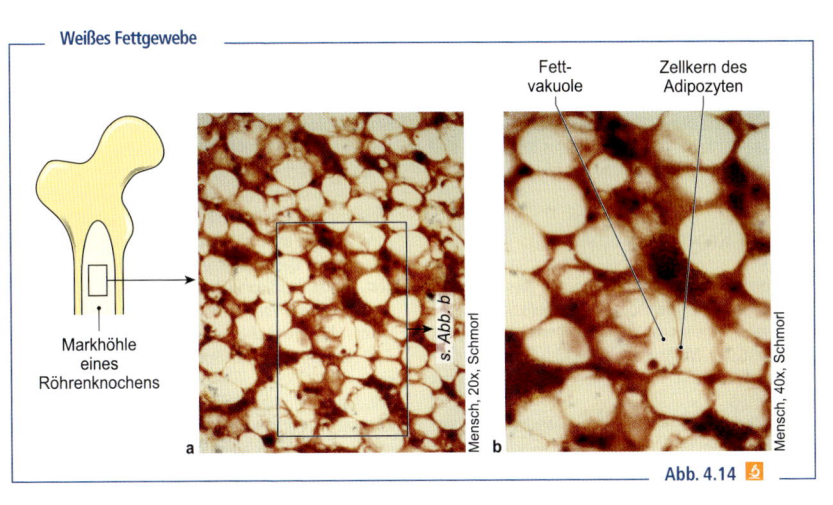

Markhöhle eines Röhrenknochens

Fettvakuole
Zellkern des Adipozyten

Mensch, 20x, Schmorl
s. Abb. b
Mensch, 40x, Schmorl

a · b

Abb. 4.14

Braunes Fettgewebe

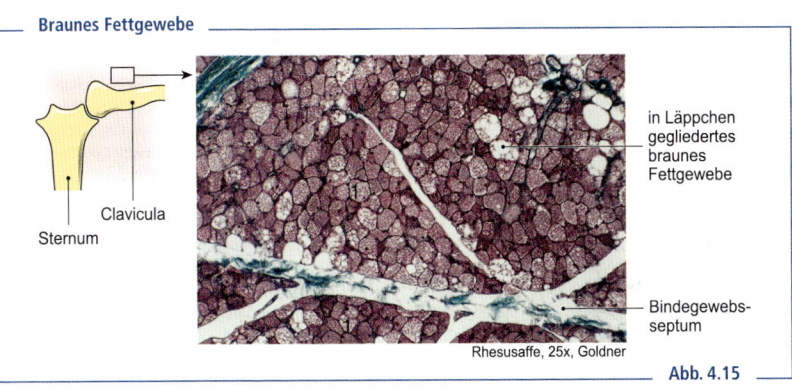

Clavicula
Sternum

in Läppchen gegliedertes braunes Fettgewebe

Bindegewebssptum

Rhesusaffe, 25x, Goldner

Abb. 4.15

Braune Fettzelle

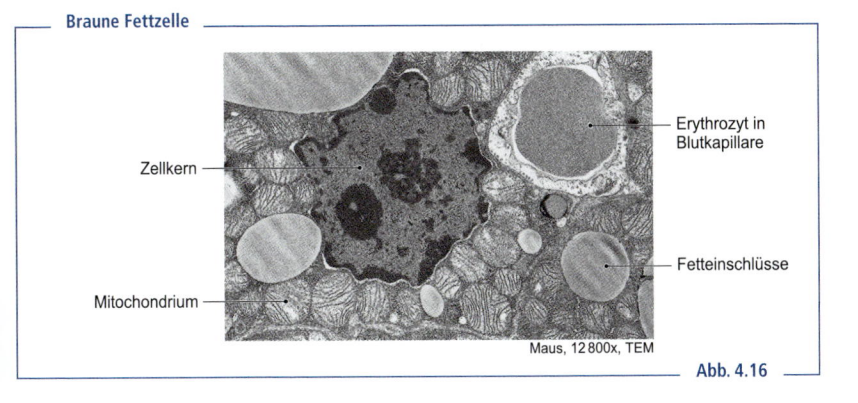

Zellkern

Erythrozyt in Blutkapillare

Fetteinschlüsse

Mitochondrium

Maus, 12 800x, TEM

Abb. 4.16

4 Binde- und Stützgewebe

4.6 Knorpelgewebe (1)

Knorpelgewebe besteht im Wesentlichen aus **Chondrozyten** und aus **Extrazellulärmatrix (EZM)**. Es zeichnet sich durch einen sehr hohen Gehalt an EZM und eine verhältnismäßig niedrige Zellzahl aus und hat eine sehr feste Konsistenz. Insgesamt lassen sich drei verschiedene Knorpelarten unterscheiden: hyaliner, elastischer und Faserknorpel.

Hyaliner Knorpel – Aufbau

Vorkommen Der hyaline Knorpel lässt sich im Bereich der Gelenkflächen, des Rippenknorpels, der Atemwege (Nasenseptum, Kehlkopfskelett, Trachea, Bronchien), der Wachstumsplatten und des Primordialskeletts (knorpelig vorgeformte Teile des Skeletts) nachweisen.
In **Diarthrosen,** das sind echte Gelenke mit einem Gelenkspalt, sind die Gelenkflächen meist mit hyalinem Knorpel überzogen. Ausnahme ist das Kiefergelenk: Hier sind die Gelenkflächen aufgrund der desmalen Verknöcherung (→ Kap. 4.14) der Gelenkpartner mit Faserknorpel bedeckt.
Hyaliner Knorpel ist i.d.R. gefäßfrei (avaskulär) und wird über Konvektion (Transport von nutritiven Substanzen in einer strömenden Flüssigkeit) und Diffusion ernährt. Da der **Gelenkknorpel** als Vertreter des hyalinen Knorpels stellenweise bis 8 mm dick ist, ist die erfolgreiche Versorgung auf ein regelmäßiges Durchwalken des Knorpels mit Synovialflüssigkeit angewiesen. Außerdem finden sich im hyalinen Gelenkknorpel keine Nervenfasern und keine Lymphgefäße.
Zu den **Hauptbestandteilen** des hyalinen Knorpels gehören Kollagen Typ II, Proteoglykane und Wasser. Das effektive Zusammenspiel dieser Komponenten wird durch das **Benninghoff-Arkaden-Modell** verständlich (→ Abb. 4.17, → Kap. 4.7). Die arkadenförmige Architektur der Kollagenfasern sorgt zum einen für eine sprungfederartigen Charakter und zum anderen für ein Festhalten der wasserbindenden Proteoglykane. Der hyaline Knorpel ist druckelastisch, d.h., er ist reversibel komprimierbar. Für diese Druckelastizität sind die molekularen Bestandteile (Kollagene und Proteoglykane) des Knorpels verantwortlich.
Zu den weniger häufig vorkommenden Matrixkomponenten zählen unter physiologischen Bedingungen Kollagen Typ VI, IX und XI.
Knorpelzellen entstehen aus **Mesenchymzellen,** die sich zusammenlagern. Die daraus hervorgehenden **Chondroblasten** differenzieren sich schließlich zu **Chondrozyten.** Die Matrix, die von den Knorpelzellen produziert wird, drängt die Zellen auseinander.

Die in dieser Phase stattfindende Proliferation der Knorpelzellen wird als **interstitielles Wachstum** bezeichnet. Sie findet in der frühen Phase der Knorpelbildung und in den Wachstumsfugen statt.
Nach Abschluss des interstitiellen Wachstums verbleiben die daraus hervorgegangenen Zellen in sog. isogenen Gruppen. Unter physiologischen Umständen sind im erwachsenen Knorpel kaum mehr Zellteilungen nachweisbar. Chondrozyten galten bislang als reversibel **postmitotisch.** Unter dieser Voraussetzung würden die Chondrozyten so lange nicht proliferieren, bis sie im Rahmen einer Erkrankung stimuliert würden, z. B. bei der Osteoarthrose. Mit besonders sensitiven Verfahren lassen sich allerdings auch unter physiologischen Umständen Alterungs- und Zellteilungsprozesse bei den Knorpelzellen nachweisen.
Mit Ausnahme des Gelenkknorpels besitzt hyaliner Knorpel ein **Perichondrium** (→ Abb. 4.18 a, b), das sich in der Peripherie entwickelt. In dem Perichondrium verlaufen die Gefäße, die für die Ernährung des Knorpels verantwortlich sind. Das Perichondrium kann in zwei Schichten unterteilt werden: ein Stratum fibrosum (äußere Faserschicht) aus straffem kollagenfaserigem Bindegewebe, das Zugkräfte auffangen kann, und ein Stratum chondrogenicum (innere zellreiche Schicht) aus mesenchymalen Stammzellen, die sich zu Chondroblasten entwickeln können. Hier besteht die Möglichkeit des **appositionellen Wachstums** (Anlagerungswachstum).
Das Perichondrium dient somit zum einen dem mechanischen Schutz vor Biegebeanspruchung und zum anderen der Regeneration und dem appositionellen Wachstum. Das heißt im Umkehrschluss aber auch, dass der Gelenkknorpel, der über kein Perichondrium verfügt, ein wesentlich schlechteres Regenerationspotenzial hat.

Histopathologie

Osteoarthrose ist eine degenerative Erkrankung des Gelenkknorpels. Da der Gelenkknorpel weder über Gefäße noch über ein Perichondrium verfügt, können Verletzungen durch Überbeanspruchung nur unzureichend repariert werden. Die Folge sind degenerative Veränderungen, die mit einem Abbau der Knorpelmatrix einhergehen. Die Erkrankung führt zu starken Schmerzen im Bereich der betroffenen Gelenke (meist Knie- oder Hüftgelenk) und zu erheblichen Bewegungseinschränkungen. Im fortgeschrittenen Zustand bleibt nur der Ersatz des Gelenks durch eine totale Endoprothese (TEP; → **Praxisfall**).

4.6 Knorpelgewebe (1)

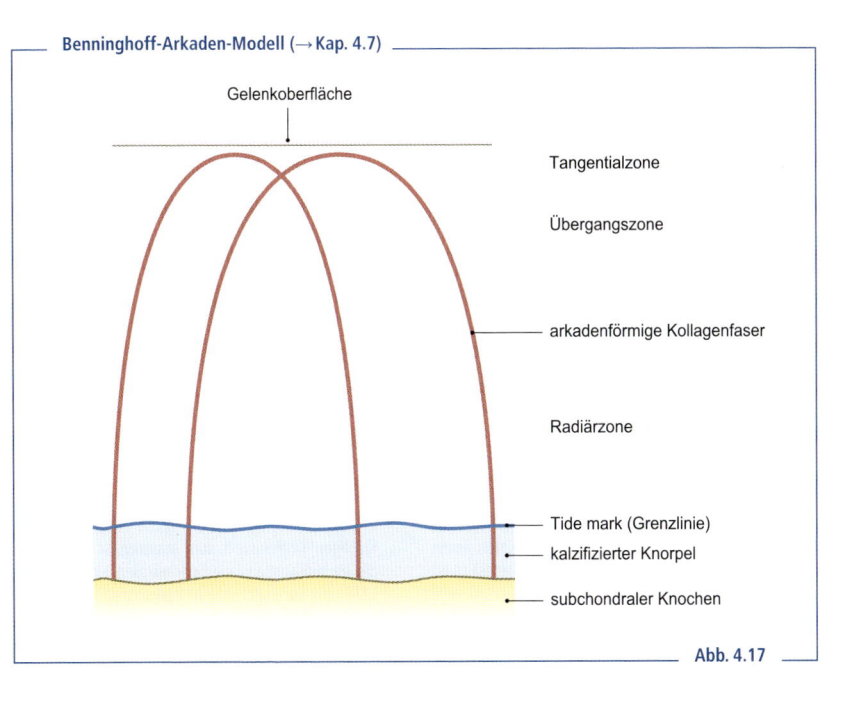

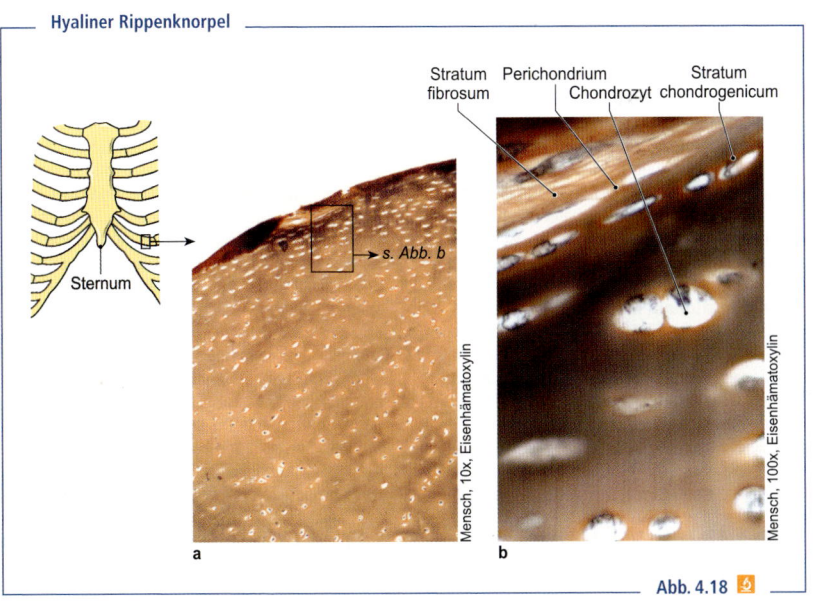

Benninghoff-Arkaden-Modell (→ Kap. 4.7)

- Gelenkoberfläche
- Tangentialzone
- Übergangszone
- arkadenförmige Kollagenfaser
- Radiärzone
- Tide mark (Grenzlinie)
- kalzifizierter Knorpel
- subchondraler Knochen

Abb. 4.17

Hyaliner Rippenknorpel

Sternum

Stratum fibrosum — Perichondrium — Chondrozyt — Stratum chondrogenicum

Mensch, 10x, Eisenhämatoxylin
Mensch, 100x, Eisenhämatoxylin

a b

Abb. 4.18

4.7 Knorpelgewebe (2)

Hyaliner Knorpel – Zellen und Zonen

Zellen

Der **Chondrozyt** des hyalinen Knorpels hat eine flache bis ovale Form und weist in der HE-Färbung eine deutlich basophile Matrix auf (→ Abb. 4.19 b). Die **Basophilie** ist auf die stark anionischen Proteoglykane zurückzuführen. In unmittelbarer Nähe der Zellen ist die Basophilie am stärksten.
Die Matrix zwischen den Zellen der isogenen Gruppe wird als **territoriale Matrix** bzw. **Territorium** (→ Abb. 4.19 c) bezeichnet. Die **isogene Gruppe** inkl. **territorialer Matrix** wird auch als **Chondron** bezeichnet. Die EZM zwischen den isogenen Gruppen nennt man **interterritoriale Matrix**. Im Routinepräparat entsteht aufgrund einer unzureichenden Fixierung zwischen Chondrozyt und EZM ein Spalt, der unzutreffenderweise auch als **Knorpelhöhle** bezeichnet wird. Bei guter Fixierung ist zu erkennen, dass die Zellmembran direkt an die Matrix angrenzt. Molekularbiologische und elektronenmikroskopische Befunde konnten zeigen, dass auch der Chondrozyt mit EZM-Rezeptoren direkt an der Matrix befestigt ist und mit ihr interagiert.
Die Chondrozyten haben in der **Übergangs-**, der **Radiär-** und in der **kalzifizierten Zone** (→ Abb. 4.19 a) eine ovale bis runde Form. In ihrem Zytoplasma lassen sich reichlich Glykogenschollen nachweisen. Der Umsatz der Matrix erfolgt langsam, aber stetig. Der prozentuale Anteil der Chondrozyten am hyalinen Knorpelgewebe beträgt zwischen 5 und 10 %.
Die Kollagenfibrillen sind lichtmikroskopisch nur schwer zu erkennen. Dieses Phänomen nennt man Maskierung. Es beruht auf einer Überlagerung der Kollagenfasern mit Glykosaminoglykanen. Aufgrund der ähnlichen Brechungsindices erscheint die Zusammenlagerung als homogene Masse. Um die Chondrozyten herum lässt sich ein schmaler Saum von Kollagen-Typ-VI-Mikrofibrillen nachweisen. Sie stellen die Verbindung zwischen Chondrozyt und territorialer Matrix her.
Die **interterritoriale Matrix** macht prozentual den größten Anteil der EZM aus. Die besondere Ausrichtung der Kollagenfibrillen ist für die Funktionalität des Gewebes entscheidend. Dies gilt insbesondere für den Gelenkknorpel. Das mit Abstand häufigste Kollagen im hyalinen Knorpel ist Kollagen Typ II. In geringerer Menge, aber doch mit wichtiger Funktion liegen die Kollagene Typ IX und Typ XI vor. Kollagen Typ IX hat vermutlich eine quervernetzende Funktion. Der Durchmesser der Kollagenfibrillen beträgt im Gelenkknorpel zwischen 50 und 100 nm, im übrigen hyalinen Knorpel zwischen 15 und 20 nm.
Der Verlauf der Kollagenfibrillen lässt sich am besten im Polarisationsmikroskop studieren. Im Bereich der Interterritorien ist der Verlauf weitgehend senkrecht zur Oberfläche.

Zonen

Der hyaline Gelenkknorpel kann in vier Zonen eingeteilt werden:
- In **Zone I** verlaufen die Kollagenfibrillen gemäß dem Benninghoff-Arkaden-Modell (→ Kap. 4.6, → Abb. 4.17) tangential (Tangentialzone) bzw. trajektoriell, d.h. im Verlauf der Zugrichtung. So sorgen sie dafür, dass es zu keinen Rissen im Knorpel kommt.
- In **Zone II** gehen die Fibrillen von einem tangentialen in einen radiären Verlauf über (Übergangszone).
- In den **Zonen III** und **IV** verlaufen die Kollagenfibrillen rein radiär.
- Zwischen den **Zonen III** (Radiärzone) und **IV** (kalzifizierter Knorpel) lässt sich eine Grenzlinie **(Tide mark)** darstellen, in der der mineralisierte Knorpel (Zone IV) in den nichtmineralisierten Knorpel übergeht.
- In **Zone IV** findet zum einen die Verankerung der Kollagenfibrillen statt, zum anderen ist die Zone IV die Verbindung zum subchondralen Knochen. Die EZM der Zone IV ist mit Hydroxylapatitkristallen (→ Kap. 4.9) durchsetzt.

Das häufigste Proteoglykan im hyalinen Knorpel ist das **Aggrecan**, das zusammen mit Hyaluronan **Super-Proteoglykan-Aggregate** von mehreren Mikrometern Länge bildet.
Die Proteoglykane sind fest mit den Kollagenfibrillen vernetzt und sorgen dafür, dass die EZM des hyalinen Knorpels einen Wassergehalt von etwa 80 % hat. Hauptgrund für die wasserbindende Eigenschaft ist der stark anionische Charakter der Proteoglykane, Kationen wie Na^+ anziehen. Da Na^+ osmotisch aktiv ist, wird Wasser nachgezogen. Das Vermögen der Proteoglykane, Wasser anzureichern, ist durch die zugfesten Kollagenfibrillen limitiert. Das komplexe Arkadennetzwerk der Kollagenfibrillen lässt lediglich eine Quellung des Systems auf maximal 20 % zu. Auf diese Weise wird eine Art Sprungfedersystem generiert. Bei Kompression des Knorpels kann zunächst noch Wasser austreten, bis schließlich das immer dichter werdende Matrixnetzwerk für Wasser undurchlässig wird. Die Dekompression bei Entlastung des hyalinen Gelenkknorpels erfolgt wiederum durch die „Sprungfedern". Mit dem Einstrom von Wasser wird die Konvektion der Synovialflüssigkeit im Knorpelgewebe gefördert. Das Sprungfedersystem des hyalinen Gelenkknorpels setzt allerdings die Integrität der einzelnen Komponenten des Gelenkknorpels (Proteoglykane und Kollagene) voraus.

4.7 Knorpelgewebe (2)

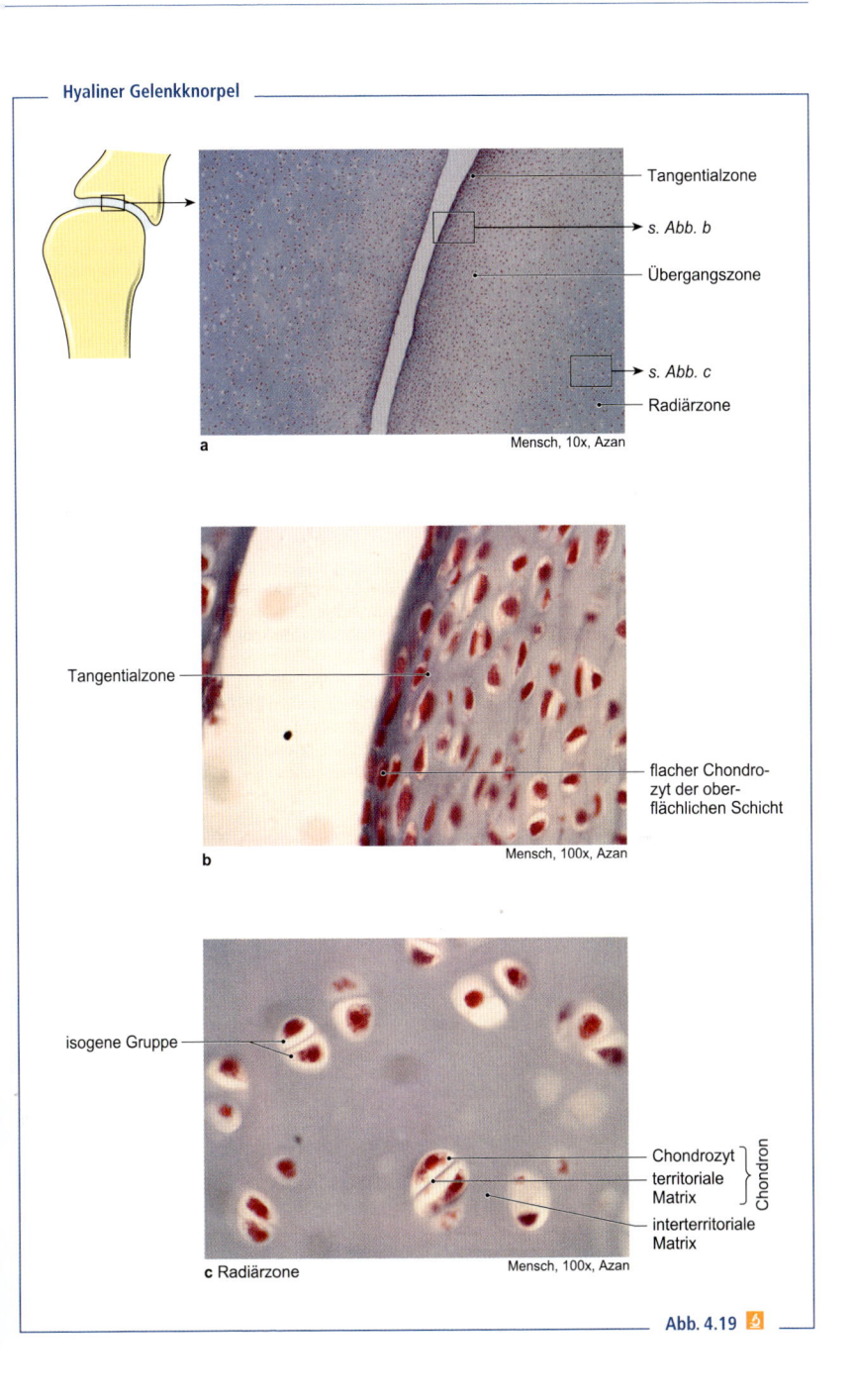

Hyaliner Gelenkknorpel

a — Tangentialzone / s. Abb. b / Übergangszone / s. Abb. c / Radiärzone
Mensch, 10x, Azan

b — Tangentialzone / flacher Chondrozyt der oberflächlichen Schicht
Mensch, 100x, Azan

c Radiärzone — isogene Gruppe / Chondrozyt / territoriale Matrix / interterritoriale Matrix } Chondron
Mensch, 100x, Azan

Abb. 4.19

4.8 Knorpelgewebe (3)

Elastischer Knorpel

Vorkommen   Elastischer Knorpel befindet sich im Bereich der Ohrmuschel (→ Abb. 4.20 a, b), im äußeren Gehörgang, in der Tuba auditiva, in der Epiglottis (Kehldeckel), in den kleinen Kehlkopfknorpeln und in den kleinsten Bronchien.
Im Unterschied zum hyalinen und zum Faserknorpel lassen sich im elastischen Knorpel mit Elastika-Färbungen **elastische Fasern** (→ Abb. 4.20 b) nachweisen. Die elastischen Fasern bilden Netze, die bis in das **Perichondrium** einstrahlen. Der elastische Knorpel wird auf diese Weise zusätzlich biegeelastisch. Abgesehen von den elastischen Fasern gleicht der elastische Knorpel in seinem Aufbau dem hyalinen Knorpel.

Faserknorpel

Vorkommen   Faserknorpel lässt sich im Bereich der Zwischenwirbelscheiben („Bandscheiben" oder Disci intervertebrales), in der Symphysis pubica, in den Disci articulares, in den Menisken des Kniegelenks, im Bereich der chondralen Sehnenansätze, in Gleitsehnen („Drucksehnen", → Kap. 4.4) und in den Gelenkflächen des Kiefergelenks nachweisen.
Der Faserknorpel zeichnet sich durch mikroskopisch deutlich erkennbare Kollagenfasern aus. Zwischen diesen Kollagenfasern liegen die Chondrozyten, die im Unterschied zum hyalinen Knorpel meist vereinzelt liegen (→ Abb. 4.21 a, b). Die Chondrozyten des Faserknorpels haben eine ovale Form und weisen in der HE-Färbung einen schmalen basophilen Hof auf. Faserknorpel kann aufgrund seines besonderen Aufbaus allen Kräften (Zug-, Druck- und Scherkräften) trotzen. Im Faserknorpel dominiert das Kollagen Typ I. Der Verlauf der Kollagenfasern ist an die jeweilige Funktion der Struktur angepasst.

Zwischenwirbelscheibe

In der Zwischenwirbelscheibe liegt zentral ein nicht komprimierbarer Nucleus pulposus und peripher ein Anulus fibrosus, der größtenteils aus Faserknorpel besteht. Die Fasern des **Anulus fibrosus** ziehen in flachen schraubenförmigen Windungen von einem Wirbelkörper zum nächsten (→ Abb. 4.21 a). Zwischen der subchondralen knöchernen Lamelle eines Wirbelkörpers und dem Faserknorpel der Zwischenwirbelscheibe gibt es noch eine Schicht aus hyalinem Knorpel. Da es sich bei Zwischenwirbelscheiben um **Synchondrosen** (Knorpelhafte) handelt, lässt sich im Gegensatz zu mit hyalinem Gelenkknorpel ausgekleideten Diarthrosen kein Gelenkspalt nachweisen.
Der **Nucleus pulposus** kann von seiner Funktion her am ehesten mit einem Wasserkissen verglichen werden. Er besteht im Wesentlichen aus Glykosaminoglykanen wie Chondroitin-6-Sulfat und Keratan-Sulfat, die in großem Maße Wasser binden. Nach außen schließt eine Schicht aus straffem kollagenfaserigem Bindegewebe ab. Eine der Hauptfunktionen des Anulus fibrosus besteht darin, den gallertigen Nucleus pulposus am Austreten zu hindern.

Klinik

Die Degeneration des Faserknorpels ist beim **Bandscheibenvorfall** (Prolaps) ein zentrales Ereignis. Nach Degeneration des Anulus fibrosus kann der gallertige Kern (Nucleus pulposus) ungehindert austreten und z. B. auf Spinalnervenwurzeln drücken.

Meniskus

Die Kollagenfasertextur des Meniskus ist so ausgerichtet, dass sie Druckkräfte in Zugkräfte umwandelt. Die zentralen Kollagenfasern (straffes kollagenes Bindegewebe) des Meniskus verlaufen zirkulär und sind damit in der Lage, den auf den Meniskus einwirkenden Gelenkdruck in eine zirkuläre Zugspannung umzuwandeln. Der oberflächliche Anteil des Meniskus besteht aus Faserknorpel (→ Abb. 4.22 a, b).
Die Blutgefäßversorgung des Meniskus ist von klinischer Bedeutung. Der Meniskus kann in drei Zonen eingeteilt werden (→ Abb. 4.22 a):

- Äußere, gut vaskularisierte (rot/rote) Zone
- Mittlere, schwach vaskularisierte (rot/weiße) Zone
- Innere, nicht vaskularisierte (weiß/weiße) Zone

Klinik

Der **Meniskusriss** gilt als eine der häufigsten Sportverletzungen. Die Aussicht auf Heilung nach Refixation ist umso größer, je weiter der Riss in der roten Zone lag. Da der Meniskus als transportable Gelenkfläche für die Integrität des Kniegelenks größte Bedeutung hat, sollte immer geprüft werden, ob der Riss in einer nähbaren Zone liegt. Für die Refixation ist daher die Kenntnis der einzelnen Meniskuszonen besonders wichtig. Grundsätzlich gilt: so viel Meniskus wie möglich erhalten.

Differenzialdiagnose

Elastischer Knorpel besitzt anders als hyaliner und Faserknorpel elastische Fasern, die sich mit Elastika-Färbungen deutlich darstellen lassen. **Faserknorpel** verfügt über große, deutlich erkennbare Kollagenfasern. Die Chondrozyten des Faserknorpels liegen meist vereinzelt, die des **hyalinen Knorpels** oft in Gruppen zusammengelagert vor.

4.8 Knorpelgewebe (3)

Elastischer Ohrknorpel

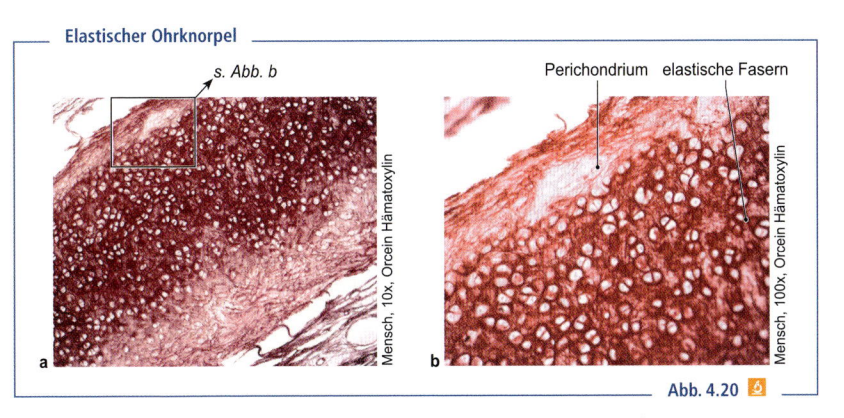

a s. Abb. b — Mensch, 10x, Orcein Hämatoxylin

b Perichondrium, elastische Fasern — Mensch, 100x, Orcein Hämatoxylin

Abb. 4.20

Zwischenwirbelscheibe

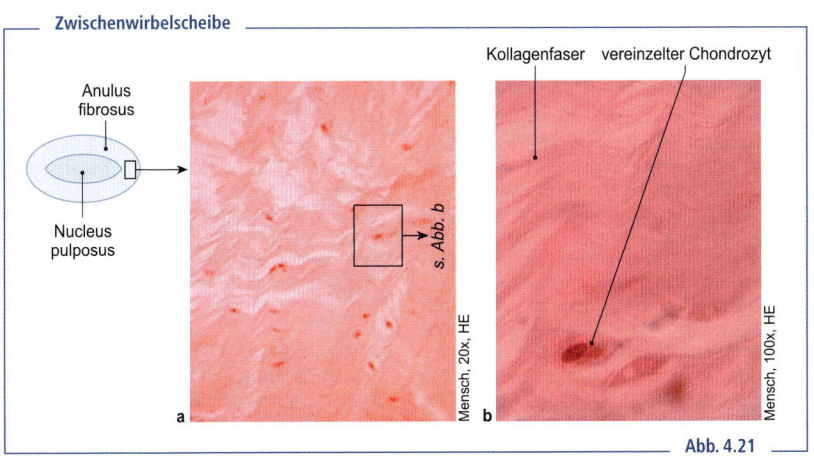

- Anulus fibrosus
- Nucleus pulposus

a s. Abb. b — Mensch, 20x, HE

b Kollagenfaser, vereinzelter Chondrozyt — Mensch, 100x, HE

Abb. 4.21

Meniskus

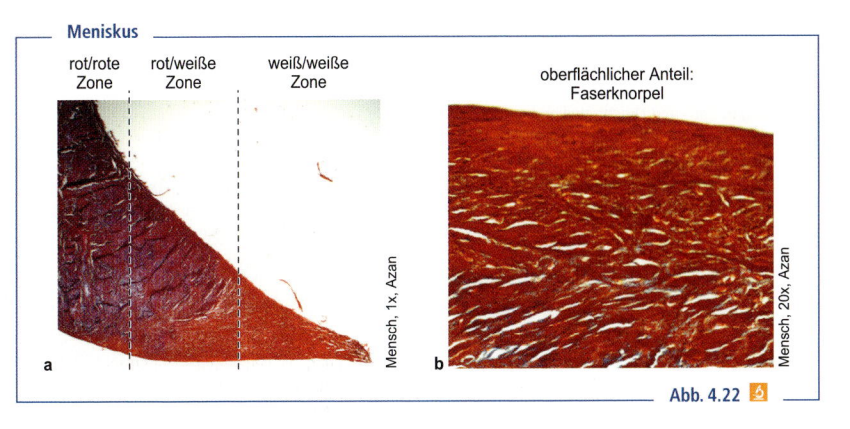

a rot/rote Zone — rot/weiße Zone — weiß/weiße Zone — Mensch, 1x, Azan

b oberflächlicher Anteil: Faserknorpel — Mensch, 20x, Azan

Abb. 4.22

4.9 Knochengewebe (1)

Allgemeiner Aufbau – EZM

Im Gegensatz zum Knorpelgewebe besteht Knochengewebe aus **verschiedenen Zelltypen**. Die mineralisierte **Extrazellulärmatrix** (EZM) setzt sich aus Kollagenfibrillen und Hydroxylapatitkristallen (s. u.) zusammen. Nach dem Schmelz, dem Dentin und dem Zement der Zähne ist der Knochen das vierthärteste Gewebe des menschlichen Körpers. Knochen besteht zu:
- 45 Gewichtsprozent aus Mineralien (Hydroxylapatit)
- 30 Gewichtsprozent aus organischem Material (Kollagen)
- 25 Gewichtsprozent aus Wasser

Merke Knochengewebe ist mit einer Stahl-Beton-Konstruktion vergleichbar, die ebenfalls biegefest ist. Die Hydroxylapatitkristalle entsprechen dem Beton, die Kollagenfasern dem Stahl. Auf diese Weise ist Knochen sowohl druck- als auch biegefest.

Makroskopie

Makroskopisch lässt sich ein Knochen in **Diaphyse** (Schaft) und **Epiphyse** einteilen. Im wachsenden Knochen wird zusätzlich eine **Wachstumsfuge** unterschieden, von der das Längenwachstum ausgeht. Die Wachstumsfuge besteht aus hyalinem Knorpel. Der Übergang zwischen Wachstumsfuge und Diaphyse wird auch als **Metaphyse** bezeichnet.
Bereits mit dem bloßen Auge kann man im Knochen eine äußere **Kompakta** von einer innen liegenden **Spongiosa** unterscheiden. Bei langen Röhrenknochen kann die Markhöhle auch komplett frei von Spongiosa sein, sodass im nicht mazerierten Präparat nur rotes (blutbildendes) bzw. gelbes (Fettmark) Knochenmark vorliegt (→ Kap. 7.4).
Die Spongiosa ist ein System aus dünnen Plättchen (Lamellen) und Bälkchen (Trabekel) mit einem Durchmesser von ca. 300 bis maximal 400 µm (→ Abb. 4.23 a). Die Ausrichtung der Trabekel richtet sich nach ihrer Beanspruchung (trajektorielle Ausrichtung). Es gibt Zug- und Drucktrabekel. Im Raum zwischen den Trabekeln lässt sich Knochenmark nachweisen (→ Abb. 4.23 b).
Die außen liegende Kompakta wird auch als **Kortikalis** bezeichnet und kann eine Stärke von bis zu 10 mm erreichen (→ Abb. 4.24).

EZM des Knochens

Die **organische Komponente** des Knochens besteht zum Großteil aus Kollagen Typ I. Proteoglykane und Glykoproteine machen einen geringen Prozentsatz aus.
Die **anorganische Komponente** des Knochens wird durch **Hydroxylapatit** gestellt, das sich überwiegend aus Kalzium-, Phosphat- und Hydroxidionen sowie zu einem geringen Anteil aus Magnesium, Fluorid und Karbonat zusammensetzt.

Spezieller Aufbau der EZM

Im Knochengewebe muss grundsätzlich zwischen dem unreifen **Geflechtknochen** (→ Abb. 4.25) und dem reifen **Lamellenknochen** (→ Abb. 4.23 a, b) unterschieden werden.

Geflechtknochen

Vorkommen Geflechtknochen gibt es v. a. an Orten mit einer großen Umbaurate. Beispiele dafür sind der Alveolarfortsatz von Mandibula (Unterkiefer) und Maxilla (Oberkiefer).
Beim Geflechtknochen liegen die Kollagenfibrillen netzartig verbunden vor. Biomechanisch unterliegt der Geflechtknochen hinsichtlich der Biegefestigkeit dem Lamellenknochen.
Geflechtknochen ist grundsätzlich die Vorstufe bei Umbau- oder Entwicklungs- oder Regenerationsprozessen. Auch die Frakturheilung (Knochenbruchheilung) läuft über die Zwischenstufe des Geflechtknochens.

Lamellenknochen

Der ausdifferenzierte Knochen (Kompakta und Spongiosa) ist im menschlichen Organismus immer als Lamellenknochen (→ Abb. 4.23 b) organisiert. Die einzelne Lamelle hat einen Durchmesser von 3–5 µm und wird durch parallel verlaufende Kollagenfibrillen mit der dazugehörigen mineralischen EZM-Komponente gebildet. Zwischen den Lamellen liegen die ausdifferenzierten Knochenzellen, die als Osteozyten bezeichnet werden.

Histopathologie

Bei der **Osgenesis imperfecta** ist die Synthese des Kollagens Typ I gestört. Als Folge dessen ist die Biegefestigkeit des Knochens reduziert. Häufige Frakturen sind die Konsequenz.

4.9 Knochengewebe (1)

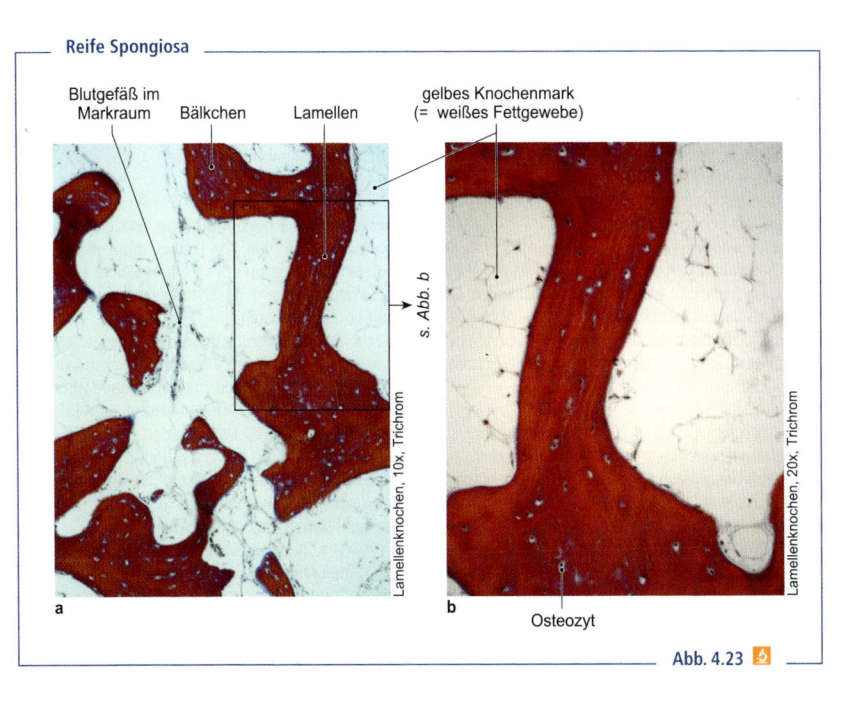

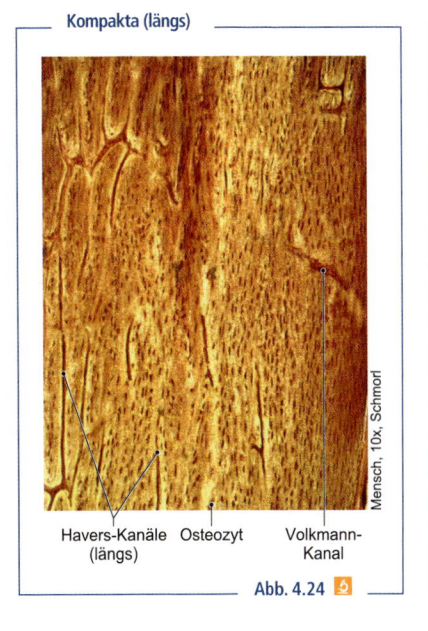

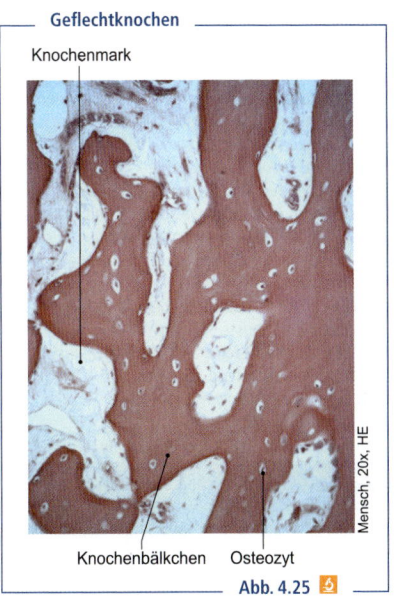

Reife Spongiosa

Blutgefäß im Markraum — Bälkchen — Lamellen — gelbes Knochenmark (= weißes Fettgewebe)

s. Abb. b

Lamellenknochen, 10x, Trichrom

a

Lamellenknochen, 20x, Trichrom

b
Osteozyt

Abb. 4.23

Kompakta (längs)

Mensch, 10x, Schmorl

Havers-Kanäle (längs) — Osteozyt — Volkmann-Kanal

Abb. 4.24

Geflechtknochen

Knochenmark

Mensch, 20x, HE

Knochenbälkchen — Osteozyt

Abb. 4.25

4 Binde- und Stützgewebe

4.10 Knochengewebe (2)

Allgemeiner Aufbau – Osteozyten und Osteoblasten

Die knochenbildenden Zellen sind die **Osteoblasten** (→ **Tab. 4.3**). Nach Abschluss der Knochenmatrix-Synthese geht ein Großteil der Osteoblasten in die Apoptose (programmierter Zelltod). Der kleinere Teil differenziert sich zum **Osteozyten**.
Da kein lebendes Gewebe ohne Umbau längeren Bestand haben und kein Umbau ohne vorherigen Abbau stattfinden kann, gibt es noch einen abbauenden Zelltyp, der als **Osteoklast** bezeichnet wird (→ Abb. 4.26). Im ausdifferenzierten Knochen sind die Osteozyten prozentual am häufigsten. Osteozyten haben gleichzeitig auch die höchste Lebenserwartung.

Osteozyten

Die Osteozyten scheinen von der mineralisierten Knochenmatrix eingemauert zu sein. Im Routinepräparat lässt sich meist nur der längliche Zellkern (→ Abb. 4.27) erkennen, der parallel zur Lamellenverlaufsrichtung orientiert ist. Spezialfärbungen nach Schmorl und elektronenmikroskopische Untersuchungen haben gezeigt, dass die Osteozyten zum einen über einen schmalen Zytoplasmasaum und zum anderen auch über lange Fortsätze verfügen.
Über diese Fortsätze stehen die Zellen via Gap junctions miteinander in Kontakt. Diese Fortsätze mit dem darüber befindlichen Flüssigkeitsfilm werden auch als **Canaliculi** (Knochenkanälchen) bezeichnet (→ Abb. 4.27). Sie verlaufen parallel, aber auch senkrecht zur Lamellenorientierung.
In dem Flüssigkeitsfilm oberhalb des Zellkörpers, der auch als **Lakune** oder **Höhle** bezeichnet wird, und in dem Film oberhalb der Fortsätze befinden sich Kollagenfibrillen. Dieser Raum wird jedoch nicht mineralisiert. Da über die Flüssigkeitsphase der Canaliculi alle Osteozyten miteinander verbunden sind, lässt sich dieser Weg für Diffusionsvorgänge nutzen. Auch mechanisch bedingte Effekte könnten auf diese Weise vermittelt werden. Die Osteozyten in den äußeren Lamellen stehen zusätzlich über Gap junctions mit den Zellen des Endosts (→ Kap. 4.11) in Verbindung. Die Vitalität der Osteozyten ist für den Erhalt des Knochens entscheidend. Sterben die Osteozyten, wird der Knochen abgebaut.

Offenbar sind die Osteozyten die Zellen, die eine erforderliche Anpassung an neue mechanische Bedingungen wahrnehmen oder einen Reparaturbedarf vermitteln.

Osteoblasten

Osteoblasten sind mit einer Größe von etwa 15 µm die knochenbildenden Zellen.

Merke Unter **Knochenbildung** versteht man zum einen die Produktion von Kollagenfibrillen und zum anderen die Steuerung der Mineralisation.

Außerdem regulieren die Osteoblasten auch die Aktivität der Osteoklasten.
Osteoblasten können zeitlebens aus mesenchymalen Stammzellen (MSC) hervorgehen. Wachstumsfaktoren wie z. B. das Bone morphogenetic protein-2 (BMP-2) fördern die Differenzierung von MSCs in Richtung Osteoblast. Osteoblasten sind im Gegensatz zu Osteoklasten auch im differenzierten Stadium noch teilungsfähig und können durch Wachstumsfaktoren wie Vascular endothelial growth factor (VEGF) zur Proliferation angeregt werden.
Die Matrix, die von Osteoblasten produziert wird, nennt man **Osteoid**. Die Produktion von neuem Osteoid erfolgt immer auf bereits vorhandener Matrix. Die Osteoblasten liegen den Knochenbälkchen oder der Kompakta unterhalb des Periosts (→ **Kap. 4.11**) von außen auf. Osteoblasten sind kubische Zellen, die in einschichtiger Lage dem zu erweiternden Knochen aufliegen (→ Abb. 4.28). Osteoblasten, die weder in die Apoptose gegangen noch zu Osteozyten differenziert sind, können in einen inaktiven Zustand als **Endostzelle** übergehen.
Für die Mineralisation sind Matrixvesikel, die von Osteoblasten produziert werden, von entscheidender Bedeutung. In den Vesikeln befindet sich alkalische Phosphatase in hoher Konzentration. Die **alkalische Phosphatase** stellt große Mengen an anorganischem Phosphat zur Verfügung. Im Inneren des Matrixvesikels bilden sich die ersten Hydroxylapatitkristalle. Das Wachstum der Kristalle führt schließlich zum Zerreißen der Zellmembran und damit zu einer Überführung in den Extrazellulärraum. Hier lagern sich die Kristalle extrazellulär den Kollagenfibrillen an.

--- **Klinik** ---

Bei der **Hypophosphatasie** ist die Funktion der alkalischen Phosphatase gestört. Es kommt zu erheblichen Störungen der Skelett- und Zahnentwicklung. Je nach Schwere der Erkrankung kann sie schon im Kindesalter zum Tode führen.

Tab. 4.3 Zellen des Knochengewebes

Funktion	Knochenzelle
Knochenbildung	Osteoblast
ausdifferenzierte Knochenzelle	Osteozyt
knochenabbauende Zelle	Osteoklast

4.10 Knochengewebe (2)

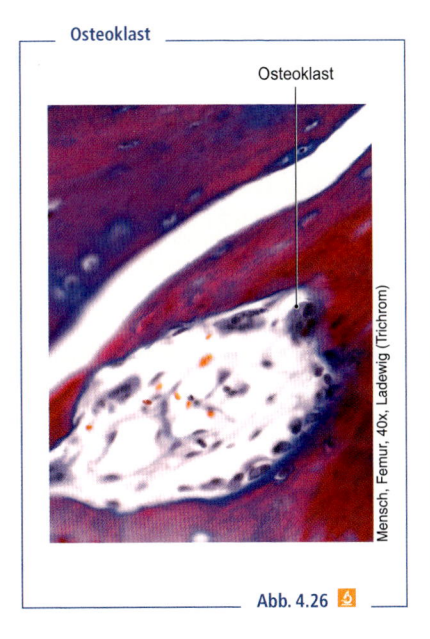

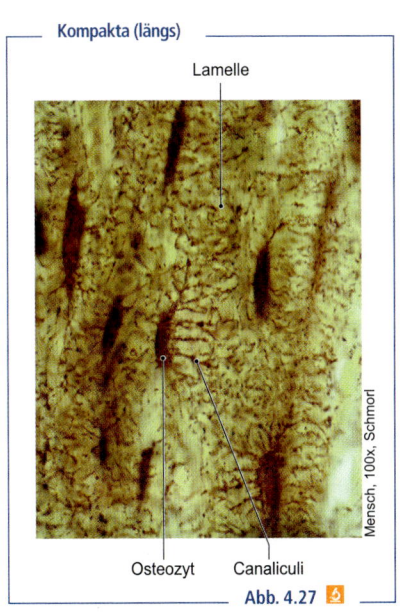

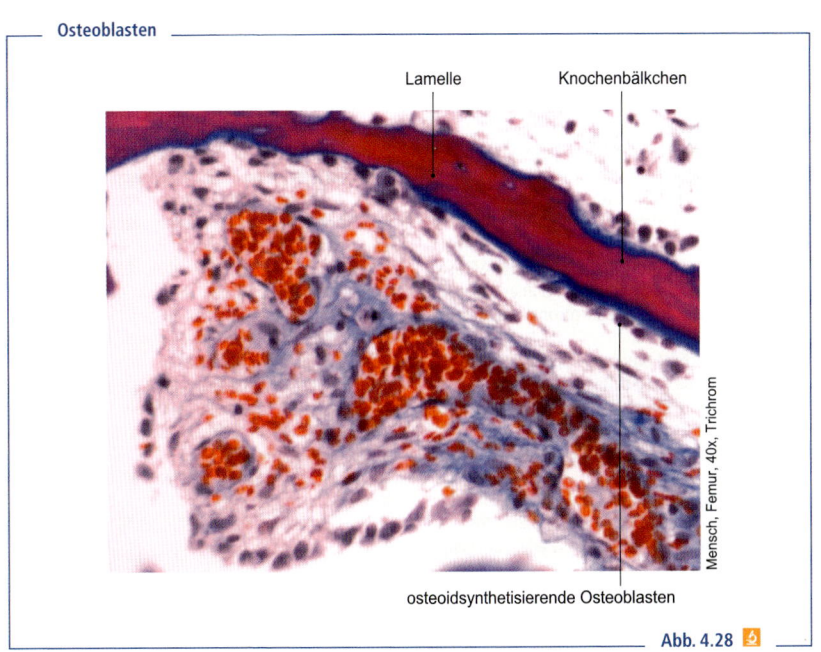

Osteoklast

Osteoklast

Mensch, Femur, 40x, Ladewig (Trichrom)

Abb. 4.26

Kompakta (längs)

Lamelle

Osteozyt   Canaliculi

Mensch, 100x, Schmorl

Abb. 4.27

Osteoblasten

Lamelle   Knochenbälkchen

osteoidsynthetisierende Osteoblasten

Mensch, Femur, 40x, Trichrom

Abb. 4.28

4.11 Knochengewebe (3)

Allgemeiner Aufbau – Osteoklasten, Endost und Periost

Osteoklasten

Osteoklasten sind Zellen, die sich auf den Abbau der mineralisierten Knochenmatrix spezialisiert haben. Sie gehören zum mononukleären Phagozytensystem (MPS) und gehen aus denselben Vorläuferzellen hervor wie die Monozyten.

Osteoklasten sind mit einer Größe von 50–100 μm verhältnismäßig groß. Im Unterschied zum Monozyten weisen sie bis zu 10 Kerne auf (→ Abb. 4.29). Osteoklasten sind zudem reich an Mitochondrien und Lysosomen. Die Mitochondrien produzieren die Energie für die zahlreichen Protonenpumpen, die Lysosomen stellen die Speicher für die EZM-abbauenden Enzyme dar. Die Lebenserwartung ist mit 2 Wochen verhältnismäßig kurz.

Zellen, die auf den Abbau von mineralisiertem Knorpel, nicht-mineralisiertem Knorpel oder auf den Abbau von Zahnbein (Dentin) spezialisiert sind, nennt man Chondroklasten (→ Kap. 4.14), Septoklasten bzw. Odontoklasten.

Osteoklasten kann man v.a. in Regionen mit verhältnismäßig großem Umbau aufspüren. **Sehnenansatzareale** zählen zu umbauintensiven Regionen. Im Rahmen der **Frakturheilung** können ebenfalls große Zahlen von Osteoklasten nachgewiesen werden.

Der **aktive Osteoklast** liegt dem Knochen direkt an und frisst **Lakunen** in die Trabekel bzw. Bohrkanäle in die Kompakta (→ Abb. 4.29). Durch Bildung eines dichten Faltensystems in der Zytoplasmamembran des Osteoklasten (ruffled border) im Bereich des Knochenkontakts wird eine Oberflächenvergrößerung erzielt.

Bei der **Resorption von Knochen-EZM** geht der Osteoklast in vier Schritten vor:

- Zunächst löst der Osteoklast die Kalziumverbindungen durch Säureproduktion auf. H^+-ATPasen, die in der Membran der Ruffled border sitzen, reduzieren den pH in der **Resorptionslakune (Howship-Lakune)** auf 4,5.
- Im zweiten Schritt produziert der Osteoklast lysosomale Enzyme in die Resorptionslakune hinein (z.B. Cathepsin K), um die organische Matrix zu zerlegen.
- Anschließend wird die zerlegte EZM durch Endozytose aufgenommen.
- Im letzten Schritt werden die endozytotisch aufgenommenen EZM-Fragmente via Transzytose auf der Rückseite des Osteoklasten wieder abgegeben.

Der Osteoklast kann nach Tätigkeit in einen inaktiven Zustand zurückkehren und wieder Teil des Endosts werden.

> **Klinik**
>
> Im Rahmen der **Osteoporose** kommt es zu einem vermehrten Knochenabbau mit Abnahme der Knochendichte. Ein therapeutischer Ansatz ist die Gabe von Bisphosphonaten, die die Aktivität der Osteoklasten hemmen.

Endost

Die Innenflächen des Trabekelwerks und die Innenflächen der **Kompakta** sowie die **Havers-Kanäle** (→ Kap. 4.12) werden von Endost ausgekleidet (→ Abb. 4.30). Das Endost liegt auf einer dünnen Schicht aus nichtmineralisierten Kollagenfibrillen. Die Zellen, die auch als Lining cells bezeichnet werden, sind MSCs, ruhende Osteoblasten und ruhende Osteoklasten, die bei Bedarf zu Umbau- oder Regenerationszwecken aktiviert werden können.

Periost

Das Periost liegt dem Knochen von außen an und besteht aus drei Schichten. Ganz außen liegt eine gefäßreiche **Adventitia**. Von hier ziehen die Gefäße über Volkmann-Kanäle (→ Kap. 4.12) in die Tiefe des Knochens.

Die zweite Schicht wird als **Stratum fibrosum** bezeichnet (→ Abb. 4.31 a, b). Sie besteht aus straffem Bindegewebe, das auch elastische Fasern enthält. Die elastischen Fasern sind besonders im Bereich des Sehnenansatzes von Bedeutung.

Die Kollagenfasern des Stratum fibrosum strahlen als sog. **Sharpey-Fasern** in die Kompakta des Knochens ein und vermitteln so eine stabile Verankerung des Periosts an den Knochen (→ Abb. 4.31 a).

Die dritte Schicht ist das **Stratum osteogenicum**. Hier können drei Zelltypen unterschieden werden. Osteoprogenitorzellen (können sich bei Bedarf zu Präosteoblasten differenzieren), MSCs und Präosteoblasten (im Gegensatz zu Osteoblasten noch teilungsfähig). Von dieser auch als **Kambium** bezeichneten Schicht geht das Dickenwachstum des Knochens aus (→ Abb. 4.31 a, c). Das Periost ist zudem lymphgefäßreich und enthält viele Schmerzfasern.

4.11 Knochengewebe (3)

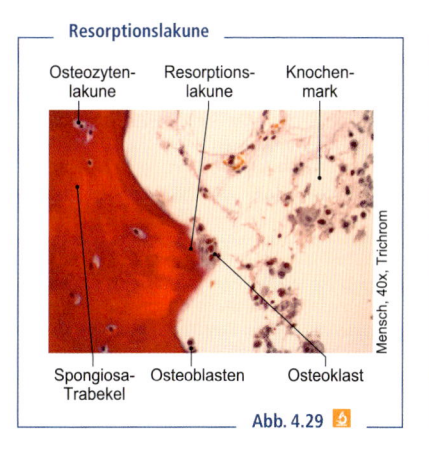

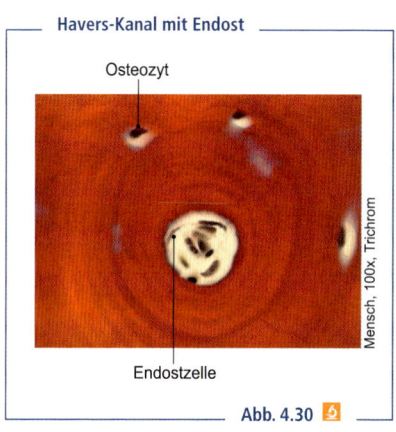

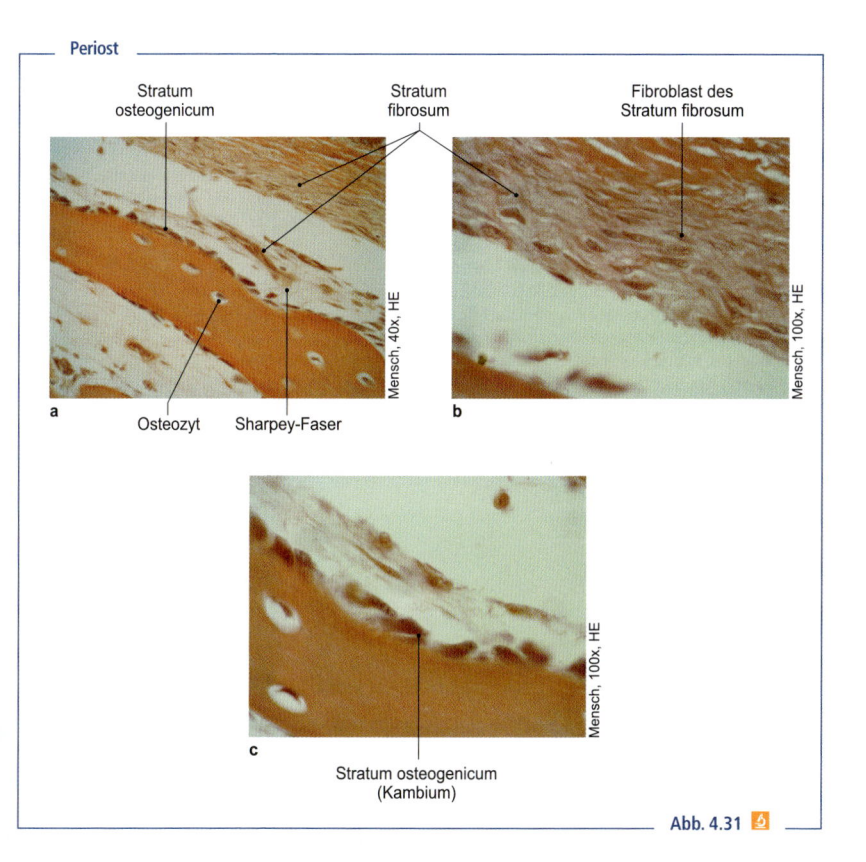

Resorptionslakune

Abb. 4.29

Osteozytenlakune — Resorptionslakune — Knochenmark — Spongiosa-Trabekel — Osteoblasten — Osteoklast

Mensch, 40x, Trichrom

Havers-Kanal mit Endost

Abb. 4.30

Osteozyt — Endostzelle

Mensch, 100x, Trichrom

Periost

a: Stratum osteogenicum — Stratum fibrosum — Osteozyt — Sharpey-Faser

Mensch, 40x, HE

b: Fibroblast des Stratum fibrosum

Mensch, 100x, HE

c: Stratum osteogenicum (Kambium)

Mensch, 100x, HE

Abb. 4.31

4.12 Knochengewebe (4)

Allgemeiner Aufbau – Sehnenansatz und Lamellenknochen

Sehnenansatz

Der Ansatz von Sehnen erfolgt periostal oder chondral. Beim **periostalen Ansatz** strahlen die Kollagenfasern der Sehne in das Stratum fibrosum des Periosts ein, um von dort wie Sharpey-Fasern in den Knochen einzustrahlen. Ein periostaler Ansatz ist natürlich nur dort möglich, wo der Knochen über ein Periost verfügt, z. B. im Bereich der Diaphyse des Knochens, und nicht im Gelenkbereich der Epiphysen oder im Bereich der Apophysen (Knochenfortsatz).

Ein **chondraler Ansatz** kann in Bereichen bestehen, in denen kein Periost vorliegt, z. B. im Bereich der Apophyse. Kurz bevor die Kollagenfasern den Knochen durchdringen, werden sie von Faserknorpel durchsetzt. Der Faserknorpel bewirkt analog zu den elastischen Fasern eine Dehnungsdämpfung.

Aufbau des Lamellenknochens

Knochenaufbau und -abbau hat stets eine enge Beziehung zum Gefäßsystem. Das in den Knochen eintretende Gefäß wird Arteria nutritia genannt und dringt zunächst in die Markhöhle vor. Von hier wird das System des Markraums gespeist, um anschließend über **Havers-Gefäße**, die in den **Havers-Kanälen** (→ Abb. 4.32) liegen, die Kompakta zu versorgen. Die Havers-Gefäße verlaufen längs zur Knochenachse. Im rechten Winkel dazu verlaufen die sog. **Volkmann-Kanäle**, die auch Blutgefäße enthalten.

Die gefäßlosen Spongiosatrabekel werden über Diffusion aus den Markraumgefäßen versorgt. Aus diesem Grund kann der Trabekeldurchmesser eine Stärke von 300–400 μm nicht übersteigen. Die Diffusionsstrecke von maximal 200 μm kann nicht überschritten werden.

Die Spongiosalamellen sind parallel zur Trabekeloberfläche ausgerichtet.

Die Baueinheit der Kompakta ist das **Osteon** (→ Abb. 4.32). Im Zentrum des Osteons steht der Havers-Kanal, der einen Durchmesser von 20 μm hat (→ Abb. 4.33). Im Havers-Kanal selbst lassen sich neben einer Lage Endost einzelne Kapillaren, Venolen, Bindegewebszellen (Fibroblasten) und einzelne Nervenfasern nachweisen.

Um den Havers-Kanal herum sind 5–20 Knochenlamellen konzentrisch angeordnet. Der Havers-Kanal hat immer direkt oder indirekt Kontakt zur Markhöhle.

Die Kollagenfibrillen in den Osteonlamellen verlaufen schraubenförmig von einer Lamelle zur nächsten. Der Durchmesser eines Osteons ist mit gefäßführendem Zentrum und äußerer Begrenzung – ähnlich wie bei den Spongiosatrabekeln – bis 400 μm stark. Die Form des Osteons ist im Querschnitt rund bis oval. Die Canaliculi der Osteozyten (→ Kap. 4.10) durchziehen das Osteon radiär. Zwischen den einzelnen Osteonen ist der Proteoglykangehalt erhöht, was den Eindruck einer stärker anfärbbaren Zementlinie vermittelt.

Unvollständig von Umbautrupps abgeräumte Osteone (→ Kap. 4.13) verbleiben in der knöchernen EZM als sog. **Schaltlamellen** (→ Abb. 4.33). Sie füllen die Räume zwischen den Osteonen aus, sodass die Kompakta eine geschlossene Masse ergibt. Nach außen sind die Lamellen nicht als Osteone verwirklicht, sondern als sog. **äußere Generallamelle**. Auch zum Markraum kann eine sog. **innere Generallamelle** vorhanden sein.

Klinik

Aufgrund der limitierten Blutgefäßversorgung kommt es im Bereich des Femurkopfs unter Einfluss von Glukokortikoiden oder Alkohol relativ häufig zu **Femurkopfnekrosen**. Man nimmt an, dass ca. 10 % der jährlich 300 000 Endoprothesen in Deutschland im Bereich des Hüftgelenks auf eine Femurkopfnekrose zurückzuführen sind.

4.12 Knochengewebe (4)

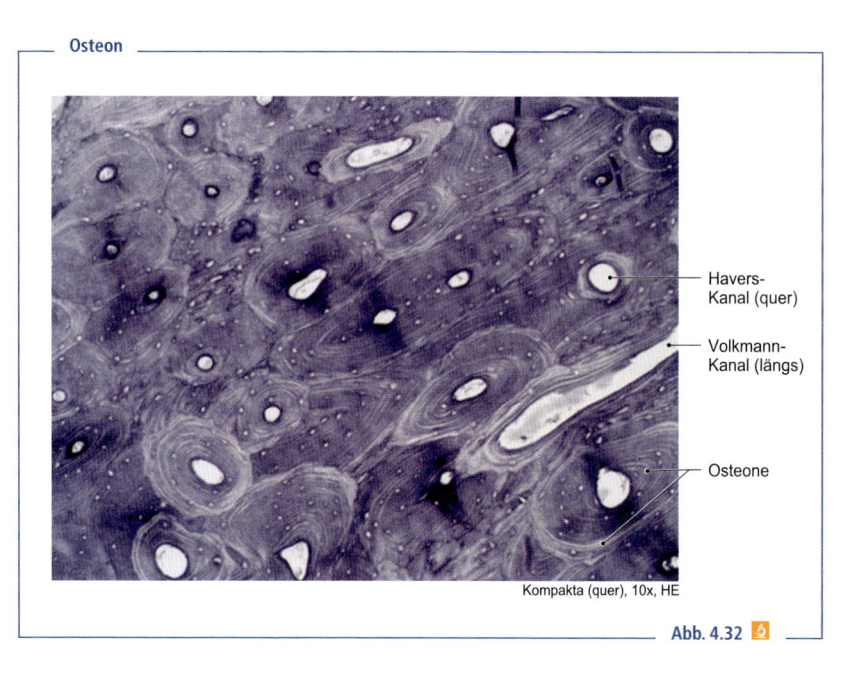

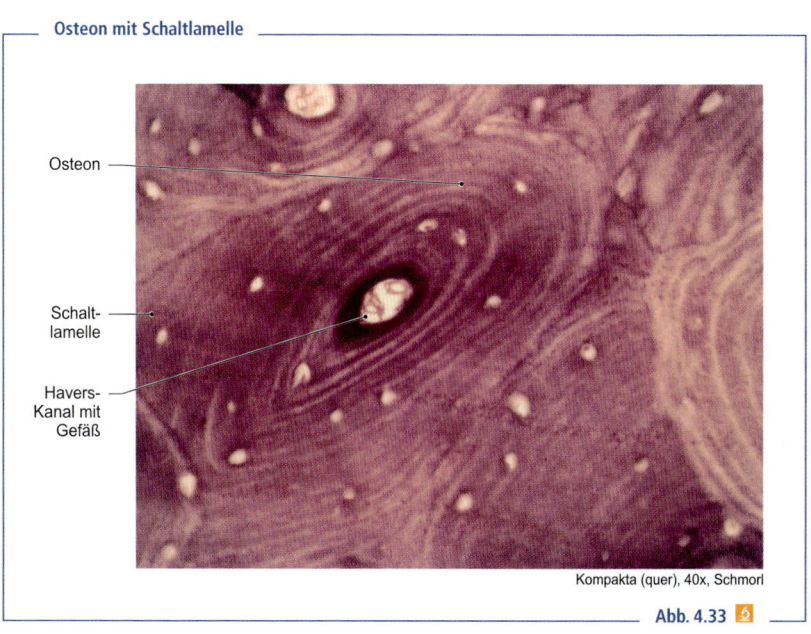

Osteon

Havers-Kanal (quer)

Volkmann-Kanal (längs)

Osteone

Kompakta (quer), 10x, HE

Abb. 4.32

Osteon mit Schaltlamelle

Osteon

Schaltlamelle

Havers-Kanal mit Gefäß

Kompakta (quer), 40x, Schmorl

Abb. 4.33

4.13 Knochengewebe (5)

Knochenumbau

Der statische Eindruck des Knochens täuscht. In der Spongiosa findet jährlich ein Umbau von 28 %; in der Kompakta von 4 % statt. Da drei Viertel des Skeletts aus Kompakta (¾ × 4) und ein Viertel des Skeletts aus Spongiosa (¼ × 28) besteht, werden jährlich etwa 10 % umgebaut.

Umbau oder **Remodeling** ist wichtig, um von unreifen Geflechtknochen zu biomechanisch höherwertigem Lamellenknochen zu gelangen und außerdem um das Skelett an aktuelle biomechanische Bedürfnisse anzupassen, z. B. Wechsel der Lebensgewohnheiten, sportliche Aktivität, Gewichtszunahme etc. Außerdem müssen Mikrofrakturen repariert werden. Nicht zuletzt ist das Skelett auch der größte Kalziumspeicher, der in Kalzium-Mangelsituationen für Kompensation sorgen muss.

Basic multicellular units

Der Umbau erfolgt über sog. **Basic multicellular units (BMU)** (→ Abb. 4.34–Abb. 4.36). Im Zentrum dieser BMU liegen **Endothelzellen**, die den Umbau orchestrieren (→ Tab. 4.4). An der Spitze der BMU liegen **Osteoklasten**, die den Bohrkanal fressen. Die Flanken der BMU werden von **Osteoblasten** besetzt, die bereits neues Osteoid anlagern. Der Durchmesser des Bohrkanals hat in etwa die Größe des zukünftigen Osteons (400 μm).

Wenn die ersten Osteoblasten ihr Osteoid produziert haben, werden sie von der 2. Osteoblastenfraktion bedeckt und eingemauert (→ Abb. 4.37). Nach Bildung von maximal 20 Lamellen kehrt die letzte Garde Osteoblasten in den Ruhezustand zurück und wird zum Endost.

Da die Entstehung eines Osteons mehrere Monate dauert, müssen z. B. die Osteoklasten der BMU mehrmals ausgetauscht werden. Nach Fertigstellung des Osteons erfordert die Kalzifizierung der Lamellen nochmals mehrere Monate. Der Transport der Ionen wird durch die Existenz des interstitiellen Flüssigkeitsfilms in den Canaliculi ermöglicht (→ Kap. 4.10).

Im Bereich der Spongiosa werden keine Bohrkanäle, sondern flächige **Howship-Lakunen** (→ Kap. 4.11) von den Osteoklasten gefressen.

Wie groß die Bedeutung der **mechanischen Beanspruchung** ist, wird am Beispiel des Alveolarfortsatzes nach Zahnverlust deutlich. Der Rückgang von Knochensubstanz nach Zahnverlust liegt nach wenigen Monaten im Millimeterbereich. Als mechanosensitive Struktur werden die Osteozyten diskutiert. Von den Osteozyten könnten die Signale an die im Endost liegenden ruhenden Osteoblasten und Osteoklasten weitergeleitet werden. Wachstumsfaktoren wie VEGF könnten hier eine entscheidende Rolle spielen (→ Abb. 4.36).

Klinik

Eine der häufigsten Ursachen für die **Osteoporose** ist der Östrogenmangel in der Postmenopause (80 %). Die Osteoporose führt im fortgeschrittenen Stadium zu Frakturen im Bereich der Wirbelkörper (bevorzugt im Lendenbereich) und im Bereich des Collum femoris (Oberschenkelhals).

Regulation

Osteoblasten können Osteoklasten direkt beeinflussen. Mit dem Wachstumsfaktor GM-CSF wird die Zellteilung der Osteoklastenvorläuferzellen (→ Kap. 4.11) gesteigert. Die Aktivierung des Osteoklasten erfolgt durch Interaktion des osteoblastären membranständigen RANKL mit dem osteoklastären RANK. Mit Osteoprotegerin (OPG) als löslichem Rezeptor für RANKL kann der Osteoblast der Osteoklastogenese entgegensteuern.

Einmal aktivierte Osteoklasten setzen Verdau-Wachstumsfaktoren frei, die wiederum Osteoblasten aktivieren können.

An der Regulation des Knochenumbaus sind außerdem Hormone wie beispielsweise Östrogen (→ Kap. 13.3) beteiligt:

- Das **Parathormon** der Nebenschilddrüse bewirkt über eine Aktivierung der Osteoblasten eine Zunahme der RANKL-Expression. Wird das Parathormon jedoch exogen stoßweise verabreicht, steigert es die knochenbildende Funktion der Osteoblasten.
- **Calcitonin** wirkt bei bestehender Hyperkalzämie auf Osteoklasten hemmend.
- **Calcitriol (Vitamin D)** fördert die Osteoblastenaktivität und die Mineralisation.
- **Östrogene** (häufigstes Östrogen: 17-beta-Östradiol) wirken über eine Hemmung der RANKL-Expression und eine Erhöhung der Osteoprotegerin-Spiegel.

Tab. 4.4 Zellen und Lage der Zellen in einer Basic multicellular unit (BMU)

Zelle	Lage
Osteoklast	Spitze
Osteoblast	Flanken
Endothelzelle	Zentrum

4.13 Knochengewebe (5)

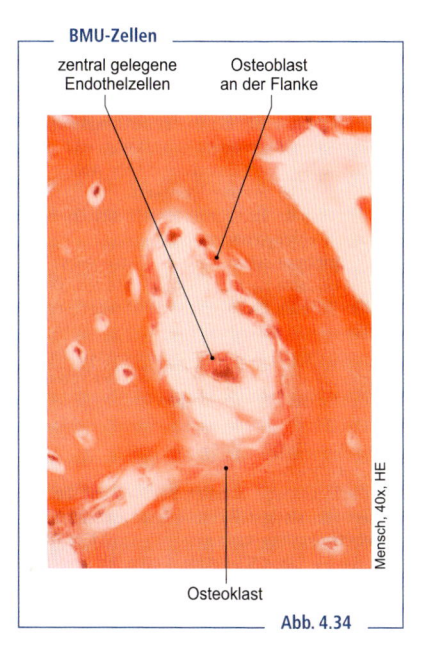

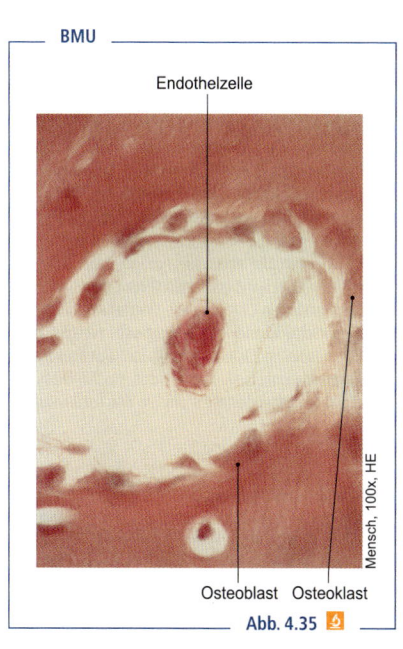

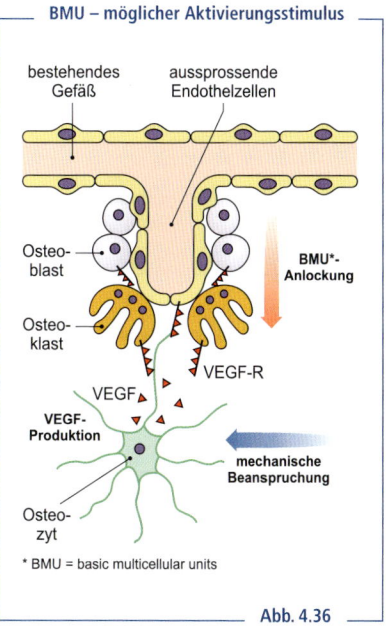

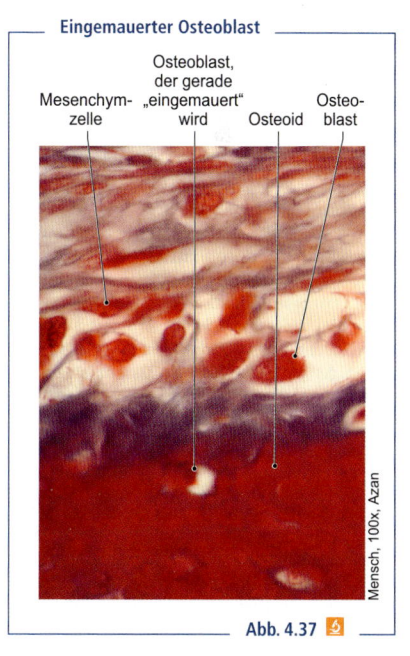

BMU-Zellen

zentral gelegene Endothelzellen — Osteoblast an der Flanke

Osteoklast

Mensch, 40x, HE

Abb. 4.34

BMU

Endothelzelle

Osteoblast   Osteoklast

Mensch, 100x, HE

Abb. 4.35

BMU – möglicher Aktivierungsstimulus

bestehendes Gefäß — aussprossende Endothelzellen

Osteoblast

Osteoklast

VEGF   VEGF-R

VEGF-Produktion

Osteozyt

BMU*-Anlockung

mechanische Beanspruchung

* BMU = basic multicellular units

Abb. 4.36

Eingemauerter Osteoblast

Mesenchymzelle — Osteoblast, der gerade „eingemauert" wird — Osteoid — Osteoblast

Mensch, 100x, Azan

Abb. 4.37

4.14 Knochengewebe (6)

Knochenentstehung – desmale und chondrale Osteogenese

Grundsätzlich kann bei der Knochenentstehung die desmale von der chondralen Osteogenese unterschieden werden. Bei der **desmalen Osteogenese** differenzieren sich die Mesenchymzellen direkt zu Osteoblasten. Bei der **chondralen Osteogenese** differenzieren sich die Mesenchymzellen zunächst zu Chondroblasten, die einen knorpeligen Vorläufer des zukünftigen Knochens erzeugen (Primordialskelett).
Bei der chondralen Osteogenese wiederum muss zwischen **perichondraler Osteogenese** (vergleichbar mit der desmalen Osteogenese) und **enchondraler Osteogenese** unterschieden werden. Im Zentrum der enchondralen Osteogenese steht die Wachstumfuge.

Desmale Osteogenese

Vorkommen Eine desmale Osteogenese findet sich im Bereich des Gesichtsschädels, z. B. Entstehung der Mandibula (Unterkiefer), im Bereich des Schädeldachs, z. B. Os parietale (Scheitelbein), und bei der Klavikula (Schlüsselbein).
Im Bereich der **Ossifikationszentren** lagern sich Mesenchymzellen zusammen. Charakteristisch für diese Ossifikationszentren ist ein engmaschiger Kapillarplexus. Die Mesenchymzellen differenzieren sich zu Osteoblasten, die über Gap junctions Kontakt haben. Die Osteoblasten beginnen daraufhin mit der Osteoidsynthese. Sobald die ersten zu Osteozyten differenzierten Zellen eingemauert sind, beginnt das appositionelle Wachstum weiterer Osteoblasten (→ Kap. 4.13, → Abb. 4.38).
Der primär gebildete Geflechtknochen wird später zu Lamellenknochen umgebaut.

Perichondrale Knochenmanschette

In der 5.–6. Embryonalwoche differenzieren sich aus Mesenchymzellen **Chondroblasten,** die einen knorpeligen Vorläufer von zukünftigen Knochen bilden. Nach Bildung eines **Perichondriums** differenzieren sich in der Mitte der Diaphyse **Osteoblasten,** die nach dem Prinzip der desmalen Osteogenese eine Knochenmanschette bilden.

Enchondrale Osteogenese

Der Prozess der enchondralen Osteogenese beginnt mit der Bildung von **hypertrophen Chondrozyten** auf Höhe der perichondralen Knochenmanschette. Diese hypertrophen Chondrozyten produzieren zunächst mineralisierte Knorpelmatrix und anschließend den Angiogenesefaktor VEGF und locken auf diese Weise Blutgefäße aus dem Periost durch die Knochenmanschette in die Knorpelmatrix. Mit den Gefäßen wandern Mesenchymzellen ein, die sich zu Osteoblasten differenzieren.
Chondroklasten bauen einen Teil der mineralisierten Knorpelmatrix ab und bilden so die primäre Markhöhle (→ **Abb. 4.39**). Ein Drittel der longitudinalen mineralisierten Knorpelsepten verbleibt und dient den Osteoblasten als Grundlage für die Ablagerung von Osteoid oder primärer Spongiosa.
Die enchondrale Osteogenese setzt sich in beide Richtungen epiphysenwärts fort.
In der **Epiphyse** selbst kann die Osteogenese erst Monate bis Jahre nach der Geburt einsetzen. Sie beginnt im Zentrum der Epiphyse und schreitet zentrifugal fort.
Ausgenommen von der Osteogenese bleiben der Gelenkknorpel und die Wachstumfuge als relevante Struktur für das Längenwachstum.

Wachstumfuge – Reserve- und Proliferationszone

Die Wachstumfuge wandert, bezogen auf die Diaphysenmitte, stetig in Richtung Epiphysen. Innerhalb der Wachstumfuge kann man insgesamt fünf Zonen einteilen (→ Tab. 4.5, → Abb. 4.40 a, b):

- Reservezone
- Proliferationszone
- Hypertrophiezone
- Eröffnungszone
- Ossifikationszone

Tab. 4.5 Zonen der Wachstumfuge

Zone	Charakteristische Zelle
Reservezone	ruhender Chondrozyt
Proliferationszone	teilungsaktiver Chondrozyt
Hypertrophiezone	hypertropher Chondrozyt
Eröffnungszone	Endothelzelle
Ossifikationszone	Osteoblast

Reservezone

In der Reserve- oder Ruhezone liegen die undifferenzierten ruhenden Chondrozyten(vorläufer) (→ **Abb. 4.41**). Hier lassen sich nur selten Zellteilungen nachweisen.

Proliferationszone

In der Proliferationszone finden zahlreiche Zellteilungen statt. Die Chondrozyten stapeln sich geldrollenartig (→ **Abb. 4.42**). Jede Zelle ist von ihrer Nachbarzelle durch ein nicht-mineralisiert bleibendes Transversalseptum getrennt. Zwischen den Säulen liegen die Longitudinalsepten.

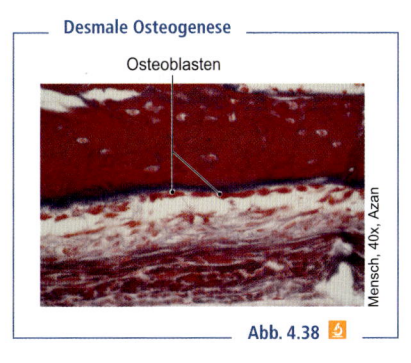

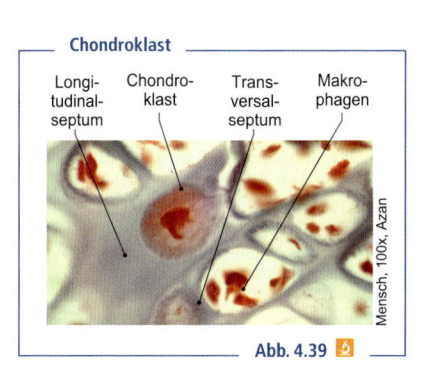

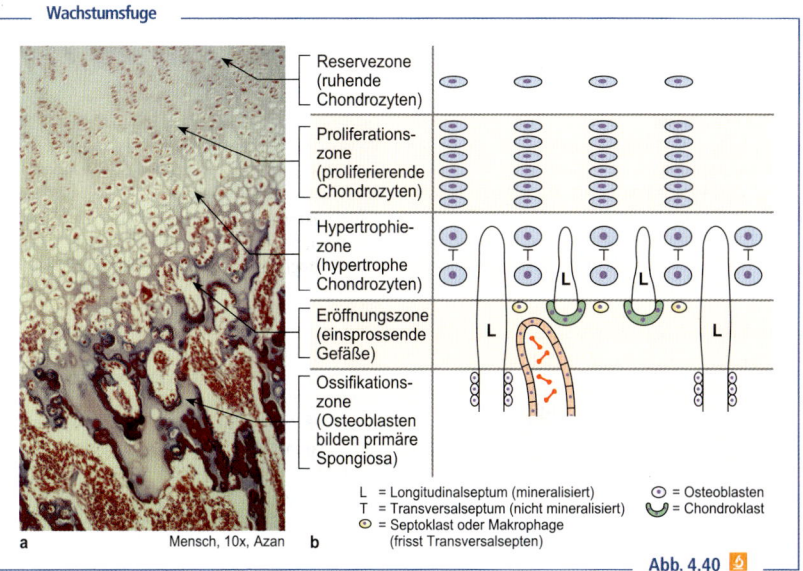

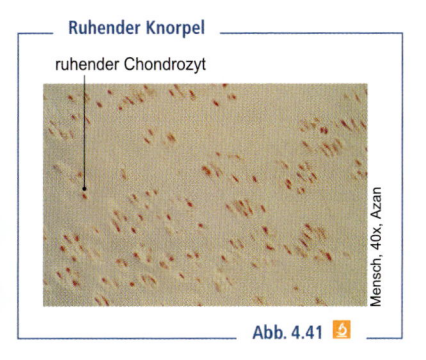

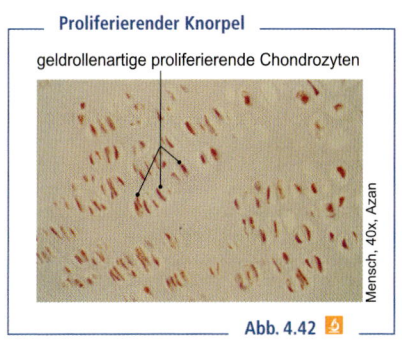

4.14 Knochengewebe (6)

Desmale Osteogenese

Osteoblasten

Mensch, 40x, Azan

Abb. 4.38

Chondroklast

Longitudinalseptum — Chondroklast — Transversalseptum — Makrophagen

Mensch, 100x, Azan

Abb. 4.39

Wachstumsfuge

- Reservezone (ruhende Chondrozyten)
- Proliferationszone (proliferierende Chondrozyten)
- Hypertrophiezone (hypertrophe Chondrozyten)
- Eröffnungszone (einsprossende Gefäße)
- Ossifikationszone (Osteoblasten bilden primäre Spongiosa)

L = Longitudinalseptum (mineralisiert)
T = Transversalseptum (nicht mineralisiert)
⊙ = Septoklast oder Makrophage (frisst Transversalsepten)
⊙ = Osteoblasten
◡ = Chondroklast

a   Mensch, 10x, Azan   b

Abb. 4.40

Ruhender Knorpel

ruhender Chondrozyt

Mensch, 40x, Azan

Abb. 4.41

Proliferierender Knorpel

geldrollenartige proliferierende Chondrozyten

Mensch, 40x, Azan

Abb. 4.42

4.15 Knochengewebe (7)

Knochenentstehung – Wachstumsfuge
Weitere Zonen

Hypertrophiezone
In der Hypertrophiezone oder der Zone der hypertrophen Chondrozyten nehmen die Zellen erheblich an Größe zu (→ Abb. 4.43). Die hypertrophen Chondrozyten produzieren Kollagen Typ X und veranlassen die Mineralisation der Longitudinalsepten. Die Transversalsepten bleiben unmineralisiert. Außerdem produzieren die hypertrophen Chondrozyten VEGF.

Eröffnungszone
In der Eröffnungszone werden zwei Drittel der Longitudinalsepten beseitigt. Das von den hypertrophen Chondrozyten produzierte VEGF lockt Gefäße und mit den Gefäßen Chondroklasten und Septoklasten an, die die nichtmineralisierten Transversalsepten abbauen (→ Abb. 4.44). Die hypertrophen Chondrozyten gehen in die Apoptose. Jedes dritte Longitudinalseptum bleibt bestehen.

Ossifikationszone
In der Ossifikationszone erfolgt die Besiedelung der Longitudinalsepten mit Osteoblasten. Direkt nach Besiedelung beginnt die Osteoidbildung. Als Produkt entsteht ein Primärtrabekel, der durch einen Knorpelkern und Geflechtknochen gekennzeichnet ist (→ Abb. 4.45).

--- **Klinik** ---

Frakturen im Bereich der Wachstumsfuge können zu Abrutschungen führen. Ein anschließendes Fehlwachstum kann die Folge sein.
Ein Ersatz des Kreuzbands nach **Kreuzbandruptur** kann bei nicht ausgewachsenen Sportlern zu Störungen in der Wachstumsfuge und zu anschließendem Fehlwachstum führen.
Als **Epiphysiolysis capitis femoris** wird ein vermutlich hormonell bedingtes schmerzhaftes Abrutschen der Wachstumsfuge im Bereich des proximalen Femurs bezeichnet.

Frakturheilung
Im Gegensatz zu allen anderen Geweben erfolgt die Wundheilung des Knochens nach Fraktur (Knochenbruchheilung oder Frakturheilung, → Tab. 4.6) nicht über die Bildung eines biomechanisch minderwertigen Narbengewebes, sondern einer dem Ausgangszustand vergleichbaren Struktur.
Nach Fraktur wird zunächst ein **Blutgerinnsel** gebildet (blood clot), das durch Bereitstellung von Wachstumsfaktoren aus den Blutplättchen, wie Platelet derived growth factor (PDGF), VEGF und Basic fibroblast growth factor (bFGF) einen erheblichen Beitrag zur erfolgreichen Knochenbruchheilung leistet.

--- **Klinik** ---

Als **Achondroplasie** (früher: Chondrodysplasie) wird eine zu 20 % autosomal-dominant vererbte Mutation des FGFR-3 (Fibroblast growth factor receptor 3) bezeichnet. Die Achondroplasie hat eine Häufigkeit von 1 : 40 000. Sie entsteht häufiger durch Neumutation.
Der FGFR-3 hat bei der enchondralen Osteogenese negativ regulatorische Funktion. Durch die Mutation kommt es in durch enchondrale Osteogenese gebildeten Knochen zu einer frühzeitigen Verknöcherung der Wachstumsfugen. Knochen mit desmaler Entstehung entwickeln sich ungestört. Das Resultat ist ein relativ normal dimensionierter Schädel bei verkürzten Extremitäten und Rumpf.

Als Nächstes wird das Blutgerinnsel zu einem **Granulationsgewebe** umgebaut.
In einer dritten Phase erfolgt eine Umwandlung des Gewebes in einen **bindegewebigen Kallus**.
Im vierten Schritt entsteht aus dem bindegewebigen ein **knorpeliger oder kartilaginärer Kallus**.
Nach dem Prinzip der enchondralen Osteogenese erfolgt im fünften Schritt der Umbau des kartilaginären Kallus in einen **knöchernen oder ossären Kallus**. Wie bei der enchondralen Osteogenese üblich wird der Knochen zunächst als Geflechtknochen angelegt. Im sechsten und letzten Schritt wird der Geflechtknochen durch **Lamellenknochen** ersetzt. Der Ausgangszustand ist wiederhergestellt.
Die natürliche Knochenbruchheilung wird als **sekundäre Knochenbruchheilung** bezeichnet. Hierzu zählt z. B. auch die Knochenbruchheilung im eingegipsten Zustand. Eine **primäre Knochenbruchheilung** lässt sich durch Verplattung (Osteosynthesen) erzielen (winkel- und rotationsstabile Osteosynthese). Dabei muss der Abstand der Frakturenden < 1 mm sein. Zunächst werden Lamellen gebaut, die quer zur Längsachse des Knochens ausgerichtet sind. In folgenden Umbaumaßnahmen durchsetzen regulär ausgerichtete Osteone wieder diese Spaltlamellen.

--- **Histopathologie** ---

Einwirkende Schubkräfte können die Knochenbruchheilung stören – mögliche Folge: **Pseudarthrosebildung** (Falschgelenk). Daran ist vermutlich außerdem ein Mangel an Wachstumsfaktoren beteiligt. Aussichtsreiche Kandidaten sind Pleiotrophin (PTN) und VEGF. 10 % aller Frakturen heilen verzögert oder münden in einer Pseudarthrose.

4.15 Knochengewebe (7)

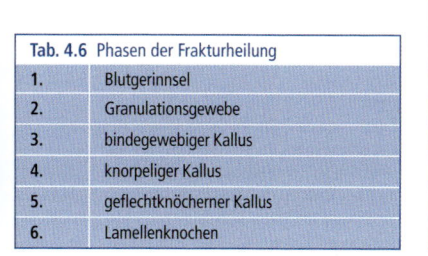

Hypertropher Knorpel

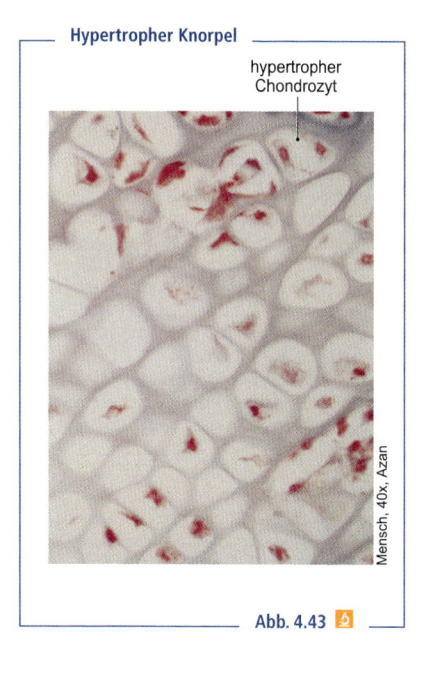

hypertropher Chondrozyt

Mensch, 40x, Azan

Abb. 4.43

Eröffnungszone

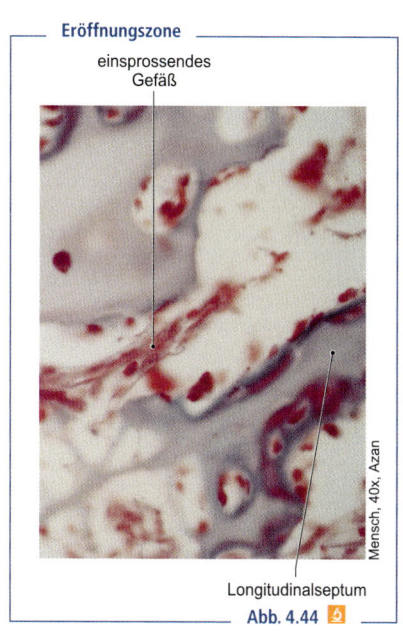

einsprossendes Gefäß

Longitudinalseptum

Mensch, 40x, Azan

Abb. 4.44

Primärtrabekel mit Knorpelkern

osteoidproduzierender Osteoblast — Primärtrabekel mit Knorpelkern — Knochenmark

Mensch, 40x, Azan

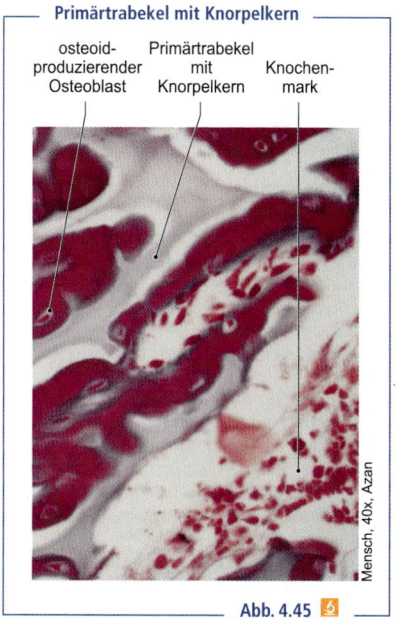

Abb. 4.45

Tab. 4.6 Phasen der Frakturheilung	
1.	Blutgerinnsel
2.	Granulationsgewebe
3.	bindegewebiger Kallus
4.	knorpeliger Kallus
5.	geflechtknöcherner Kallus
6.	Lamellenknochen

4.16 Kapselgewebe

Vorkommen Kapselgewebe grenzt Gelenke und gelenkassoziierte Strukturen nach außen hin ab. Zusätzlich lässt sich Kapselgewebe in Sehnenscheiden und Schleimbeuteln nachweisen.

Das Kapselgewebe kann in eine Membrana fibrosa und in eine Membrana synovialis („Gelenkschleimhaut") unterteilt werden. Die Membrana synovialis lässt sich wiederum in eine Intima und eine Subintima differenzieren. Während die **Membrana fibrosa** vornehmlich mechanische Funktionen erfüllt, ist eine der zentralen Aufgaben der Intima der **Membrana synovialis** die Produktion der Synovialflüssigkeit (Synovia). Diese **Synovialflüssigkeit** wird in die Gelenkhöhle abgegeben und dient hier zum einen der Gelenkschmierung und zum anderen der Ernährung des avaskulären Gelenkknorpels.

Die Synovia gelangt über Konvektion (Transport von Teilchen durch eine strömende Flüssigkeit) bis in die tiefsten Schichten des Gelenkknorpels (im Bereich der Facies patellaris femoris bis 8 mm stark). Der Motor der Konvektion ist das physiologische Durchwalken des Knorpels im Rahmen der körperlichen Bewegung. In der Synovia lassen sich neben nutritiven Substanzen auch antimikrobielle Peptide nachweisen, die eine wichtige Komponente der angeborenen Immunität darstellen und die Besiedlung mit Keimen unterdrücken. Synovia hat einen hohen Gehalt an Hyaluronan und ist sehr viskös. Die Subintima der Membrana synovialis besteht im Wesentlichen aus lockerem Bindegewebe mit einem lokal erhöhten Anteil von Adipozyten. Regionen der Subintima, die einer mechanischen Beanspruchung ausgesetzt sind, sind ausgenommen von einer Fettgewebsanreicherung.

Membrana fibrosa

Die Membrana fibrosa besteht aus straffem kollagenfaserigem Bindegewebe (→ Abb. 4.46). In der Membrana fibrosa können Bandstrukturen eingelagert sein. Hauptbestandteil der Membrana fibrosa ist Kollagen Typ I. Durch einen kontinuierlichen Übergang des Stratum fibrosum des Periosts in die Membrana fibrosa der Kapsel wird eine besondere Stabilität sichergestellt.

Membrana synovialis

Die Membrana synovialis (kurz Synovialis) lässt sich in eine Intima und eine Subintima einteilen (→ Abb. 4.47 b). Die Intima besteht aus zwei verschiedenen Zelltypen (→ Abb. 4.47 c):
- **Typ-A-Zellen,** die einen makrophagenartigen Charakter haben
- **Typ-B-Zellen,** die einen fibroblastenartigen Charakter haben; diese Zellen bilden neben Extrazellulärmatrix auch die Synovia.

In einem gesunden Gelenk ist die Intima der Membrana synovialis wenige Zellschichten stark (1–4). Unter pathologischen Bedingungen kann die Zahl der Schichten erheblich zunehmen. Die Intima besitzt im Unterschied zu Epithelien keine Basalmembran.

Histopathologie

Die Intima der Synovialmembran kann unter pathologischen Bedingungen in ihrer Zellschichtenzahl verdickt sein. Erkrankungen aus dem **rheumatoiden Formenkreis** führen i. d. R. zu einer tumorartigen Wucherung der Intima. Dieses sog. Pannusgewebe kann sich auf den Knorpel legen und diesen und den darunterliegenden subchondralen Knochen zerstören.

Ätiologisch werden für die **rheumatoide Arthritis (RA)** autoimmune Prozesse diskutiert: Körpereigene Strukturen wie Kollagen Typ II werden als vermeintlich fremd eingestuft und führen zu einer Aktivierung der erworbenen Immunität. In der Pathogenese der RA spielen sog. proinflammatorische Zytokine wie Tumor-Nekrose-Faktor-alpha (TNF-alpha) eine zentrale Rolle. Mittlerweile werden in der Therapie der RA monoklonale Antikörper gegen TNF-alpha eingesetzt, die man als Biologicals bezeichnet. Die tumorartige Wucherung der Membrana synovialis setzt ferner eine ausreichende Blutgefäßversorgung voraus. Zusätzliche Blutgefäße werden durch Angiogenesefaktoren wie Vascular endothelial growth factor (VEGF) angelockt. Eine Blockierung dieser zusätzlichen Blutgefäßbildung könnte eine weitere Therapiestrategie sein.

Mit einer Häufigkeit von etwa 1 % zählt die RA zu den häufigsten autoimmunen Erkrankungen. Sie ist sehr schmerzhaft und führt unbehandelt zu einer erheblichen Bewegungseinschränkung und einer starken Einschränkung der Lebensqualität.

Die **Subintima** der Membrana synovialis (→ Abb. 4.47 a, b) besteht aus Fettgewebe und lockerem Bindegewebe. In der Subintima lassen sich zahlreiche Blut- und Lymphgefäße und afferente Nervenfasern nachweisen. Die Gelenkkapsel dient damit auch der Schmerzvermittlung und steht im Dienste der Propriozeption (Tiefensensibilität). Als Organe der Propriozeption sind beispielsweise die Ruffini-Körperchen zu nennen.

Eine synoviale Falte (Plica) stellt eine Reserve für extreme Bewegungen des Gelenks dar und kann unter ungünstigen Umständen schmerzhaft eingeklemmt werden. Besonders häufig klemmen synoviale Falten im Bereich der Halswirbelsäule zwischen den Gelenkflächen der Facettengelenke ein.

4.16 Kapselgewebe

Membrana fibrosa

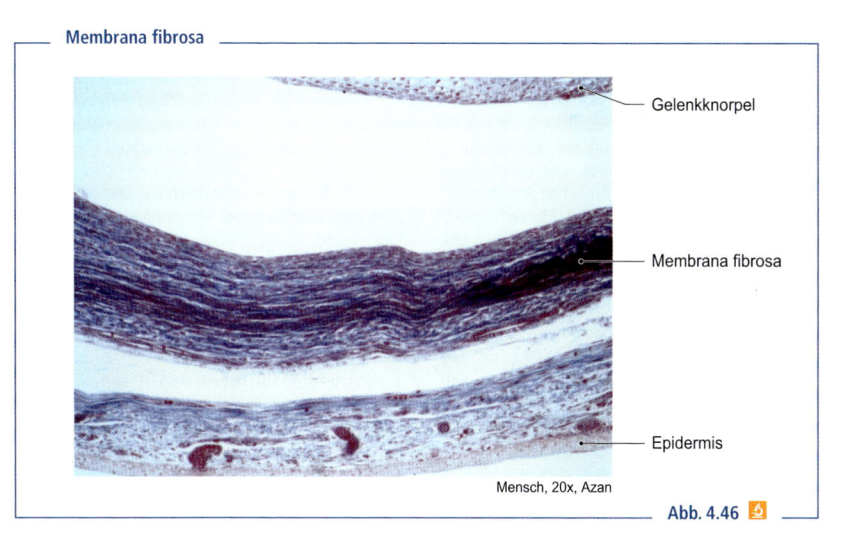

- Gelenkknorpel
- Membrana fibrosa
- Epidermis

Mensch, 20x, Azan

Abb. 4.46

Membrana synovialis

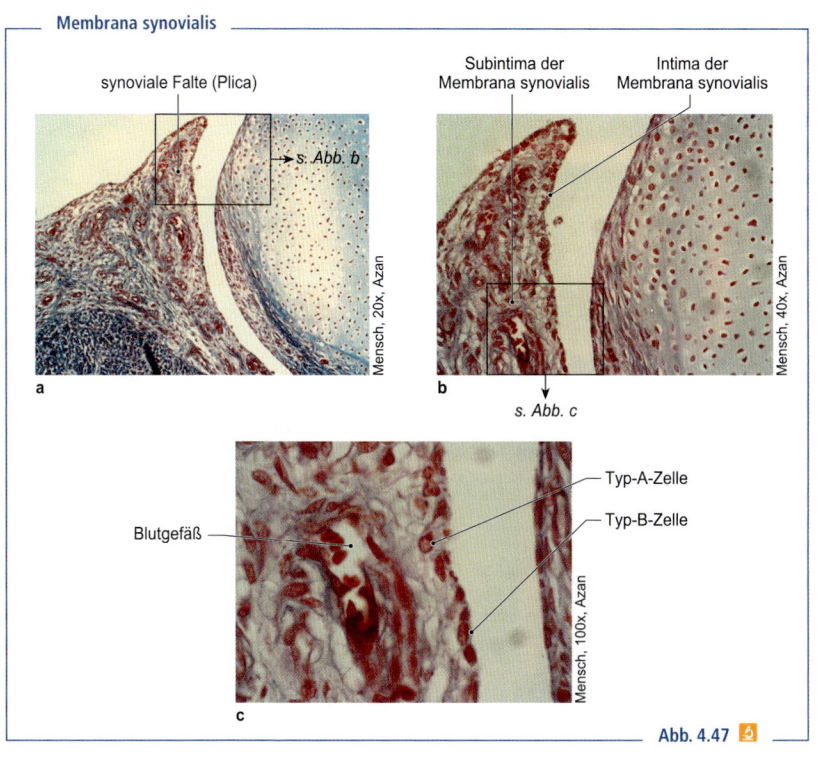

a) synoviale Falte (Plica); s. Abb. b — Mensch, 20x, Azan

b) Subintima der Membrana synovialis; Intima der Membrana synovialis; s. Abb. c — Mensch, 40x, Azan

c) Blutgefäß; Typ-A-Zelle; Typ-B-Zelle — Mensch, 100x, Azan

Abb. 4.47

5 Muskelgewebe

Arjen R.

Beim letzten Testspiel, eine Woche vor Beginn der Fußballweltmeisterschaft in Südafrika, greift sich der Weltklassestürmer Arjen R. kurz vor Ende des Spiels an den linken Oberschenkel. Er wird sofort ausgewechselt. Vonseiten der medizinischen Abteilung des Nationalteams wird ein „kleiner Muskelfaserriss" vermutet. Da eine solche Verletzung unter einer üblichen konservativen Therapie bis zu 4 Wochen benötigt, um auszuheilen, der Beginn der Weltmeisterschaft jedoch unmittelbar bevorsteht und der Spieler keinesfalls ausfallen will, wendet er sich an den Physiotherapeuten und „Wunderheiler" D.v.T., der „aggressive Mittel" einsetzt: manuelle Therapie, Akupunktur, Stromstöße; keine Massagen, keine Kälteanwendung, dafür extreme Dehnungen. Unter der Gabe von Schmerzmitteln (vermutlich nicht-steroidale Antirheumatika [NSAR]), lokaler Infiltration von Lokalanästhetika und Kortison spielt Arjen R. jede Partie bis zum Finale durch.

Der Vereinsarzt seines Heimatclubs stellte bei der Untersuchung des Spielers nach dessen Rückkehr von der WM eine deutlich tastbare Delle im Bereich des linken Oberschenkels fest. Bei einem daraufhin veranlassten MRT zeigte sich ein 5 cm großes „Loch" in der Muskulatur.

Muskelfaserriss

Der Muskelfaserriss ist eine Verletzung, die in bestimmten Sportarten gehäuft vorkommt: Fußball, Handball, Sprintwettbewerbe, Squash, Tennis usw.
Dabei kommt es durch eine stärkere Belastung zum Einreißen der retikulären Fasern.
Im Grunde beruhen Muskelzerrung, Muskelfaserriss und kompletter Muskelriss auf ein und demselben Mechanismus, sie unterscheiden sich nur durch das Ausmaß der Muskelschädigung. Plötzlich auftretende Maximalbelastungen wie z. B. Beschleunigen oder die rasche Folge von Beschleunigen und Abbremsen (Tennis!) können eine derartige Verletzung zur Folge haben. Ihr Auftreten wird begünstigt durch unzureichendes Aufwärmen oder eine kalte Witterung.

Einteilung

- Muskelzerrung: Störung der Regulation der Muskelspannung (Tonus) durch massive Anspannung bei plötzlich eintretender Belastung. Kein Reißen von Muskelfasern.
- Muskelfaserriss I. Grades: Es reißen weniger als 5 % der Muskelfasern eines Muskels.
- Muskelfaserriss II. Grades: Zerreißen von über 5 % der Muskelfasern eines Muskels. Unmittelbar nach der Verletzung ist eine Delle im Muskel tastbar, die jedoch durch die folgende Schwellung und Hämatombildung innerhalb eines Tages verschwindet.
- Muskelfaserriss III. Grades: kompletter Muskelbündelriss, bei dem keine Kontraktion des betroffenen Muskels mehr möglich ist. Die Dellenbildung ist so deutlich, dass sie nicht durch das begleitende Hämatom kaschiert wird.

Klinik

Im Gegensatz zur Muskelzerrung zeigt sich beim Muskelfaserriss (Grad II) wie gesagt i. d. R. ein Hämatom, während der Muskelbündelriss (Grad III) neben dem Hämatom noch eine deutlich tastbare Delle im betroffenen Gebiet aufweist (→ **Abb. 5.A**). Die Enden des rupturierten Muskelbündels ziehen sich nach proximal und distal zurück.
Während bei der Muskelzerrung ein heftiger, schnell zunehmender, krampfartiger Schmerz auftritt, spricht ein stechender Schmerz typischerweise eher für einen Muskelfaserriss.

Muskelbündelriss mit Dellenbildung

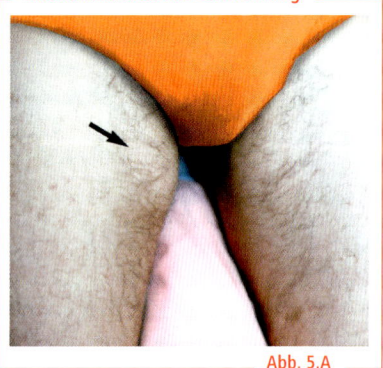

Abb. 5.A

Diagnostik

Zur Diagnosestellung braucht man
- den Augenschein (Hämatom?),
- den Tastsinn (Delle?) und
- einen Bewegungstest der betroffenen Muskulatur.

Mittels Sonografie sowie gegebenenfalls CT und/oder MRT lässt sich das Ausmaß des Schadens genauer feststellen.

Therapie

Die Behandlung der einfachen Muskelzerrung entspricht ebenso wie die des Muskelfaserrisses der einer Prellung: Es werden Ruhe, Kühlung, Hochlage-

Muskelfaserriss

rung und Kompressionsbehandlung empfohlen (PECH-Regel: **P**ause, **E**is, **C**ompression, **H**ochlagerung). Zusätzlich sind resorptionsfördernde Maßnahmen (Reizstromtherapie) und abschwellende Medikamente (NSAR) hilfreich.

Krankengymnastik ist aus zwei Gründen wichtig:
- um eine dauerhafte Verkürzung des Muskels (Kontraktur) zu verhindern
- um die nicht in Mitleidenschaft gezogenen Muskelareale zu kräftigen.

Eine **Teilruptur** heilt nach 6–8 Wochen unter Narbenbildung aus. Die rupturierten Muskelteile atrophieren zwar, doch weil die nicht rupturierten Bündel hypertrophieren, kompensieren sie die ausgefallenen Anteile.

Eine **komplette Muskelruptur** sollte möglichst frühzeitig operativ versorgt werden. Im Vordergrund stehen dabei die Beseitigung des Hämatoms und die Naht der rupturierten Muskelfaszien, um das Narbengebiet möglichst klein zu halten.

Bei Rupturen des Muskel-Sehnen-Übergangs ist die Operationsindikation großzügig zu stellen, weil hier anatomisch bedingt i. d. R. kompensationsfähige intakte Muskelbündel fehlen.

Postoperativ wird allgemein empfohlen, den betroffenen Muskel mindestens für 6 Wochen ruhig zu stellen.

Komplikationen

Nach einem Muskelfaser- oder Muskelbündelriss vermindert sich durch die Narbenbildung die Elastizität des Muskels. Aufgrund dessen sind die Kontraktionsfähigkeit und Kraftausübung in diesem Bereich im Vergleich zum gesunden Muskelgewebe erheblich vermindert. Die Folge ist, dass der Muskel an dieser Stelle anfälliger ist für **erneute Muskelfaserrisse** (Muskelrisse).

Schließlich kann es durch unzulängliche Behandlung (zu früh einsetzende Massage bzw. zu früh wieder aufgenommene sportliche Belastung) zu chronischen Entzündungen kommen, die dann sekundär verkalken (**Myositis ossificans**).

Schließlich können sich auch **Zysten** bilden, wenn ein nicht vollständig resorbiertes Hämatom sich verkapselt.

Weiterer Verlauf bei Arjen R.

Trotz intensiver physiotherapeutischer Maßnahmen ist nach mehreren Wochen kernspintomografisch immer noch Flüssigkeit im betroffenen Oberschenkelmuskel des Profi-Fußballers nachweisbar. Der Spieler muss daher eine 6-monatige Spielpause einlegen.

Nach dieser Ruhephase tastet der Mannschaftsarzt keine Delle mehr. Der MRT-Befund zeigt im Oberschenkel eine narbige Defektheilung. Arjen R. kann zur Rückrunde der Fußball-Bundesliga wieder in die Mannschaft zurückkehren. Er ist beschwerdefrei und findet rasch wieder zu seiner alten Form zurück.

Histologie im Fokus

- Man unterscheidet glatte Muskulatur sowie quergestreifte Skelett- und Herzmuskulatur.
- Es besteht ein streng hierarchischer Aufbau der Skelettmuskulatur: Myofilament → Myofibrille → Muskelfaser (= Myozyt) → Muskelfaserbündel → Muskel.
- Die kontraktile Einheit ist das Sarkomer. Es reicht von einem Z-Streifen bis zum nächsten. Die Kontraktilität wird durch die aneinander vorbeigleitenden Myofilamente Aktin und Myosin gewährleistet.
- Skelettmuskulatur ist ein echtes Synzytium; viele Zellen schließen ihre Zellmembran zugunsten einer gemeinsamen Zellmembran zusammen. Es resultieren vielkernige Myozyten.
- Glatte Muskulatur ist nicht in periodischen Sarkomeren geordnet, daher sieht man lichtmikroskopisch keine Querstreifung.
- Herzmuskulatur stellt ein funktionelles Synzytium dar; die Zellen leiten die Erregung an benachbarte Kardiomyozyten weiter, die ein- bis zweikernig sind.

5 Muskelgewebe

5.1 Grundlagen

Muskelzellen (Myozyten) sind darauf spezialisiert, unter Energieverbrauch Bewegung zu ermöglichen. Dies kann die Kontraktion eines Organs zum Transport seines Inhalts sein (z. B. Speisebrei im Ösophagus) oder die Bewegung von Knochen gegeneinander in den Gelenken im Bewegungsapparat. Muskelzellen sind grundsätzlich in sog. **Muskelfasern** organisiert.

Man unterscheidet drei Arten von Muskulatur, die sich nicht nur in ihren histologischen Merkmalen, sondern auch in ihren Funktionen deutlich unterscheiden:

- **Skelettmuskulatur:** Sie ist größtenteils willkürlich innerviert und ist für die Beweglichkeit des Bewegungsapparats verantwortlich.
- **Glatte Muskulatur:** Sie unterliegt nicht der Willkürinnervation, sondern wird vegetativ durch Sympathikus und Parasympathikus gesteuert. Man findet sie in Gefäßwänden (vaskuläre glatte Muskulatur) und Organen (viszerale glatte Muskulatur), wo sie u. a. dazu dient, den Grundtonus aufrechtzuerhalten.
- **Herzmuskulatur:** Die Herzmuskelzellen (Kardiomyozyten) ähneln in ihrem histologischen Aufbau den Skelettmuskelzellen, werden aber wie glatte Myozyten vegetativ durch Sympathikus und Parasympathikus innerviert. Sie nehmen auch insofern eine Sonderstellung ein, als sie sich durch ein spezialisiertes Erregungsleitungssystem selbst aktivieren und zur Kontraktion anregen können.

Die Nomenklatur hat für das Muskelgewebe einige Sonderbegriffe festgelegt. Das glatte endoplasmatische Retikulum wird **sarkoplasmatisches Retikulum** genannt, die Plasmamembran **Sarkolemm** und das Zytoplasma entsprechend **Sarkoplasma**.

Myofilamente

Die beiden Filamentproteine **Aktin** und **Myosin** sind die Bauelemente in Myozyten, die die Kontraktionsfähigkeit der Zellen ermöglichen. Die beiden in Ketten angeordneten Myofilamente gleiten beim Kontraktionsvorgang aneinander vorbei, wobei sich die Myosinketten teleskopartig zwischen die Aktinketten schieben. Dadurch verkürzt sich der Muskel entsprechend, obwohl die Länge der Myofilamente selbst unverändert bleibt. Das Vorschieben geschieht durch Lösen und Neuknüpfen von Bindungen zwischen den Myosinköpfchen am Aktinstrang – ein Vorgang, der durch die intrazelluläre Ca^{2+}-Konzentration gesteuert wird und unter ATP-Verbrauch abläuft.

Aktin

Das Aktin – genauer gesagt das **F-Aktin** – ist ein Protein, das aus zwei umeinander gewundenen Ketten von **G-Aktin-Molekülen** besteht (→ Abb. 5.1). F-Aktin windet sich dabei um eine weitere Doppelhelix aus **Tropomyosin** (→ Abb. 5.2). Am Tropomyosin befindet sich rhythmisch alle 7 G-Aktin-Moleküle ein **Troponinkomplex**, der sich aus drei Komponenten zusammensetzt (→ Abb. 5.2):

- **Troponin C (TrC):** Bindungsstelle für Ca^{2+}-Ionen
- **Troponin I (TrI):** beweglicher Anteil, der je nach Aktivierungszustand unter Einfluss von Ca^{2+} die Bindungsstelle für Myosin freigibt oder blockiert.
- **Troponin T (TrT):** Bindungsstelle zwischen Troponinkomplex und Tropomyosin

Der Troponinkomplex ist gemeinsam mit dem um das Aktin gewundene Tropomyosin für die Kontraktionsregulation verantwortlich. Sobald Ca^{2+} an TrC andockt, klappt der Hebelarm von TrI um und legt die Bindungsstelle für das Myosinköpfchen (s. u.) frei. Dieses knickt beim Binden ab und schiebt dadurch – ähnlich wie ein Ruderer im Boot – die Myosinkette am Aktin vorbei.

Myosin

Myosin besteht aus 6 Untereinheiten. Dabei handelt es sich um zwei identische, helikal gewundene schwere Ketten, die an ihren Enden einen globulären Anteil (Myosinköpfchen) formen. An jedem dieser beiden Myosinköpfchen befindet sich ein Paar leichte Ketten, nämlich je eine **essenzielle** und eine **regulatorische Leichtkette** (→ Abb. 5.1). Neben der Bindungsregion für die Leichtketten besitzt der globuläre Anteil der schweren Kette noch eine aktinbindende Region, mit der das Köpfchen die Bindung zum Aktinfilament herstellt, und eine ATP-bindende Region. ATP (Adenosintriphosphat) stellt durch Abspaltung von Phosphat die Energie bereit, die für das Abknicken des Hebelarms des Myosinköpfchens beim Vorbeigleiten am Aktin notwendig ist (s. o.).

Histopathologie

Mit dem Eintritt des Todes versiegt die Produktion von ATP in den Zellen. Daher sind Muskeln nur noch so lange beweglich, bis der in der Muskelzelle zum Zeitpunkt des Todes vorhandene ATP-Vorrat aufgebraucht ist. Ohne ATP kann sich der Myosinkopf nicht mehr vom Aktin lösen und der Gleitmechanismus der Kontraktion funktioniert nicht mehr. Dies erklärt das Eintreten der **Totenstarre** (Rigor mortis). Sie löst sich erst wieder, wenn Fäulnisprozesse die molekularen Strukturen zersetzt haben.

5.1 Grundlagen

Myofilamente

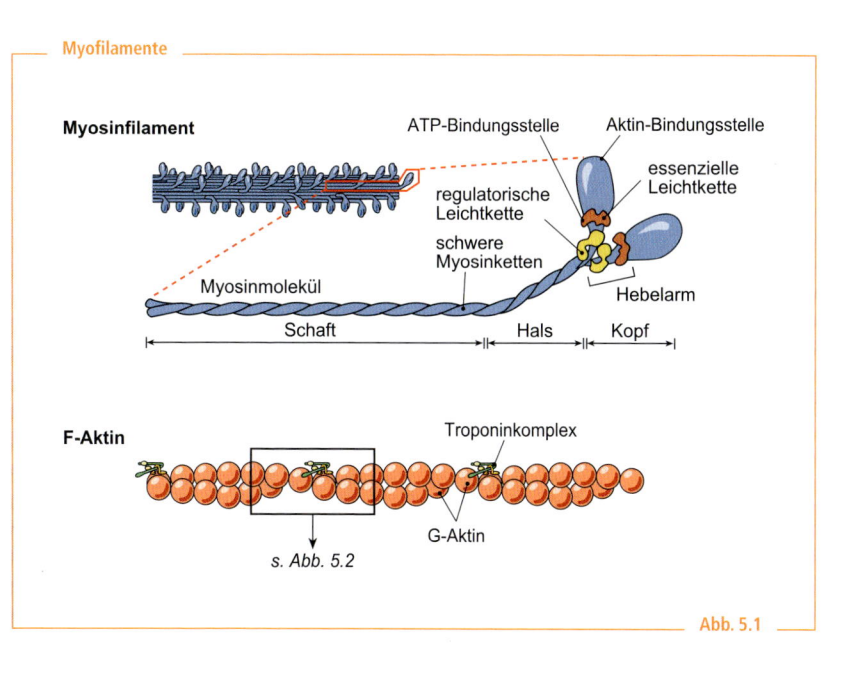

Myosinfilament

ATP-Bindungsstelle — Aktin-Bindungsstelle
essenzielle Leichtkette
regulatorische Leichtkette
schwere Myosinketten
Myosinmolekül
Hebelarm
Schaft — Hals — Kopf

F-Aktin

Troponinkomplex
G-Aktin
s. Abb. 5.2

Abb. 5.1

Troponinkomplex

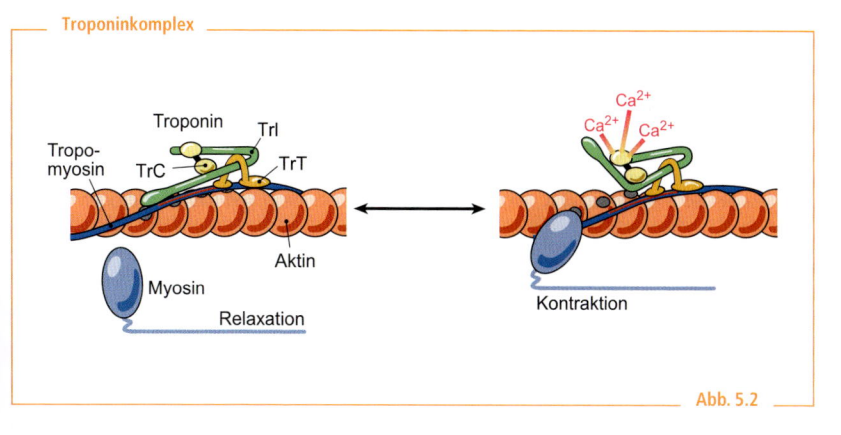

Troponin
TrI
Tropo-myosin
TrC
TrT
Aktin
Myosin
Relaxation
Ca^{2+} Ca^{2+} Ca^{2+}
Kontraktion

Abb. 5.2

5 Muskelgewebe

5.2 Skelettmuskulatur (1)

Zur quergestreiften Muskulatur gehören die Skelettmuskelfasern (= Skelettmuskelzellen), die mehrere Zentimeter lang werden können. Sie entstehen durch die Verschmelzung von **Myoblasten**, die statt einer individuellen Zellmembran ein gemeinsames **Sarkolemm** besitzen und ein **Synzytium** bilden (→ Abb. 5.3). Deshalb sind Skelettmuskelfasern **vielkernig**. Das Sarkolemm, das die einzelnen Muskelfasern umschließt, besitzt eine **Basalmembran,** die vom **Endomysium** umgeben ist (→ Abb. 5.3). Dabei handelt es sich um eine Schicht aus hauptsächlich **retikulären Fasern.** Bündel von Skelettmuskelfasern werden zu **Faszikeln** zusammengefasst, die durch straffes Bindegewebe, das **Perimysium,** verbunden sind (→ Abb. 5.3 c). Das Perimysium ist eine Aufspaltung des **Epimysiums,** das den gesamten Muskel mit lockerem Bindegewebe umgibt und in die Muskelfaszie übergeht. Folglich werden Muskeln aus Bündeln von Faszikeln gebildet (→ Abb. 5.4). Im Querschnitt bilden die Myofibrillen in der Skelettmuskelzelle eine Maserung, die als **Cohnheim-Felderung** bezeichnet wird (→ Abb. 5.3 b).

Sarkomer

Die **Aktin-** und **Myosinfilamente** sind in der Skelettmuskulatur ebenso wie in der Herzmuskulatur (→ Kap. 5.5) in **Sarkomeren** angeordnet (→ Abb. 5.4). Das Sarkomer ist die kleinste Baueinheit einer Skelettmuskelfaser; Hunderte von Sarkomeren sind in den **Myofibrillen** aneinandergereiht. Sie gewährleisten die parallel zur Faserrichtung stattfindende Kontraktion.
Die Länge eines Sarkomers reicht von einer Z-Linie zur nächsten. **Z-Linien** sind Ankerpunkte für die Aktinfilamente, die wie die Myosinfilamente parallel zum Faserverlauf ausgerichtet sind. Ein wichtiges Protein für die Verankerung von Aktinfilamenten in der Z-Linie ist α-**Aktinin.**
Zwischen den Aktinfilamenten liegen parallel die Myosinfilamente, die jedoch die Z-Linien nicht erreichen. Die an die Z-Linie angrenzende Region, die nur Aktinfilamente enthält, wird **I-Bande** (I für isotrop) genannt und erscheint im Lichtmikroskop etwas heller als die **A-Bande** (A für anisotrop), die der Überlagerung von Aktin und Myosin entspricht (→ Abb. 5.4). Die einander gegenüberliegenden Aktinfilamente reichen nicht ganz bis zur Mitte des Sarkomers, sondern lassen dort einen Streifen frei, in dem nur Myosinfilamente zu finden sind. Diese Zone zwischen zwei gegenüberliegenden Aktinfilamenten bezeichnet man als **H-Bande.** In ihrer Mitte – also exakt in der Mitte des Sarkomers – werden die Myosinfilamente durch sog. **M-Proteine** quervernetzt, wodurch der **M-Streifen** entsteht. Durch diese parallele Anordnung von Aktin und Myosin entsteht eine rhythmische Brechung des Lichtes im Lichtmikroskop, die als **Querstreifung im Längsschnitt** von Skelett- und Herzmuskulatur zu erkennen ist (→ Abb. 5.3 a). Dabei bilden die I-Banden die helleren, die A-Banden die dunkleren Streifen.
Blickt man in einem transmissionselektronenmikroskopischen Bild auf **Querschnitte** eines Sarkomers, so finden sich je nach Lage des Schnitts nur Myosin (H-Bande), nur Aktin (I-Bande) oder Aktin und Myosin (A-Bande außerhalb der H-Bande) im Anschnitt. Im Bereich des M-Streifens findet sich zwischen den Myosinmolekülen noch die durch die M-Proteine hervorgerufene Quervernetzung. → Abb. 5.4 zeigt diese Anordnung schematisch. Die Dicke einer Myofibrille beträgt ca. 1–2 µm.
Für die parallele Ausrichtung und die Elastizität der Sarkomere sind noch zwei weitere Proteine von entscheidender Bedeutung (→ Abb. 5.4):

- **Titin** spannt sich zwischen der Z-Linie und den Myosinfilamenten aus. Wie eine Spiralfeder sorgt es nach einer Kontraktion wieder für die Relaxation des Sarkomers.
- **Nebulin** schmiegt sich längs an das Aktin und sorgt so für die parallele Ausrichtung des dünnen Myofilaments.

Darüber hinaus gibt es noch weitere zytoskelettale Proteine, die der Stabilisierung der Strukturen dienen:

- **Desmin** vernetzt die parallel zueinanderliegenden Z-Linien und die Zellmembran miteinander. Dadurch werden benachbarte Myofibrillen miteinander verbunden und stabilisiert.
- **Plektin** stabilisiert dieses Netzwerk zusätzlich, indem es benachbarte Desminmoleküle miteinander verbindet.
- **Dystrophin** verbindet das Zytoskelett mit der Extrazellulärmatrix und stabilisiert dadurch die Zellmembran der Skelettmuskelzelle während mechanischer Beanspruchung.

Klinik

Macht sich bei wiederholt durchgeführten Bewegungen eine ungewöhnlich schnell auftretende schmerzlose Schwäche und Ermüdbarkeit von Muskeln bemerkbar, muss das Vorliegen einer **Myasthenia gravis pseudoparalytica** in Erwägung gezogen werden. Diese Muskelschwäche basiert auf einer gestörten Weiterleitung des Aktionspotenzials im Bereich der motorischen Endplatte (→ Kap. 5.3). Da weder die glatte Muskulatur noch der Herzmuskel motorische Endplatten aufweisen, sind sie nicht von der Krankheit betroffen.

5.2 Skelettmuskulatur (1)

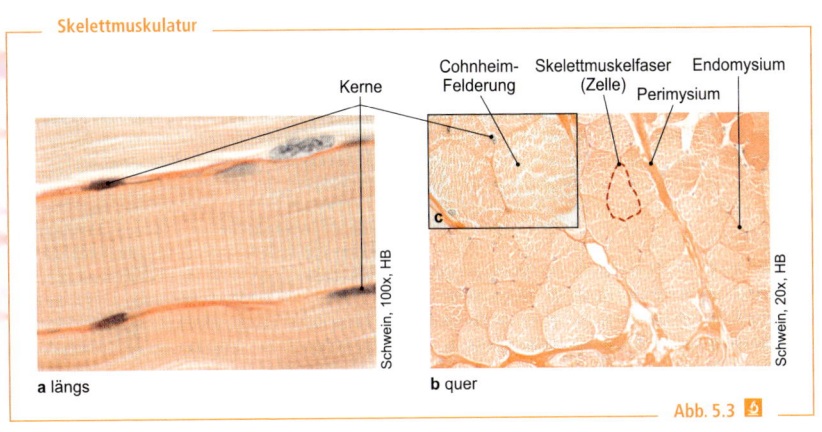

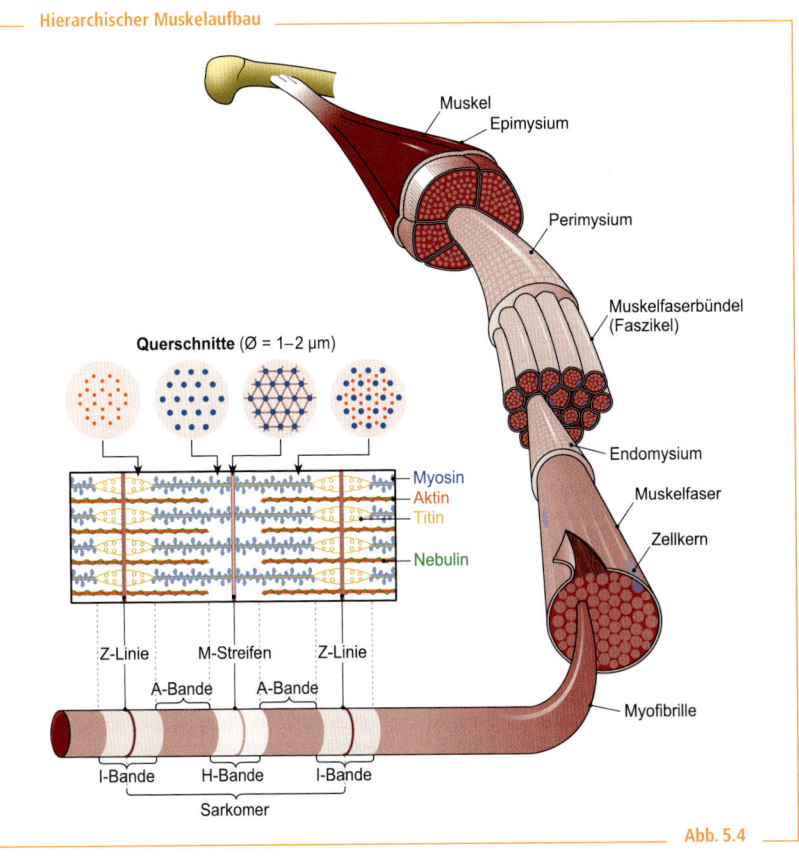

Skelettmuskulatur

a längs — Kerne — Schwein, 100x, HB

b quer — Cohnheim-Felderung, Skelettmuskelfaser (Zelle), Perimysium, Endomysium — Schwein, 20x, HB

Abb. 5.3

Hierarchischer Muskelaufbau

Muskel
Epimysium
Perimysium
Muskelfaserbündel (Faszikel)
Endomysium
Muskelfaser
Zellkern
Myofibrille

Querschnitte (Ø = 1–2 µm)

- Myosin
- Aktin
- Titin
- Nebulin

Z-Linie — M-Streifen — Z-Linie
A-Bande — A-Bande
I-Bande — H-Bande — I-Bande
Sarkomer

Abb. 5.4

5.3 Skelettmuskulatur (2)

Motorische Endplatte

Die motorische Endplatte besteht aus der terminalen Endigung eines Nervs bzw. Axons (→ Kap. 6.3) und den zu innervierenden Muskelfasern. Je nach Größe des innervierten Muskels und den Erfordernissen der feinmotorischen Steuerung kann sich ein Axon in mehrere hundert solcher Endigungen aufteilen. So werden große Skelettmuskeln wie z. B. der M. pectoralis major von vielhundertfach verzweigten Endigungen desselben Axons innerviert. Dieses Motoneuron versorgt entsprechend eine große Muskelregion, steuert aber nur vergleichsweise grobe Bewegungen. Im Gegensatz dazu werden Muskeln, die sehr fein steuerbar sind, wie z.B. die Augenmuskulatur, von vielen verschiedenen Axonen erreicht, die sich kaum verzweigen. Die Gesamtheit eines Motoneurons samt aller von ihm innervierten Muskelfasern bezeichnet man als **motorische Einheit** (→ Abb. 5.5).

Im Bereich des Perimysiums verlieren die Axone ihre **Myelinscheide** und werden nur noch von **Schwann-Zellen** umgeben (→ Kap. 6.6). Das terminale Axon (α-Motoneuron) formt den primären synaptischen Spalt zwischen Muskelfasern und Nerv; weitere feine Verzweigungen des terminalen Axons ziehen mit dem **Sarkolemm** tief in die Muskelfasern hinein und bilden dort die **sekundären synaptischen Spalträume**.

T-Tubuli, longitudinales System und Triaden

An den Synapsen der neuromuskulären Endplatte wird **Acetylcholin** freigesetzt, das an Rezeptoren des Sarkolemms bindet und zur Depolarisation der Muskelzelle führt. Durch tiefe Einstülpungen des Sarkolemms in Form **transversaler Tubuli (T-Tubuli)**, die sich senkrecht zum Faserverlauf zwischen die Myofibrillen schieben, erreicht die Erregung die gesamte Muskelfaser gleichzeitig. Parallel zu den Myofilamenten verläuft das sarkoplasmatische Retikulum, das auch als **longitudinales System** oder **L-System** bezeichnet wird. Beidseits der T-Tubuli weitet es sich zu zirkulär um die Myofibrillen verlaufenden Terminalzisternen auf, die die T-Tubuli rechts und links flankieren. Die Gesamtheit von Terminalzisterne und transversalem Tubulus bezeichnet man auch als **Triade** (→ Abb. 5.6).

Triaden sind in der Skelettmuskulatur an der Grenze zwischen A- und I-Banden lokalisiert. Im Rahmen der Depolarisation der Skelettmuskelzelle strömt Ca^{2+} aus dem sarkoplasmatischen Retikulum in das Zellinnere der Myozyten und initiiert dort die geordnete Kontraktion der gesamten Skelettmuskelfaser. Näheres vgl. Lehrbücher der Physiologie.

Rote und weiße Skelettmuskelfasern

Anhand des makroskopischen Aspekts kann man dunklere (rote) und hellere (weiße) Muskelfasern unterscheiden. Die unterschiedliche Färbung beruht auf einem höheren Myoglobingehalt der roten Muskelfasern. Myoglobin ist ein dem Hämoglobin verwandtes Protein zur Sauerstoffspeicherung in der Zelle.

- Die **weißen Muskelfasern** besitzen weniger Mitochondrien. Sie können sich sehr schnell kontrahieren **(Fast twitch)**, ermüden aber auch schneller.
- Die **roten Muskelfasern** sind reich an Mitochondrien und deshalb ehr zu Ausdauerleistungen fähig. Daher findet man sie überwiegend dort, wo ausdauernde Kontraktionen nötig sind, beispielsweise in der Haltemuskulatur. Sie kontrahieren jedoch langsamer als die weißen Muskelfasern **(Slow twitch)**.

Neben den roten und weißen Muskelfasern gibt es auch Mischformen **(intermediäre Fasern)**, deren Gehalt an Mitochondrien und Myoglobin zwischen dem der roten und weißen Fasern liegt.

Satellitenzellen

Satellitenzellen werden bei Verletzungen bzw. regenerativen Vorgängen der Skelettmuskulatur aktiv. Normalerweise befinden sie sich ruhend unter der Basalmembran der Skelettmuskelfasern (→ Abb. 5.7). Man nimmt an, dass es sich um verbliebene **Myoblasten** handelt. Chemotaktische Botenstoffe wie HGF (Hepatozyten-Wachstumsfaktor; Hepatocyte growth factor) können zur Proliferation und Differenzierung der Myoblasten zu Myozyten führen. Im lichtmikroskopischen Präparat sind die Kerne der Satellitenzellen meist heller als die Kerne der Myozyten. Mit Sicherheit lassen sich Satellitenzellen jedoch nur durch den immunhistochemischen Nachweis von bestimmten Markern wie CD56 in Spezialfärbungen nachweisen. In → Abb. 5.7 wurden die Satellitenzellen mit einem Antikörper gegen dieses Glykoprotein dargestellt und sind an ihrer braunen Färbung zu erkennen. CD56 kommt in der Muskulatur nur in ruhenden oder aktivierten Satellitenzellen vor. Blau erscheinen die Kerne der Myozyten, die mit Hämatoxylin dargestellt wurden.

Neben dieser Möglichkeit der Regeneration können Stammzellen aus dem Knochenmark, die der sog. **Side-population** entstammen, zu Muskelzellen differenzieren und zur Regeneration von geschädigter Muskulatur beitragen.

Vorkommen Man findet **quergestreifte Muskelzellen** nicht nur als Muskulatur des Bewegungsapparats, sondern auch in Zunge, Pharynx, Larynx sowie im oberen Teil des Ösophagus (→ Kap. 11.1, → Kap. 11.6) und im Zwerchfell (Diaphragma).

5.3 Skelettmuskulatur (2)

Motorische Einheit

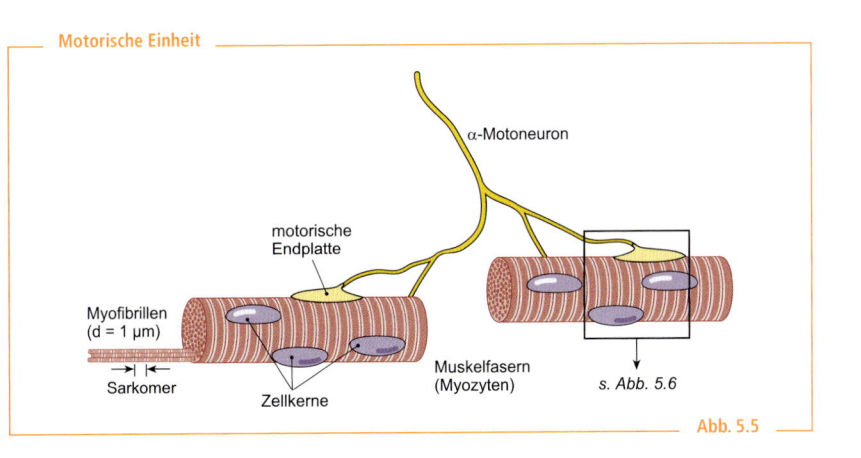

- α-Motoneuron
- motorische Endplatte
- Myofibrillen (d = 1 μm)
- Sarkomer
- Zellkerne
- Muskelfasern (Myozyten)
- s. Abb. 5.6

Abb. 5.5

T-Tubuli, longitudinales System und Triaden

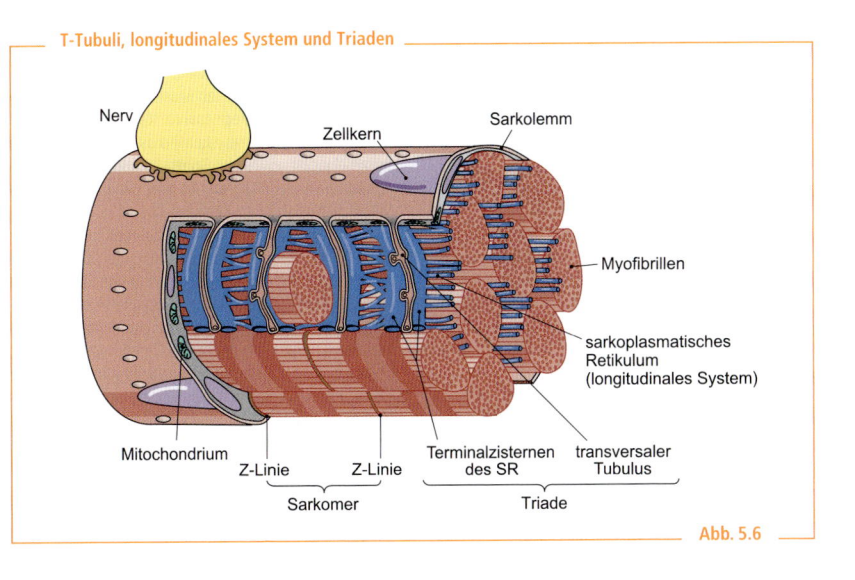

- Nerv
- Zellkern
- Sarkolemm
- Myofibrillen
- sarkoplasmatisches Retikulum (longitudinales System)
- Mitochondrium
- Z-Linie
- Z-Linie
- Terminalzisternen des SR
- transversaler Tubulus
- Sarkomer
- Triade

Abb. 5.6

Satellitenzellen

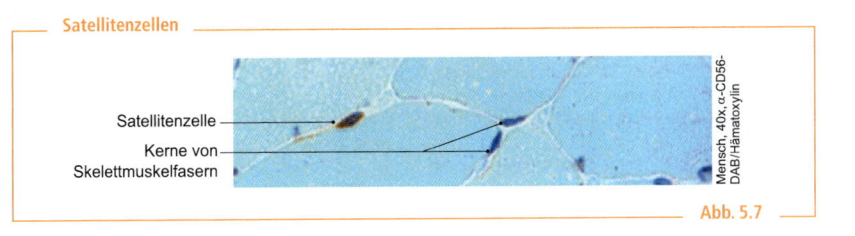

- Satellitenzelle
- Kerne von Skelettmuskelfasern

Mensch, 40x, α-CD56-DAB/Hämatoxylin

Abb. 5.7

5.4 Glatte Muskulatur

Glatte Muskulatur findet man in vielen Organen und Gefäßwänden. Im Gegensatz zur Skelettmuskulatur unterliegt sie nicht der Willkürmotorik, sondern wird vom vegetativen Nervensystem gesteuert. Da ihre Myofilamente nicht so streng periodisch und parallel angeordnet sind wie die der Skelettmuskelfasern, zeigen sie keine licht- oder elektronenmikroskopisch sichtbare Querstreifung – daher werden sie als „glatt" bezeichnet.

Aufbau

Im Längsschnitt erscheinen die glatten Myozyten **zigarren-** oder **spindelförmig** (→ Abb. 5.8 a), ebenso wie ihre Zellkerne (→ Abb. 5.8 b), die im Querschnitt mittig gelegen sind (→ Abb. 5.8 c).

Glatte Muskelzellen kontrahieren langsamer als quergestreifte und ihr sarkoplasmatisches Retikulum ist weniger stark ausgeprägt. Um die notwendige gleichzeitige oder räumlich kontinuierliche Kontraktion (z. B. im Rahmen der Peristaltik) zu gewährleisten, geben glatte Muskelzellen die Erregung durch **Gap junctions** an benachbarte Muskelzellen weiter.

Wie in der quergestreiften Muskulatur sind Aktin und Myosin die kontraktilen Elemente, wobei mehrere dünne Aktinfilamente jeweils ein parallel verlaufendes dickes Myosinfilament umgeben (→ Abb. 5.9). Dies bedeutet, dass glatte Muskelzellen deutlich mehr Aktin aufweisen als quergestreifte.

Die Filamente sind über **Intermediärfilamente** (Desmin, Vimentin) in der Plasmamembran verankert. Diese Stellen werden als **Anheftungsplaques** bezeichnet. Die Aktinfilamente laufen in sog. **Verdichtungszonen** im Zytoplasma aus, die als Äquivalent zu den Z-Linien der quergestreiften Muskulatur angesehen werden können. An diesen Stellen findet man reichlich α-Aktinin. Zusätzlich verankern sich die Aktinfilamente an den Anheftungsplaques der Zellmembran (→ Abb. 5.9). Die Intermediärfilamente stellen sicher, dass die Kraft von den Myofilamenten auf die Zellmembran übertragen wird.

In der Nähe der Zellmembran findet man pinozytotische Vesikel: die **Kaveolen (Caveolae)** (→ Abb. 5.10). Sie nehmen ihren Ausgang von sog. **Lipidrafts**. Dabei handelt es sich um Membranregionen mit hoher Konzentration an Cholesterol und Sphingolipiden und insbesondere dem Protein Caveolin. Caveolin wird hauptsächlich durch Palmitoyl an Cholesterol gebunden. Durch die Bindung von z. B. Caveolin-3 an Cholesterol können sich Teile der Zellmembran abschnüren und dadurch die Kaveolen formen (→ Abb. 5.10 und → Abb. 1.16).

Kaveolen dienen zum Transport und zur Anreicherung von Signalmolekülen, aber auch zur Aufnahme von extrazellulären Molekülen und Elektrolyten.

Kontraktion

Glatte Muskelzellen kontrahieren langsam; sie benötigen dazu etwa 10-mal länger als Skelettmuskelfasern. Dabei lassen sich histophysiologisch zwei unterschiedliche **Kontraktionstypen** unterscheiden:

- **Single-unit- oder viszeraler Typ:** Diese glatten Muskelzellen sind über zahlreiche Gap junctions verbunden und kommen hauptsächlich in Darmwand und Hohlorganen vor (z. B. ableitende Harnwege, große Blutgefäße, Uterus). Nach der Innervation einzelner Muskelzellen wird die Erregung an benachbarte Zellen weitergegeben. Wird die Wand von Organen mit Muskelzellen des viszeralen bzw. Single-unit-Typs überdehnt, so kommt es zu einer spontanen Kontraktion der Muskelzellen. Dies ist wichtig für die Entleerung von Hohlorganen. Die Innervation des Organs greift in die spontane Kontraktion des Single-unit-Typs nur modulierend ein.
- **Multi-unit- oder vaskulärer Typ:** In der Wand von z. B. kleinen Blutgefäßen, Corpus ciliare oder Ductus deferens werden die glatten Muskelzellen einzeln durch Nervenendungen erregt und deshalb als Multi-unit-Typ bezeichnet.

Die Innervation der glatten Muskulatur erfolgt hauptsächlich durch das **vegetative Nervensystem**, also Sympathikus und Parasympathikus (→ Kap. 6.9). Die Summe vieler einzelner Kontraktionen erzeugt eine **Grundspannung (Tonus)** in den Organen, in deren Wand sich glatte Muskelzellen befinden. So besitzen Gefäße und die Darmwand einen Grundtonus, der für eine fortwährende Wandspannung sorgt. Daneben können Hormone direkt zur Kontraktion von glatten Muskelzellen führen. So stellt beispielsweise Angiotensin II als vasoaktive Substanz einen direkten Kontraktionsstimulus für die glatte Gefäßmuskulatur dar; Oxytocin regt die glatten Muskelzellen im Uterus zur Kontraktion an, um den Geburtsvorgang zu gewährleisten.

Neben ihrer Kontraktionsfähigkeit können glatte Muskelzellen extrazelluläre Matrix produzieren. Dabei kann sich ihr gesamter Stoffwechsel auf die Abgabe von Proteinen wie Laminin, Kollagen oder Elastin umstellen.

In einigen Organen gibt es Zellen, die sowohl fibrozytäre als auch glattmuskulär-kontraktile Eigenschaften besitzen (z. B. Nebenhoden, Tubuli seminiferi des Hodens). Diese Zellen werden als **Myofibroblasten** bezeichnet.

Vorkommen Glatte Muskulatur ist u. a. Bestandteil der Darmwand (→ Kap. 11), der ableitenden Harnwege (Ureter, Harnblasenwand, Urethra; → Kap. 10), der Gefäßwände (→ Kap. 7), des Respirationstrakts (→ Kap. 9) sowie von Uterus, Tuba uterina, Nebenhoden und der Prostata (→ Kap. 13).

5.4 Glatte Muskulatur

Glatte Muskelzellen

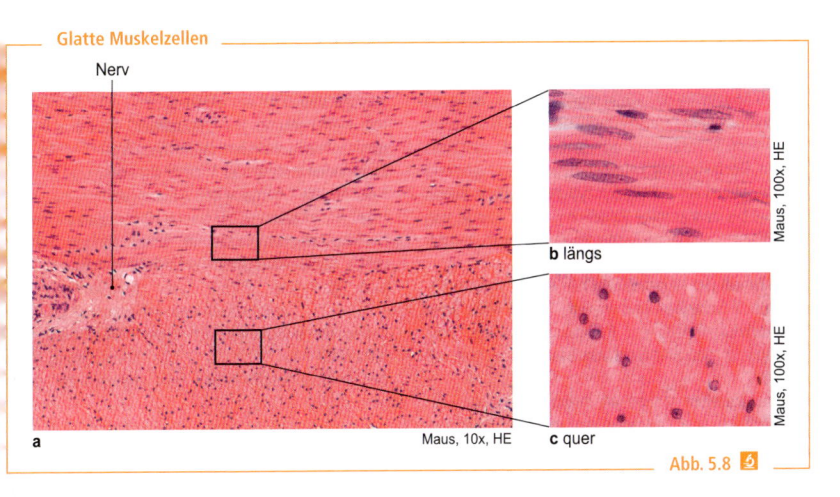

Nerv

Maus, 10x, HE
b längs
Maus, 100x, HE
c quer
Maus, 100x, HE

Abb. 5.8

Aufbau glatter Myozyten

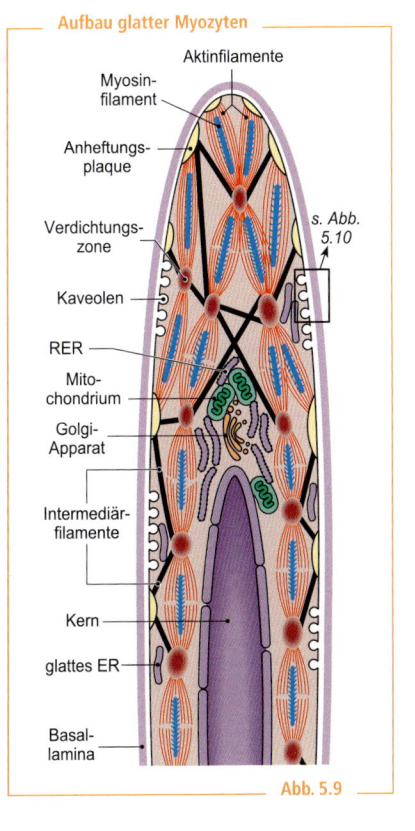

- Aktinfilamente
- Myosinfilament
- Anheftungsplaque
- Verdichtungszone
- Kaveolen
- RER
- Mitochondrium
- Golgi-Apparat
- Intermediärfilamente
- Kern
- glattes ER
- Basallamina

s. Abb. 5.10

Abb. 5.9

Membranstruktur glatter Muskelfasern

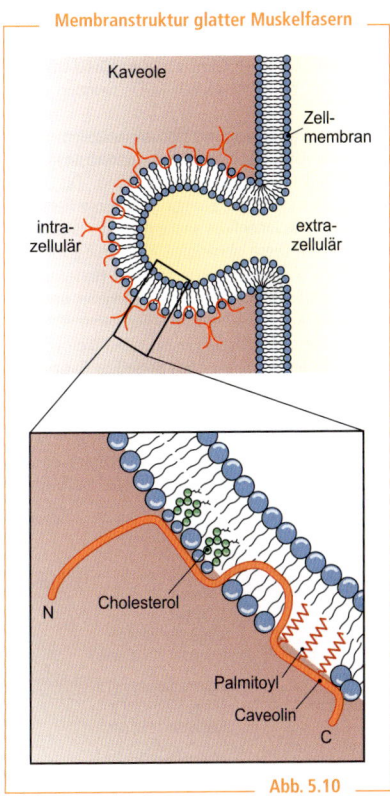

- Kaveole
- Zellmembran
- intrazellulär
- extrazellulär
- Cholesterol
- Palmitoyl
- Caveolin
- N
- C

Abb. 5.10

5 Muskelgewebe

5.5 Herzmuskulatur

Die Herzmuskelzellen (**Kardiomyozyten**) nehmen in vieler Beziehung eine Sonderstellung ein. In ihrem Aufbau ähneln sie der Skelettmuskulatur; so besitzen sie ebenfalls eine Querstreifung, die durch die Anordnung von Myofibrillen zu Sarkomeren zustande kommt. Doch Herzmuskelzellen fusionieren nicht und bilden daher kein echtes Synzytium, sondern liegen als ein- bis zweikernige Zellen mit einer Länge von ca. 100 µm vor, deren Kerne im Querschnitt zentral liegen (→ Abb. 5.11 a).

Die **T-Tubuli** der Herzmuskelzellen finden sich im Bereich der **Z-Scheiben** und werden nur auf einer Seite von sarkoplasmatischem Retikulum flankiert. Deshalb spricht man hier nicht von Triaden, sondern von **Diaden**.

Herzmuskelzellen stehen an ihrem Ende über Zell-Zell-Kontakte (v. a. Desmosomen) miteinander in Verbindung. Aktin und Desmin sowie Vinkulin und α-Aktinin führen zu einer starken mechanischen Koppelung benachbarter Kardiomyozyten. Diese Strukturproteine an den Zellgrenzen sind so zahlreich, dass das Licht an diesen Stellen im Mikroskop gebrochen wird und sie als **Glanzstreifen (Disci intercalares)** quer zum Faserverlauf in Erscheinung treten (→ Abb. 5.11 b).

An den Längsseiten der Herzmuskelzellen liegen zahlreiche **Gap junctions** und **Ionentransporter** (Na^+/K^+-ATPase, Na^+/Ca^{2+}-Austauscher). Durch die Gap junctions kann die Erregung von einer Herzmuskelzelle mittels Ionenfluss an die nächste weitergegeben werden. Diese abhängige Aktivierung führt zu einer zeitlich versetzten Erregung der Herzmuskulatur, die zunächst in den Vorhöfen beginnt und sich dann weiter auf die Ventrikel (Herzkammern) ausbreitet. Diese Abhängigkeit eines Kardiomyozyten vom nächsten wird als **funktionelles Synzytium** bezeichnet.

In der direkten Umgebung der Zellkerne ist keine Querstreifung zu erkennen (myofilamentfreie Zytoplasmafelder) (→ Abb. 5.11 b). In diesem Bereich sind massenhaft Mitochondrien und z. T. auch Golgi-Felder lokalisiert.

Erregungsleitung

Nervenfasern sind im Herzmuskelpräparat nicht erkennbar. Die Erregung und der Grundrhythmus des Herzens werden über spezialisierte Herzmuskelzellen erzeugt und über ein eigenes Erregungsleitungssystem weitergeleitet. Die „Taktgeber" sind u. a. im **Sinusknoten** (lokalisiert im rechten Vorhof nahe der Einmündungsstelle der V. cava superior) und im **AV-Knoten** (am Übergang von Atrium [Vorhof] zum Ventrikel [Herzkammer]) zu finden. Diese spezialisierten Herzmuskelzellen fallen im histologischen Schnitt durch Glykogenreichtum, schwächere Anfärbbarkeit und geringere Dichte von Myofibrillen auf. → Abb. 5.12 zeigt neben dem Arbeitsmyokard diese Zellen, deren Glykogen sich in der PBA-Färbung tiefblau färbt (→ Abb. 5.12 b). Die Querstreifung ist in der längs angeschnittenen Zelle ebenfalls zu erkennen.

Histopathologie

Sind die Gefäße, die den Herzmuskel mit Sauerstoff und Nährstoffen versorgen, so stark verengt, dass sie den O_2-Bedarf nicht mehr decken können, entwickelt sich eine **Ischämie** (Mangeldurchblutung) der Herzmuskulatur. Hält dieser Zustand länger als 30 min an, kommt es in den betroffenen Herzmuskelzellen zur Denaturierung (Ausfällung) zytoplasmatischer Proteine und zur Zersetzung von Zellorganellen. Die Herzmuskelzellen schwellen an und erscheinen in der HE-Färbung intensiv rot. Eine derartige **Koagulationsnekrose** von Herzmuskelzellen ist das typische histomorphologische Korrelat eines **Myokardinfarkts**. → Abb. 5.13 zeigt das histopathologische Bild eines Herzinfarkts mit zugrunde gegangenen Zellkernen, Verlust der Querstreifung und hypereosinophilen, abgestorbenen Herzmuskelfasern. Es sind bereits Leukozyten eingewandert, die damit beginnen, einen Wall zu bilden, um das gesunde vom nekrotischen (untergegangenen) Gewebe abzugrenzen (leukozytäre Demarkation).

Differenzialdiagnose des Muskelgewebes			
	Größe, Form	**Kerne**	**Sonstiges**
Skelettmuskulatur	Synzytium Länge mehrere cm Querschnitt 100 µm	platt immer (!) peripher liegend mehrere 100 Kerne pro Zelle	Querstreifung im Längsschnitt
Glatte Muskulatur	zigarrenförmig Länge 500–600 µm Querschnitt 12 µm	platt bis spindelförmig zentral liegend 1 Kern pro Zelle	kleiner als quergestreifte Muskulatur
Herzmuskulatur	Länge 150 µm Querschnitt 15 µm	zentral liegend 1–2 Kerne pro Zelle	Glanzstreifen, Querstreifung

5.5 Herzmuskulatur

Herzmuskelzellen

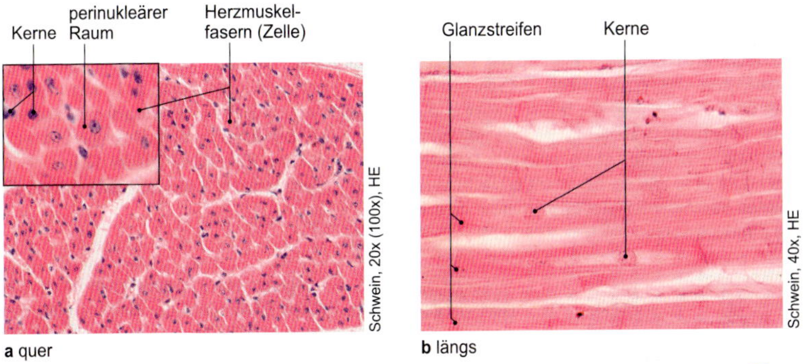

Kerne | perinukleärer Raum | Herzmuskelfasern (Zelle)

Schwein, 20x (100x), HE

a quer

Glanzstreifen | Kerne

Schwein, 40x, HE

b längs

Abb. 5.11

Zellen des Erregungsleitungssystems

Herzmuskelfasern (Zelle)

Herzmuskelfasern (Zelle) des Erregungsleitungssystems

Schwein, 20x (100x), PBA

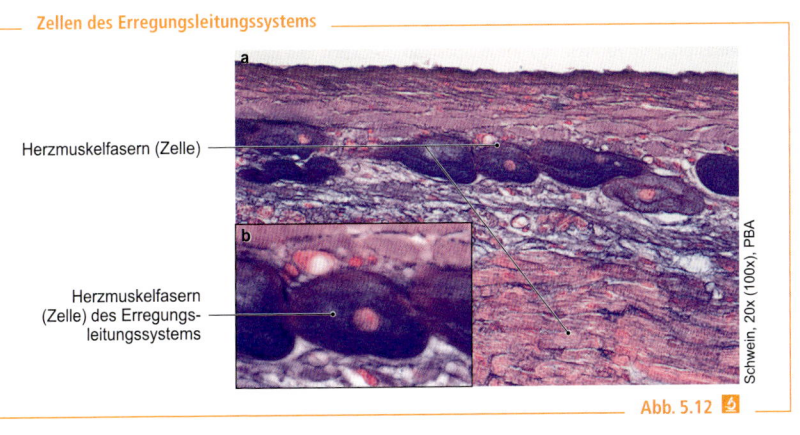

Abb. 5.12

Myozyten nach Herzinfarkt

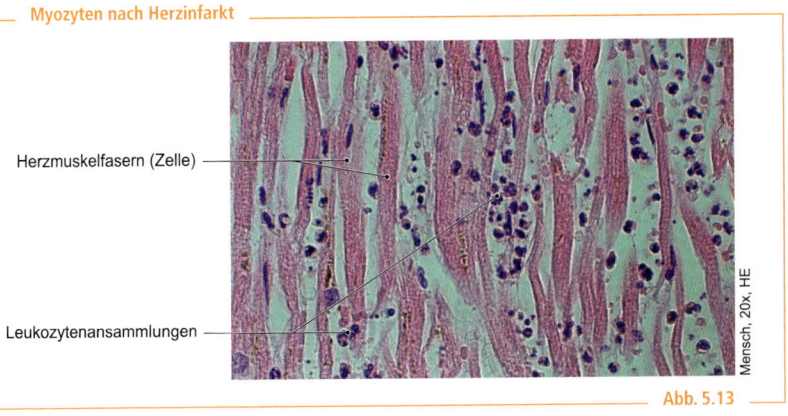

Herzmuskelfasern (Zelle)

Leukozytenansammlungen

Mensch, 20x, HE

Abb. 5.13

6 Nervengewebe und Sinnesorgane

Anna F.
Die 82-jährige Patientin Anna F. ist zu Besuch bei ihrem Sohn. Sie klagt seit dem frühen Morgen über ein Zittern des rechten Beins mit Schmerzen, die von der Fußsohle über die rechte Flanke in die Schulter hinein ausstrahlen. Ihr Fuß ist gefühllos und deshalb nicht mehr richtig belastbar. Darüber hinaus ist ihr übel und sie bekommt schlecht Luft. Mit diesen Beschwerden stellt ihr Sohn sie im örtlichen Klinikum vor.

Patientendaten
- Allgemeine Daten: Alter 82 Jahre, Größe 152 cm, Gewicht 70 kg.
- Anamnese: Die Patientin berichtet, dass diese Symptomatik seit ca. 2 Jahren immer wieder auftrete, aber nach kurzer Zeit von alleine wieder verschwinde – bis auf eine diskrete Gefühllosigkeit im rechten Fuß. Sie sei deshalb schon bei einem Neurologen gewesen, der jedoch keine Ursache für die Beschwerden gefunden habe. Diesmal sei es so schlimm wie noch nie.
Z. n. Teilnephrektomie rechts wegen Hypernephrom vor 10 Jahren; lange bekannter Hypertonus, der mit einem ACE-Hemmer, einem Diuretikum und einem Betablocker gut eingestellt ist.
- Körperliche Untersuchung: rüstige Patientin in leicht reduziertem AZ und normalem EZ, kein Ikterus, keine Zyanose, keine Beinödeme, Blutdruck 140/80 mmHg, Herzfrequenz 86/min regelmäßig, keine obere Einfluss-Stauung.
- Neurologischer Status: leichtgradige Schwäche und Sensibilitätsverlust im rechten Fuß und im medialen Unterschenkel, distal betonte zirkuläre Hyperästhesie im rechten Bein und Gangataxie rechts; Patellarsehnenreflex rechts > links, Achillessehnenreflexe rechts nicht auslösbar, links positiv.

Weitere Befunde
Ein **MRT des Schädels** zeigt einen ca. 2,5 cm großen, relativ glatt begrenzten, inhomogen strukturierten Tumor hochparietal mit einem ausgeprägten Umgebungsödem. Ansonsten ist der zerebrale Befund altersentsprechend unauffällig. Der MRT-Befund lässt jedoch keine eindeutige Aussage zur Dignität des Tumors zu: Es könnte sich um ein atypisches Meningeom, aber auch um eine Metastase handeln.
Das Muskelzittern von Frau F. deutet man aufgrund der Lokalisation des Tumors im MRT-Befund eher als ein fokales Anfallsgeschehen und leitet ex juvantibus eine medikamentöse Therapie mit Valproinsäure ein. Das perifokale Ödem wird mit Dexamethason 3 × 4 mg pro Tag behandelt. Frau F. wird in ein neurochirurgisches Zentrum verlegt, wo der Tumor problemlos operativ entfernt werden kann. Die histologische Diagnose ergibt ein transitionelles **Meningeom**, WHO-Grad I (→ Tab. 6.A).

Meningeom
Als Meningeom bezeichnet man einen Tumor, der von den Häuten (Meningen) des Gehirns oder des Rückenmarks ausgeht. Das Gehirn wird von einer **weichen Hirnhaut (Leptomeninx)** überzogen, die aus zwei Schichten besteht: die gefäßführende **Pia mater**, die dem Gehirn direkt anliegt, und die hauchdünne **Arachnoidea** (Spinnwebshaut). Sie ist umgeben von der **harten Hirnhaut (Pachymeninx)**, die von der **Dura mater** gebildet wird und das Gehirn wie eine Kapsel umgibt, um es mechanisch zu schützen.

Man unterscheidet verschiedene Arten von Meningeomen; die meisten wachsen langsam und verdrängend (→ Tab. 6.A). Sie sind die häufigsten Tumoren im Gehirn (ca. 25 % aller Neubildungen); 6 von 100 000 Menschen in Deutschland erkranken jährlich daran. Der Häufigkeitsgipfel liegt bei Männern um das 60., bei Frauen um das 70. Lebensjahr. Frauen sind etwa doppelt so häufig betroffen wie Männer.

Die Ursachen sind weitgehend unbekannt; diskutiert werden ionisierende Strahlung, hormonelle Einflüsse und Genmutationen.

Tab. 6.A WHO-Klassifikation der Meningeome			
Grad	Anteil	Charakteristika	Prognose
I	< 85 %	gutartig, operabel	gut
II	< 10 %	atypisches Meningeom; erhöhtes Wachstumspotenzial; Rezidivrate selbst nach kompletter operativer Entfernung hoch	mäßig
III	2–3 %	anaplastisches Meningeom; bösartig, setzt Metastasen; postoperative Strahlentherapie erforderlich	schlecht

Meningeom

Klinik
Die Symptome hängen von der Lokalisation des Tumors ab (→ Abb. 6.A). Sie entstehen eher durch Kompression des Hirngewebes als durch dessen Zerstörung. Hinweise auf eine Raumforderung können neben Kopfschmerzen auch Sprach-, Hör-, Geruchs- und Sehstörungen sowie Wesensveränderungen, epileptische Anfälle oder Lähmungserscheinungen sein. Häufig verursachen Meningeome gar keine Beschwerden und werden nur zufällig im Rahmen anderer Untersuchungen entdeckt.

Diagnostik
Am Beginn der Diagnostik steht die gründliche neurologische Untersuchung auf mögliche Ausfälle. Die Diagnose wird dann durch die Bildgebung (kraniales CT, MRT, MR-Angiografie) gesichert. Verfahren der ersten Wahl ist das MRT, das gegenüber dem CT den größeren Weichteilkontrast besitzt und damit die Diagnose eines Meningeoms mit größerer Sicherheit ermöglicht.

Therapie
Bezüglich der Therapie ist es eine Einzelfallentscheidung, ob und, wenn ja, wann ein Meningeom operativ entfernt oder mit anderen Methoden behandelt werden sollte oder ob man unter regelmäßigen Kontrollen zuwartet („Watchful Waiting").
Die meisten gutartigen Meningeome (→ Tab. 6.A) liegen an der Hirnoberfläche und sind operativ gut zugänglich. Die größten Probleme machen Tumoren in Keilbeinnähe und am Sinus cavernosus.
Behandlungsoptionen Im Rahmen einer präoperativen Angiografie wird häufig schon eine **Embolisation** (Verstopfung des zuführenden Gefäßes) des Tumors durchgeführt.
In einigen Fällen kann man **endoskopisch operieren.**
Neuerdings wird auch das sog. **Gamma-Knife-Verfahren** angewendet: Mithilfe stark gebündelter Gammastrahlen werden die Tumorzellen hochwirksam zerstört, quasi „herausgeschnitten", ohne dass der Schädel trepaniert (eröffnet) werden muss. Das Gamma-Knife eignet sich allerdings nur für Tumoren, die max. 3 cm groß sind.
Der Vorteil dieser radiochirurgischen Behandlungsmethode liegt darin, dass sie ambulant durchgeführt werden kann und das Allgemeinbefinden des Patienten meist nur geringgradig beeinträchtigt.
Die **Strahlentherapie** ist i.d.R. den Malignomen der Hirnhäute vorbehalten, sie kommt aber auch bei gutartigen Tumoren zur Anwendung, die nicht vollständig chirurgisch entfernt werden können.

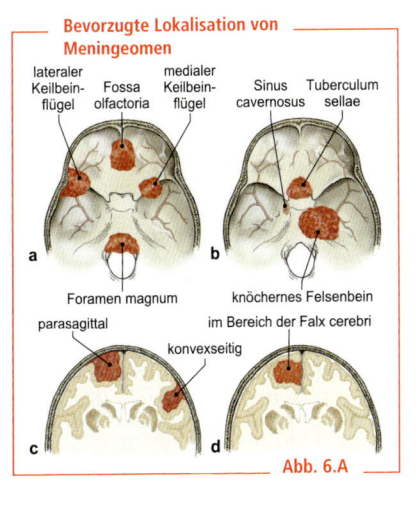

Prognose
Die Prognose ist im Allgemeinen recht gut, Rezidive treten in ca. 15 % der Fälle auf.

Weiterer Verlauf bei Frau F.
Postoperativ sind zwar die Sensibilitätsstörungen, die Übelkeit und die Gangunsicherheit verschwunden, doch die Schmerzsymptomatik persistiert. Da man keinen Hinweis auf ein peripher-nervöses Geschehen findet, nimmt man eine zentrale Ursache für die Beschwerden an. Es erfolgen neurologische und kernspintomografische Kontrolluntersuchungen in regelmäßigen Abständen. Die Therapie mit Valproinsäure wird weitergeführt, soll aber versuchsweise ausgeschlichen werden. Der Patientin geht es, abgesehen von den Schmerzen, gut.

Histologie im Fokus

- Es wird in ein zentrales und ein peripheres Nervensystem unterschieden.
- Wesentlicher Baustein des Nervengewebes ist das Neuron, von dem es verschiedene Typen, wie multi-, bi- und pseudounipolar, gibt.
- Zur Übertragung der Erregung von einem Neuron auf ein anderes dienen chemische und elektrische Synapsen.
- Weitere Zellen im Nervengewebe sind Gliazellen, die verschiedene Funktionen wie Stütz- oder Abwehrfunktion erfüllen.
- Zur Lichtwahrnehmung gruppieren sich die Gewebe des Auges zu spezifischen Funktionssystemen, wie rezeptorisches, Akkommodations- oder Irisblendensystem.
- Zur Wahrnehmung der Schallwellen besteht das Ohr aus Geweben zur Schallweiterleitung und zur Schallwahrnehmung.

Bevorzugte Lokalisation von Meningeomen

a: lateraler Keilbeinflügel, Fossa olfactoria, medialer Keilbeinflügel
b: Sinus cavernosus, Tuberculum sellae
c: Foramen magnum, parasagittal, konvexseitig
d: knöchernes Felsenbein im Bereich der Falx cerebri

Abb. 6.A

PRAXISFALL

6 Nervengewebe und Sinnesorgane

6.1 Nervengewebe: Grundlagen (1)

Das Nervengewebe ist die wesentliche Grundlage für Struktur und Funktion des zentralen und peripheren Nervensystems. Das **zentrale Nervensystem (ZNS)** wird von Gehirn und Rückenmark gebildet, während sich das **periphere Nervensystem (PNS)** aus den peripheren Nerven (z. B. Hirnnerven und Spinalnerven) und Ganglien außerhalb des ZNS zusammensetzt (→ Abb. 6.1). Zelluläre Grundlage des Nervengewebes sind die Neurone (Nervenzellen) und die Zellen der Neuroglia (oder einfach Glia). Während es sich bei den **Neuronen** um die spezifischen Zellen des Nervengewebes handelt, die zur Erregungsausbreitung und -weiterleitung befähigt sind, werden unter dem Begriff **Neuroglia** eine Reihe von Zelltypen (Gliazellen) mit unterschiedlicher Struktur und Funktion zusammengefasst, die insgesamt für die regelrechte Funktion der Neurone und die Homöostase des Nervengewebes unentbehrlich sind. So erfüllt die Neuroglia Stütz- und Schutzfunktionen und beeinflusst die Geschwindigkeit der Erregungsweiterleitung durch die Bildung von Markscheiden.

Neuron

Die zentrale Funktion der Neurone ist es, eine interzelluläre Kommunikation mittels Generierung und Weiterleitung elektrischer Signale zu ermöglichen. Dazu besitzen Neurone eine charakteristische, hochgradig spezialisierte Struktur, deren Hauptmerkmal das Ausbilden von zellulären Fortsätzen ist. Die Fortsätze, bei denen man zwei Typen, **Axon (Neurit)** und **Dendrit**, unterscheidet, gehen von einem zentral gelegenen **Perikaryon (Soma, Zell-Leib)** aus (→ Abb. 6.2). Dieser allgemeine Aufbau zeigt, je nach Funktion und Lokalisation der Neurone, eine große Variabilität. So weist der Durchmesser der Perikarya große Unterschiede auf. Große Perikarya finden sich z. B. im Spinalganglion (bis 110 µm) oder bei den Purkinje-Zellen der Kleinhirnrinde (50–70 µm), während die Körnerzellen der Kleinhirnrinde sehr kleine Perikarya aufweisen (5–8 µm).

Multipolare Neurone

Am häufigsten findet sich der Bautyp des multipolaren Neurons (→ Abb. 6.2):
- Vom **Perikaryon** als Zentrum des Neurons gehen mehrere **Dendriten** aus, die sich von ihrem Ursprung am Perikaryon her zunehmend verjüngen und sich schließlich baumartig in feinere Äste verzweigen. Bei den Dendriten handelt es sich um den afferenten, d.h. den rezeptiven Teil des Neurons, der für die Aufnahme der von anderen Nervenzellen stammenden Erregung zuständig ist.
- Der efferente, d.h. für die Weiterleitung der Erregung zuständige Fortsatz ist das **Axon**, das, im Gegensatz zu den Dendriten, bei jeder Nervenzelle nur einmal vorhanden ist. Axone können sehr lang werden und z. B. vom Rückenmark bis zu den Muskeln der unteren Extremität reichen. Axone können unterschiedlich dick sein (0,5 bis über 10 µm), verändern aber, im Gegensatz zu den Dendriten, im Verlauf kaum den Durchmesser. Im Zielgebiet zweigen sich Axone meist in zahlreiche feine Äste auf, die als **Telodendron** bezeichnet werden. Die Äste endigen mit einer kolbenförmigen Erweiterung, dem **präsynaptischen Bouton (präsynaptische Terminale, Endknöpfchen)**, das ein Bestandteil der Synapsen ist.
- **Synapsen** sind Zellkontakte, an denen Information von einem Neuron auf ein anderes Neuron (interneuronale Synapse) oder auf eine andere Zielzelle (z. B. Skelettmuskelfaser) übertragen wird.

Merke Die Anzahl an Synapsen anderer Neurone, mit denen ein bestimmtes Neuron in Kontakt kommt (je nach Neuron 1 bis über 150 000), zeigt den Grad der **Konvergenz** der Signalwege an. Dementsprechend ist die Anzahl der Zielzellen eines Neurons Ausdruck der **Divergenz** seiner Signalwege.

Multipolare Nervenzellen finden sich häufig im ZNS, z. B. Pyramidenzellen der Großhirnrinde (→ Kap. 6.12), Purkinje-Zellen der Kleinhirnrinde (→ Abb. 6.3 a, b; → Kap. 6.11) oder α-Motoneurone des Rückenmarks (→ Kap. 6.10). In der Netzhaut finden sich multipolare retinale Ganglienzellen, deren Axone den Sehnerv (N. opticus) bilden (→ Abb. 6.3 c; → Kap. 6.14). Sonderformen sind die amakrinen Zellen der Netzhaut (→ Abb. 6.3 d; → Kap. 6.14), die nur Dendriten, aber kein Axon ausbilden (axonlose oder anaxonische Neurone).

Bipolare Neurone

Zwei Fortsätze, jeweils Axon und Dendrit, die an den gegenüberliegenden Polen des Perikaryons entspringen, finden sich bei bipolaren Nervenzellen. Sie kommen z. B. in der inneren Körnerschicht der Netzhaut (→ Abb. 6.3 e, → Kap. 6.16) oder im Innenohr (Ggl. vestibulare, Ggl. spirale, → Kap. 6.22) vor.

Pseudounipolare Neurone

Die Nervenzellen in den sensorischen Ganglien der Spinal- und Hirnnerven (primär sensorische Neurone) entwickeln sich aus bipolaren Nervenzellen, deren zwei Fortsätze sich während der Entwicklung annähern. Schließlich kommt es zur Verschmelzung der Fortsätze an der Abgangsstelle vom Perikaryon und zur Bildung eines einzigen **Stammfortsatzes**, der strukturell einem Axonursprung gleicht. Der Stammfortsatz teilt sich nach kurzem Verlauf T-förmig auf in ein **zentrales Axon** (zum ZNS) und ein **peripheres Axon** (zur Haut oder Muskulatur) (→ Abb. 6.3 f).

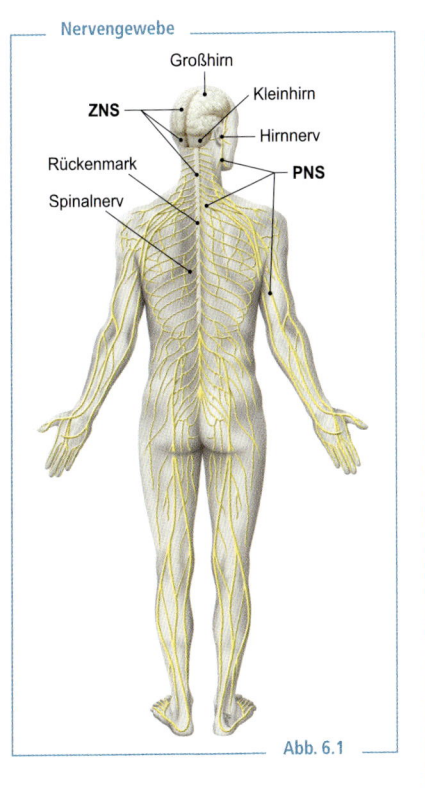

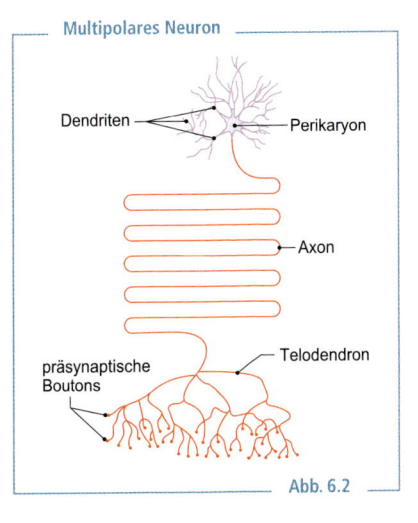

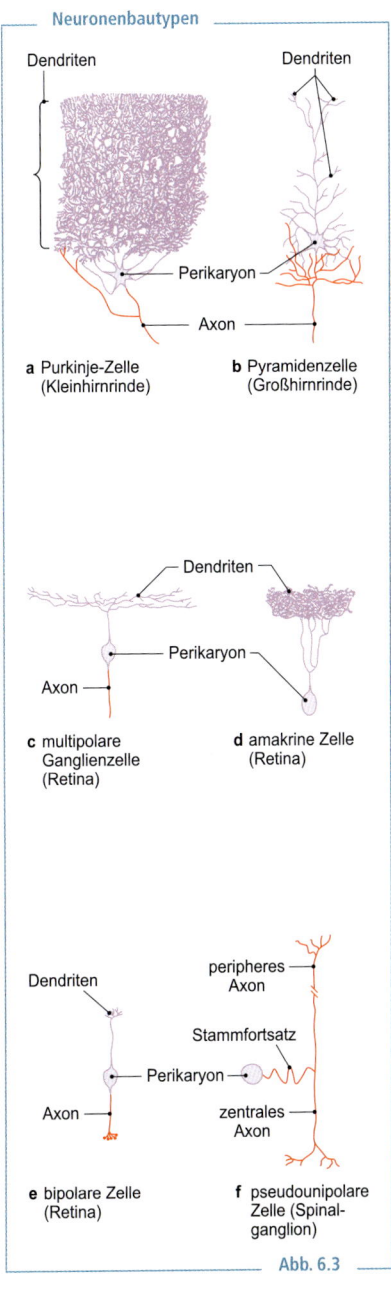

6.1 Nervengewebe: Grundlagen (1)

Nervengewebe

- Großhirn
- Kleinhirn
- ZNS
- Hirnnerv
- Rückenmark
- PNS
- Spinalnerv

Abb. 6.1

Neuronenbautypen

- Dendriten
- Perikaryon
- Axon

a Purkinje-Zelle (Kleinhirnrinde)
b Pyramidenzelle (Großhirnrinde)

- Dendriten
- Perikaryon
- Axon

c multipolare Ganglienzelle (Retina)
d amakrine Zelle (Retina)

Multipolares Neuron

- Dendriten
- Perikaryon
- Axon
- Telodendron
- präsynaptische Boutons

Abb. 6.2

- Dendriten
- peripheres Axon
- Stammfortsatz
- Perikaryon
- Axon
- zentrales Axon

e bipolare Zelle (Retina)
f pseudounipolare Zelle (Spinalganglion)

Abb. 6.3

6.2 Nervengewebe: Grundlagen (2)

Organisation des Nervengewebes

Die Perikarya der Nervenzellen des PNS befinden sich in **Ganglien**, bei denen es sich um Ansammlungen von Perikarya und peripheren Gliazellen (Mantelzellen) handelt. Die Axone der peripheren Nervenzellen formieren sich zu langen Bündeln, den **peripheren Nerven**. Dabei werden sie von Gliazellen, den Schwann-Zellen, umhüllt oder bedeckt. Die Verbindung aus Axon und Schwann-Zelle wird als **Nervenfaser** bezeichnet. Die Perikarya der Nervenzellen des ZNS kommen in **Kernen (Nuclei)** vor, bei denen es sich um lokale Ansammlungen von Nervenzellen handelt mit i.d.R. ähnlicher Funktion. Kerne finden sich im Hirnstamm, im Kleinhirn und im Rückenmark. Eine andere Möglichkeit ist die Anordnung zu einer flächigen Schicht, wodurch eine **Rinde (Kortex)**, z.B. an der Oberfläche von Groß- und Kleinhirn, gebildet wird. Axone des ZNS ordnen sich zu **Bahnen (Tractus)** oder **Bündeln (Fasciculi)** an.

Bauelemente eines Neurons

Zellkern und Nukleolus

Das Perikaryon eines Neurons umgibt einen relativ großen **Zellkern (Nucleus)** (→ Abb. 6.4), dessen Inhalt (Karyoplasma) i.d.R. hell gefärbt ist, da er hauptsächlich aus Euchromatin, d.h. entspiralisierter DNA, besteht als Ausdruck einer aktiven mRNA-Synthese bzw. Transkription (aktive DNA). Im Zellkern befindet sich ein ebenfalls relativ großer und gut sichtbarer **Nukleolus**, in dem die Synthese von ribosomaler RNA und der Zusammenbau der Untereinheiten der Ribosomen stattfinden. Der große Nukleolus deutet auf eine umfangreiche Synthese von Ribosomen hin.

Mitochondrien

Aufgrund des großen Energiebedarfs finden sich Mitochondrien (→ Abb. 6.4) in allen Abschnitten des Neurons, v.a. aber in den Perikarya und den präsynaptischen Terminalen (→ Kap. 6.1).

Raues endoplasmatisches Retikulum (rER)

Das perinukleäre Zytoplasma von Neuronen enthält typischerweise zahlreiche Stapel von rER (→ Abb. 6.4), die sich zu größeren Arealen zusammenlagern (→ Abb. 6.5 a). Da rER viele Ribosomen enthält, die aus Ribonukleinsäuremolekülen aufgebaut sind, färben sich die Areale des rER mit basischen Farbstoffen wie Kresylviolett oder Toluidinblau an. Dadurch entsteht im lichtmikroskopischen Präparat eine Färbung von schollenförmigen Strukturen, die als **Nissl-Schollen** (Nissl-Substanz, Tigroid) bezeichnet werden (→ Abb. 6.5 b, c). Je nach Neuronentyp können die Nissl-Schollen gröber oder feiner gefeldert sein. Elektronenmikroskopisch lassen sich zudem im Perikaryon zahlreiche freie Ribosomen nachweisen, die sich zu **Polysomen** gruppieren (→ Abb. 6.4). Nissl-Schollen und Polysomen sind Ausdruck der aktiven neuronalen Proteinbiosynthese.

Histopathologie

Bei starker **Beeinträchtigung des neuronalen Stoffwechsels**, z.B. nach infektiöser oder toxischer Schädigung des Neurons, nach Durchtrennung seines Axons oder postmortal, zerfallen die Nissl-Schollen (Chromatolyse oder Tigrolyse) und lösen sich im zentralen Perikaryon auf, wobei sich der Zellkern an den Zellrand verlagert.

Golgi-Apparat

Zahlreiche Stapel des Golgi-Apparats (→ Abb. 6.4) kommen typischerweise in Perikarya vor, da angesichts der großen Membranoberfläche der Neurone ein hoher Bedarf an Glykolysierung und Verpackung von Membranlipiden und -proteinen (z.B. Rezeptoren) in Transportvesikeln besteht. Auch werden z.B. Vorstufen von Neuropeptiden oder andere sezernierte Proteine im Golgi-Apparat sortiert und verpackt.

Lysosomen und Lipofuszin

Lipofuszin reichert sich in den Lysosomen (→ Abb. 6.4) mancher Neurone als inertes, heterogenes und unzureichend definiertes Material an. Die Lysosomen verlieren allmählich ihre enzymatische Aktivität und werden zu Telolysosomen oder Residualkörpern. Lichtmikroskopisch imponiert Lipofuszin in Form braungelber **Lipofuszinaggregate**, die mit dem Alter zunehmen (**Alterspigment**) (→ Kap. 6.8).

Dendrit

Der Dendritenstamm enthält am Abgang vom Perikaryon Nissl-Schollen, Polysomen und Golgi-Stapel, die in den terminalen Abschnitten des Dendriten fehlen. Dendriten mancher Neurone bilden feine dornenförmige Ausbuchtungen (Dornen, Dendritic spines) (→ Abb. 6.4), an denen Terminale anderer Nervenzellen unter Ausbildung einer Synapse enden.

Axon

Das Axon beginnt am **Ursprungskegel (Axonhügel)** (→ Abb. 6.4), der typischerweise frei von Nissl-Schollen ist (→ Abb. 6.5 c), ein wichtiger Unterschied zu Dendriten. Distal des Ursprungskegels findet sich das relativ kurze **Initialsegment**, in dessen Membran zahlreiche Natriumkanäle eingelagert sind, wodurch es besonders erregbar ist und als Ausgangspunkt der fortgeleiteten Aktionspotenziale dient. Die Myelinscheide beginnt erst nach dem Initialsegment. Mit **Axoplasma** bezeichnet man das Zytoplasma des Axons, mit **Axolemm** seine Zytoplasmamembran.

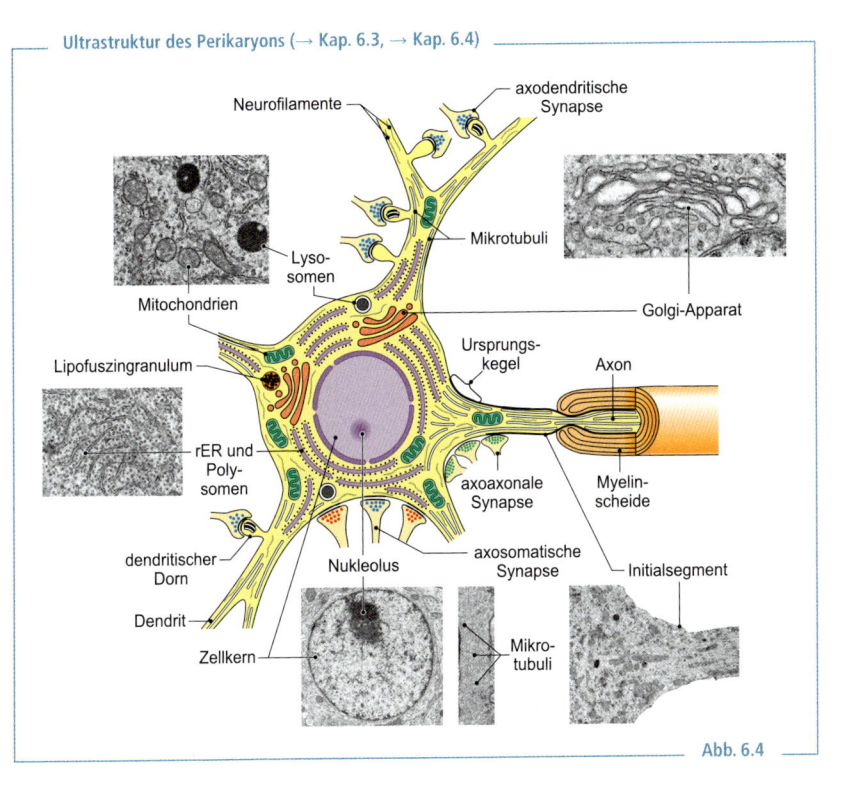

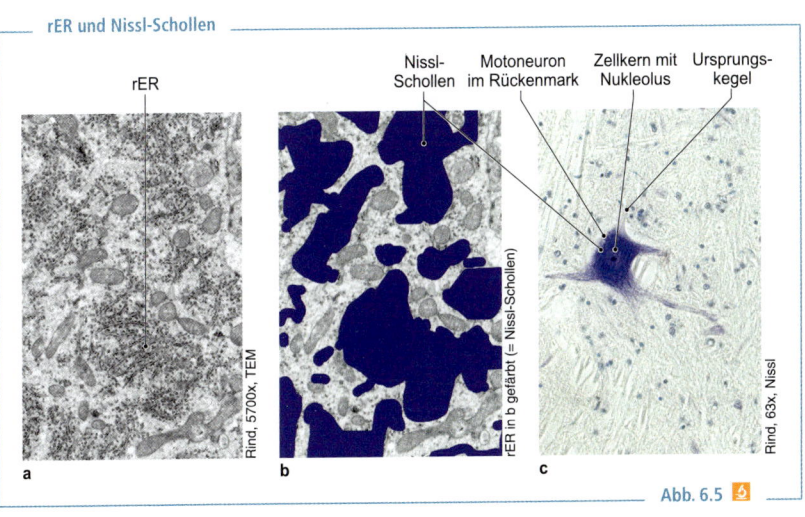

6.2 Nervengewebe: Grundlagen (2)

Ultrastruktur des Perikaryons (→ Kap. 6.3, → Kap. 6.4)

Labels: Neurofilamente, axodendritische Synapse, Lysosomen, Mikrotubuli, Mitochondrien, Golgi-Apparat, Lipofuszingranulum, Ursprungskegel, Axon, rER und Polysomen, Myelinscheide, axoaxonale Synapse, dendritischer Dorn, Nukleolus, axosomatische Synapse, Initialsegment, Dendrit, Zellkern, Mikrotubuli

Abb. 6.4

rER und Nissl-Schollen

a: rER — Rind, 5700x, TEM
b: Nissl-Schollen — rER in b gefärbt (= Nissl-Schollen)
c: Motoneuron im Rückenmark, Zellkern mit Nukleolus, Ursprungskegel — Rind, 63x, Nissl

Abb. 6.5

6.3 Nervengewebe: Grundlagen (3)

Synapsen

Zur Übertragung ihrer Erregung auf andere Zielzellen bilden Neurone charakteristische Kontakte aus – die Synapsen. Man unterscheidet elektrische von den weitaus häufigeren chemischen Synapsen.

Chemische Synapse

Der Prototyp der chemischen Synapse findet sich zwischen zwei Nervenzellen und setzt sich aus folgenden Strukturen zusammen (→ Abb. 6.6):
- **Präsynaptischer Abschnitt** am präsynaptischen Bouton mit den **synaptischen Vesikeln** und der **präsynaptischen Membran**
- **Synaptischer Spalt**, meist 20–30 nm breit
- **Postsynaptischer Abschnitt** mit **postsynaptischer Membran**

Das am Axon weitergeleitete Aktionspotenzial bewirkt eine Depolarisation (Membranerregung), die zur Freisetzung von chemischen Übertragermolekülen (**Neurotransmitter**) führt. Diese sind in den **synaptischen Vesikeln**, membranumschlossenen Bläschen mit einem Durchmesser von ca. 30–40 nm, gespeichert. Die Vesikel finden sich besonders zahlreich an der präsynaptischen Membran, die an ihrer inneren Oberfläche durch die Einlagerung von spezifischen Proteinen verdichtet wird. Diese ermöglichen die Anheftung der synaptischen Vesikel (Anheftungsrezeptoren) und lassen die präsynaptische Membran in einer elektronenmikroskopischen Abbildung dunkel (elektronendicht) erscheinen.

Wird ein Aktionspotenzial zum präsynaptischen Bouton weitergeleitet, kommt es zum Einstrom von Kalzium in den Bouton durch die Öffnung von spannungsabhängigen Kalziumkanälen in seiner Membran. Daraufhin lagern sich die synaptischen Vesikel an die präsynaptische Membran an und es bildet sich ein Proteinkomplex zwischen Proteinen der Vesikelmembran und der präsynaptischen Membran (**SNARE-Komplex**). Dadurch fusionieren beide Membranen und der Vesikelinhalt entleert sich in den synaptischen Spalt durch Exozytose.

Der Neurotransmitter diffundiert zu den spezifischen Rezeptoren an der postsynaptischen Membran. Die Rezeptoren sind über Adapterproteine am Zytoskelett verankert, wodurch die postsynaptische Membran auch verdichtet wird und dunkel im elektronenmikroskopischen Bild erscheint. Die Bindung der Neurotransmitter an die Membranrezeptoren der Zielzelle führt zu einer elektrophysiologischen Veränderung der Membran. Dabei kann es sich, je nach Art der Synapse und des Neurotransmitters, um eine **Depolarisation** (Erregung, Exzitation) oder um eine **Hyperpolarisation** (Hemmung, Inhibition) handeln.

Die Rezeptoren sind Ionenkanäle oder Transmembranproteine. Ionenkanäle öffnen sich durch Anlagerung des Neurotransmitters (**ionotrope Rezeptoren**). Bei Bindung an Transmembranproteine wird eine intrazelluläre Signalkaskade ausgelöst (**metabotrope Rezeptoren**). Nach der Freisetzung der Neurotransmitter lagert sich das Protein Clathrin an die Membran des Vesikels an, was seine Rückführung aus dem Zytoplasma des Boutons über Endozytose ermöglicht (**Vesikel-Recycling**). Der freigesetzte Neurotransmitter wird schnell aus dem synaptischen Spalt entfernt. Dies kann durch enzymatischen Abbau, Rücktransport oder durch Aufnahme in Gliazellen erfolgen (→ Abb. 6.6).

Klassifizierung von Synapsen

Chemische Synapsen lassen sich nach Art ihrer Neurotransmitter, ihrer Position am Neuron oder ihrer elektronenmikroskopischen Struktur charakterisieren. So kann die Synapse nach ihrem spezifischen Transmittermolekül benannt werden. Dabei ist Acetylcholin der Neurotransmitter bei cholinergen Synapsen, Dopamin bei dopaminergen Synapsen etc.

Bei der Unterteilung nach der Position werden unterschieden (→ Abb. 6.4):
- **Axodendritische Synapsen** zwischen Axonende und Dendrit
- **Axosomatische Synapsen** zwischen Axonende und Perikaryon
- **Axoaxonale Synapsen** zwischen Axonende und dem Initialsegment des Axons

Synapsen im ZNS werden nach ihrer Ultrastruktur in zwei größere Gruppen untergliedert (→ Abb. 6.7 a, b):
- **Asymmetrische Synapsen (Typ Gray I)** mit breitem synaptischen Spalt und breiter postsynaptischer Verdichtung (häufig erregend)
- **Asymmetrische Synapsen (Typ Gray II)** mit schmalem synaptischen Spalt und schmaler postsynaptischer Verdichtung (häufig hemmend)

Im PNS ist die **motorische Endplatte** die cholinerge Synapse zwischen Skelettmuskelfaser und Axon des Motoneurons (→ Kap. 5.3). Im vegetativen Nervensystem werden synaptische Vesikel aus **Varikositäten freigesetzt**, lokalen Anschwellungen der terminalen Axone, die häufig mehrere 100 nm von der Zielzelle entfernt sind (→ Abb. 6.7 c).

Elektrische Synapse

Elektrische Synapsen koppeln zwei Nervenzellen über Gap junctions (Nexus), wodurch, im Gegensatz zur chemischen Synapse, eine Erregungsweiterleitung in beide Richtungen erfolgen kann.

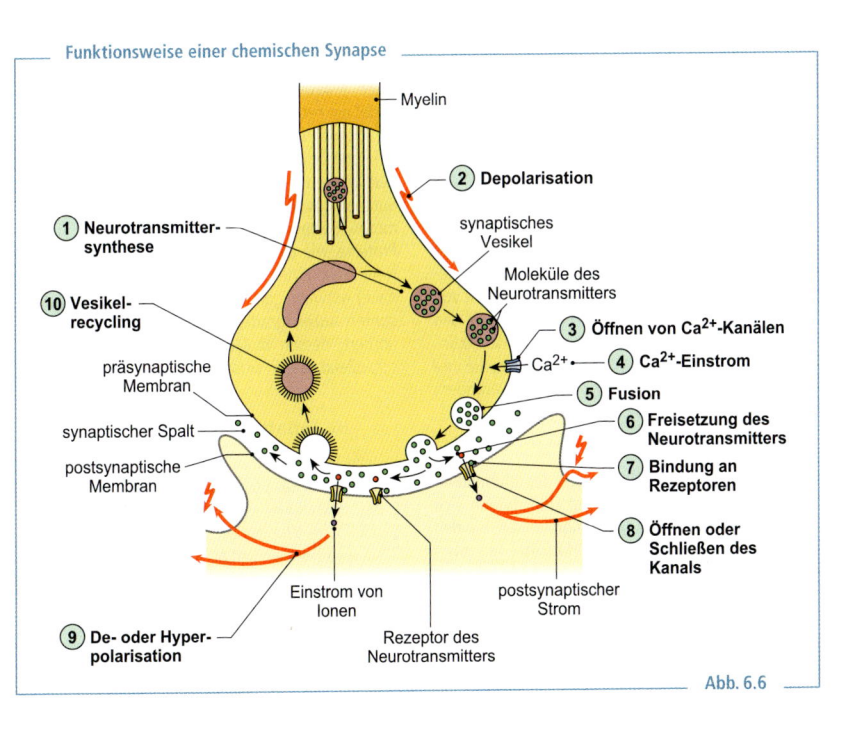

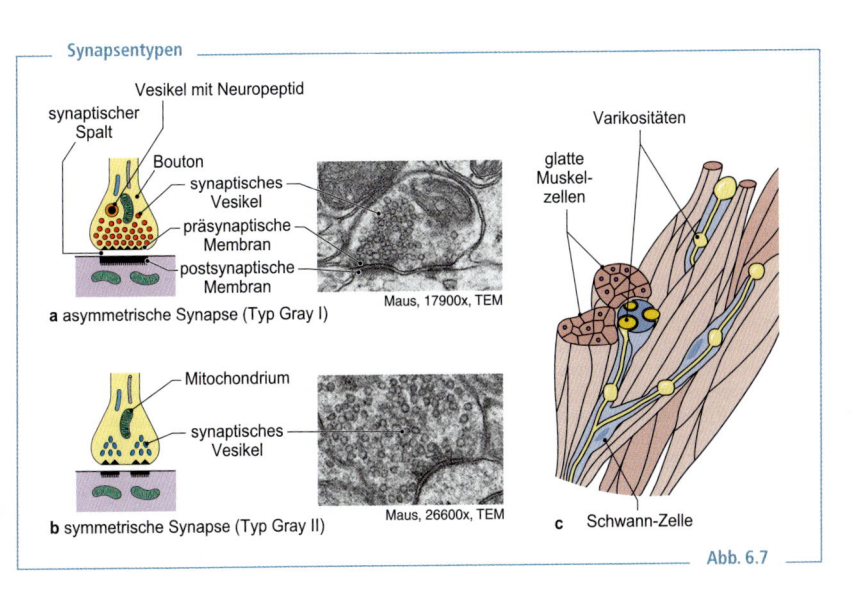

6.3 Nervengewebe: Grundlagen (3)

Funktionsweise einer chemischen Synapse

- Myelin
- (2) **Depolarisation**
- (1) **Neurotransmittersynthese**
- synaptisches Vesikel
- Moleküle des Neurotransmitters
- (10) **Vesikelrecycling**
- (3) **Öffnen von Ca²⁺-Kanälen**
- Ca²⁺ — (4) **Ca²⁺-Einstrom**
- präsynaptische Membran
- (5) **Fusion**
- synaptischer Spalt
- (6) **Freisetzung des Neurotransmitters**
- postsynaptische Membran
- (7) **Bindung an Rezeptoren**
- (8) **Öffnen oder Schließen des Kanals**
- Einstrom von Ionen
- postsynaptischer Strom
- (9) **De- oder Hyperpolarisation**
- Rezeptor des Neurotransmitters

Abb. 6.6

Synapsentypen

- synaptischer Spalt
- Vesikel mit Neuropeptid
- Bouton
- synaptisches Vesikel
- präsynaptische Membran
- postsynaptische Membran

a asymmetrische Synapse (Typ Gray I)   Maus, 17900x, TEM

- Mitochondrium
- synaptisches Vesikel

b symmetrische Synapse (Typ Gray II)   Maus, 26600x, TEM

- Varikositäten
- glatte Muskelzellen
- **c** Schwann-Zelle

Abb. 6.7

6.4 Nervengewebe: Grundlagen (4)

Neuronales Zytoskelett
Bauelemente des neuronalen Zytoskeletts sind:
- Aktinfilamente
- Neurofilamente
- Mikrotubuli

Aktinfilamente
Die Mikrofilamente (Durchmesser 7 nm) des Aktinfilamentsystems bilden Netzwerke nahe der Innenseite der Zytoplasmamembran. Dadurch wird ein Stützgerüst gebildet, das auch zur Fixierung der Position von Membranproteinen, z. B. Rezeptoren, beiträgt. In den Dendriten sind aktive Formveränderungen des Aktingerüsts Grundlage der Plastizität der Dornen, die ihre Form und Größe innerhalb von Sekunden verändern können (→ Kap. 6.2).

Neurofilamente
Neurofilamente gehören zur Gruppe der Intermediärfilamente (Durchmesser 8–10 nm) und ordnen sich vorzugsweise in Bündeln (Neurofibrillen) an, die den Zellkern umgeben und in die Zellfortsätze ausstrahlen. Da sich Neurofilamente durch ihre Ladung voneinander abstoßen, stabilisieren ihre Bündel vermutlich den Durchmesser von Dendriten und Axon (→ Abb. 6.8 a – c, → Abb. 6.4).
Aktinfilamente und Neurofilamente dienen zur Aufrechterhaltung der komplexen neuronalen Struktur.

Mikrotubuli
Die Mikrotubuli (Neurotubuli) sind für gerichtete, intrazelluläre Transportprozesse innerhalb des Neurons verantwortlich. Sie finden sich im Perikaryon, in den Dendriten und im Axon (→ Abb. 6.8 a – c). Die Mikrotubuli des Axons strahlen vom Ursprungskegel in das Axonplasma ein und ordnen sich dort so an, dass ihr Minusende zum Perikaryon hin orientiert ist und ihr Plusende zur Richtung der terminalen Boutons. In den Dendriten finden sich Mikrotubuli mit wechselnder Orientierung. Das Mikrotubulussystem im Axonplasma ist Grundlage des axonalen Transports.

Axonaler Transport
Da im Axon keine Proteinbiosynthese stattfindet, sind zur Strukturerhaltung des Axons kontinuierliche Transportprozesse zwischen Perikaryon und dem terminalen Ende des Axons notwendig. Molekulare Grundlage des Transportsystems sind die hintereinander gestaffelten Mikrotubuli des Axons und Motorproteine (molekulare Motoren). Mit einer Membran versehene Strukturen wie Mitochondrien, Transportvesikel mit synaptischer Membran oder bereits in Vesikel verpackte Moleküle wie z. B. Neuropeptide werden über den **schnellen anterograden Transport** (bis zu 40 cm/d) zum terminalen Axon transportiert (→ Abb. 6.9 a). Das hierfür notwendige Motorprotein ist **Kinesin**, ein Plusendmotor, der mit einer Domäne an die Membran bindet und mit einer weiteren an einen Mikrotubulus (→ Abb. 6.9 b). Parallel dazu findet ein **retrograder axonaler Transport** statt (bis zu 20 cm/d), über den verbrauchte Membranbestandteile und Zellorganellen zum Perikaryon zurückbefördert werden (→ Abb. 6.9 a). Dazu erfolgt die Bindung an das Motorprotein **Dynein**, einen Minusendmotor. Bestandteile des Zytoskeletts oder gelöste Proteine, wie die zur Synthese von kleinmolekularen Neurotransmittern (z. B. Acetylcholin oder Noradrenalin) notwendigen Enzyme, werden über den **langsamen anterograden Transport** (< 4 mm/d) transportiert, dessen molekulare Grundlagen nicht abschließend geklärt sind.

Histopathologie

Beim **Tetanus** (Wundstarrkrampf) kommt es zum Eindringen der ubiquitär vorkommenden Sporen des Bakteriums *Clostridium tetani* in eine verschmutzte Wunde. Diese vermehren sich unter sauerstoffarmen Bedingungen und bilden dabei das Tetanustoxin, einen für Neurone spezifischen Giftstoff (Neurotoxin). Tetanustoxin wird über Endozytose an der präsynaptischen Membran der Axone von Motoneuronen aufgenommen und mit dem retrograden axonalen Transport zum Perikaryon befördert. In Rückenmark und Hirnstamm reichert sich Tetanustoxin in den Perikarya und Dendriten der Motoneurone an. Transsynaptisch gelangt es schließlich in die Boutons hemmender Interneurone, wo es durch Interaktion mit dem SNARE-Komplex die Freisetzung des Transmitters verhindert. Die dadurch fehlende Hemmung führt zur Übererregung der Motoneurone und zu starken, generalisierten Krämpfen der Muskulatur.

Neurotrophe Faktoren
Neurotrophe Faktoren sind eine Gruppe von Signalmolekülen, wie Neurotrophine (z. B. Nerve growth factor, NGF) oder Zytokine (z. B. Ciliary neurotrophic factor, CNTF). Diese werden von den postsynaptischen Zielzellen sezerniert, vom präsynaptischen Bouton durch Endozytose aufgenommen und über den retrograden axonalen Transport ins Perikaryon transportiert. Viele Neurone benötigen neurotrophe Faktoren während der Entwicklung und zum Überleben im adulten Organismus. Sind neurotrophe Faktoren nicht in genügend hoher Konzentration verfügbar, kann es in den Neuronen zur Aktivierung von Signalprozessen kommen, die den neuronalen Tod einleiten – ein Prozess, der als Apoptose bezeichnet wird.

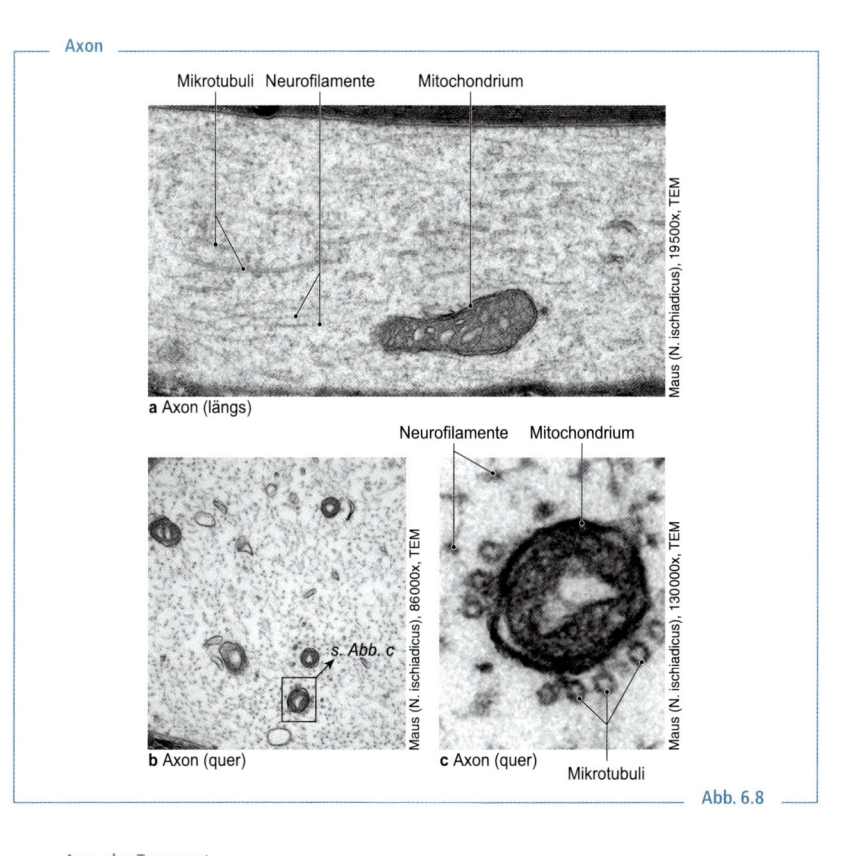

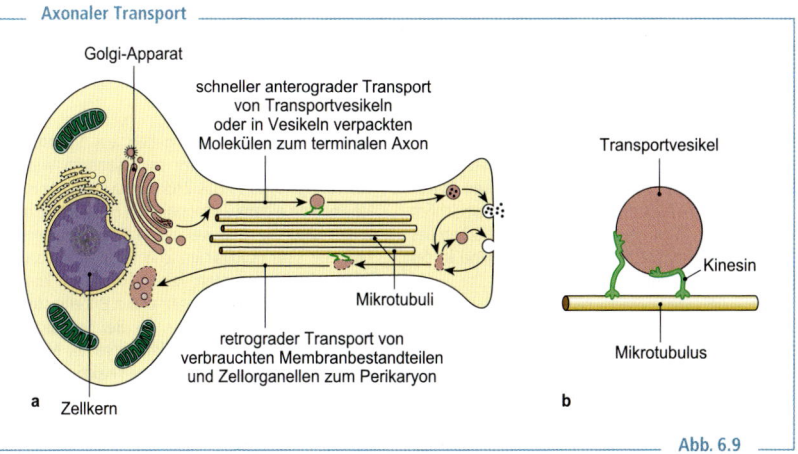

6.4 Nervengewebe: Grundlagen (4)

Axon

Mikrotubuli Neurofilamente Mitochondrium

Maus (N. ischiadicus), 19500x, TEM

a Axon (längs)

Neurofilamente Mitochondrium

s. Abb. c

Maus (N. ischiadicus), 86000x, TEM

Maus (N. ischiadicus), 130000x, TEM

b Axon (quer)   **c** Axon (quer)   Mikrotubuli

Abb. 6.8

Axonaler Transport

Golgi-Apparat

schneller anterograder Transport von Transportvesikeln oder in Vesikeln verpackten Molekülen zum terminalen Axon

Transportvesikel

Mikrotubuli

Kinesin

retrograder Transport von verbrauchten Membranbestandteilen und Zellorganellen zum Perikaryon

Mikrotubulus

a Zellkern   **b**

Abb. 6.9

6.5 Nervengewebe: Grundlagen (5)

Neuroglia – Astro- und Mikroglia

Gliazellen kommen im Nervengewebe bis zu 10-mal häufiger vor als Neurone. Die häufigsten Zelltypen der zentralen Glia im ZNS sind **Astrozyten** und **Oligodendrozyten**, die als **Makroglia** bezeichnet werden und mit den Neuronen den embryonalen Ursprung aus den ektodermalen Zellen des Neuralrohrs gemeinsam haben. Die Zellen der **Mikroglia** haben hingegen einen mesodermalen Ursprung, da sie aus mononukleären Stammzellen des Knochenmarks hervorgehen. Im PNS findet sich periphere Glia, die aus der Neuralleiste hervorgeht. Dazu gehören die **Schwann-Zellen** der peripheren Nerven und die **Mantelzellen** der peripheren Ganglien.

Astroglia

Die Astrozyten sind die häufigsten Gliazellen im ZNS. Charakteristisch sind die zahlreichen Fortsätze der Astrozyten, die ihnen ein sternförmiges Aussehen geben. Die Fortsätze der Astrozyten füllen die extrazellulären Zwischenräume um Perikarya, Dendriten, Axone und Gefäße weitgehend aus und engen den extrazellulären Raum dadurch massiv ein. Astrozyten sind über Gap junctions verbunden, wodurch sie zu Funktionseinheiten gekoppelt und metabolisch miteinander koordiniert werden. Astrozyten erfüllen im ZNS zahlreiche wichtige Funktionen.

Stützfunktion Zell-Leib und die charakteristischen sternförmigen Fortsätze der Astrozyten enthalten zahlreiche Intermediärfilamente, die aus dem Molekül **saures Gliafibrillenprotein** (Glial fibrillary acidic protein, GFAP) bestehen, das auch zum immunhistochemischen Nachweis von Astrozyten verwendet wird (→ Abb. 6.10 b, c). Das Zytoskelett aus Intermediärfilamenten gibt den Astrozyten eine mechanische Stabilität, mit der sie eine wichtige Stützfunktion im ZNS wahrnehmen. Im Extrazellulärraum des ZNS fehlen weitgehend extrazelluläre Faserproteine (z. B. Kollagene), die in anderen Geweben ein Stützgerüst bilden. Je nach Gehalt an GFAP unterscheidet man **fibrilläre Astrozyten** (Faserastrozyten), mit viel GFAP, von **protoplasmatischen Astrozyten**. Fibrilläre Astrozyten finden sich hauptsächlich in der weißen Substanz und an den Oberflächen des ZNS, protoplasmatische kommen vorwiegend in der grauen Substanz vor (→ Abb. 6.10 b).

Abgrenzung Astrozytenfortsätze reichen bis zur Oberfläche des ZNS, wo sie flächige Endfüßchen ausbilden, die sich zusammenlagern. Die dadurch entstehende Grenzschicht der Endfüßchen wird als **Gliagrenzmembran** (Membrana limitans glialis superficialis) bezeichnet (→ Abb. 6.10 b). Eine ähnlich aufgebaute Grenzschicht entsteht durch Anlagerung von Endfüßchen an die Blutgefäße des Gehirns (Membrana limitans glialis perivascularis) (→ Abb. 6.10 a, c). Nur wenn Astrozytenfortsätze die Kapillaren des ZNS einhüllen, erzeugt das Kapillarendothel Zonulae occludentes (Tight junctions), die das Endothel abdichten und die Blut-Hirn-Schranke bilden, die den Übertritt von Stoffen aus dem Blut in das ZNS regelt.

Merke Eine weitere wichtige Funktion der Astrozyten ist daher die **Induktion der Blut-Hirn-Schranke.**

Homöostase des Extrazellulärraums Da die Fortsätze der Astrozyten den Extrazellulärraum des ZNS weitgehend ausfüllen, können Astrozyten das ionale Milieu und die Zusammensetzung der Extrazellulärflüssigkeit kontrollieren. So nehmen sie z. B. Kalium(K^+)-Ionen auf, wodurch die extrazelluläre K^+-Konzentration konstant gehalten werden kann.

Homöostase der synaptischen Übertragung Astrozytenfortsätze umhüllen die Synapsen des ZNS, wodurch diese weitgehend voneinander isoliert werden. Sie nehmen bestimmte Neurotransmitter (z. B. Glutamat) aus dem synaptischen Spalt auf und verstoffwechseln diese. Dadurch wird das Signal des Transmitters beendet und eine toxische Anreicherung im Extrazellulärraum verhindert.

Sonderformen

Während der Entwicklung des ZNS wird **Radialglia (radiäre Glia)** gebildet, deren Fortsätze das ganze Neuralrohr vom Ventrikelraum bis zur Oberfläche durchziehen. Die Fortsätze dienen jungen Neuronen (Proneuronen) als Leitschiene zur Wanderung. Die Proneurone klettern an den Fortsätzen entlang, bis sie ihre endgültige Position erreichen. Nach der Entwicklung differenziert Radialglia hauptsächlich zu Astrozyten. **Bergmann-Glia** des Kleinhirns und **Müller-Zellen** (→ Kap. 6.15) der Netzhaut sind den Astrozyten funktionell sehr ähnliche Gliazellen, die ihre radiäre Morphologie zeitlebens behalten.

Mikroglia

Die Zellen der Mikroglia gehen aus Stammzellen des Knochenmarks hervor und wandern während der Fetalperiode in das ZNS ein, wo sie dann zeitlebens eine eigene Zellpopulation bilden. Mikrogliazellen sind die professionellen Makrophagen des ZNS. Sie sind ubiquitär im ZNS verteilt, wo sie mit ihren reich verzweigten, feinen Fortsätzen kontinuierlich das Gewebe abtasten und z. B. Zellreste phagozitieren (→ Abb. 6.11 a, b). Bei Schädigungen des ZNS verändert sich der Phänotyp der Mikroglia von **ramifizierter Mikroglia** zu **reaktiver Mikroglia** (→ Abb. 6.11 a), deren Zellen nun einen plumperen Aufbau zeigen, proliferieren und verstärkt Abwehrfunktionen nachgehen, wie Phagozytose, Sekretion zytotoxischer Substanzen oder Antigenpräsentation.

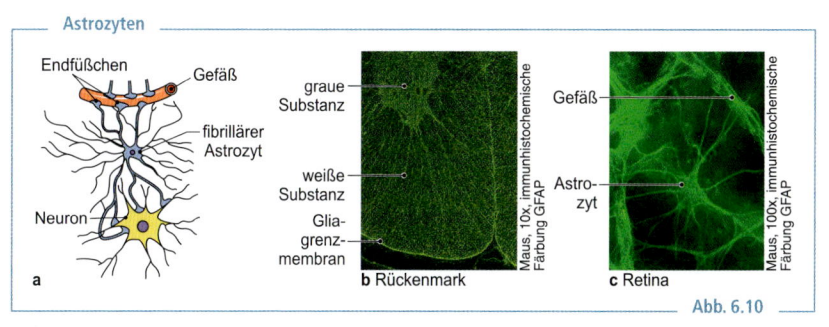

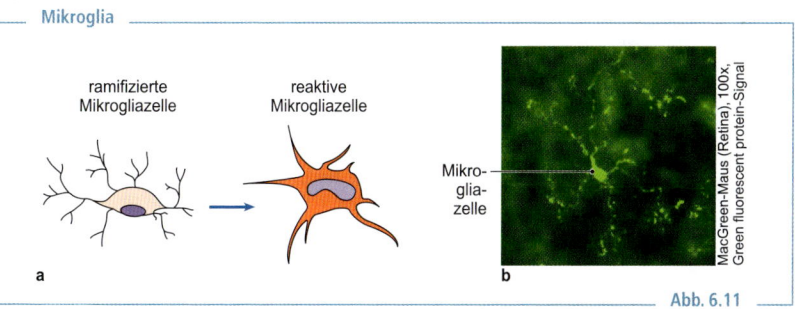

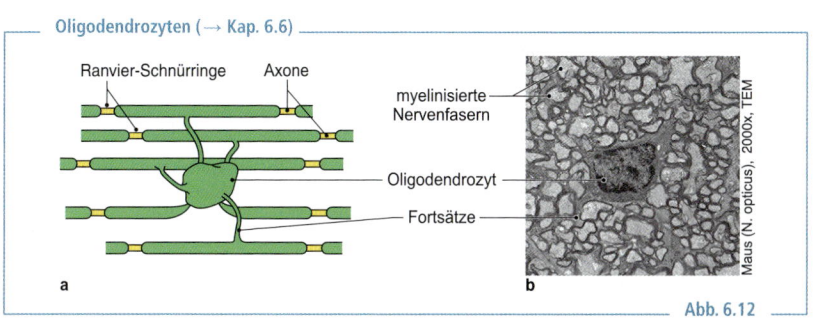

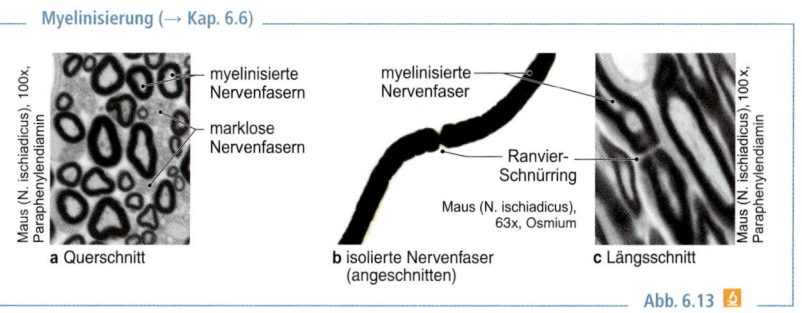

6.5 Nervengewebe: Grundlagen (5)

Astrozyten

- Endfüßchen
- Gefäß
- fibrillärer Astrozyt
- Neuron
- graue Substanz
- weiße Substanz
- Gliagrenzmembran

a
b Rückenmark — Maus, 10x, immunhistochemische Färbung GFAP

- Gefäß
- Astrozyt

c Retina — Maus, 100x, immunhistochemische Färbung GFAP

Abb. 6.10

Mikroglia

- ramifizierte Mikrogliazelle
- reaktive Mikrogliazelle
- Mikrogliazelle

a
b — MacGreen-Maus (Retina), 100x, Green fluorescent protein-Signal

Abb. 6.11

Oligodendrozyten (→ Kap. 6.6)

- Ranvier-Schnürringe
- Axone
- myelinisierte Nervenfasern
- Oligodendrozyt
- Fortsätze

a
b — Maus (N. opticus), 2000x, TEM

Abb. 6.12

Myelinisierung (→ Kap. 6.6)

- myelinisierte Nervenfasern
- marklose Nervenfasern
- myelinisierte Nervenfaser
- Ranvier-Schnürring

a Querschnitt — Maus (N. ischiadicus), 100x, Paraphenylendiamin
b isolierte Nervenfaser (angeschnitten) — Maus (N. ischiadicus), 63x, Osmium
c Längsschnitt — Maus (N. ischiadicus), 100x, Paraphenylendiamin

Abb. 6.13

6.6 Nervengewebe: Grundlagen (6)

Neuroglia – Weitere

Oligodendroglia
Oligodendrozyten bilden die Myelinscheiden (s. u.) der ZNS-Neurone. Ein Oligodendrozyt bildet 10–50 Fortsätze aus, die sich an ihrem Ende stark verbreitern und abflachen. Diese Enden wickeln sich jeweils um ein Axon, wobei jeweils ein Internodium (s. u.) gebildet wird (→ Abb. 6.12 a, → Kap. 6.5). Oligodendrozyten sind elektronenmikroskopisch durch ihr dunkles Zytoplasma, das viel rER enthält, erkennbar (→ Abb. 6.12 b, → Kap. 6.5).

Schwann-Zellen
Schwann-Zellen bilden Hüllen um die Axone des PNS. Unterschieden werden myelinisierende Schwann-Zellen, die eine **Myelinscheide** (s. u.) um myelinisierte (markhaltige) Axone bilden, von nicht-myelinisierenden Schwann-Zellen, die nicht-myelinisierte (marklose) Axone umhüllen (→ Abb. 6.13 a, → Kap. 6.5). Die Markscheide eines Internodiums (s. u.) bildet jeweils eine Schwann-Zelle. Schwann-Zellen sind außen von einer Basallamina umgeben.

Mantelzellen
Perikarya in den peripheren Ganglien werden von Mantelzellen (Satellitenzellen) umgeben.

Myelinscheide
Myelinscheiden (Markscheiden) umhüllen Axone und werden durch Membranwicklungen von Oligodendrozytenfortsätzen oder von Schwann-Zellen gebildet. Sie beschleunigen die Erregungsweiterleitung am Axon und sind in regelmäßigen Abschnitten an den **Ranvier-Schnürringen** unterbrochen (→ Abb. 6.13 b, → Kap. 6.5). Der Bereich zwischen zwei Schnürringen ist 0,2–1,5 mm lang und wird als **Internodium** bezeichnet. Die Myelinscheide isoliert das internodale Axolemm elektrisch, während die Isolierung am Schnürring fehlt. Dadurch sind die Voraussetzungen für die **saltatorische Erregungsleitung** gegeben. Die Erregung springt dabei von Schnürring zu Schnürring, was im Vergleich mit nicht-myelinisierten Axonen die Leitungsgeschwindigkeit erheblich steigert.

Entwicklung
Zu Beginn der Myelinisierung umfängt die Schwann-Zelle das Axon mit zwei Ausläufern, wodurch das Axon in eine Rinne der Schwann-Zelle invaginiert wird. Dort, wo sich beide Ausläufer treffen, bildet sich eine Membranduplikatur, das **Mesaxon**. Einer der Ausläufer schiebt sich nun unter den anderen, wodurch das Mesaxon sich spiralig um das Axon zu wickeln beginnt. Bei dicken Axonen können so über 100 Wicklungen entstehen. Das Mesaxon wird durch die Wicklungen in einen inneren, am Axon gelegenen Teil (inneres Mesaxon) und einen äußeren, an der Zelloberfläche gelegenen Teil (äußeres Mesaxon) untergliedert (→ Abb. 6.14, → Abb. 6.15 a – c). Aus den Wicklungen dazwischen entsteht die Myelinscheide: Das Zytoplasma wird entfernt, wodurch es zur Anlagerung der Plasmamembranen kommt, die durch myelinspezifische Proteine miteinander verklebt werden (**Kompaktierung**).

Kompaktes Myelin
Die miteinander verklebten Plasmamembranen der Myelinscheide zeigen im elektronenmikroskopischen Bild ein periodisches Muster, wobei eine breite **Hauptlinie** den miteinander verklebten Innenlamellen der Plasmamembran entspricht. Die dünneren Zwischenlinien entsprechen den Außenlamellen bzw. dem Interzellulärspalt des Mesaxons.

Ranvier-Schnürring
Im Bereich eines Ranvier-Schnürrings (Ranvier-Knoten, Nodus) unterscheidet man eine zentrale **nodale Zone** von einer daran anschließenden **paranodalen Zone** (→ Abb. 6.16). In der paranodalen Zone sind die Zytoplasmamembranen der Myelinscheide nicht verklebt, wodurch sie auseinanderweichen und mit Zytoplasma gefüllte Zellschleifen bilden (paranodale Zungen). Im Bereich der nodalen Zone bedecken Mikrovilli-ähnliche Zellausläufer der Schwann-Zellen das Axolemm. Die Basallamina der Schwann-Zelle zieht über den Schnürring hinweg.
Schnürringe im ZNS sind analog aufgebaut, wobei nicht Zellausläufer der Oligodendrozyten, sondern Astrozytenfortsätze die nodale Zone bedecken. Diese können das Axolemm erreichen, da eine bedeckende Basallamina bei ZNS-Nervenfasern fehlt.

Nicht-kompaktes Myelin
In den Myelinscheiden der Internodien finden sich regelmäßig Abschnitte von nicht kompaktem Myelin, die als **Myelininzisuren** (Schmidt-Lantermann-Inzisuren) bezeichnet werden (→ Abb. 6.17 a, b). Wie in der paranodalen Zone des Schnürrings sind die Innenlamellen der Plasmamembranen in den Inzisuren nicht verklebt und durch Zytoplasma voneinander getrennt. Gap junctions verbinden der Membranwicklungen der Inzisuren, wodurch intrazelluläre Versorgungswege zwischen innerer und äußerer Zytoplasmazone der Schwann-Zelle entstehen.

Marklose Nervenfaser
In marklosen Nervenfasern des PNS umhüllt eine nicht-myelinisierende Schwann-Zelle eine Gruppe von ca. 5–25 Axonen (Remak-Faser), die sich in Invaginationen der Schwann-Zelle einlagern (→ Abb. 6.15 d).

6.6 Nervengewebe: Grundlagen (6)

Entstehung der Myelinscheiden

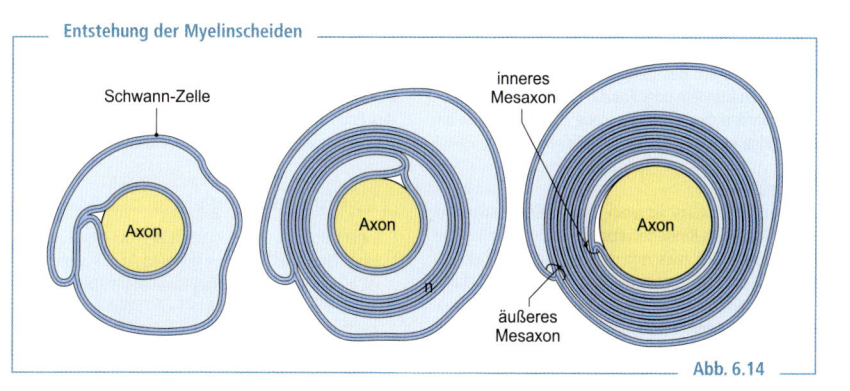

Schwann-Zelle — inneres Mesaxon — Axon — äußeres Mesaxon

Abb. 6.14

Ultrastruktur der Schwann-Zellen

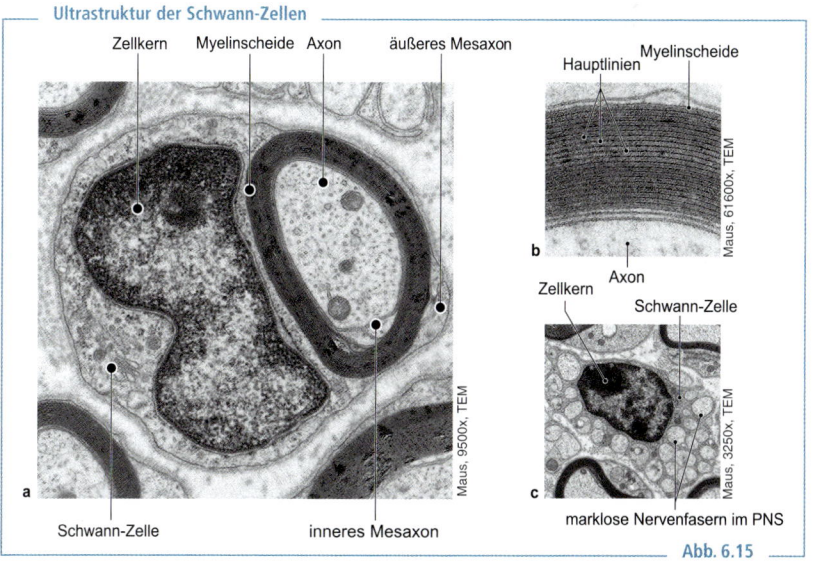

Zellkern — Myelinscheide — Axon — äußeres Mesaxon

Hauptlinien — Myelinscheide

Maus, 9500x, TEM

Maus, 61 600x, TEM

Zellkern — Axon — Schwann-Zelle

Maus, 3250x, TEM

a — Schwann-Zelle — inneres Mesaxon

c — marklose Nervenfasern im PNS

Abb. 6.15

Ultrastruktur des Ranvier-Schnürrings

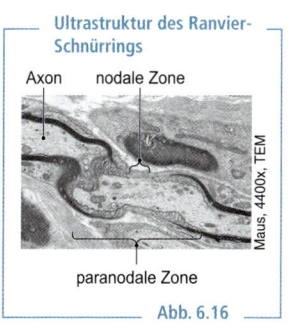

Axon — nodale Zone

paranodale Zone

Maus, 4400x, TEM

Abb. 6.16

Myelininzisuren

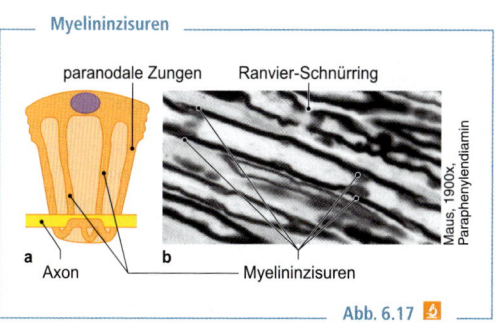

paranodale Zungen — Ranvier-Schnürring

a — Axon

b — Myelininzisuren

Maus, 1900x, Paraphenylendiamin

Abb. 6.17

6.7 Peripheres Nervensystem (1)

Peripherer Nerv

Die Nervenfasern des peripheren Nervensystems ordnen sich zu Bündeln oder **Faszikeln** an (→ Abb. 6.18). Diese werden durch Bindegewebe zusammengehalten und bilden insgesamt einen peripheren Nerv.

Epineurium

Ein peripherer Nerv ist vom **Epineurium** umgeben, einem lockerem Bindegewebe, das als epifaszikuläres Epineurium auch zwischen den Faszikeln zu finden ist (→ Abb. 6.18). Es besteht aus kollagenen und elastischen Fasern, zwischen denen Fettzellen und Blutgefäße (Vasa nervorum) zur Versorgung eingelagert sind. Das Epineurium sorgt für den Einbau des peripheren Nervs in seine Umgebung.

Perineurium

Die Faszikel des peripheren Nervs werden von einem lamellär aufgebauten **Perineurium** umgeben, das aus dünnen konzentrisch angeordneten Lagen, meist 3–15, von flachen Epithelzellen (**Perineuralepithel**) besteht (→ Abb. 6.19). Perineuralepithelzellen sind von einer kontinuierlichen Basallamina umgeben und über ausgedehnte Tight junctions (Zonulae occludentes) miteinander verbunden, wodurch eine Diffusionsbarriere, die **Perineuralscheide**, entsteht. Zwischen den einzelnen Lamellen der Perineuralepithelzellen finden sich kollagene und wenige elastische Fasern. Die Perineuralscheide bedeckt die Faszikel bis in ihre feinsten Aufzweigungen und endet erst kurz vor den nervösen Endstrukturen. Bei größeren Faszikeln ist das Perineuralepithel (**Pars epithelialis**) von einer Schicht aus zirkulär verlaufenden kollagenen Fasern (**Pars fibrosa**) umgeben.

Endoneuralraum

Innerhalb eines Faszikels befindet sich der vom Perineurium umgebene **Endoneuralraum**. Hier sind die Nervenfasern vom **Endoneurium** umgeben (→ Abb. 6.19, → Abb. 6.20 a), einem lockeren Bindegewebe, das aus vereinzelten Fibroblasten und entlang der Basallamina der Schwann-Zellen verlaufenden kollagenen Fasern besteht. Die Zellkerne der Fibroblasten sind im Präparat häufig schwer von den Kernen der Schwann-Zellen zu unterscheiden.

Im Endoneuralraum befinden sich Arteriolen, die das Perineurium schräg durchdringen, sowie Venolen und Kapillaren, allerdings keine Lymphgefäße (→ Abb. 6.19). Stattdessen enthält der Endoneuralraum eine liquorähnliche, interstitielle Flüssigkeit, die unter einem positiven hydrostatischen Druck steht und entlang eines Druckgefälles langsam von proximal nach distal fließt. Voraussetzung hierfür ist die Diffusionsbarriere der Perineuralscheide, die durch ihre Tight junctions auch eine Barriere für hydrophile Substanzen darstellt und so ein eigenes homöostatisches Milieu im Endoneuralraum hervorruft, dessen ionale Zusammensetzung für die axonale Erregbarkeit und Funktion wichtig ist. Analog zu den Zellen des Perineuralepithels sind die Endothelzellen der Blutgefäße des Endoneuralraums über Tight junctions abgedichtet, sodass eine **Blut-Nerven-Schranke** entsteht.

Histopathologie

Innerhalb von Stunden nach der Durchtrennung eines Nervs zerfallen die distalen Axonfragmente (**Waller-Degeneration**) proximal bis zum ersten Ranvier-Schnürring. Nach 1–2 Tagen kommt es zur Degeneration der Myelinscheiden. Im Gegensatz zu den Axonen des ZNS, die keine ausreichende regenerative Kapazität besitzen, können **Axone peripherer Nerven** regenerieren und den funktionellen Kontakt mit dem Zielgewebe wiederherstellen. Dazu ist i. d. R. eine mikrourgische Nervennaht notwendig, mit der die Kontinuität von Epineurium und Perineurium wiederhergestellt wird. Die Regeneration wird von überlebenden Schwann-Zellen eingeleitet, die proliferieren und sich zu langen Zellsträngen (**Büngner-Bänder**) anordnen. Angelockt von neurotrophen Faktoren, die von den Schwann-Zellen freigesetzt werden, bildet der proximale Axonstumpf Sprossen aus, die entlang der Büngner-Bänder wachsen und schließlich den Kontakt mit dem Zielgewebe herstellen. Abschließend bilden sich wieder, von proximal nach distal, Myelinscheiden. Die Axonsprossen wachsen mit einer Geschwindigkeit von 1–3 mm pro Tag, was das regenerative Potenzial einschränkt, wenn größere Strecken überwunden werden müssen und die dadurch bedingte Denervation mehrere Monate dauert. Hier bleibt dann die Regeneration oft unvollständig, vermutlich u. a., weil die chronisch denervierten Schwann-Zellen die Produktion der neurotrophen Faktoren schließlich einstellen.

Differenzialdiagnose

In histologischen Routinepräparaten gehen die Fette der Myelinscheiden artefiziell verloren (→ **Abb. 6.20 a, c**). Übrig bleibt eine als Neurokeratingerüst bezeichnete wabige Struktur, die aus den übrig bleibenden Proteinen besteht und das Axon umgibt. Zum Strukturerhalt von Myelinscheiden für die histologische Untersuchung sind spezielle Verfahren (z. B. Behandlung des Gewebes mit Osmiumtetroxid) notwendig, die das Herauslösen von Fetten aus dem Gewebe verhindern (→ Abb. 6.20 b, c).

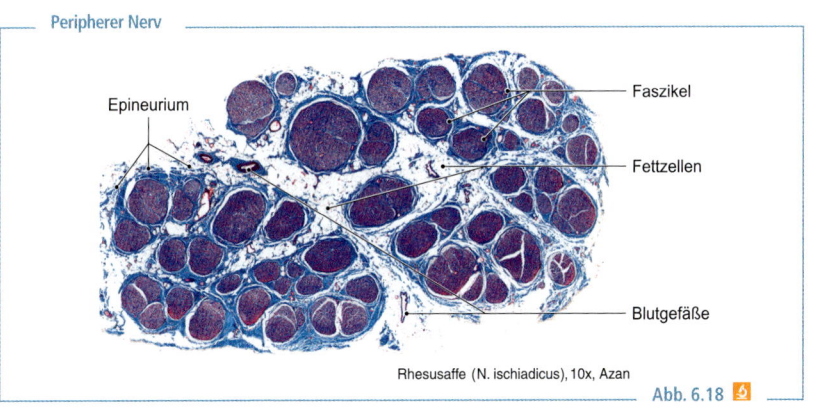

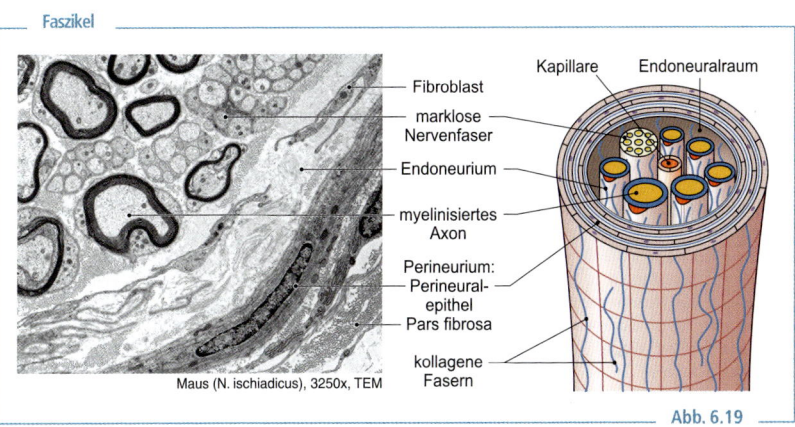

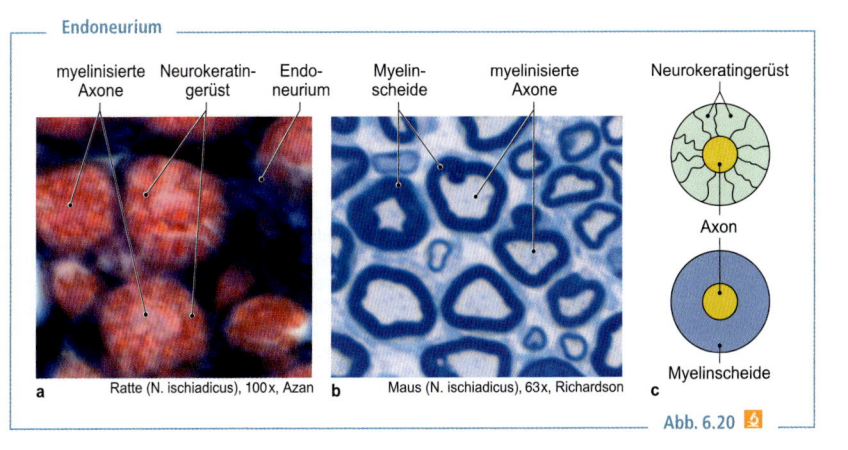

6.7 Peripheres Nervensystem (1)

Peripherer Nerv

- Epineurium
- Faszikel
- Fettzellen
- Blutgefäße

Rhesusaffe (N. ischiadicus), 10x, Azan

Abb. 6.18

Faszikel

- Fibroblast
- Kapillare
- Endoneuralraum
- marklose Nervenfaser
- Endoneurium
- myelinisiertes Axon
- Perineurium: Perineuralepithel
- Pars fibrosa
- kollagene Fasern

Maus (N. ischiadicus), 3250x, TEM

Abb. 6.19

Endoneurium

- myelinisierte Axone
- Neurokeratingerüst
- Endoneurium
- Myelinscheide
- myelinisierte Axone
- Neurokeratingerüst
- Axon
- Myelinscheide

a Ratte (N. ischiadicus), 100x, Azan b Maus (N. ischiadicus), 63x, Richardson c

Abb. 6.20

6.8 Peripheres Nervensystem (2)

Klassifikation von Nervenfasern
Nervenfasern peripherer Nerven werden nach ihrer Dicke und Leitungsgeschwindigkeit klassifiziert.

Vorkommen **Typ-A-Fasern**, wie die motorischen Fasern der Skelettmuskulatur, sind myelinisiert, haben einen Durchmesser von ca. 3–15 µm und leiten Erregungen mit einer Geschwindigkeit von ca. 12–120 m/s. **Typ-B-Fasern** finden sich in den präganglionären vegetativen oder den afferenten Nerven der Eingeweide. Sie sind schwach myelinisiert, haben einen Durchmesser von ca. 2–3 µm und eine Leitungsgeschwindigkeit von ca. 3–15 m/s. Am langsamsten sind die ca. 0,5–1,5 µm dicken marklosen **C-Fasern** mit einer Leitungsgeschwindigkeit von ca. 0,25–1,5 m/s. Typ-C-Fasern sind die postganglionären Nervenfasern des vegetativen Nervensystems oder die afferenten Nervenfasern für Temperatur- oder Schmerzwahrnehmung in der Haut.

Differenzialdiagnose

Kleine periphere Nerven sind im histologischen Präparat nicht leicht von umgebenden Strukturen wie Fasern des Bindegewebes abzugrenzen, da die Myelinscheiden nicht erhalten sind oder bei den dünnen marklosen Fasern ganz fehlen. Hier ist es hilfreich, auf die Abgrenzung durch das Perineurium zu achten. Eine weitere Hilfe sind das Neurokeratingerüst und/oder die kollagenen Fasern des Endoneuriums, die häufig einen gewellten Verlauf zeigen und zwischen denen zahlreiche Kerne (hauptsächlich von Schwann-Zellen) eingebettet sind (→ Abb. 6.21).

Spinalganglion – Aufbau
Die Spinalganglien liegen i. d. R. in den Foramina intervertebralia als Teil der Hinterwurzel (Radix posterior) des Spinalnervs unmittelbar vor ihrer Vereinigung mit der motorischen Vorderwurzel (Radix anterior). Von der Umgebung abgegrenzt wird ein Spinalganglion durch eine Kapsel aus straffem kollagenen Bindegewebe und eine Perineuralscheide (→ Abb. 6.22 a). Die bindegewebige Kapsel entspricht dem Epineurium peripherer Nerven und setzt sich nach zentral in die Dura mater fort.

Merke In einem Spinalganglion befinden sich die **Perikarya der primär sensorischen oder afferenten Neurone.**

Beim Menschen enthält ein Spinalganglion mehr als 10 000 rundliche Perikarya, die Durchmesser zwischen 15–110 µm zeigen und damit zu den größten Zellen des Organismus gehören (→ Abb. 6.22 a). Das Zytoplasma der Perikarya zeigt feinkörnige Nissl-Schollen sowie, v. a. im höheren Alter, gelbbraune Lipofuszingranula (→ Abb. 6.23 a).

In der Mitte des Perikaryons befindet sich ein großer, heller Zellkern mit einem deutlich sichtbaren Nukleolus. Die größeren, heller gefärbten **A-Zellen** sind die Perikarya der myelinisierten Axone, die für Propriozeption (Weiterleitung der Signale aus Muskelspindeln und Golgi-Sehnenorgane) und Mechanorezeption (Tastempfinden) zuständig sind. Kleinere Durchmesser zeigen die dunkler gefärbten **B-Zellen**, deren Perikaryon Ursprung der schwach myelinisierten oder marklosen Axone im Dienste der Nozizeption (Schmerzweiterleitung) oder Viszerosensorik (Weiterleitung von afferenten Informationen aus den Eingeweiden) ist (→ Abb. 6.22 b, → Abb. 6.23 a). Umgeben werden die Perikarya von einer Hülle aus **Mantel- oder Satellitenzellen** als Teil der peripheren Glia (→ Abb. 6.23 a). Primär afferente Neurone sind **pseudounipolare Nervenzellen** (→ Kap. 6.1). Der Stammfortsatz entspringt vom Perikaryon unter Ausbildung eines typischen Ursprungskegels (→ Abb. 6.23 b) und verläuft dann zunächst stark geschlängelt im Mantel aus Gliazellen, bevor er sich T-förmig aufzweigt und von myelinisierenden bzw. nicht-myelinisierenden Schwann-Zellen eingehüllt wird. Während der gewundene Verlauf und die Aufzweigung des Axons im histologischen Routinepräparat nicht zu erkennen sind, kann man zwischen den in Reihen oder Nestern angeordneten Perikarya und an den Polen des Spinalganglions deutlich Bündel von myelinisierten Nervenfasern erkennen, deren Axon sich vom umgebenden Neurokeratingerüst gut unterscheiden lässt (→ Abb. 6.23 c).

Merke Da bei einem pseudounipolaren Neuron die aus der rezeptorischen Endigung des peripheren Axons stammende Erregung direkt auf das im ZNS endende zentrale Axon weitergeleitet wird, findet an seinem Perikaryon keine Umschaltung des Signals und keine Informationsweiterleitung statt.

Vorkommen Einen grundsätzlich gleichen Aufbau wie das Spinalganglion zeigen die kranialen sensorischen **Ganglien der Hirnnerven** wie das Ggl. trigeminale (N. trigeminus), das Ggl. geniculi (N. facialis) oder die sensorischen Ganglien (jeweils Ggl. superius und inferius) von N. vagus und N. glossopharyngeus.

Die ebenfalls pseudounipolar aufgebauten primär afferenten Neurone, welche die propriozeptive Information aus dem Kauapparat (Kaumuskulatur, Zähne, Periodontium, Kiefergelenk) über die Radix motoria des N. trigeminus weiterleiten, befinden sich nicht in einem kranialen Ganglion, sondern im Ncl. mesencephalicus n. trigemini des Mittelhirns. Einen bipolaren Aufbau zeigen hingegen die primär afferenten Neurone des N. vestibulocochlearis, die sich in den Ggll. spirale und vestibulare befinden (→ Kap. 6.22).

6.8 Peripheres Nervensystem (2)

Peripherer Nerv im Gewebe

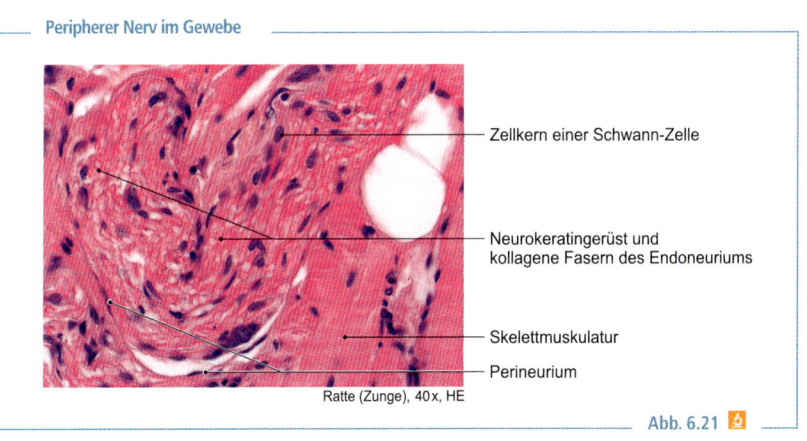

- Zellkern einer Schwann-Zelle
- Neurokeratingerüst und kollagene Fasern des Endoneuriums
- Skelettmuskulatur
- Perineurium

Ratte (Zunge), 40x, HE

Abb. 6.21

Spinalganglion

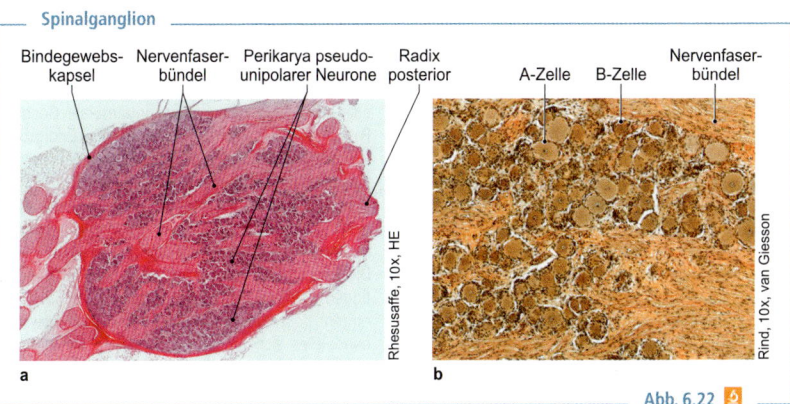

a:
- Bindegewebskapsel
- Nervenfaserbündel
- Perikarya pseudounipolarer Neurone
- Radix posterior

Rhesusaffe, 10x, HE

b:
- A-Zelle
- B-Zelle
- Nervenfaserbündel

Rind, 10x, van Giesson

Abb. 6.22

Spinalganglion (Detail)

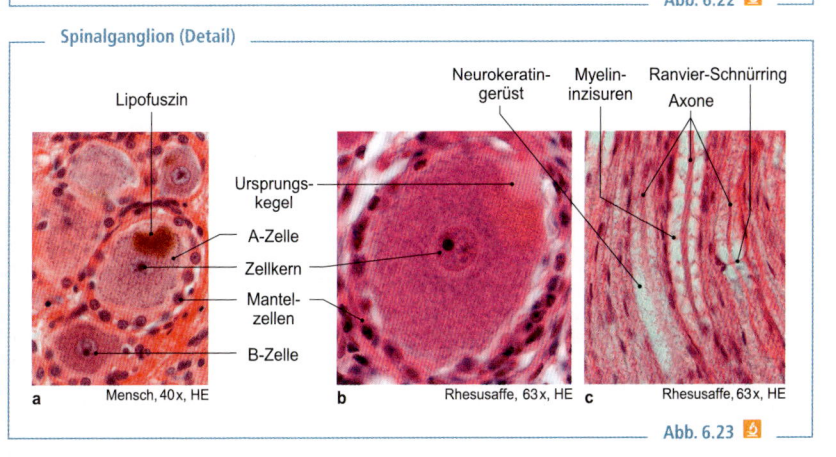

a:
- Lipofuszin
- Ursprungskegel
- A-Zelle
- Zellkern
- Mantelzellen
- B-Zelle

Mensch, 40x, HE

b:
- Neurokeratingerüst

Rhesusaffe, 63x, HE

c:
- Myelininzisuren
- Ranvier-Schnürring
- Axone

Rhesusaffe, 63x, HE

Abb. 6.23

6.9 Peripheres (3) und vegetatives Nervensystem

Spinalganglion – Zellfunktion

Die Neurone sensorischer Ganglien, v. a. die nozizeptiven B-Zellen, bilden **Neuropeptide**, die an der synaptischen Endigung des zentralen Axons im ZNS als Neurotransmitter dienen, aber auch vom Perikaryon in die Endigung des peripheren Axons transportiert werden. Bei Erregung kommt es zur Freisetzung der Neuropeptide aus beiden Endigungen. Im ZNS führt dies zur Signalverstärkung, an der erregten peripheren Endigung zu lokalen Reaktionen wie eine verstärkte Durchblutung. Dies kann eine Hautrötung sowie eine erhöhte Durchlässigkeit der Gefäße zur Folge haben und zu einem Ödem führen.

Merke Man nennt die Freisetzung von Neuropeptiden aus peripheren nozizeptiven Endigungen **Axonreaktion** bzw. **Axonreflex,** da die Freisetzung auch aus miterregten Axonkollateralen erfolgt.
Daraus kann eine unspezifische Stimulierung von Immunzellen, z. B. Mastzellen oder Makrophagen, folgen und damit eine **neurogene Entzündung.**

--- **Histopathologie** ---

Herpes simplex wird durch das *Herpes-simplex-Virus 1* (HSV-1) oder *2* (HSV-2) hervorgerufen. Bei der ersten Infektion, v. a. im Bereich der Lippen **(Herpes labialis,** bevorzugt durch HSV-1) oder des Genitales **(Herpes genitalis,** bevorzugt durch HSV-2), gehen Zellen des oberflächlichen Epithels zugrunde (Nekrose), bilden sich Bläschen und ein Gewebsdefekt (Ulkus) aus. Dabei treten Viruspartikel in die Endigungen der peripheren sensorischen Axone ein und werden retrograd in die primär afferenten Perikarya, vorzugsweise des Ggl. trigeminale oder der sakralen Spinalganglien, transportiert, wo sie auch nach Abklingen der Infektion latent verbleiben. Bei einer Schwächung des Immunsystems, z. B. durch eine fiebrige Erkrankung, kommt es zur Aktivierung des Virus, das anterograd zurück in die Schleimhaut transportiert wird, um dort wieder lokal die bläschenbildende Entzündung hervorzurufen.

Vegetatives Nervensystem

Das vegetative oder autonome Nervensystem kontrolliert unwillkürliche Funktionsprozesse des Körpers durch Modulation der Aktivität von glatten Muskelzellen, Herzmuskelzellen und Drüsen. Seine kontinuierliche regulatorische Aktivität ist Voraussetzung für die physiologische Balance oder Homöostase des Organismus.
Das vegetative Nervensystem (NS) gliedert sich in drei unterschiedliche Funktionseinheiten:

- Sympathisches NS (Sympathikus)
- Parasympathisches NS (Parasympathikus)
- Enterisches NS

Sympathikus und Parasympathikus

Bei Sympathikus und Parasympathikus gelangt das Signal zum Erfolgsorgan über eine zweigliedrige Neuronenkette. Das **erste Neuron** dieser Kette befindet sich im ZNS: beim Sympathikus in der Pars intermedia des Rückenmarks (Ncl. intermediolateralis, C8 – L3), beim Parasympathikus in den parasympathischen Hirnnervenkernen des Hirnstamms sowie in der Pars intermedia des sakralen Rückenmarks (S2 – S4). Die Axone dieser sog. **präganglionären Neurone** (benannt nach der Lage relativ zur synaptischen Verschaltung) sind dünn myelinisiert (B-Fasern) und bilden Synapsen mit sog. **postganglionären Neuronen,** wobei bei beiden Systemen Acetylcholin als Neurotransmitter verwendet wird.

Die postganglionären Neurone von Sympathikus und Parasympathikus befinden sich in den **peripheren vegetativen Ganglien.** Beim Sympathikus sind dies die Ganglien neben (Truncus sympathicus, Grenzstrang) oder vor der Wirbelsäule (prävertebrale Ganglien). Beim Parasympathikus befinden sich die Ganglien i. d. R. im oder nahe dem Erfolgsorgan (intramurale Ganglien). Postganglionäre Neurone innervieren ihr Erfolgsorgan über ein markloses Axon (C-Faser), das in seinem terminalen Bereich Varikositäten ausbildet (→ Kap. 6.3). Der Neurotransmitter der postganglionären Neurone ist beim Sympathikus vorwiegend Noradrenalin, beim Parasympathikus vorwiegend Acetylcholin.

Die Perikarya der viszeralen afferenten Neurone befinden sich in den Spinalganglien. Wie bei den afferenten Neuronen des somatischen Nervensystems handelt es sich um pseudounipolare Neurone. Die strukturell, funktionell und entwicklungsgeschichtlich mit dem vegetativen Nervensystem verbundenen Paraganglien (retroperitoneale Paraganglien einschließlich Nebennierenmark, Glomerula) werden in → **Kap. 12.14** behandelt.

Enterisches Nervensystem

Es wird gebildet von weitverzweigten Gruppen von Ganglienzellen **(Ganglienplexus)** in der Wand von Magen-Darm-Kanal (→ Abb. 6.24 a–c), Gallenblase und Pankreas. Da das enterische Nervensystem über efferente, Inter- und primär afferente Neurone verfügt, werden vollständige neuronale Regelkreise aufgebaut, die von Sympathikus und Parasympathikus moduliert werden und auch unabhängig davon agieren können.
Die Perikarya der vegetativen Ganglien sind multipolar, wobei die Dendriten in histologischen Routinepräparaten und ohne Spezialfärbungen nur an ihrer Basis zu erkennen sind (→ Abb. 6.25 a–c). Die Zellkerne der Perikarya sind häufig randständig und es finden sich zwei- oder mehrkernige Ganglienzellen (→ Abb. 6.25 c). Unregelmäßig angeordnete Mantelzellen (Satellitenzellen) umgeben die Perikarya.

6.9 Peripheres (3) und vegetatives Nervensystem

Enterisches Nervensystem

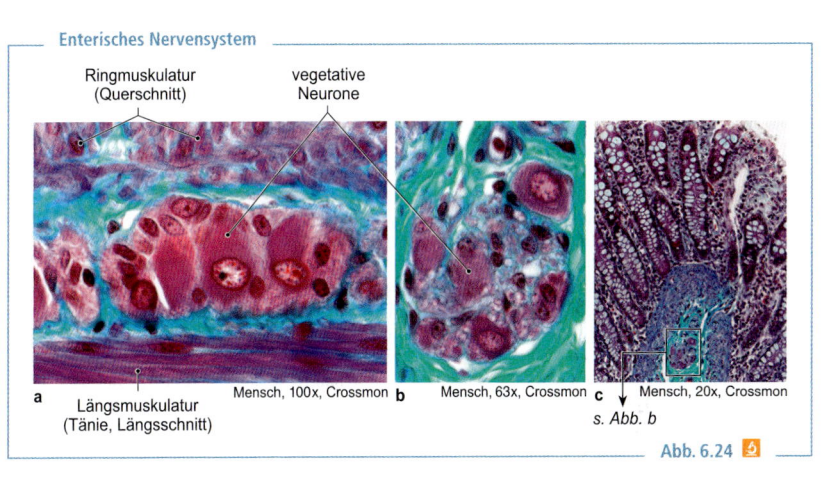

a Mensch, 100x, Crossmon
- Ringmuskulatur (Querschnitt)
- vegetative Neurone
- Längsmuskulatur (Tänie, Längsschnitt)

b Mensch, 63x, Crossmon
- vegetative Neurone

c Mensch, 20x, Crossmon
- s. Abb. b

Abb. 6.24

Vegetatives Ganglion

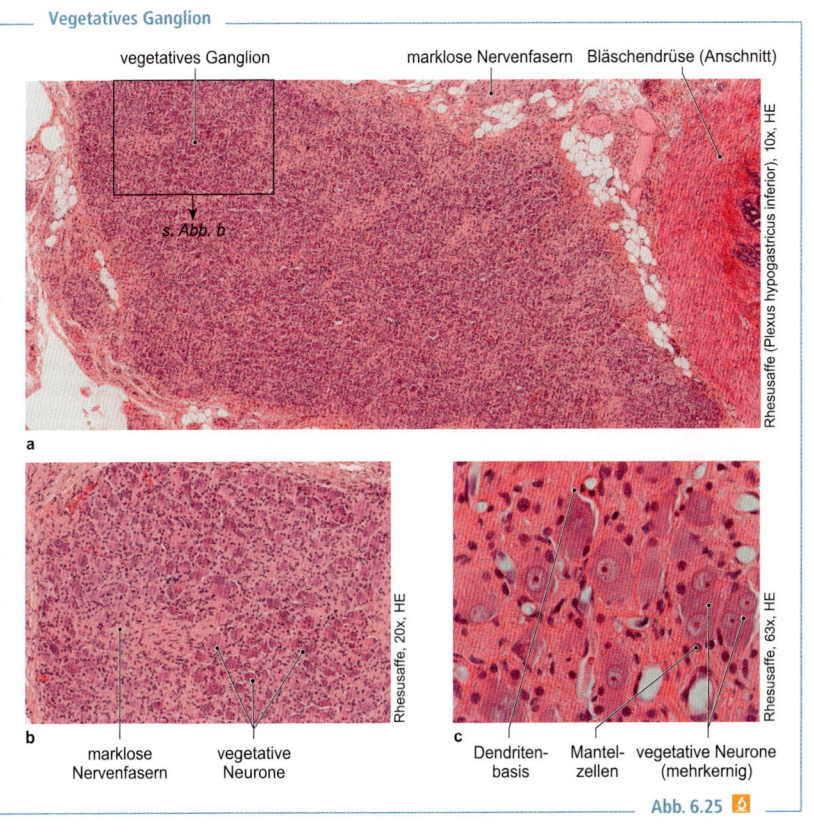

a Rhesusaffe (Plexus hypogastricus inferior), 10x, HE
- vegetatives Ganglion
- marklose Nervenfasern
- Bläschendrüse (Anschnitt)
- s. Abb. b

b Rhesusaffe, 20x, HE
- marklose Nervenfasern
- vegetative Neurone

c Rhesusaffe, 63x, HE
- Dendritenbasis
- Mantelzellen
- vegetative Neurone (mehrkernig)

Abb. 6.25

6 Nervengewebe und Sinnesorgane

6.10 Zentrales Nervensystem (1)

Rückenmark

Im Rückenmark ist die innen gelegene, H- oder schmetterlingsförmige **graue Substanz (Substantia grisea)** mantelartig von der weißen Substanz **(Substantia alba)** umgeben (→ Abb. 6.26). Die weiße Substanz besteht aus Strängen (Tractus, Fasciculi) von myelinisierten Nervenfasern, die aufgrund des lipidhaltigen Myelins weiß erscheinen. In der grauen Substanz befinden sich hingegen kaum myelinisierte Nervenfasern (→ Abb. 6.27), dafür aber zahlreiche, unterschiedlich große Perikarya von Neuronen. Die weiße Substanz nimmt relativ zur grauen Substanz von kaudal nach kranial an Ausdehnung zu. Das Rückenmark gliedert sich in Segmente, aus denen jeweils die **Vorderwurzel (Radix anterior)** und die **Hinterwurzel (Radix posterior)** austreten, die sich zum **Spinalnerv** vereinigen.

In der Mitte der Vorderseite des Rückenmarks schneidet eine tiefe, längs verlaufende Furche ein, die **Fissura mediana anterior** (→ Abb. 6.26). Ihr gegenüber befindet sich auf der Rückseite eine flache Rinne, **der Sulcus medianus posterior**.

Weiße Substanz

Die weiße Substanz ist untergliedert in **Vorderstrang (Funiculus anterior), Seitenstrang (Funiculus lateralis)** und **Hinterstrang (Funiculus posterior)** (→ Abb. 6.26). Der Hinterstrang befindet sich zwischen den Hinterhörnern, während die Radix anterior die Grenze zwischen Vorder- und Seitenstrang bildet. Die **Commissura alba** vor der Commissura grisea (s. u.) verbindet die Vorderstränge beider Rückenmarkshälften (→ Abb. 6.27). Die **Gliagrenzmembran** (Membrana limitans glialis superficialis) bedeckt außen die weiße Substanz (→ Kap. 6.5). Sie wird von der **Pia mater** umhüllt, die mit der Arachnoidea die weiche Hirnhaut (Leptomeninx) bildet. Darin verlaufen zahlreiche Blutgefäße (→ Abb. 6.26).

Graue Substanz

Die graue Substanz bildet längs gestellte Säulen: **Vordersäule (Columna anterior)** und **Hintersäule (Columna posterior)**. Dazwischen liegt die Zwischensäule (Columna intermedia, Pars intermedia). Im histologischen Querschnitt durch das Rückenmark ist die Vordersäule als **Vorderhorn (Cornu anterius)**, die Hintersäule als **Hinterhorn (Cornu posterius)** zu erkennen (→ Abb. 6.26). Zusätzlich bildet die Columna intermedia in den Segmenten C8 – L3 ein kleines, lateral orientiertes **Seitenhorn (Cornu lateralis)**. Beide Hälften der grauen Substanz sind über die **Commissura grisea** verbunden (→ Abb. 6.27). Im Zentrum der Commissura grisea befindet sich der mit Liquor gefüllte **Zentralkanal (Canalis centralis)** als Fortsetzung des Ventrikelsystems des Gehirns (→ Abb. 6.26). Der Zentralkanal kann kaudal obliteriert sein und ist von **Ependym** ausgekleidet, einem einschichtigen, kubisch bis zylindrischen Epithel, das an seiner Oberfläche Mikrovilli und Kinozilien ausbilden kann (→ Abb. 6.28).

Die Neurone, deren Perikarya sich in der grauen Substanz befinden, werden nach ihrer Funktion in drei Gruppen untergliedert:
- Wurzelzellen
- Schalt- oder Binnenzellen (Interneurone)
- Strangzellen

Die myelinisierten Axone der **Wurzelzellen** bilden die vordere Wurzel (Radix anterior) des Spinalnervs. Zu ihnen gehören die großen α-Motoneurone des Vorderhorns, die die Skelettmuskulatur innervieren, die kleineren γ-Motoneurone zu den intrafusalen Muskelfasern der Muskelspindeln sowie die visceromotorischen Neurone der Columna intermedia des Rückenmarks. Besonders zahlreich sind die Motoneurone in den für die Innervation der Extremitäten zuständigen Rückenmarkssegmenten, die Anschwellungen bilden: **Intumescentia cervicalis**, C4 – Th1, für die obere Extremität und **Intumescentia lumbosacralis**, L1 – S3, für die untere Extremität. Hier ordnen sich Motoneurone zusätzlich zu einer medialen Kerngruppe auch in einer besonders ausgeprägten lateralen Kerngruppe an (→ Abb. 6.29).

Schaltzellen verbinden andere Neurone des Rückenmarks über kurze Distanzen miteinander, wobei ihre Axone das Rückenmark nicht verlassen. Sie haben häufig eine inhibitorische Funktion und modulieren z. B. die Aktivität der Motoneurone.

Die Perikarya der **Strangzellen** sind hauptsächlich im Hinterhorn. Ihre Axone ziehen in die weiße Substanz, um sich zu Strängen zusammenzulagern, die zu anderen Rückenmarkszentren oder zu supraspinalen Zentren im Gehirn verlaufen. An Strangzellen endigt das in der hinteren Wurzel verlaufende zentrale Axon der pseudounipolaren Neurone der Spinalganglien. Die Perikarya zeigen Nissl-Schollen, die in die Dendriten reichen, nicht jedoch in den Ursprungskegel des Axons (→ Abb. 6.30, → Kap. 6.2). Die Anzahl und Ausdehnung der Fortsätze der multipolaren Neurone ist im histologischen Schnitt nur andeutungsweise zu erkennen, kann aber z. B. in Quetschpräparaten des Rückenmarks besser zu sehen sein (→ Abb. 6.31). Eine vollständige Darstellung der Fortsätze der Perikarya gelingt nur mithilfe von speziellen Färbemethoden. Das Gleiche gilt für die Fortsätze der Gliazellen, von denen in einem histologischen Routinepräparat nur die Zellkerne deutlich sichtbar sind. Das Geflecht aus den Fortsätzen der Neurone und Gliazellen im Raum zwischen den Perikarya wird als **Neuropil** bezeichnet (→ Abb. 6.30).

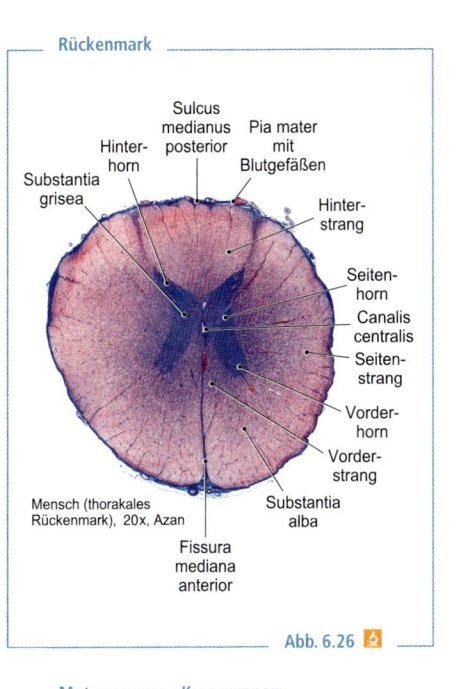

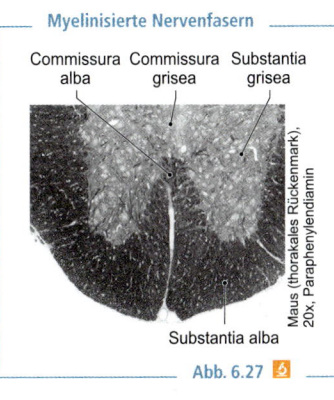

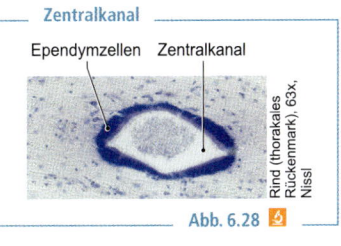

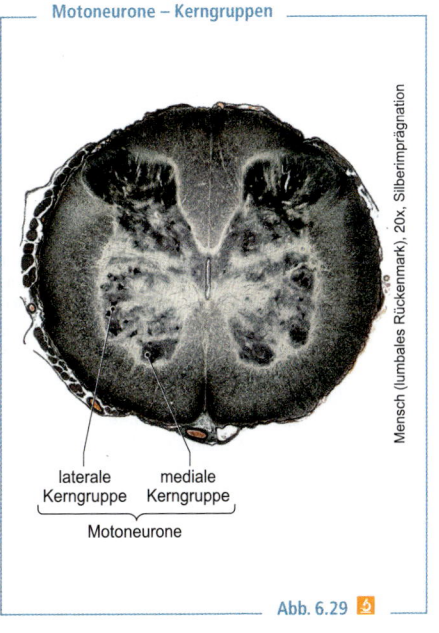

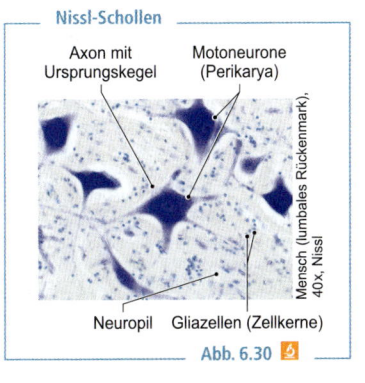

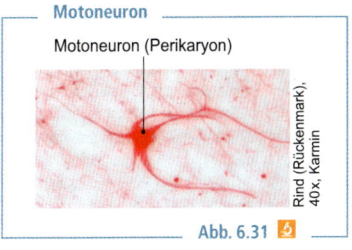

6.10 Zentrales Nervensystem (1)

Rückenmark

Substantia grisea, Hinterhorn, Sulcus medianus posterior, Pia mater mit Blutgefäßen, Hinterstrang, Seitenhorn, Canalis centralis, Seitenstrang, Vorderhorn, Vorderstrang, Substantia alba, Fissura mediana anterior

Mensch (thorakales Rückenmark), 20x, Azan

Abb. 6.26

Myelinisierte Nervenfasern

Commissura alba, Commissura grisea, Substantia grisea, Substantia alba

Maus (thorakales Rückenmark), 20x, Paraphenylendiamin

Abb. 6.27

Zentralkanal

Ependymzellen, Zentralkanal

Rind (thorakales Rückenmark), 63x, Nissl

Abb. 6.28

Motoneurone – Kerngruppen

laterale Kerngruppe, mediale Kerngruppe — Motoneurone

Mensch (lumbales Rückenmark), 20x, Silberimprägnation

Abb. 6.29

Nissl-Schollen

Axon mit Ursprungskegel, Motoneurone (Perikarya), Neuropil, Gliazellen (Zellkerne)

Mensch (lumbales Rückenmark), 40x, Nissl

Abb. 6.30

Motoneuron

Motoneuron (Perikaryon)

Rind (Rückenmark), 40x, Karmin

Abb. 6.31

6.11 Zentrales Nervensystem (2)

Kleinhirn (Cerebellum)

Merke Die Funktion des Kleinhirns besteht v. a. in der unbewusst ablaufenden Feinabstimmung und Koordination von Bewegungen.

Dazu erhält das Kleinhirn über afferente Bahnen des Rückenmarks Informationen aus:
- den peripheren Propriozeptoren wie den Muskelspindeln (**Spinocerebellum**),
- dem Gleichgewichtsorgan (**Vestibulocerebellum**),
- den motorischen Zentren von Endhirn und Hirnstamm (**Pontocerebellum**).

Die sensorischen Informationen aus Körper und Umgebung werden kontinuierlich mit den Ausführungsanweisungen der motorischen Zentren abgeglichen.

Das Kleinhirn bildet an seiner Außenseite zahlreiche blattförmige und vorwiegend in der Frontalebene verlaufende **Windungen (Folien, Folia cerebelli)**, die seine Oberfläche erheblich vergrößern (bis auf ca. 2000 cm²). Die Oberfläche wird bedeckt von der **Kleinhirnrinde (Cortex cerebelli)**, die ca. 1 mm dick ist und sich überall einheitlich, von außen nach innen, in drei Schichten gliedert (→ Abb. 6.32 a, b):
- Molekularschicht (Stratum moleculare)
- Purkinje-Zell-Schicht (Stratum purkinjense)
- Körnerschicht (Stratum granulosum)

Kleinhirnrinde

Der zentrale neuronale Zelltyp der Kleinhirnrinde sind die **Purkinje-Zellen** (→ Kap. 6.1), deren Perikarya sich im **Stratum purkinjense** befinden (→ Abb. 6.32 b). Purkinje-Zellen bilden 1–4 Dendritenstämme aus, die nach außen in das **Stratum moleculare** ragen und sich dort weiter umfangreich verzweigen. Der dadurch entstehende mächtig ausgedehnte Dendritenbaum richtet sich **spalierartig senkrecht zur Längsachse der Kleinhirnwindungen** aus und erreicht dabei eine Spannweite von 300–400 µm bei einer Dicke von 15–20 µm. Die feinen Aufzweigungen der Dendriten bilden bis zu ca. 180 000 Dornen aus, an denen sich Synapsen befinden.

Im Stratum purkinjense finden sich neben den Perikarya der Purkinje-Zellen die Zellkörper der **Bergmann-Gliazellen**, eine für das Kleinhirn spezifische Form von Astrozyten. Sie bedecken die synapsenfreie Oberfläche der Perikaryen und Dendriten von Purkinje-Zellen und bilden lange Fortsätze aus, die bis ins Stratum moleculare reichen, wo sie die Gliagrenzmembran bilden.

Kletter- und Moosfasern

Purkinje-Zellen werden, direkt oder indirekt, über zwei Systeme afferenter Fasern erregt: **Kletter-** und **Moosfasern**. Kletterfasern stammen aus dem unteren Olivenkomplex (Complexus olivaris inferior), wobei eine Kletterfaser sich aufzweigt, um 1–10 Purkinje-Zellen zu innervieren, eine Purkinje-Zelle allerdings nur mit jeweils einer Kletterfaser synaptische Kontakte ausbildet.

Moosfasern stammen v. a. aus dem Rückenmark, den Vestibulariskernen und dem Pons. Sie bilden Synapsen mit den dicht gelagerten **Körnerzellen**, dem vorherrschenden Zelltyp des **Stratum granulosum**, aus (→ Abb. 6.32 b). Die Synapsen zwischen Moosfasern und Körnerzellen sind ausgedehnt und zeigen elektronenmikroskopisch einen komplexen Aufbau. Dadurch lassen sich lichtmikroskopisch regelmäßig kernfreie Areale zwischen den dicht gestellten Kernen der Körnerzellen erkennen: die **Glomerula cerebellares** oder Eosinkörperchen (→ Abb. 6.32 b).

Parallelfasern

Die erregenden Axone der Körnerzellen zweigen sich T-förmig auf, um als **Parallelfasern** im **Stratum moleculare** parallel zur Längsachse (**und senkrecht zu den Spalieren der Purkinje-Dendriten**) der Kleinhirnwindungen zu verlaufen (→ Abb. 6.33 a, b). Der Dendritenbaum einer Purkinje-Zelle wird von ca. 250 000 Parallelfasern durchquert, wobei ca. ein Drittel Synapsen mit der Purkinje-Zelle ausbildet.

Weitere Zellen

Neben Purkinje-Zellen und Körnerzellen finden sich in der Kleinhirnrinde **inhibitorische Interneurone** wie die **Golgi-Zellen** im Stratum granulosum. Deren axonale Terminale beteiligen sich an den komplexen Synapsen der Glomerula cerebellares. **Stern- und Korbzellen** im Stratum moleculare bilden ebenfalls inhibitorische Synapsen mit den Purkinje-Zellen, wobei die Axone der Korbzellen Faserkörbe am Initialsegment des Axons der Purkinje-Zelle ausbilden (→ Abb. 6.33 b).

Nur die myelinisierten Nervenfasern der inhibitorischen Purkinje-Zellen verlassen die Kleinhirnrinde, um v. a. zu den im **Kleinhirnmark (Corpus medullare cerebelli)** gelegenen Kleinhirnkernen (**Nuclei cerebelli**) zu ziehen. Vom Kleinhirnmark reichen stark verästelte Marklamellen in das Innere der Folien (→ Abb. 6.32 a).

Aufgrund dieses Aufbaus sind im histologischen Präparat des Kleinhirns zahlreiche Zellkerne im Stratum granulosum zu erkennen, die hauptsächlich von den Körnerzellen stammen (→ Abb. 6.32 b). Das Stratum moleculare ist dagegen sehr faserreich mit vereinzelten Zellkernen der Stern- und Körnerzellen.

Zur Darstellung der Dendritenbäume der Purkinje-Zellen oder der Parallelfasern sind Spezialfärbungen, wie Silberimprägnationsmethoden, notwendig (→ Abb. 6.33 a, b).

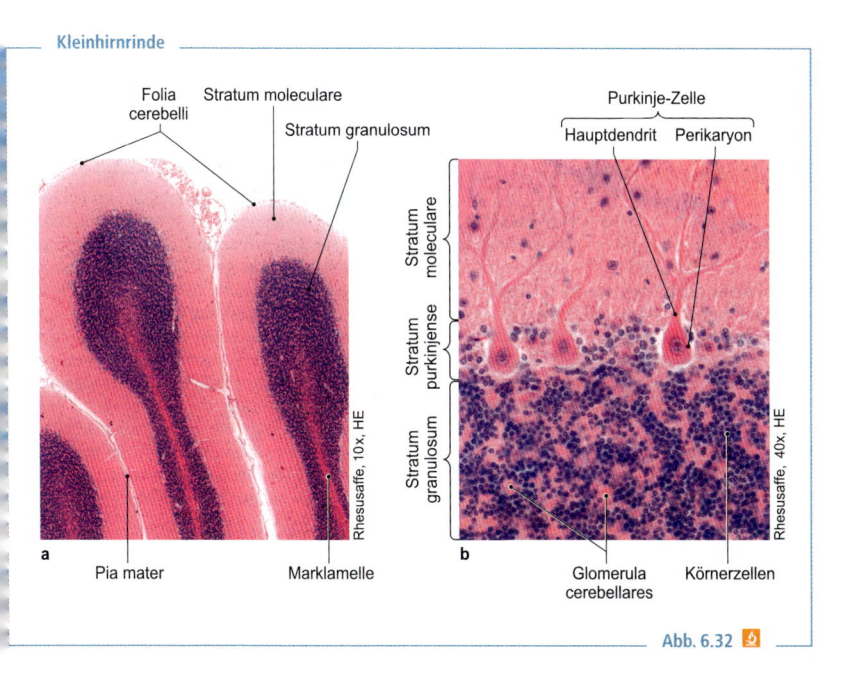

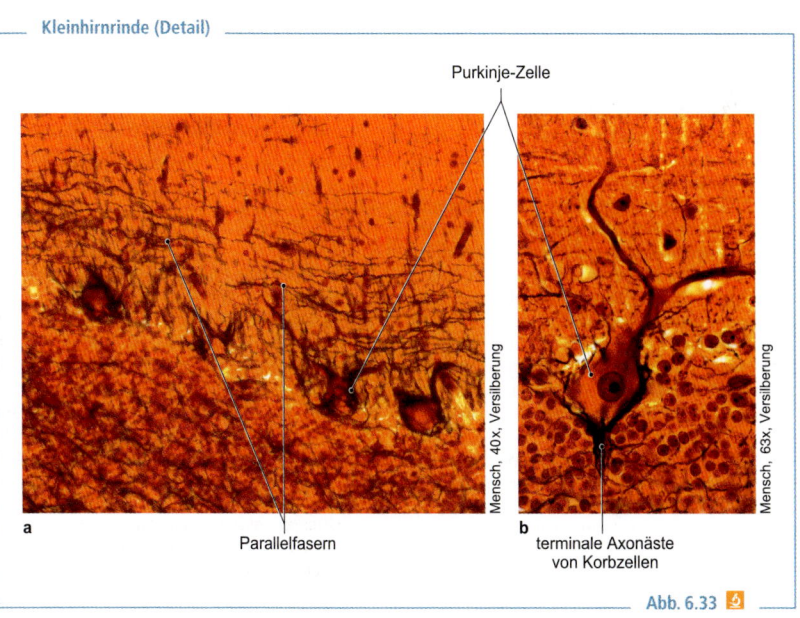

6.11 Zentrales Nervensystem (2)

Kleinhirnrinde

a Folia cerebelli, Stratum moleculare, Stratum granulosum, Pia mater, Marklamelle — Rhesusaffe, 10x, HE

b Stratum moleculare, Stratum purkinjense, Stratum granulosum, Purkinje-Zelle (Hauptdendrit, Perikaryon), Glomerula cerebellares, Körnerzellen — Rhesusaffe, 40x, HE

Abb. 6.32

Kleinhirnrinde (Detail)

a Purkinje-Zelle, Parallelfasern — Mensch, 40x, Versilberung

b Purkinje-Zelle, terminale Axonäste von Korbzellen — Mensch, 63x, Versilberung

Abb. 6.33

6.12 Zentrales Nervensystem (3)

Gehirn (Cerebrum)

Die graue Substanz des Großhirns bedeckt, wie im Kleinhirn, hauptsächlich als **Rinde (Cortex cerebri)** die durch **Windungen (Gyri cerebri)** und **Furchen (Sulci cerebri)** vergrößerte Oberfläche. Innen bildet die weiße Substanz das Mark mit den Gehirnbahnen.

Merke Die Rinde ist in **Schichten (Laminae)** gegliedert, die im überwiegenden Teil des Großhirns ein weitgehend einheitliches Muster aufweisen. Dieser als **Isokortex** bezeichnete Teil (95 % des Kortex) ist phylogenetisch der jüngste (Neokortex). Er wird abgegrenzt von den phylogenetisch älteren Rindenbereichen des Archikortex („alte Rinde", bestehend v. a. aus Teilen des limbischen Systems, z. B. Hippocampus) und Paläokortex („sehr alte Rinde", bestehend v. a. aus Anteilen des Riechhirns). Archi- und Paläokortex bilden den **Allokortex**.

Isokortex

Die Neurone des 3–5 mm breiten Isokortex unterscheiden sich hinsichtlich Form und Größe ihrer Perikarya sowie ihrer Anordnung und Packungsdichte. Dadurch entsteht eine typische sechsschichtige Gliederung, deren Zytoarchitektur bei Färbung der Perikarya (z. B. Nissl-Färbung) deutlich wird. Es lassen sich sechs Schichten oder Laminae unterscheiden, die, von außen nach innen, römisch mit I – VI nummeriert werden (→ Abb. 6.34):

- **I. Molekularschicht (Lamina molecularis):** wenige Perikarya, zahlreiche Nervenfasern, die hauptsächlich parallel zur Oberfläche laufen
- **II. Äußere Körnerschicht (Lamina granularis externa):** dicht gepackte (dadurch Eindruck einer Körneransammlung) kleine Pyramidenzellen und Nicht-Pyramidenzellen
- **III. Äußere Pyramidenschicht (Lamina pyramidalis externa):** locker angeordnete kleine bis mittelgroße Pyramidenzellen, die von außen nach innen an Größe zunehmen; sie projizieren hauptsächlich in kortikale Bereiche der gleichen Hemisphäre (Assoziationsfasern) oder in die kontralaterale Hemisphäre (Kommisurenfasern)
- **IV. Innere Körnerschicht (Lamina granularis interna):** dicht gelagerte kleine Pyramidenzellen, die Breite dieser Schicht unterliegt starken regionalen Schwankungen (s. u.).
- **V. Innere Pyramidenschicht (Lamina pyramidalis interna):** Pyramidenzellen unterschiedlichster Größe, die locker angeordnet sind, wodurch die Schicht zellärmer erscheint als die angrenzenden Schichten; enthält Perikarya, deren Axone subkortikale Regionen erreichen (Projektionsfasern), ein Beispiel sind die Betz-Pyramidenzellen des primären somatomotorischen Kortex.
- **VI. Multiforme Schicht (Lamina multiformis):** besteht hauptsächlich aus modifizierten Pyramidenzellen, der Übergang in das Mark ist häufig unscharf.

Vorkommen Die Zytoarchitektur des Isokortex zeigt regionale Unterschiede, die Grundlage der Einteilung in sog. **Brodmann-Areale** sind. Sind alle sechs Schichten vorhanden, handelt es sich um ein **homotypisches Areal** des Isokortex. **Heterotypische Areale** finden sich z. B. im primär somatomotorischen Kortex des Gyrus praecentralis, in dem die Lamina IV fehlt (**agranulärer Kortex**). Umgekehrt ist die Lamina IV besonders ausgeprägt im primär somatosensorischen Kortex (**granulärer Kortex**), da dort die Fasern aus den Projektionskernen des Thalamus endigen. Eine Sonderform stellte die primäre Sehrinde der Area 17 (**Area striata**) dar (→ Abb. 6.35). Hier ist die Lamina IV unterteilt in drei weitere Schichten (IV a – c). Lamina IVb enthält viele stark myelinisierte Nervenfasern, die bereits makroskopisch als weißer Streifen (Gennari-Streifen) zu erkennen sind.

Klinik

Die Läsion der primären Sehrinde führt zu einer spezifischen Form der Blindheit (**Rindenblindheit**) bei intaktem Sehorgan. Davon unterschieden wird die visuelle Agnosie (**Seelenblindheit**), bei der, durch Schaden im visuellen Assoziationskortex, Gegenstände gesehen, aber nicht erkannt werden können.

Differenzialdiagnose

Die Identifizierung der Schichten des Isokortex gelingt am besten bei einer mittleren Vergrößerung.

Der vorherrschende Zelltyp des Isokortex ist die **Pyramidenzelle** (→ Abb. 6.36 a, → Kap. 6.1), die in unterschiedlichen Größen (10–50 μm) vorkommt. Vom Perikaryon, das einer auf der Basis stehenden Pyramide ähnelt, entspringt ein **Haupt- oder Apikaldendrit**, der zur Rindenoberfläche orientiert ist und zahlreiche Seitenäste bildet (→ Abb. 6.36 b). Von der Basis des Perikaryons entspringen horizontal orientierte **Basaldendriten** (→ Abb. 6.36 c). Alle Dendriten zeigen einen Besatz mit Dornen. Das Axon entspringt i. d. R. an der Zellbasis und läuft, senkrecht zur Rindenoberfläche, in Richtung des Marks. Vom Axon können viele rückläufige **Kollateralen** abgehen. Nicht-Pyramidenzellen zeigen einen deutlich anderen Aufbau, können aber nur mit Spezialmethoden sicher identifiziert werden.

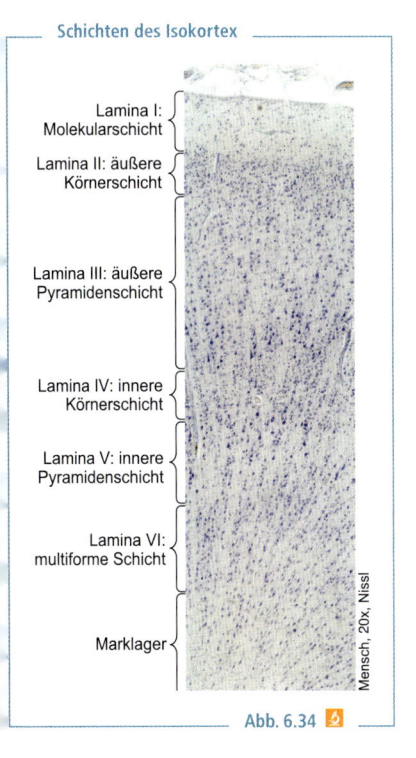

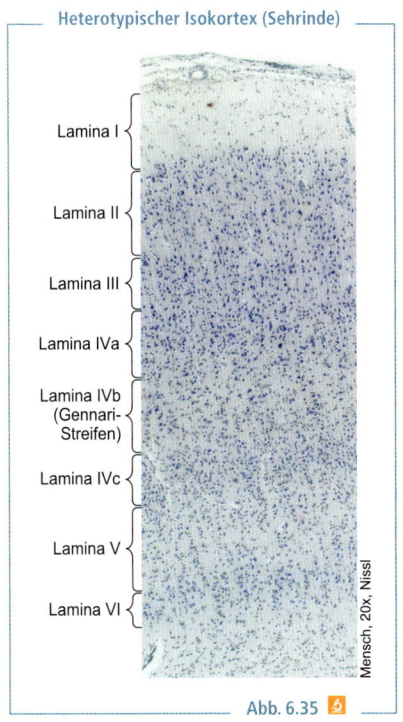

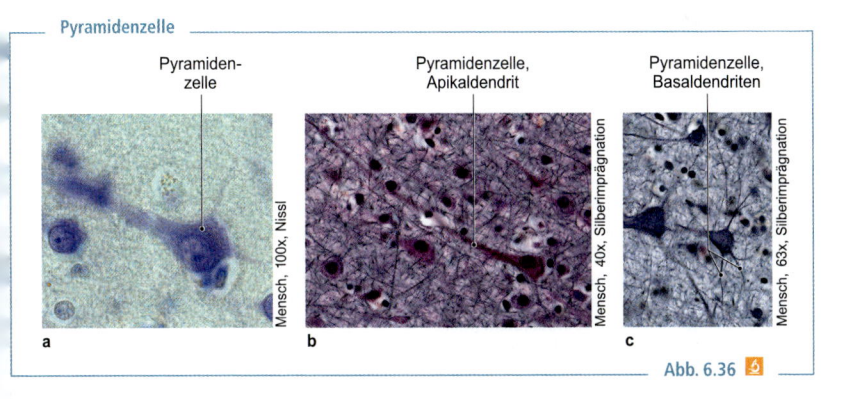

6.12 Zentrales Nervensystem (3)

Schichten des Isokortex

- Lamina I: Molekularschicht
- Lamina II: äußere Körnerschicht
- Lamina III: äußere Pyramidenschicht
- Lamina IV: innere Körnerschicht
- Lamina V: innere Pyramidenschicht
- Lamina VI: multiforme Schicht
- Marklager

Mensch, 20x, Nissl

Abb. 6.34

Heterotypischer Isokortex (Sehrinde)

- Lamina I
- Lamina II
- Lamina III
- Lamina IVa
- Lamina IVb (Gennari-Streifen)
- Lamina IVc
- Lamina V
- Lamina VI

Mensch, 20x, Nissl

Abb. 6.35

Pyramidenzelle

a) Pyramidenzelle — Mensch, 100x, Nissl
b) Pyramidenzelle, Apikaldendrit — Mensch, 40x, Silberimprägnation
c) Pyramidenzelle, Basaldendriten — Mensch, 63x, Silberimprägnation

Abb. 6.36

6.13 Zentrales Nervensystem (4)

Gehirn – Allokortex

Im Vergleich zum Isokortex ist der Allokortex einfacher und aus weniger Schichten aufgebaut. Dies wird am Beispiel des **Hippocampus** deutlich, einer Hirnregion im mittleren Temporallappen, die sich in das Unterhorn des Seitenventrikels hineinwölbt und zum limbischen System gehört.

Der Hippocampus spielt eine wichtige Rolle bei der Bildung und Konsolidierung der Inhalte des sog. deklarativen Gedächtnisses. Damit bezeichnet man den Teil des Gedächtnisses, der dem Bewusstsein zugänglich ist und dessen Inhalte prinzipiell sprachlich ausgedrückt werden können.

Bei einem Frontalschnitt durch den Temporallappen wird der Hippocampus quer geschnitten und zeigt sich dann als eine eingerollte, S-förmige Windung, die aus zwei größeren Rindenbereichen besteht, dem **Gyrus dentatus (Fascia dentata)** und dem **Ammonshorn (Cornu ammonis)** (→ Abb. 6.37). Nach medial geht das Ammonshorn in das **Subiculum** über. Dem Hippocampus aufgelagert sind die **Fimbria hippocampi** als Beginn des Fornix, der wichtigsten efferenten Projektionsbahn des Hippocampus. Im Gegensatz zum sechsschichtigen Isokortex findet sich im Allokortex ein dreischichtiger Aufbau. In Gyrus dentatus und Ammonshorn umgeben jeweils zwei zellarme Schichten eine mittlere Schicht, die reich an Perikarya ist. Die Schichten gliedern sich wie folgt (jeweils von außen nach innen):

Gyrus dentatus
- **Stratum moleculare (Molekularschicht):** Dendriten der Körnerzellen
- **Stratum granulare (Körnerzellschicht):** Perikarya der Körnerzellen (→ Abb. 6.38)
- **Hilum (polymorphe Schicht):** wird von den Axonen der Körnerzellen durchzogen

Ammonshorn
- **Stratum oriens (polymorphe Schicht):** enthält die basalen Dendriten der Pyramidenzellen, wird von deren Axonen durchzogen
- **Stratum pyramidale (Pyramidenzellschicht):** Perikarya der Pyramidenzellen (→ Abb. 6.39)
- **Stratum moleculare-lacunosum-radiatum (Molekularschicht):** enthält die apikalen Dendriten der Pyramidenzellen

Merke Der Gyrus dentatus ist eine der wenigen Regionen des Gehirns, in denen es auch beim Erwachsenen kontinuierlich zur Bildung neuer Neurone **(Neurogenese)** kommt. Die Neurone entstehen an der Grenze zwischen Hilum und Stratum granulare, um sich dann in die Schicht der Körnerzellen zu integrieren. Die Neurogenese spielt vermutlich eine Rolle bei der Gedächtnisfunktion des Hippocampus.

___ Histopathologie ___

Die **Alzheimer-Krankheit** ist eine neurodegenerative Erkrankung, die sich i. d. R. nach dem 65. Lebensjahr manifestiert und zur Einschränkung der kognitiven Fähigkeiten, z. B. Verlust des Gedächtnisses, zeitliche und örtliche Desorientierung, und schließlich zur Demenz führt. Es kommt zum Untergang von Neuronen und Synapsen, v. a. im Assoziationskortex und Hippocampus. Histopathologisch finden sich charakteristischerweise in den betroffenen Hirnarealen Einlagerungen von Alzheimer-Plaques im extrazellulären Raum. Weiterhin kommt es zur Bildung von Alzheimer-Fibrillen (Neurofibrillary tangles) in den Perikarya der Neurone. Hauptbestandteil der Plaques ist das β-Amyloid-Peptid, während die Fibrillen durch Zusammenlagerung und Knäuelbildung des normalerweise mit Mikrotubuli assoziierten Proteins Tau entstehen.

Plexus choroideus

Plexus choroidei sind die Orte der Sekretion des **Liquors cerebrospinalis** und finden sich in allen vier Ventrikeln des Gehirns. An ihrer ventrikulären Oberfläche bilden sie zahlreiche Falten und Zotten aus, die vom einschichtigen, kubischen **Plexusepithel (Lamina epithelialis)** überzogen werden (→ Abb. 6.40 a, b). An der Grenze der Plexus geht das Plexusepithel in das Ependym über, das die Innenräume der Ventrikel auskleidet. Ähnlich wie die Zellen des Ependyms bildet das Plexusepithel apikal zahlreiche Mikrovilli aus. Zudem sind die Zellen über **Tight junctions** verbunden, wodurch analog zur Blut-Hirn-Schranke eine **Blut-Liquor-Schranke** entsteht.

Das Plexusepithel liegt der **Tela choroidea** auf, einem gefäßreichen Bindegewebe, das zahlreiche **gefensterte Kapillaren** und relativ dichtes kollagenes Bindegewebe enthält.

Durch die Plexus choroidei werden täglich 500 ml Liquor sezerniert, sodass das Gesamtvolumen des Liquors (ca. 140 ml) mehrmals täglich ausgetauscht wird.

___ Differenzialdiagnose ___

Präparate des Plexus choroideus werden leicht mit der fetalen Plazenta verwechselt, bei der in der Übersicht auch viele Anschnitte von Zotten und Falten zu sehen sind (→ Kap. 13.16). Hier ist auf die unterschiedliche Bedeckung mit Plexusepithel (Plexus choroideus) bzw. Synzytio- und Zytotrophoblast (Plazenta) zu achten.

6.13 Zentrales Nervensystem (4)

Hippocampus

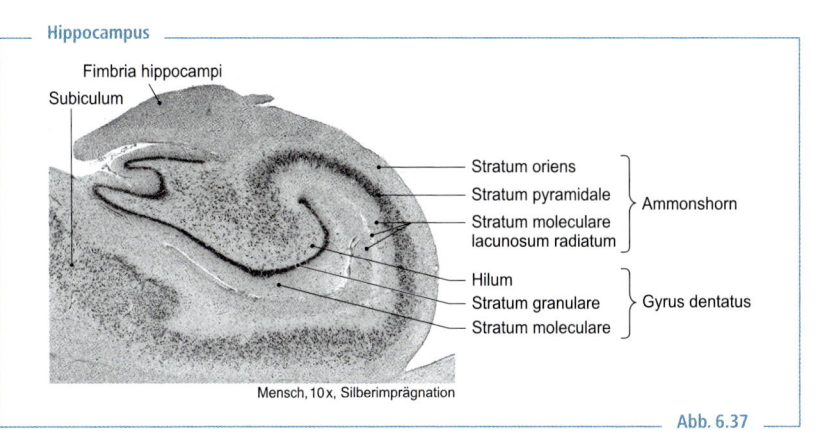

- Fimbria hippocampi
- Subiculum
- Stratum oriens ⎫
- Stratum pyramidale ⎬ Ammonshorn
- Stratum moleculare lacunosum radiatum ⎭
- Hilum ⎫
- Stratum granulare ⎬ Gyrus dentatus
- Stratum moleculare ⎭

Mensch, 10x, Silberimprägnation

Abb. 6.37

Stratum granulare

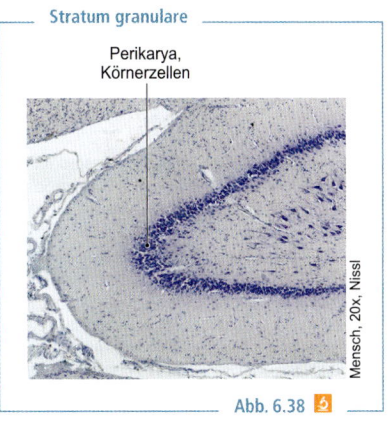

Perikarya, Körnerzellen

Mensch, 20x, Nissl

Abb. 6.38

Stratum pyramidale

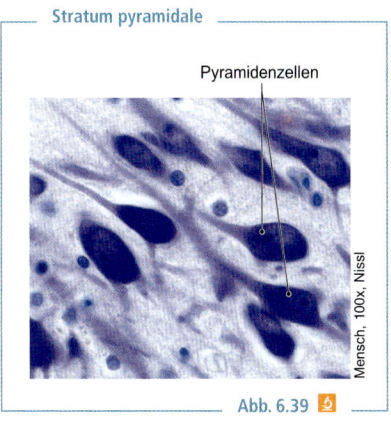

Pyramidenzellen

Mensch, 100x, Nissl

Abb. 6.39

Plexus choroideus

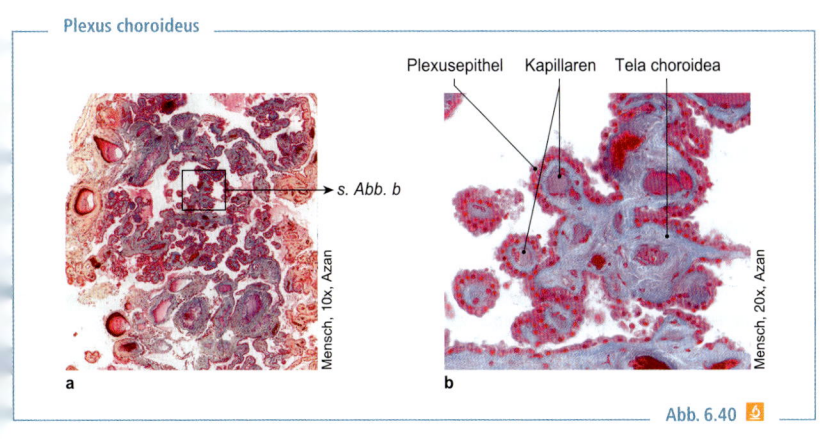

s. Abb. b

Plexusepithel Kapillaren Tela choroidea

Mensch, 10x, Azan

Mensch, 20x, Azan

a b

Abb. 6.40

6.14 Sinnesorgane (1)

Sehorgan – Aufbau

Merke Das Auge mit **Augapfel** (Bulbus oculi) und **Sehnerv** (N. opticus) sowie unterstützende Systeme wie **Lid, Tränenorgan** und **äußere Augenmuskeln** bilden das Sehorgan, das die Wahrnehmung von Licht ermöglicht.

Der Augapfel hat annähernd die Form einer Kugel, deren Wand aus drei Blättern besteht (→ Abb. 6.41 a):

- Innere Augenhaut (Tunica interna bulbi, Retina)
- Mittlere Augenhaut (Tunica vasculosa bulbi, Uvea)
- Äußere Augenhaut (Tunica fibrosa bulbi)

Augapfelwand

Die **innere Augenhaut** besteht aus zwei Schichten, die sich in der Embryonalperiode aus dem Zwischenhirn entwickeln. Die Schichten bilden im hinteren Bereich des Auges die **Netzhaut** (Pars optica retinae) mit dem innen gelegenen lichtempfindlichen sensorischen Nervengewebe des **Stratum nervosum** (sensorische Retina oder Neuroretina) und dem äußeren **Stratum pigmentosum** (retinales Pigmentepithel). Im vorderen Bereich werden zwei epitheliale Lagen gebildet, die den Ziliarkörper und die Irisrückfläche bedecken („blinder" Teil bzw. Pars caeca retinae).

Merke Im klinischen Sprachgebrauch bezeichnet man mit den Begriffen Retina und Netzhaut i.d.R. nur das sensorische Stratum nervosum (sensorische Retina).

Die **mittlere Augenhaut** bilden die Aderhaut **(Choroidea)** sowie das Stroma von **Ziliarkörper** (Corpus ciliare, Strahlenkörper) und Regenbogenhaut **(Iris)**.
Die **äußere Augenhaut** bilden die transparente Hornhaut **(Kornea)** und die undurchsichtige Lederhaut **(Sklera)**, an der die äußeren Augenmuskeln ansetzen.

Mittlere und äußere Augenhaut gehen aus Zellen der Neuralleiste hervor, die während der Entwicklung das Kopfmesenchym bilden.

Merke Die Angaben „innen" und „außen" beziehen sich immer auf das Zentrum des Auges. Die histologischen Schnitte in diesem Kapitel sind weitgehend so orientiert, dass innen unten ist.

Glaskörper

Die hinteren drei Viertel des Augapfels werden vom gefäß- und nervenlosen **Glaskörper** (Corpus vitreum) ausgefüllt (→ Abb. 6.41 a, b). Der Glaskörper ist ein Hydrogel, das zu 99% aus an Hyaluronan gebundenem Wasser besteht und nur sehr spärlich kollagene Fasern und Zellen (Hyalozyten) enthält. Im vorderen Viertel befindet sich das **Kammerwasser** (Humor aquosus), eine klare, wässrige Flüssigkeit. Die **Iris** unterteilt den Kammerwasserraum in eine **vordere Augenkammer** (zwischen Kornea und Irisvorderfläche) und eine **hintere Augenkammer** (zwischen Irisrückseite und Glaskörper) (→ Abb. 6.41 a). In der hinteren Augenkammer ist die **Linse** (Lens) über die **Zonulafasern** (Zonula ciliaris) am Ziliarkörper aufgehängt.

Um den Sehvorgang zu ermöglichen, gruppieren sich die Gewebe des Auges zu spezifischen Funktionssystemen:

- **Rezeptorisches System** mit sensorischer Netzhaut, N. opticus, Pigmentepithel und Aderhaut (→ Kap. 6.15–Kap. 6.17)
- **Akkommodationssystem** mit Linse, Ziliarmuskel und Zonulaapparat (→ Kap. 6.17–Kap. 6.18)
- **Irisblendensystem** (→ Kap. 6.19)
- **Flüssigkeitssystem** mit Glaskörper und den Geweben der Kammerwasserzirkulation (→ Kap. 6.19–Kap. 6.20)
- **Bewegungssystem** mit Sklera und äußerer Augenmuskulatur
- **Lid- und Tränensystem** mit Kornea, Augenlidern und Tränendrüse (→ Kap. 6.20–Kap. 6.21)

Rezeptorisches System

Die Netzhaut erstreckt sich von der gezackten Ora serrata, der Grenze zum Ziliarkörper, bis zum Sehnervenaustritt (Discus n. optici) (→ Abb. 6.41 a). An beiden Stellen ist die sensorische Retina mit dem retinalen Pigmentepithel fest verwachsen. In den anderen Bereichen gehen beide Schichten nur eine lockere Verbindung ein. Die sensorische Retina ist ein peripherer Teil des ZNS, der photorezeptive Neurone als Sinneszellen enthält: die **Photorezeptoren** (Stäbchen und Zapfen, → Kap. 6.15). Photonen des Lichts lösen in Photorezeptoren eine Veränderung der elektrochemischen Aktivität aus **(Phototransduktion)**. Diese führt über Verarbeitung in anderen Neuronen der Retina zur Bildung geeigneter Aktionspotenziale, die schließlich über den Sehnerv zum Gehirn weitergeleitet werden.

Signalweiterleitung

Photorezeptoren bilden Synapsen mit **bipolaren Neuronen** (→ Abb. 6.42). Von dort wird das Signal weitergeleitet zu multipolaren **Ganglienzellen**, deren Axone sich zu Nervenfaserbündeln und schließlich zum Sehnerv vereinigen und das Auge verlassen. Neben diesem **vertikalen Signalweg** gibt es noch einen **lateralen Signalweg**, der über zwei weitere Gruppen von Interneuronen, den **Horizontalzellen** und den **amakrinen Zellen**, vermittelt wird. Durch die vertikalen und lateralen Verschaltungen wird das Signal der Photorezeptoren vor seiner Weiterleitung zum Gehirn umfangreich bearbeitet.

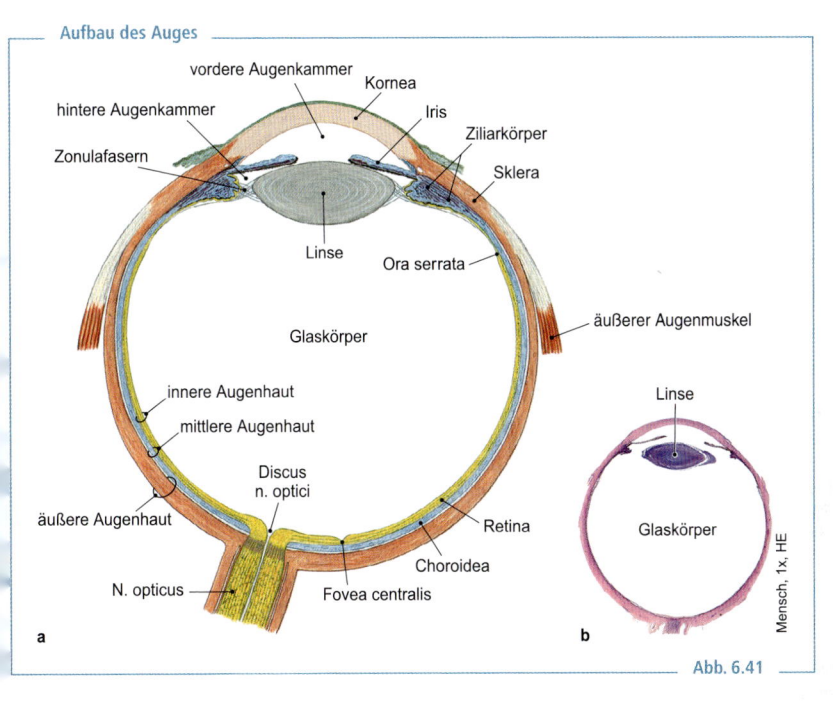

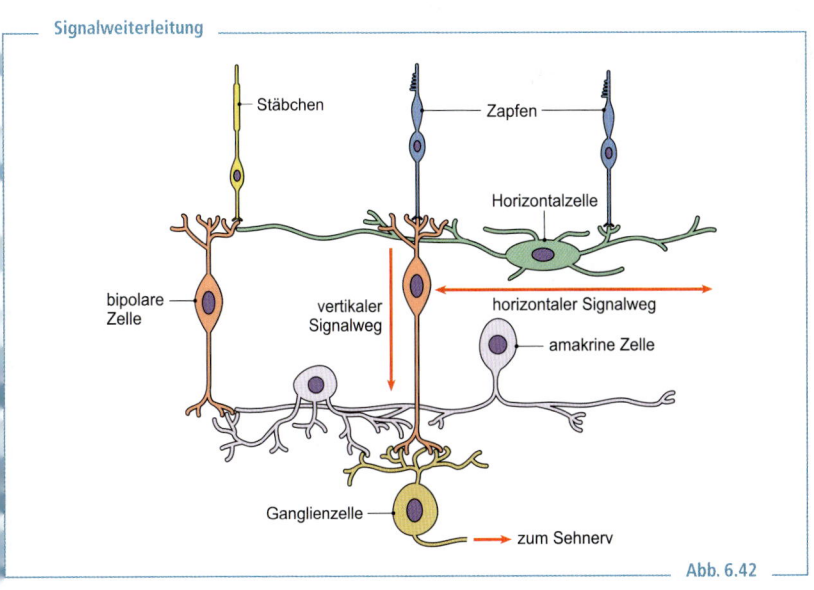

6.14 Sinnesorgane (1)

Aufbau des Auges

Abb. 6.41

Signalweiterleitung

Abb. 6.42

6.15 Sinnesorgane (2)

Sehorgan – rezeptorisches System

Photorezeptoren und Phototransduktion
Zwei Arten von Photorezeptoren finden sich in der sensorischen Retina – **Stäbchen** und **Zapfen** –, die aus fünf unterschiedlichen Abschnitten bestehen: **Außen- und Innensegment, Perikaryon, Axon** und **synaptische Terminale** (→ Abb. 6.43 a, b).

Außensegment
Das Außensegment dient der Lichtwahrnehmung. Bei den Stäbchen ist es zylinderförmig und enthält 600–1000 aufeinandergestapelte (ähnlich den Münzen einer Geldrolle) Membranscheiben (Disci membranacei). Die konisch geformten Außensegmente der Zapfen bilden auch Membranscheiben aus, die allerdings nicht voneinander getrennt sind, sondern durch Einfaltungen der Plasmamembran entstehen. Die Membranscheiben sind angefüllt mit lichtabsorbierenden Sehpigmenten. Bei den Stäbchen bestehen diese aus dem Molekül Opsin, das in die Membran der Scheiben eingebaut ist, und seinem lichtabsorbierenden Liganden 11-cis-Retinal (zusammen als Rhodopsin bezeichnet). Die Opsine der Zapfen unterscheiden sich in etwa 50 % ihrer Aminosäuresequenz vom Rhodopsin. Kleinere Unterschiede zwischen den Zapfenopsinen führen zu unterschiedlichen Absorptionsmaxima und zur Bildung von blauempfindlichen S-Zapfen (Short wave length), grünempfindlichen M-Zapfen (Medium wave length) und rotempfindlichen L-Zapfen (Long wave length). Photorezeptoren sind im Dunkeln depolarisiert und setzen ständig Transmitter an der Photorezeptorsynapse frei. Licht führt zu einer Änderung der Konformation der Sehpigmente, wodurch weitere Signalprozesse auslöst werden, die schließlich zur Hyperpolarisation des Membranpotenzials und zur Einschränkung der Transmitterfreisetzung führen.

Innensegment
Das Innensegment enthält die für den Metabolismus der Photorezeptoren erforderlichen Zellorganelle (→ Abb. 6.43 a). Der äußere Bereich, das Ellipsoid, enthält dicht gedrängte Mitochondrien. Im inneren Teil, dem Myoid, befinden sich raues und glattes ER sowie der Golgi-Apparat. Außensegment und Innensegment sind über ein **Zilium** verbunden. Die Innensegmente der Stäbchen sind schlanker als die der Zapfen. Die Zapfen in der Peripherie sind dicker als im Bereich des zentralen Sehens (Fovea centralis).

Perikaryon, Axon und synaptische Terminale
Vom Perikaryon geht nach Innen das Axon ab, dessen synaptische Terminale bei Zapfen ein pyramidenförmiges Endfüßchen (Pedikel) bildet und bei Stäbchen einen rundlichen Endknopf (Spherule), die beide Einkerbungen für den synaptischen Kontakt mit weiterleitenden Neuronen haben (→ Abb. 6.43 a).

Stäbchen weisen eine sehr hohe Lichtempfindlichkeit auf, die es ihnen ermöglicht, bereits einzelne Photone wahrzunehmen, was sie besonders geeignet zum Sehen bei Dämmerung und Nacht macht (skotopisches Sehen). Zapfen haben eine geringere Empfindlichkeit, weniger Photopigment und ihr Signal wird nicht so verstärkt weitergeleitet wie das der Stäbchen. Allerdings reagieren Zapfen wesentlich schneller als Stäbchen und ihr Signal zeigt zudem eine stärkere räumliche Auflösung. Nur die Zapfen ermöglichen das Wahrnehmen von Farben (photopisches Sehen).

Homöostatische Systeme – Gliazellen und retinales Pigmentepithel
Für die neuronale Funktion sind homöostatische Systeme erforderlich, die über die **Glia**, das **retinale Pigmentepithel** sowie die **Choroidea** vermittelt werden.

Gliazellen
Die **Müller-Zellen** (→ Abb. 6.43 a) sind die vorherrschenden Gliazellen. Sie durchziehen radiär die sensorische Retina und füllen mit kleinen Zellausläufern den Raum zwischen den Neuronen aus. Ihr äußeres Ende ist mit den Innensegmenten der Photorezeptoren über Zonulae adhaerentes verbunden, die lichtmikroskopisch als **äußere Grenzschicht** (äußere Gliagrenzmembran, Stratum limitans externum) sichtbar sind. Das innere Ende verbreitert sich zu Endfüßchen, die von einer Basallamina bedeckt sind, wodurch die **innere Grenzschicht** (innere Gliagrenzmembran, Stratum limitans internum) entsteht. **Astrozyten** umscheiden die Blutgefäße und stehen in Kontakt mit den Axonen der Ganglienzellen, die innerhalb des Augapfels nicht von einer Myelinscheide umgeben sind. In der sensorischen Retina finden sich zudem Zellen der **Mikroglia** (→ Kap. 6.5).

Retinales Pigmentepithel
Das einschichtige, kubische **retinale Pigmentepithel** (→ Abb. 6.44) bildet nach apikal Mikrovilli aus, zwischen denen das äußere Drittel der Außensegmente eingebettet liegt (→ Abb. 6.43 a). Die Epithelzellen haben eine **hohe Phagozytoseaktivität**. Verbrauchte Membranscheiben werden an den Spitzen der Außensegmente kontinuierlich phagozytiert, während sie gleichzeitig vom Innensegment her nachwachsen, was bei Stäbchen zu einer kompletten Erneuerung nach ca. 12 Tagen führt. Eine zweite wichtige Rolle ist die **Regenerierung von Sehpigmenten** nach Lichtexposition. Schließlich kommt es durch die Melaningranula zur **Lichtabsorption**, um Streulicht und Lichtreflexionen zu vermeiden.

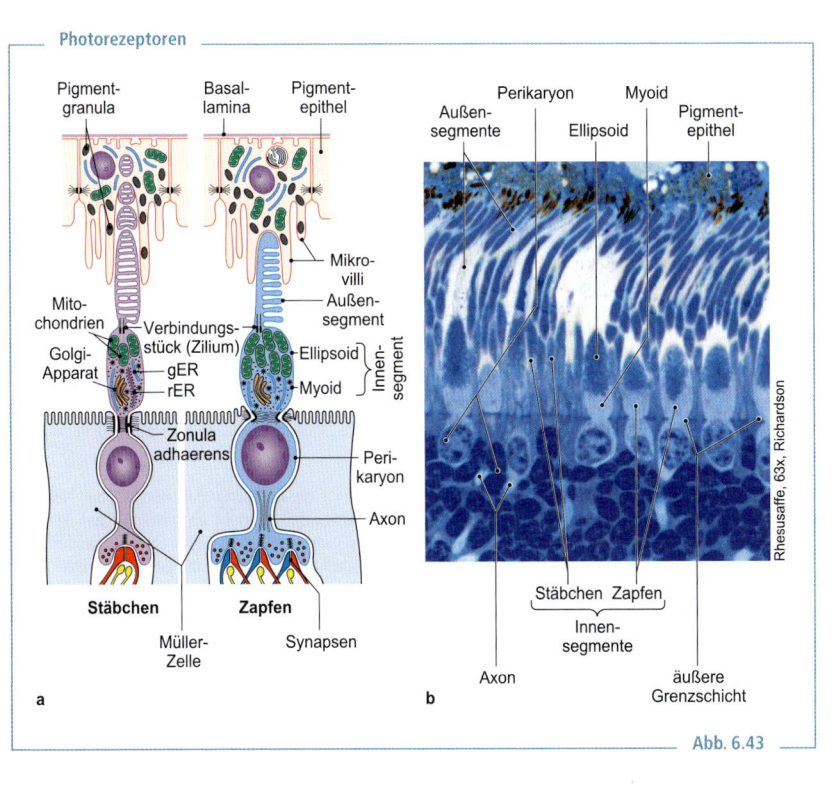

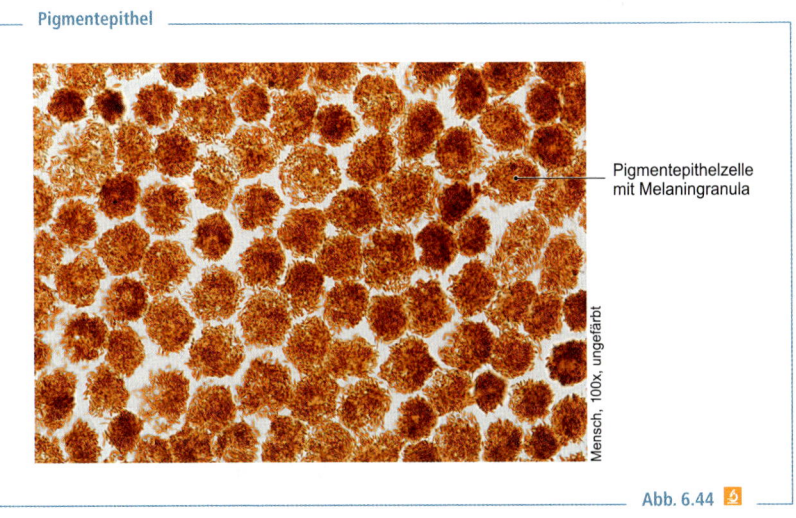

6.15 Sinnesorgane (2)

Photorezeptoren

Abb. 6.43

Pigmentepithel

Abb. 6.44

6 Nervengewebe und Sinnesorgane

6.16 Sinnesorgane (3)

Sehorgan: homöostatische Systeme – Choroidea

Über die **Choroidea** (→ Abb. 6.45), eines der am stärksten durchbluteten Gewebe des Organismus, erfolgt die Versorgung des äußeren Drittels der Retina, einschließlich der Innen- und Außensegmente der Photorezeptoren und des retinalen Pigmentepithels. Ihre **Arteriolen** (aus den Aa. ciliares posteriores breves) und **Venen**, die eingebettet in einem lockeren Stroma mit zahlreichen **Melanozyten** liegen, bilden ein Netz fenestrierter, weitlumiger Kapillaren aus, die sich als **Choriocapillaris** (Lamina choroidocapillaris) der basalen Seite des retinalen Pigmentepithels anschmiegen und nur durch die **Bruch-Membran** von dieser getrennt sind.

Die Bruch-Membran (→ Abb. 6.45) ist eine dünne extrazelluläre Schicht, die sich aus der Basallamina von Pigmentepithel und Kapillarendothel sowie aus kollagenen und elastischen Fasern zusammensetzt. Die Versorgung der äußeren sensorischen Retina erfordert die Diffusion durch die Bruch-Membran. Die elastischen Fasern der Bruch-Membran bilden ein engmaschiges Netzwerk, das den gesamten hinteren Bulbus bis etwa zur Mitte des Ziliarkörpers umgibt und in tangentialen Schnitten besonders gut dargestellt werden kann (→ Abb. 6.46).

Schichtengliederung der Netzhaut

Insgesamt ordnen sich Zellen der Netzhaut zu charakteristischen **Schichten** an (→ Abb. 6.47):
- **Retinales Pigmentepithel**
- **Außen- und Innensegmente** der Photorezeptoren
- **Äußere Grenzschicht**, gebildet durch die Zellkontakte zwischen Müller-Zellen und Photorezeptoren
- **Äußere Körnerschicht** mit den Perikaryen der Photorezeptoren
- **Äußere plexiforme Schicht** mit den Synapsen zwischen Photorezeptoren und bipolaren Zellen bzw. Horizontalzellen
- **Innere Körnerschicht** mit den Perikarya von bipolaren Zellen, Horizontalzellen und amakrinen Zellen sowie den Zellkernen der Müller-Zellen
- **Innere plexiforme Schicht** mit den Synapsen zwischen bipolaren Zellen bzw. amakrinen Zellen und Ganglienzellen
- **Ganglienzellschicht**
- **Nervenfaserschicht**, gebildet durch die Axone der Ganglienzellen
- **Innere Grenzschicht**, hervorgerufen durch Endfüßchen der Müller-Zellen und ihre Basallamina

---

Histopathologie

Die lockere Verbindung zwischen sensorischer Retina und retinalem Pigmentepithel hat zur Folge, dass es leicht zur Lösung beider Schichten kommen kann (**Netzhautablösung**). Grund dafür können kleine Risse in der Retina sein, die zum Eindringen von Flüssigkeit in den Spaltraum zwischen beiden Schichten führt. Eine andere Möglichkeit ist die Bildung krankhafter Bindegewebsmembranen auf der inneren Oberfläche der sensorischen Retina. Diese entwickeln Zugkräfte und ziehen die sensorische Retina von ihrer Unterlage, dem retinalen Pigmentepithel, ab.
Kleinere Risse oder Ablösungen können mit einem Laser behandelt werden, wobei die Laserenergie zur Bildung von Narben führt. Diese heften beide Schichten aneinander, wobei allerdings an dieser Stelle der sensorische Apparat zerstört wird.

Merke Eine Ablösung der Retina vom retinalen Pigmentepithel entsteht im histologischen Präparat häufig als Artefakt durch eine ungleichmäßige Schrumpfung der Gewebe bei der Fixation oder durch die technische Aufbereitung zum histologischen Schnitt.

Histopathologie

Retinales Pigmentepithel, Bruch-Membran und Choroidea sind Ausgangspunkt der **altersabhängigen Makuladegeneration**, einer degenerativen Netzhauterkrankung, die im höheren Alter auftritt und eine der häufigsten Ursachen von Erblindung in Industrieländern darstellt. Es werden zwei Formen unterschieden: Bei der trockenen Form kommt es zur Ablagerung von extrazellulärem Material in der Bruch-Membran und zur Bildung der sog. Drusen. Bei Fortschreiten führt dies schließlich zum Zelltod des retinalen Pigmentepithels (geografische Atrophie). Bei der feuchten oder exsudativen Form bilden sich im Bereich der Choriocapillaris neue Gefäße (Neovaskularisationen), die in die Netzhaut einbluten können und aufgrund ihrer Durchlässigkeit auch zu Proteinablagerungen in der Netzhaut führen. Die Veränderungen treten im Bereich der Makula lutea auf und führen schließlich zum Untergang von Photorezeptoren im Bereich des schärfsten Sehens. Dadurch kann es zum Verlust der Lesefähigkeit kommen, während das periphere Gesichtsfeld i. d. R. intakt bleibt. Zur Behandlung der feuchten Form werden Antikörper gegen den Vascular endothelial growth factor in den Glaskörper injiziert, die dem Gefäßwachstum entgegenwirken.

6.16 Sinnesorgane (3)

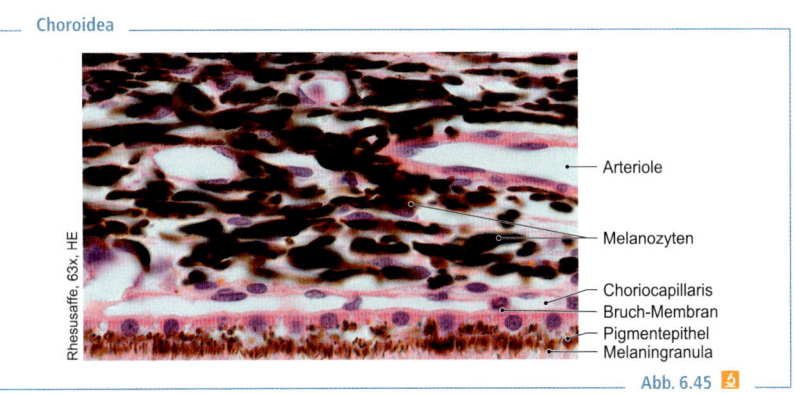

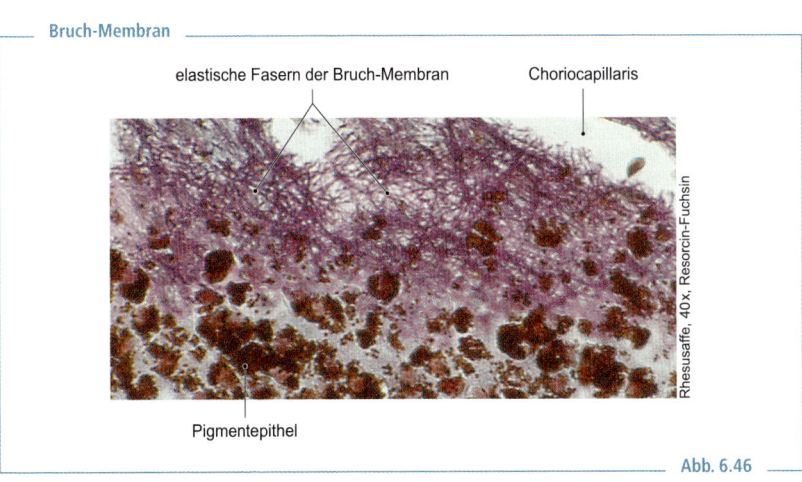

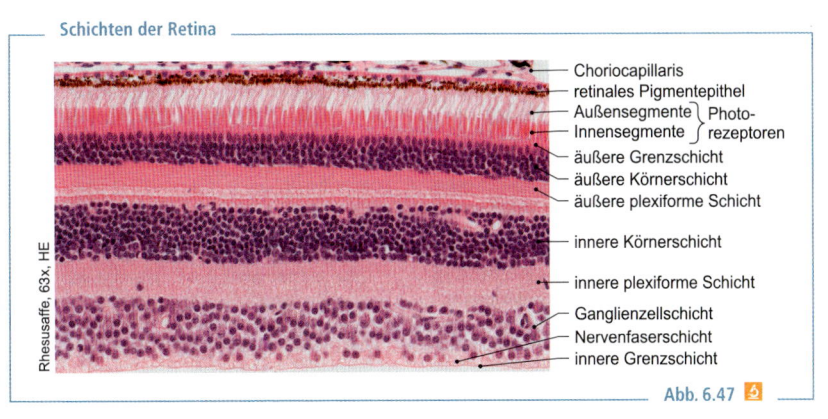

Choroidea

Rhesusaffe, 63x, HE

- Arteriole
- Melanozyten
- Choriocapillaris
- Bruch-Membran
- Pigmentepithel
- Melaningranula

Abb. 6.45

Bruch-Membran

elastische Fasern der Bruch-Membran — Choriocapillaris

Pigmentepithel

Rhesusaffe, 40x, Resorcin-Fuchsin

Abb. 6.46

Schichten der Retina

Rhesusaffe, 63x, HE

- Choriocapillaris
- retinales Pigmentepithel
- Außensegmente ⎱ Photo-
- Innensegmente ⎰ rezeptoren
- äußere Grenzschicht
- äußere Körnerschicht
- äußere plexiforme Schicht
- innere Körnerschicht
- innere plexiforme Schicht
- Ganglienzellschicht
- Nervenfaserschicht
- innere Grenzschicht

Abb. 6.47

6.17 Sinnesorgane (4)

Sehorgan – gelber Fleck und Papille

Macula lutea

Die innere Oberfläche der sensorischen Retina (der Fundus oder Augenhintergrund) erscheint bei der augenärztlichen Untersuchung (Funduskopie) durch die intensive Durchblutung der Retina rötlich (→ Abb. 6.49). Im Zentrum der Sehachse findet sich die **Macula lutea** (Makula, gelber Fleck), ein ca. 3 mm breites Areal, das sich in der Mitte, durch Verlagerung der inneren Netzhautschichten nach peripher, trichterförmig zur 1,5 mm breiten **Fovea centralis** einsenkt (→ Abb. 6.48 a, b), der Stelle des schärfsten Sehens.
Während im Bereich der Fovea bereits 90 % der Photorezeptoren Zapfen sind, befinden sich im Zentrum des Trichters, der 0,35 mm breiten **Foveola** (→ Abb. 6.48 b), ausschließlich Zapfen. Diese sind nach innen zu nur von Ausläufern der Müller-Zellen bedeckt, sodass eine Lichtstreuung durch die inneren Netzhautschichten weitgehend vermieden wird. Die Gelbfärbung der Makula wird durch die Einlagerung von Karotinoiden hervorgerufen, die sich v. a. in der inneren plexiformen Schicht sowie in der Nervenfaserschicht der Fovea anreichern. Sie absorbieren energiereiches blauwelliges Licht, was zum Schutz der Photorezeptoren beiträgt, aber auch die Abbildungsqualität (Verringerung der chromatischen Aberration) verbessert.

Discus nervi optici

Die Axone der Ganglienzellen laufen in den Nervenfaserbündeln auf den 1,5 mm breiten **Discus nervi optici** (Papilla nervi optici, Papille) zu, den Austritt des Sehnervs (→ Abb. 6.49, → Abb. 6.48 a). Da an dieser Stelle Photorezeptoren fehlen, spricht man auch vom **blinden Fleck** des Gesichtsfelds. Das Zentrum der Papille ist zu einer physiologischen Exkavation eingesenkt. Die Axone des Sehnervs durchbrechen die Sklera über die siebartigen Öffnungen der **Lamina cribrosa sclerae**. Nach ihrem Durchtritt erhalten die Axone Myelinscheiden durch Oligodendroglia, wodurch sich der Durchmesser des Sehnervs in der Orbita auf 3–4 mm vergrößert.
Der **Sehnerv** ist von den Hirnhäuten und dem Liquorraum umgeben. Von der inneren Pia mater gehen Septen aus, die einzelne Nervenfaserbündel abgrenzen und eine Hülle um die zentralen Gefäße bilden (→ Abb. 6.50). Die Papille liegt 4 mm nasal von der Foveola, sodass die Axone der makulären Ganglienzellen, über das **papillomakuläre Bündel**, den temporalen Rand der Papille erreichen (→ Abb. 6.48 a).
An der Papille tritt die **A. centralis retinae** ins Auge ein bzw. verlässt die **V. centralis retinae** das Auge, deren Arteriolen bzw. Venolen sich auf der Oberfläche der Retina verzweigen (→ Abb. 6.49, → Abb. 6.50). Davon abzweigende Kapillaren speisen Kapillargeflechte in den plexiformen Schichten, über welche die inneren zwei Drittel der Netzhaut versorgt werden. Die Arteriolen streben radiär auf die Makula zu, wobei allerdings innerhalb der Foveola und in dem daran angrenzenden Saum keine Kapillaren ausgebildet werden. Die Versorgung der Region des schärfsten Sehens hängt daher nur von der choroidalen Durchblutung ab.

Akkommodationssystem

Linse – Aufbau

Die Linse ist ein transparenter, ellipsoider Körper in der hinteren Augenkammer, der über **Zonulafasern** am **Ziliarkörper** aufgehängt ist (→ Kap. 6.18). Die konvex gekrümmte **Vorderfläche** (→ Abb. 6.51 a, b) berührt im Bereich der Pupille den vorderen Rand der Iris und grenzt mit dem **vorderen Pol** an die vordere Augenkammer. Die stärker konvex gekrümmte **Hinterfläche** und der **hintere Pol** sind durch einen dünnen Spalt vom Glaskörper getrennt. Vorder- und Hinterfläche treffen sich am **Äquator** der Linse.
Die Linse entwickelt sich in der Embryonalperiode durch Einstülpung von Epithelzellen der äußeren ektodermalen Oberfläche des Embryos in den Augenbecher und ist dadurch auch beim Erwachsenen ein **rein epitheliales Organ**. Die eingestülpten Epithelzellen lösen sich während der Linsenentwicklung von der Oberfläche und bilden das Linsenbläschen, dessen zentraler Hohlraum zunächst allseits von flachen, einschichtig angeordneten Epithelzellen begrenzt wird. Die Epithelzellen der Hinterwand strecken sich im weiteren Verlauf zunehmend in die Länge, um die primären **Linsenfasern** zu bilden, die den zentralen Hohlraum schließlich vollständig ausfüllen (→ Abb. 6.51 a – c).
An der Vorderfläche der Linse findet sich ein einschichtiges, flaches bis kubisches **Linsenepithel** (→ Abb. 6.51 a, b). Die Zellen des Linsenepithels verlängern sich am Äquator zu den **Linsenfasern** (→ Abb. 6.51 a, c), bei denen es sich um bis zu 12 mm lange, im Schnitt sechseckige und ca. 7,5 μm dicke zelluläre Bänder handelt (Epithelzellen). Angrenzende Linsenfasern sind durch kurze zapfenartige Fortsätze verzahnt und über zahlreiche Gap junctions verbunden.
Aufgrund ihrer Entwicklung gliedert sich die Linse beim Erwachsenen in folgende Komponenten:

- **Linsenkapsel:** Sie umschließt außen die gesamte Linse und entspricht der Basallamina der Linsenzellen. Im Bereich des Äquators sind die **Zonulafasern (Zonula ciliaris)** an der Linsenkapsel verankert (→ Kap. 6.18).
- **Vorderes Linsenepithel**
- **Linsensubstanz:** Sie besteht aus Linsenfasern und gliedert sich in **Rinde (Cortex lentis)** und **Linsenkern (Nucleus lentis)**.

6.17 Sinnesorgane (4)

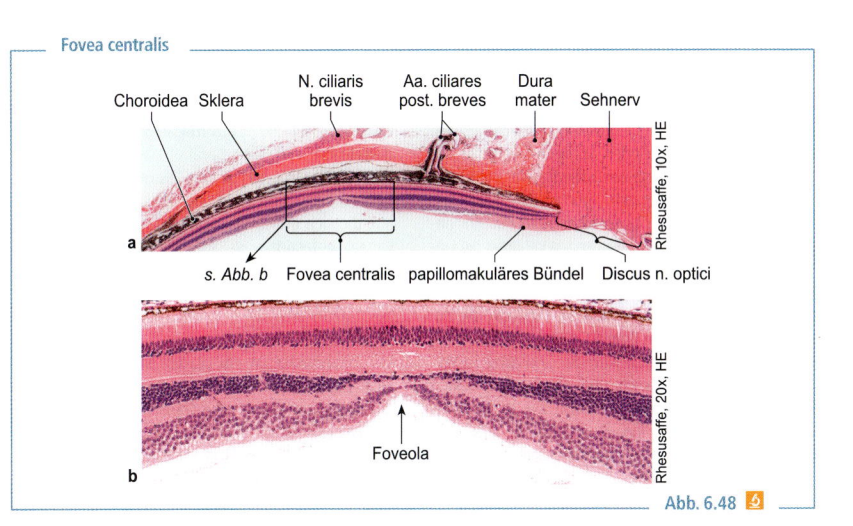

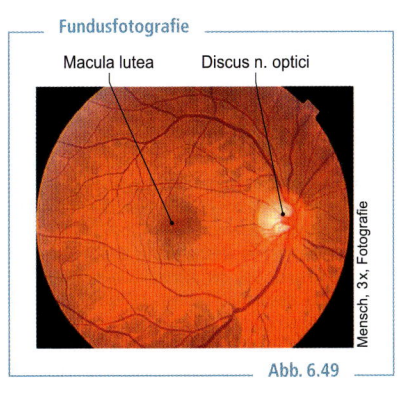

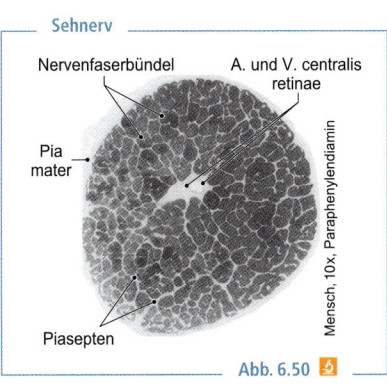

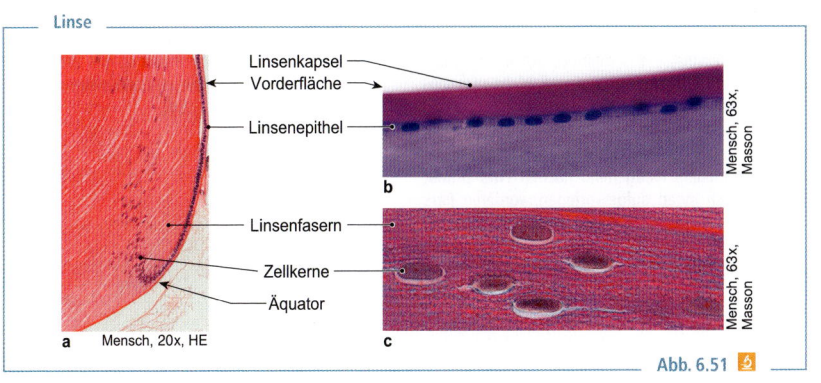

Fovea centralis

Choroidea — Sklera — N. ciliaris brevis — Aa. ciliares post. breves — Dura mater — Sehnerv

s. Abb. b — Fovea centralis — papillomakuläres Bündel — Discus n. optici

Rhesusaffe, 10x, HE

Foveola

Rhesusaffe, 20x, HE

Abb. 6.48

Fundusfotografie

Macula lutea — Discus n. optici

Mensch, 3x, Fotografie

Abb. 6.49

Sehnerv

Nervenfaserbündel — A. und V. centralis retinae

Pia mater

Piasepten

Mensch, 10x, Paraphenylendiamin

Abb. 6.50

Linse

Linsenkapsel — Vorderfläche
Linsenepithel

Mensch, 63x, Masson

b

Linsenfasern
Zellkerne
Äquator

Mensch, 63x, Masson

a Mensch, 20x, HE   c

Abb. 6.51

6.18 Sinnesorgane (5)

Sehorgan: Akkommodationssystem

Linse – Linsenfasern

Da sich die mitotisch aktiven Stammzellen des Linsenepithels am Äquator befinden, kommt es von hier aus zeitlebens zur Anlagerung von Linsenfasern. Die jüngeren Linsenfasern besitzen noch ihre Zellkerne (→ Kap. 6.17), die sich bogenförmig am Äquator anordnen. Weiter zum Kern der Linse hin verlieren die Linsenfasern ihre Zellkerne sowie andere membranumhüllte Organelle (z. B. Mitochondrien). Linsenfasern enthalten große Mengen unterschiedlicher Proteine, die zusammenfassend mit dem Begriff **Crystalline** bezeichnet werden. Die molekulare Struktur der Crystalline ist Voraussetzung für Transparenz und die lichtbrechenden (refraktiven) Eigenschaften der Linse. Die Linse ist frei von Gefäßen, wodurch ihre Ernährung nur durch das Kammerwasser über Diffusion erfolgen kann.

> **Klinik**
>
> Im Alter kommt es zu Strukturänderungen der Linsenproteine, was zum allmählichen Verlust der Transparenz führt, ein Prozess, der als **senile Katarakt** oder **Grauer Star** bezeichnet wird und weltweit die häufigste Ursache von Blindheit ist. Nur in Ländern mit einer entwickelten medizinischen Versorgung kann die Behandlung durch Entfernen der Linse und Einsetzen einer Kunstlinse erfolgen.

Ziliarkörper

Der **Ziliarkörper (Corpus ciliare, Strahlenkörper)** (→ Abb. 6.52) erstreckt sich vom peripheren Ende der sensorischen Retina an der Ora serrata bis hin zur Wurzel der Iris. Er wird von zwei Epithellagen der Pars caeca der Retina bedeckt, dem **außen** gelegenen **pigmentierten Epithel** (als Fortsetzung des retinalen Pigmentepithels), das zahlreiche Melaningranula enthält, und dem **innen** gelegenen **nicht-pigmentierten Epithel** (als Fortsetzung der sensorischen Retina).

Der Ziliarkörper gliedert sich in zwei Abschnitte, der hinten gelegenen, weitgehend flachen **Pars plana**, und der nach innen aufgeworfenen, vorderen **Pars plicata** (→ Abb. 6.52). Die Pars plicata ragt ins Innere des Auges vor, da ihr Stroma vom **Ziliarmuskel** (M. ciliaris) ausgefüllt wird, der in einem Sagittalschnitt ein dreieckiges Profil zeigt. Von der innen gelegenen Spitze des Muskeldreiecks entspringen ins Augeninnere 70–80 faltenförmige Wülste, **die Ziliarfortsätze (Processus ciliares)**, die den Äquator der Linse strahlenförmig umgeben (→ Abb. 6.52, → Abb. 6.53).

Zonulafasern

Das nicht-pigmentierte Ziliarepithel wird innen von einer Basallamina bedeckt. Von ihr entspringen die Zonulafasern, deren anderes Ende an der Linsenkapsel verankert ist. Zonulafasern gliedern sich in **Haltefasern** und **Spannfasern** (→ Abb. 6.54). Haltefasern verlaufen parallel zur inneren Oberfläche des Ziliarkörpers in den Tälern zwischen den Ziliarfortsätzen und spreizen sich zur **Zonulagabel** auf, die sich prä- und postäquatorial an der Linsenkapsel befestigt. Die Spannfasern verankern die Haltefasern an der Basallamina des nicht-pigmentierten Ziliarepithels.

Ziliarmuskel

Der Ziliarmuskel ist ein glatter Muskel, der extrem dicht **parasympathisch** von postganglionären Neuronen aus dem **Ganglion ciliare** innerviert wird. Jede Muskelzelle ist in Kontakt mit mindestens einer cholinergen Varikosität, während die Muskelzellen untereinander nicht über Gap junctions gekoppelt sind (Multi-unit-Muskel). Die Kontraktion des Muskels führt zu einer Bewegung des Muskels nach vorn innen (→ Abb. 6.54), wodurch die innere Kante des Muskels noch weiter ins Augeninnere vorspringt. Dies führt zur Verkürzung des Abstands zwischen Ziliarkörper und Linsenäquator und zur Erschlaffung der Zonulagabel. Dadurch kommt es aufgrund der Eigenelastizität der Linsenfasern zur stärkeren Abrundung der Linse und zur Vergrößerung ihrer Brechkraft, was das **Nahsehen (Akkommodation)** ermöglicht.

Die hinteren Bündel des Ziliarmuskels bilden **Sehnen aus elastischen Fasern** (→ Abb. 6.55 a, b), die mit dem elastischen Netzwerk der Bruch-Membran verbunden sind. Bei der Kontraktion des Muskels werden die elastischen Sehnen gedehnt. Erschlafft der Muskel, schnurren die zuvor gedehnten elastischen Sehnen wieder in ihre Ausgangsposition zurück, wodurch der Muskel nach hinten außen in seine Ausgangsposition verlagert wird. Der Abstand zwischen Linsenäquator und Ziliarfortsätzen vergrößert sich nun, was zur Anspannung der Zonulagabel führt. Die Linse flacht ab und verringert so ihre Brechkraft, um das Sehen in der **Ferne (Desakkommodation)** zu ermöglichen (→ Abb. 6.54).

> **Klinik**
>
> Mit zunehmendem Alter kommt es zur Einschränkung der Akkommodationsfähigkeit. Das ist v. a. dadurch bedingt, dass die Linse kontinuierlich an Elastizität verliert. Um das 50. Lebensjahr führt dieser als **Alterssweitsichtigkeit** oder **Presbyopie** bezeichnete Prozess bei den meisten Menschen dazu, dass die Sehschärfe bei manuellen Tätigkeiten oder beim Lesen nicht mehr ausreicht und eine Sehhilfe („Lesebrille") nötig wird.

6.18 Sinnesorgane (5)

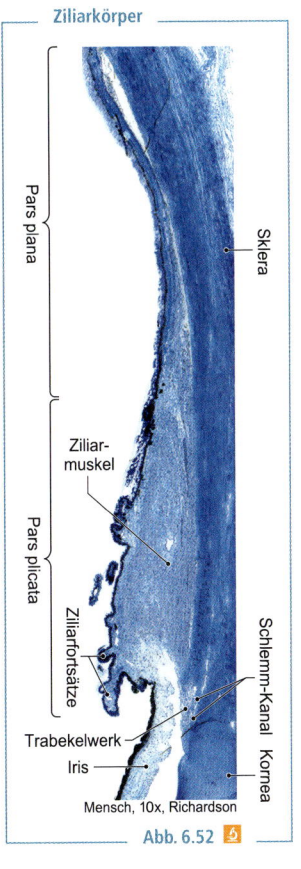

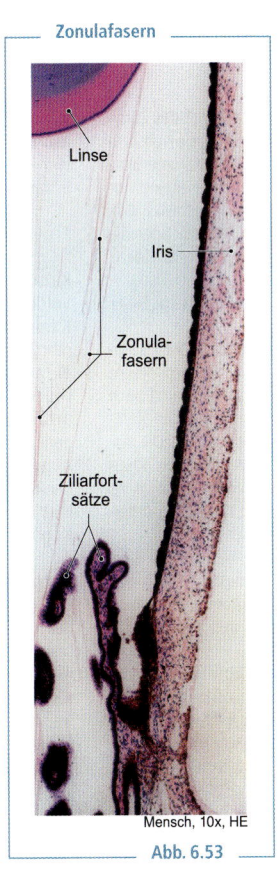

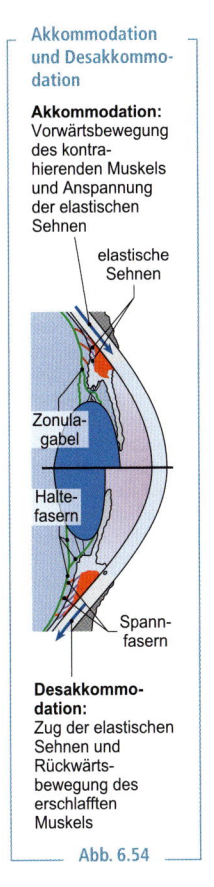

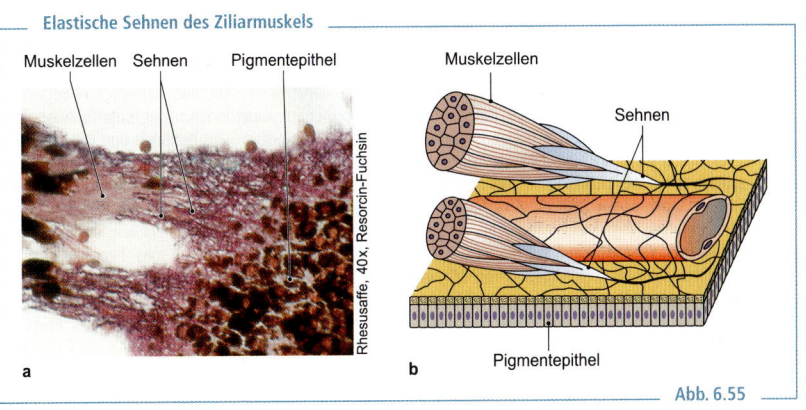

Ziliarkörper

Pars plana — Sklera — Ziliarmuskel

Pars plicata — Ziliarfortsätze — Schlemm-Kanal — Trabekelwerk — Iris — Kornea

Mensch, 10x, Richardson
Abb. 6.52

Zonulafasern

Linse — Iris — Zonulafasern — Ziliarfortsätze

Mensch, 10x, HE
Abb. 6.53

Akkommodation und Desakkommodation

Akkommodation: Vorwärtsbewegung des kontrahierenden Muskels und Anspannung der elastischen Sehnen

elastische Sehnen — Zonulagabel — Haltefasern — Spannfasern

Desakkommodation: Zug der elastischen Sehnen und Rückwärtsbewegung des erschlafften Muskels

Abb. 6.54

Elastische Sehnen des Ziliarmuskels

Muskelzellen — Sehnen — Pigmentepithel

Rhesusaffe, 40x, Resorcin-Fuchsin

Muskelzellen — Sehnen — Pigmentepithel

a   b

Abb. 6.55

141

6.19 Sinnesorgane (6)

Sehorgan – Irisblendensystem

Iris

Die Iris entspringt von der vorderen Kante des Ziliarkörpers, mit dem sie nur über eine dünne Gewebsbrücke verbunden ist. Sie unterteilt den mit Kammerwasser gefüllten Bereich des vorderen Auges in eine vordere und eine hintere Augenkammer (→ Kap. 6.14). Der Rand der Iris umschließt das Sehloch oder die **Pupille**. Es lassen sich drei Schichten unterscheiden:
- Vordere Grenzschicht
- Irisstroma (Stroma iridis) mit M. sphincter pupillae
- Irisepithel (Pars iridica retinae)

Fibroblasten bilden die **vordere Grenzschicht,** dazwischen sind Melanozyten eingelagert. Eine epitheliale Abgrenzung zur Vorderkammer fehlt und damit auch eine zelluläre Barriere, die das Eindringen von Kammerwasser ins Innere der Iris verhindern kann. Die Irisvorderfläche weist unregelmäßige Vertiefungen (Krypten) auf, die in die vordere Grenzschicht oder sogar ins Stroma hineinragen und bei jedem Menschen unterschiedlich und jeweils charakteristisch sind.

Das **Irisstroma** (→ Abb. 6.56 a) besteht aus sehr lockerem Bindegewebe mit Fibroblasten und Melanozyten, deren Anzahl an Melaningranula individuell sehr unterschiedlich ist. Zwischen den Zellen befinden sich die Irisgefäße.

Das **Irisepithel** besteht aus **zwei Epithellagen,** die zur Pars caeca der Retina gehören. Das Epithel an der Hinterfläche ist die Fortsetzung des nicht-pigmentierten Ziliarepithels bzw. der sensorischen Retina und im Gegensatz zu diesen stark pigmentiert (→ Abb. 6.56 b). Eine starke Pigmentierung weist auch die vordere, stromawärts gelegene Epithellage auf, die eine Fortsetzung des retinalen Pigmentepithels bzw. des pigmentierten Ziliarepithels darstellt. Die Zellen dieser Epithellage (Myoepithelium pigmentosum) weisen einen **myoepithelialen** Charakter auf, da sie zum Stroma hin Fortsätze bilden, die mit kontraktilen Proteinen gefüllt sind, wie sie auch in glatten Muskelzellen anzutreffen sind. Diese Zellausläufer bilden in ihrer Gesamtheit den **sympathisch** innervierten **M. dilatator pupillae** (→ Abb. 6.56 b). Einen epithelialen Ursprung weist auch der **parasympathisch** innervierte **M. sphincter pupillae** auf, der den Pupillarrand der Iris umkreist (→ Abb. 6.56 c).

Durch die Pigmentierung ihrer Hinterfläche wird die Iris lichtundurchlässig. Licht kann auf die sensorische Retina nur durch die Pupille gelangen, deren Öffnung durch beide Irismuskeln wie bei einer Lochblende (zwischen einem Durchmesser von 1–8 mm) verändert werden kann.

Merke Die Farbe der Iris hängt von der Anzahl der Melanozyten bzw. ihrer Melaningranula im Stroma ab. Bei wenig Melanozyten ist die Farbe eher bläulich, da das langwellige Licht des Rotbereichs von den pigmentierten Epithellagen absorbiert wird, während das kurzwellige Licht des Blaubereichs von den Bindegewebsfasern des Stromas zurückgestreut wird. Mit stärkerer Pigmentierung verändert sich die Irisfarbe von grünlich bis dunkelbraun.

Flüssigkeitssystem

Kammerwasserzirkulation

Vordere und hintere Augenkammer werden vom **Kammerwasser** durchspült, einer dem Liquor cerebrospinalis ähnlichen klaren Flüssigkeit, welche die avaskuläre Linse ernährt und den intraokulären Druck aufrechterhält. Es wird im Bereich der **Ziliarfortsätze** produziert, gelangt in die hintere Augenkammer, fließt durch die Pupille in die vordere Augenkammer und verlässt das Auge im Kammerwinkel (iridokornealer Winkel zwischen Kornea und Iris) über das **Trabekelwerk** und den **Schlemm-Kanal** (→ Abb. 6.57).

Kammerwassersekretion

Das Kammerwasser wird aktiv von **beiden Lagen** des die Ziliarfortsätze bedeckenden **Ziliarepithels** sezerniert (→ Abb. 6.58 a, b). Pigmentiertes und nicht-pigmentiertes Ziliarepithel sind dazu über zahlreiche Gap junctions miteinander gekoppelt, sodass sie hinsichtlich der Kammerwassersekretion eine funktionelle Epitheleinheit bzw. ein **funktionelles Synzytium** bilden.

Über einen energieverbrauchenden Transport gelangen hauptsächlich Na^+ und Cl^- in die Hinterkammer, denen Wasser durch Wasserkanäle oder Aquaporine folgt. Zur Anreicherung der dazu notwendigen Transportproteine und Ionenkanäle weisen beide Epithellagen zahlreiche **basale Einfaltungen** auf (→ Abb. 6.58 b). Diese sind beim pigmentierten Ziliarepithel zum Stroma der Ziliarfortsätze hin orientiert, während sie sich beim nicht-pigmentierten Ziliarepithel auf seiner inneren, der hinteren Augenkammer zugewandten Seite befinden und von dieser nur durch die Basallamina getrennt sind. Die unterschiedliche Orientierung von basal bzw. apikal beider Epithellagen ist durch die Invagination der inneren Augenhaut bzw. des Augenbechers während der embryonalen Entwicklung des Auges bedingt. Um den Flüssigkeitstransport aus dem Blut über das Epithel in das Kammerwasser zu erleichtern, bilden die Kapillaren der Ziliarfortsätze ein **fenestriertes Endothel** aus.

6.19 Sinnesorgane (6)

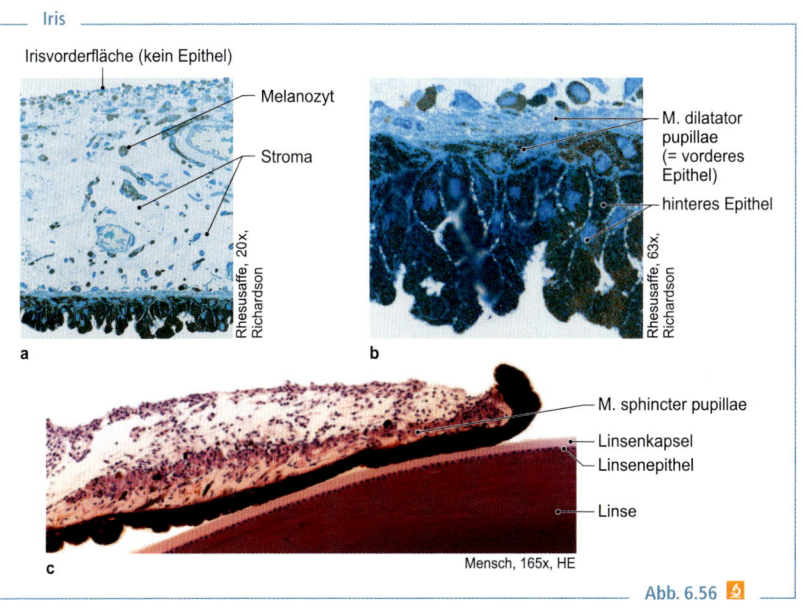

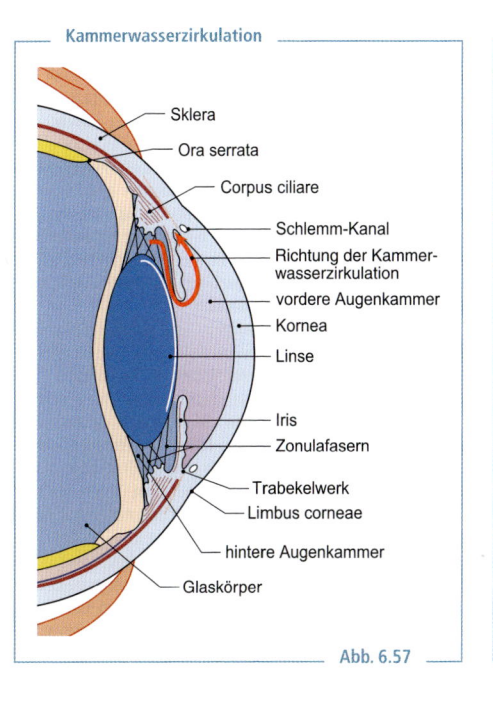

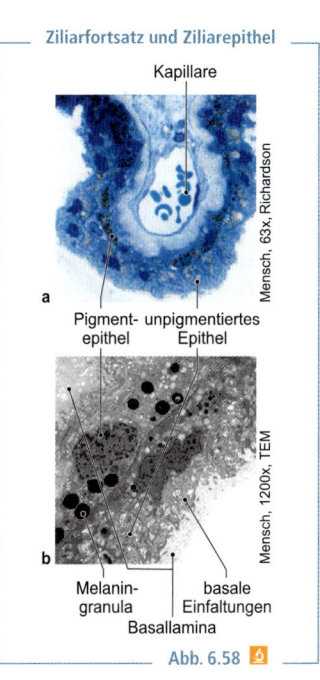

Iris

a — Irisvorderfläche (kein Epithel), Melanozyt, Stroma. Rhesusaffe, 20x, Richardson

b — M. dilatator pupillae (= vorderes Epithel), hinteres Epithel. Rhesusaffe, 63x, Richardson

c — M. sphincter pupillae, Linsenkapsel, Linsenepithel, Linse. Mensch, 165x, HE

Abb. 6.56

Kammerwasserzirkulation

- Sklera
- Ora serrata
- Corpus ciliare
- Schlemm-Kanal
- Richtung der Kammerwasserzirkulation
- vordere Augenkammer
- Kornea
- Linse
- Iris
- Zonulafasern
- Trabekelwerk
- Limbus corneae
- hintere Augenkammer
- Glaskörper

Abb. 6.57

Ziliarfortsatz und Ziliarepithel

a — Kapillare, Pigmentepithel, unpigmentiertes Epithel. Mensch, 63x, Richardson

b — Melaningranula, Basallamina, basale Einfaltungen. Mensch, 1200x, TEM

Abb. 6.58

6.20 Sinnesorgane (7)

Sehorgan – Flüssigkeitssystem

Kammerwasserabfluss

Im Bereich des Kammerwinkels bildet die Sklera eine Rinne (Sulcus sclerae), in die der **Schlemm-Kanal** (Sinus venosus sclerae) eingebaut ist (→ Abb. 6.59 a). Dabei handelt es sich um einen geschlossenen Gefäßring, der den ganzen Sulcus sclerae durchzieht. Der Schlemm-Kanal ist ein modifiziertes Blutgefäß, von dem Abflusskanälchen oder Kollektoren ausgehen, die radiär die Sklera durchsetzen und in Verbindung mit den episkleralen Venen stehen. Zum Augeninneren ist dem Schlemm-Kanal ein maschenartiges Gewebe, das **Trabekelwerk** (Reticulum trabeculare), vorgelagert (→ Abb. 6.60). Dieses besteht aus einem Netzwerk von Bindegewebslamellen, die vollständig von flachen Trabekelwerkzellen bedeckt werden. Das Trabekelwerk ist hinten an einer von der Sklera vorspringenden Leiste, dem Skleralsporn, befestigt und verankert sich vorne in der peripheren Kornea (→ Abb. 6.61).

Die Räume zwischen den Lamellen des Trabekelwerks sind die Hauptabflusswege des Kammerwassers. Der Kammerwasserfluss durch das Trabekelwerk führt zur vorübergehenden Bildung von transzellulären und interzellulären **Poren** im Endothel des Schlemm-Kanals (**transient diskontinuierliches Endothel**), über die das Kammerwasser in sein Lumen gelangt, um schließlich zu den episkleralen Venen abzufließen (→ Abb. 6.59 a, b). Die Poren im Kanalendothel sind häufig assoziiert mit großen blasigen Endothelprotrusionen (Giant vacuoles), die in den Kanal hineinragen und auch durch den Fluss des Kammerwassers hervorgerufen werden.

Das unmittelbar (innerhalb von ca. 10 µm) an die Innenwand des Schlemm-Kanals angrenzende Trabekelwerk (**juxtakanalikuläres Trabekelwerk**) bildet keine Lamellen aus, sondern zeigt den Aufbau eines lockeren Bindegewebes. Hier wird dem Kammerwasserabfluss ein **physiologischer Widerstand** entgegengesetzt, der zum Rückstau und dadurch zum Aufbau eines **intraokulären Drucks** führt, bis dieser groß genug ist, dass das Kammerwasser gegen den Widerstand in den Schlemm-Kanal abfließt. Der intraokuläre Druck beträgt in etwa 15 mmHg und verschafft dem Augapfel Stabilität, die wichtig ist, um Veränderungen der optischen Achse bei Blickbewegungen entgegenzuwirken.

Lid- und Tränensystem

Kornea

Der Schlemm-Kanal markiert die Region, in der die Sklera in die Kornea übergeht (**Limbus corneae**). Im Gegensatz zur Sklera ist die Kornea lichtdurchlässig. Die Transparenz wird durch einen regelmäßigen Aufbau der Kollagenfibrillen des Stromas hervorgerufen, der eine Streuung des durchtretenden Lichts weitgehend vermeidet. Zwischen den Fibrillen finden sich die Fibroblasten (Keratozyten) des Stromas. Das Hornhautstroma wird innen und außen von Epithelien bedeckt, wodurch ein charakteristischer fünfschichtiger Aufbau entsteht (→ Abb. 6.62):
- Hornhautepithel (Epithelium anterius)
- Bowman-Membran (Lamina limitans anterior)
- Stroma (Substantia propria)
- Descemet-Membran (Lamina limitans posterior)
- Hornhautendothel (Epithelium posterius)

Das äußere **Hornhautepithel** (→ Abb. 6.63) ist ein mehrschichtiges unverhorntes Plattenepithel mit Basalzellen, die das Epithel in der Basalmembran verankern (Stratum basale), einer mittleren Schicht von Flügelzellen (Stratum intermedium) und einer äußeren Schicht aus abgeplatteten Epithelzellen (Stratum superficiale), die Zonulae occludentes ausbilden und dadurch den Interzellulärspalt für die Tränenflüssigkeit verschließen. Das Epithel wird ständig über Stammzellen erneuert, die im Bereich des Limbus angeordnet sind, von dem aus sie kontinuierlich zur Mitte der Hornhaut wandern.

Die **Bowman-Membran** ist eine zellfreie Schicht aus dünnen Kollagenfibrillen, welche die Lamina fibroreticularis der epithelialen Basalmembran bilden.

Das innere **Hornhautendothel** bildet eine einschichtige platte Epithellage. Seine Zellen halten einen ständigen Transport von Ionen und Wasser aus dem Stroma aufrecht, wodurch eine die Transparenz störende Quellung vermieden wird. Im Gegensatz zum Hornhautepithel zeigt das Hornhautendothel keine wesentliche Regenerationsfähigkeit.

Die **Descemet-Membran** ist eine besonders dicke Lamina fibroreticularis der Basalmembran des Hornhautendothels. Während Blutgefäße in der Hornhaut fehlen, gibt es eine dichte sensible Innervation, wobei sensible Axone bis ins Hornhautepithel reichen.

> **Klinik**
>
> Das **Glaukom** oder der **Grüne Star** ist eine neurodegenerative Erkrankung des Sehnervs, bei der es zum Untergang der Axone im Papillenbereich kommt. Der größte Risikofaktor für die Entstehung des Glaukoms ist ein zu hoher intraokulärer Druck. Bei der häufigsten Form des Glaukoms, dem primären Offenwinkelglaukom, ist der Abflusswiderstand für das Kammerwasser im Trabekelwerk erhöht. Das Glaukom ist, nach der senilen Katarakt (grauer Star), die zweithäufigste Ursache für Erblindung weltweit. Die Therapie zielt darauf ab, medikamentös oder chirurgisch den Augeninnendruck zu senken.

6.20 Sinnesorgane (7)

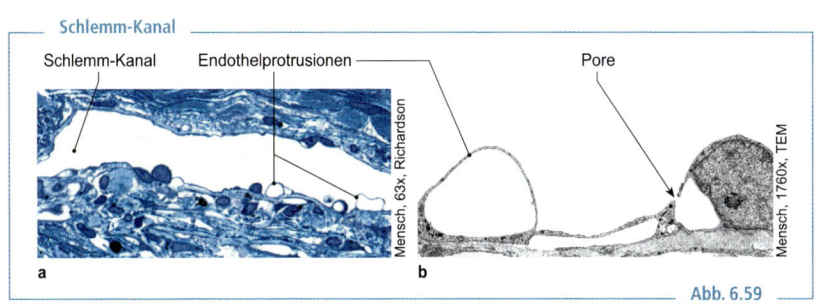

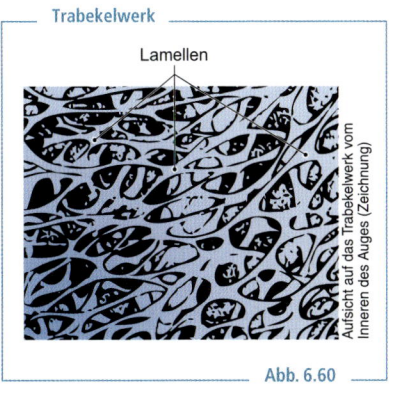

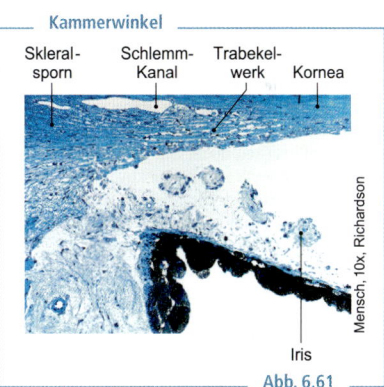

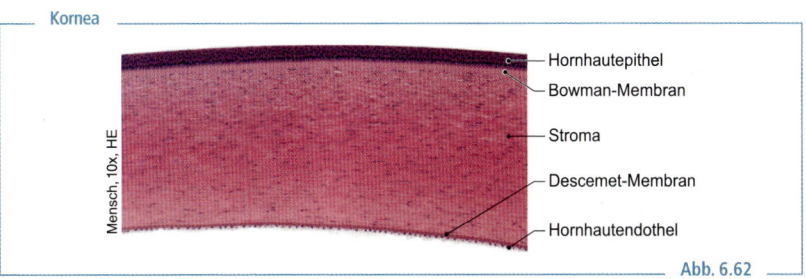

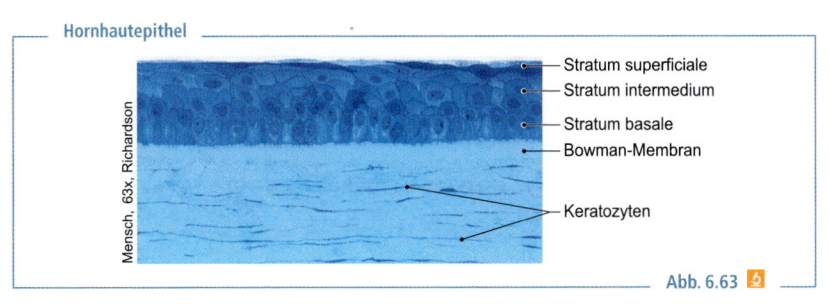

Schlemm-Kanal

Schlemm-Kanal — Endothelprotrusionen — Pore

Mensch, 63x, Richardson

Mensch, 1760x, TEM

a b

Abb. 6.59

Trabekelwerk

Lamellen

Aufsicht auf das Trabekelwerk vom Inneren des Auges (Zeichnung)

Abb. 6.60

Kammerwinkel

Skleral-sporn — Schlemm-Kanal — Trabekel-werk — Kornea

Iris

Mensch, 10x, Richardson

Abb. 6.61

Kornea

Mensch, 10x, HE

- Hornhautepithel
- Bowman-Membran
- Stroma
- Descemet-Membran
- Hornhautendothel

Abb. 6.62

Hornhautepithel

Mensch, 63x, Richardson

- Stratum superficiale
- Stratum intermedium
- Stratum basale
- Bowman-Membran
- Keratozyten

Abb. 6.63

6.21 Sinnesorgane (8)

Sehorgan – Lid- und Tränensystem

Tränenapparat

Die von der **Tränendrüse** (Glandula lacrimalis) (→ Abb. 6.64 a, b) sezernierte Tränenflüssigkeit verhindert das Austrocknen der Hornhaut und ermöglicht das Gleiten der Augenlider. Die Tränendrüse ist eine verzweigte, rein seröse, tubuloalveoläre Drüse, deren Endstücke direkt in intralobuläre Ausführungsgänge münden, ohne dass Schalt- oder Streifenstücke ausgebildet werden. Charakteristisch ist das relativ weite Lumen der Endstücke und intralobulären Ausführungsgänge. Letztere vereinigen sich zu interlobulären Ausführungsgängen mit mehrreihigem Epithel. Im intra- und interlobulären Bindegewebe finden sich zahlreiche Lymphozyten. Durch das Fehlen von Streifenstücken und ihrer Transportaktivität ist die Tränenflüssigkeit isoton bzw. salzig.

Die Tränenflüssigkeit bildet den größten Teil des Tränenfilms auf Kornea und Konjunktiva, wobei zur regelrechten Funktion des Tränenfilms weitere Sekrete nötig sind. Insgesamt gliedert sich so der Tränenfilm (von außen nach innen) in drei Schichten:
- Oberflächliche Schicht (Lipidfilm)
- Mittlere Schicht (**wässrige Schicht,** Tränenflüssigkeit)
- Tiefe Schicht (Muzinschicht)

Der **Lipidfilm** verhindert das zu schnelle Verdunsten der Tränenflüssigkeit und wird von zahlreichen holokrinen Talgdrüsen der Augenlider, den **Meibom-Drüsen** (Glandulae tarsales), sezerniert. Das sind senkrecht verlaufende, bis zu 8 mm lange, individuelle Drüsen in Ober- und Unterlid, deren Ausführungsgänge am hinteren Lidrand liegen (→ Abb. 6.65 a, b). Tränendrüse und Meibom-Drüsen werden parasympathisch über postganglionäre Neurone des Ggl. pterygopalatinum innerviert.

Die **Muzine** der tiefen Schicht stabilisieren den Tränenfilm und verhindern sein zu frühes Aufreißen. Sie werden hauptsächlich von Becherzellen der Konjunktiva gebildet, die v. a. im Bereich des oberen Fornix zahlreiche **Becherzellgruppen** enthält, die sich zu **intraepithelialen Drüsen** (Glandulae conjunctivales) gruppieren (→ Abb. 6.66 a, c).

Augenlid

Ober- (→ Abb. 6.66 a – c) und Unterlid verteilen den Tränenfilm über die Kornea und schützen das Auge vor Verletzungen. Beide sind prinzipiell ähnlich aufgebaut. Die **äußere Oberfläche** ist von einem typischen mehrschichtigen verhornten Plattenepithel als Teil der Epidermis bedeckt. Mit dem Epithel assoziiert finden sich feine Haare sowie Talg- und Schweißdrüsen. An der Hinterseite der Lidkante (Limbus posterior palpebrarum) geht das verhornte Plattenepithel in die **Konjunktiva** (Conjunctiva palpebrarum) über, ein mehrschichtiges kubisches Epithel, das Becherzellen enthält (→ Abb. 6.66 a, c). Die Konjunktiva überzieht die Innenseite der Lider und schlägt an der Fornix conjunctivae in die Conjunctiva bulbi um, die die vordere Sklera zusammen mit einem Stroma aus lockerem Bindegewebe (Tela subconjunctivalis) bedeckt.

Gewölbte Form und Stabilität der Augenlider werden durch den **Tarsus** vermittelt, einer aus dichtem kollagenen Gewebe bestehenden Bindegewebsplatte. Im Tarsus eingebettet liegen die Meibom-Drüsen mit ihren Ausführungsgängen (→ Abb. 6.66 a). Unter der Dermis befinden sich die quergestreiften Muskelfasern der **Pars palpebralis des M. orbicularis oculi.** Abzweigungen des Muskels (**Riolan-Muskel**) umfassen die Ausführungsgänge der Meibom-Drüsen und unterstützen deren Kontraktion, um den Sekretinhalt auszupressen.

An der Vorderseite der Lidkante (Limbus anterior palpebrarum) sind in mehreren Reihen die Haarfollikel der Wimpern (Cilia) angeordnet. Wie bei anderen Haarfollikeln münden auch in die Follikel der Zilien reguläre holokrine Talgdrüsen, die als **Zeis-Drüsen** bezeichnet werden (→ Abb. 6.66 a). Schließlich finden sich zwischen den Haarfollikeln noch weitlumige apokrine Schweißdrüsen, die **Moll-Drüsen** (→ Abb. 6.66 a, b), deren Ausführungsgang frei am Lidrand oder in die Follikel der Zilien mündet.

Klinik

Bei der **Keratokonjunktivitis sicca** („trockenes Auge") kommt es zu einer Schädigung des Hornhautepithels, die sich in Rötung und Brennen des Auges mit Fremdkörpergefühl äußert. Ursache ist entweder eine chronisch verminderte Sekretion der Tränenflüssigkeit (ausgehend von der Tränendrüse) oder ein zu schnelles Verdunsten des Tränenfilms (ausgehend von Veränderungen in der Lipidphase des Tränenfilms durch eine fehlerhafte Funktion der Meibom-Drüsen).

Histopathologie

Ein **Chalazion** („Hagelkorn") ist eine i. d. R. nicht schmerzhafte Entzündung der Meibom-Drüsen, die meist durch eine Verstopfung des Ausführungsgangs hervorgerufen wird.
Bei dem **Hordeolum** („Gerstenkorn") handelt es sich dagegen um eine schmerzhafte, bakterielle, eitrige Entzündung, die häufig von den Ausführungsgängen der Zeis- oder Moll-Drüsen ausgeht.

6.21 Sinnesorgane (8)

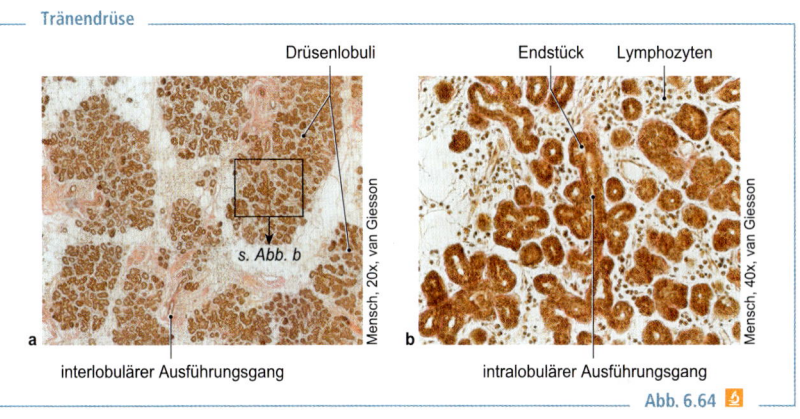

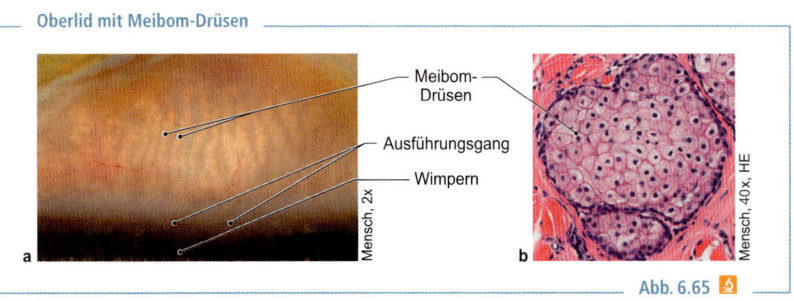

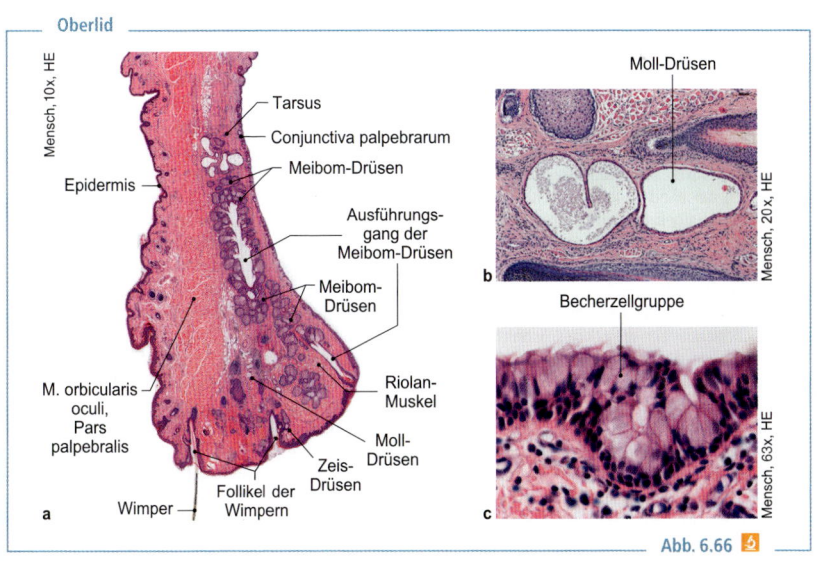

Tränendrüse

Drüsenlobuli — s. Abb. b — Mensch, 20x, van Giesson
interlobulärer Ausführungsgang

Endstück — Lymphozyten — Mensch, 40x, van Giesson
intralobulärer Ausführungsgang

Abb. 6.64

Oberlid mit Meibom-Drüsen

Meibom-Drüsen
Ausführungsgang
Wimpern

Mensch, 2x
Mensch, 40x, HE

Abb. 6.65

Oberlid

Mensch, 10x, HE

Tarsus
Conjunctiva palpebrarum
Meibom-Drüsen
Ausführungsgang der Meibom-Drüsen
Meibom-Drüsen
Riolan-Muskel
Moll-Drüsen
Zeis-Drüsen
Follikel der Wimpern
Wimper
M. orbicularis oculi, Pars palpebralis
Epidermis

Moll-Drüsen — Mensch, 20x, HE

Becherzellgruppe — Mensch, 63x, HE

Abb. 6.66

6.22 Sinnesorgane (9)

Hörorgan – Kochlea

Das Hörorgan zur Wahrnehmung von Schallwellen besteht aus Geweben zur **Schallweiterleitung** (äußeres Ohr und Mittelohr) und der im Innenohr gelegenen Kochlea (Schnecke) zur **Schallwahrnehmung**. Dort führen die Schallwellen zu mechanischen Veränderungen an den Sinneszellen des **Corti-Organs (Organum spirale)**, die dadurch elektrisch erregt werden (depolarisieren). Die Erregung wird synaptisch auf bipolare Neurone des **Ganglion cochleare (Ganglion spirale)** übertragen und über die Axone des **N. cochlearis** zum Gehirn weitergeleitet (→ Abb. 6.67a, b).

Aufbau Kochlea

Die Kochlea ist Teil des **Labyrinths**, eines kompliziert aufgebauten Systems von Hohlräumen in der Pars petrosa des Os temporale. Innerhalb des von einer Knochenkapsel umgebenen **knöchernen Labyrinths** befindet sich das mit Flüssigkeit (Endolymphe) gefüllte Schlauchsystem des **häutigen Labyrinths**. Endolymphe hat eine hohe K^+- und eine niedrige Na^+-Konzentration. Zwischen knöchernem und häutigem Labyrinth befindet sich der mit Flüssigkeit (Perilymphe) gefüllte **Perilymphraum**. Perilymphe zeigt eine ionale Zusammensetzung wie andere interstitielle Flüssigkeiten mit einer hohen Na^+- und einer niedrigen K^+-Konzentration.

In der Kochlea windet sich der **Schneckenkanal** (Canalis spiralis cochleae), als Teil des knöchernen Labyrinths, um die knöcherne **Schneckenspindel (Modiolus)** (→ Abb. 6.67 a). Beim Menschen ist der Schneckenkanal 35 mm lang und hat 2,5 Windungen, beim Meerschweinchen finden sich mehr Windungen. Der Modiolus enthält ein ausgedehntes, vorwiegend spiralig orientiertes Hohlraumsystem mit den Perikarya des **Ganglion cochleare** und dem Anfangsteil des **N. cochlearis**. Innerhalb des Schneckenkanals windet sich der blind endende **Ductus cochlearis**, als Teil des häutigen Labyrinths, spiralig zur Schneckenspitze.

Ductus cochlearis

Bei einem Längsschnitt durch die Kochlea zeigt der Ductus cochlearis ein dreieckiges Schnittbild. Sein Boden wird von der **Basilarmembran (Membrana basilaris)** gebildet, deren kollagene Fasern zum Inneren der Kochlea an einer spiralig verlaufenden knöchernen Leiste des Modiolus, der **Lamina spiralis ossea**, befestigt sind (→ Abb. 6.68 a).

An der Außenseite der Kochlea ist die Basilarmembran an dem keilförmigen **Ligamentum spirale** verankert. Dieses bildet auch die Seitenwand des Ductus cochlearis, wo es von einem epithelartigen Zellverband, der **Stria vascularis**, bedeckt wird (→ Abb. 6.68 a, b). Sie besteht aus zwei über Zonulae occludentes abgedichtete Zell-Lagen (**Marginalzellen und Basalzellen**), zwischen denen Kapillaren und Melanozyten eingelagert sind. Die Stria vascularis ist verantwortlich für die Sekretion von Endolymphe und ihren hohen K^+-Gehalt. Das Dach des Ductus cochlearis bildet die **Reissner-Membran**, eine Basalmembran, die auf beiden Seiten von einem einschichtigen, flachen Epithel bedeckt wird (→ Abb. 6.68 a).

Der Ductus cochlearis unterteilt den mit Perilymphe gefüllten Schneckenkanal in eine obere **Scala vestibuli** und eine untere **Scala tympani** (→ Abb. 6.67 a). Da der Ductus cochlearis blind endet, kommunizieren Scala vestibuli und tympani an der Schneckenspitze über das **Schneckenloch (Helicotrema)**.

Corti-Organ

Auf der Basilarmembran des Ductus cochlearis erstrecken sich die Zellen des Corti-Organs. Sinneszellen sind die in einer Reihe angeordneten **inneren Haarzellen** (ca. 3500 beim Menschen) sowie die in 3–4 Reihen angeordneten **äußeren Haarzellen** (ca. 15 000) (→ Abb. 6.68 a, c).

Haarzellen bilden an ihrer apikalen Oberfläche drei gebogene Reihen von durchschnittlich 75 **Stereozilien** aus, die durch ein ausgeprägtes Aktin-Zytoskelett stabilisiert werden. Haarzellen stehen nicht in direktem Kontakt mit der Basilarmembran, sondern ruhen auf den (inneren und äußeren) **Phalangenzellen** (→ Abb. 6.68 a, c). Zwischen den Zellverbänden der inneren bzw. äußeren Haar- und Phalangenzellen liegen die inneren und äußeren **Pfeilerzellen**, die den **inneren Tunnel** umschließen.

Nach außen erstrecken sich im Corti-Organ weitere Zwischenräume, der **Nuel-Raum** und der **äußere Tunnel**. Die Pfeilerzellen bilden nach apikal Kopfplatten aus, die untereinander sowie mit den inneren und äußeren Haarzellen über Zonulae occludentes abgedichtet werden. Phalangenzellen bilden ähnliche apikale Fortsätze, auch sie sind untereinander sowie mit Pfeiler- und Haarzellen über Zonulae occludentes verbunden. Die apikale Abdichtung bedingt, dass nur die apikalen Membranen der Haarzellen und ihre Stereozilien mit Endolymphe in Kontakt stehen. Ihre basalen Zell-Leiber sind hingegen allseits von Perilymphe umgeben. Das gewährleistet die mit Perilymphe gefüllten interstitiellen Zwischenräume und Tunnel, wobei die Perilymphe durch die Basilarmembran diffundiert.

Die Membrana spiralis ossea sitzt ein mit Bindegewebe gefüllter Wulst auf, der **Limbus spiralis**, von dem die zellfreie, gallertige **Membrana tectoria** entspringt (→ Abb. 6.68 a, c). In die Membrana tectoria ragen die längsten Stereozilien der äußeren Haarzellen, während die inneren Haarzellen von ihr durch einen kleinen Spalt getrennt sind.

6.22 Sinnesorgane (9)

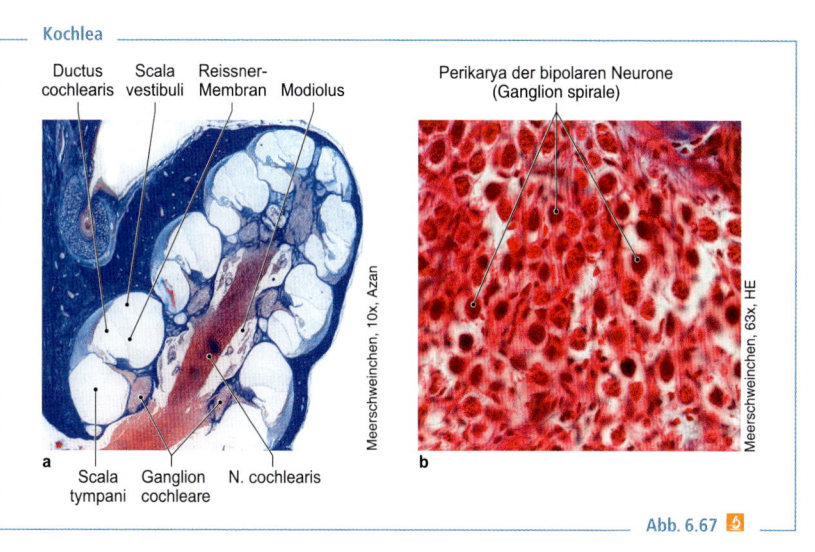

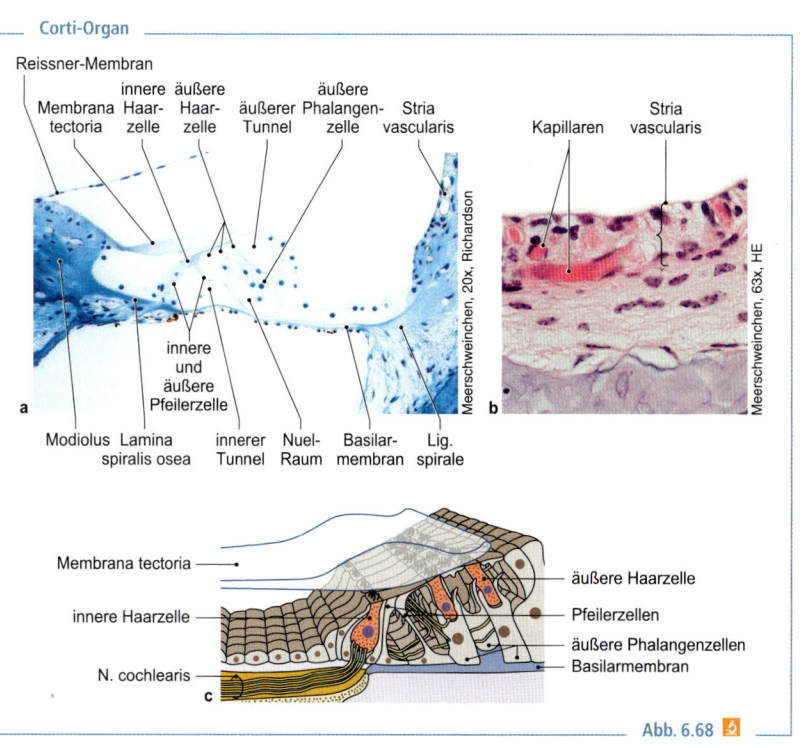

Kochlea

Abb. 6.67

a: Ductus cochlearis, Scala vestibuli, Reissner-Membran, Modiolus, Scala tympani, Ganglion cochleare, N. cochlearis (Meerschweinchen, 10x, Azan)

b: Perikarya der bipolaren Neurone (Ganglion spirale) (Meerschweinchen, 63x, HE)

Corti-Organ

Abb. 6.68

a: Reissner-Membran, Membrana tectoria, innere Haarzelle, äußere Haarzelle, äußerer Tunnel, äußere Phalangenzelle, Stria vascularis, innere und äußere Pfeilerzelle, Modiolus, Lamina spiralis osea, innerer Tunnel, Nuel-Raum, Basilarmembran, Lig. spirale (Meerschweinchen, 20x, Richardson)

b: Kapillaren, Stria vascularis (Meerschweinchen, 63x, HE)

c: Membrana tectoria, innere Haarzelle, N. cochlearis, äußere Haarzelle, Pfeilerzellen, äußere Phalangenzellen, Basilarmembran

6.23 Sinnesorgane (10)

Hörorgan – Schallwahrnehmung

Die durch Schall ausgelösten Schwingungen der Mittelohrknochen übertragen sich am ovalen Fenster (Fenestra vestibuli) auf den Perilymphraum des Schneckengangs und bewirken eine Auslenkung der Basilarmembran. Aufgrund ihrer biomechanischen Eigenschaften gibt es für jede Frequenz einen bestimmten Ort, wo die Auslenkung am stärksten ist (Tonotopie: hohe Töne an der Schneckenbasis, tiefe an der Spitze). Diese **Frequenzdispersion** führt an der Stelle der größten Auslenkung ortsspezifisch bei den **äußeren Haarzellen** zum mechanischen Abscheren ihrer Stereozilien in der Membrana tectoria. Das bedingt die mechanische Öffnung von K$^+$-Kanälen, den Einstrom von K$^+$ aus der Endolymphe in die Haarzellen und schließlich eine Depolarisation. Dadurch wird eine frequenzsynchrone Kontraktion der äußeren Haarzellen ausgelöst, was zur verstärkten ortsspezifischen Auslenkung der Basilarmembran führt und zur starken Amplifikation der Wellenspitze. Es kommt dann zur Abscherung der Stereozilien der **inneren Haarzellen,** wohl auch durch deren Berührung mit der Membrana tectoria bedingt. Dies hat ihre Depolarisation zur Folge und die Weiterleitung des Signals über synaptische Vesikel an der Zellbasis der inneren Haarzellen zu dem afferenten Axon der bipolaren Neurone des **Ganglion cochleare.**

Klinik

Patienten mit zerstörten Haarzellen, aber intaktem Hörnerv, können von einem **Kochleaimplantat,** einer chirurgisch eingesetzten Hörprothese, profitieren. Es besteht aus einem in die Kochlea eingebrachten, mit einem Empfänger verbundenen Elektrodenbündel und einem aus Mikrofon, Sprachprozessor, Batterie und Sendespule bestehenden äußeren Teil, der oft hinter dem Ohr getragen wird.

Riechorgan

Im Dach der Nasenhöhle liegt die beim Menschen ca. 5 cm^2 große Riechschleimhaut. Sie besteht aus dem **Riechepithel** (Epithelium olfactorium) und seiner **Lamina propria** (→ Abb. 6.69 a, b). Das Riechepithel ist ein hohes zylindrisches, mehrreihiges Epithel, dessen Oberfläche mit dem **Riechschleim** bedeckt ist. Sinneszellen sind die bipolaren **olfaktorischen Neurone** (ca. 30 Millionen), deren Dendrit mit einem Kolben die Epitheloberfläche überragt. Von dem Kolben eines Neurons entspringen 10–30 Zilien, die in dem Riechschleim schwimmen (→ Abb. 6.69 c). Geruchsstoffe werden im Riechschleim absorbiert und binden an spezifischen Rezeptoren in der Plasmamembran der Zilien. Dabei handelt sich um G-Protein-gekoppelte Rezeptoren, von denen beim Menschen bis zu 400 verschiedene benutzt werden. Die Bindung führt zu einer Depolarisation und schließlich zu einem Aktionspotenzial am basal vom Zellkörper entspringenden Axon. Dieses bildet mit anderen Axonen **Nervenfaserbündel** in der **Lamina propria** (→ Abb. 6.69 a, c), die das Signal zum Bulbus olfactorius weiterleiten. Die Lamina propria enthält **Glandulae olfactoriae (Bowman-Drüsen),** die den Riechschleim bilden und mit ihren Ausführungsgängen das Epithel durchsetzen (→ Abb. 6.69 a). Zwischen den Neuronen finden sich schlanke, hochzylindrische **Stützzellen** (→ Abb. 6.69 c), die apikal **Mikrovilli** ausbilden. Die Zellkerne der Stützzellen ordnen sich apikal an, die der olfaktorischen Neurone basal davon. Ganz basal liegen **Basalzellen,** die Stammzellpopulation der olfaktorischen Neurone, die zeitlebens durch Proliferation der Basalzellen regeneriert werden.

Differenzialdiagnose

Das Riechepithel enthält im Gegensatz zum respiratorischen Epithel keine Becherzellen. Auch bilden die Kinetosomen (Basalkörperchen) der Kinozilien beim respiratorischen Epithel unter der apikalen Zellmembran eine nahezu kontinuierliche, nur durch Becherzellen unterbrochene dunkle Linie (Basalkörperchensaum). Diese ist bei der Riechschleimhaut stark diskontinuierlich, da Kinozilien (und Kinetosomen) nur auf olfaktorischen Neuronen, nicht aber auf den zahlenmäßig häufigeren Stützzellen vorhanden sind. Das Riechepithel ist höher als das respiratorische Epithel.

Schmeckorgan

Die Wahrnehmung von Geschmack erfolgt in den **Geschmacksknospen (Caliculus gustatorius).** Dabei handelt es sich um epitheliale, zwiebelförmige oder ovoide Strukturen (→ Abb. 6.70), die v.a. in der Schleimhaut von Zungenpapillen (1–4 pro Papilla fungiformis, mehrere hundert pro Papilla vallata oder foliata) vorkommen. Sie sind heller als die Zellen des umgebenden unverhornten Plattenepithels, dessen gesamte Höhe sie einnehmen. Die Sinneszellen bestehen aus lang gestreckten konvergierenden Epithelzellen (sekundäre Sinneszellen). Ihre apikalen Enden treffen sich am **Geschmacksporus** (→ Abb. 6.70), einer rundlichen Öffnung, die sich in einer Vertiefung der Schleimhautoberfläche befindet. Dort bilden die Sinneszellen **Mikrovilli** aus, die in einen den Geschmacksporus ausfüllenden Schleimpfropf ragen. Zur Wahrnehmung von Geschmacksstoffen enthält die Membran der Mikrovilli Ionenkanäle oder G-Protein-gekoppelte Rezeptorproteine.

6.23 Sinnesorgane (10)

Riechschleimhaut

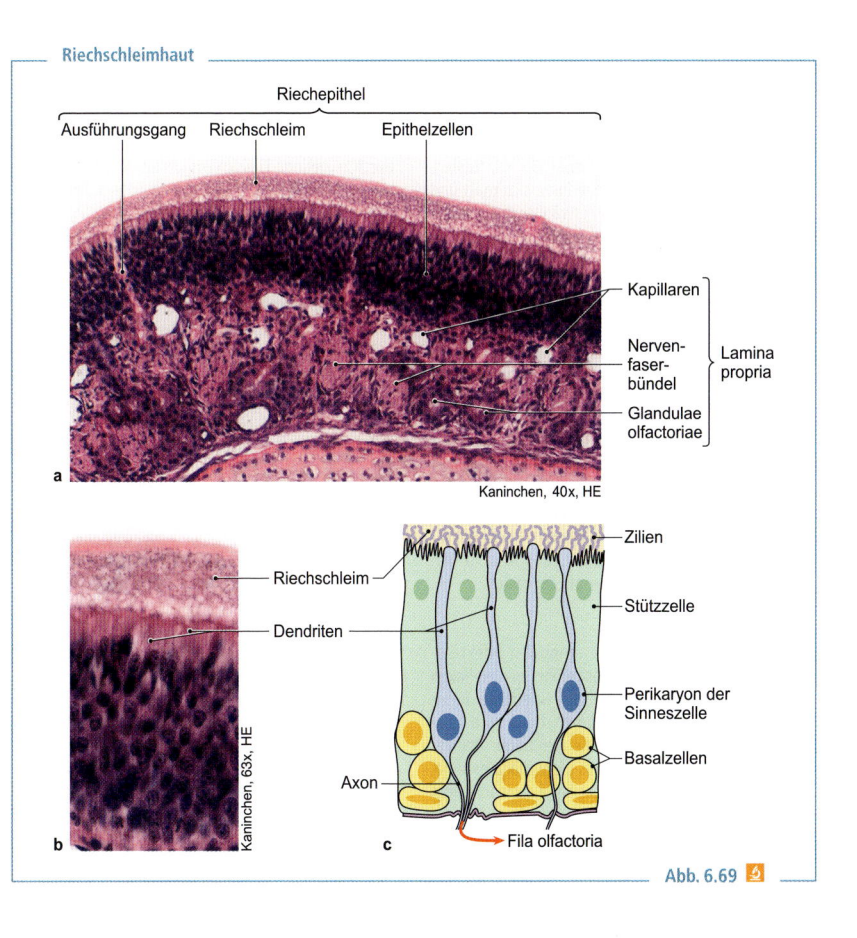

Riechepithel: Ausführungsgang, Riechschleim, Epithelzellen

Lamina propria: Kapillaren, Nervenfaserbündel, Glandulae olfactoriae

a — Kaninchen, 40x, HE

b — Kaninchen, 63x, HE: Riechschleim, Dendriten

c: Zilien, Stützzelle, Perikaryon der Sinneszelle, Basalzellen, Axon, Fila olfactoria

Abb. 6.69

Geschmacksknospen

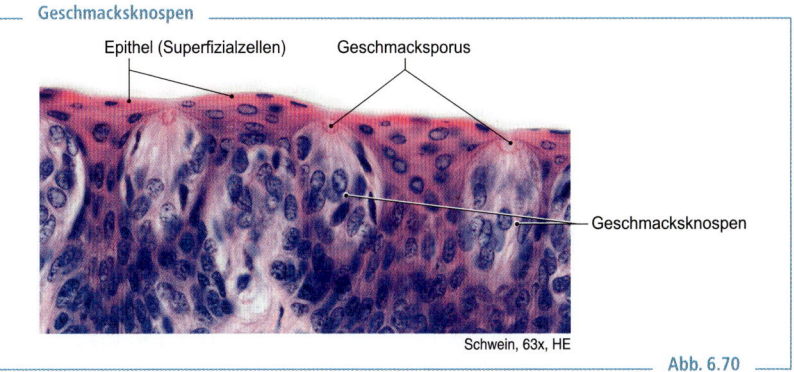

Epithel (Superfizialzellen), Geschmacksporus, Geschmacksknospen

Schwein, 63x, HE

Abb. 6.70

7 Blut, Gefäße und lymphatisches System

Rita T.
Der Hausarzt wird zum Hausbesuch bei der 81-jährigen Patientin Rita T. gerufen. Sie ist seit 2 Tagen bettlägerig und klagt über hohes Fieber (39 °C), Husten, Kopf- und Gliederschmerzen. Sie fühle sich matt und „richtig krank". Eher beiläufig erwähnt sie ein leichtes Spannungsgefühl in der linken Wade.

Patientendaten
- Allgemeine Daten: Alter 81 Jahre, Größe 1,63 m, Gewicht 87 kg.
- Anamnese: Die Patientin ist seit vielen Jahren in der Praxis bekannt. Es besteht ein Diabetes mellitus Typ 2, der mit Metformin (1000 mg abends) gut eingestellt ist (HbA$_{1c}$ = 6,2 %). Zusätzlich nimmt sie wegen einer geringgradigen Herzinsuffizienz zum Entwässern ein Diuretikum.
- Körperliche Untersuchung: Lunge auskultatorisch frei, keine Rasselgeräusche, Vesikuläratmen; Blutdruck 130/90 mmHg, Rachen gerötet. Die linke Wade ist leicht druckschmerzhaft; der linke Unterschenkel ist aber nicht dicker als der rechte.

Weitere Befunde
Neben einem hochfieberhaften grippalen Infekt besteht aufgrund des Spannungsgefühls in der linken Wade der dringende Verdacht auf eine **tiefe Beinvenenthrombose**. Unter Heparinschutz wird deshalb eine Farbduplex-Sonografie der tiefen Beinvenen veranlasst. Diese zeigt, dass die V. iliaca externa, V. femoralis communis und V. saphena atemabhängig durchflossen, echofrei und vollständig kompressibel sind. Doch die V. poplitea und die V. tibialis posterior sind durch Thromben (Gerinnsel) ausgefüllt, was die Verdachtsdiagnose bestätigt. Die Venenlumina sind erweitert, es bestehen keine Rekanalisationszeichen. Die Venenklappen sind suffizient.

Tiefe Venenthrombose
Unter einer Venenthrombose versteht man den Verschluss einer Vene durch ein Blutgerinnsel (Thrombus). Bei der Thrombusbildung gerinnt das Blut innerhalb des Gefäßsystems (intravasal). Drei pathogenetische Faktoren spielen dabei eine Rolle (**Virchow-Trias**):
- Schädigung der Gefäßwand
- Verlangsamter Blutfluss
- Erhöhte Gerinnungsneigung des Blutes

Pathophysiologie
Eine Gefäßwandschädigung kann beispielsweise durch ein Trauma, eine Operation oder einfach durch einen zentralvenösen Verweilkatheter verursacht sein. Ursachen für eine verlangsamte Blutströmung ist in erster Linie Immobilität (Bettruhe, Ruhigstellung im Gips, längeres Sitzen im Auto oder im Flugzeug, Lähmung nach Apoplex etc.). Die Gerinnungsneigung steigt beispielsweise bei Exsikkose (Austrocknung) durch zu geringe Flüssigkeitsaufnahme, durch Vermehrung der Blutzellen (Polyglobulie) oder durch hormonelle Schwankungen (Schwangerschaft, Postmenopause), kann aber auch durch Störungen der Gerinnungsfaktoren verursacht sein (z. B. Thrombophilie).

Risikofaktoren für das Entstehen einer Venenthrombose (Phlebothrombose) sind:
- Immobilisation
- Operationen im Abdominalbereich
- Vorhofflimmern
- Krebserkrankungen (10–20 % der Thrombosepatienten haben ein Karzinom!)
- Schwangerschaft, Östrogeneinnahme

Klinik
Als klassische **Thrombosezeichen** (→ Abb. 7.A, → Abb. 7.B) gelten:
- Druckschmerz an der Innenseite des Fußes (Bisgaard-Zeichen) und/oder Plantarmuskulatur (Payr-Zeichen)
- Wadenschmerz bei Dorsalflexion des Fußes (Homans-Zeichen; daher auch Schmerzen beim Laufen!)
- Wadendruckschmerz (Meyer-Zeichen)
- Verstärkte Venenzeichnung der Hautoberfläche des betroffenen Beins (Pratt-Warnvenen)
- Pralle Wade durch Ödembildung

Merke Tiefe Beinvenenthrombosen sind insbesondere bei immobilisierten Patienten sehr häufig und werden gerne übersehen, da die Symptome oft nur ganz diskret sind.

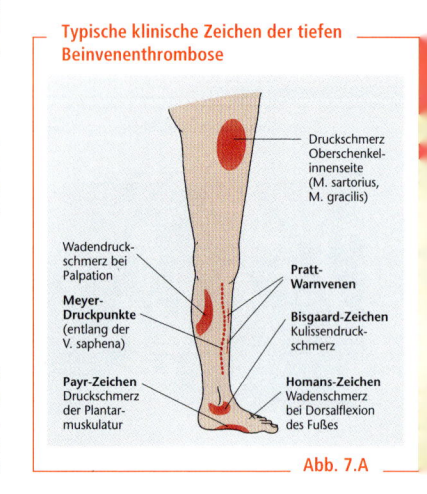

Typische klinische Zeichen der tiefen Beinvenenthrombose

- Druckschmerz Oberschenkelinnenseite (M. sartorius, M. gracilis)
- Wadendruckschmerz bei Palpation
- Meyer-Druckpunkte (entlang der V. saphena)
- Payr-Zeichen Druckschmerz der Plantarmuskulatur
- Pratt-Warnvenen
- Bisgaard-Zeichen Kulissendruckschmerz
- Homans-Zeichen Wadenschmerz bei Dorsalflexion des Fußes

Abb. 7.A

Tiefe Venenthrombose

Schwellung des Beins bei Beckenvenenthrombose links

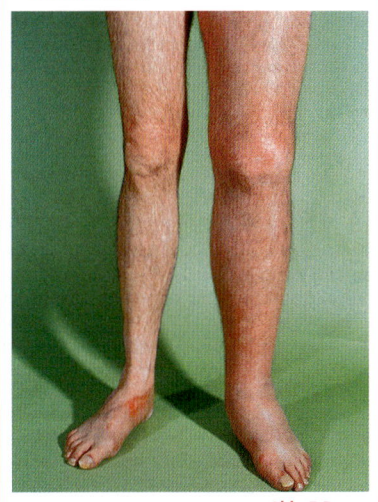

Abb. 7.B

Komplikationen
Die gefährlichste Komplikation einer **Phlebothrombose** ist die Lungenembolie. Dabei löst sich ein Teil des Gerinnsels ab und wird mit dem Blutstrom in die Lunge geschwemmt, wo es die Lungengefäße verlegt.

Diagnostik
Sie ruht auf zwei Säulen: der laborchemischen Bestimmung der Fibrin-Spaltprodukte (D-Dimere) und der bildgebenden Diagnostik mittels Duplex-Sonografie, Phlebografie (nur bei unklaren Befunden oder Rezidivthrombosen) und/oder Computertomografie (bei intraabdominellen Thrombosen).
D-Dimere entstehen beim Abbau von Thromben. Ein erhöhter D-Dimer-Spiegel kann auf eine Thrombose deuten, ist aber nicht sehr spezifisch, weil er auch durch andere Faktoren verursacht sein kann. Umgekehrt schließt ein normaler D-Dimer-Spiegel eine Thrombose jedoch mit einer Wahrscheinlichkeit von 98 % aus.

Therapie
Sie umfasst physikalische Maßnahmen (Kompression), Mobilisierung und medikamentöse Antikoagulation (Gerinnungshemmung), die zunächst mit subkutan appliziertem Heparin erfolgt und später durch ein Kumarinderivat abgelöst wird. Kumarine blockieren die Vitamin-K-abhängige Bildung der Gerinnungsfaktoren II, VII, IX und X in der Leber. Die Antikoagulation sollte mindestens 3 Monate lang erfolgen; letztlich ist ihre Dauer von dopplersonografischen Verlaufskontrollen abhängig.
Die Gabe von Acetylsalicylsäure (ASS) genügt zur Gerinnungshemmung nicht.
Eine operative Entfernung des Thrombus (Thrombektomie) ist nur angezeigt, wenn das betroffene Bein ansonsten gefährdet wäre.
Um zu verhindern, dass thrombotisches Gewebe embolisch verschleppt wird, kann man einen sog. Cava-Schirm in die V. cava setzen. Dabei handelt es sich um ein Metallkörbchen, das die Embolien abfangen soll. Es kommt zum Einsatz, wenn sich trotz Antikoagulation eine Lungenembolie gebildet hat oder eine Antikoagulation aus irgendwelchen Gründen nicht möglich ist.

Weiterer Verlauf bei Frau T.
Das linke Bein von Frau T. wird mithilfe einer elastischen Kurzzugbinde komprimiert; außerdem erhält sie niedermolekulares Heparin s. c. Die Patientin wird strikt mobilisiert; das heißt, sie soll umhergehen und keinesfalls Bettruhe einhalten. Überlappend mit der Heparinisierung wird eine Kumarintherapie eingeleitet, wobei eine Ziel-INR (International Normalized Ratio) zwischen 2,0 und 3,0 bzw. ein Quick-Wert zwischen 25 und 35 % angestrebt werden. Sie erhält Kompressionsstrümpfe der Klasse II mit der Empfehlung, diese zur Rezidivprophylaxe lebenslang zu tragen.
Drei Monate nach der Erstdiagnose zeigt die dopplersonografische Kontrolle, dass sich die Thrombose deutlich zurückgebildet hat. Die Kumarintherapie kann beendet werden.

Histologie im Fokus
- Blutzellen entstehen über Vorläufer-(Progenitor-)Zellen unter Einfluss spezifischer Wachstumsfaktoren (CSF, EPO etc.) aus Stammzellen im Knochenmark.
- Ihre Aufgaben: Erythrozyten → Sauerstofftransport; Leukozyten → Immunabwehr; Thrombozyten → Blutgerinnung
- Die Wände der Blutgefäße besitzen eine jeweils charakteristische histologische Schichtung.
- Lymphatische Organe dienen der Immunabwehr: Knochenmark, Thymus (primär); Milz, Lymphknoten, Tonsillen, Peyer-Plaques (sekundär).

PRAXISFALL

7 Blut, Gefäße und lymphatisches System

7.1 Blut und Blutzellen: Erythrozyten

Aufgaben des Blutes

Blut kann als spezialisiertes Bindegewebe aufgefasst werden, das in Blutgefäßen durch den Körper strömt. Es erfüllt eine ganze Reihe von Aufgaben:
- **Transport** von Wärme, Sauerstoff, Hormonen und Nährstoffen zu den Körperzellen und Abtransport von Abfallstoffen, Zellgiften und CO_2
- Aufrechterhaltung der **Homöostase**, d.h. eines konstanten inneren Milieus, durch Regulation des Säure-Basen-Haushalts und des osmotischen Drucks
- Wesentliche Beteiligung an der **Immunabwehr**
- **Blutgerinnung**

Zusammensetzung des Blutes

Das Blutvolumen beträgt bei Frauen ca. 5, bei Männern 7 l. Es besteht aus Blutzellen (korpuskuläre Bestandteile) und Plasma (→ Abb. 7.1). **Blutplasma** ist eine wässrige Elektrolytlösung, die Proteine (Albumin, Immunglobuline, Fibrinogen, Enzyme, Komplementfaktoren), niedermolekulare Substanzen und organische Verbindungen (Hormone, Vitamine, Aminosäuren) sowie Blutplättchen enthält. Nach der **Blutgerinnung**, während deren wasserlösliches Fibrinogen zu unlöslichem Fibrin reagiert, bleibt davon eine klare, gelbliche Flüssigkeit übrig: das **Blutserum** (→ Abb. 7.1). Im Gegensatz zum Plasma ist Serum also frei von Gerinnungsfaktoren. Bei den **Blutzellen** unterscheidet man **Erythrozyten** (rote Blutkörperchen), die Sauerstoff transportieren, von **Leukozyten** (weiße Blutzellen; griech. leukos = weiß), die an der Immunabwehr beteiligt sind, und **Thrombozyten** (Blutplättchen), die für die Blutgerinnung essenziell sind. Zentrifugiert man eine Blutprobe, lassen sich drei Schichten voneinander abgrenzen, in denen die verschiedenen Zelltypen angereichert sind. Den Anteil aller Blutzellen am Blutvolumen nennt man **Hämatokrit**. Sein Normwert beträgt für Männer ca. 45 %, für Frauen ca. 42 %.

Präparation und Färbung

Blutzellen untersucht man im **Blutausstrich**. Dazu streicht man einen Tropfen Blut mit einem im 45°-Winkel gehaltenen Objektträger auf einen anderen Objektträger aus, sodass die Zellen einzeln und in einer Lage zum Liegen kommen. Anschließend wird der Ausstrich an der Luft getrocknet und gefärbt (z. B. mit der **Pappenheim-Färbung**).

Blutzellen

Die verschiedenen Blutzellen variieren hinsichtlich ihrer Anzahl erheblich. Die in → Tab. 7.1 genannten Werte gelten für Gesunde und können bei Erkrankungen stark abweichen. Auch in ihrer Lokalisation und Lebensdauer unterscheiden sich die verschiedenen Zelltypen erheblich. Während Erythrozyten und Thrombozyten permanent im Blut zirkulieren und im Gewebe nicht lebensfähig sind, bleiben Leukozyten nur wenige Tage im Blut, bevor sie in das umliegende Gewebe auswandern (→ Kap. 7.14). Dort überleben Granulozyten etwa 3 Tage, während Lymphozyten als Gedächtniszellen und Monozyten als gewebsspezifische Makrophagen wahrscheinlich Monate bis Jahre überdauern können.

Erythrozyten

Reife Erythrozyten (→ Abb. 7.2 a) des Menschen sind bikonkave, reversibel verformbare Scheibchen von ca. 7,5 µm Durchmesser. Im histologischen Präparat erscheinen sie in der Pappenheim-Färbung rötlich bis zartrosa (→ Abb. 7.2 b). Ihr Zytoplasma enthält den roten Blutfarbstoff **Hämoglobin (Hb)**, ein eisenhaltiges Makromolekül, das dem Sauerstofftransport dient.

Sehr junge Erythrozyten werden als **Retikulozyten** bezeichnet. Sie besitzen noch ein feines Netz (Retikulum) aus Polyribosomen, an denen die Proteinkomponente des Hämoglobins synthetisiert wird. Histologisch lassen sie sich durch den Supravitalfarbstoff **Brillantkresylblau** darstellen (→ Abb. 7.2 c). In der klinischen Routineuntersuchung erfolgt ihre Bestimmung heute allerdings mittels durchflusszytometrischer Analysen (FACS).

Normalerweise machen Retikulozyten nur 3–18 ‰ der Zellen im Blutausstrich aus. Eine erhöhte Anzahl an Retikulozyten deutet auf eine gesteigerte Bildung von Erythrozyten (Erythropoese, → Kap. 7.5) hin.

Überalterte oder krankhaft verformte Erythrozyten werden vorwiegend durch Makrophagen in der Milz (→ Kap. 7.10), aber auch in der Leber und im Knochenmark abgebaut.

Klinik

Von einer **Anämie** spricht man, wenn der Hb-Gehalt im Blut vermindert ist. Ursachen hierfür können z. B. Eisenmangel, größere Blutverluste oder eine gestörte Erythropoese (→ Kap. 7.5) sein. Auch morphologische Veränderungen aufgrund genetischer Defekte können zu Anämien führen. So verursacht ein Defekt im Spektrin, einem Protein des Zytoskeletts, die **Kugelzellanämie**, bei der die Zellen nicht mehr scheibchen-, sondern kugelförmig sind, was ihre Lebensdauer stark verkürzt. Bei der **Sichelzellanämie** wird abnormes Hb gebildet, das bei Sauerstoffmangel auskristallisiert und dazu führt, dass die Zellen eine Sichelform annehmen und dann kleine Blutgefäße verstopfen können.

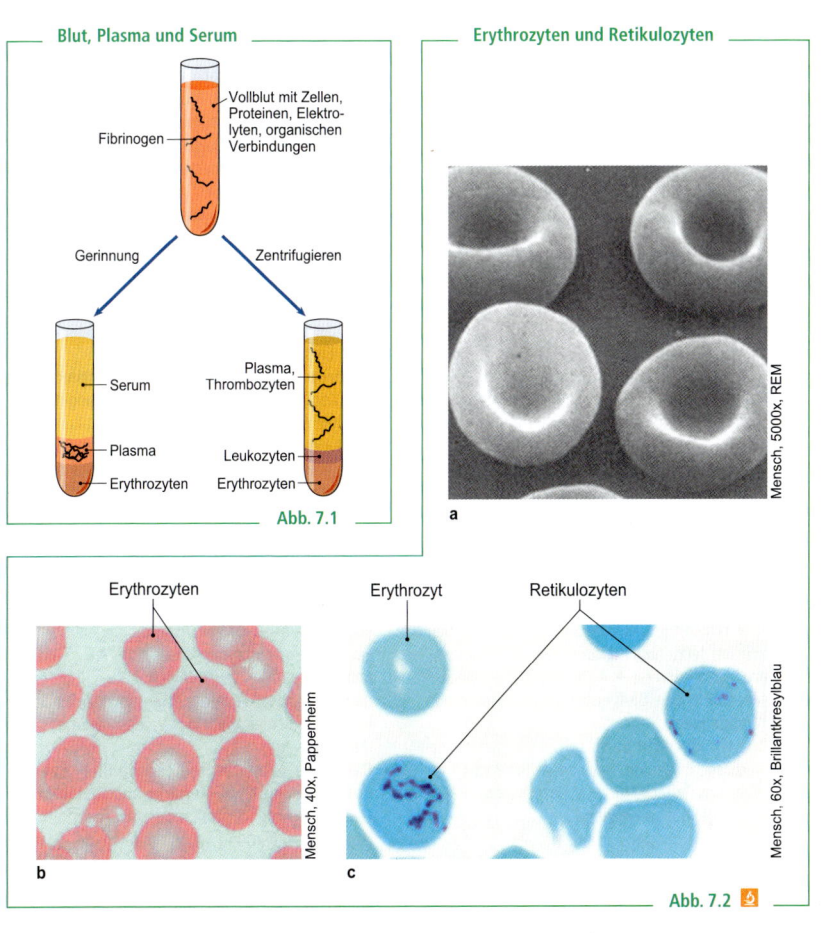

7.1 Blut und Blutzellen: Erythrozyten

Blut, Plasma und Serum

Abb. 7.1

Erythrozyten und Retikulozyten

Abb. 7.2

Tab. 7.1 Anzahl und Lebensdauer der Blutzellen			
	Zellzahl (pro µl)	Lebensdauer	
		Blut	Gewebe
Erythrozyten	5 × 10⁶ (94%)	120 Tage	–
• Retikulozyten	0,3–1,8%	1 Tag	
Thrombozyten	300 000 (6%)	≤ 10 Tage	–
Leukozyten	5000 (0,1%)		
• Neutrophile Granulozyten	3000 (60%)	< 1 Tag	2–3 Tage
• Eosinophile Granulozyten	150 (3%)	< 1 Tag	2–3 Tage
• basophile Granulozyten	< 50 (< 1%)	< 1 Tag	2–3 Tage
• Monozyten	300 (6%)	< 3 Tage	Monate/Jahre (als Makrophagen)
• Lymphozyten	1500 (30%)	< 3 Tage	Monate/Jahre (als Gedächtniszellen)

7 Blut, Gefäße und lymphatisches System

7.2 Blutzellen: Thrombozyten und Granulozyten

Thrombozyten

Auch Thrombozyten sind per definitionem keine echten Zellen, sondern kernlose Abschnürungen von Megakaryozyten (→ Kap. 7.5, → Abb. 7.3 a). Sie haben einen Durchmesser von 1,5–3 μm und sind essenziell für die Hämostase (Blutstillung und Blutgerinnung).

Histologisch erscheinen Thrombozyten im Blutausstrich bei kleiner Vergrößerung als violettfarbene Zellfragmente (→ Abb. 7.3 b). Bei hoher Vergrößerung (EM) erkennt man Mitochondrien, viel raues endoplasmatisches Retikulum (rER) und **Speichergranula**. Diese enthalten v. a. Fibrinogen, Gerinnungs- und Wachstumsfaktoren. Im **rER** wird Kalzium gespeichert, das für die Aggregation (Zusammenlagerung) der Thrombozyten bei der Blutstillung notwendig ist.

Bei einer Gefäßverletzung lagern sich Thrombozyten an das freiliegende Kollagen der Basallamina des Gefäßendothels (→ Kap. 3.2) an und entleeren ihre Granula. Auf diese Weise bildet sich ein Plättchenpfropf (**primäre Hämostase**). Er wird im nächsten Schritt durch die sog. **Gerinnungskaskade** zu einem stabilen Netzwerk verknüpft (**sekundäre Hämostase**). Dabei aktiviert jeweils ein Gerinnungsfaktor den nächsten, um letztendlich Fibrinogen zu Fibrinkomplexen zu hydrolysieren (→ Abb. 7.4). Dieser Mechanismus begrenzt den Blutverlust und ist Grundlage für die Wundheilung.

Thrombozyten, die nicht durch solche Hämostasevorgänge verbraucht werden, zirkulieren für etwa 10 Tage im Blut, um danach durch Makrophagen in Milz und Leber abgebaut zu werden.

Klinik

Sinkt die Zahl der Thrombozyten unter alters- und geschlechtsspezifische Grenzwerte, liegt eine **Thrombozytopenie** vor, die sich klinisch durch vermehrte (Schleimhaut-)Blutungen und eine verlängerte Blutgerinnungszeit äußern kann.
Genetische Defekte von Gerinnungsfaktoren führen z. B. zur **Hämophilie** (Bluterkrankheit).

Granulozyten

Zu den Leukozyten zählt man **Granulozyten, Lymphozyten** und **Monozyten,** die alle der Immunabwehr dienen. Histologisch unterscheiden sie sich in erster Linie durch ihre Kernmorphologie.

Granulozyten sind 9–16 μm groß und weisen als gemeinsames Merkmal **segmentierte Kerne** auf, wodurch sie von anderen Leukozyten differentialdiagnostisch abgegrenzt werden können. Diese Segmentierung entwickelt sich erst während der Zellreifung. Junge Granulozyten erkennt man an ihrem noch stabförmigen Kern (**Stabkernige**, → Abb. 7.5 a). Zirka 3 % der Stabkernigen weiblicher Personen weisen keine Kernausstülpungen, sog. **Drumsticks** (→ Abb. 7.5 b), auf. Diese entsprechen dem Barr-Körperchen anderer Körperzellen und sind ein Kriterium bei der Geschlechtsbestimmung.

Die Kerne reifer Granulozyten zeigen dagegen mehrere **Kernbrücken** miteinander verbundene tiefe Einschnürungen (**Segmentkernige**, → Abb. 7.5 c).

Ihren Namen verdanken die Granulozyten den in ihrem Zytoplasma zahlreich vorhandenen Granula, die sich in der Pappenheim-Färbung unterschiedlich anfärben. Entsprechend teilt man sie ein in:

- **Neutrophile Granulozyten (Neutrophile)** mit 3–4 Kernsegmenten und weitgehend ungefärbten Granula (→ Abb. 7.5). Sie werden bei akuten Entzündungsreaktionen als Erstes zum Entzündungsherd gelockt, wo sie aus ihren Granula reaktive Sauerstoffzwischenprodukte (**ROI**; Reactive oxygen intermediates) freisetzen, um pathogene Bakterien abzutöten (**Oxidative burst**).
- **Eosinophile Granulozyten (Eosinophile)** mit Granula, die mit kationischen Proteinen (z. B. **Peroxidasen, lysosomale Hydrolasen**) gefüllt sind und deshalb eine hohe Affinität gegenüber dem Farbstoff Eosin aufweisen (→ Abb. 7.6 a). Im Gegensatz zu den Neutrophilen haben ihre Kerne meist nur zwei Segmente. Man findet Eosinophile v. a. in der Schleimhaut des Verdauungstrakts und der Atemwege.
- **Basophile Granulozyten (Basophile)** speichern in ihren Granula v. a. **Heparin** und **Histamin**. Da Heparin hochaffin für kationische Farbstoffe der Pappenheim-Färbung ist, erscheinen die Granula blau (→ Abb. 7.6 b). Basophile stellen **Leukotriene** bereit, die bereits in geringen Mengen bei Entzündungen und allergischen Reaktionen als Botenstoffe (Mediatoren) fungieren. Zusammen mit Heparin führen sie zur Konstriktion (Engstellung) von Blutgefäßen und Bronchien.

Klinik

Bei Entzündungsprozessen ist die Anzahl der Neutrophilen meist erhöht (**Neutrophilie**). Ist ihre Lebensdauer verkürzt oder die Zellneubildung gestört, sinkt ihre Zahl ab (**Neutropenie**). Als Folge davon können Bakterien nicht mehr effektiv bekämpft werden.
Bei Erkrankungen wie Allergien und Asthma bronchiale ist die Zahl der Eosinophilen stark erhöht (**Eosinophilie**).

7.2 Blutzellen: Thrombozyten und Granulozyten

Megakaryozyten und Thrombozyten

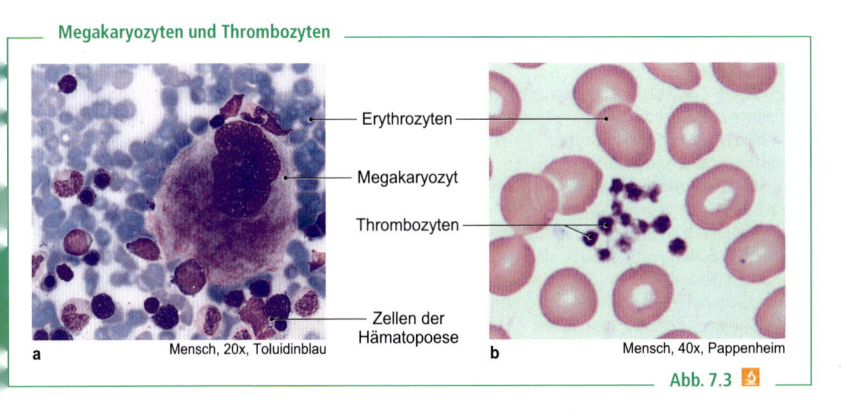

a — Mensch, 20x, Toluidinblau
- Erythrozyten
- Megakaryozyt
- Thrombozyten
- Zellen der Hämatopoese

b — Mensch, 40x, Pappenheim

Abb. 7.3

Gerinnungskaskade

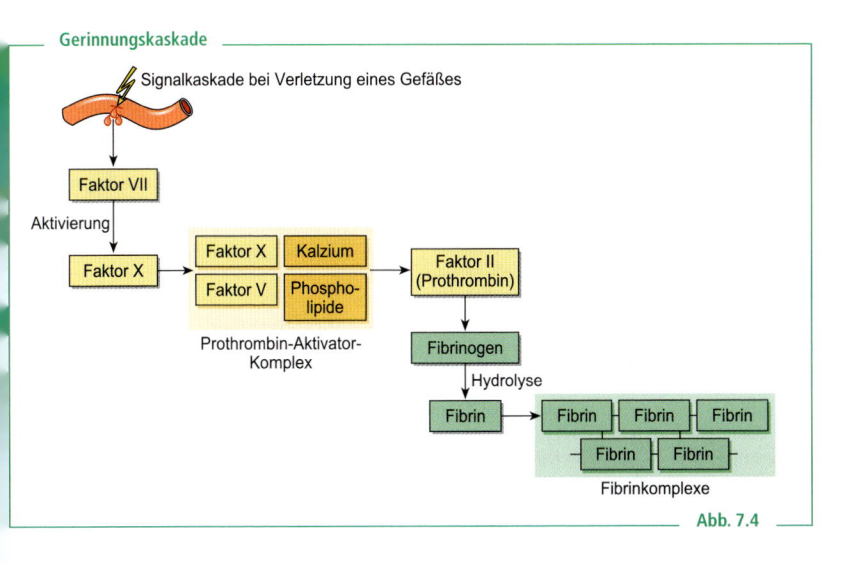

Signalkaskade bei Verletzung eines Gefäßes

Faktor VII → Aktivierung → Faktor X

Faktor X + Kalzium
Faktor V + Phospholipide
= Prothrombin-Aktivator-Komplex

→ Faktor II (Prothrombin) → Fibrinogen → Hydrolyse → Fibrin → Fibrinkomplexe

Abb. 7.4

Reifungsstufen neutrophiler Granulozyten

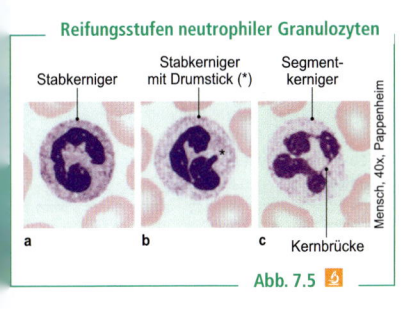

a Stabkerniger
b Stabkerniger mit Drumstick (*)
c Segmentkerniger — Kernbrücke

Mensch, 40x, Pappenheim

Abb. 7.5

Eosinophile und basophile Granulozyten

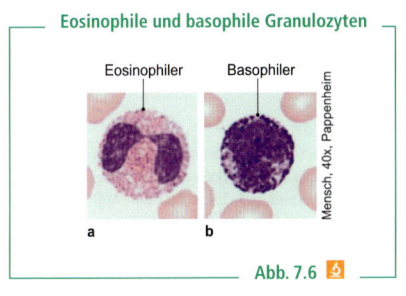

a Eosinophiler
b Basophiler

Mensch, 40x, Pappenheim

Abb. 7.6

7.3 Blutzellen: Lymphozyten und Monozyten

Lymphozyten

Lymphozyten (→ Abb. 7.7) teilt man in drei große Gruppen ein. Hinsichtlich ihrer Herkunft unterscheidet man zwischen **T-Lymphozyten,** die im **T**hymus entstehen, und **B-Lymphozyten,** die im Knochenmark (**B**one marrow) von Säugetieren bzw. in der **B**ursa Fabricii von Vögeln gebildet werden. Ebenfalls im Knochenmark entstehen die **natürlichen Killerzellen (NK-Zellen),** die 5–10 % der Lymphozyten ausmachen. Sie enthalten im Zytoplasma große, azurophile Granula (→ Abb. 7.7 c), in denen Enzyme (z. B. Granzyme, Perforin) gespeichert werden. Deshalb bezeichnet man NK-Zellen auch als **„large granular lymphocytes" (LGL)**.
Werden Zellen aufgrund ihres Antigenmusters (→ Kap. 7.15) als „fremd" erkannt (z. B. Tumorzellen), binden NK-Zellen über Adhäsionsmoleküle an diese (→ Abb. 7.8 a) und setzen den Inhalt ihrer Granula frei (→ Abb. 7.8 b). Die Aktivität von Perforin und Granzymen führt über die Bildung von Membranporen zum Einstrom von Wasser (H_2O), Natrium (Na^+) und Chlorid (Cl^-) sowie zum Ausstrom von Kalium (K^+). Diese Mechanismen bewirken die Lyse (Zersetzung) der Fremdzellen (→ Abb. 7.8 c).

Merke Mit der herkömmlichen Pappenheim-Färbung lassen sich T- und B-Zellen nicht voneinander unterscheiden. Dies ist nur durch spezielle Immunmarkierungen möglich. Dagegen lassen sich NK-Zellen aufgrund ihrer zytoplasmatischen Granulation gut von den T- und B-Zellen abgrenzen.
Die histologischen Charakteristika von Lymphozyten sind ein **runder Zellkern** und ein blass gefärbtes Zytoplasma. Ihre Größe variiert zwischen 6 und 12 µm. Bei **großen Lymphozyten** ist das Zytoplasma gut zu erkennen (→ Abb. 7.7 a). Ist der Kern allerdings so groß, dass vom Zytoplasma nur noch einen feinen Saum erahnt, spricht man von **kleinen Lymphozyten** (→ Abb. 7.7 b).
Lymphozyten sind an immunologischen Abwehrreaktionen beteiligt (→ Kap. 7.13 ff.). Nur ein geringer Anteil der Lymphozyten (2 %) zirkuliert im peripheren Blut. Die Hauptmasse an Lymphozyten (98 %) befindet sich in den lymphatischen Organen (→ Kap. 7.9 ff.).

Monozyten

Monozyten sind im Blutausstrich gut an ihrem nierenförmigen Kern zu erkennen (→ Abb. 7.9 a). Das Zytoplasma stellt sich blassblau dar. Außerdem sind sie mit einem Durchmesser von bis zu 20 µm die größten Leukozyten.

Monozyten zirkulieren ca. 1–2 Tage im Blut, wandern dann ins Gewebe aus und differenzieren dort zu gewebsständigen **Makrophagen** (abgekürzt: MΦ). Diese Zellen besitzen wie Monozyten einen gelappten, nierenförmigen Kern. Die Makrophagen mancher Gewebe werden mit Eigennamen bezeichnet:
- **Alveolarmakrophagen** in der Lunge (→ Abb. 7.9 b)
- **Kupffer-Zellen** in der Leber (→ Abb. 7.9 c)
- **Hofbauer-Zellen** in der Plazenta
- **Histiozyten** im Bindegewebe

Mononukleäres Phagozytosesystem (MPS)

Monozyten und Makrophagen zählen zum mononukleären Phagozytosesystem (MPS). Seine Aufgaben sind die Phagozytose und der Abbau körperfremder Bestandteile sowie alter bzw. entarteter körpereigener Zellen. Zum MPS gehören auch **Osteoklasten** im Knochen (→ Kap. 4.11) und **Mikrogliazellen** im Gehirn (→ Kap. 6.5), da sie aus denselben Vorläuferzellen hervorgehen wie Monozyten.

Differenzialdiagnose

Blutausstrich:
- Reife Erythrozyten: rötlich bis zartrosa und kernlos
- Thrombozyten: violettfarbene Zellfragmente
- Granulozyten: Granula und segmentierte Kerne
- Lymphozyten: runde Kerne
- Monozyten: nierenförmige Kerne

Histopathologie

Auch Alveolarmakrophagen sind Teil des MPS. Man findet sie in den Alveolen der Lunge (→ Kap. 9.8), wo sie körpereigene und körperfremde Partikel phagozytieren. **Siderophagen** sind mit Eisen beladene Alveolarmakrophagen. Das Eisen entstammt roten Blutkörperchen, die z. B. im Rahmen bestimmter Erkrankungen aus der Blutbahn ausgetreten sind. Das Eisen des aufgenommenen Hämoglobins ist dabei als gelbbraunes Pigment (**Hämosiderin**) in den Zellen sichtbar.
Wenn das Herz insuffizient ist, und Blut nicht mehr aus der Lunge abtransportiert werden kann, kommt es zu einem Blutrückstau in die Lunge. Da eine solche Stauung auf einem Herzfehler beruhen kann, werden eisenbeladene Alveolarmakrophagen in der Lunge auch **„Herzfehlerzellen"** genannt.

7.3 Blutzellen: Lymphozyten und Monozyten

Lymphozyten und NK-Zellen

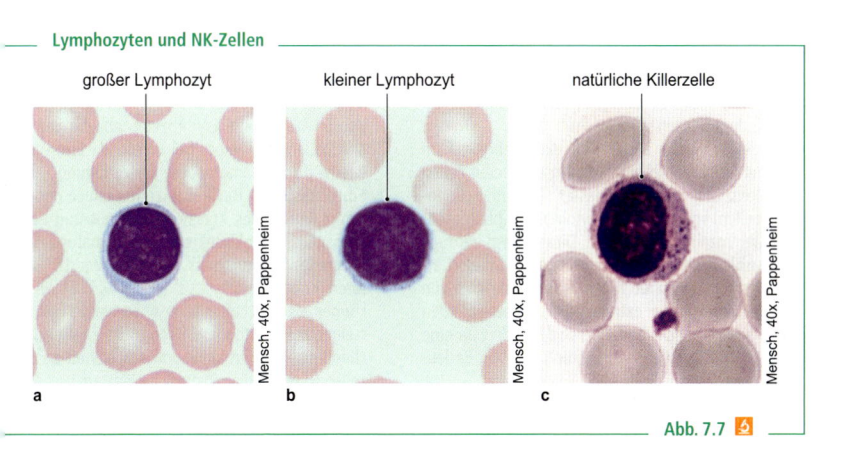

a) großer Lymphozyt — Mensch, 40x, Pappenheim
b) kleiner Lymphozyt — Mensch, 40x, Pappenheim
c) natürliche Killerzelle — Mensch, 40x, Pappenheim

Abb. 7.7

Zelllyse durch NK-Zellen

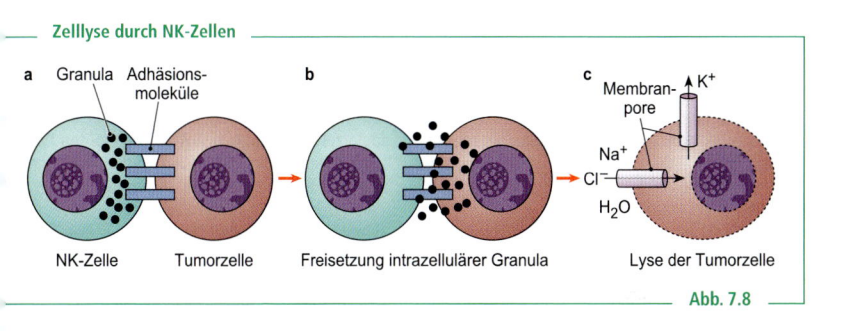

a) Granula, Adhäsionsmoleküle — NK-Zelle, Tumorzelle
b) Freisetzung intrazellulärer Granula
c) Membranpore, K^+, Na^+, Cl^-, H_2O — Lyse der Tumorzelle

Abb. 7.8

Monozyten und Makrophagen

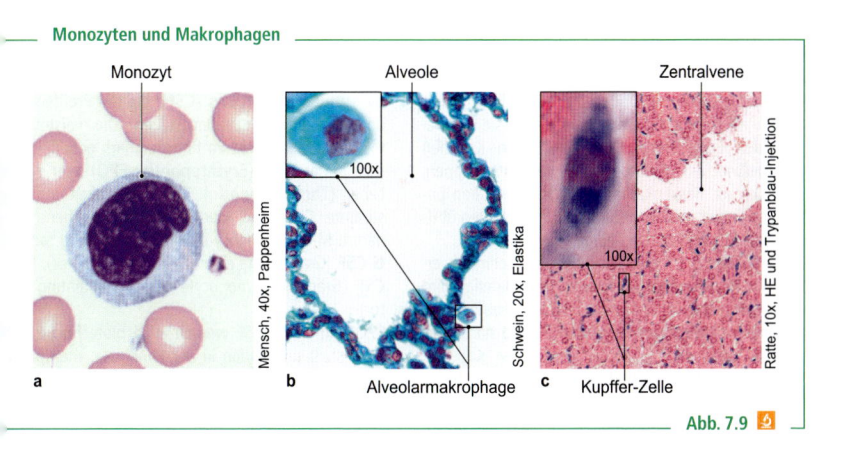

a) Monozyt — Mensch, 40x, Pappenheim
b) Alveole, Alveolarmakrophage, 100x — Schwein, 20x, Elastika
c) Zentralvene, Kupffer-Zelle, 100x — Ratte, 10x, HE und Trypanblau-Injektion

Abb. 7.9

7 Blut, Gefäße und lymphatisches System

7.4 Blutbildung (1)

Phasen der Blutbildung (Hämatopoese)

In der **Embryonal- und Fetalzeit** findet die Hämatopoese während sich überschneidender Phasen an verschiedenen Orten statt (→ Abb. 7.10):

- Ab der 3. Woche bilden sich extraembryonal im Dottersack mesenchymale Blutinseln. Deren Zellen differenzieren zu Angioblasten (primitive Endothelzellen) sowie zu Hämozytoblasten (pluripotente Stammzellen, → Kap. 2). Diese Phase wird als **mesoblastische Phase** bezeichnet und dauert etwa bis zum 3. Monat. Diese Phase ist deshalb von Bedeutung, da die extraembryonal entstehenden Erythrozyten noch kernhaltig sind und dies für eine histopathologische Begutachtung ggf. von Bedeutung sein kann.
- Bereits gegen Ende des 2. Monats beginnt die Bildung der Blutzellen im Mesenchym der Leberanlage. Ab dem 4. Monat beteiligt sich auch die Milz an der Blutbildung. Man spricht von der **hepatolienalen Phase.** Sie dauert bis zum 8. Monat. Ab dieser Phase entstehen Erythrozyten intraembryonal. Sie sind kernlos, was u. U. im Rahmen einer histopathologischen Begutachtung von Wichtigkeit sein kann.
- Ab dem 5. Monat wandern Hämatozyten der Leber ins Knochenmark ein, was den Beginn der **medullären Phase** einleitet. Diese Phase hält als einzige bis nach der Geburt an; das Knochenmark bleibt dauerhaft der Ort der Blutbildung.

Knochenmark

Das Knochenmark (→ Abb. 7.11, → Abb. 7.12) füllt die Markhöhlen aller Knochen aus. Es wird von zahlreichen weitlumigen Kapillaren (Sinus) durchzogen, die von Endothel ausgekleidet sind und der Blutversorgung bzw. der Blutentsorgung dienen (→ Abb. 7.12). Man unterscheidet zwischen dem **roten Mark,** in dem die Bildung der Blutzellen stattfindet, und dem **gelben Mark** (Fettmark), das vorwiegend Fettzellen enthält. Bei Kindern findet die Blutbildung noch in allen Knochen statt, wohingegen sie sich bei gesunden Erwachsenen auf die platten Knochen (Schädelknochen, Brustbein, Schulterblatt, Rippen, Wirbelkörper, Beckenkamm) und die proximalen Enden von Femur und Humerus beschränkt. In den übrigen Knochen findet man gelbes Mark.

Die zytologische Untersuchung des Knochenmarks erfolgt im **Knochenmarkausstrich.** Das Material wird aus dem Brustbein oder dem Beckenkamm entnommen, auf einem Objektträger ausgestrichen und nach Pappenheim oder mit Toluidinblau gefärbt (→ Kap. 7.2, → Abb. 7.3). Neben sämtlichen Reifungsstadien der hämatopoetischen Zellen (→ Kap. 7.5) sind im Knochenmark auch Zellen lokalisiert, die geeignete Bedingungen für die Hämatopoese schaffen:

- **Makrophagen** sind v. a. in hämatopoetischen Inseln lokalisiert, wo sie die ausgestoßenen Kerne von Normoblasten (→ Kap. 7.5) phagozytieren. Sie sind auch in der Lage, mit Zellausläufern das fenestrierte Endothel der Sinus zu durchdringen und im Lumen alte Erythrozyten abzufangen und abzubauen. Das dabei frei werdende Eisen steht wieder für die Hämatopoese zur Verfügung.
- **Fibroblastische Retikulumzellen** bauen das retikuläre Gerüst des Knochenmarks auf und beeinflussen über Zytokinsekretion die Hämatopoese.
- **Fettzellen** (Adipozyten) machen etwa 30 % des roten Knochenmarks aus (→ Abb. 7.11 d) und können als Platzhalter angesehen werden. Bei gesteigerter Hämatopoese nimmt ihre Zahl entsprechend ab. Das Verhältnis von Adipozyten zu Blutzellen ist daher diagnostisch bedeutsam.

Colony forming units (CFU) und Colony stimulating factors (CSF)

Die Hämatopoese findet in den **erythropoetischen Inseln** im Knochenmark statt (→ Abb. 7.11 b, d). Dabei geht die Zelldifferenzierung von einer einzigen Population multipotenter hämatopoetischer Stammzellen aus (→ Kap. 7.5, → Abb. 7.13), aus denen sich myeloide und lymphoide Progenitorzellen (Vorläuferzellen) entwickeln. Aus den **myeloiden Progenitorzellen** (rote Linie) gehen Erythrozyten, Thrombozyten, Granulozyten und Monozyten hervor, aus den **lymphoiden Progenitorzellen** (weiße Linie) Lymphozyten und natürliche Killerzellen (NK-Zellen). Die Progenitorzellen sind nur in frühen Stadien in der Lage, sich weiter zu differenzieren. Diese Fähigkeit geht mit der Zeit immer mehr verloren; man spricht dann von festgelegten Progenitorzellen oder **Colony forming units (CFU).**

Die Differenzierungsschritte der Hämatopoese sind streng reguliert, d. h., das Gleichgewicht zwischen gebildeten und abgestorbenen Zellen wird konstant gehalten. Hauptsächlich sind es **Zytokine** und **Colony stimulating factors (CSF),** die die Proliferation und die Zelldifferenzierung steuern. Die meisten Zytokine werden direkt im Knochenmark gebildet, andere in der Niere (**Erythropoetin; EPO**) oder in der Leber (**Thrombopoetin**). Die CSF wirken auf bestimmte CFUs und werden dementsprechend benannt: **M-CSF** (Monocyte colony-stimulating factor) **G-CSF** (Granulocyte colony-stimulating factor), **GM-CSF** (Granulocyte-monocyte colony-stimulating factor).

EPO und einige CSF werden auch biotechnologisch hergestellt und finden in der Klinik u. a. therapeutische Anwendung bei der Niereninsuffizienz.

7.4 Blutbildung (1)

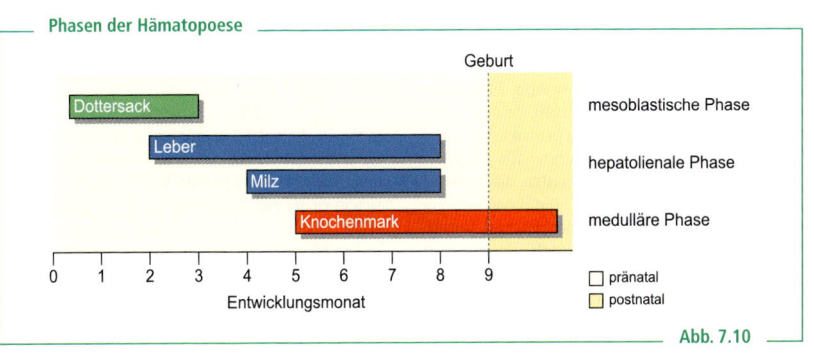

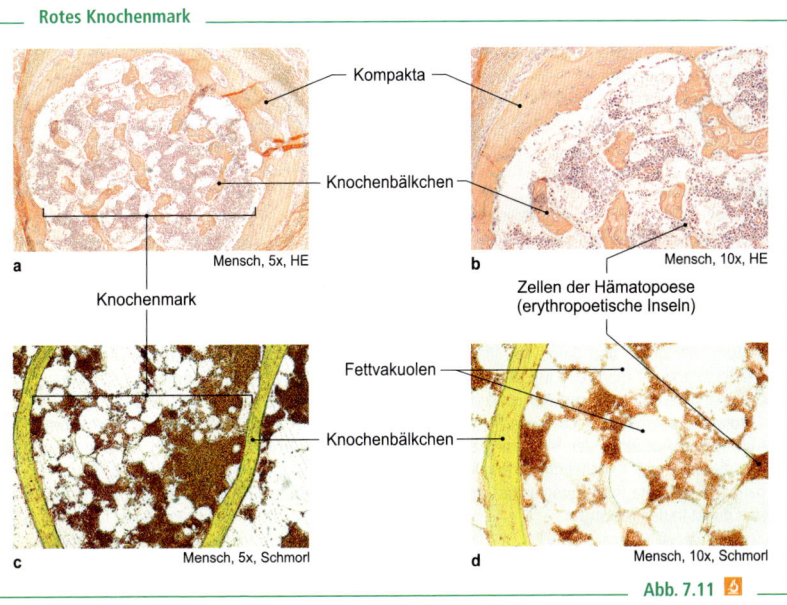

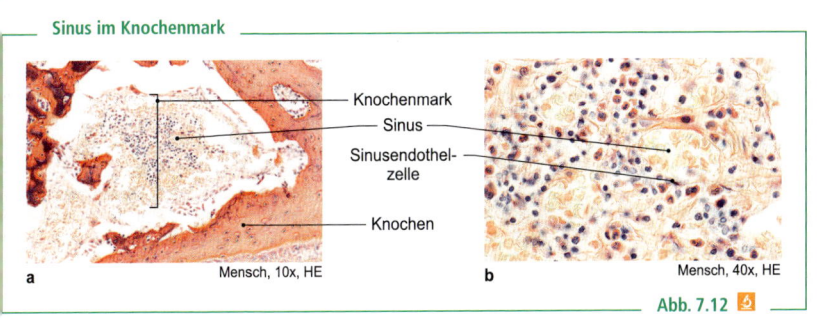

Phasen der Hämatopoese

Geburt

- Dottersack
- Leber
- Milz
- Knochenmark

Entwicklungsmonat (0–9)

mesoblastische Phase
hepatolienale Phase
medulläre Phase

☐ pränatal
☐ postnatal

Abb. 7.10

Rotes Knochenmark

a — Mensch, 5x, HE
b — Mensch, 10x, HE
c — Mensch, 5x, Schmorl
d — Mensch, 10x, Schmorl

Beschriftungen:
- Kompakta
- Knochenbälkchen
- Knochenmark
- Zellen der Hämatopoese (erythropoetische Inseln)
- Fettvakuolen
- Knochenbälkchen

Abb. 7.11

Sinus im Knochenmark

a — Mensch, 10x, HE
b — Mensch, 40x, HE

Beschriftungen:
- Knochenmark
- Sinus
- Sinusendothelzelle
- Knochen

Abb. 7.12

7.5 Blutbildung (2)

Erythropoese

Aus myeloiden Progenitorzellen entstehen unter dem Einfluss von Erythropoetin (EPO, → Abb. 7.13) die etwa 15 µm großen **Proerythroblasten**, die einen Saum aus basophilem Zytoplasma, eine perinukleäre Aufhellung und Kerne mit viel Heterochromatin aufweisen (→ Abb. 7.14). Die Proerythroblasten differenzieren zu **basophilen Erythroblasten**. Die basophilen Erythroblasten werden zu **polychromatischen Normoblasten**, deren Zytoplasma nur noch schwach basophil reagiert. Das Chromatin erscheint aufgelockert bis dicht gepackt (→ Abb. 7.14 b). Nach einer weiteren Zellteilung entstehen **orthochromatische Normoblasten**, die dann nicht mehr weiter teilungsfähig sind. Man erkennt sie an kleinen Kernen mit dicht gepacktem Euchromatin (→ Abb. 7.14).

Mit der Ausstoßung des Kerns entstehen etwa 7,5 µm große **Erythrozyten**, die in anfänglichen Stadien noch ein feines Netz aus Ribosomen aufweisen können und deshalb auch **Retikulozyten** genannt werden (→ Kap. 7.1).

Thrombopoese

Aus myeloiden Progenitorzellen entwickeln sich im Knochenmark unter Einwirkung des Hormons Thrombopoetin (→ Abb. 7.13) über die Zwischenstufen der **Megakaryoblasten** und **Promegakaryozyten** die **Megakaryozyten** (→ Kap. 7.2). Diese Zellen besitzen einen DNA-Satz von bis zu 64 n und sind mit 40–140 µm sehr große und damit auffällige Zellen. Des Weiteren erkennt man reife Megakaryozyten im Knochenmarkausstrich sehr gut am polykondensierten Chromatin innerhalb der Zellkerne (→ Kap. 7.2, → Abb. 7.3 a). Ausläufer der Megakaryozyten reichen in die Sinus des Knochenmarks und entlassen permanent Fragmente ihres Zytoplasmas als Thrombozyten direkt in den Blutstrom.

Monopoese

Myeloide Progenitorzellen differenzieren unter dem Einfluss von GM-CSF und M-CSF (→ Abb. 7.13) zuerst zu **Monoblasten**, die über **Promonozyten** zu **Monozyten** werden (→ Kap. 7.3, → Abb. 7.9). Monozyten treten in die Sinus des Knochenmarks, zirkulieren 1–3 Tage im Blut und wandern dann ins Interstitium aus. Dort reifen sie zu gewebsspezifischen **Makrophagen** heran (→ Kap. 7.3).

Granulopoese

Myeloide Progenitorzellen entwickeln sich unter dem Einfluss von G-CSF (→ Abb. 7.13) zuerst zu **Myeloblasten**, die ca. 15 µm groß sind und randständige Kerne mit jeweils vielen Nukleoli aufweisen. Ihr schwach basophiles Zytoplasma enthält noch keine Granula (→ Abb. 7.15 a). Durch Zellteilung entstehen ca. 25 µm große **Promyelozyten**, die sich durch azurophile (eosinophile) Granula auszeichnen, wobei die Granulation über den Kern zieht (→ Abb. 7.15 b). Bis zu diesem Stadium kann man die verschiedenen Granulozyten nicht voneinander unterscheiden. Dies ist erst ab dem Differenzierungsstadium der **Myelozyten** (→ Abb. 7.15 b) möglich. Dabei verschwinden im ersten Schritt die primären azurophilen Granula und man spricht von **jungen Myelozyten**. Erst wenn sich in einem zweiten Schritt die sekundären spezifischen Granula ausgebildet haben, spricht man von **reifen Myelozyten**. Die Inhaltsstoffe und das Färbeverhalten ihrer Granula variieren (→ Kap. 7.2). Neutrophile, eosinophile und basophile Myelozyten sind nicht mehr teilungsfähig, sondern differenzieren zu **Metamyelozyten**. Deren Zellkerne weisen anfangs noch ein bohnenförmiges Aussehen auf (→ Abb. 7.15 c), das sich während der weiteren Differenzierung drastisch verändert (→ Kap. 7.2).

Lymphopoese

Aus lymphoiden Progenitorzellen entwickeln sich **Pro-T-** und **Pro-B-Lymphozyten** (→ Abb. 7.13). Obwohl ihnen Rezeptoren zur Antigenerkennung fehlen, zählt man auch **natürliche Killerzellen** (NK-Zellen, granulierte Lymphozyten) zu den Lymphozyten, da sie aus denselben Progenitorzellen hervorgehen.

Pro-T-Zellen verlassen sehr früh das Knochenmark und wandern mit dem Blutstrom in den Thymus ein, wo sie zu immunkompetenten T-Lymphozyten heranreifen und mit dem T-Zell-Rezeptor (TCR) ausgestattet werden. Für den TCR kodieren verschiedene Genabschnitte (**V-, D-, J-Segmente**), die während der Pro-T-Zell-Reifung unterschiedlich miteinander kombiniert werden. Dieser Vorgang wird **somatische Rekombination** genannt und ist Grundlage für die strukturelle Vielfalt des TCR (→ Kap. 7.9).

Pro-B-Zellen bleiben länger im Knochenmark und entwickeln sich dort über Prä-B- zu fast reifen B-Zellen, die einen funktionsfähigen B-Zell-Rezeptor tragen. Dieser kann als ein in die Zellmembran integrierter Antikörper angesehen werden. Seine Bildung erfolgt wie die des TCR durch somatische Rekombination (→ Kap. 7.8).

Histopathologie

Bösartige Erkrankungen blutbildender Zellen werden als **Leukämien** bezeichnet. Man unterscheidet myeloische Leukämien, die von Vorläuferzellen der Granulozyten, Erythrozyten oder Thrombozyten ausgehen, von lymphatischen Leukämien, die die Zellen der lymphatischen Differenzierungsreihe betreffen.

7.5 Blutbildung (2)

Hämatopoese

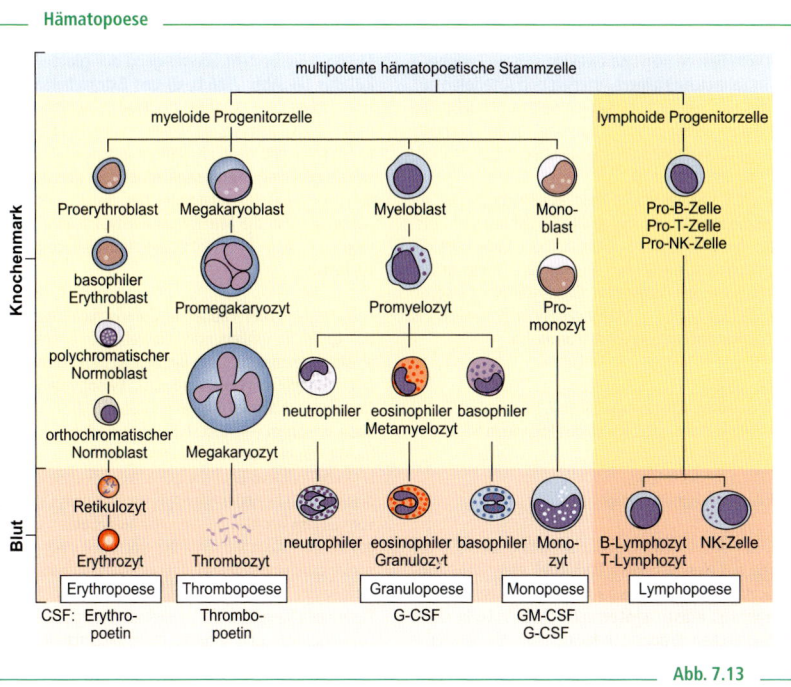

Abb. 7.13

Erythropoese

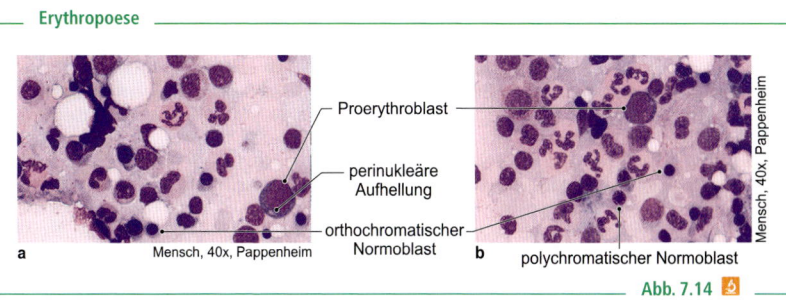

Proerythroblast
perinukleäre Aufhellung
orthochromatischer Normoblast
polychromatischer Normoblast

a Mensch, 40x, Pappenheim
b Mensch, 40x, Pappenheim

Abb. 7.14

Granulopoese

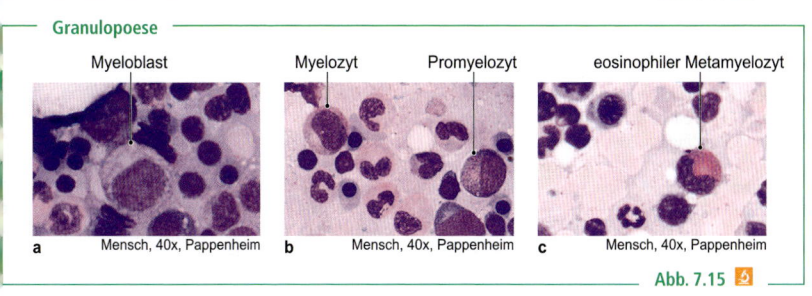

Myeloblast | Myelozyt | Promyelozyt | eosinophiler Metamyelozyt

a Mensch, 40x, Pappenheim
b Mensch, 40x, Pappenheim
c Mensch, 40x, Pappenheim

Abb. 7.15

7 Blut, Gefäße und lymphatisches System

7.6 Gefäße: Arterien

Gefäße dienen dem Bluttransport: Arterien führen Blut vom Herzen weg und zweigen sich zur Peripherie hin in zahlreiche kleinere Arterien und Arteriolen auf, an die sich ein dichtes Kapillarnetz anschließt. Die Kapillaren vereinigen sich zu Venolen, die ihrerseits zu Venen konvergieren. Venen leiten das Blut schließlich zum Herzen zurück.

Arteriolen, Kapillaren und Venolen besitzen wegen ihrer immensen Anzahl die größte Gesamtquerschnittsfläche im Gefäßsystem. Gleichzeitig nimmt dort die Strömungsgeschwindigkeit ab, was eine Grundvoraussetzung für den Stoff- und Gasaustausch zwischen Blut und Gewebe ist. Man bezeichnet dies auch als **Mikrozirkulation** oder **Endstrombahn**.

Arterien

Die Wand von Arterien (→ Abb. 7.16, → Abb. 7.17) besteht von innen nach außen aus folgenden Schichten:
- Tunica intima (Intima)
- Tunica media (Media)
- Tunica adventitia (Adventitia)

Intima Als innere Gefäßauskleidung besteht die Intima aus einschichtigem **Endothel**, einer **subendothelialen Schicht** (Lamina propria intimae) und der **Membrana elastica interna** (→ Abb. 7.16 b, c). Im histologischen Präparat erkennt man die Zellkerne der extrem abgeflachten Endothelzellen, die einer Basallamina aufsitzen. Der endotheliale Zellverband wird über Tight junctions zusammengehalten, die den passiven Durchtritt von Zellen oder Plasmabestandteilen aus dem Intravasalraum ins umliegende Gewebe verhindern. Die apikale Membran der Endothelzellen wird von der **Glykokalyx** überzogen. Diese Schicht aus Kohlenhydraten verhindert die Adhäsion von Blutzellen an der Gefäßwand.

Durch seine sekretorischen Eigenschaften beeinflusst das Endothel u. a. auch die Blutgerinnung. Prostazyklin hemmt z. B. die Aggregation von Thrombozyten, während der **von Willebrand-Faktor (vWF)** deren Adhäsion fördert.

> **Histopathologie**
>
> Die subendotheliale Schicht v. a. größerer Arterien enthält normalerweise nur wenige Zellen und wenig Extrazellulärmatrix. Altersabhängig kann es dort allerdings zu Verdickungen kommen, die meist Ursprungsort von **atherosklerotischen Veränderungen** sind.

Die **Membrana elastica interna** besteht aus einer oder zwei Lagen elastischen Bindegewebes und stellt die Grenze zwischen Intima und Media dar. Deutlich ausgeprägt ist sie in großen Arterien; man erkennt sie sehr gut in Elastika- oder HB-gefärbten Präparaten.

Media Sie besteht überwiegend aus **glatter Muskulatur** (→ Abb. 7.16 b, d) und Extrazellulärmatrix (elastisches und straffes Bindegewebe, Proteoglykane). Im Gegensatz zu Venen ist die Media in Arterien stark und deutlich sichtbar ausgeprägt. Die zur Media gehörige **Membrana elastica externa** stellt den Übergang zur Adventitia her. Sie ist prinzipiell aufgebaut wie die Membrana elastica interna. Allerdings ist sie nicht so kompakt und dick und weist Lücken auf.

Adventitia Diese äußerste Gefäßschicht verankert das Gefäß im umliegenden Gewebe. Sie besteht aus elastischem und straffem Bindegewebe. In ihr verlaufen Blutgefäße (Vasa vasorum), Lymphgefäße und Nerven (→ Abb. 7.16 b, e; → Abb. 7.17).

Vasa vasorum (→ Abb. 7.17 a) sind kleine Blutgefäße, die ein größeres Gefäß versorgen. Sie reichen nur bis in die äußeren Bereiche der Media; die inneren Mediaschichten beziehen ihre Nährstoffe durch Diffusion vom Lumen her. Von den primitiv aufgebauten Lymphgefäßen (→ Kap. 7.8) unterscheiden sich die Vasa vasorum durch ihren dreischichtigen Wandaufbau.

Innerviert werden Arterien durch postganglionäre Fasern des Sympathikus, die sich netzartig um die Gefäße anordnen und mitunter in histologischen Präparaten angeschnitten sein können.

Arterien vom elastischen Typ (→ Abb. 7.17)

Obwohl das Blut periodisch vom Herzen ausgestoßen wird, fließt es kontinuierlich im Gefäßsystem. Dies ist der sog. **Windkesselfunktion der herznahen Arterien** zu verdanken, die in ihrer Media über elastische Fasern verfügen. Während der Systole (Kontraktionsphase des Herzens) dehnt sich die Gefäßwand, doch während der Diastole (Entspannungsphase des Herzens) halten die Rückstellkräfte der elastischen Fasern einen kontinuierlichen Blutfluss aufrecht. Deshalb besitzt die Media herznaher Arterien viele Lagen elastischer Lamellen, zwischen denen glatte Muskelzellen liegen, die mitunter verzweigt sein können. Die elastischen Fasern zeigen sich gut in der HB- (→ Abb. 7.17 a) und der Elastika-Färbung (→ Abb. 7.17 b, c).

Arterien vom muskulären Typ (→ Abb. 7.16)

Zu diesen Arterien gehören überwiegend **herzferne Arterien**. Sie übernehmen keine Windkesselfunktion mehr, sondern dienen lediglich dem Weitertransport des Blutes. Ihre Media erkennt man daher an vielen Lagen parallel angeordneter Muskelzellen. Außerdem hebt sich in diesem Arterientyp die Membrana elastica externa deutlich besser ab.

7.6 Gefäße: Arterien

Wandaufbau von Arterien des muskulären Typs

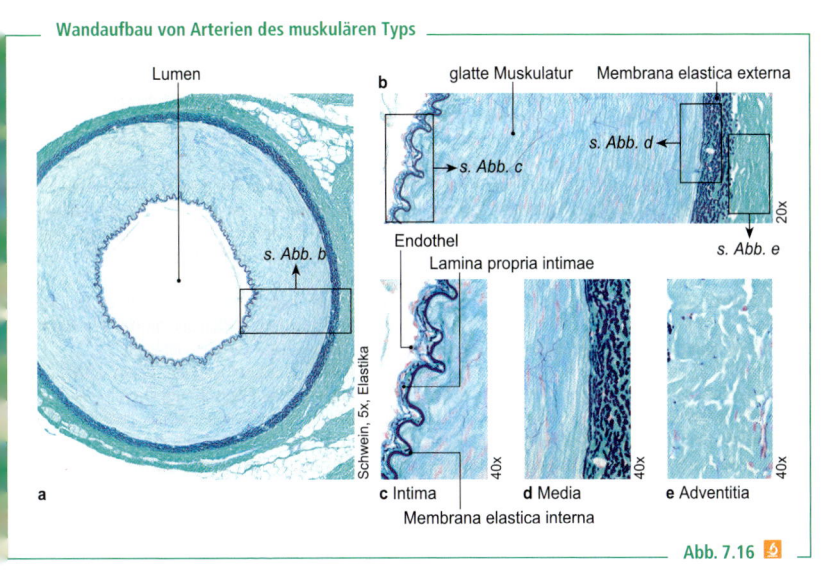

a — Lumen, s. Abb. b — Schwein, 5x, Elastika
b — glatte Muskulatur, Membrana elastica externa, s. Abb. c, s. Abb. d, s. Abb. e — 20x
c Intima — Endothel, Lamina propria intimae, Membrana elastica interna — 40x
d Media — 40x
e Adventitia — 40x

Abb. 7.16

Wandaufbau von Arterien des elastischen Typs

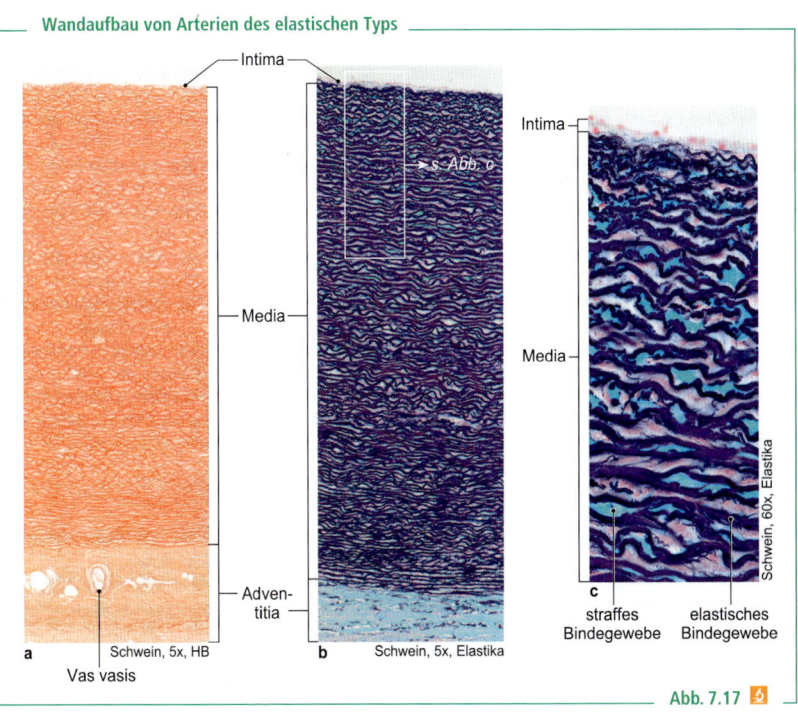

a — Intima, Media, Adventitia, Vas vasis — Schwein, 5x, HB
b — Intima, Media, Adventitia, s. Abb. c — Schwein, 5x, Elastika
c — Intima, Media, straffes Bindegewebe, elastisches Bindegewebe — Schwein, 60x, Elastika

Abb. 7.17

7.7 Gefäße: Arteriolen, Kapillaren, Venolen und Venen

Kleine Arterien und Arteriolen
Der Wandaufbau **kleiner Arterien** ähnelt dem der großen Arterien, ist aber feiner: Die subendotheliale Schicht der Intima ist dünner, und die Media besitzt nur wenige Schichten glatter Muskulatur (→ Abb. 7.18 a). **Arteriolen** sind noch kleinkalibriger (< 100 µm) und filigraner. Ihre Intima besteht lediglich aus Endothelzellen und Basallamina; die Media ist ein- bis max. zweischichtig (→ Abb. 7.18 b).

Kapillaren
Kapillaren (→ Abb. 7.19) sind mit einem Durchmesser von 6–12 µm die feinsten Blutgefäße im Organismus. Ihre Wand besteht lediglich aus sehr dünnem Endothel (meist nur eine Endothelzelle) und der Basallamina, die sie sich mit den sog. **Perizyten** teilen. Diese modifizierten Muskelzellen umschließen die Kapillaren und regulieren aufgrund ihrer Kontraktilität den Blutfluss in den Kapillaren und in den sich umschließenden Venolen.

Kapillaren sind der Ort des **Gas- und Stoffaustausches**. Für diese Transportvorgänge existieren verschiedene Wege:
- Gase und lipophile Substanzen diffundieren frei durch das Kapillarendothel.
- Wasser und hydrophile Substanzen passieren die Wand entweder durch **Transzytose** (durch die Endothelzellen hindurch) oder **parazellulär** (an den Endothelzellen vorbei).

Für die Transzytose sind spezielle Transporteinrichtungen notwendig, wohingegen Lücken zwischen Endothelzellen die Grundlage für den parazellulären Transport sind. Das Kapillarendothel kann unterschiedlich gestaltet sein:
- **Kontinuierliches Endothel** (→ Abb. 7.20 a) ist ein durchgängiger Zellverband. Tight junctions schließen die Endothelzellen nur mäßig voneinander ab, sodass Wasser und Albumin parazellulär die Kapillarwand passieren können. **Vorkommen:** Kapillaren der Skelett- und Herzmuskulatur, im Fettgewebe und in exokrinen Drüsen.
- **Diskontinuierliches Endothel** (→ Abb. 7.20 b) weist weite interzelluläre Poren auf, in deren Bereichen die Basallamina fehlt. Durch diese Lücken können so gut wie alle Bestandteile des Blutplasmas hindurchtreten. **Vorkommen:** Milz (→ Kap. 7.10), Leber.
- **Fenestriertes Endothel** (→ Abb. 7.20 c) hat Poren (Fenestrationen), die keine Plasmamembran besitzen, sondern durch eine Glykokalyx (**Diaphragma**) verschlossen sind. Auf der luminalen Seite sind die Diaphragmen negativ geladen und erlauben daher nur Wasser und kleinen hydrophilen Stoffen den Durchtritt. **Vorkommen:** v.a. in endokrinen Organen, in der Niere (Ausnahme: Glomeruli) und in der Darmschleimhaut.

Venolen und kleine Venen
Die Kapillaren konvergieren zu **postkapillären Venolen** (Lumen 15–40 µm; → Abb. 7.21). Sie besitzen meist keine glatte Muskulatur und sind von Perizyten umgeben. Auch in den postkapillären Venolen finden Austauschvorgänge zwischen Gewebe und Blut statt. Da der hydrostatische Druck im Interstitium und in den Kapillaren höher ist als in den postkapillären Venolen, kann interstitielle Flüssigkeit in die Venolen einströmen und wird abtransportiert. Unterstützt wird dieser Vorgang durch den lockeren Zusammenschluss der Endothelzellen und die damit verbundene hohe Permeabilität der Venolenwand.
Ein weiterer wichtiger Vorgang in den postkapillären Venolen ist die **Leukozytenmigration** (→ Kap. 7.14). Die postkapillären Venolen konvergieren zu **kleinen Venen**, die ein größeres Lumen (1–3 mm) und eine sehr fein ausgeprägte Media besitzen.

Mittelgroße und große Venen
Prinzipiell sind Venen wie Arterien aufgebaut. Allerdings sind die Venenwände dünner, weil der hydrostatische Druck, dem die Venen standhalten müssen, bedeutend geringer ist als in Arterien.
Die subendotheliale Schicht der Intima ist relativ dick, die Membrana elastica interna fehlt bzw. ist nicht vollständig ausgebildet. Auch die Media ist nur spärlich ausgeprägt. Sie ist bedeutend dünner als in Arterien und die Muskelfasern sind nicht mehr parallel angeordnet, sondern liegen meist in Bündeln vor. Die Media wird ferner von elastischem und kollagenem Bindegewebe durchzogen; die Membrana elastica externa fehlt (→ Abb. 7.22).
Mittelgroße Venen der Extremitäten und der Brustwand besitzen Klappen (**Valvulae venarum**). Dabei handelt es sich um 2–3 halbmondförmige **Intimaduplikaturen** (→ Abb. 7.23), die verhindern, dass sich der Blutfluss umkehrt: Fließt das Blut in Richtung des Herzens, legen sich die Klappen der Gefäßwand an. Kommt es zu einer Stromumkehr, so füllen sich die säckchenartigen Klappen mit Blut und verschließen das Gefäßlumen.

Differenzialdiagnose

- **Arterien:** stark ausgeprägte Media, Membrana elastica interna und externa
- **Venen:** dünne Media, dicke subendotheliale Schicht, Membrana elastica interna fehlt meist.

7.7 Gefäße: Arteriolen, Kapillaren, Venolen und Venen

Kleine Arterien und Arteriolen

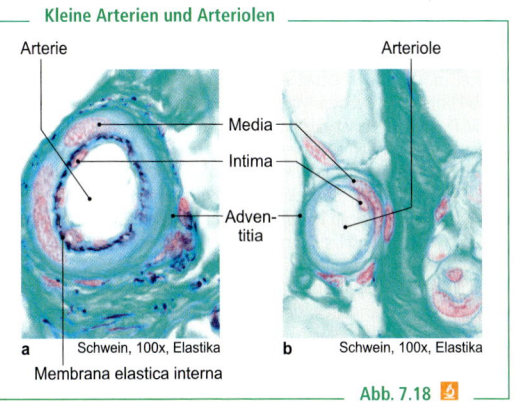

- Arterie
- Media
- Intima
- Adventitia
- Arteriole
- Membrana elastica interna

a Schwein, 100x, Elastika
b Schwein, 100x, Elastika

Abb. 7.18

Kapillaren

- Endothelzelle

Schwein, 100x, HE

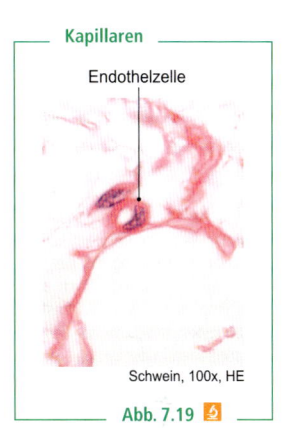

Abb. 7.19

Kapillarendothelien

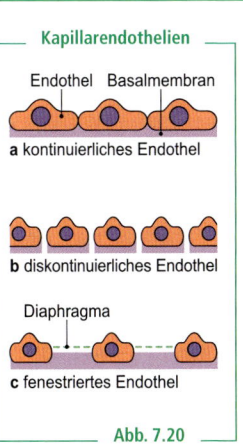

- Endothel
- Basalmembran

a kontinuierliches Endothel

b diskontinuierliches Endothel

- Diaphragma

c fenestriertes Endothel

Abb. 7.20

Venolen

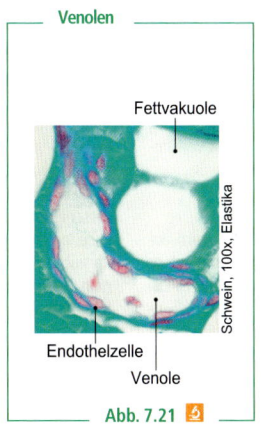

- Fettvakuole
- Endothelzelle
- Venole

Schwein, 100x, Elastika

Abb. 7.21

Arterie und Vene im Vergleich

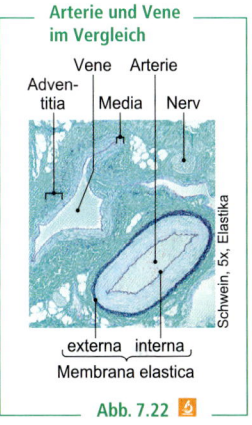

- Vene
- Arterie
- Adventitia
- Media
- Nerv
- externa / interna
- Membrana elastica

Schwein, 5x, Elastika

Abb. 7.22

Venenklappe

- Venenlumen
- Fettzellen (Adipozyten)
- s. Abb. b
- Venenklappe (Intimaduplikatur)

a Schwein, 20x, HE
b Schwein, 40x, HE

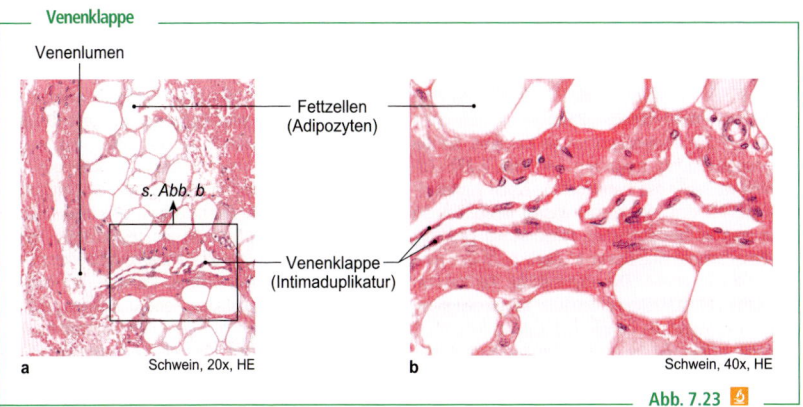

Abb. 7.23

7.8 Lymphsystem und lymphatische Organe (Überblick)

Lymphe

Pro Tag werden im Bereich des Kapillarbetts etwa 2 l Blut aus den Gefäßen ins umliegende Gewebe (Interstitium) gepresst. Treibende Kraft hierfür ist die Druckdifferenz, die zwischen dem Inneren der Gefäße und dem umliegenden Interstitium herrscht. Das **Filtrat** – die Lymphe – enthält Proteine sowie wenige Zellen der Immunabwehr. Die Lymphflüssigkeit ist hinsichtlich ihrer Zusammensetzung mit der interstitiellen Gewebsflüssigkeit vergleichbar. Nach der Passage durch die Lymphknoten (→ Kap. 7.11) steigt die Anzahl an T-Lymphozyten, dendritischen Zellen (→ Kap. 7.14) und Makrophagen in der Lymphe jedoch deutlich an.

Die anfänglichen Abschnitte des Lymphgangsystems sind in ihrem Aufbau noch recht primitiv, wohingegen die großen Lymphgänge histologisch den Venen ähneln. Im Bereich der **Venenwinkel** (Zusammenfluss der V. jugularis interna und der V. subclavia) wird die Lymphe wieder dem Blutstrom zugeführt (→ Abb. 7.24). Durch das Lymphsystem werden Zellen des Immunsystems und Antigene durch den Organismus transportiert. Man kann es als **Parallelweg zum Blutkreislauf** ansehen, der den Ablauf von Immunreaktionen ermöglicht.

Lymphgefäße

Durch endothelfreie Lücken im Interstitium wird die Lymphe in die sog. Lymphkapillaren befördert. **Lymphkapillaren** beginnen blind und haben ein Lumen von ca. 50 μm. Sie sind noch recht primitiv aufgebaut, da sie keine durchgängige Basallamina aufweisen. Zudem sind die Endothelzellen weitgehend locker miteinander verbunden, sodass zwischen ihnen Lücken entstehen. So können interstitielle Flüssigkeit, Zellen und Proteine einströmen. Über Ankerfilamente sind Lymphkapillaren mit elastischen Fasern des umliegenden Bindegewebes verbunden, wodurch die Kapillaren permanent offen gehalten werden. Die Lymphkapillaren gehen über in **größere Lymphgefäße,** die ein größeres Lumen (100 μm) und eine weitgehend durchgängige Basallamina aufweisen (→ Abb. 7.25). Zudem besitzen sie **Klappen,** die die Strömungsrichtung regulieren (→ Abb. 7.27). Zusätzlich weisen diese Lymphgefäße einen Wandaufbau auf, der dem der kleinen Venen entspricht. So kann man im histologischen Präparat ein Endothel mit Basallamina, eine dünne Muskelschicht und eine Adventitia erkennen. Die rhythmische Kontraktion der glatten Muskelzellen unterstützt neben den Klappen den Transport der Lymphe in Richtung der großen **Lymphstämme**. Zu diesen gehören der **Ductus thoracicus** und der **Ductus lymphaticus dexter**. Diese sind im Aufbau vergleichbar mit mittelgroßen Venen. Sie münden im **Venenwinkel** und führen so die Lymphe wieder dem Blutstrom zu.

Lymphatische Organe (Überblick)

Bei den lymphatischen Organen (→ Abb. 7.28) unterscheidet man primäre und sekundäre Organe: In den **primären lymphatischen Organen** (Knochenmark und Thymus) erfolgt die Bildung der Immunzellen. Über den Blutstrom werden sie zu den **sekundären lymphatischen Organen** (Milz, Lymphknoten und Tonsillen) transportiert, in denen die eigentlichen Immunreaktionen stattfinden (→ Abb. 7.26). Die Antigenzufuhr variiert in den sekundären lymphatischen Organen: Lymphknoten sind der Lymphbahn an vielen Stationen zwischengeschaltet, die Milz ist in den Blutkreislauf eingebunden und die Tonsillen erhalten Antigene über das Oberflächenepithel.

Vor allem **T- und B-Lymphozyten** sind an Immunreaktionen beteiligt. **Dendritische Zellen** (→ Kap. 7.14) präsentieren ihnen Antigene; **Makrophagen** dienen vorwiegend dem Abbau von Antigenen, aber auch der Antigenpräsentation.

Innerhalb der sekundären lymphatischen Organe sind T- und B-Lymphozyten in bestimmten Regionen lokalisiert **(T- und B-Zonen)**. Während die T-Zone meist nur unscharf begrenzt ist, wird die B-Zone von der sog. **Lymphfollikeln** repräsentiert. Diese durchlaufen verschiedene Stadien: Erscheint die Ansammlung der B-Zellen dicht gepackt und homogen, sind noch keine Immunreaktionen abgelaufen, man spricht von einem **Primärfollikel.** Finden Immunreaktionen statt, bildet sich ein **Sekundärfollikel** mit Keimzentrum und Randwall aus (→ Kap. 7.11, → Abb. 7.39 c).

Das **Keimzentrum** ist durch eine innere helle (Differenzierung von Zentrozyten) und eine äußere dunkle Zone (Mitosen der Zentroblasten) gekennzeichnet. In der äußeren dunklen Zone durchlaufen B-Zellen die **somatische Hypermutation.** Dabei werden Mutationen durch das Enzym **AICDA** (activation-induced cytidine deaminase) in die V-, D- und J-Gen-Segmente eingefügt. Auf diese Weise wird die DNA verändert, was häufig mit einer erhöhten Affinität der Immunglobuline zum Antigen einhergeht. B-Zellen, deren Immunglobuline weniger affin sind, werden apoptotisch und von Makrophagen abgebaut, d.h., mengenmäßig geht im Keimzentrum ein Großteil der B-Zellen zugrunde. Deshalb hebt sich dieser Bereich durch eine hellere Färbung vom restlichen Follikel ab, was in histologischen Präparaten gut zu erkennen ist. Im **Randwall (Mantelzone, Corona),** der dem Sekundärfollikel als dunklere Zone kappenartig aufsitzt, finden zahlreiche mitotische Teilungen antigenstimulierter B-Zellen statt, die sich zu **Plasmazellen** und **B-Gedächtniszellen** (→ Kap. 7.13) differenzieren.

7.8 Lymphsystem und lymphatische Organe (Überblick)

Lymphfluss-Schema

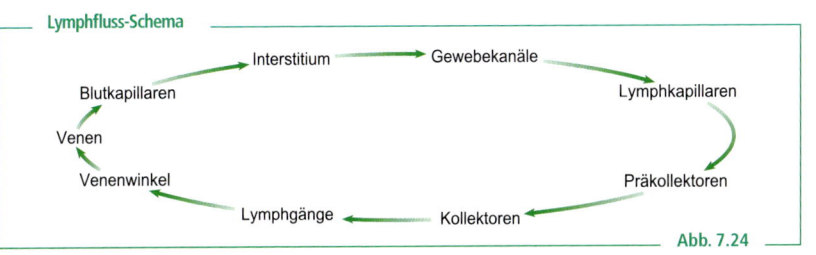

Blutkapillaren → Interstitium → Gewebekanäle → Lymphkapillaren → Präkollektoren → Kollektoren → Lymphgänge → Venenwinkel → Venen → Blutkapillaren

Abb. 7.24

Lymphgefäße

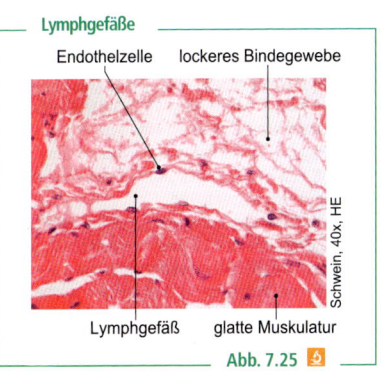

- Endothelzelle
- lockeres Bindegewebe
- Lymphgefäß
- glatte Muskulatur

Schwein, 40x, HE

Abb. 7.25

Primäre und sekundäre lymphatische Organe

primäre lymphatische Organe (Orte zur Bildung der Immunzellen)
- Thymus → T-Zellen
- Knochenmark → B-Zellen

sekundäre lymphatische Organe mit T- und B-Zonen (Orte der Immunreaktion)
- Milz
- Lymphknoten
- Tonsillen

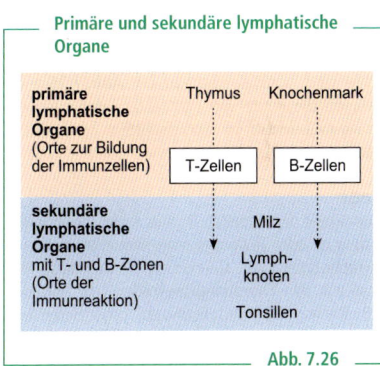

Abb. 7.26

Lymphgefäßklappen

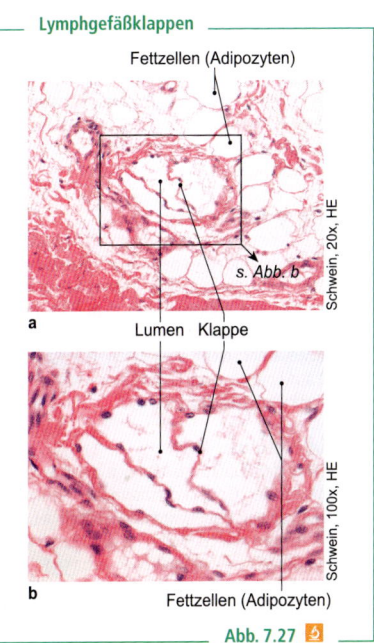

a
- Fettzellen (Adipozyten)
- s. Abb. b

Schwein, 20x, HE

b
- Lumen
- Klappe
- Fettzellen (Adipozyten)

Schwein, 100x, HE

Abb. 7.27

Anatomische Lage der lymphatischen Organe

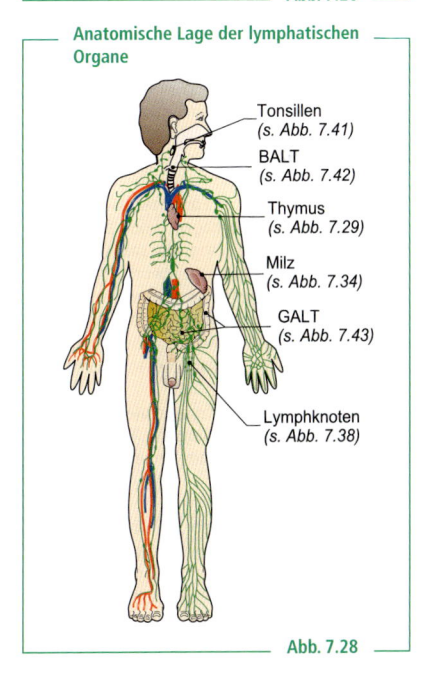

- Tonsillen (s. Abb. 7.41)
- BALT (s. Abb. 7.42)
- Thymus (s. Abb. 7.29)
- Milz (s. Abb. 7.34)
- GALT (s. Abb. 7.43)
- Lymphknoten (s. Abb. 7.38)

Abb. 7.28

7.9 Thymus

Der Thymus ist ein primäres lymphatisches Organ. Er liegt zwischen Sternum und Perikard und hat ein **epitheliales Grundgerüst**. Damit unterscheidet sich der Thymus grundsätzlich von anderen lymphatischen Organen, deren Grundgerüst aus retikulärem Bindegewebe besteht. Ab dem 3. Embryonalmonat wandern Vorläuferzellen (Thymozyten, Prä-T-Zellen) aus dem Dottersack und der Leber (später aus dem Knochenmark) mit dem Blutstrom in die Thymusanlage ein. Dort differenzieren sie zu immunkompetenten T-Lymphozyten.

Histologisch wird der Thymus in Rinde und Mark eingeteilt, wobei die Rinde aufgrund der höheren Zelldichte stets dunkler erscheint (→ Abb. 7.29 a, b). Während die Rinde von einstrahlenden Septen der Bindegewebskapsel in läppchenartige Bereiche unterteilt wird, ist das Mark eine durchgängige Zone.

Rinde

In der Rinde des juvenilen Thymus findet die Differenzierung unreifer Thymozyten zu immunkompetenten T-Lymphozyten statt. Unterstützt werden diese Prozesse von den **Thymusepithelzellen**, die Hormone (z. B. Thymopoetin und Thymosin) produzieren und mittels MHC-Komplexen (→ Kap. 7.15) körpereigene Proteine präsentieren, die die T-Zellen dadurch als „Selbst-Antigene" erkennen. Aus diesem Grund bezeichnet man die Epithelzellen auch als **Ammenzellen**. Im histologischen Präparat fallen sie durch ihre Größe, ihr hell gefärbtes Zytoplasma und die großen Kerne auf, in denen das Chromatin aufgelockert vorliegt (→ Abb. 7.29 c).

Mark

Im Mark findet man neben Epithelzellen, interdigitierenden Zellen, Makrophagen und ausgereiften T-Lymphozyten noch die sog. **Hassall-Körperchen** (→ Abb. 7.29 b, d). Man geht aber davon aus, dass es sich hierbei um Gruppen verhornter degenerierter Epithelzellen handelt. Hassall-Körperchen finden sich nur im Mark des Thymus und sind daher als eindeutiges Merkmal ein äußerst hilfreiches Kriterium für die Differenzialdiagnose.

Das Mark dient den immunkompetenten T-Lymphozyten als Übertrittsort in die Blutbahn, um von dort zu den sekundären lymphatischen Organen oder ins Interstitium zu gelangen.

Zelldifferenzierung und Selektion

Die Zelldifferenzierung erfolgt von den äußeren Rindenbereichen in Richtung Mark. Dabei werden die Vorläuferzellen, die noch keine T-Zell-spezifischen Oberflächenmoleküle besitzen, u. a. mit **CD4-, CD8-**, dem **T-Zell-Rezeptor (TCR)** und den assoziierten **CD3-Komplexen** ausgestattet. Da diese der somatischen Rekombination unterliegen, ist auch der TCR mannigfaltig in seinem Aufbau und damit hochspezifisch im Erkennen und Binden von Antigenen. Der TCR der meisten T-Lymphozyten besteht aus einem Heterodimer aus hochvariablen αβ-**Ketten** (→ Abb. 7.30).

Da T-Lymphozyten nur solche Antigene erkennen, die über MHC-Komplexe (→ Kap. 7.15) präsentiert werden, die MHC-Proteine jedoch in großer struktureller Vielfalt vorhanden sind, müssen T-Zellen in der Lage sein, alle körpereigenen MHC-Proteine zu erkennen und ihnen gegenüber tolerant zu sein. Dies ist die Grundvoraussetzung, um zwischen „selbst" und „nicht selbst" unterscheiden zu können. Ob eine Zelle dabei CD4- oder CD8-positiv wird, hängt davon ab, ob sie mit MHC-Klasse-I- oder -II-Komplexen (→ Kap. 7.13, → Kap. 7.14, → Kap. 7.15) interagiert.

Thymusepithelzellen können eine unendliche Vielfalt körpereigener Proteinfragmente sowohl über MHC-Klasse-I- als auch über MHC-Klasse-II-Komplexe (→ Kap. 7.15) präsentieren.

T-Zellen, die nicht zwischen „selbst" und „nicht selbst" unterscheiden können, werden durch die Positiv- und die Negativselektion eliminiert (→ Abb. 7.31). Bei der **Positivselektion** werden solche Zellen ausgesondert, die nicht an MHC-Komplexe binden und daher nicht in der Lage wären, „Selbst-Antigene" zu erkennen. Dieser Vorgang findet in der Rinde statt. Bei der **Negativselektion** werden im Mark alle Zellen eliminiert, die zu stark an „Selbst-Antigene" binden und diese im Organismus als fremd bekämpfen würden.

Selektierte Zellen werden durch Makrophagen ausgesondert. Mengenmäßig sind dies mindestens 95 %; d. h., nur maximal 5 % der Thymozyten differenzieren zu immunkompetenten T-Lymphozyten.

Blut-Thymus-Schranke

Um die Differenzierung der T-Lymphozyten vor dem Einfluss von Fremdantigenen zu schützen, besteht v. a. in der Rinde die sog. Blut-Thymus-Schranke, die den Übertritt von Antigenen aus dem Blut ins Thymusgewebe verhindert. Sie besteht aus Gefäßendothel sowie einer dicht vernetzten oberflächlichen Schicht aus Epithelzellen, die mit ihren Ausläufern eine perivaskuläre Hülle bilden.

Rückbildung des Thymus

Mit Beginn der Pubertät bildet sich der Thymus unter Einfluss der Geschlechtshormone weitgehend zurück (Atrophie). Dabei wird der Großteil der Rinde durch Fettzellen ersetzt, während das Mark mit den Hassall-Körperchen weitgehend erhalten bleibt (→ Abb. 7.32). Synonyme für den adulten Thymus sind **Thymusrestkörper** oder **retrosternaler Fettkörper**.

7.9 Thymus

Juveniler Thymus

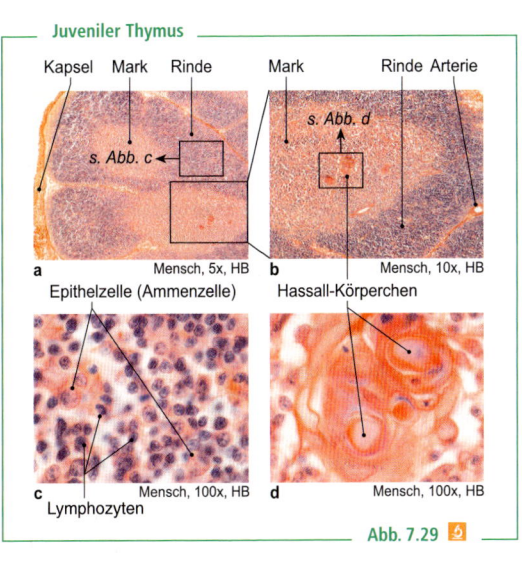

a Kapsel, Mark, Rinde — s. Abb. c — Mensch, 5x, HB
b Mark — s. Abb. d —, Rinde, Arterie — Mensch, 10x, HB
c Epithelzelle (Ammenzelle), Lymphozyten — Mensch, 100x, HB
d Hassall-Körperchen — Mensch, 100x, HB

Abb. 7.29

T-Zell-Rezeptor (TCR)

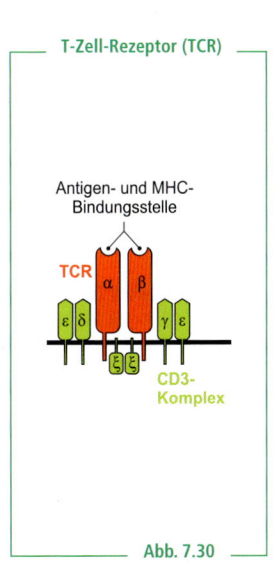

Antigen- und MHC-Bindungsstelle
TCR: α, β
CD3-Komplex: ε, δ, γ, ε, ζ, ζ

Abb. 7.30

Positiv- und Negativselektion

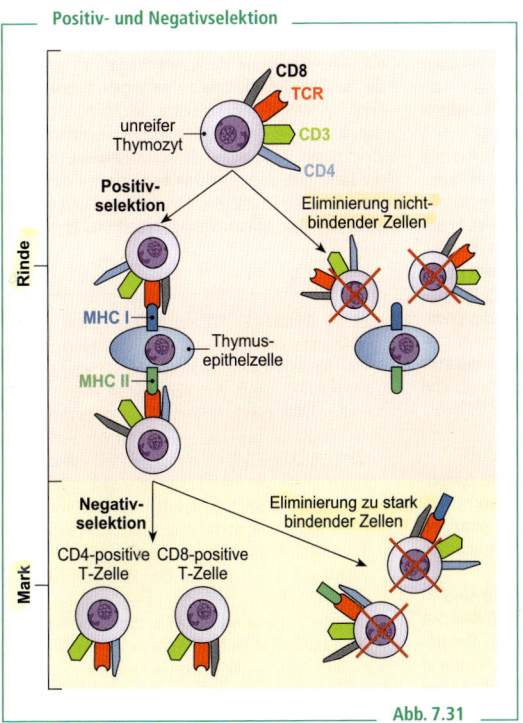

unreifer Thymozyt — CD8, TCR, CD3, CD4

Rinde
Positivselektion
Eliminierung nicht-bindender Zellen
MHC I, MHC II
Thymusepithelzelle

Mark
Negativselektion
Eliminierung zu stark bindender Zellen
CD4-positive T-Zelle, CD8-positive T-Zelle

Abb. 7.31

Adulter Thymus

a Fett, Rindenreste, Markreste — s. Abb. b — Mensch, 5x, HE
b Hassall-Körperchen, Ansammlung von Lymphozyten — Mensch, 40x, HE

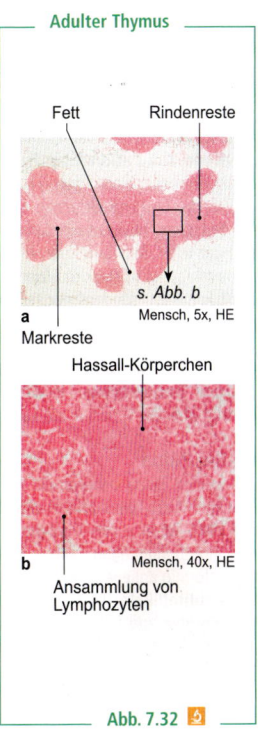

Abb. 7.32

7.10 Milz

Die Milz (**Splen, Lien**) liegt von einer Kapsel umgeben intraperitoneal im linken Oberbauch und ist in den Blutkreislauf eingeschaltet. Grundsätzlich unterscheidet man in der Milz die weiße von der roten Pulpa (→ Abb. 7.33). In der **weißen Pulpa** (T- und B-Zone) laufen Immunreaktionen ab, in der **roten Pulpa** werden alte Erythrozyten ausgesondert. Um diese zweite Funktion zu erfüllen, benötigt sie eine spezielle Gefäßarchitektur.

Gefäßarchitektur (→ Abb. 7.34)

Die am Hilum in die Milz eintretende **A. splenica** (A. lienalis) verläuft zuerst ein Stück in der Kapsel und zweigt sich dann in mehrere **Trabekelarterien** auf. Diese verlaufen entlang der Trabekel, die von der Kapsel in das Organ einstrahlen. Im histologischen Präparat können sie quer oder längs angeschnitten sein (→ Abb. 7.35). Die von den Trabekelarterien abzweigenden Seitenäste (**Zentralarterien**) ziehen in die weiße Milzpulpa und gehen dort in die sog. **Pinselarterien** über. Diese ziehen weiter in die rote Milzpulpa und verzweigen sich dort zu **Hülsenkapillaren,** die meist hülsenartig von Makrophagen umgeben sind. An die Hülsenkapillaren schließen sich die venösen Milzsinus an. Dabei können die Hülsenkapillaren auf zweierlei Weise in die Milzsinus übergehen:

- **Geschlossener Kreislauf:** kontinuierlicher Übergang von Hülsenkapillaren in Milzsinus
- **Offene Zirkulation** (überwiegt beim Menschen): Die Hülsenkapillaren enden frei in der roten Pulpa, d. h., das Blut ergießt sich in das Milzparenchym.

Die **Milzsinus** besitzen ein diskontinuierliches Endothel mit schlitzförmigen Interzellulärspalten. Ihre Basalmembran ist so stark reduziert, dass sie das Gefäß nicht komplett, sondern nur reifenartig als **Ringfasern** umgibt (→ Abb. 7.36). Die Zellkerne des Endothels buckeln sich deutlich in das Lumen vor. Ausgehend von den Milzsinus fließt das Blut über die **Pulpa- und Trabekelvenen** in die **V. splenica** ab und gelangt über die V. portae zur Leber.

Weiße Pulpa

Zur weißen Pulpa gehören die periarterielle Lymphscheide (PALS), Lymphfollikel und Marginalzone.

Die **PALS** ist eine Ansammlung von T-Lymphozyten und interdigitierenden Zellen, die der Zentralarterie hülsenförmig anliegen (→ Abb. 7.37 a).

In **Lymphfollikeln (Malpighi-Körperchen)** sind B-Lymphozyten und follikuläre dendritische Zellen der Zentralarterien angelagert (→ Abb. 7.37 b). Der Begriff „Zentralarterie" mag hier insofern verwirrend erscheinen, da diese Gefäße meist am Rand und nur in den seltensten Fällen zentral durch die Follikel ziehen. Meist erkennt man Sekundärfollikel mit Keimzentrum und Randwall (→ Kap. 7.8).

In Routinepräparaten unterscheiden sich PALS und Lymphfollikel nur durch ihre räumliche Ausdehnung: In der PALS liegen wenige Lagen zirkulär angeordneter Zellen der Zentralarterie an, während Lymphfollikel eine massive Zellansammlung darstellen.

Die **Marginalzone** sitzt v. a. den Lymphfollikeln, aber auch der PALS außen (d. h. zur roten Pulpa gewandt) auf. Über diese Zone treten Lymphozyten in die weiße Pulpa ein. In der Marginalzone sind u. a. spezielle B-Lymphozyten lokalisiert, die sehr schnell IgM-Antikörper sezernieren, die gegen Polysaccharide von Bakterienzellwänden (v. a. Pneumo- und Meningokokken) gerichtet sind.

Rote Pulpa

Die rote Pulpa ist der Ort für den Abbau alter oder defekter Erythrozyten (Blutmauserung) und setzt sich aus **Pulpasträngen** und den **Sinus** zusammen (→ Abb. 7.36). Unter den Pulpasträngen versteht man das netzförmige Grundgerüst aus Retikulumzellen, dem Makrophagen und Plasmazellen aufsitzen. Den Hauptanteil in der in der roten Pulpa erkennbaren Zellen sind Erythrozyten und Makrophagen.

Die **Blutmauserung** im offenen Kreislauf stellt man sich folgendermaßen vor: Das Blut ergießt sich über die Hülsenkapillaren in die rote Pulpa. Um wieder in das venöse Gefäßsystem zu gelangen, müssen sich Erythrozyten durch die Schlitze der Milzsinus zwängen. Junge und gesunde Erythrozyten sind aufgrund ihrer guten Verformbarkeit normalerweise dazu in der Lage. Alte oder abnorme Erythrozyten allerdings bleiben in den Endothelschlitzen stecken und werden dann von Makrophagen phagozytiert und abgebaut.

Klinik

Ist die Anzahl der Erythrozyten aufgrund einer verkürzten Lebensdauer stark vermindert, liegt eine **hämolytische Anämie** vor. Dieses Krankheitsbild ist durch den verstärkten Abbau von Erythrozyten durch Makrophagen gekennzeichnet. Entweder liegt dabei eine Formabweichung vor (z. B. Kugelzellen), die verhindert, dass die Zellen in die venösen Sinus gelangen, oder die Zelloberfläche der Erythrozyten ist mit Autoantikörpern (pathologische Antikörper, die sich gegen körpereigenes Gewebe richten) oder Immunkomplexen besetzt, was die Phagozytoserate steigert. Abhilfe schafft dann meist nur die chirurgische Entfernung der Milz **(Splenektomie).** Den Abbau roter Blutzellen übernehmen dann die Kupffer-Zellen in der Leber (→ Kap. 7.3).

7.10 Milz

Milz

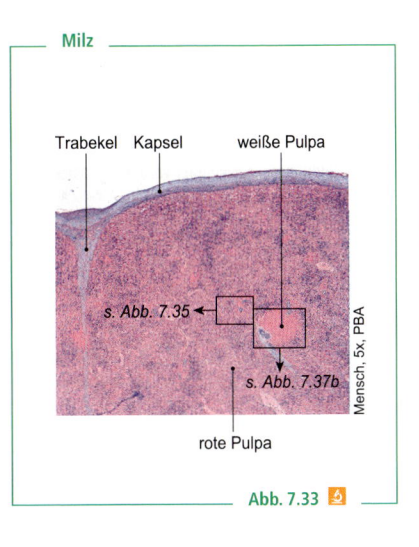

Trabekel · Kapsel · weiße Pulpa
s. Abb. 7.35
s. Abb. 7.37b
rote Pulpa
Mensch, 5x, PBA
Abb. 7.33

Gefäßarchitektur der Milz

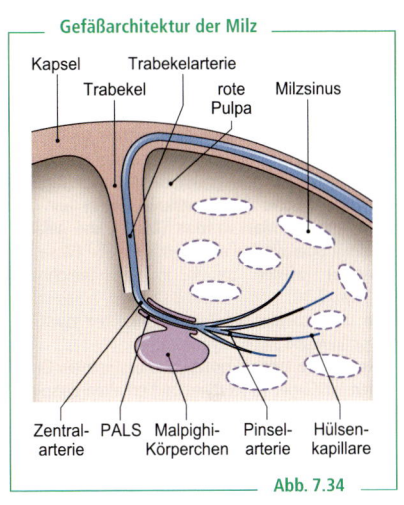

Kapsel · Trabekelarterie · Trabekel · rote Pulpa · Milzsinus
Zentralarterie · PALS · Malpighi-Körperchen · Pinselarterie · Hülsenkapillare
Abb. 7.34

Milztrabekel mit Trabekelarterie

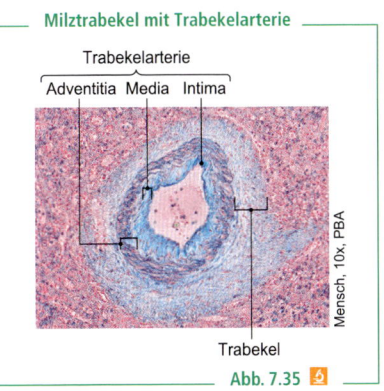

Trabekelarterie
Adventitia · Media · Intima
Trabekel
Mensch, 10x, PBA
Abb. 7.35

Rote Pulpa

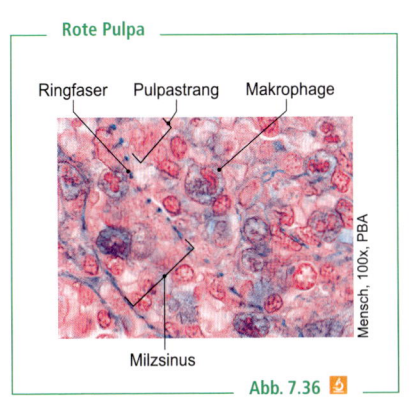

Ringfaser · Pulpastrang · Makrophage
Milzsinus
Mensch, 100x, PBA
Abb. 7.36

Weiße Pulpa

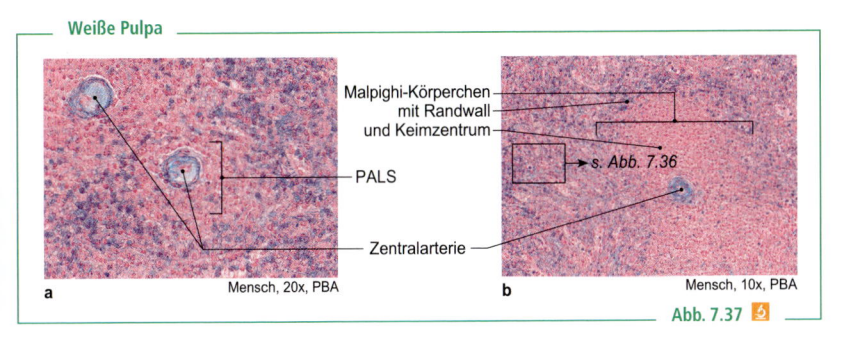

Malpighi-Körperchen mit Randwall und Keimzentrum
s. Abb. 7.36
PALS
Zentralarterie

a — Mensch, 20x, PBA
b — Mensch, 10x, PBA
Abb. 7.37

7 Blut, Gefäße und lymphatisches System

7.11 Lymphknoten

Lymphknoten (**Nodi lymphoidei**) sind lymphoretikuläre Organe, die im gesamten Organismus in die Lymphbahn eingeschaltet sind und Filterstationen für die Lymphe darstellen. Schematisch betrachtet gelangt die Lymphflüssigkeit über mehrere zuführende Gefäße (**Vasa afferentia**) in die Sinus der Lymphknoten, durchströmt dort zuerst die **B-Zone (Rinde)**, dann die **T-Zone (parakortikale Zone)** und anschließend die **Markstränge (Mark)** und gelangt gereinigt über wenige abführende Gefäße (**Vasa efferentia**) wieder zurück in die Lymphbahn (→ Abb. 7.38).

Man unterscheidet bei den Lymphknoten zwischen regionären und Sammellymphknoten:
- **Regionäre Lymphknoten** sind bestimmten Organen im Körper zugeordnet und erhalten beispielsweise Lymphe aus dem Magen, der Lunge oder der Milz.
- **Sammellymphknoten** sind nachgeschaltete Filterstationen, denen Lymphe aus verschiedenen (tributären) Gebieten zugeführt wird.

Insofern kann man die Reinigung der Lymphe als eine **mehrstufige Filtration** ansehen.

Histoarchitektur

Lymphknoten haben eine nierenförmige Gestalt und sind normalerweise nur wenige Millimeter groß. Umgeben werden sie von einer **Kapsel** aus straffem Bindegewebe, von der Trabekel in das Organinnere ziehen (→ Abb. 7.39 a). Sofern die Schnittführung des Präparats es zulässt, kann man an der konvexen Seite die Vasa afferentia erkennen, die dort durch die Kapsel in den Lymphknoten hineinziehen. Ein Vas efferens verlässt den Lymphknoten am Hilum, das sich an der konkaven Seite befindet. Hier treten auch Blutgefäße ein und aus.

Die **B-Zone** (Kortex, kortikale Zone) befindet sich direkt unter der Kapsel. In Routinepräparaten erkennt man meist Sekundärfollikel mit Keimzentrum und Randwall (→ Abb. 7.39 a – c, → Kap. 7.8).

Die **T-Zone** (Parakortex, parakortikale Zone) lässt sich oft nicht eindeutig abgrenzen, stellt aber prinzipiell den Bereich zwischen B-Zone und dem Mark dar (→ Abb. 7.39 a, b). Im Parakortex befinden sich als auffällige Strukturen die **hochendothelialen Venulen (HEV)**. Deren Endothelzellen sind nicht flach, sondern iso- bis hochprismatisch (→ Abb. 7.39 d) und ermöglichen den Lymphozyten, mittels **Diapedese** das Endothel zu passieren. Auf diese Weise begünstigen sie die Rezirkulation (→ Kap. 7.14).

Kortex und Parakortex erscheinen im histologischen Präparat aufgrund ihrer Zelldichte sehr kompakt. Im Gegensatz dazu hebt sich das an die T-Zone angrenzende **Mark** als eine sehr aufgelockerte Region hervor, da hier mengenmäßig weniger Zellen in das retikuläre Grundgerüst eingebettet sind. Dieser Bereich setzt sich aus den Marksinus und den Marksträngen zusammen, in denen man neben den Lymphozyten sehr gut auch Makrophagen und Plasmazellen erkennen kann.

Die eingangs erwähnte Filterfunktion setzt die Kenntnis über den Verlauf der Sinus voraus (→ Abb. 7.38, → Abb. 7.39 a). Er lässt sich wie folgt beschreiben: Direkt unter der Kapsel verläuft der sog. **Rand-** oder **Marginalsinus**. Dies ist ein zellärmer Bereich, in den sich die Lymphe ergießt. Man erkennt ihn im histologischen Präparat als helles Band, das parallel zur Kapsel verläuft.

Merke Der Randsinus darf auf keinen Fall mit Schrumpfungsartefakten verwechselt werden!

Der Randsinus folgt dem Verlauf der Trabekel als **Intermediärsinus** und erweitert sich im Mark in die **Marksinus** (→ Abb. 7.40). Diese konfluieren im Bereich des Hilums zum Vas efferens. Ausgekleidet werden die Sinus von stark abgeplatteten Endothelzellen, die auf der dem Parenchym zugewandten Seite locker aneinandergereiht sind. Die Basallamina ist hier nicht durchgängig ausgeprägt und ermöglicht einerseits den Durchtritt von Lymphozyten und dendritischen Zellen durch die Sinuswand, andererseits ragen Makrophagen über ihre Ausläufer in die Sinus und fangen damit Antigene aus der Lymphe ab.

Ausgehend vom Rand- und Intermediärsinus, fließt die Lymphe über die B- und die T-Zone zum Mark, wo die Marksinus zum Vas efferens konfluieren, über das die Lymphflüssigkeit filtriert den Lymphknoten verlässt.

Klinik

Der Begriff „**Lymphom**" ist ein Sammelbegriff für die Vergrößerungen von Lymphknoten. Ursachen sind benigne (gutartige) oder maligne (bösartige) pathologische Veränderungen im Gewebe. Maligne Veränderungen entsprechen der Neubildung (Neoplasie) von Zellen aus der Differenzierungsreihe von B- oder T-Lymphozyten beziehungsweise des retikulohistiozytären Systems (RES). Maligne Lymphome teilt man in Hodgkin- und Non-Hodgkin-Lymphome ein.

- **Hodgkin-Lymphome** weisen zwei wesentliche histologische Merkmale auf: Sternberg-Reed-Zellen (neoplastische, 15–45 μm große Zellen, die von B-Zellen abstammen) und viel straffes Bindegewebe im Bereich der Läsion.
- Die Gruppe der **Non-Hodgkin-Lymphome** umfasst alle malignen Lymphome, die keine Merkmale des Hodgkin-Lymphoms aufweisen.

7.11 Lymphknoten

Lymphknoten

- Kapsel
- Randsinus
- B-Zell-Follikel
- Trabekel
- s. Abb. b
- s. Abb. d
- Intermediärsinus
- Mark
- s. Abb. 7.40a

a Katze, 5x, PBA

- Randwall
- Keimzentrum

c Katze, 10x, Azan

Lymphknoten-Architektur

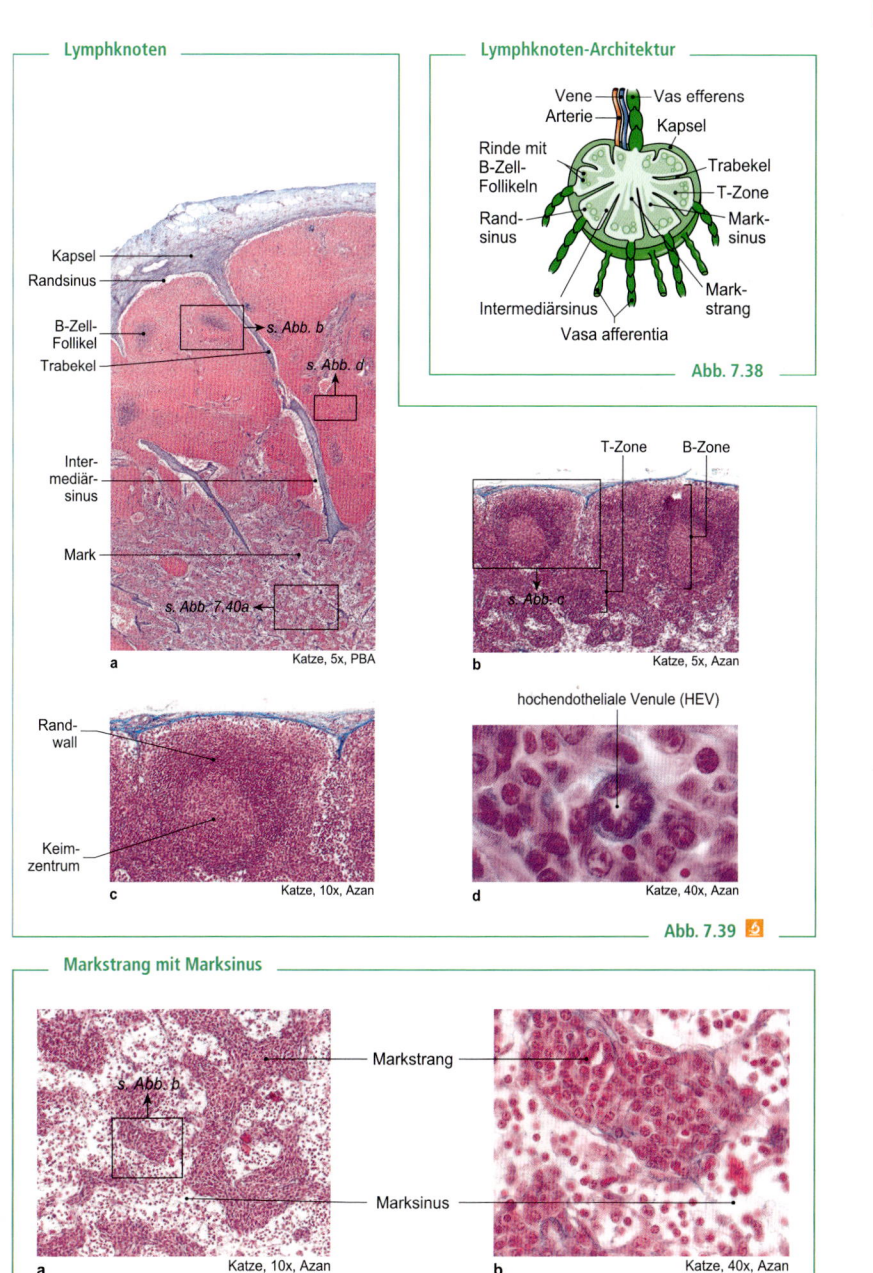

- Vene
- Arterie
- Vas efferens
- Kapsel
- Rinde mit B-Zell-Follikeln
- Trabekel
- T-Zone
- Randsinus
- Marksinus
- Intermediärsinus
- Markstrang
- Vasa afferentia

Abb. 7.38

- T-Zone
- B-Zone
- s. Abb. c

b Katze, 5x, Azan

- hochendotheliale Venule (HEV)

d Katze, 40x, Azan

Abb. 7.39

Markstrang mit Marksinus

- s. Abb. b
- Markstrang
- Marksinus

a Katze, 10x, Azan

b Katze, 40x, Azan

Abb. 7.40

7 Blut, Gefäße und lymphatisches System

7.12 Mukosa-assoziiertes lymphatisches Gewebe

Ansammlungen von Lymphozyten in unmittelbarer Nähe von Schleimhäuten werden zum Mukosa-assoziierten lymphatischen Gewebe (**MALT**: Mucosa-associated lymphoid tissue) gezählt, da hier Antigene über das Oberflächenepithel der Schleimhäute aufgenommen und weiter prozessiert werden. Diese Form der Antigenaufnahme findet v. a. im Rachen und im Verdauungstrakt, aber auch im Bereich der Atemwege statt – also in Organen, die permanent über keimbelastete Nahrung oder Atemluft mit der Umwelt in Kontakt stehen.

Zum MALT gehören einerseits eigenständige Organe wie die Tonsillen (→ Abb. 7.41), aber auch lose angeordnete Lymphozytenkomplexe wie z. B. im Bereich der Bronchien/Bronchioli (**BALT**: Bronchus-associated lymphoid tissue; → Abb. 7.42). Analog findet man in der Mukosa der Pars pylorica des Magens und den Peyer-Plaques im Darm das Darm-assoziierte lymphatische Gewebe (**GALT**: Gut-associated lymphoid tissue; → Abb. 7.43).

Tonsillen

Im Rachenraum (Pharynx) befinden sich verschiedene Tonsillen, die man zum **Waldeyer-Rachenring** zählt und die als erste „Überwachungsstationen" von Nahrung und Atemluft angesehen werden können. Man unterscheidet folgende Tonsillen:
- **Tonsilla palatina** (Gaumenmandel)
- **Tonsilla pharyngea** (Rachenmandel)
- **Tonsilla tubaria**
- **Tonsilla lingualis** (Zungenmandel)

Das mehrschichtig unverhornte Epithel der Mundhöhle überzieht auch die Oberfläche der Tonsillen; die Tonsilla tubaria kann auch respiratorisches Flimmerepithel aufweisen. Die Oberfläche der Tonsillen erscheint durch tiefe Einstülpungen (**Krypten**) stark gefaltet und zerklüftet (→ Abb. 7.41 b, d). In der Tiefe der Krypten erkennt man oft Reste abgeschilferter Epithelzellen, Lymphozyten oder Schleim. Direkt unterhalb des Oberflächenepithels erkennt man Lymphfollikel (**B-Zone**) und parafollikuläre Lymphozytenansammlungen (**T-Zone**, → Abb. 7.41 c).

An manchen Stellen ist das Follikel-assoziierte Epithel von Leukozyten (v. a. Lymphozyten) durchsetzt und nahezu aufgelöst (**Durchdringungszone**; → Abb. 7.41 d). An diesen Orten erfolgen die Antigenaufnahme und der Weitertransport zur B- bzw. T-Zone. In den allermeisten Fällen findet man in histologischen Präparaten keine Primär-, sondern Sekundärfollikel mit ausgeprägten Keimzentren (→ Kap. 7.8).

Histopathologie

Aufgrund ihrer exponierten Lage kommt es im Bereich der Rachenmandeln sehr häufig zu einer **Mandelentzündung (Tonsillitis)**. Dabei wird das Epithel der rechten und linken Tonsille von neutrophilen Granulozyten infiltriert.

Peyer-Plaques

Diese **lymphoiden Verdickungen** bestehen aus intraepithelialen Lymphfollikeln (B-Zone) und der nicht scharf abgegrenzten interfollikulären T-Zone. Man findet sie vorwiegend in der Mukosa und Submukosa des **terminalen Ileums** (→ Abb. 7.43). Ähnliche Strukturen sind auch in der Appendix vermiformis und im Kolon nachweisbar (→ Kap. 11.11). Meist weisen die Peyer-Plaques eine kappenartige Verdichtung der Lamina propria mucosae mit eingelagerten Lymphozyten auf, die lumenwärts gerichtet und von Epithel (**Domepithel**) überzogen sind. Dieser Bereich ist reich an sog. **M-Zellen**. Diese können als spezialisierte Epithelzellen aufgefasst werden, da sie in der Lage sind, Antigene über Toll-like-Rezeptoren (→ Kap. 7.13) an der Epitheloberfläche zu binden und zu den Lymphozyten zu transportieren. Im Gegensatz zu den Tonsillen weist das Domepithel also keine Durchdringungszone auf, über die Antigene aufgenommen werden.

Die Peyer-Plaque-ähnlichen Ansammlungen von Lymphozyten in der Mukosa der Appendix vermiformis sind ebenfalls von Domepithel mit M-Zellen überzogen und mitunter derart massiv ausgedehnt, dass keine Krypten mehr zu erkennen sind.

Differenzialdiagnose

Lymphatische Organe
- **Milz:** Kapsel, kein Randsinus, Zentralarterien, PALS und Malpighi-Körperchen, Milzsinus, Pulpstränge
- **Lymphknoten:** Kapsel, Randsinus, Kortex (B-Zone), Parakortex (T-Zone), Mark (Markstränge und Marksinus)
- **Tonsillen:** Follikel-assoziiertes Epithel, Durchdringungszone, Lymphfollikel
- **Thymus:**
  - **Juvenil:** Kapsel, Läppchen mit jeweils dunkler Rinde und hellem Mark, Hassall-Körperchen
  - **Adult:** Kapsel, überwiegend Adipozyten, Rindenreste, Markreste mit Hassall-Körperchen

7.12 Mukosa-assoziiertes lymphatisches Gewebe

Tonsilla palatina

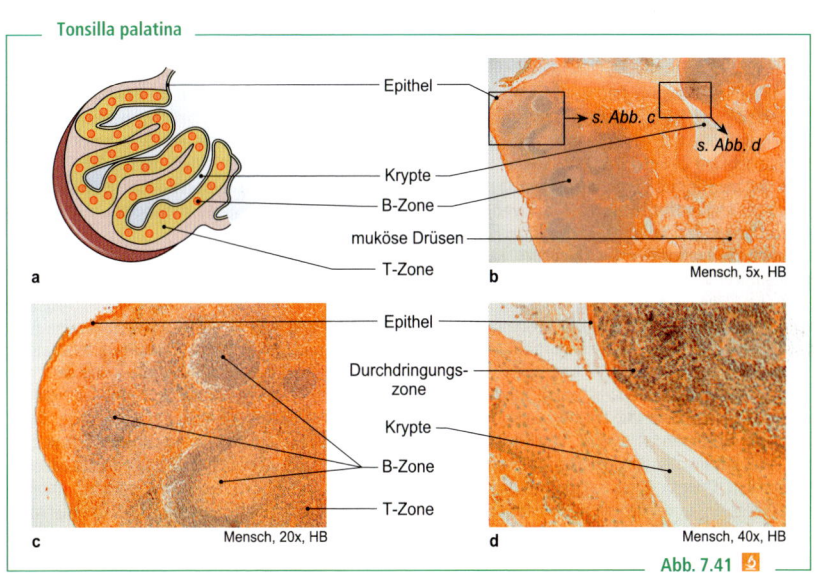

a — Epithel, Krypte, B-Zone, muköse Drüsen, T-Zone
b — Mensch, 5x, HB (s. Abb. c, s. Abb. d)
c — Epithel, B-Zone, T-Zone — Mensch, 20x, HB
d — Durchdringungszone, Krypte — Mensch, 40x, HB

Abb. 7.41

BALT

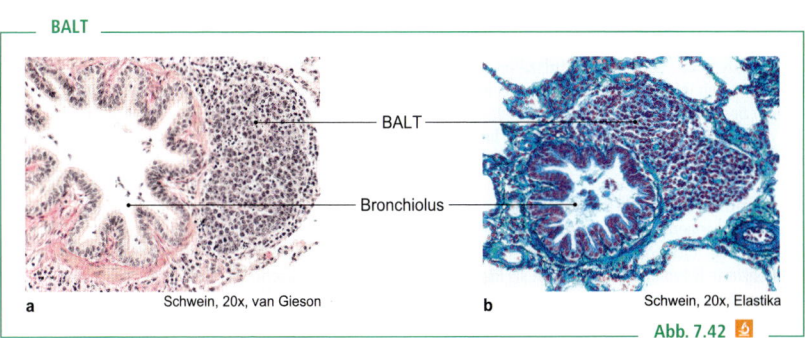

a — BALT, Bronchiolus — Schwein, 20x, van Gieson
b — Schwein, 20x, Elastika

Abb. 7.42

Peyer-Plaque (GALT)

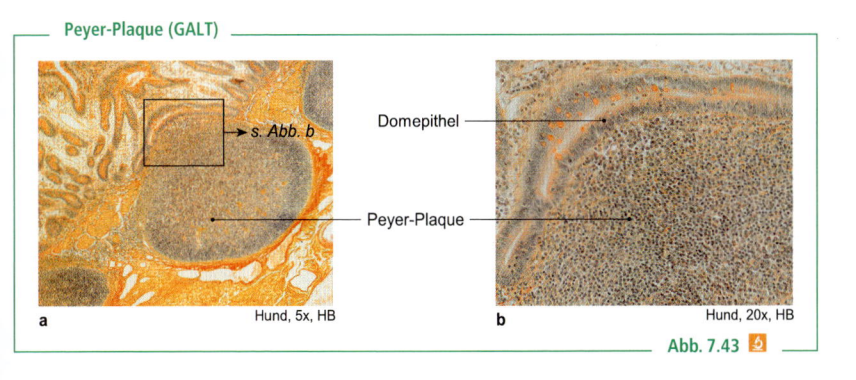

a — Hund, 5x, HB (s. Abb. b)
b — Domepithel, Peyer-Plaque — Hund, 20x, HB

Abb. 7.43

7.13 Immunsystem (1)

Angeborene und erworbene Abwehr

Das Immunsystem ist ein hochkomplexes System, das der Abwehr und dem Abbau von Fremdstoffen (v. a. Bakterien, Viren, Pilze, Parasiten), aber auch von infizierten und überalterten Zellen dient. Zum Immunsystem gehören Zellen, Lymphbahnen und lymphatische Organe. Grundsätzlich unterscheidet man zwischen der **angeborenen (nicht-adaptiven)** und der **erworbenen (adaptiven)** Immunität. Für beide existiert ein **humorales** (lat. humor = Flüssigkeit) und ein **zellvermitteltes** Abwehrsystem (→ Tab. 7.2). Die Zellen der angeborenen Immunität sind mit sog. **Toll-like-Rezeptoren (TLR)** ausgestattet, die zur Gruppe der **Pattern recognition receptors (PRR)** gehören (→ Kap. 8.3). Über diese erkennen sie bakterielle und virale Strukturen (Pathogen-associated molecular patterns; PAMP), wodurch die Immunantwort eingeleitet wird. B- und T-Lymphozyten mit einer bestimmten Antigenspezifität werden **Klone** genannt. Dringt z. B. ein pathogenes Bakterium in den Körper ein, so vermehren sich innerhalb weniger Tage die B- bzw. T-Zellen, deren Spezifität gegen dieses bestimmte Bakterium gerichtet ist (**klonale Selektion**). Die adaptive Abwehr bildet auch ein **immunologisches Gedächtnis** aus, d. h., während jeder Immunantwort differenzieren bestimmte B- bzw. T-Lymphozyten zu sog. **Gedächtniszellen**. Im Falle einer erneuten Infektion mit einem bereits erkannten Erreger beschleunigen diese B- bzw. T-Gedächtniszellen die klonale Selektion und damit die Immunantwort.

B-Lymphozyten und Plasmazellen

B-Zellen erkennen sowohl gelöste als auch membranständige Antigene. Antigenstimulierte und ausdifferenzierte B-Lymphozyten werden als **Plasmazellen** bezeichnet, die zur Bildung und Abgabe von Immunglobulinen (Ig) befähigt sind. Man findet Plasmazellen gehäuft in der Lamina propria mucosae des Kolons, in der Schleimhaut der Atemwege und in den B-Zonen sekundärer lymphatischer Organe (→ Abb. 7.44). Ihr histologisches Merkmal sind exzentrisch gelegene Zellkerne mit der sog. **Radspeichenstruktur**, die durch zentral und peripher im Nukleus lokalisierte Heterochromatinschollen entsteht. Aufgrund ihres hohen Gehalts an rauem endoplasmatischem Retikulum, in dem Immunglobuline synthetisiert werden, sind Plasmazellen stark basophil.

Aufbau der Immunglobuline

Immunglobuline bestehen aus zwei leichten und zwei schweren Proteinketten, die über Disulfidbrücken Y-förmig zusammengehalten werden (→ Abb. 7.45 a). Innerhalb aller Ketten gibt es die **konstante Region**, die quasi den Fuß des Y darstellt und auch als **Fc-Region** (Fragment crystalline) bezeichnet wird. Mit der Fc-Region binden Antikörper an Rezeptoren auf Makrophagen, Lymphozyten und Granulozyten. Die beiden Arme des Y sind die **variable Region**, die man als **Fab-Fragment** (Fragment antigen-binding) bezeichnet. Über das Fab-Fragment werden Antigene gebunden. Die leichten und schweren Ketten, die das Fab-Fragment aufbauen, enthalten **hypervariable Regionen**, die die extreme Bandbreite an Immunglobulinen begründen.

Immunglobulinklassen

Es gibt fünf Klassen von Immunglobulinen (**IgG, IgA, IgM, IgD und IgE**), die sich in ihrem Aufbau (→ Abb. 7.45 b) und ihren Hauptaufgaben unterscheiden: Während IgG, IgE und IgD Monomere sind, setzt sich das IgA als Homodimer aus zwei und das IgM als Pentamer aus fünf Y-Strukturen zusammen. Dabei werden die Fc-Regionen der einzelnen IgA- bzw. IgM-Moleküle nicht über **Disulfidbrücken** (rote Linien in → Abb. 7.45 b), sondern über das sog. **Joining-Peptide** (gelber Ring in → Abb. 7.45 b) zusammengehalten. **IgG** ist plazentagängig und sorgt während der Schwangerschaft und in den ersten Monaten nach der Geburt für die passive Abwehr des Neugeborenen (Nestschutz). **IgA** ist im Gegensatz zu den anderen Immunglobulinen nicht nur im Blut, sondern auch auf Schleimhautoberflächen und im Sekret fast aller exokrinen Drüsen (**sekretorisches IgA**) vorhanden, z. B. in der Muttermilch.

T-Lymphozyten

T-Zellen können nur membrangebundene Antigene erkennen. Abhängig von der Expression bestimmter oberflächlicher **CD-Moleküle** (Cluster of differentiation) teilt man sie in **regulatorische** (CD4-positiv) und **zytotoxische T-Zellen** (CD8-positiv) ein.

Regulatorische T-Zellen

Regulatorische CD4-positive T-Zellen erkennen über **MHC-Klasse II** präsentierte Fragmente (→ Kap. 7.15), treiben die Reifung von B-Lymphozyten und die Proliferation zytotoxischer T-Zellen voran und werden deshalb auch als **T-Helferzellen** bezeichnet. Man unterscheidet TH1- und TH2-Zellen: **TH1-Zellen** bilden hauptsächlich Zytokine wie Interleukin(IL)-2, Tumor-Nekrose-Faktor(TNF)-α und Interferone. Diese sind als Botenstoffe (Mediatoren) an Entzündungsreaktionen beteiligt und beschleunigen den Abbau phagozytierter Bakterien durch Makrophagen. **TH2-Zellen** produzieren ebenfalls Interleukine, fördern die Reifung von B-Zellen und regulieren die entzündungsfördernden Mechanismen der TH1-Zellen.

7.13 Immunsystem (1)

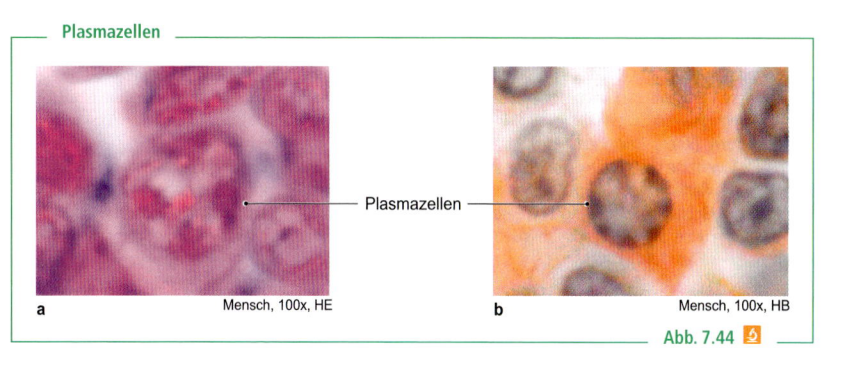

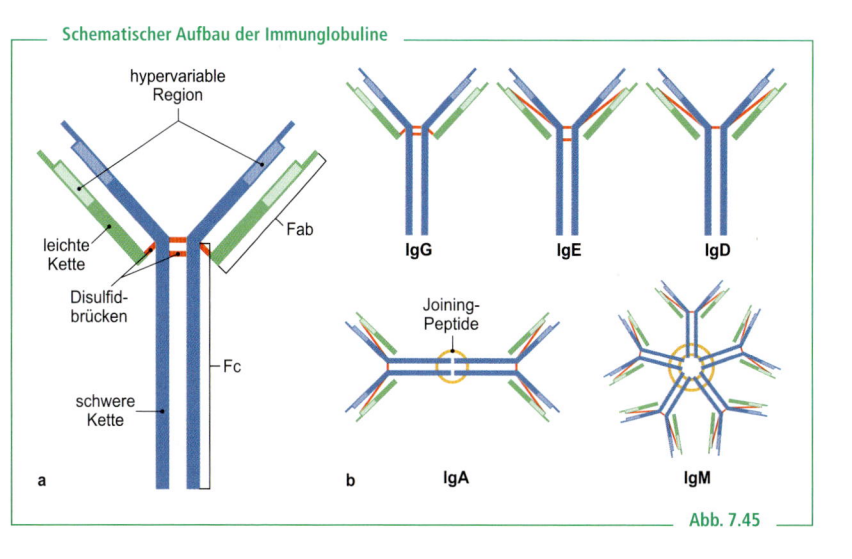

Plasmazellen

Plasmazellen

a — Mensch, 100x, HE
b — Mensch, 100x, HB

Abb. 7.44

Schematischer Aufbau der Immunglobuline

- hypervariable Region
- leichte Kette
- Disulfidbrücken
- schwere Kette
- Fab
- Fc
- Joining-Peptide

a

b IgA IgG IgE IgD IgM

Abb. 7.45

Tab. 7.2 Einteilung des Immunsystems

	Humorale Faktoren	Zellvermittelte Faktoren
Angeborene Immunität	Komplementsystem	Monozyten/Makrophagon Granulozyten dendritische Zellen Epithelzellen
Erworbene Immunität	von B-Lymphozyten produzierte Antikörper (Immunglobuline)	T-Lymphozyten - T-Helferzellen - Zytotoxische T-Zellen

7.14 Immunsystem (2)

Zytotoxische T-Zellen

Zytotoxische, CD8-positive T-Zellen erkennen über **MHC-Klasse I** präsentierte Fragmente (→ Kap. 7.15). Sie töten vorzugsweise Zellen ab, die mit **intrazellulären Erregern** (Viren, Bakterien, Parasiten) infiziert sind. Dazu lagern sie sich an die Zielzelle an und lysieren sie mittels Perforin. Außerdem produzieren sie **Defensine** und **Granzyme**. Das sind Proteasen, die in den Zielzellen eine Signalkaskade auslösen, die zur **Apoptose** (→ Kap. 1.14) führt.

Lymphozytenrezirkulation

Vor allem T-Lymphozyten sind zur Rezirkulation befähigt: Sie wandern wiederholt in sekundäre lymphatische Organe ein und verlassen sie auch wiederholt wieder. T-Zellen patrouillieren quasi zwischen der Blut- und dem Lymphsystem und dienen der Erkennung und Prozessierung von Antigenen.

Beim **Homing** kehren die nach Antigenkontakt aktivierten Lymphozyten aus der Körperperipherie in Milz und Lymphknoten zurück. Dort vermehren sich dann diejenigen Zellen, die eine spezifische Immunantwort auslösen können. Die Rückkehr in die Lymphknoten erfolgt über den Lymph- oder den Blutstrom (→ Abb. 7.46 a). Dabei spielen postkapilläre **hochendotheliale Venulen** (HEV, → Kap. 7.11) eine wichtige Rolle. Deren kubische Endothelzellen exprimieren vaskuläre Adressine (z. B. PNAd = Peripheral lymph node vascular addressin), die mit dem Homing-Rezeptor L-Selektin auf der Lymphozytenoberfläche interagieren (→ Abb. 7.46 b). Damit leiten sie die **Diapedese** (Durchtritt) der Lymphozyten in die T-Zone des Lymphknotens ein.

Leukozytenextravasation

Während Erythrozyten und Thrombozyten (mit Ausnahme des offenen Kreislaufs in der Milz) ausschließlich in der Blutbahn zirkulieren, können Leukozyten die Wand postkapillärer Venolen durchwandern und sich im Interstitium ansiedeln. Diese Leukozytenextravasation (→ Abb. 7.47) findet v. a. bei **Entzündungsreaktionen** statt. Sie ist abhängig von löslichen Faktoren (Zytokine, Chemokine) und miteinander interagierenden Adhäsionsmolekülen auf der Oberfläche von Leukozyten und Endothelzellen (Selektine, Integrine). Sie verläuft 4-phasig:

1. Rolling   Durch eine Entzündung aktivierte Gewebsmakrophagen sezernieren Zytokine, die dafür sorgen, dass der dicht gepackte Endothelzellverband etwas aufgelockert wird und Endothelzellen bestimmte Selektine und Integrine exprimieren. Mit den Selektinen gehen die Leukozyten eine leichte Bindung ein und rollen dadurch über die Oberfläche der Endothelzellen.

2. Aktivierung leukozytärer Integrine   Sie wird vermittelt durch die Abgabe des Chemokins Interleukin-8 durch die Endothelzellen.

3. Adhäsion   Über aktivierte Integrine binden Leukozyten am Endothel.

4. Diapedese   Die Bindung stimuliert das leukozytäre Zytoskelett, sodass sie sich erst durch die Endothellücken hindurchzwängen, anschließend durch Sekretion von Proteasen die Basalmembran überwinden und in das Interstitium gelangen.
Dort erfüllen sie entweder ihre Funktion oder verbleiben so lange, bis sie abgebaut werden.

Antigenpräsentierende Zellen (APZ)

Zu den sog. **professionellen APZ** zählt man:
- Interdigitierende dendritische Zellen
- Follikuläre dendritische Zellen
- Langerhans-Zellen

Auch Makrophagen und B-Lymphozyten können Antigene präsentieren, das ist jedoch nicht ihre Hauptfunktion. In histologischen Routinepräparaten erkennt man die lang gestreckten Ausläufer (Dendriten) der interdigitierenden und follikulären dendritischen Zellen kaum. Hierfür sind immunhistochemische Spezialfärbungen nötig (→ Abb. 7.48).

Interdigitierende dendritische Zellen (IDZ) sind die häufigsten und potentesten APZ. Sie entstehen im Knochenmark und wandern als unreife Zellen in das interstitielle Gewebe ein. Dort endozytieren sie Antigene und wandern mit dem aufgenommenen Material in die T-Zonen sekundärer lymphatischer Organe. Hier präsentieren sie als reife IDZ den T-Lymphozyten prozessierte (aufbereitete) Antigene über MHC-Klasse-II-Komplexe (→ Kap. 7.15).

Follikuläre dendritische Zellen (FDZ) sind ortsständige Zellen, die man normalerweise nur in B-Zell-Follikeln sekundärer lymphatischer Organe findet. Ihre Herkunft ist noch unklar. Da sie keine Marker hämatopoetischer Zellen besitzen, stammen sie nicht aus dem Knochenmark, sondern sind wahrscheinlich mesenchymalen Ursprungs. FDZ tragen keine MHC-Klasse-II-Komplexe, sondern Komplement- und Fc-Rezeptoren, über die sie den B-Zellen unprozessierte Antigene präsentieren.

Langerhans-Zellen findet man v. a. im Stratum spinosum der Epidermis (→ Kap. 8.3) und in Schleimhäuten (nicht zu verwechseln mit Langerhans-Inseln im Pankreas!). Langerhans-Zellen werden durch den Kontakt mit Antigen aktiviert. Dabei phagozytieren sie die Antigene und wandern in sekundäre lymphatische Organe, um sie dort den T-Lymphozyten über MHC-Klasse-II-Komplexe zu präsentieren.

7.14 Immunsystem (2)

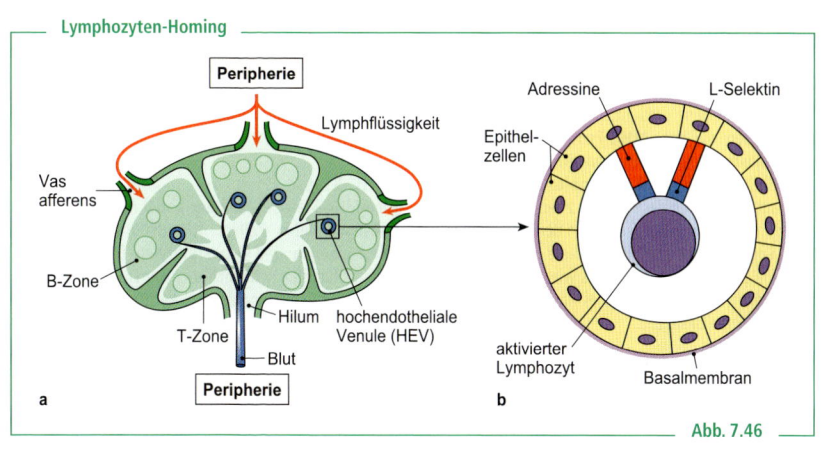

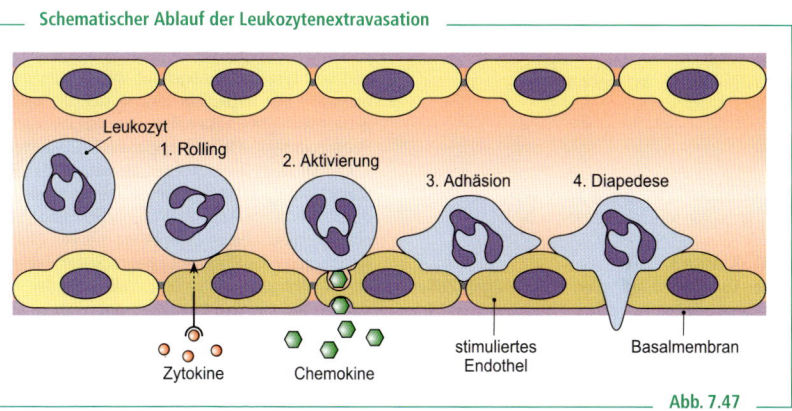

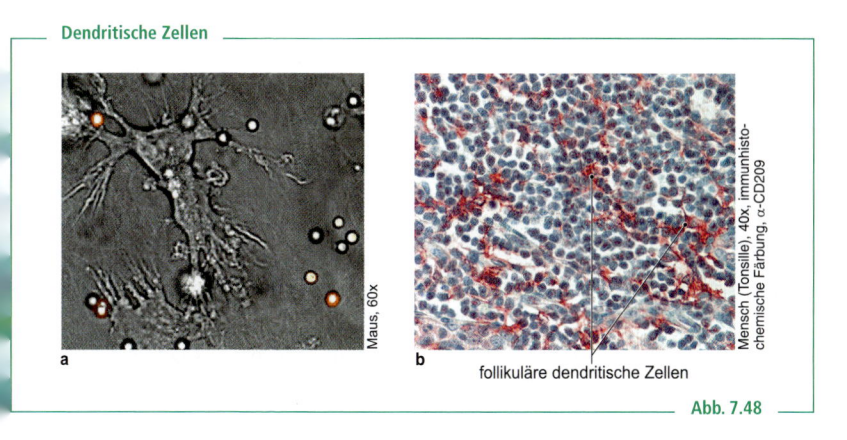

Lymphozyten-Homing

Abb. 7.46

Schematischer Ablauf der Leukozytenextravasation

Abb. 7.47

Dendritische Zellen

Maus, 60x

Mensch (Tonsille), 40x, immunhistochemische Färbung, α-CD209

folliculäre dendritische Zellen

Abb. 7.48

7.15 Immunsystem (3)

Histokompatibilitätsproteine
Da T-Lymphozyten lediglich membrangebundene Antigene erkennen, muss es Strukturen geben, über die ihnen die Antigene präsentiert werden können. Dies ermöglichen die sog. **MHC-Proteine** (Major histocompatibility complex). Eine andere Bezeichnung für die MHC-Proteine ist **HLA-Komplex** (Human leukocyte antigen), da diese Proteine zuerst auf Leukozyten identifiziert wurden. Da es von den Genen, die für MHC kodieren, immer mehrere Allele gibt, sind MHC-Proteine äußerst polymorph. Dies wiederum bedeutet, dass jeder Mensch sein eigenes Profil an MHC- bzw. HLA-Proteinen besitzt.

--- **Klinik** ---

Im Rahmen von Transplantationen führen die HLA-Polymorphismen häufig zu Problemen: Wenn die HLA-Komplexe von Empfänger und Spender wenig übereinstimmen, erkennt das Immunsystem des Empfängers die Zellen des Spenders als fremd und bekämpft sie bis hin zur **Transplantatabstoßung.**

In Abhängigkeit vom Zelltyp werden drei verschiedene Klassen von MHC-Komplexen gebildet.

MHC-Klasse I
Dieser Komplex ist **auf allen kernhaltigen Zellen** und Thrombozyten zu finden. Erythrozyten und Trophoblastzellen sind MHC-Klasse-I-negativ. Der Komplex besteht aus einer α- und einer β-Untereinheit (→ Abb. 7.49 a). Die α-**Untereinheit** setzt sich wiederum aus drei Domänen ($α_1$, $α_2$, $α_3$) zusammen. Über die schwere Kette ($α_3$) wird der Komplex in der Zellmembran verankert. Die $α_1$- und die $α_2$-Domäne bilden zusammen eine Grube, in der das zu präsentierende Peptid gebunden wird. Die kleinere und lösliche β-**Untereinheit** ist das $β_2$-Mikroglobulin.
Die **Antigenbeladung** des MHC-Klasse-I-Komplexes zeigt → Abb. 7.50 a: Die in der Zelle hergestellten Proteine **(endogene Antigene)** werden durch das Proteasom (ein Komplex aus Peptidasen) zerlegt und die resultierenden Proteinfragmente vom Zytoplasma in das Lumen des endoplasmatischen Retikulums transloziert. Dort lagern sich die Peptide mit $β_2$-Mikroglobulin und der α-Domäne des MHC-Klasse-I-Komplexes zusammen. Danach wird der beladene Komplex durch den Golgi-Apparat geschleust und in der Zellmembran verankert. Stellt eine Zelle fehlerhafte Proteine her oder ist eine Zelle virusinfiziert, so präsentiert sie Fragmente von falschen bzw. Fremdproteinen. Dies aktiviert CD8-positive, zytotoxische T-Zellen. Dabei interagiert CD8 mit der $α_3$-Untereinheit des MHC-Klasse-I-Komplexes. Zusätzlich exprimieren entartete bzw. infizierte Zellen den co-stimulierenden Faktor B7, der an CD28 auf der Lymphozytenoberfläche bindet. Dies ist eine zusätzliche Absicherung, die verhindern soll, dass gesunde Zellen von CD8-positiven T-Zellen angegriffen werden.

MHC-Klasse II
Den MHC-Klasse-II-Komplex findet man auf antigenpräsentierenden Zellen, d.h. dendritischen Zellen, Makrophagen und B-Lymphozyten (→ Kap. 7.14). Dieser Komplex setzt sich aus vier Domänen ($α_1$, $α_2$, $β_1$, $β_2$) und der invarianten Kette (invariant chain) zusammen (→ Abb. 7.49 b, → Abb. 7.50 b). Über $α_2$ und $β_2$ ist er in der Zellmembran verankert; $α_1$ und $β_1$ bilden die Peptidgrube, mit der die invariante Kette assoziiert ist.
Die **Antigenbeladung** des MHC-Klasse-II-Komplexes zeigt → Abb. 7.50 b: Über MHC-Klasse-II-Komplexe werden keine zytosolischen (endogenen), sondern **extrazelluläre (exogene) Peptide** präsentiert, die mittels Endozytose aufgenommen und von Lysosomen abgebaut werden. Im endoplasmatischen Retikulum formen sich die α- und β-Untereinheiten zusammen mit der invarianten Kette zum MHC-Klasse-II-Komplex. Ein Teil der invarianten Kette liegt währenddessen in der Bindungstasche und blockiert diese. Der Komplex wird durch den Golgi-Apparat transportiert und fusioniert anschließend im Zytoplasma mit den **Phagolysosomen,** die Fragmente degradierter extrazellulärer Antigene enthalten. Während der Verschmelzung mit dem Phagolysosom wird die invariante Kette durch Cathepsin B und D gespalten, bis nur noch ein kurzes Stück davon übrig bleibt. Dieses wird **CLIP** (Class-II-associated invariant chain peptide) genannt und verhindert weiterhin, dass Peptide gebunden werden. Erst die Abspaltung des CLIP ermöglicht die Bindung eines Peptids aus dem Phagolysosom an den MHC-Klasse-II-Komplex, der zur Zelloberfläche transportiert wird. Dies wiederum führt zur Aktivierung CD4-positiver T-Lymphozyten.
Auch hier dient CD4 als Co-Rezeptor und B7 als co-stimulierender Faktor, dessen Interaktion mit CD28 auf der Lymphozytenoberfläche gewährleistet, dass nur infizierte Zellen CD4-positive T-Zellen aktivieren.

MHC-Klasse III
Zu den MHC-Klasse-III-Komplexen gehören ganz unterschiedliche Plasmaproteine wie Proteine des Komplementsystems, inflammatorische Zytokine und Hitzeschockproteine. Während die MHC-Klassen I und II in die spezifische Immunität eingebunden sind, unterstützen die Proteine der MHC-Klasse III das angeborene Immunsystem.

7.15 Immunsystem (3)

Aufbau der MHC-Komplexe

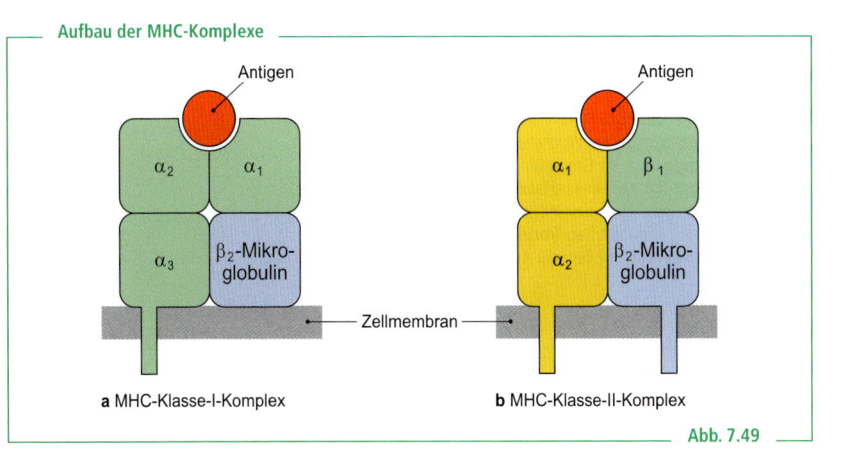

a MHC-Klasse-I-Komplex: Antigen, α_2, α_1, α_3, β_2-Mikroglobulin, Zellmembran

b MHC-Klasse-II-Komplex: Antigen, α_1, β_1, α_2, β_2-Mikroglobulin

Abb. 7.49

Antigenbeladung der MHC-Komplexe

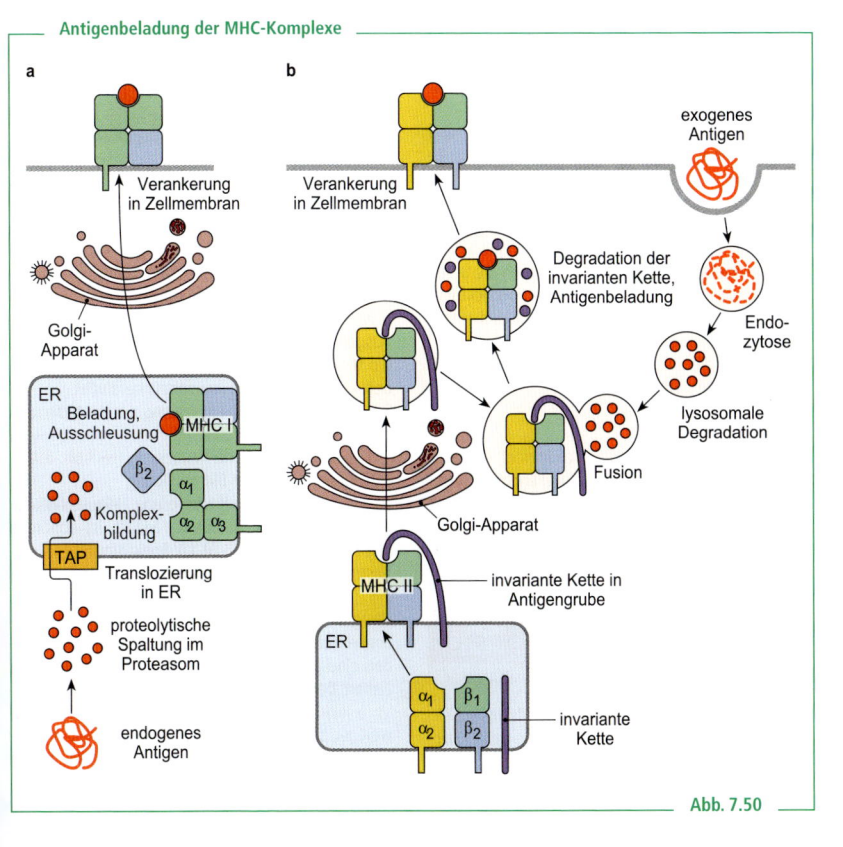

a
- Verankerung in Zellmembran
- Golgi-Apparat
- ER: Beladung, Ausschleusung, MHC I, β_2, α_1, α_2, α_3, Komplexbildung
- TAP – Translozierung in ER
- proteolytische Spaltung im Proteasom
- endogenes Antigen

b
- Verankerung in Zellmembran
- Degradation der invarianten Kette, Antigenbeladung
- exogenes Antigen
- Endozytose
- lysosomale Degradation
- Fusion
- Golgi-Apparat
- MHC II – invariante Kette in Antigengrube
- ER: α_1, β_1, α_2, β_2
- invariante Kette

Abb. 7.50

8 Haut (Cutis, Integumentum commune)

Ute R.
Die gut aussehende Ute R., 60 Jahre alt, blondes Haar, blaue Augen, heller Hauttyp, kommt am Montagvormittag in die Sprechstunde: Am Wochenende ist sie in der prallen Mittagssonne im Liegestuhl liegend eingeschlafen. Davon hat sie einen schweren Sonnenbrand davongetragen, den sie selbst bereits mit Quarkumschlägen behandelt hat. Trotzdem habe sie vor Schmerzen in der Nacht kaum ein Auge zugetan, klagt sie.

Patientendaten
- **Allgemeine Daten:** Alter 60 Jahre, Größe 1,65 m, Gewicht 58 kg.
- **Anamnese:** keine ernsthaften Erkrankungen in der Vorgeschichte. Wegen eines Postmenopausen-Syndroms mit starkem Schwitzen und depressiven Episoden verwendet die Patientin ein Hormongel. Sie ist Nichtraucherin; ihre Familienanamnese ist unauffällig. Ute R. ist von Beruf Geschäftsführerin einer Modefirma, sie ist nicht verheiratet und hat keine Kinder; ihr Hobby ist Reisen.
- **Körperliche Untersuchung:** altersentsprechend unauffälliger körperlicher Befund, Blutdruck 130/90 mmHg, Herzfrequenz 72/min, regelmäßig, Lungen frei.
- **Hautbefund:** Im Gesicht, am Hals, an den Oberarmen und v. a. am Dekolletee findet sich eine ausgeprägte flächige Hautrötung, die lediglich die Bereiche ausspart, die vom Bikini-Oberteil bedeckt waren. Am Dekolletee haben sich außerdem mehrere pralle Blasen entwickelt.

Damit steht die Blickdiagnose fest: **Sonnenbrand** 1. und teilweise auch 2. Grades.

Sonnenbrand
Ein Sonnenbrand (oder medizinisch korrekt: Dermatitis solaris respektive Erythema solare) entsteht, wenn die Haut einer Überdosis UV-Strahlung ausgesetzt ist (→ Abb. 8.A).

Erythema solare (Sonnenbrand)

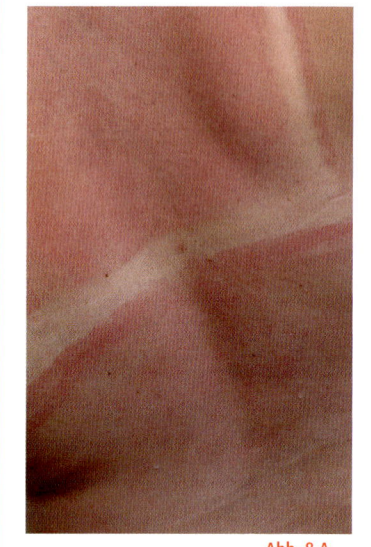

Abb. 8.A

Ätiologie
Ein Sonnenbrand wird v. a. durch UV-B-Strahlen verursacht. Die energiereichsten und damit gefährlichsten Strahlen des UV-Spektrums – die UV-C-Strahlen – werden von der Ozonschicht der Atmosphäre herausgefiltert. Daher ist die Haut in Teilen Australiens, wo UV-C-Strahlen aufgrund des Ozonlochs ungehindert einwirken können, besonders gefährdet.

Sonnenbrand ist eine Verbrennung der Haut, die man in drei Schweregrade unterteilt:
- 1. Grad: schmerzhafte Hautrötung (→ Abb. 8.A)
- 2. Grad: zusätzliche Blasenbildung
- 3. Grad: großflächige Hautablösung, Nekrosenbildung

Wie heftig ein Sonnenbrand verläuft, ist abhängig von Hauttyp (→ Tab. 8.A), UV-Spektrum, Bestrahlungsstärke und Bestrahlungsdauer.

Langfristige Folgen
Sonnenbrände können neben den akuten Beschwerden eine ganze Reihe langfristiger Folgen nach sich ziehen. Dazu gehören:

Vorzeitige Hautalterung Vor allem durch die langwelligen UV-A-Strahlen, die tiefer in die Haut eindringen, wird das Kollagen der Dermis geschädigt, was zur Abnahme der Hautelastizität führt.

Tab. 8.A Lichtempfindlichkeit der Haut (Mitteleuropa)

Hauttyp	Sonnenbrand	Bräunung	Häufigkeit	Eigenschutz
I	immer	nie	2 %	5–10 min
II	häufig	schwach	12 %	10–20 min
III	selten	stark	78 %	20–30 min
IV	nie	sehr stark	8 %	40 min

Sonnenbrand

Hautkrebs Die kurzwelligen, energiereicheren UV-B-Strahlen können zu Strangabbrüchen der DNA führen und begünstigen so die Entstehung von Hautkrebs. Abhängig vom Gewebe, von dem der Tumor seinen Ausgang nimmt, unterscheidet man:
- Basalzellkarzinome (Basaliome)
- Plattenepithelkarzinome
- Maligne Melanome

Letztere resultieren aus entarteten Melanozyten. Alle drei Krebsformen treten als Folge intensiver Sonneneinstrahlung bzw. wiederholter Sonnenbrände (v. a. in der frühen Kindheit) gehäuft auf. Besonders ausgeprägt ist dieser Zusammenhang bei Melanomen und Basaliomen, die deshalb bevorzugt an den sog. „Lichtterrassen" der Haut (Nase, Wangen, Ohrmuscheln, Schultern) auftreten.

Augenschäden Intensive Infrarotstrahlung kann durch starke Hitzeentwicklung zur Linsentrübung führen (sog. Glasbläserstar), während ein „Sonnenbrand der Hornhaut" Schneeblindheit hervorruft.

Therapie

Die Behandlung eines akuten Sonnenbrands richtet sich nach dessen Intensität und entspricht der Therapie bei Hautverbrennungen.
Bei **erstgradigen** Läsionen genügen neben Sonnenkarenz Maßnahmen aus der „Hausapotheke": kühlende Umschläge (feuchte Handtücher), kühlende Gels, ggf. ergänzt durch eine kortisonhaltige Lotion zur Entzündungshemmung. Gegen die Schmerzen können Analgetika wie Ibuprofen oder Diclofenac eingesetzt werden.
Dagegen ist bei **zweitgradigen** Verbrennungen eine ärztliche Behandlung erforderlich. Zusätzlich zu den bereits skizzierten Maßnahmen sollten die Blasen steril punktiert werden.
Ein ausgedehnter **zweit- oder drittgradiger** Sonnenbrand erfordert eine stationäre Behandlung mit Elektrolytsubstitution, Gabe von Kortikosteroiden zur Entzündungshemmung sowie Antibiotika zur Prophylaxe von Superinfektionen.

Prophylaxe und Hautschutz

Generell sind zur Minderung des Hautkrebsrisikos folgende Maßnahmen zu empfehlen:
- Solarien meiden
- Möglichst keine direkte Sonneneinstrahlung in der Mittagszeit (zwischen 11 und 15 Uhr)
- Verwendung von Sonnenschutzmittel mit hohem Lichtschutzfaktor für die exponierten Hautstellen (Ohrmuschel nicht vergessen!)
- Regelmäßige Teilnahme am Hautkrebs-Screening (Kostenübernahme durch die gesetzlichen Krankenkassen ab dem 35. Lebensjahr alle 2 Jahre)

Aufgrund ihrer zarteren Haut sind Säuglinge und Kleinkinder besonders gefährdet; deshalb gelten für sie deutlich strengere Regeln. Sie sind in jedem Fall vor starker Sonneneinstrahlung zu schützen (Sonnenbrillen, Mützen, bedeckende Kleidung, Sonnencremes mit Lichtschutzfaktor ≥ 30). Für das 1. Lebensjahr eines Kindes gilt ein komplettes Sonnenverbot, bis zum 12. Lebensjahr werden die o.g. Schutzmaßnahmen empfohlen, denn erst danach ist die Abwehr der kindlichen Haut voll ausgebildet.

Differenzialdiagnosen

Grundsätzlich ist der Sonnenbrand (Dermatitis solaris) von **phototoxischen Reaktionen (phototoxische Dermatitiden)** zu unterscheiden. Diese verstärkten Reaktionen werden entweder durch einen direkten Kontakt mit photosensibilisierenden Substanzen (Farbstoffe wie z.B. Methylenblau, Teerderivate) ausgelöst oder aber durch Einnahme bestimmter Medikamente (z.B. Tetrazykline, Sulfonamide, Furosemid, Johanniskraut) hervorgerufen.
Von einer **photoallergischen Dermatitis** spricht man, wenn durch unmittelbaren Kontakt mit einer bestimmten Substanz (z.B. moschushaltige Duftstoffe oder benzophenonhaltige Lichtschutzfilter in Sonnencremes) und anschließende UV-Exposition eine Art Kontaktekzem ausgelöst wird.

Weiterer Verlauf bei Frau R.

Die befallenen Hautbezirke werden mit einer kortisonhaltigen Lotion behandelt; die Blasen der zweitgradig verbrannten Areale werden steril punktiert. Gegen die Schmerzen bekommt die Patientin Ibuprofen 600 (3 × 1 Tbl./Tag), dazu die Empfehlung, die Sonne strikt zu meiden. Darüber hinaus wird ihr die regelmäßige Teilnahme am Hautkrebs-Screening nahegelegt. Der Sonnenbrand heilte innerhalb weniger Tage folgenlos ab.

Histologie im Fokus

- Die Haut (Integument) besteht aus Epidermis, Dermis und Subkutis.
- Bei der Epidermis unterscheidet man Felderhaut mit 4 histologischen Schichten (Stratum basale, spinosum, granulosum und corneum) von Leistenhaut, die nur an Hand und Fußsohle vorkommt und zusätzlich ein Stratum lucidum besitzt.
- Neben Keratinozyten sind Melanozyten wichtige Zellen der Epidermis; aus ihnen können maligne Melanome entstehen.
- Langerhans-Zellen sind als dendritische Zellen der Haut an der Immunabwehr beteiligt.
- Zu den Hautanhangsgebilden gehören Haare, Nägel, Schweiß- und Talgdrüsen.

PRAXISFALL

8 Haut (Cutis, Integumentum commune)

8.1 Schichtenaufbau der Haut

Die Haut ist das größte Organ unseres Körpers. Sie ist verantwortlich für die Regulation des Temperatur- und Wasserhaushalts, Reizaufnahme, Vitamin-D-Bildung, Schutz vor Umwelteinflüssen (Strahlung, chemische, mechanische und thermische Reize). Zudem ist sie ein wichtiges Kommunikationsorgan, wenn man an Tätowierungen, das Schminken oder das Verziehen der Haut bei unterschiedlichen Gesichtsausdrücken denkt. Die Haut bedeckt die gesamte Körperoberfläche und setzt sich zusammen aus:
- Epidermis
- Dermis (Corium)
- Subkutis (Unterhaut, Hypodermis)

Entwicklungsgeschichtlich stammt die Epidermis vom Ektoderm, die Dermis vom Mesoderm ab.

Epidermis

Die Epidermis besteht aus mehrschichtigem verhorntem Plattenepithel (→ Abb. 8.1, → Kap. 3.4). Man unterscheidet zwischen **Leistenhaut** (an Hand und Fußsohle; → Abb. 8.2) und **Felderhaut** (→ Abb. 8.3). Die Leistenhaut zeigt tiefe Einkerbungen der Epidermis und lässt ein individuell einzigartiges Relief (Fingerabdruck) entstehen. Von basal nach apikal werden fünf verschiedene Schichten der Epidermis unterschieden. Sie entsprechen der Veränderung der Keratinozyten, während sie sich von der Basalschicht immer weiter nach oben schieben und dabei absterben, verhornen und abgeschilfert werden.

- **Stratum basale:** wellenförmig (Papillen) verlaufende Grenze zur darunterliegenden Dermis; erscheint in Routinefärbungen meist dunkler als die übrigen epidermalen Schichten. Die darunterliegende **Basalmembran** verbindet das Stratum basale mit der Dermis. Die Zellen des Stratum basale sind mit vielen Hemidesmosomen in der Dermis (Dermis, → Kap. 8.3) verankert. Zudem sind im Stratum basale Stammzellen lokalisiert, aus denen sich Keratinozyten bilden. Je älter diese werden, desto weiter schieben sie sich in die darüberliegenden Schichten vor. Mit der Alterung der Keratinozyten verändert sich auch das vorherrschende Keratin (→ Tab. 8.1), das sich zu Bündeln zusammenlegt (**Tonofilamente**).

Tab. 8.1 Vorherrschende Keratinarten in den verschiedenen Schichten der Epidermis

Stratum basale	Keratine 5 und 14
Stratum spinosum	Keratine 1 und 10
Stratum granulosum	Keratine 1e und 9
Stratum lucidum	Keratintypen haben in diesen Schichten keine klinische Bedeutung mehr
Stratum corneum	

- **Stratum spinosum:** Desmosomen zwischen den Zellausläufern verleihen den sich abrundenden Keratinozyten ein stachelzellförmiges Aussehen. Tonofilamente in den Desmosomen sorgen für mechanische Stabilität und Zusammenhalt. Die Zellen sind wie im Stratum basale sehr basophil. Stratum basale und Stratum spinosum bilden zusammen das **Stratum germinativum**.

Histopathologie

Man unterscheidet eine Vielzahl verschiedener Keratinarten. Störungen in ihrer Synthese können zu schwerwiegenden dermatologischen Krankheitsbildern führen, z. B. **Epidermolysis bullosa simplex** (Keratine 5 und 14), **anuläre epidermolytische Ichthyose** (Keratine 1 und 10) oder **bullöse Ichthyose Siemens** (Keratin 2e).

- **Stratum granulosum:** Die Zellen zeigen feine, basophil anfärbbare Granula im Zytoplasma (**Keratohyalingranula**). Das Aussehen der Zellen ist von der beginnenden Degeneration gezeichnet (Kernpyknose: Schrumpfung des Zellkerns und Verdichtung des Chromatins). Die Zellen bilden sog. Lamellenkörper (Membrane-coated granules). Sie enthalten Lipide, die in den Extrazellulärraum abgegeben werden und dafür sorgen, dass die Haut für Flüssigkeiten undurchlässig ist (s. u.).
- **Stratum lucidum:** Diese Schicht findet man nur in der Leisten-, nicht aber in der Felderhaut. Sie besteht aus untergegangenen, kernlosen Keratinozyten und erscheint lichtmikroskopisch als homogener, eosinophiler Saum zwischen Stratum corneum und Stratum granulosum (→ Abb. 8.2).
- **Stratum corneum:** Es besteht nur noch aus Keratin, das aus abgestorbenen Keratinozyten stammt. Der Vorgang der Verhornung ist damit abgeschlossen. Je nachdem, wie stark die Haut mechanisch belastet ist, kann das Stratum corneum sehr unterschiedlich dick sein (z. B. bis mehrere Millimeter an Hand und Fußsohlen). Die abgestorbenen Zellen des Stratum corneum behalten eine komplexe Lipidschicht, die sie flüssigkeitsundurchlässig macht. Im Stratum corneum findet sich als Hauptkomponente das Protein **Filaggrin**, das aus seiner Vorstufe, dem Keratohyalin (s. o.), gebildet wird. Zusammen mit Keratinfilament bildet Filaggrin einen Komplex an der zugrunde gehenden apikalen Zellmembran, der sich mit Lipiden der Lamellenkörper verbindet. Die Lipide der Lamellenkörper wiederum sind mit dem Protein Involucrin vernetzt. Die Hornzellen schilfern letztendlich als Schuppen ab.

8.1 Schichtenaufbau der Haut

Epidermis, Dermis und Subkutis

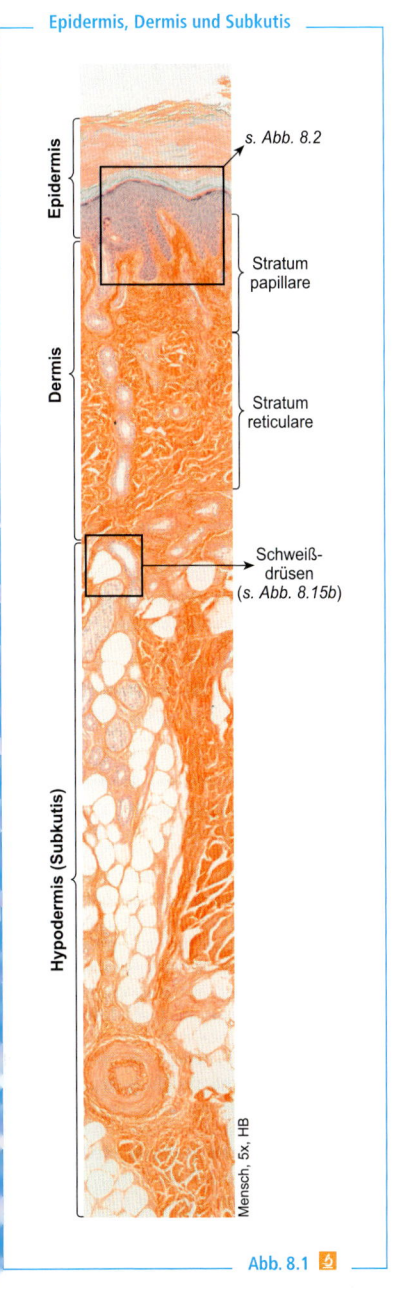

Epidermis — s. Abb. 8.2

Dermis
- Stratum papillare
- Stratum reticulare

Schweißdrüsen (s. Abb. 8.15b)

Hypodermis (Subkutis)

Mensch, 5x, HB

Abb. 8.1

Leistenhaut

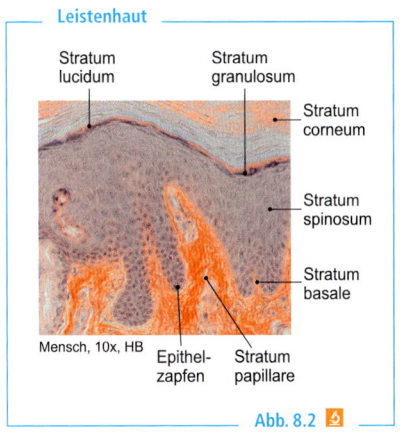

- Stratum lucidum
- Stratum granulosum
- Stratum corneum
- Stratum spinosum
- Stratum basale
- Epithelzapfen
- Stratum papillare

Mensch, 10x, HB

Abb. 8.2

Felderhaut

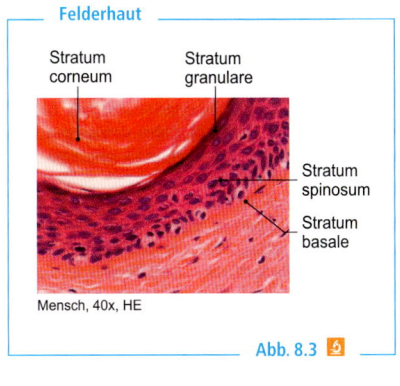

- Stratum corneum
- Stratum granulare
- Stratum spinosum
- Stratum basale

Mensch, 40x, HE

Abb. 8.3

8 Haut (Cutis, Integumentum commune)

8.2 Zellen der Epidermis

Keratinozyten

Die oben erwähnten Keratinozyten stellen die Epithelzellen der Epidermis dar. Bei ihrer Wanderung durch die unterschiedlichen Schichten der Epidermis von basal nach apikal verändern sich die Keratinozyten von kernhaltigen, hochdifferenzierten Zellen zu einer Barriereschicht aus Lipiden, Proteinen und Resten abgestorbener, verhornter Zellen. Die Zeit, die Keratinozyten benötigen, um zu verhornen, beträgt ca. 30 Tage. Bei verschiedenen Erkrankungen wie z. B. der Psoriasis kann diese Zeit allerdings stark verkürzt sein.

Keratinozyten können durch die Abgabe von Interleukinen und Wachstumsfaktoren aktiv an Immunantworten und Wundheilungsprozessen beteiligt sein.

Melanozyten

Melanozyten entwickeln sich aus der Neuralleiste und sind auf die Produktion von Pigmenten spezialisiert. Ihre Hauptaufgabe ist der Schutz der Haut vor übermäßiger UV-Einstrahlung. Neben der Durchblutung und Einlagerung von Farbstoffen (z. B. Karotin) bestimmen sie das Hautkolorit. Zusammen mit Keratinozyten bilden die Melanozyten **epidermale Melanineinheiten** (→ Abb. 8.4). Dabei verzweigen sich die im Stratum basale lokalisierten Melanozyten sehr fein und geben an ca. 30–40 umgebende Keratinozyten feine Fortsätze ab.

Die eigentliche Synthese von Melanin aus Tyrosin mithilfe der Tyrosinase findet in den **Melanosomen** (Melaningranula) statt, die sich im Bereich des Golgi-Apparats aus Prämelanosomen bilden. Tyrosin wird dabei unter Einfluss von Melanozyten-stimulierendem Hormon (MSH) und UV-Licht mittels Tyrosinase zu 1,3,4-Dihydroxy-Phenylalanin (DOPA) oxidiert, aus dem dann über mehrere Zwischenschritte Melanin entsteht. Über die Fortsätze der Melanozyten werden die Melanosomen (Melaningranula) an die umgebenden Keratinozyten abgegeben.

Die Anzahl der Melanozyten ist bei hell- und dunkelhäutigen Menschen gleich. Die unterschiedliche Hautfärbung beruht lediglich auf der verschieden starken Synthese von Melanosomen: Melanozyten können reich an Melaningranula sein (→ Abb. 8.6 a), in heller Haut können sie allerdings auch völlig **unpigmentiert** auftreten (→ Abb. 8.6 b). Sie fallen in der Routinefärbung dann nur durch ihr helleres Aussehen im Vergleich zu den Zellen des Stratum basale auf. → Abb. 8.6 c zeigt immunhistochemisch markierte (rot) Melanozyten, die sich mit ihren Fortsätzen zwischen die Keratinozyten schieben.

Die Pigmentierung der Haut wird im Wesentlichen durch **Hormone** (MSH, Kortikotropin, Östrogene) und **UV-Strahlung** beeinflusst, die die Synthese von Melanin erhöhen. Flecken der Haut, sog. Nävi (Einzahl: Nävus), entstehen durch die untypische Ansammlung von dermalen Zellen. Dunkle Flecken (Muttermal, Leberfleck) entstehen beispielsweise aus Melanozyten oder ihren Vorstufen und werden Pigmentnävi genannt.

Klinik

Fehlt aufgrund eines genetischen Defekts das für die Melaninsynthese essenzielle Enzym Tyrosinase, wird kein Melanin gebildet. Die Melanosomen bleiben leer und die betroffenen Patienten zeigen das klinische Bild des **Albinismus**: helle Haut, fehlende Pigmentierung der Retina, weiße Haare.

Vorkommen Melanozyten findet man in der Epidermis sowie in Haarfollikeln, im Hirnstamm, in der Retina und teilweise auch in manchen Schleimhäuten.

Histopathologie

Aus veränderten Zellklonen des melanozytären Systems kann ein maligner Tumor entstehen: ein **malignes Melanom**. Obwohl der Name der Läsion das Vorliegen einer Pigmentierung nahelegt, kann es aufgrund einer hochgradig ausgeprägten Entartung der Tumorzellen durchaus vorkommen, dass diese kein Pigment mehr bilden. In diesen Fällen liegt ein sog. **amelanotisches Melanom** vor, das i. d. R. eine schlechte Prognose hat.

Melanome wachsen zunächst innerhalb der Epidermis (**radiäres Wachstum**). Solange das Melanom die Basalmembran der Haut nicht durchbricht, spricht man von einem **Melanoma in situ**. Hat der Tumor hingegen diese Barriere überwunden (**vertikales Wachstum**), bezeichnet man ihn als **invasiv**. Erst ab diesem Zeitpunkt hat das maligne Melanom die Möglichkeit, in die Lymph- und Blutbahnen des Patienten einzudringen (→ Abb. 8.7). Im Rahmen einer Lymphangiosis melanomatosa bzw. Haemangiosis melanomatosa kann es streuen und **Metastasen** setzen. Wird ein malignes Melanom frühzeitig erkannt und behandelt (am besten, bevor es die Basalmembran durchbricht), sind die Heilungschancen relativ hoch. Das Ziel muss daher sein, Melanome bereits im Anfangsstadium zu erkennen.

→ Abb. 8.5 zeigt ein **malignes Melanom** im Stadium des vertikalen Wachstums. Im Bild sind neben einem Tumorzapfen, der die Basalmembran durchbrochen hat, zahlreiche Lymphozytenansammlungen im Bereich der Dermis zu finden.

8.2 Zellen der Epidermis

Epidermale Melanineinheit

- Keratinozyt
- Melanosomen (Melaningranula)
- Melanin
- Kern
- Prämelanosom
- Melanozyt
- Basalmembran
- * Tyrosinase (Oxidation)
- MSH, UV-Licht
- DOPA
- Tyrosin

Abb. 8.4

Invasives malignes Melanom

- Tumorzapfen
- Lymphozytenansammlungen

Mensch, 5x, HE

Abb. 8.5

Melanozyten

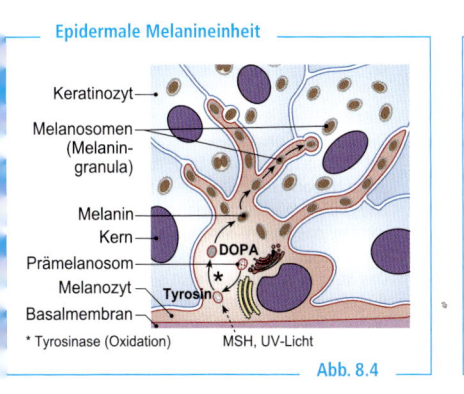

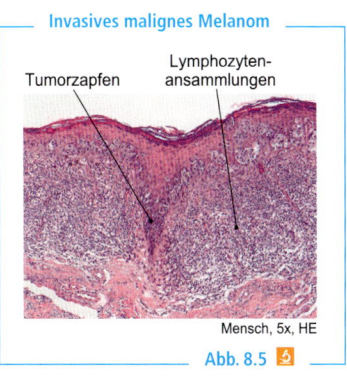

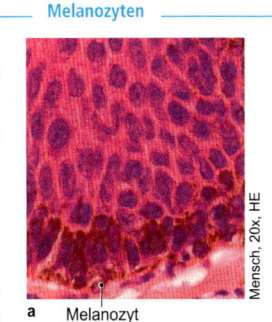

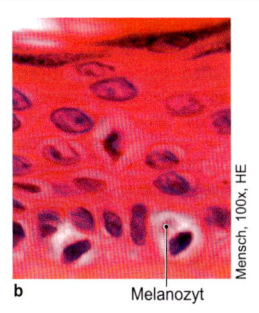

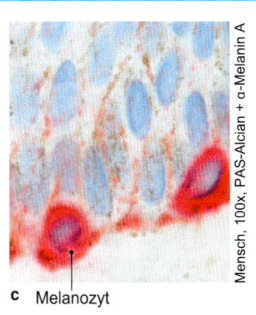

a Melanozyt — Mensch, 20x, HE
b Melanozyt — Mensch, 100x, HE
c Melanozyt — Mensch, 100x, PAS-Alcian + α-Melanin A

Abb. 8.6

Melanomentstehung

Bereich	Nävus		malignes Melanom		
	gutartig	dysplastisch	radiäre Wachstumsphase	vertikale Wachstumsphase	metastatisch
Epidermis / Basalmembran / Dermis					Metastasen in Lunge, Leber und Gehirn
Wachstumsverhalten	gutartiges, limitiertes Wachstum	prämaliges Wachstum, Zellatypien	verminderte Differenzierung, klonale Proliferation	Durchbruch der Basalmembran	Tochtergeschwülste wachsen an anderen Stellen

Abb. 8.7

8.3 Die Haut als Immun- und Sinnesorgan

Langerhans-Zellen und dendritische Zellen

Langerhans-Zellen sind noch unreife dendritische Zellen (→ Kap. 7.14) der Haut und gehören als Antigen-präsentierende Zellen zum Immunsystem. Da sie über die Haut und insbesondere die Schleimhaut permanent mit Antigenen in Kontakt kommen, sorgen sie für die **Regulation der Immunantwort** und verhindern insbesondere überschießende Immunreaktionen. Langerhans-Zellen sind – ähnlich wie die Melanozyten – fein verzweigt und durch E-Cadherin mit Keratinozyten verbunden. Sie haben einen leicht abgeplatteten Zellkern und das Zytoplasma kann sog. **Birbeck-Granula** enthalten.

Als Immunzellen stammen Langerhans-Zellen ursprünglich aus dem Knochenmark, von wo sie in die Epidermis einwandern. Erreger tragen spezielle Strukturen, sog. **PAMP (Pathogen-associated molecular patterns)**, die aus Komplexen von viralen oder bakteriellen Nukleinsäuren bestehen. Die Langerhans-Zellen tragen auf ihrer Oberfläche spezifische Rezeptoren **(Toll-like-Rezeptoren [TLR])**. Sie gehören zu den **Pattern recognition receptors [PRR])**, mit denen sie PAMP erkennen, binden und schließlich phagozytieren können. Die durch den Antigenkontakt aktivierten Zellen (→ Abb. 8.8) wandern aus der Epidermis aus **(Migration)** und werden durch bestimmte **Chemokine** wie z. B. CCR7, CCL19 oder CCL21 in die T-Zell-Zone der Lymphknoten geleitet, wo sie zu **migrierten dendritischen Zellen** differenzieren (→ Abb. 8.8). Dendritische Zellen besitzen **MHC-I- und MHC-II-Oberflächenmoleküle (MHC-Peptid-Komplex)**, die für die T-Zell-Stimulation verantwortlich sind. Migrierte dendritische Zellen können die Antigene an **residente dendritische Zellen** des Lymphknotens weitergeben, die sie dann präsentieren (→ Abb. 8.8).

Durch die Interaktion von migrierten dendritischen Zellen mit T-Lymphozyten differenzieren sich zytokinproduzierende und CD8-exprimierende **T-Effektor-Zellen** sowie **regulatorische T-Zellen**, die die Funktion der T-Effektor-Zellen steuern können. Zusätzlich differenzieren sich **anerge T-Zellen** mit nur geringer Immunantwort auf Antigenreize, die für die periphere **Immuntoleranz** verantwortlich sind (→ Abb. 8.8). Die Ausbildung einer Immuntoleranz ist die Voraussetzung dafür, dass körpereigene Proteine nicht als Fremdantigene erkannt werden. Durch die periphere Immuntoleranz können ausdifferenzierte Lymphozyten, die aus zentralen Immunorganen ausgewandert sind, eine Anergie gegen körperfremde Antigene erwerben.

Zusammengefasst liegt die Funktion der Langerhans- bzw. der dendritischen Zellen in der **Regulation der Immunantwort** auf Antigene, mit denen die Haut und die Schleimhäute in Kontakt kommen. Insbesondere verhindern sie die überschießende Immunreaktion der Haut auf Antigene.

Dermis

Die Dermis **(Corium;** → Abb. 8.1, → Kap. 3.1) bildet die Unterlage für die Epidermis und geht fließend in die **Hypodermis** (s. u.) über. Sie besitzt Haarfollikel und Drüsen. Die Dermis kann in zwei Lagen unterteilt werden: das äußere **Stratum papillare** und das innere **Stratum reticulare**.

Das Stratum papillare schiebt sich zwischen die Epithelzapfen der Epidermis (→ Abb. 8.2, → Kap. 3.1) und ist über Hemidesmosomen, Filamente (z. B. Laminin) und Basalmembran fest mit dem Stratum basale der Epidermis verbunden. Stratum papillare und Stratum reticulare bestehen aus lockerem Bindegewebe mit reichlich Kollagenfasern und elastischen Fasern, die sich z. T. parallel anordnen **(Langer-Linien)**.

Hypodermis (Subkutis)

Die Dermis geht kontinuierlich in die **Subkutis** über, in der – mit Ausnahme der Glans penis, der Klitoris und des Augenlids – das **univakuoläre Fettgewebe** als Energiespeicher zu finden ist. Im lockeren Bindegewebe der Subkutis verlaufen Nervenfasern und kleine Blutgefäße.

Rezeptoren der Haut

- **Freie Nervenendigungen** (→ Abb. 8.9) sind verantwortlich für die **Schmerz- und Temperaturwahrnehmung.** Sie sind nicht von Schwann-Zellen umgeben, sondern dringen unmyelinisiert in die Epidermis ein und verzweigen sich dort.
- **Vater-Pacini-Lamellenkörperchen** (→ Abb. 8.10) sind relativ groß und befinden sich in der Hypodermis. Sie registrieren **Vibrationsreize.** Sie bestehen aus bindegewebigen Lamellen mit zahlreichen Kollagenfasern, die zwiebelschalenartig eine freie Nervenendigung umgeben und von einer Kapsel umhüllt sind.
- **Meissner-Tastkörperchen** im Stratum papillare registrieren **Druck- und Berührungsempfindung** (→ Abb. 8.11). Sie sind länglich-oval und bestehen aus sensiblen Axonen, die von Schwann-Zellen umhüllt werden.
- **Merkel-Zellen** leiten **feine Tastempfindungen** und sind deshalb an den Fingerkuppen besonders häufig. Sie sind als knopfförmige Nervenendigungen an der Grenze zwischen Stratum papillare der Dermis und Stratum basale lokalisiert.
- **Ruffini-Endigungen** liegen zwischen Bündeln aus Kollagenfasern im Bereich der Dermis und erfassen **Dehnungsreize.**

8.3 Die Haut als Immun- und Sinnesorgan

Aktivierung von Langerhans-Zellen

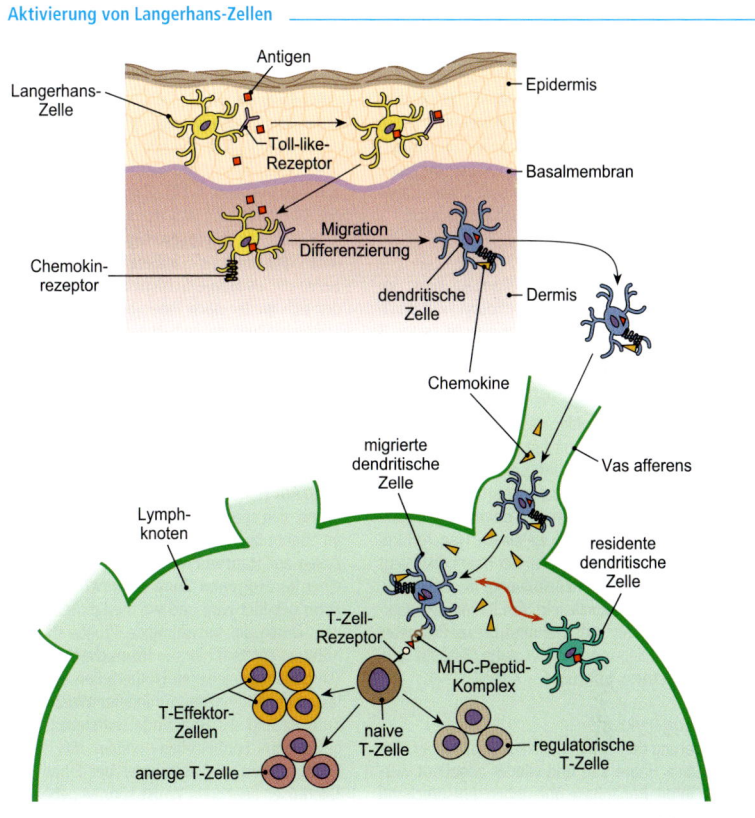

- Langerhans-Zelle
- Antigen
- Toll-like-Rezeptor
- Epidermis
- Basalmembran
- Chemokinrezeptor
- Migration Differenzierung
- dendritische Zelle
- Dermis
- Chemokine
- migrierte dendritische Zelle
- Vas afferens
- Lymphknoten
- residente dendritische Zelle
- T-Zell-Rezeptor
- MHC-Peptid-Komplex
- T-Effektor-Zellen
- anerge T-Zelle
- naive T-Zelle
- regulatorische T-Zelle

Abb. 8.8

Freie Nervenendigungen
freie Nerven

Mensch, 40x, HE

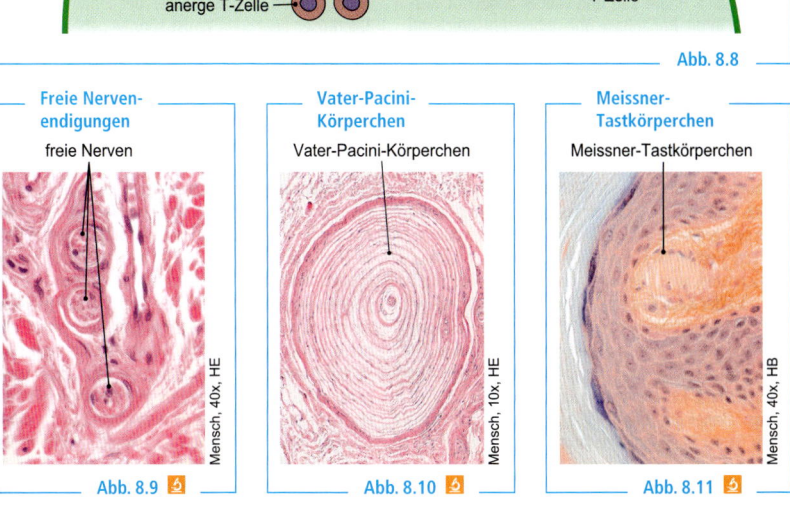

Abb. 8.9

Vater-Pacini-Körperchen
Vater-Pacini-Körperchen

Mensch, 10x, HE

Abb. 8.10

Meissner-Tastkörperchen
Meissner-Tastkörperchen

Mensch, 40x, HB

Abb. 8.11

8.4 Hautanhangsgebilde (1)

Haare

Haare wachsen außer an Hand- und Fußflächen, Glans penis und Klitoris überall auf der Haut. Ein Neugeborenes besitzt sehr feine Haare (**Lanugobehaarung**), die kurz vor oder nach der Geburt durch farblose **Vellushaare** ersetzt werden. Als **Terminalbehaarung** bilden sich später Kopfhaare, Wimpern, Barthaare und Schambehaarung aus. Diese Haare sind 100 μm dick und unterschiedlich pigmentiert.

Haarentwicklung

Haare entstehen durch kleine Zellanhäufungen im Stratum basale der Epidermis. Ihre Bildung wird durch **Signalmoleküle** (z. B. Transforming growth factor β [TGF-β], Bone morphogenetic protein [BMP], Fibroblast growth factor [FGF]) gesteuert, die von Fibroblasten der Dermis abgegeben werden (→ Abb. 8.12). Diese Interaktion von Epidermis und darunterliegendem Mesenchym führt zunächst zur Ausbildung der **Haarplakode**. Deren Zellen induzieren die Entstehung der **dermalen Papille**, die dafür sorgt, dass die sich entwickelnde **Haarpapille** in das darunter gelegene Mesenchym einwandert und zu einem **Haarfollikel** ausdifferenziert (→ Abb. 8.12 a). Der Haarfollikel liegt in einer schlauchförmigen Einstülpung, die Epidermis, Dermis und Subkutis durchzieht. Am Rande des Haarschafts differenzieren sich während dieses Prozesses **Talgdrüsen** mit Sebozyten sowie glatte Muskelfasern, die **Mm. arrectores pilorum** (→ Abb. 8.12 a).

Erneuerungszyklus

Die Erneuerung der Haare ist ein kontinuierlicher Prozess, bei dem Haare auf- und wieder abgebaut werden bzw. in die Ruhephase übergehen. Entsprechend unterscheidet man drei Wachstumsphasen (→ Abb. 8.12):
- **Anagenphase** (Wachstumsphase)
- **Katagenphase** (Rückbildung)
- **Telogenphase** (Ruhephase)

Die erste Anagenphase wird postnatal bei allen Haaren zugleich induziert; alle weiteren im Verlauf des Lebens folgenden Anagenphasen sind dann nicht mehr synchronisiert. Wird eine bestimmte Konzentration von Signalmolekülen im Bereich des Haarbulbus überschritten, wird die Anagenphase induziert (s. o.). Während der Katagenphase kommt es zur kontrollierten Rückbildung des in der Haut gelegenen Haarfollikels (Apoptose). Danach gehen die Haarfollikel in die Telogenphase über, in der das Wachstum ruht. Die Telogenphase kann ein paar Tage bis viele Wochen dauern. Dabei gilt, dass mit jeder Telogenphase die Dauer dieser Ruhephase zunimmt.

Haaraufbau

Der ausdifferenzierte Haarfollikel umfasst folgende Strukturen: Der **Haarbulbus (Haarzwiebel)** besteht aus Epithelzellen, aus denen sich das Haar differenziert. Im Epithelverband liegen neben den Epithelzellen Stammzellen und Melanozyten, die Pigment an die Epithelzellen abgeben. Durch Zellteilungen im Bereich des Haarbulbus entstehen äußere und innere Wurzelscheide, die sich nach außen mit einer bindegewebigen Wurzelscheide (**Haarbalg**) in der Haut verankern (→ Abb. 8.12 b).

Die Epithelzellen der äußeren epithelialien **Wurzelscheide** (→ Abb. 8.13) sitzen einer Basalmembran der **Glashaut**, auf. Auf der anderen Seite der Glashaut liegt die bindegewebige Wurzelscheide. Nach innen grenzen an die äußere Wurzelscheide Epithelzellen die als **Henle-Schicht** bezeichnet werden und der sich weiter nach innen die **Huxley-Schicht** anschmiegt. Zum Haarschaft hin grenzt sich die innere Wurzelscheide durch die **Scheidenkutikula** ab. Die innere Wurzelscheide endet im Bereich der Einmündung der Talgdrüsen.

Die **äußere Wurzelscheide** ist der Epidermis ähnlich und kann als deren Einsenkung verstanden werden. Im Bereich des Haarbulbus geht sie in die **Matrix** über. Auf Höhe der Talgdrüsen bildet sie eine Verdickung, den sog. **Wulst** (s. u.).

Im oberen Bereich des Haarbulbus differenzieren sich Zellen zur **Haarwurzel**. Sie sind für die Ausbildung einer **keratogenen Zone** verantwortlich, in der **Keratin** gebildet wird und wo die Epithelzellen verhornen. Durch die fortwährende Proliferation und Verhornung entsteht hier der **Haarschaft**.

Die peripher gelegenen Epithelzellen der Haarwurzel lassen die Abgrenzung zur inneren Wurzelscheide, die Kutikula und die **Haarrinde**, entstehen; die zentral gelegenen Epithelzellen bilden das **Haarmark**. **Stammzellen** aus dem unter der Einmündung der Talgdrüsen liegenden **Wulst** können neben der Differenzierung zu Talgdrüsen im Bedarfsfall in die Epidermis einwandern und dort das Oberflächenepithel regenerieren – ein äußerst wichtiger Vorgang bei Brandverletzungen.

Akzessorische Strukturen

Die **Talgdrüsen** sind akzessorische Gebilde des Haares. Sie geben ihr Sekret in den Haartrichter im Bereich des oberen Teils des Haarfollikels (Infundibulum) ab. Das Sekret hält das Haar geschmeidig und schützt den Haartrichter vor eindringenden Keimen. Ebenso akzessorische Gebilde sind glatte Muskelzüge, die sich in der Dermis entwickeln und im Bereich der äußeren Wurzelscheide verankern. Sie sind sympathisch innerviert und werden als **Mm. arrectores pilorum** bezeichnet. Kontrahieren sie, stellt sich das Haar auf und vermindert so die Luftzirkulation direkt über der Haut. Es resultiert eine bessere Wärmeisolation. Diese für Tiere wichtige Funktion der Mm. arrectores pilorum spielt für den Menschen keine Rolle mehr.

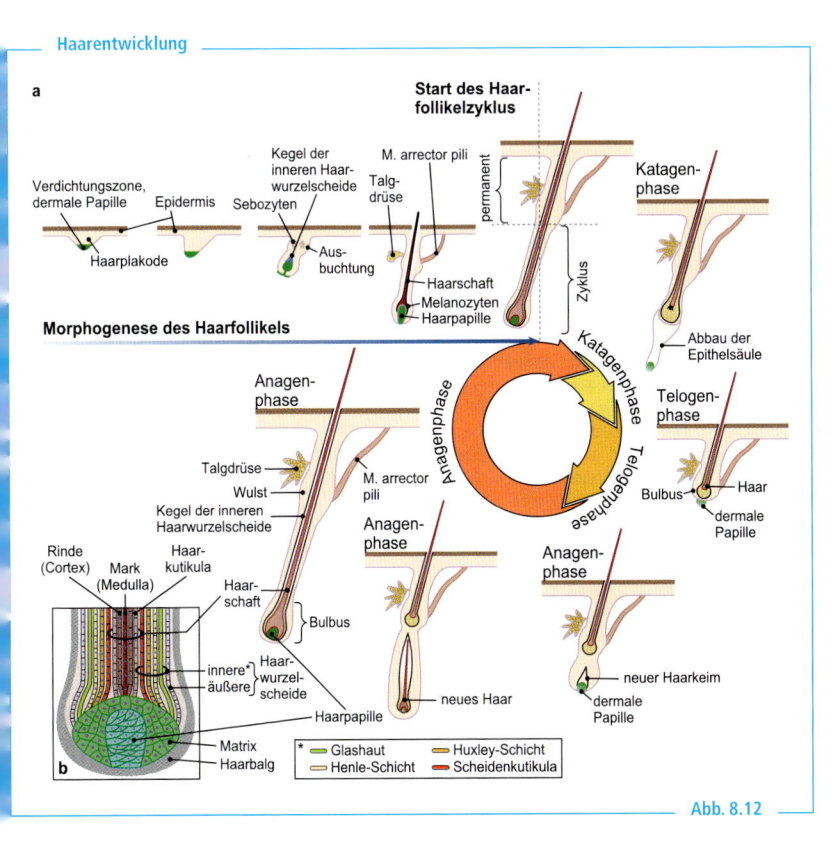

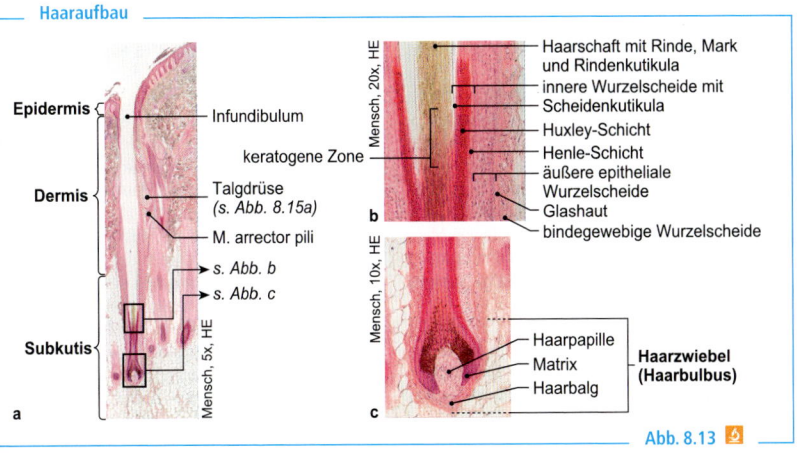

8.4 Hautanhangsgebilde (1)

Haarentwicklung

a

- Verdichtungszone, dermale Papille
- Epidermis
- Sebozyten
- Kegel der inneren Haarwurzelscheide
- Talgdrüse
- M. arrector pili
- Haarplakode
- Ausbuchtung
- Haarschaft
- Melanozyten
- Haarpapille
- permanent
- Zyklus
- **Start des Haarfollikelzyklus**
- **Katagenphase**

Morphogenese des Haarfollikels

- Anagenphase
- Katagenphase
- Telogenphase
- Abbau der Epithelsäule
- Bulbus
- Haar
- dermale Papille

- Talgdrüse
- Wulst
- Kegel der inneren Haarwurzelscheide
- M. arrector pili
- Haarkutikula
- Haarschaft
- Rinde (Cortex)
- Mark (Medulla)
- Bulbus
- innere* / äußere Haarwurzelscheide
- Haarpapille
- Matrix
- Haarbalg
- Anagenphase
- neues Haar
- Anagenphase
- neuer Haarkeim
- dermale Papille

*
- Glashaut
- Huxley-Schicht
- Henle-Schicht
- Scheidenkutikula

b

Abb. 8.12

Haaraufbau

a Mensch, 5x, HE

- Epidermis
  - Infundibulum
- Dermis
  - Talgdrüse (s. Abb. 8.15a)
  - M. arrector pili
  - s. Abb. b
  - s. Abb. c
- Subkutis

b Mensch, 20x, HE

- Haarschaft mit Rinde, Mark und Rindenkutikula
- innere Wurzelscheide mit Scheidenkutikula
- Huxley-Schicht
- Henle-Schicht
- äußere epitheliale Wurzelscheide
- Glashaut
- bindegewebige Wurzelscheide
- keratogene Zone

c Mensch, 10x, HE

- Haarpapille
- Matrix
- Haarbalg
- **Haarzwiebel (Haarbulbus)**

Abb. 8.13

8.5 Hautanhangsgebilde (2)

Nägel

Finger- und Zehennägel bedecken die Haut auf der dorsalen Seite der Endphalangen. Die **Nagelplatte** besteht aus Keratin und liegt auf dem Nagelbett, das aus einem Stratum spinosum und einem Stratum basale besteht (→ Abb. 8.14). Der **Nagelwall** umgibt die Nagelplatte. Der Winkel zwischen Nagelwall und Nagelplatte wird als **Nagelfalz** bezeichnet. Am distalen Ende der Nagelplatte entsteht der **freie Nagelrand**, proximal liegt die **Nagelwurzel** in der **Nageltasche**. An der Nageltasche ist oft eine halbmondförmige Aufhellung zu erkennen, die **Lunula**.

Der Nagelwall bildet mit seinem Stratum corneum im Bereich der Nagelwurzel das **Eponychium**, unter dem freien Nagelrand wird der Nagelwall zum **Hyponychium**. Der Nagel wird fortwährend von der **Nagelmatrix** gebildet und schiebt sich nach distal. Die Nagelmatrix ist ein **mehrschichtiges Epithel** im Bereich der Nagelwurzel und der **Lunula**.

Die unter der Nagelplatte gelegenen arteriellen Gefäße lassen sich mikroskopieren und beurteilen.

Merke   Die Nägel sind mit Ausnahme der Retina die einzige Stelle am menschlichen Körper, an der sich arterielle Gefäße und Gefäßveränderungen direkt und ohne invasive Eingriffe beobachten lassen.

Hautdrüsen

In der Haut gibt es holokrine **Talgdrüsen**, ekkrine und apokrine **Schweißdrüsen** sowie **Milchdrüsen**.

Holokrine Talgdrüsen

Talgdrüsen (→ Abb. 8.15 a) entleeren ihr Sekret in den Haarfollikel oder direkt auf die Hautoberfläche. Die Aktivität der Talgdrüsen wird von Androgenen beeinflusst. Sie besitzen zwei Zellarten:
- Die **Basalzellen** sind die Regenerationsschicht; aus ihnen differenzieren sich neue Drüsenzellen.
- Die eigentlichen **Drüsenzellen** sind in alveolären Endstücken angeordnet.

Das produzierte Sekret staut sich in den Drüsenzellen. Diese schwellen an, bis der Kern pyknotisch wird, die Zelle platzt und sich ihr Sekret mithilfe von Myoepithelzellen (→ Kap. 3.7) in den Ausführungsgang ergießt. Das Sekret der Talgdrüsen **(Talg, Sebum)** besteht überwiegend aus Triglyzeriden.

Vorkommen   an der gesamten Haut mit Ausnahme von Handinnenflächen und Fußsohlen. Spezialisierte holokrine Talgdrüsen in den Augenlidern werden **Meibom-Drüsen** genannt (→ Abb. 8.16 a, b).

Ekkrine (merokrine) Schweißdrüsen

Die merokrinen Schweißdrüsen sind wichtig für die **Temperaturregulation** des Menschen. Bei steigenden Umgebungstemperaturen wird vermehrt Schweiß produziert, der die Hautoberfläche kühlt, während er verdunstet. Die Schweißdrüsen eines an Hitze adaptierten Menschen können pro Stunde bis zu 4 l Schweiß produzieren. Mit ihm werden Na^+- und Cl^- ausgeschieden, was u. U. zu erheblichen Kochsalzverlusten führen kann. Die Schweißdrüsen sind **tubulöse Drüsen** (→ Abb. 8.15 b), deren Endstücke aus Myoepithelzellen sowie hellen und dunklen Epithelzellen bestehen. Die helleren Drüsenzellen besitzen nur wenige Mitochondrien, haben basale Einfaltungen und sezernieren vornehmliche Na^+ und Cl^-, während die auf den helleren ruhenden dunkleren Zellen für die Sekretion von Glykoproteinen verantwortlich sind. Die Myoepithelzellen befinden sich zwischen der Basalmembran und den helleren Epithelzellen.

Apokrine Schweißdrüsen (Duftdrüsen)

Die Duftdrüsen sind typische **tubulöse Drüsen** (→ Abb. 8.15 c) mit einem gewundenen, unverzweigten Drüsenschlauch. Sie sind sowohl in der Dermis als auch in der Hypodermis lokalisiert. Die Drüsenzellen sind iso- bis hochprismatisch und geben ihr Sekret ab, indem sie ihren gesamten apikalen Zellpol abschnüren (apokrine Sekretion; → Kap. 3.6). Durch Kontraktion von Myoepithelzellen wird die hormonabhängige Sekretion der apokrinen Schweißdrüsen unterstützt. Das von den apokrinen Schweißdrüsen abgegebene Sekret ist – trotz der Bezeichnung Duftdrüsen – zunächst geruchlos. Der typische Schweißgeruch entsteht erst durch die Aktivität von Bakterien.

Vorkommen   Apokrine Schweißdrüsen findet man in der Axilla, perianal und in der Genitalregion, am Warzenhof, dem äußerer Gehörgang (Gll. ceruminales) sowie an den Augenlidern, wo sie als **Moll-Drüsen** bezeichnet werden (→ Abb. 8.16 a, c).

Blutgefäße

Nicht nur die Schweißsekretion dient zur Temperaturregulation durch die Haut, auch die Durchblutung der Haut kann die Abgabe von Wärme an die Umgebung regulieren. Deshalb besitzt die Haut ein äußerst differenziertes Blutgefäßsystem.

Die Arterien ziehen durch die Muskulatur in die Subkutis, verzweigen sich weiter in der Dermis und laufen in feinen Endästen zwischen den Papillenzapfen der Epidermis aus. So entstehen drei hintereinanderliegende arterielle Gefäßgeflechte. Zusätzlich zeigen die Haarpapillen eine besonders reiche Gefäßversorgung während der Anagenphase. Dieses Geflecht wird auch als perifolliküläres Geflecht bezeichnet. Im Bereich der Hand bzw. des Fußes gibt es viele arteriovenöse Kurzschlüsse, über die die Thermoregulation der Haut erfolgt.

8.5 Hautanhangsgebilde (2)

Nagel

Mensch, 5x, HE

Nagel — Eponychium — Nagelwall — Schweißdrüse — Nagelwurzel — Dermis — Nagelbett — Keimschicht der Epidermis — Papillen — Matrix

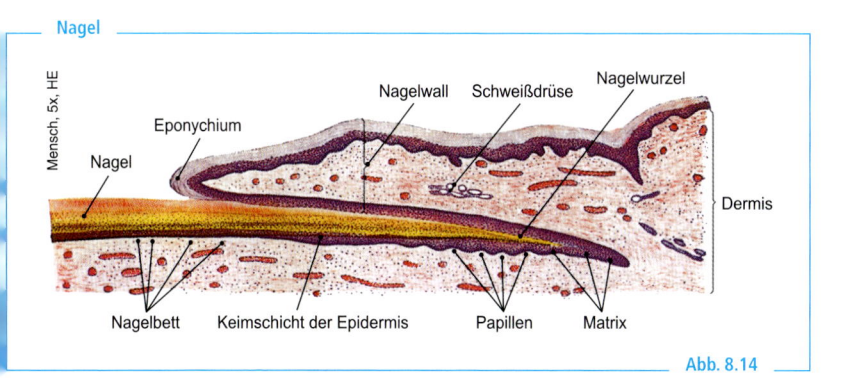

Abb. 8.14

Talg- und Schweißdrüsen

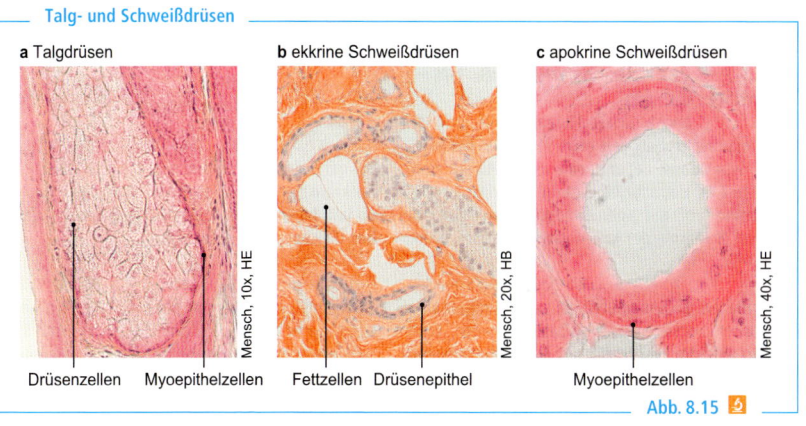

a Talgdrüsen — Mensch, 10x, HE
Drüsenzellen — Myoepithelzellen

b ekkrine Schweißdrüsen — Mensch, 20x, HB
Fettzellen — Drüsenepithel

c apokrine Schweißdrüsen — Mensch, 40x, HE
Myoepithelzellen

Abb. 8.15

Drüsen des Augenlids

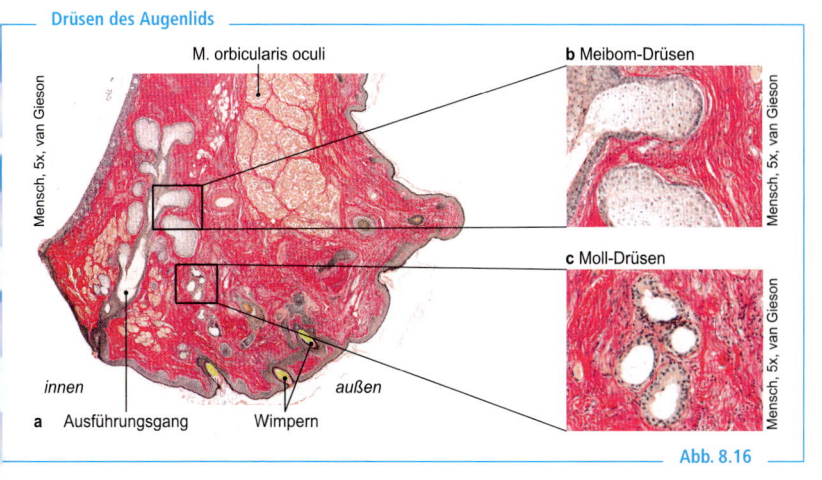

Mensch, 5x, van Gieson

M. orbicularis oculi

a innen — Ausführungsgang — Wimpern — außen

b Meibom-Drüsen — Mensch, 5x, van Gieson

c Moll-Drüsen — Mensch, 5x, van Gieson

Abb. 8.16

9 Respirationstrakt

Rolf S.
Der 66-jährige Herr S. ist seit einigen Jahren pensioniert und verbringt seitdem einen Großteil seiner Freizeit in der Natur. Wann immer er Zeit hat, unternimmt er alleine oder mit Freunden ausgiebige Wandertouren. In letzter Zeit fühlt er sich den längeren Touren jedoch immer weniger „gewachsen". Er ist oft schlapp; in den letzten Monaten gerät er zudem bei Anstrengung auch häufig außer Atem. In jüngster Zeit bemerkt Herr S. einen hartnäckigen Husten mit zähem Auswurf, obwohl er sonst keinerlei Symptome einer Erkältung verspürt. Gelegentlich hat er Schmerzen im Brustbereich. Auf Drängen seiner Frau konsultiert er daher nun seinen Hausarzt.

Patientendaten
- Allgemeine Daten: Alter 66 Jahre, Größe 1,76 m, Gewicht 81 kg.
- Anamnese: Nichtraucher, 30 Jahre berufstätig im Steinkohlebergbau, seit etwa 25 Jahren bekannter Hypertonus, der mit einem Diuretikum und einem ACE-Hemmer eingestellt ist; sonst ist die Anamnese bis auf einen Bandscheibenvorfall L4/L5 vor 8 Jahren, der konservativ behandelt wurde, leer.
- Körperliche Untersuchung: Blutdruck 145/85 mmHg, Herzfrequenz 76/min, über der Lunge sind auskultatorisch trockene Rasselgeräusche (Pfeifen, Giemen) auffällig; die Herztöne sind rein. Die weitere körperliche Untersuchung ist altersentsprechend unauffällig.

Weitere Untersuchungen
Aufgrund der Anamnese und körperlichen Untersuchungsbefunde führt der Arzt eine spirometrische Lungenfunktionsprüfung durch und ordnet eine Röntgenübersichtsaufnahme des Thorax an. Die **Lungenfunktionsprüfung** zeigt eine Verminderung der Vitalkapazität (VC) auf 3200 ml, auch das in einer Sekunde maximal ausatembare Volumen (Einsekundenkapazität; Forced Expiratory Volume in 1 second, FEV_1) ist auf 2100 ml vermindert. Der Gesamtwiderstand der Lunge (Resistance, R_t) befindet sich mit 0,21 kPa/(l × s) im Normalbereich. Das **Röntgenbild** zeigt zahlreiche deutlich hervortretende „Tüpfelschatten" im Bereich beider Lungenflügel (→ Abb. 9.A).
Aufgrund dieser Befunde und unter besonderer Berücksichtigung der Arbeitsanamnese mit über Jahre anhaltender Kohlestaubbelastung erstellt der behandelnde Arzt die Diagnose einer **Silikose**.

Silikose mit gut erkennbaren Tüpfelschatten der Silikoseknötchen (Pfeile) im Röntgenbild

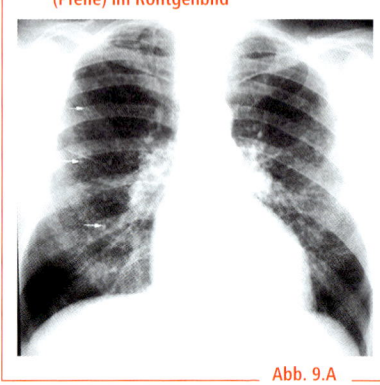

Abb. 9.A

Silikose
Bei der Silikose handelt es sich um eine typische Berufskrankheit, die als Folge der langfristigen Exposition und Inhalation von alveolengängigen Quarzstäuben (Siliciumdioxid, SiO_2) auftritt.

Pathogenese
Eingeatmeter und in den Alveolen und Atemwegen abgelagerter, schwer löslicher Staub mit kristallinem SiO_2, wie er im Steinkohlebergbau auftritt, akkumuliert in der Lunge, wenn die Selbstreinigungsfähigkeit des Atemwegsepithels überschritten wird. Die Staubpartikel werden von Makrophagen phagozytiert und in das Lungeninterstitium transportiert. Die aktivierten Makrophagen induzieren im Weiteren die Bildung von inflammatorischen und zytotoxischen Zytokinen, Zellwachstumsfaktoren sowie reaktiven Sauerstoffspezies. Die Makrophagen gehen schließlich an den nicht abbaubaren Staubpartikeln zugrunde, wobei die im Rahmen der Entzündungsreaktion zusätzlich einwandernden Makrophagen weitere Partikel phagozytieren und somit die Entzündungsreaktion verstärken.
Die Folgen sind eine Chronifizierung des Entzündungsprozesses, an dem auch neutrophile Granulozyten, Epithelzellen und aktivierte Fibroblasten beteiligt sind. Die Chronifizierung geht auch einher mit einer gesteigerten Kollagensynthese und Zellproliferation. Im interstitiellen Bindegewebe können sich silikotische Herde bilden, die einen typischen Aufbau mit zentraler Hyalinisierung und konzentrisch-lamellenartiger Schichtung aufweisen. Die Knötchen können sich weiter verdichten, konfluieren und auch nekrotisch werden. Sie zeigen im histologischen Präparat meist eine lamelläre, teils zwiebelschalähnliche Textur mit Einlagerungen von Kohlenstaub in unterschiedlicher Dichte (→ Abb. 9.B).

Silikose

Silikoseknötchen

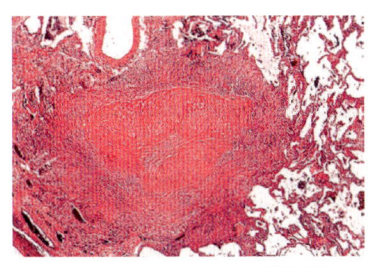

Abb. 9.B

Klinik
Lange Zeit verläuft eine Silikose klinisch unauffällig. Erst bei fortgeschrittenem Befall äußert sie sich mit trockenem Husten, manchmal auch Auswurf sowie Atemnot, die zunächst bei Anstrengung, später auch in Ruhe auftritt.

Diagnostik
Neben der Berufsanamnese spielen der Röntgenbefund und die Lungenfunktionsprüfung (Spirometrie) eine wesentliche Rolle.

Therapie
Eine spezifische Behandlung der Silikose, mit der sich die Krankheit heilen ließe oder die den Krankheitsverlauf wesentlich beeinflussen könnte, existiert bislang nicht.

Komplikationen
Patienten mit Silikose weisen ein erhöhtes Risiko auf, in der Folge ein chronisches Cor pulmonale (Überlastung des Herzens durch erhöhten Lungenwiderstand) oder einen Pneumothorax (→ Kap. 9.10) zu entwickeln. Weiterhin birgt die Silikose ein stark erhöhtes Risiko, zugleich an einer aktiven Tuberkulose (Silikotuberkulose) zu erkranken.

Obstruktive und restriktive Ventilationsstörungen

Man unterscheidet zwei verschiedene Formen von Ventilations- oder Belüftungsstörungen:
- Bei den **restriktiven** Formen ist die Elastizität des Lungengewebes herabgesetzt, beispielsweise durch Verwachsungen oder auch durch Gewebeveränderungen wie die Silikoseknötchen.
- Bei **obstruktiven** Formen ist der Widerstand in den Atemwegen erhöht. Ein klassisches Beispiel ist das Asthma bronchiale, bei dem sich die Bronchien und Bronchiolen im Anfall spastisch verengen.

Die Silikose kann Zeichen einer restriktiven Ventilationsstörung, gekennzeichnet durch das verminderte Fassungsvermögen der Lunge (Vitalkapazität), aufweisen, mit der Zeit aber auch Zeichen der obstruktiven Störung (erhöhter Atemwegswiderstand) hervorrufen.

Weiterer Verlauf bei Herrn S.
Herr S. hat sich mit den Begleiterscheinungen der Krankheit arrangiert und verzichtet seit der Diagnosestellung auf anstrengende Wanderungen. Weiteren Belastungen durch Kohlestaub ist er aufgrund seiner Pensionierung auch nicht mehr ausgesetzt. Die Silikose wird bei ihm als Berufskrankheit anerkannt. Um mögliche Komplikationen rechtzeitig zu erfassen, rät man ihm, sich in regelmäßigen Abständen bei einem Pneumologen vorzustellen.

Histologie im Fokus
- Der Respirationstrakt besteht aus luftleitenden und gasaustauschenden Abschnitten.
- Luftleitende Abschnitte sind die oberen Atemwege (Nasenhöhle, Nasennebenhöhlen, Pharynx und Larynx) sowie die unteren Atemwege (Trachea, Bronchien, Bronchiolen und Bronchioli terminales).
- Der Gasaustausch findet in den Bronchioli respiratorii und den Alveolen statt.
- Im Bereich der Blut-Luft-Schranke, über die der Gasaustausch stattfindet, sind die Basalmembranen des Kapillarendothels und des Alveolarepithels miteinander verschmolzen.
- Alveolarepithelzellen Typ I sind am Aufbau der Blut-Luft-Schranke beteiligt und bedecken 90 % der inneren Oberfläche der Alveolen, Alveolarepithelzellen Typ II produzieren Surfactant.
- Die Lungen sind umhüllt von der Pleura, deren viszerales und parietales Blatt die Verschieblichkeit der Lungen bei der Atmung gewährleisten.
- Ventilationsstörungen können restriktiver (verminderte Lungendehnbarkeit) oder obstruktiver Art (Verengung der Atemwege) sein.
- Makrophagen in den gasaustauschenden Abschnitten phagozytieren eingeatmete Fremdkörper.

PRAXISFALL

9 Respirationstrakt

9.1 Grundlagen

Aufgaben des Respirationstrakts

Die wichtigsten Aufgaben des Respirationstrakts und der Atmungsorgane sind Gastransport und Gasaustausch.

Für den **Gastransport** der Luft in die Alveolen und wieder hinaus ist das Zusammenspiel der Muskeln des Brustkorbs und des Zwerchfells verantwortlich.

Vor dem Gasaustausch muss die Luft angefeuchtet, erwärmt und von Staub und Keimen gereinigt werden. Diese **Aufarbeitung der Luft** findet unter Einbeziehung zahlreicher Zelltypen (z. B. Becherzellen, Flimmerepithelzellen) in den luftleitenden Anteilen statt (→ Kap. 9.2).

Beim **Gasaustausch** wird Sauerstoff aufgenommen und über das Blut an die Körperzellen verteilt. Gleichzeitig wird Kohlendioxid (CO_2), das als Stoffwechselendprodukt vom Blut zu den Lungen transportiert wurde, abgeatmet. Der Gasaustausch findet ausschließlich in den respiratorischen Abschnitten des Atmungstrakts statt, die hauptsächlich aus Alveolen bestehen, deren Wand stark durchblutet ist. Die Diffusionsstrecke, die der Sauerstoff von der Lunge ins Blut bzw. das CO_2 vom Blut in die Lunge überwinden muss, beträgt hier nur etwa 2 µm.

CO_2 ist im Blut in Form von Kohlensäure (H_2CO_3) gelöst ($CO_2 + H_2O \leftrightarrow H_2CO_3$), die den pH-Wert senkt. Daher spielen die Atmungsorgane und der Respirationstrakt (gemeinsam mit den Nieren) auch eine wichtige Rolle bei der **Regulation des Säure-Basen-Haushalts**.

Der Respirationstrakt dient weiterhin als wichtiges Abwehrorgan dem **Schutz vor Infektionen** und schließlich erfolgt in Teilen des Respirationstrakts die **Tonbildung** (→ Kap. 9.3).

Allgemeiner Aufbau des Respirationstrakts

Die Aufbereitung der Atemluft findet in den **luftleitenden Abschnitten** des Respirationstrakts (→ Abb. 9.1) statt. Diese lassen sich in obere und untere Atemwege gliedern. Zu den **oberen Atemwegen** gehören:
- Nasenhöhle
- Nasennebenhöhlen
- Pharynx (Rachen)
- Larynx (Kehlkopf)

Folgende Strukturen werden zu den **unteren Atemwegen** gezählt:
- Trachea
- Bronchien
- Bronchiolen
- Bronchioli terminales (Endbronchiolen)

Gemeinsam bilden sie den sog. **Totraum,** also den Raum, der sich nicht am Austausch der Atemgase beteiligt.

Der Gasaustausch zwischen Luft und Blut findet weiter distal in den **respiratorischen Abschnitten** des Atmungs- bzw. Respirationstrakts statt. Dazu zählen:
- Bronchioli respiratorii
- Alle Anteile des Alveolarraums

Volumenmäßig stellt der Alveolarraum den größten Teil der Atmungsorgane dar.

Wie der Name schon impliziert, besteht der Bronchialbaum aus zahlreichen Verzweigungen, die sich in das Lungengewebe fortsetzen und in den Alveolen enden. Aus diesen Verästelungen resultiert letztlich eine immense Vergrößerung der inneren Oberfläche der Lunge für den Gasaustausch. 350 Millionen Alveolen pro Lunge mit einer Gesamtfläche von 100–140 m^2 sind dafür verantwortlich, dass ausreichend Sauerstoff aus der Atemluft ins Blut gelangt und umgekehrt Kohlendioxid abgeatmet werden kann. Von der Trachea bis zum Alveolarsystem finden sich bis zu 25 Teilungsgenerationen der luftleitenden Strukturen (→ Abb. 9.2).

Am **Lungenhilum** treten neben den Hauptbronchien auch Gefäße (A. und V. pulmonalis sowie A. und V. bronchialis) in das Lungenparenchym ein. Diese Gefäße verlaufen entweder gemeinsam mit dem Bronchialbaum oder intersegmental und teilen sich analog in zahlreiche kleinere Äste auf, die das Lungengewebe selbst mit Sauerstoff und Nährstoffen versorgen oder dem Transport von CO_2 und Sauerstoff vom und zum Herzen dienen (→ Kap. 9.9).

Lunge und Pleura

Die Hauptbronchien teilen sich in Lappen- und weiter distal in Segmentbronchien auf, die in die Lungensegmente eintreten. Die **rechte Lunge** besteht aus Ober-, Mittel- und Unterlappen, die von den drei Lappenbronchien versorgt werden, und enthält zehn Lungensegmente. Diese sind im Gegensatz zu den Lungenlappen an ihrer Oberfläche nur unvollständig voneinander abgegrenzt. Im Oberlappen der rechten Lunge finden sich drei, im Mittellappen zwei und im Unterlappen fünf Segmente. Die **linke Lunge** besitzt lediglich zwei Lappen und neun Segmente, wobei fünf Segmente dem Ober- und vier dem Unterlappen zugeordnet sind.

Rechte und linke Lunge werden von der **Pleura** umhüllt. Diese ist aus zwei Blättern aufgebaut: Pleura parietalis und Pleura visceralis (→ Kap. 9.10). Zwischen beiden befindet sich ein kapillärer, flüssigkeitsgefüllter Spalt (**Pleurahöhle** bzw. **Pleuraspalt**). Pleura und Pleurahöhle gewährleisten die Verschieblichkeit der Lunge bei In- und Exspiration.

9.1 Grundlagen

Obere und untere Atemwege

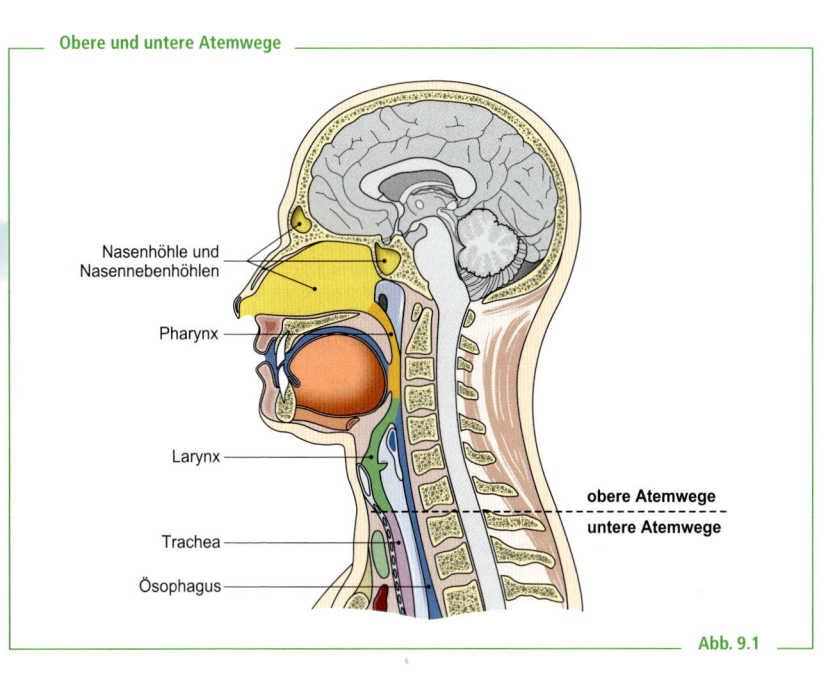

- Nasenhöhle und Nasennebenhöhlen
- Pharynx
- Larynx
- Trachea
- Ösophagus

obere Atemwege
untere Atemwege

Abb. 9.1

Bronchialbaum

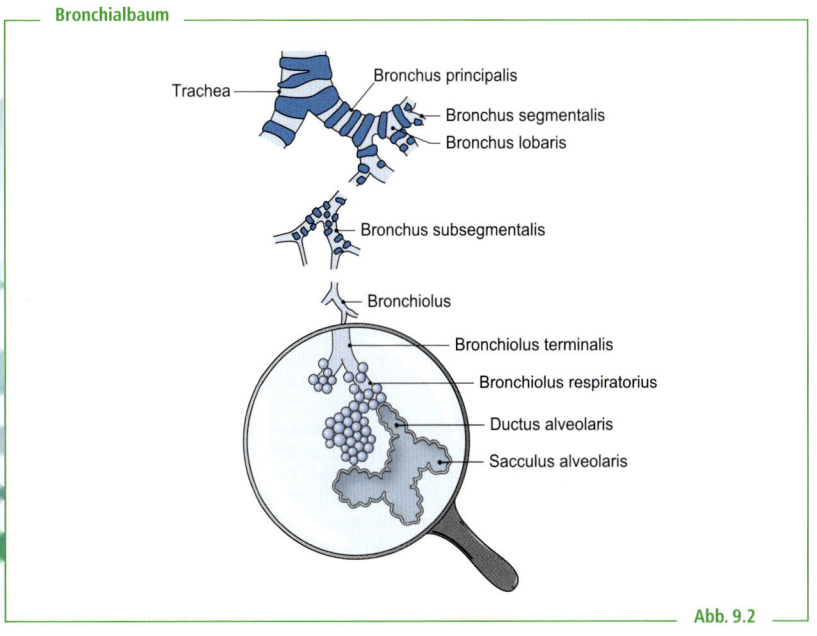

- Trachea
- Bronchus principalis
- Bronchus segmentalis
- Bronchus lobaris
- Bronchus subsegmentalis
- Bronchiolus
- Bronchiolus terminalis
- Bronchiolus respiratorius
- Ductus alveolaris
- Sacculus alveolaris

Abb. 9.2

9.2 Wandaufbau der luftleitenden Abschnitte

Die luftleitenden Abschnitte des Respirationstrakts weisen in ihren unterschiedlichen Anteilen ein sehr ähnliches Bauprinzip auf und besitzen Strukturen, die allen Teilabschnitten gemeinsam sind. Die Anordnung und Menge dieser Strukturen unterscheiden sich aber in den einzelnen Abschnitten zum Teil erheblich, was eine histologische Differenzialdiagnose ermöglicht (→ Tab. 9.1).

Wandaufbau
Der typische Wandaufbau der luftleitenden Abschnitte des Respirationstrakts trägt maßgeblich dazu bei, dass die einströmende Luft angewärmt, angefeuchtet, gereinigt und die luftleitenden Bereiche offen gehalten werden. Folgende Strukturen lassen sich unterscheiden:
- Epithel
- Drüsen
- Knorpel
- Muskulatur
- Elastische Fasernetze in der Lamina propria

Die Verteilung und Anordnung der genannten Strukturen wird besonders gut auf histologischen Querschnitten durch die Bronchien deutlich (→ Abb. 9.3).

Epithel
Im Bereich der luftleitenden Abschnitte findet sich mit Ausnahme der Bronchioli terminales (→ Kap. 9.6) ein **mehrreihiges Flimmerepithel,** das von zahlreichen Becherzellen durchsetzt ist. Letztere tragen im Gegensatz zu den Flimmerzellen keine Kinozilien auf ihrer Oberfläche, weisen aber im elektronenmikroskopischen Bild deutliche Sekretgranula auf (→ Abb. 9.4). Im Gegensatz dazu besitzen die Bronchioli terminales ein einschichtiges hochprismatisches Flimmerepithel ohne Becherzellen (→ Tab. 9.1, → Kap. 9.6).
Im Respirationsepithel befinden sich als weitere Zelltypen:
- **Epithelzellen mit Kinozilien** (Flimmerepithelzellen): Sie transportieren Schleim mit anhaftenden Partikeln in Richtung Pharynx, von wo sie abgehustet werden können.
- **Epithelzellen mit Mikrovilli:** Es handelt sich um Vorläuferzellen der Epithelzellen mit Kinozilien oder Becherzellen, evtl. stellen sie auch differenzierte Sinneszellen dar.
- **Becherzellen:** Sie produzieren und sezernieren Schleim auf die Epitheloberfläche.
- **Endokrine Zellen:** Ihre Aufgaben bestehen u. a. in der Produktion der Hormone Bombesin, Calcitonin und Substanz P, die endokrin oder parakrin sezerniert werden.
- **Basalzellen:** Sie dienen durch ihre starke Teilungsaktivität der Regeneration des Epithels und der Differenzierung der Epithelzellen in andere Zelltypen.
- **Bürstenzellen:** Es handelt sich um cholinerge, chemosensorische Zellen der unteren Atemwege, die Mikrovilli besitzen und die chemische Zusammensetzung des Flüssigkeitsfilms auf der Schleimhautoberfläche prüfen. Bürstenzellen detektieren schädliche Stoffe wie z. B. bakterielle Substanzen und leiten adäquate Schutzreaktionen ein (u. a. Regulation der Atmung).

In den einzelnen Anteilen des Bronchialbaums finden sich Unterschiede im Aufbau und in der Zusammensetzung des Epithels (→ Tab. 9.1).

Drüsen
Neben den schleimproduzierenden Becherzellen des Epithels finden sich insbesondere im Bereich der oberen Atemwege zahlreiche subepithelial gelegene Drüsen, die ihr Sekret über unterschiedlich lange Ausführungsgänge auf die Epitheloberfläche abgeben und somit am **Aufbau und Erhalt des Schleimfilms** beteiligt sind (→ Tab. 9.1).

Knorpel
Der Knorpel (überwiegend hyaliner Knorpel; → Kap. 4.6) hat **Stützfunktion** und verhindert den Kollaps der Atemwege. Wie schon bei den zuvor beschriebenen Strukturen dominiert auch hier eine typische Verteilung und Anordnung der Knorpelelemente in den unterschiedlichen Anteilen des Respirationstrakts (→ Tab. 9.1).

Muskulatur
Von der Nasenhöhle bis zum Larynx findet sich quergestreifte Skelettmuskulatur, wogegen in den distalen Abschnitten des Respirationstrakts glatte Muskulatur vorherrscht (→ Tab. 9.1). Die Kontraktion der glatten Muskulatur kann den Durchmesser der Luftwege regulieren und somit die Durchlüftung der Lunge beeinflussen (→ Kap. 9.5).

Elastische Fasernetze
In den luftleitenden Abschnitten finden sich elastische Fasern im Wesentlichen in der Lamina propria. Elastische Fasern bestehen hauptsächlich aus dem hydrophoben Protein Elastin, tragen zur Flexibilität der Wände bei und ermöglichen, dass diese nach Dehnung in ihre Ausgangslage zurückkehren. Je kleiner der Durchmesser der luftleitenden Strukturen ist, desto mehr elastische Fasernetze enthalten sie.
Außer in den luftleitenden Abschnitten finden sich stark ausgeprägte elastische Netze auch in der Aorta.

9.2 Wandaufbau der luftleitenden Abschnitte

Bronchus

Drüsen
Knorpel
Muskulatur
Lamina propria mit elastischen Fasern
Epithel

Schwein, 5x, van Gieson

Abb. 9.3

Respiratorisches Epithel

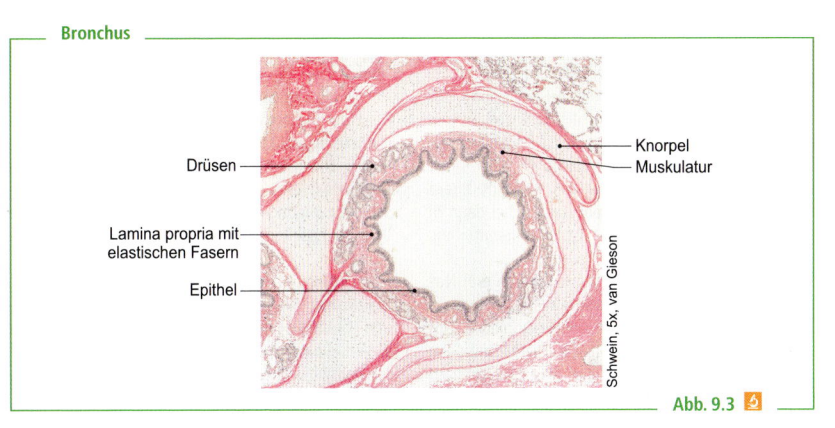

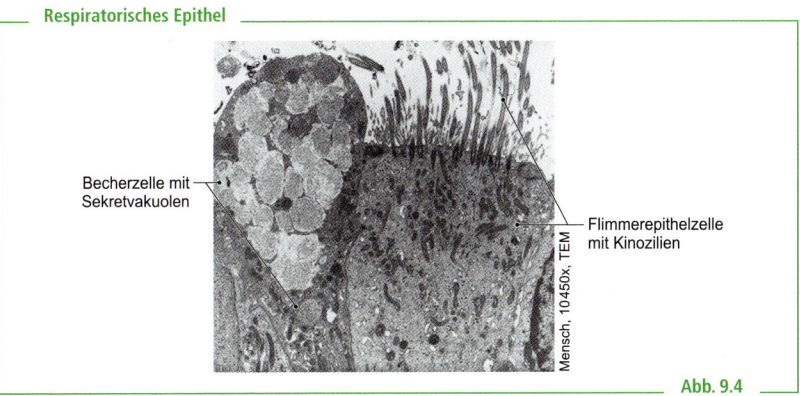

Becherzelle mit Sekretvakuolen
Flimmerepithelzelle mit Kinozilien

Mensch, 10450x, TEM

Abb. 9.4

Tab. 9.1 Gewebearten im Respirationstrakt				
	Epithel	**Drüsen**	**Knorpel**	**Glatte Muskulatur**
Nasenhöhle	mehrreihiges hochprismatisches Flimmerepithel mit Becherzellen (nach distal nur noch vereinzelt)	proximal zahlreich nach distal abnehmend bis nur noch vereinzelt	hyaline Knorpelplatten in der Nasenwand	nicht vorhanden
Nasopharynx			nicht vorhanden	
Larynx			hyaliner und elastischer Knorpel	
Trachea			C-förmige hyaline Knorpelspangen	sehr prominent, z. T. spiralig angeordnete Muskelfasern
Bronchien			hyaline Knorpelplatten, in kleineren Bronchien nur noch Knorpelstückchen	
Bronchiolen		nicht vorhanden	nicht vorhanden	
Bronchioli terminales (Ø < 1 mm)	einschichtiges hochprismatisches Flimmerepithel			
Bronchioli respiratorii	einschichtiges kubisches Epithel ohne Kinozilien			

9.3 Obere Atemwege

Nasenhöhle
Direkt hinter den Nasenlöchern (**Nares**) beginnt die Nasenhöhle mit dem Vestibulum (→ **Abb. 9.5**), das im Wesentlichen mit mehrschichtigem unverhorntem Plattenepithel ausgekleidet ist. Auch finden sich im Bereich des Vestibulums zahlreiche dickere Haare (**Vibrissae**), die Staubpartikel aus der Luft filtern können. Weiter nach distal geht das Epithel dann in das für den Respirationstrakt typische mehrreihige Flimmerepithel über.

Die Oberfläche der Nasenhöhle wird durch drei **Nasenmuscheln** (**Conchae nasales**) zusätzlich vergrößert, was dazu beiträgt, dass die einströmende Luft schneller angewärmt werden kann. Hierfür befinden sich in der Lamina propria der Nasenschleimhaut zahlreiche ausgedehnte venöse Plexus, deren Durchblutung und Füllung stark variabel ist und die über Sphinkteren aus glatten Muskelzellen reguliert werden. Zwischen den venösen Plexus liegen die überwiegend mukösen Glandulae nasales, deren Ausführungsgänge auf der Schleimhautoberfläche münden (→ **Abb. 9.7**).

Zusätzlich wird die Nasenhöhle durch die Nasenscheidewand (**Septum nasi**) in einen rechten und linken Abschnitt unterteilt. Das Septum nasi besteht im vorderen Bereich aus Knorpel, im hinteren Bereich ist es knöchern aufgebaut (Vomer, Lamina perpendicularis des Os ethmoidale). Im vorderen unteren Drittel der Nasenscheidewand findet sich der sog. **Locus Kiesselbachi**, ein stark ausgeprägter kapillärer Plexus in der Nasenschleimhaut.

Klinik

Aufgrund seiner starken Vaskularisierung ist der Locus Kiesselbachi eine Prädilektionsstelle (bevorzugte Stelle) für das Auftreten von **Nasenbluten (Epistaxis)**.

Differenzialdiagnose

Die Nasenschleimhaut trägt – mit Ausnahme des Vestibulums – ein typisches **Flimmerepithel** mit Becherzellen. Zusätzlich finden sich weitlumige Venenplexus in der Lamina propria und evtl. knorpelige oder knöcherne Anteile des Nasenskeletts.

Für die Riechwahrnehmung befindet sich im Dach der Nasenhöhle das **olfaktorische Epithel**. Hier gibt es keine Becherzellen, wohl aber zahlreiche unter dem Epithel lokalisierte seröse **Bowman-Spüldrüsen**. Näheres zu Aufbau und Funktionen des olfaktorischen Epithels → Kap. 6.23.

Nasennebenhöhlen
Die Schädelknochen Os maxillare, Os frontale, Os ethmoidale und Os sphenoidale besitzen luftgefüllte Hohlräume: die Nasennebenhöhlen. Sie sind über Gänge mit der Nasenhöhle verbunden. Die Schleimhaut der Nasennebenhöhlen besteht ebenfalls aus **mehrreihigem Flimmerepithel**, in das aber nur wenige Becherzellen eingelagert sind. Die Kinozilien befördern Schleim durch synchronisiert ausgerichtete Schlagbewegungen aus den Nebenhöhlen über die Verbindungsgänge in die Nasenhöhle.

Pharynx
Die Nasenhöhle steht über die hinteren Nasenöffnungen (**Choanen**) mit dem Nasopharynx (**Epipharynx**) in Verbindung. Dieser besitzt ein mehrreihiges Flimmerepithel und geht distal in den **Meso-** und den **Hypopharynx** über, die von mehrschichtigem Plattenepithel ausgekleidet sind.

Larynx
Oberhalb des Larynx (Kehlkopf) trennen sich der Luft- und der Speiseweg. Der Larynx setzt sich aus zahlreichen Knorpelanteilen zusammen. Die größeren davon bestehen aus hyalinem Knorpel, die kleineren sowie die Epiglottis dagegen aus elastischem Knorpel. Ein Großteil der Larynxknorpel ist über Bänder beweglich miteinander verbunden. Verantwortlich für die Bewegung ist die quergestreifte Larynxmuskulatur, die vom N. vagus innerviert wird.

Die Hauptfunktion des Larynx besteht in der **Laut- bzw. Tonbildung**. Beim Schluckakt hebt sich der Larynx, sodass sein Eingang durch die **Epiglottis** verschlossen wird. Dies verhindert, dass Flüssigkeit und Nahrung in den Respirationstrakt eindringen. Die der Zunge zugewandte linguale Seite ist wie die Spitze der Epiglottis von mehrschichtigem unverhorntem Plattenepithel überzogen, das auf der laryngealen Seite in typisches Flimmerepithel übergeht. Unter dem Epithel liegen zahlreiche seromuköse Drüsen (**Glandulae epiglotticae**, → **Abb. 9.8**).

Kaudal der Epiglottis sind die sog. **Plicae vestibulares** lokalisiert, die das Lumen des Larynx einengen und mit Flimmerepithel überzogen sind. Im Bindegewebe kommen seromuköse Drüsen vor. Unterhalb der Plicae vestibulares finden sich die **Plicae vocales** (Stimmbänder). Im Gegensatz zu den Plicae vestibulares besitzen sie ein mehrschichtiges unverhorntes Plattenepithel, das an einigen Stellen aufgrund der mechanischen Belastung verhornt sein kann. Die Plicae vocales bestehen aus parallel verlaufenden elastischen Fasern. Die Spannung der Stimmbänder sowie das Öffnen und Schließen der von ihnen begrenzten Stimmritze werden über den N. laryngeus superior und inferior innervierte Muskeln reguliert, die somit aktiv an der Tonbildung beteiligt sind.

9.3 Obere Atemwege

Medianschnitt durch Kopf und Hals

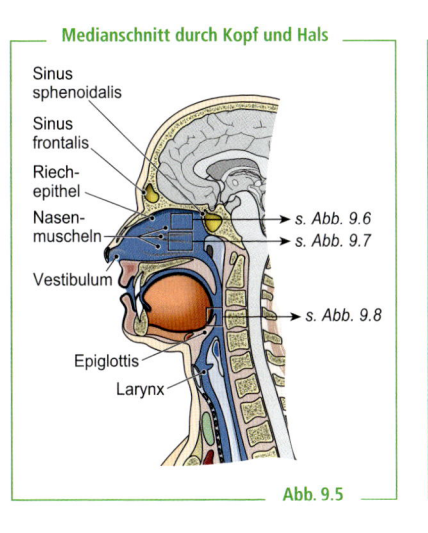

- Sinus sphenoidalis
- Sinus frontalis
- Riechepithel
- Nasenmuscheln → s. Abb. 9.6
- → s. Abb. 9.7
- Vestibulum
- → s. Abb. 9.8
- Epiglottis
- Larynx

Abb. 9.5

Respirationsepithel

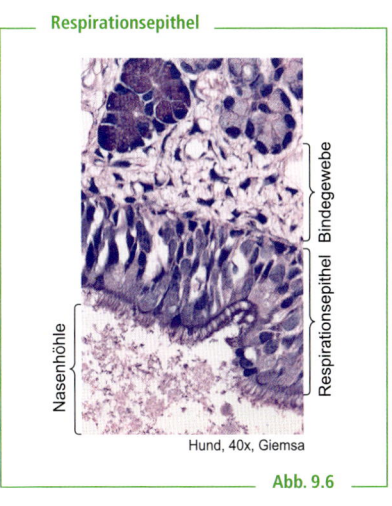

- Bindegewebe
- Respirationsepithel
- Nasenhöhle

Hund, 40x, Giemsa

Abb. 9.6

Schleimhaut der Nasenmuschel

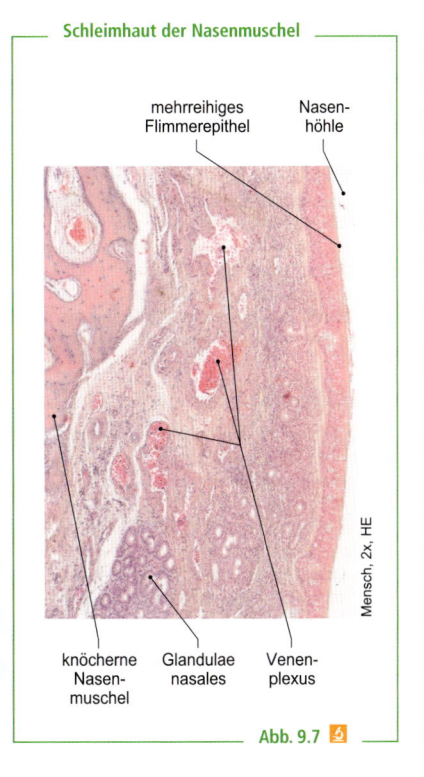

- mehrreihiges Flimmerepithel
- Nasenhöhle
- knöcherne Nasenmuschel
- Glandulae nasales
- Venenplexus

Mensch, 2x, HE

Abb. 9.7

Epiglottis (Längsschnitt)

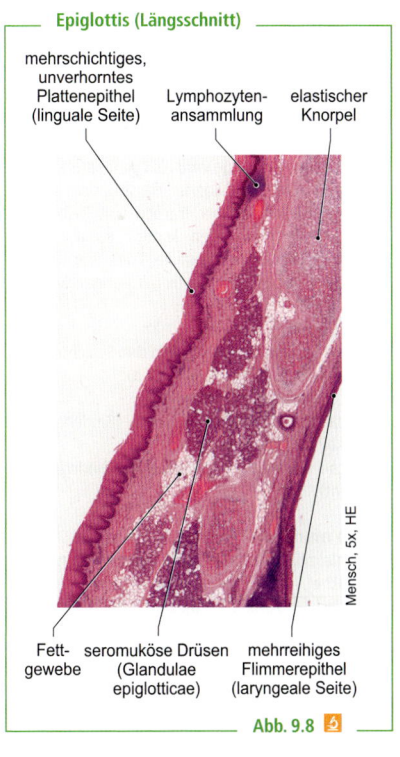

- mehrschichtiges, unverhorntes Plattenepithel (linguale Seite)
- Lymphozytenansammlung
- elastischer Knorpel
- Fettgewebe
- seromuköse Drüsen (Glandulae epiglotticae)
- mehrreihiges Flimmerepithel (laryngeale Seite)

Mensch, 5x, HE

Abb. 9.8

9.4 Trachea

Bei der Trachea (Luftröhre) handelt es sich um ein 10–12 cm langes, elastisches Rohr mit einem Durchmesser von 1,5–2 cm. Die Trachea hat ihren Ursprung am **Ringknorpel (Cartilago cricoidea)** des Larynx. Sie verläuft im oberen Mediastinum und teilt sich an der **Bifurcatio tracheae** in die beiden Hauptbronchien auf, die am Hilum in die Lunge eintreten (→ Abb. 9.9). Die Lage der Bifurcatio tracheae ist altersabhängig. Während sich die Aufteilung beim Neugeborenen im Bereich des 2. Brustwirbelkörpers befindet, liegt sie bei älteren Menschen deutlich tiefer (4. Brustwirbelkörper).

Seitlich der Trachea finden sich in der **Vagina carotica** die A. carotis communis, die V. jugularis und der parasympathische N. vagus. Auch die Schilddrüse (Thyroidea) befindet sich in direkter Nähe zur Trachea. Dorsal der Trachea verlaufen der Ösophagus sowie der rechte und linke N. laryngeus recurrens (aus dem N. vagus), die u. a. die oberen Trachealdrüsen sekretorisch innervieren.

Das Lumen der Trachea wird durch 16–20 hufeisenförmige Knorpelspangen **(Cartilagines tracheales)** offen gehalten. Der dorsale, knorpelfreie Anteil der Spangen **(Paries membranaceus)** ist durch glatte Muskulatur (Musculus trachealis) und Bindegewebe verschlossen (→ Abb. 9.10).

Nach kranial und kaudal sind die Knorpelspangen über Bindegewebe, das Kollagen und elastische Fasern enthält, miteinander verbunden. Die Gesamtheit dieser Bindegewebszüge wird als Ligamenta anularia bezeichnet. Die geschilderte Konstruktion erlaubt Längenschwankungen der Trachea von 2–3 cm. Zu derartigen Verschiebungen kommt es z. B. beim Schluckakt, wenn das kraniale Ende der Trachea durch die Anhebung des Larynx mitgezogen wird.

Wandbau

Die Wand der Trachea lässt sich in drei Schichten gliedern (→ Abb. 9.10, → Abb. 9.11 a):
- Tunica mucosa (Schleimhaut)
- Tunica fibromusculocartilaginea (Bindegewebs-, Muskel- und Knorpelschicht)
- Tunica adventitia (umhüllende Bindegewebsschicht)

Tunica mucosa

Die Schleimhaut besteht aus dem typischen **Flimmerepithel**, in das zahlreiche Becherzellen eingestreut sind (→ Abb. 9.11 b). Durch den larynxwärts gerichteten Schlag der Kinozilien wird der Schleimfilm mit anhaftenden Partikeln nach kranial transportiert. Weiterhin sind endokrine Zellen, Basalzellen und Sinneszellen im Epithel der Trachea lokalisiert.
Bei den endokrinen Zellen handelt es sich um **neuroendokrine Zellen**, die vermutlich der Neuralleiste entstammen. Sie synthetisieren und sezernieren Amine und Peptidhormone. Sehr ähnliche endokrine Zellen finden sich auch im Verdauungstrakt (→ Kap. 11.1). In histologischen Routinefärbungen sind sie blass und nur schwer zu erkennen. Der Nachweis gelingt am besten durch Verwendung von spezifischen, gegen die Syntheseprodukte (Bombesin, Serotonin u. a.) gerichteten Antikörpern im Rahmen einer immunzytochemischen Färbung.

Alle zuvor genannten Zelltypen des Flimmerepithels der Trachea fußen auf einer **Basalmembran**. Diese ist in der Trachea sehr prominent und aufgrund ihrer Dicke in höheren lichtmikroskopischen Vergrößerungen meist deutlich erkennbar (→ Abb. 9.11 b). Unter der Basalmembran schließt sich die **Lamina propria** an, eine Bindegewebsschicht mit zahlreichen elastischen und kollagenen Fasern sowie den seromukösen Glandulae tracheales, die ihr Sekret über kurze Ausführungsgänge auf die Oberfläche abgeben (→ Abb. 9.11 c).

Tunica fibromusculocartilaginea

Typisch für diese Schicht sind die hyalinen Knorpelspangen, die vom Perichondrium umhüllt sind (→ Abb. 9.11 d). Dorsal sind die Enden der Spangen durch den Paries membranaceus verbunden. Die Gesamtheit der hier eingelagerten Muskelzellen bezeichnet man auch als Musculus trachealis (→ Abb. 9.10).

Tunica adventitia

Sie stellt eine dünne Bindegewebsschicht dar, welche die Trachea im mediastinalen Bindegewebe verankert und in der Blut- und Lymphgefäße sowie Nerven vorkommen können (→ Abb. 9.10). Auf histologischen Querschnitten durch die Trachea finden sich oft im Bereich der Tunica adventitia Anschnitte des rechten und linken N. laryngeus recurrens, der motorisch alle inneren Kehlkopfmuskeln innerviert.

Differenzialdiagnose

Charakteristische histologische Erkennungsmerkmale der Trachea sind:
- Mehrreihiges Flimmerepithel
- Hyaline Knorpelspangen
- Paries membranaceus oder Ligamenta anularia (je nach Schnittebene)

Auf **Querschnitten** durch die Trachea erkennt man transversal angeschnittene Knorpelspangen und dorsal die Paries membranaceus. Auf **Längsschnitten** hingegen sind übereinanderliegende, sagittal oder frontal geschnittene Knorpelstücke mit Ligamenta anularia zu sehen.

9.4 Trachea

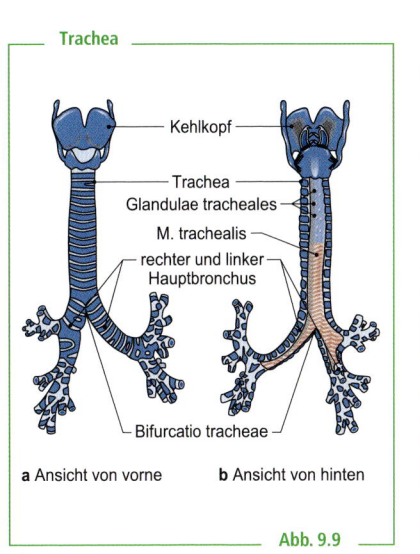

Trachea

- Kehlkopf
- Trachea
- Glandulae tracheales
- M. trachealis
- rechter und linker Hauptbronchus
- Bifurcatio tracheae

a Ansicht von vorne **b** Ansicht von hinten

Abb. 9.9

Trachea im Querschnitt

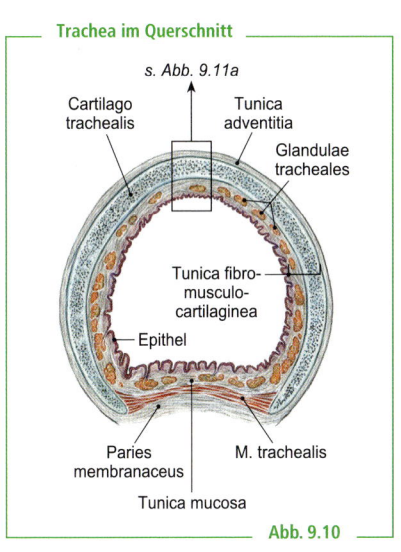

s. Abb. 9.11a

- Cartilago trachealis
- Tunica adventitia
- Glandulae tracheales
- Tunica fibro-musculo-cartilaginea
- Epithel
- Paries membranaceus
- M. trachealis
- Tunica mucosa

Abb. 9.10

Wandschichten der Trachea

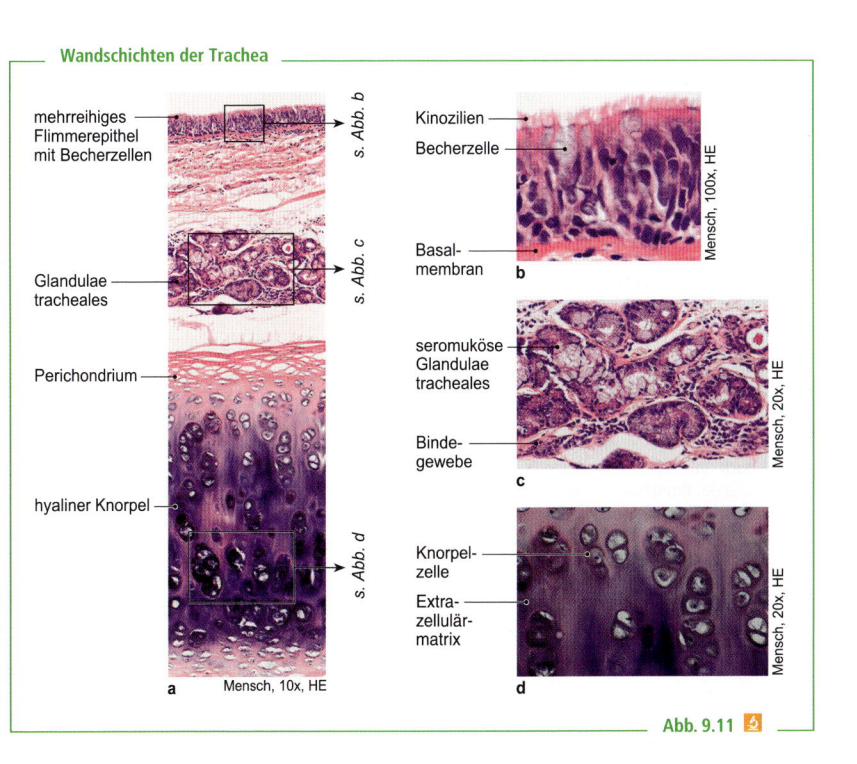

- mehrreihiges Flimmerepithel mit Becherzellen
- Glandulae tracheales
- Perichondrium
- hyaliner Knorpel

a Mensch, 10x, HE

- Kinozilien
- Becherzelle
- Basalmembran

b Mensch, 100x, HE

- seromuköse Glandulae tracheales
- Bindegewebe

c Mensch, 20x, HE

- Knorpelzelle
- Extrazellulärmatrix

d Mensch, 20x, HE

Abb. 9.11

205

9.5 Bronchien

Altersabhängig, im Schnitt etwa in Höhe des 4. Brustwirbelkörpers (→ Kap. 9.4), teilt sich die Trachea in die beiden **Bronchi principales (Hauptbronchien)** auf, die gemeinsam mit Arterien, Venen, Lymphgefäßen und Nerven am Hilum in die Lunge eintreten (→ Kap. 9.9). Die Hauptbronchien teilen sich nach einem kurzen Verlauf rechts in drei und links in zwei **Bronchi lobares (Lappenbronchien)**. Diese sind für die Belüftung jeweils eines Lungenlappens verantwortlich und teilen sich in die **Bronchi segmentales (Segmentbronchien)**. Aus einer weiteren Aufteilung gehen die **Bronchi lobulares (Läppchenbronchien)** hervor. Die sich anschließenden Aufzweigungen führen zu den Bronchioli (→ Kap. 9.6).

Wandbau

Der Wandbau der Bronchien ähnelt dem Bau der Trachea, wobei die Knorpelspangen durch einzelne Knorpelstücke ersetzt sind (→ Abb. 9.12) und eine mehr oder weniger deutliche Lage aus glatter Muskulatur erkennbar ist. Folgende Schichten sind histologisch von innen nach außen abgrenzbar:
- Tunica mucosa
- Tunica muscularis mucosae
- Tunica fibromusculocartilaginea
- Tunica adventitia

Tunica mucosa
Das **Flimmerepithel** der Tunica mucosa entspricht dem der Trachea und enthält alle in → Kap. 9.2 besprochenen Zelltypen. Jede Flimmerepithelzelle trägt apikal etwa 200 Kinozilien, die eine Länge von ca. 5–7 µm besitzen und etwa 25-mal pro Sekunde in Richtung des Rachens schlagen (→ Abb. 9.13).
In der **Lamina propria** findet sich locker aufgebautes Bindegewebe mit elastischen Fasern. Bronchialschleim wird neben den Becherzellen auch von den seromukösen Gll. bronchiales gebildet und über Ausführungsgänge in das Lumen der Bronchi abgegeben (→ Abb. 9.13). Diese Drüsen sind sowohl in der Tunica mucosa als auch in der Tunica fibromusculocartilaginea lokalisiert.
Der von den Bronchialdrüsen produzierte Schleim enthält auch antibakteriell wirkende Enzyme. In der Schleimhaut der Bronchien sind weiterhin Lymphfollikel zu finden, die entweder einzeln oder in kleinen Gruppen vorkommen. Diese werden dem Bronchus-assoziierten lymphatischen Gewebe (BALT, → Kap. 7.12) zugeordnet. Einzelne Lymphozyten können bis ins Bronchialepithel vordringen.

Tunica muscularis mucosae
Die Tunica muscularis mucosae ist aus einer ringförmigen Schicht glatter Muskelzellen aufgebaut (→ Abb. 9.14), deren Kontraktion über das vegetative Nervensystem reguliert wird. Sympathische Reize führen zur Erschlaffung der Muskulatur und erweitern damit die Bronchien, wogegen der Parasympathikus zur Muskelkontraktion und Bronchienverengung führt. Zusätzlich wirkt Adrenalin, das über das Blut zu den β$_2$-Rezeptoren der Bronchien gelangt, ähnlich wie der Sympathikus (= sympathomimetisch) erweiternd auf die Bronchialmuskulatur. Auf diese Weise wird sichergestellt, dass die Lunge bei Stress- oder Fluchtreaktionen vermehrt belüftet und das Blut dadurch mit mehr Sauerstoff angereichert wird.

> **Klinik**
>
> Beim **Asthma bronchiale** liegt eine chronische Entzündung der Bronchialschleimhaut mit vermehrter Bildung zähen Schleims vor; außerdem kommt es anfallsweise zu einer spastischen Verengung der Bronchien. Deshalb besteht die Behandlung zum einen in der lokalen Applikation (Dosieraerosol, Inhalation) entzündungshemmender Glukokortikoide sowie in der Gabe sog. Sympathomimetika im akuten Anfall. Als Sympathomimetika bezeichnet man Medikamente, die den Sympathikus aktivieren oder dessen Wirkung an den sympathischen Rezeptoren imitieren. Daher erweitern diese Substanzen die Bronchien und erleichtern die Belüftung der Lungen.

Tunica fibromusculocartilaginea
Neben glatten Muskelfasern und Bindegewebe findet man hier hyaline Knorpelplatten oder kleinere Knorpelstücke sowie Gll. bronchiales und Venenplexus.

Tunica adventitia
Mit ihren bindegewebigen Anteilen bettet sie die Bronchien im umgebenden Gewebe ein.

> **Histopathologie**
>
> Als **Bronchialkarzinom** (Lungenkrebs) bezeichnet man eine bösartige Neoplasie entarteter epithelialer Zellen, die ihren Ursprung in den Bronchien oder Bronchiolen haben. Hauptursache für die maligne Entartung ist das Tabakrauchen. Auf der Basis des histologischen Bildes unterscheidet man kleinzellige (Small Cell Lung Cancer; SCLC) von nicht-kleinzelligen (Non Small Cell Lung Cancer; NSCLC) Karzinomen. Das SCLC entwickelt sich vermutlich aus solitären neuro-endokrinen Zellen, die dem neuroendokrinen System zuzurechnen sind. Unter dem Begriff NSCLC werden u. a. Plattenepithelkarzinome, Adenokarzinome und großzellige Karzinome der Lunge zusammengefasst.

9.5 Bronchien

Bronchus im Querschnitt

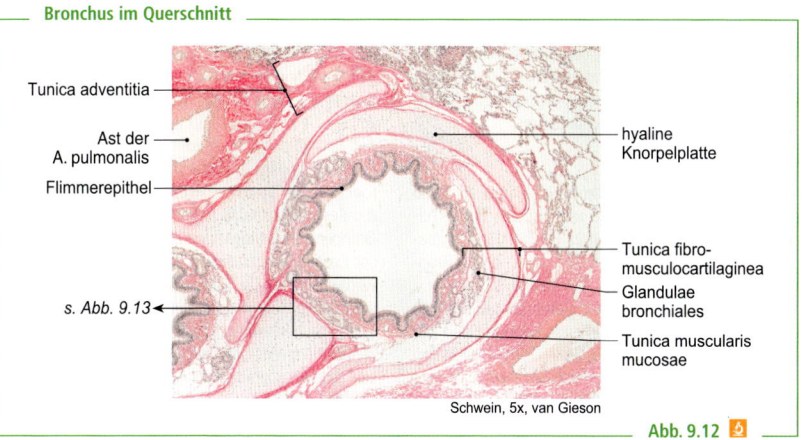

- Tunica adventitia
- Ast der A. pulmonalis
- Flimmerepithel
- s. Abb. 9.13
- hyaline Knorpelplatte
- Tunica fibromusculocartilaginea
- Glandulae bronchiales
- Tunica muscularis mucosae

Schwein, 5x, van Gieson

Abb. 9.12

Bronchialschleimhaut

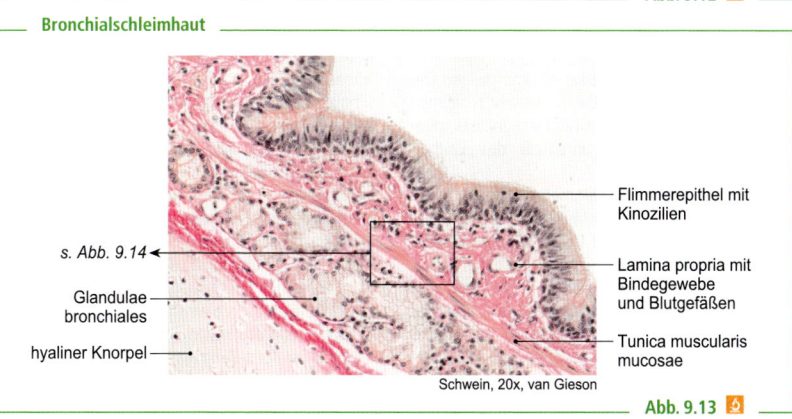

- s. Abb. 9.14
- Glandulae bronchiales
- hyaliner Knorpel
- Flimmerepithel mit Kinozilien
- Lamina propria mit Bindegewebe und Blutgefäßen
- Tunica muscularis mucosae

Schwein, 20x, van Gieson

Abb. 9.13

Muskelzellen in der Bronchienwand

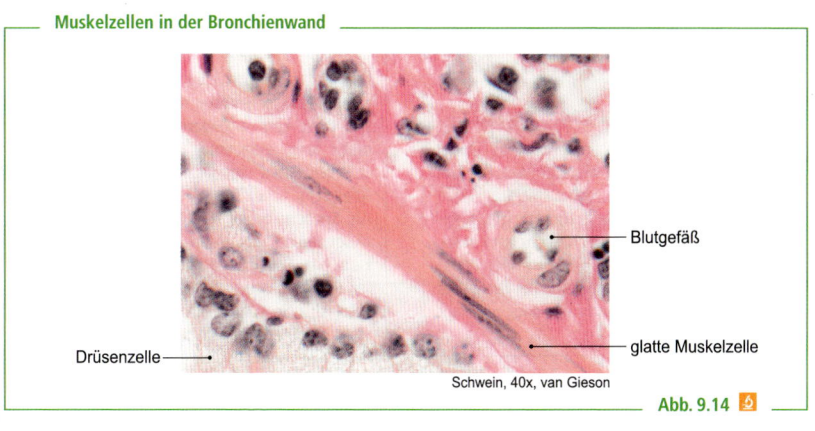

- Drüsenzelle
- Blutgefäß
- glatte Muskelzelle

Schwein, 40x, van Gieson

Abb. 9.14

9.6 Bronchioli und Bronchioli terminales

Die Bronchiolen (Bronchioli) gehen aus den Aufzweigungen der Bronchien hervor. Sie teilen sich weiter in Bronchioli terminales auf. Mit diesen endet der luftleitende Abschnitt des Bronchialbaums.

Wandbau

Der Durchmesser der Bronchiolen ist kleiner als 1 mm und es fehlen Knorpelstücke und Drüsen. Becherzellen sind zwar noch vereinzelt im Epithel der proximalen Bronchiolen zu finden, fehlen aber ab den Bronchioli terminales vollständig (→ Abb. 9.15).

Das anfänglich in den Bronchiolen noch mehrreihige Flimmerepithel wird zunehmend niedriger und die Zahl der Kinozilien tragenden Zellen nimmt ab. In den Bronchioli terminales findet sich ein einschichtiges hochprismatisches Flimmerepithel, dagegen besitzen die Bronchioli respiratorii, die bereits zu den gasaustauschenden Anteilen des Respirationstrakts gehören, ein einschichtiges kubisches Epithel ohne Kinozilien (→ Kap. 9.7).

In den Bronchiolen fehlen zwar die knorpeligen Elemente, doch die glatte Muskulatur ist sehr prominent vorhanden und dominiert als ringförmige, teils spiralig angeordnete Schicht unterhalb des Epithels (→ Abb. 9.15b).

Kommt es z. B. bei einem Asthmaanfall zur vermehrten Kontraktion der glatten Muskulatur in der Wand der Bronchiolen, so verengt sich deren Durchmesser und erschwert sowohl das Ein- als auch das Ausatmen erheblich. Wie in → Kap. 9.5 erläutert, wird die Bronchokonstriktion im Wesentlichen über das parasympathische Nervensystem (Rr. bronchiales des N. vagus) vermittelt. Insbesondere im entspannten Zustand am frühen Morgen überwiegt der Parasympathikotonus, während nur eine geringe Sympathikusaktivität vorliegt. Dies erklärt, warum Asthmaanfälle gehäuft in den frühen Morgenstunden auftreten.

___ Differenzialdiagnose ___

Während die Wand der Bronchien aus einem mehrreihigen Flimmerepithel mit Drüsen, Knorpel und glatter Muskulatur aufgebaut ist, tragen die kleineren Bronchiolen ein einschichtiges kubisches Epithel, das zumeist nicht mehr mit Kinozilien besetzt ist. Außerdem gibt es in der Wand weder Drüsen noch Knorpelelemente. Die glatte Muskulatur ist in den Bronchiolen dagegen stark ausgeprägt.

Neuroepitheliale Körperchen

In den Bronchiolen, aber auch in anderen Bereichen des Respirationstrakts finden sich verteilt im Epithel sog. neuroepitheliale Körperchen, die man dem **APUD** (**A**mine **P**recursor **U**ptake and **D**ecarboxylation)-System zuordnet. Dieses beinhaltet endokrin aktive Zellen, die sich außerhalb der endokrinen Organe in den Epithelien unterschiedlicher Organsysteme befinden. Analog wird auch die Bezeichnung **d**iffuses **n**euro**e**ndokrines **S**ystem (**DNES**) verwendet. Im Bereich des Respirationstrakts handelt es sich dabei um kleine Gruppen neuroendokriner Zellen, die Änderungen in der Zusammensetzung der Atemgase registrieren und vermutlich auch der Mechanotransduktion dienen. Sie sezernieren Neurotransmitter (u.a. Serotonin), welche afferente Nervenfasern erregen, die die Signale ins zentrale Nervensystem weiterleiten. Histologisch lassen sich neuroepitheliale Körperchen am eindrucksvollsten mittels immunzytochemischer Färbung ihrer Sekretionsprodukte nachweisen (→ Kap. 9.4).

Nischenzellen

In den Bronchiolen findet sich neben den Kinozilien tragenden Flimmerzellen in den proximalen Abschnitten und den kinozilienfreien Zellen der distalen Bereiche noch ein weiterer Zelltyp: die Nischenzellen (früher auch als Clara-Zellen bezeichnet). Sie sind prismatisch und besitzen einen apikalen Zellpol, der sich meist über den der angrenzenden Zellen erhebt (→ Abb. 9.16). Ultrastrukturell verfügen sie über viele große Mitochondrien, reichlich glattes endoplasmatisches Retikulum und sekretorische Granula.

Beim Menschen produzieren Nischenzellen ein glykoproteinhaltiges Sekret, welches daran beteiligt ist, die Bronchien offen zu halten. Außerdem spielen sie eine Rolle bei der Herstellung und/oder dem Abbau des Surfactants (→ Kap. 9.7) und sind vermutlich auch an der Regulation des Chlorid-Ionentransports beteiligt.

___ Histopathologie ___

Die irreversible Ausweitung von Teilen des Bronchialsystems bezeichnet man als **Bronchiektasie**. Diese kann angeboren oder beispielsweise durch lang andauernde Entzündungsvorgänge (z. B. durch eine chronische Bronchitis) hervorgerufen sein.

Als **Sputum** bezeichnet man die ausgehustete Absonderung der Atemwegsschleimhäute. Es kann u. a. Leukozyten und Epithelzellen enthalten und ist ein guter Nährboden für Bakterien. Setzt sich Sputum in Bronchiektasien fest, besteht erhöhte Infektionsgefahr, da dieses Sekret nur schwer abgehustet werden kann.

9.6 Bronchioli und Bronchioli terminales

Bronchiolen und Bronchioli terminales

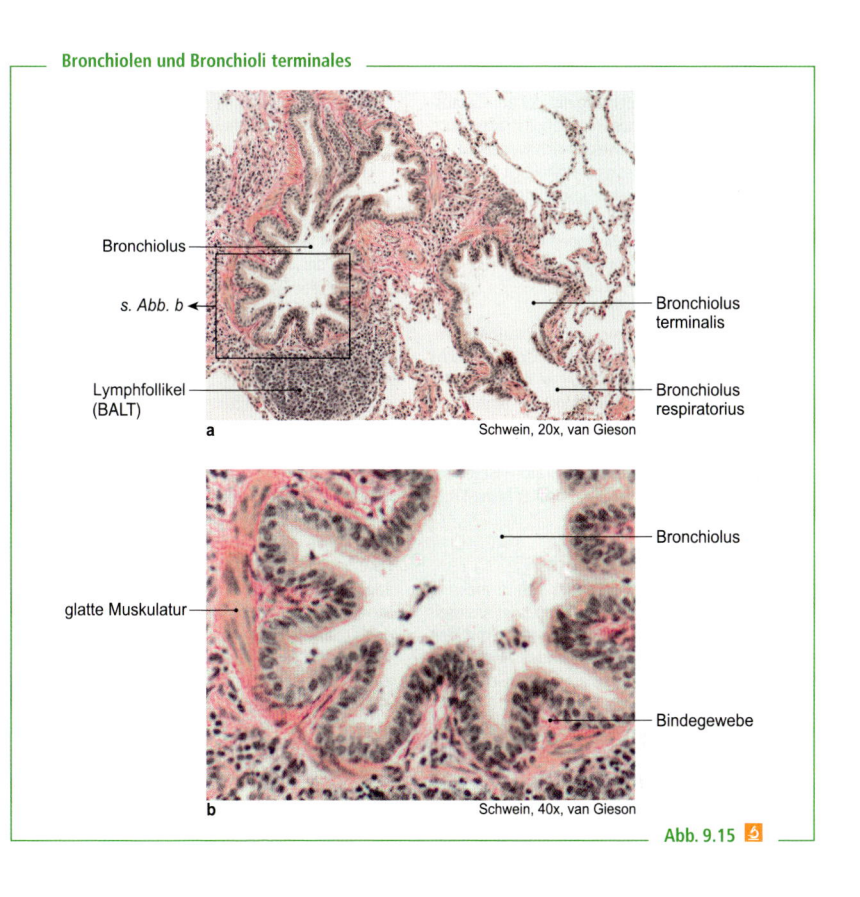

- Bronchiolus
- s. Abb. b
- Lymphfollikel (BALT)
- Bronchiolus terminalis
- Bronchiolus respiratorius

a   Schwein, 20x, van Gieson

- glatte Muskulatur
- Bronchiolus
- Bindegewebe

b   Schwein, 40x, van Gieson

Abb. 9.15

Nischenzellen

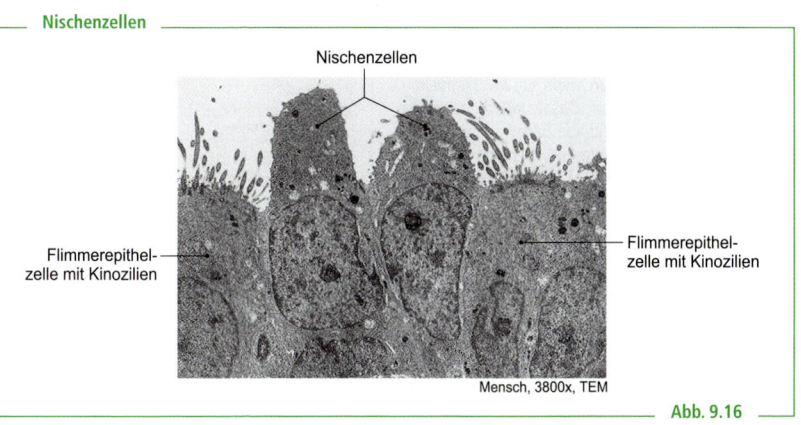

- Nischenzellen
- Flimmerepithelzelle mit Kinozilien
- Flimmerepithelzelle mit Kinozilien

Mensch, 3800x, TEM

Abb. 9.16

9 Respirationstrakt

9.7 Gasaustauschende Abschnitte

Aus den Bronchioli terminales gehen die Bronchioli respiratorii hervor. Mit ihnen beginnt der am Gasaustausch beteiligte Anteil des Respirationstrakts. Auch die Bronchioli respiratorii zweigen sich weiter auf; sie gehen in Ductus alveolares und schließlich in Sacculi alveolares („Alveolengruppen") über. Insgesamt entstehen durch die beschriebenen Verzweigungen des Bronchialbaums etwa 350 Millionen Alveolen mit einer Gesamtfläche von bis zu 140 m^2.

Bronchioli respiratorii
In den Wandungen der Bronchioli respiratorii kommen als Zeichen des beginnenden Gasaustauschs bereits Alveolen vor (→ Abb. 9.2, → Kap. 9.1). Der Wandaufbau ähnelt dem der Bronchioli terminales: Es gibt weder Becherzellen, noch Drüsen oder Knorpel; die glatte Muskulatur ist spiralförmig angeordnet. Das Epithel der Bronchioli respiratorii ist jedoch flacher (einschichtig kubisch) und besitzt keine Kinozilien (→ Abb. 9.17).

Ductus und Sacculi alveolares
Ein Bronchiolus respiratorius öffnet sich in mehrere **Ductus alveolares**, die sich wiederum zwei- bis dreimal verzweigen können. Ihr Lumen steht mit den Öffnungen der nebeneinanderliegenden Alveolen in Verbindung. Die Ductus alveolares enden blind mit einer traubenartigen Gruppe von Alveolen, den **Sacculi alveolares** (→ Abb. 9.18). Alle genannten Strukturen besitzen ein einschichtiges Plattenepithel.

Alveolen
Alveolen sind polygonale Kammern mit einem Durchmesser von bis zu 0,5 mm, die von einer dünnen Wand begrenzt sind (→ Abb. 9.18). Die Wände enthalten ein bindegewebiges Gerüst aus elastischen und kollagenen Fasern (Typ-III-Kollagen), in das zahlreiche Zellen (u. a. Fibrozyten und Immunzellen wie z. B. Makrophagen und Mastzellen) eingelagert sind. Ein dichtes Kapillarnetz durchzieht die Alveolenwände und ist maßgeblich am Gasaustausch beteiligt (→ Kap. 9.8). Alveolen sind von flachem Plattenepithel ausgekleidet, das im Wesentlichen von zwei Typen von **Pneumozyten** (= **Alveolarepithelzellen**; → Abb. 9.19, → Kap. 9.8) gebildet wird:
- **Typ-I-Pneumozyten:** Sie stellen etwa 40 % der Alveolarepithelzellen, bedecken aber 90 % der inneren Alveolenoberfläche, weil sie dünn und sehr lang ausgezogen sind. Typ-I-Pneumozyten sind nicht mehr teilungsfähig. Untereinander sind sie über Tight junctions verbunden und lassen daher keinen parazellulären Transport zu.
- **Typ-II-Pneumozyten:** Sie sind deutlich größer als die Typ-I-Pneumozyten und finden sich gehäuft in den Ecken der Alveolen. Sie sind teilungsfähig und stellen etwa 60 % der Alveolarepithelzellen. Dennoch bedecken sie nur ca. 10 % der Alveolaroberfläche. Im Zytoplasma der Typ-II-Zellen finden sich zahlreiche membranumhüllte Bläschen mit lamellärem Inhalt, die **multivesikulären Körperchen**, aus denen nach heutigem Wissensstand die **Lamellenkörper** hervorgehen. Sie enthalten Phospholipide und Proteoglykane, die ständig sezerniert werden und sich auf der gesamten Oberfläche der Alveolen ausbreiten. Zu den Hauptfunktionen der Typ-II-Pneumozyten gehören die Produktion und Sekretion von Surfactant (s. u.).

Benachbarte Alveolen können über Poren miteinander in Verbindung stehen. Diese **Alveolarporen** dienen dem Ausgleich des Luftdrucks und ermöglichen eine kollaterale Belüftung, wenn Anteile der luftleitenden Strukturen verschlossen sind.

Surfactant
Die Typ-II-Pneumozyten sezernieren einen Oberflächenfilm, der als Surfactant bezeichnet wird („**Sur**face **act**ive **a**ge**nt**"). Er reduziert, ähnlich wie ein Detergens, die Oberflächenspannung der Alveole und erleichtert so zum einen die Arbeit der Atemmuskulatur bei der Inspiration und verhindert zum anderen den Kollaps der Alveolen bei der Exspiration. Surfactant besteht zu 90 % aus Lipiden und zu etwa 10 % aus Proteinen. Die Lipide setzen sich wiederum aus 83 % Phospholipiden, 15 % Cholesterin und 2 % Neutralfetten zusammen. Die wichtigsten Proteine im Surfactant sind dabei das hydrophile Glykoprotein SP-A und die hydrophoben Proteine SP-B und SP-C, die u. a. an der Stabilisierung des Phospholipidfilms beteiligt sind.

Klinik

Die Surfactantbildung beginnt zwar schon ab der 28. Schwangerschaftswoche, in ausreichender Menge wird er jedoch erst ab der 34. bis 35. Schwangerschaftswoche produziert. Ist zu wenig Surfactant vorhanden, fallen nach der Geburt die Alveolen in sich zusammen. Dadurch verkleinert sich die Gasaustauschfläche der Lunge drastisch; es resultiert ein Atemnotsyndrom. Um die Surfactantbildung des Fetus anzuregen, verabreicht man Müttern bei drohender Frühgeburt vor der 34. Schwangerschaftswoche deshalb intramuskulär Kortikosteroide zur **Induktion der Lungenreifung.**

9.7 Gasaustauschende Abschnitte

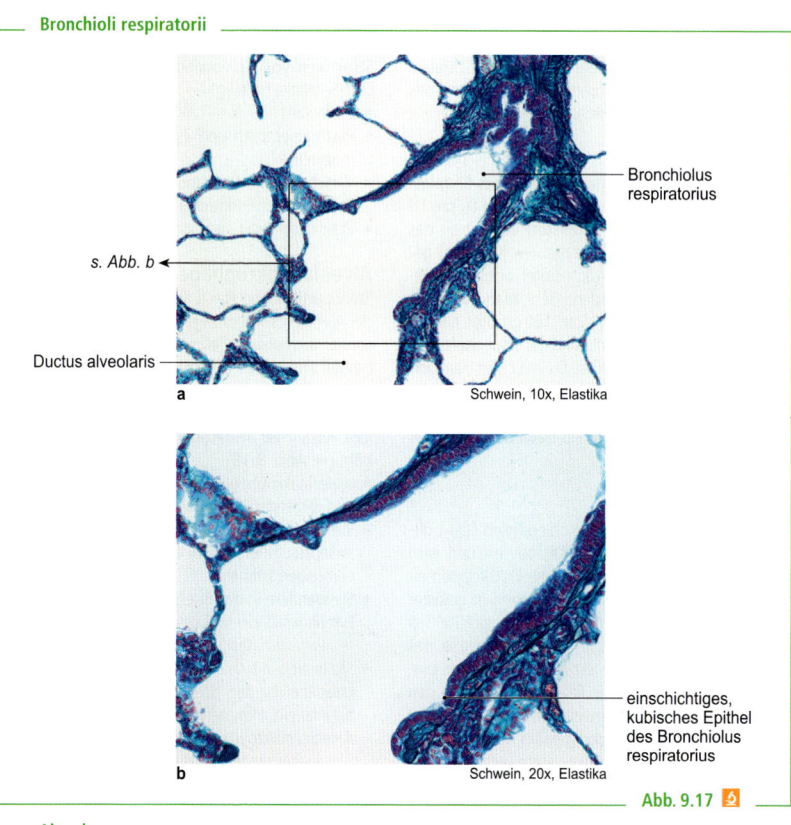

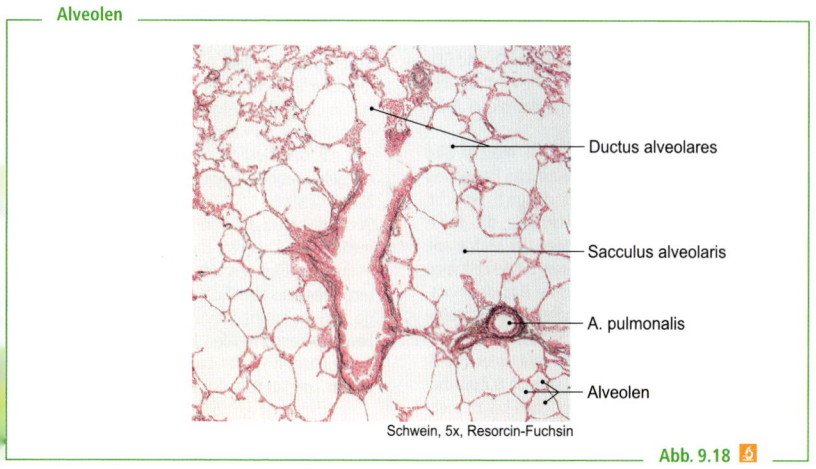

Bronchioli respiratorii

s. Abb. b

Ductus alveolaris

Bronchiolus respiratorius

a Schwein, 10x, Elastika

b Schwein, 20x, Elastika

einschichtiges, kubisches Epithel des Bronchiolus respiratorius

Abb. 9.17

Alveolen

Ductus alveolares

Sacculus alveolaris

A. pulmonalis

Alveolen

Schwein, 5x, Resorcin-Fuchsin

Abb. 9.18

9.8 Blut-Luft-Schranke

Gasaustausch

Der Gasaustausch erfolgt über die Blut-Luft-Schranke in den Alveolen. Dabei diffundiert der Sauerstoff aus den Alveolen in das Blut der Alveolarkapillaren.

Sauerstoffaufnahme

Da die physikalische Transportkapazität des Blutplasmas für Sauerstoff nur sehr gering ist (3 ml O_2 pro Liter Blutplasma), wird der Sauerstoff im Blut an das Hämoglobin (Hb) der Erythrozyten (→ Kap. 7.1) gebunden. 1 g Hämoglobin kann unter optimalen Bedingungen 1,34 ml O_2 binden. Geht man von einer mittleren Hb-Konzentration von 150 g/l Blut aus, so können theoretisch, bei vollständiger Sauerstoffsättigung des Hämoglobins, 200 ml O_2 in 1 l Blut transportiert werden. In dieser gebundenen Form wird der Sauerstoff von den Lungen zum Herzen transportiert und von dort in alle Organe und Gewebe des Körpers verteilt.

Kohlendioxidabgabe

Das Stoffwechselendprodukt Kohlendioxid (CO_2) diffundiert aus dem Blut in die Alveolarluft und wird abgeatmet. Auch hierbei spielen die Erythrozyten eine zentrale Rolle. Nur 5 % des CO_2 wird in gelöster Form im Blutplasma transportiert. Der größte Teil wird dagegen von dem Enzym **Carboanhydrase**, das in den Erythrozyten lokalisiert ist, in Bikarbonat umgewandelt. Nur ein kleiner Teil davon bleibt in den Erythrozyten zurück; das meiste Bikarbonat verlässt die roten Blutkörperchen und gelangt ins Blutplasma (→ Kap. 7.1), wo es als Puffersystem wesentlich daran beteiligt ist, den pH-Wert des Blutes konstant zu halten.

Aufbau der Blut-Luft-Schranke

In den Alveolen werden etwa 200–300 ml O_2 und CO_2 pro Minute ausgetauscht. Die treibende Kraft für diesen Vorgang ist die Partialdruckdifferenz dieser Gase zwischen Alveole und Kapillare.

Um den Gasaustausch zu ermöglichen, müssen Blut und Luft in eine möglichst enge räumliche Beziehung zueinander gelangen. Dies wird dadurch erreicht, dass im Bereich der Blut-Luft-Schranke die Typ-I-Pneumozyten und die Endothelzellen der Blutgefäße in direkten Kontakt zueinandertreten. Beide Zelltypen liegen so nahe aneinander, dass ihre Basalmembranen miteinander verschmelzen und eine gemeinsame Basalmembran entsteht (→ Abb. 9.19).

Die Dicke der Blut-Luft-Schranke ist sehr unterschiedlich. Es gibt Regionen, in denen sie nur 0,2 µm beträgt, während sie in anderen Bereichen bis zu mehrere Mikrometer dick sein kann. Im Mittel beträgt die Entfernung zwischen Blut und Luft im Bereich der Blut-Luft-Schranke etwa 2 µm.

Ausgehend von der Alveolar-Luftseite sind folgende Strukturen und Komponenten am Aufbau der Blut-Luft-Schranke beteiligt (→ Abb. 9.19, → Abb. 9.20):
- Surfactant
- Plasmamembran und Zytoplasma der Typ-I-Pneumozyten
- Verschmolzene Basalmembranen des Alveolarepithels und der Endothelzellen der Gefäße
- Plasmamembran und Zytoplasma der Endothelzellen

Alveolarmakrophagen

Staubpartikel und Bakterien, die bis in den Bereich der Alveolen vorgedrungen sind, werden von sog. Alveolarmakrophagen eliminiert. Diese bis zu 40 µm großen Fresszellen entwickeln sich aus Blutmonozyten und befinden sich luftseitig im Bereich der Alveolen. Pro Alveole findet man bis zu 50 Makrophagen; ihre Anzahl ist insbesondere bei Tabakrauchern erhöht (→ Abb. 9.19).

Alveolarmakrophagen können den Luftraum der Lunge auf folgenden Wegen verlassen:
- Sie wandern aktiv in das Bindegewebe der Alveolarsepten (Interstitium) ein, wo sie für längere Zeit verbleiben können.
- Sie wandern in das Interstitium und von dort in ein Lymphgefäß ein und gelangen so zu den regionären Lymphknoten (→ Kap. 7.3).
- Sie bewegen sich im Luftraum entlang dem Alveolarepithel zu den Bronchioli terminales. Da diese bereits ein Flimmerepithel besitzen, werden die Alveolarmakrophagen von hier mit dem Schleimfilm weiter rachenwärts transportiert, wo sie abgehustet werden können.

Histopathologie

Siderophagen sind Alveolarmakrophagen, die mit feinkörnigem Eisen beladen sind. Das Eisen stammt aus dem Abbau von roten Blutkörperchen, die z. B. im Rahmen bestimmter Erkrankungen aus der Blutbahn ausgetreten sind, und ist als gelb-braunes Pigment (Hämosiderin) in den Zellen sichtbar.

Wenn das Herz aufgrund einer Erkrankung nicht mehr in der Lage ist, das mit dem Blutkreislauf anflutende Blut aus der Lunge abzutransportieren, kommt es zum Rückstau von Blut in die Lunge. Da eine solche Stauung auf einem Herzfehler beruhen kann, werden eisenbeladene Alveolarmakrophagen in der Lunge auch **„Herzfehlerzellen"** genannt.

9.8 Blut-Luft-Schranke

Aufbau des Alveolarseptums

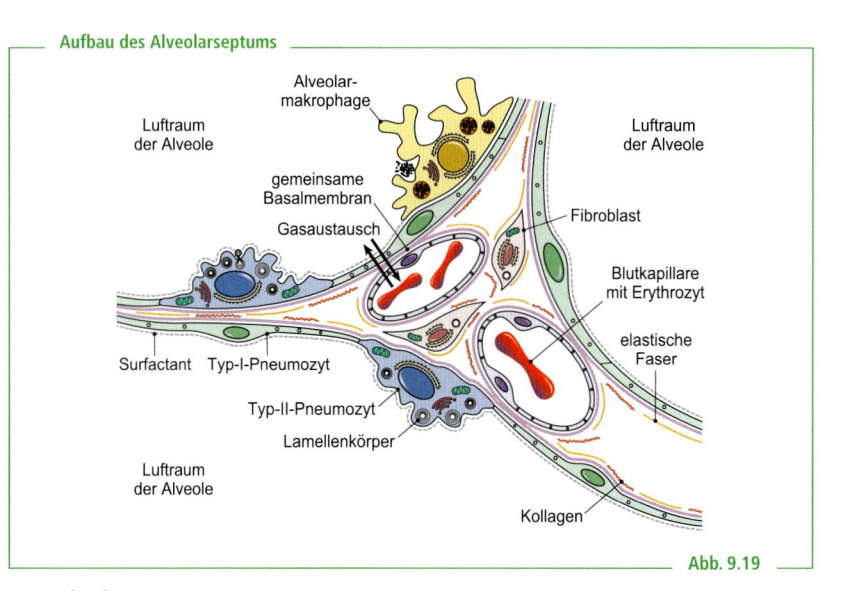

- Alveolarmakrophage
- Luftraum der Alveole
- gemeinsame Basalmembran
- Gasaustausch
- Fibroblast
- Blutkapillare mit Erythrozyt
- Surfactant
- Typ-I-Pneumozyt
- elastische Faser
- Typ-II-Pneumozyt
- Lamellenkörper
- Luftraum der Alveole
- Kollagen

Abb. 9.19

Alveolarsepten

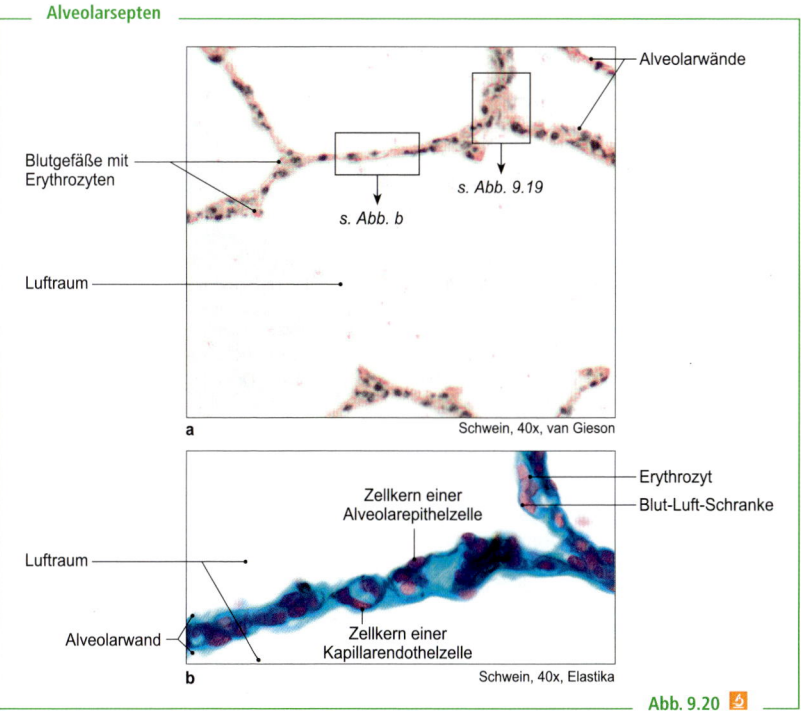

- Alveolarwände
- Blutgefäße mit Erythrozyten
- s. Abb. 9.19
- s. Abb. b
- Luftraum

a — Schwein, 40x, van Gieson

- Erythrozyt
- Blut-Luft-Schranke
- Zellkern einer Alveolarepithelzelle
- Luftraum
- Alveolarwand
- Zellkern einer Kapillarendothelzelle

b — Schwein, 40x, Elastika

Abb. 9.20

9 Respirationstrakt

9.9 Blutgefäßsystem der Lunge

Das Blutgefäßsystem der Lunge gliedert sich in zwei funktionell unterschiedliche Abschnitte (→ Abb. 9.21):
- **Vasa privata** (Bronchialgefäße, Aa. und Vv. bronchiales) versorgen den Bronchialbaum mit oxygeniertem und nährstoffreichem Blut.
- **Vasa publica** (Pulmonalgefäße, Aa. und Vv. pulmonales) dienen dem Gasaustausch.

Vasa privata

Vasa privata stellen den ernährenden Kreislauf der Lunge dar. Die **Aa. bronchiales** (direkte Äste aus der Aorta thoracica) transportieren sauerstoffreiches (und nährstoffreiches) Blut, das der Ernährung der Bronchien und Bronchiolen bis hinab zu den Bronchioli respiratorii dient. Dementsprechend verlaufen sie auch in unmittelbarer Umgebung dieser Strukturen (→ Abb. 9.22 a).
Der histologische Aufbau der Bronchialarterien entspricht dem der Arterien des Körperkreislaufs (→ Kap. 7.6). Von innen nach außen besitzen sie folgende Schichten:
- **Tunica intima** mit einschichtigem Endothel, Bindegewebe und der aus kräftigen elastischen Membranen aufgebauten Membrana elastica interna
- **Tunica media** aus zirkulär angeordneten glatten Muskelzellen, Bindegewebe und einer teilweise nur schwach ausgeprägten Membrana elastica externa
- **Tunica adventitia** aus kollagenen Fasern, elastischen Fasern und Fibroblasten

Der Abfluss des Blutes aus dem Bronchialgefäßsystem erfolgt über zwei Wege: Zum einen fließt das venöse Blut von den **peribronchialen Venennetzen** über die **Vv. bronchiales** (→ Abb. 9.22 a) in die V. azygos bzw. hemiazygos, zum anderen existieren **Anastomosen zu den Vv. pulmonales** (Pfeil in → Abb. 9.21). Dadurch wird dem sauerstoffreichen Blut der Vv. pulmonales desoxygeniertes Blut beigemischt, was erklärt, warum die Sauerstoffsättigung in den Arterien des Körperkreislaufs stets unter 100 % liegt.

Vasa publica

Vasa publica dienen dem Gesamtorganismus, indem im Bereich ihres Kapillarnetzes der Gasaustausch stattfindet. Die Aa. pulmonales entspringen aus dem Truncus pulmonalis und transportieren sauerstoffarmes (und nährstoffarmes) Blut aus dem rechten Ventrikel des Herzens entlang der Bronchien und Bronchiolen bis zu den Lungenkapillaren im Bereich der Alveolarsepten (→ Abb. 9.21).
Durchschnittlich werden pro Minute etwa 5 l sauerstoffarmes Blut über die Aa. pulmonales aus dem rechten Herzen in die Lunge transportiert.

Wegen des geringen Blutdrucks im Lungenkreislauf (25 mmHg systolisch, 10 mmHg diastolisch) besitzen die Pulmonalarterien eine deutlich dünnere Wand als die entsprechenden Arterien des Körperkreislaufs.
Bis etwa zu den Bronchiolen stellen die Aa. pulmonales elastische Arterien dar (→ Abb. 9.22 b, → Kap. 7.6). Sie besitzen eine schmale Tunica intima aus einer Endothelzellschicht und eine Tunica media aus zahlreichen Lagen elastischer Fasern sowie glatten Muskelzellen (→ Abb. 9.22 b). Im Bereich des Übergangs zwischen Bronchien und Bronchiolen verschwinden die elastischen Lamellen der Tunica media zunehmend und es finden sich im Wesentlichen Arterien vom muskulären Typ. In der Tunica media dominieren nun zirkulär angeordnete glatte Muskelfasern und es finden sich nur wenige kollagene und elastische Fasern. Das elastische Gewebe beschränkt sich im Bereich der muskulären Arterien auf die deutlich erkennbare Membrana elastica interna (→ Kap. 7.6).
Der Abfluss des mit Sauerstoff angereicherten Blutes erfolgt über Venen, die in der Lunge keine Venenklappen besitzen und in den Septa interlobularia (den Bindegewebsanteilen zwischen den Läppchen) verlaufen. Diese Venen vereinigen sich und es entstehen größere Gefäße, die dann intersegmental (im Bindegewebe zwischen den einzelnen Lungensegmenten) lokalisiert sind. Im Gegensatz dazu verlaufen die Aa. pulmonales wie schon erwähnt in den Segmenten und begleiten den Bronchialbaum in seinem Verlauf.
Die intersegmental verlaufenden Äste der Vv. pulmonales vereinigen sich ebenfalls, sodass auf jeder Seite zwei große Venenstämme in das Mediastinum eintreten. Diese münden als rechte und linke obere bzw. untere V. pulmonalis in den linken Vorhof. Von hier gelangt das sauerstoffreiche Blut in die linke Herzkammer und wird über die Aorta und ihre Abgänge im oberen (Truncus brachiocephalicus, A. carotis communis sinistra, A. sublavia sinistra), mittleren (Aorta thoracica, Aorta abdominalis) und unteren (A. iliaca communis dextra und sinistra) Kopf- bzw. Körperbereich verteilt.

Klinik

Eine **Lungenembolie** entsteht, wenn ein Blutgefäß in der Lunge verlegt wird. Meist geschieht dies durch einem Blutpropf (= Thrombus). Die Lungenembolie ist bei 10–15 % der im Rahmen einer stationären Behandlung verstorbenen Patienten die Todesursache. In 95 % der Fälle stammen die Thromben aus den tiefen Bein- oder Beckenvenen.

9.9 Blutgefäßsystem der Lunge

Lungengefäße

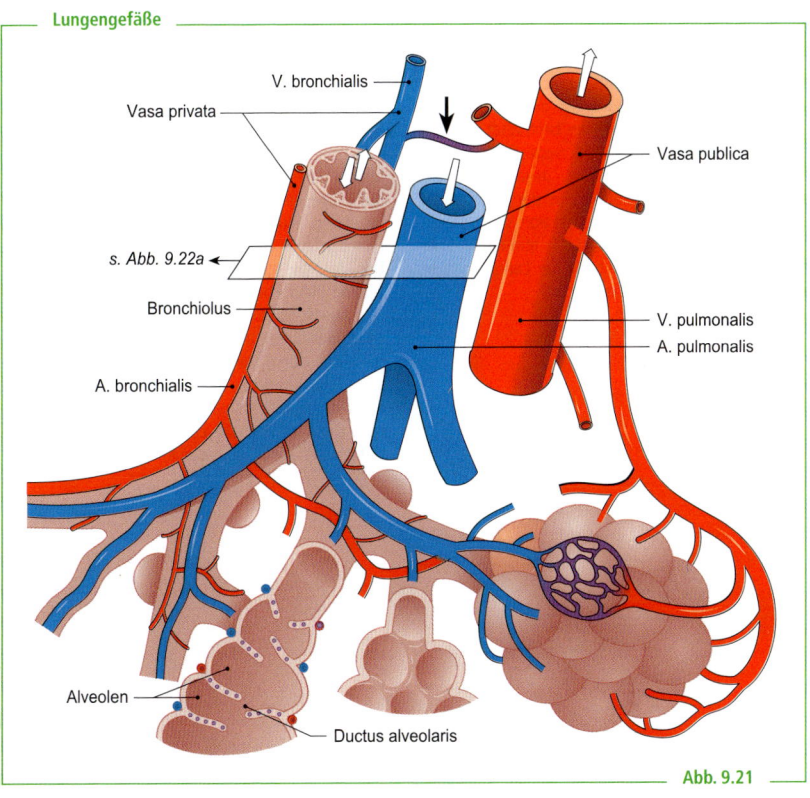

- V. bronchialis
- Vasa privata
- Vasa publica
- s. Abb. 9.22a
- Bronchiolus
- V. pulmonalis
- A. pulmonalis
- A. bronchialis
- Alveolen
- Ductus alveolaris

Abb. 9.21

Vasa privata und Vasa publica

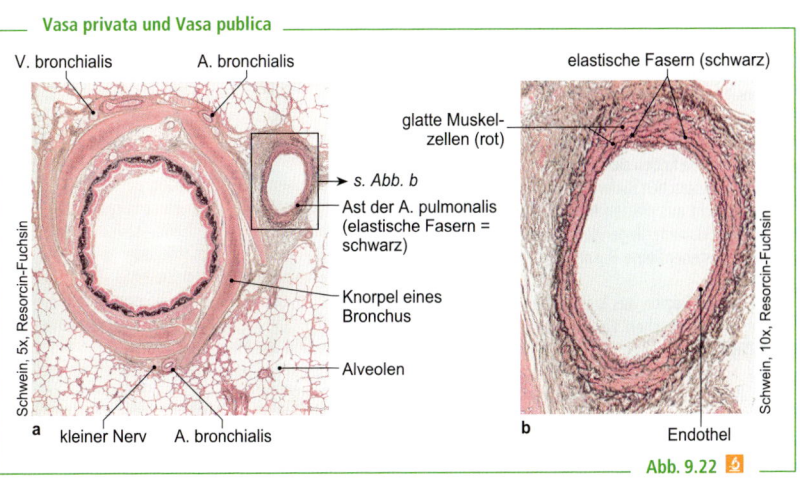

- V. bronchialis
- A. bronchialis
- elastische Fasern (schwarz)
- glatte Muskelzellen (rot)
- s. Abb. b
- Ast der A. pulmonalis (elastische Fasern = schwarz)
- Knorpel eines Bronchus
- Alveolen
- Schwein, 5x, Resorcin-Fuchsin
- Schwein, 10x, Resorcin-Fuchsin
- a kleiner Nerv A. bronchialis
- b Endothel

Abb. 9.22

215

9 Respirationstrakt

9.10 Pleura

Beide Lungen werden von der sog. Pleura (Brustfell) umhüllt. Sie besteht aus zwei Blättern (**Pleura parietalis** und **Pleura visceralis**), zwischen denen sich ein kapillärer Spalt befindet, der die **Pleurahöhle** bildet. Jede dieser Pleurahöhlen beinhaltet ca. 5 ml einer serösen Flüssigkeit, die vom Pleuraepithel gebildet und auch wieder resorbiert wird (→ Abb. 9.23). Die Flüssigkeit in der Pleurahöhle verbindet durch die Kapillarattraktion die Lungenoberfläche mit der Thoraxwand. Sie ermöglicht aber auch die gleitende Verschiebung der Lunge im Rahmen der Inspiration und Exspiration.

--- **Klinik** ---

Dringt Luft in den kapillären Spalt zwischen Pleura parietalis und Pleura visceralis ein (z. B. durch eine Stichwunde oder eine frakturierte Rippe), so löst sich die Kapillarattraktion zwischen den beiden Pleurablättern. Da das Lungengewebe fest mit der Pleura visceralis verwachsen ist, kollabiert die Lunge auf etwa ein Drittel ihres ursprünglichen Volumens und kann nicht mehr am Gasaustausch teilnehmen. Dieser Zustand wird **Pneumothorax** genannt. Der Unterdruck in der nicht kollabierten Lunge zieht dabei das Mediastinum zur gesunden Seite hin, wodurch die Atmung zusätzlich erschwert wird.

Pleura visceralis

Die Pleura visceralis (Lungenfell) überzieht die Lungen mit Ausnahme des Hilums und dringt im Bereich der Lappengrenzen in den Interlobärspalten bis zur Lungenwurzel (Radix pulmonis) vor (→ Abb. 9.23).
Histologisch können im Bereich der Pleura visceralis mehrere unterschiedlich aufgebaute Schichten unterschieden werden, wobei deren korrekte Abgrenzung gegeneinander oft nur schwer möglich ist (→ Abb. 9.24). Folgende Anteile finden sich auf hochauflösenden elektronenmikroskopischen Bildern von außen nach innen:

- Eine Schicht aus platten Mesothelzellen, die direkt mit dem darunterliegenden Bindegewebe in Verbindung stehen; eine Basalmembran ist nicht vorhanden.
- Eine dünne Region aus kollagenem Bindegewebe
- Eine aus elastischen Fasern aufgebaute unregelmäßige Schicht
- Eine Schicht aus lockerem, kollagenem Gewebe, das Blutgefäße, Nerven, Lymphgefäße und glatte Muskelzellen beinhaltet
- Eine innere elastische Schicht

Pleura parietalis

Die Pleura parietalis (Rippenfell) bildet die wandständige Auskleidung der Pleurahöhle. Sie kleidet die Thoraxhöhle aus und bedeckt die Oberfläche des Zwerchfells, das seitliche Mediastinum sowie die Innenseite von Rippen, Wirbelsäule und Sternum.
Histologisch ähnelt der Aufbau der Pleura parietalis dem der Pleura visceralis, wobei die parietale Pleura eine geringere Dicke aufweist. Typisch ist auch hier das dünne, einschichtige Mesothel mit einer darunter liegenden Bindegewebsschicht, in der Blut- und Lymphgefäße vorkommen.
Das Mesothel sowohl der parietalen als auch der viszeralen Pleura besteht aus stark abgeplatteten Zellen, die mit Mikrovilli besetzt sind und deutliche Interzellularspalten aufweisen. Über diese interzellulären Lücken kann die seröse Flüssigkeit in den Pleuraspalt transportiert und ebenfalls rückresorbiert werden. Zusätzlich sind die Mesothelzellen sekretorisch aktiv, wodurch die Zusammensetzung der Pleuraflüssigkeit modifiziert werden kann.

--- **Klinik** ---

Das maligne **Pleuramesotheliom** ist eine von den Mesothelzellen ausgehende bösartige Neoplasie. Bei 70–80 % aller Mesotheliom-Patienten ist anamnestisch ein (meist beruflicher) Asbestkontakt festzustellen, wobei das Mesotheliom (→ **Abb. 9.25**) eine Latenzzeit von 20–40 Jahren hat. Die Häufigkeit in Deutschland beträgt 1,1 pro 100 000 Einwohner. Obwohl Asbest inzwischen fast überall verboten ist, geht man davon aus, dass sich die Häufigkeit des Mesothelioms innerhalb der nächsten 15 Jahre verdoppeln wird. Aufgrund der meist späten Diagnosestellung beträgt die mittlere Überlebenszeit der Betroffenen mit diesem sehr aggressiven Tumor nur 7–16 Monate. Die Therapieoptionen des Pleuramesothelioms sind auch aufgrund der oft späten Entdeckung des Tumors sehr begrenzt und verfolgen meist einen palliativen Ansatz (Chemotherapie, Strahlentherapie, Verklebung der Pleurablätter = Pleurodese). Die Option einer kurativen Therapie ist stark abhängig von Tumorstadium und Tumortyp (epithelial, sarkomatös oder gemischtzellig) sowie vom körperlichen Zustand des Patienten. Sie beinhaltet meist eine Chemotherapie, gefolgt von einer radikalen Operation. Dabei werden die Lunge und die Pleura der befallenen Seite sowie der Herzbeutel und Teile des Zwerchfells entfernt. Zusätzlich schließt sich eine Strahlentherapie an.

9.10 Pleura

Pleurahöhlen

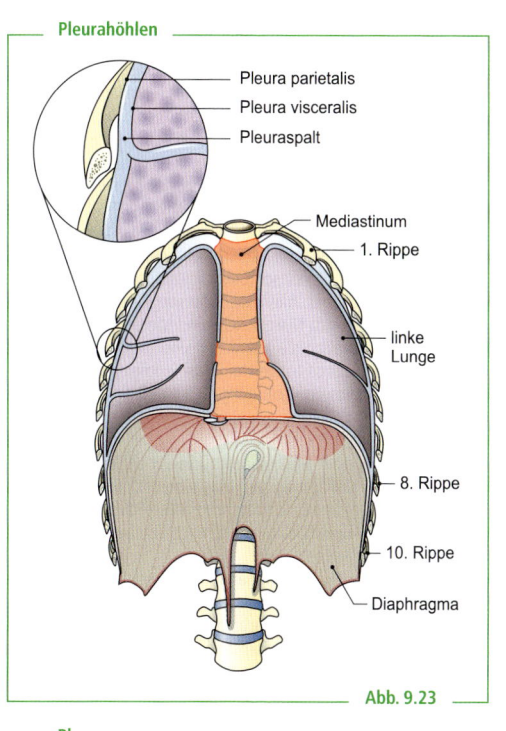

- Pleura parietalis
- Pleura visceralis
- Pleuraspalt
- Mediastinum
- 1. Rippe
- linke Lunge
- 8. Rippe
- 10. Rippe
- Diaphragma

Abb. 9.23

Pleuramesotheliom

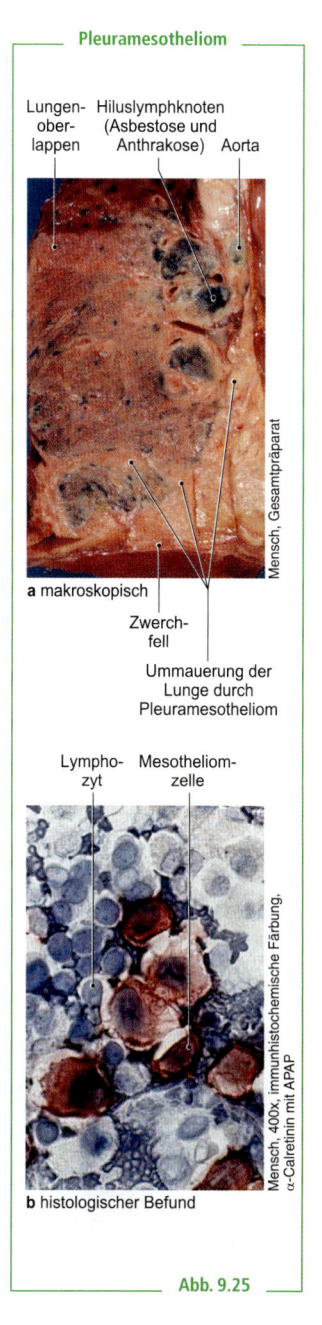

Lungenoberlappen — Hiluslymphknoten (Asbestose und Anthrakose) — Aorta

a makroskopisch

Zwerchfell

Ummauerung der Lunge durch Pleuramesotheliom

Mensch, Gesamtpräparat

Lymphozyt — Mesotheliomzelle

b histologischer Befund

Mensch, 400x, immunhistochemische Färbung, α-Calretinin mit APAP

Abb. 9.25

Pleura

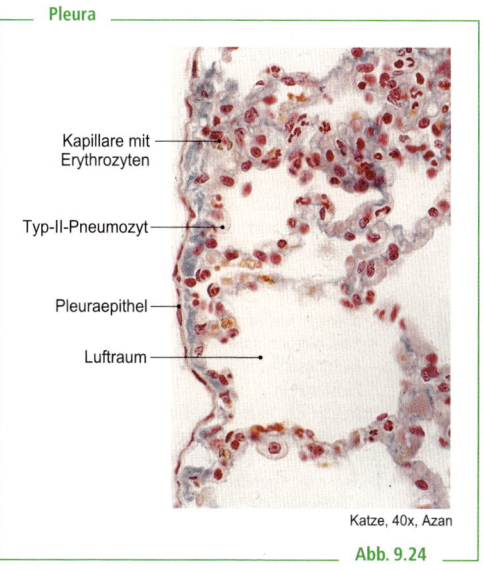

- Kapillare mit Erythrozyten
- Typ-II-Pneumozyt
- Pleuraepithel
- Luftraum

Katze, 40x, Azan

Abb. 9.24

10 Niere und Urogenitalsystem

Giuseppe C.
Der 38-jährige Giuseppe C. kommt stark beunruhigt in die Sprechstunde: Am Morgen beim Wasserlassen sei sein Urin blutig gewesen, die ganze Toilettenschüssel habe sich blutrot verfärbt. Zwar habe er keine Schmerzen gehabt und krank fühle er sich auch nicht. „Aber ist das etwas Schlimmes, Herr Doktor?"

Patientendaten
- Allgemeine Daten: Alter 38 Jahre, Größe 172 cm, Gewicht 90 kg.
- Anamnese: Der Vater starb an Lungenkrebs, der Patient selbst ist starker Raucher (40 Zigaretten/Tag). Er war bisher nie ernsthaft krank; bei einer Routineuntersuchung vor zwei Jahren war lediglich ein leicht erhöhtes Gesamtcholesterin (226 mm/dl) auffällig.
- Körperliche Untersuchung: allgemein altersentsprechender, unauffälliger Status, Blutdruck 120/80 mmHg, Herzfrequenz 68/min, beginnende Adipositas (BMI = 30).
- Urinstatus (Teststreifen): Blut ++++, Erythrozyten ++++, Leukozyten +++, Nitrit +, beide Nierenlager klopfschmerzfrei, Untersuchung der Hoden und digital-rektale Untersuchung der Prostata ohne pathologischen Befund.
- Ultraschall: Beide Nieren glatt begrenzt, das Parenchym ist nicht verschmälert; Größe beidseits im Normbereich (10,2 cm); es ist weder ein Harnrückstau ins Nierenbecken nachweisbar noch zeigen sich Konkremente oder eine Raumforderung. Auch die Prostatagröße liegt mit 20,0 ml im Normbereich.

Weitere Befunde
Das Vorliegen einer Makrohämaturie (mit bloßem Auge erkennbare Rotfärbung des Urins durch Blut/Erythrozyten, → Abb. 10.A) macht eine gezieltere Untersuchung der Nieren erforderlich. Obwohl im Ultraschall keine Raumforderung zu erkennen ist, besteht Verdacht auf ein Tumorgeschehen. Dies macht weitere Diagnostik erforderlich.

Makrohämaturie (Rotfärbung des Urins)

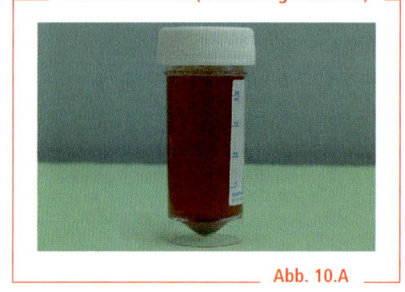

Abb. 10.A

Merke Jede schmerzlose Makrohämaturie gilt bis zum Beweis des Gegenteils als tumorverdächtig (Nierenzellkarzinom, Harnblasentumor).

Um ein Malignom auszuschließen, wird eine **Blasenspiegelung (Zystoskopie)** durchgeführt – zumal der Patient als starker Raucher ein deutlich erhöhtes Risiko für ein Blasenkarzinom aufweist. Doch auch hier ergibt sich kein Anhalt für einen Blasentumor.
Zur weiteren Bildgebung wird eine **Urografie** durchgeführt. Bei dieser röntgenologischen Darstellung der Nieren und ableitenden Harnwege mit Kontrastmittel zeigen sich Nierenkelche und Nierenbecken beidseits unauffällig; die Harnleiter sind nicht stenosiert und der Abfluss in die Harnblase erfolgt zeitgerecht und ist beidseits unauffällig.

Hämaturie
Von einer **Makrohämaturie** spricht man, wenn die rote Verfärbung des Urins schon mit bloßem Auge zu erkennen ist, während eine **Mikrohämaturie** nur mikroskopisch bzw. per Urinteststreifen diagnostiziert werden kann.
Ein roter Urin ohne Blutnachweis kann durch bestimmte Nahrungsmittel (Rote Bete, Rhabarber) sowie durch Anilinfarbstoffe (gefährdet sind Lackierer, Arbeiter in der Farbstoff-, Gummi-, Reifenindustrie) oder bestimmte Medikamente (Nitrofurantoin) hervorgerufen werden. Typisch ist der rote Urin auch für die Porphyrie, eine seltene erbliche Stoffwechselerkrankung, bei der ein Enzymdefekt zur Störung der Biosynthese des roten Blutfarbstoffes Häm führt.

Ursachen
Die Blutungsquelle kann im gesamten Harntrakt liegen (Nierenbecken, Harnleiter, Harnblase oder Harnröhre). Der Zeitpunkt des Auftretens eines blutigen Urins während des Wasserlassens kann einen Hinweis auf die Lokalisation der Blutungsquelle geben:
- Blutbeimengung zu Beginn der Miktion deutet auf eine Blutungsquelle im Bereich der Harnröhre.
- Blutet es während der gesamten Miktion, ist die Ursache eher im Bereich der Blase, der Harnleiter oder der Nieren zu suchen.
- Eine Blutung am Ende der Miktion weist auf eine Blutungsursache im Bereich von Blasenhals oder Prostata hin.

Hilfreich ist auch die Unterscheidung zwischen schmerzhafter und schmerzloser Hämaturie: Schmerzen sind eher bei Entzündungen, Verletzungen, Steinleiden oder Fremdkörpern (z.B. im Zusammenhang mit autoerotischen Handlungen) zu erwarten, während eine Blutung bei Nieren-, Blasen- oder Prostatatumoren sowie bei Blutgerinnungsstörungen ohne Schmerzen verläuft.

Hämaturie

A. J. Mariani zeigt in einer Untersuchung an 1 000 ansonsten beschwerdefreien Erwachsenen im Jahr 1989, dass in drei von vier Fällen der Hämaturie eher harmlose Ursachen zugrunde liegen (→ Tab. 10.A). Mit 7,5 % liegt das Blasenkarzinom deutlich vor dem Nierenzellkarzinom mit 1,2 % als abwendbar gefährlichem Verlauf einer Hämaturie. Allerdings gibt es andere Untersuchungen, in denen Karzinome häufiger gefunden wurden (bis zu 20 %).

Eine anhaltende Mikrohämaturie ist meist Ausdruck einer Erkrankung des Nierenparenchyms, insbesondere wenn im Urinsediment Erythrozytenzylinder nachgewiesen werden. Es empfiehlt sich dann eine nephrologische Abklärung.

Seltenere Ursachen einer Hämaturie sind:
- Autoimmunerkrankungen der Niere
- Glomerulonephritiden
- Gefäßfehlbildungen
- Nierenschädigung bei Diabetes mellitus, Gicht, Schmerzmittelmissbrauch etc.
- Endometriose im Bereich der Harnwege
- Sichelzellanämie, Thalassämie
- Blutgerinnungsstörungen, Thrombopenien
- Vitamin-C-Mangel (Skorbut)

Es kann auch Blut im Urin vorhanden sein, ohne dass eine Erkrankung vorliegt, z. B. bei:
- Schwerer körperlicher Anstrengung (Marathonlauf)
- Vermischung mit Blut während der Menstruation
- Frauen nach Geschlechtsverkehr (eine Studie fand bei ca. jeder 4. Frau am Morgen nach Geschlechtsverkehr eine Mikrohämaturie)

Bei etwa 10 % aller Hämaturien findet man keine Ursache. Bei der mikroskopischen Untersuchung des Urins gelten 0–2 (bei manchen Autoren 0–5) rote Blutkörperchen pro Gesichtsfeld bei 400-facher Vergrößerung noch als Normalbefund.

Liegen allerdings besondere Risikofaktoren z. B. für ein Blasenkarzinom vor (Rauchen! berufsbedingte Exposition mit Farbstoffen, s. o.), so ist eine Zystoskopie zwingend erforderlich. Bei Hinweisen auf eine Nierenfunktionsstörung (Eiweiß im Urin, erhöhte Werte für Kreatinin und Harnstoff im Serum), ist eine nephrologische Abklärung zum Ausschluss der oben erwähnten Nephropathien obligat.

Weiterer Verlauf bei Herrn C.

Bei der bakteriologischen Untersuchung mittels Urinkultur zeigt sich eine massiv erhöhte Keimzahl von *Escherichia coli*. Entsprechend dem vom mikrobiologischen Labor angefertigten Antibiogramm wird diese unkomplizierte Blasenentzündung testgerecht mit dem Gyrasehemmer Ciprofloxacin (2 × 500 mg über 5 Tage) behandelt. Eine Kontrolluntersuchung des Urins 1 Woche später ergibt einen unauffälligen Befund.

Grundsätzlich muss man feststellen, dass eine solch massive sog. **hämorrhagische Zystitis** bei einem Mann und noch dazu ohne klinische Symptome wie Schmerzen beim Wasserlassen oder häufiger Harndrang (Pollakisurie) ungewöhnlich ist. Ungeklärt bleibt dabei auch die Frage, auf welchem Wege sich Herr C. infiziert hat. Bei Frauen sind Zystitiden deutlich häufiger, da die Keime den kurzen Weg vom Anus über den Damm zur Urethralöffnung nehmen können, von wo sie dann in die Blase aufsteigen.

Tab. 10.A Ursachen einer Hämaturie	
Ursache	Häufigkeit
Blasenentzündung, Harnwegsinfek.	51,5 %
Prostataadenom	22,4 %
Harnblasenkarzinom	7,5 %
Nierensteine	5,2 %
Harnröhrenstenosen	4,3 %
Glomerulonephritiden	1,4 %
Nierenzellkarzinom	1,2 %
Pyelonephritis	1,1 %
Karzinom im Bereich des Harnleiters oder des Nierenbeckens	0,9 %

Histologie im Fokus

- In den Glomeruli (Nierenkörperchen) wird der Primärharn gebildet.
- Der Primärharn wird durch ein komplexes Tubulussystem geleitet; dabei finden vielfältige Resorptions- und Sekretionsprozesse statt (Bildung von Sekundärharn).
- Das Tubulussystem setzt sich aus proximalem, distalem und intermediärem Tubulus zusammen und mündet über Sammelrohre ins Nierenbecken.
- Kennzeichnend für die ableitenden Harnwege ist das mehrreihige Übergangsepithel mit Deckzellen.

10 Niere und Urogenitalsystem

10.1 Anatomische Grundlagen

Die Niere ist ein paariges, bohnenförmiges Organ, an dessen konkaver Seite (Nierenhilus) die Nierengefäße und der Ureter (Harnleiter) ein- bzw. austreten. Bereits makroskopisch erkennt man eine äußere **Rinde** (**Cortex renalis**) und ein inneres **Mark** (**Medulla renalis**). In der Rinde befinden sich **die Nierenkörperchen** (**Glomeruli,** → Kap. 10.2). Sie ist durchzogen von sog. **Markstrahlen**, die wie das Mark lediglich aus Nierentubuli und Sammelrohren besteht. Glomeruli sind in den Markstrahlen nicht zu finden (→ Kap. 10.4). Die Aufgaben der Niere sind:

- Exkretion metabolischer Endprodukte (z. B. Harnstoff, Harnsäure, NH_4^+) und Medikamente
- Regulation von Elektrolytkonzentrationen
- Regulation des Blutdrucks (Renin-Angiotensin-Aldosteron-System)
- Hormonproduktion (1,25-Hydroxycholecalciferol [= Vitamin D], Erythropoetin)
- Regulation des pH-Werts im Plasma

Die Niere besitzt ca. ein Dutzend **Lappen**, die aus einer **Nierenpyramide** (Nierenmark) und der umgebenden **Rinde** bestehen (→ Abb. 10.1). Die Spitze der Pyramiden zeigt in Richtung Nierenbecken und wird als **Nierenpapille** bezeichnet. Der Harn, der in Rinde und Mark produziert wird, wird durch ein epitheliales Gangsystem (Nierentubuli) in die Nierenpapillen geleitet und ergießt sich von dort ins **Nierenbecken**, wo das ableitende Harnsystem beginnt. Es besteht aus trichterförmigen Hohlräumen (Nierenkelche, **Calices renales**), die in den Harnleiter (**Ureter**) münden. Ausgehend von der Basis der Nierenpyramiden ziehen **Markstrahlen** als Ausläufer des Marks durch die Nierenrinde. Der markstrahlenfreie Rindenbereich bildet das **Nierenlabyrinth**, das **Glomeruli** (→ Kap. 10.2) und Tubulusabschnitte enthält. Die Rindenanteile zwischen den Pyramiden bezeichnet man als **Columnae renales** (→ Abb. 10.1). Markstrahlen und umgebendes Rindengewebe werden als **Lobulus** (Läppchen) zusammengefasst.

Die Niere wird von einem epithelialen **Tubulussystem** durchzogen, das sich in unmittelbarer Nähe zu den Blutgefäßen befindet. Aus den Kapillaren werden pro Tag insgesamt rund 180 l **Primärharn** in das Tubulussystem abfiltriert. Durch komplexe Resorptions-, Transport- und Ausscheidungsprozesse wird der meiste Flüssigkeit wieder ins Gefäßsystem rückresorbiert, sodass pro Tag nur etwa 1–2 l **Endharn (Sekundärharn)** ausgeschieden werden.

Das Tubulussystem besteht aus zwei Teilen mit entwicklungsgeschichtlich unterschiedlichem Ursprung:
- **Nephron** (aus dem metanephrogenen Blastem)
- **Sammelrohr** (aus der Ureterknospe = Aussprossung aus dem Wolff-Gang)

Wachsen bei der Embryonalentwicklung die beiden Anteile des Tubulussystems fehlerhaft zusammen, können blind endende Epithelgänge entstehen, aus denen sich **solitäre Nierenzysten** entwickeln.

Angioarchitektur

Die am Nierenhilus eintretende **A. renalis** (→ Abb. 10.2) ist ein direkter Ast der Aorta und teilt sich zunächst in ca. fünf **Aa. segmentales**.

> **Klinik**
>
> Die Aa. segmentales sind **Endarterien**, d. h., sie besitzen ein autonomes Versorgungsgebiet. Der Verschluss einer Segmentarterie kann deshalb zum **Infarkt** mit Nekrose im Versorgungsgebiet führen.

Im Bereich des Nierenbeckens verzweigen sich die Aa. segmentales zu **Aa. interlobares**, die zwischen den Nierenpyramiden in den Columnae renales nach außen ziehen. An der Grenze zwischen Mark und Rinde knicken sie rechtwinklig ab und gehen in die **Aa. arcuatae** über. Aus diesen zweigen rechtwinklig die **Aa. interlobulares** ab, die in der Rinde zwischen den Markstrahlen verlaufen und auf ihrem Weg die **Vasa afferentia** abgeben. Deren Aufzweigungen und gewundener Verlauf sind Grundlage der Kapillarschlingen der **Glomeruli**. Die aus den Glomeruli austretenden **Vasa efferentia** der **kortikalen** (= zur Rinde gehörigen) **Nephrone** bilden ein Kapillarnetz im Rindenbereich. Sie versorgen Haupt- und Mittelstücke des Tubulussystems (→ Kap. 10.4) in diesem Bereich (**peritubuläres Kapillarnetz**). Die **Vasa efferentia**, die die Glomeruli des **marknahen Bereichs** verlassen, ziehen als **Vasa recta** (Arteriolae rectae) parallel zum Tubulussystem ins Nierenmark. Die Vasa recta bilden am Ende ihres Verlaufs ein **Kapillarnetz** mit gefenstertem Endothel, das den Markbereich mit Blut versorgt. → Abb. 10.3 zeigt den Gefäßverlauf im histologischen Präparat. Die Färbung mit Perjodsäure-Bisulfid-Aldehydthionin (PBA) dient insbesondere zur guten Darstellung des Bürstensaums im proximalen Tubulus (vgl. → Abb. 10.12, → Kap. 10.5). An der Mark-Rinden-Grenze ist eine A. arcuata mit begleitender Vene quer angeschnitten.

Auch im **venösen Schenkel** des renalen Gefäßsystems unterscheiden sich die Kapillarverläufe in Rinde und Mark: Während die Kapillaren der Rinde über die **Vv. interlobulares** in die **Vv. arcuatae** münden, gelangt das Blut aus den Markkapillaren über die **Vv. rectae** dorthin. Die Vv. arcuatae vereinigen sich zu **Vv. interlobares**, die sich in die **V. renalis** und von dort in die **V. cava inferior** ergießen.

10.1 Anatomische Grundlagen

Makroskopische Anatomie der Niere

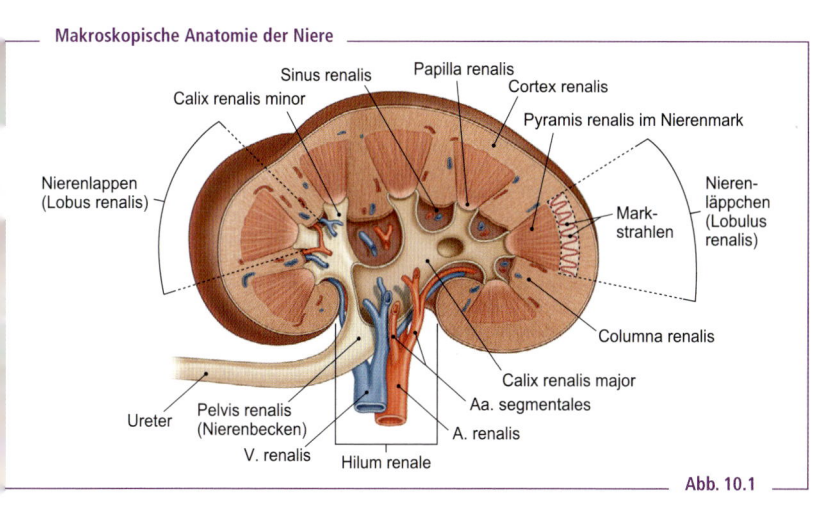

Abb. 10.1

Angioarchitektur der Niere

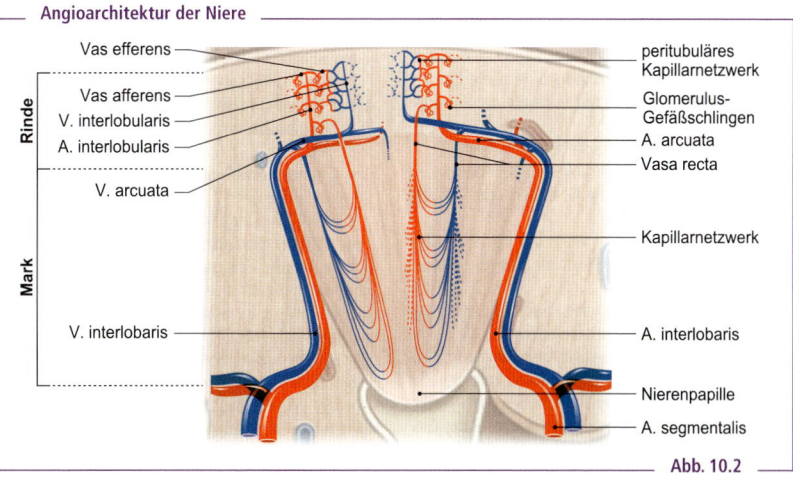

Abb. 10.2

Darstellung der Nierengefäße

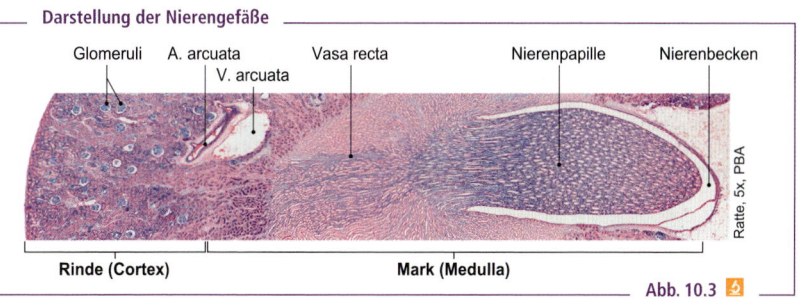

Abb. 10.3

10.2 Glomerulum (1)

Jede Niere besitzt 1,2–1,4 Mio. **Glomeruli** (Syn.: Nierenkörperchen, Malpighi-Körperchen; → Abb. 10.4). Hier findet die Blutfiltration bzw. die Produktion des **Primärharns** (s. u.) statt.
Ausgehend von den Aa. interlobulares zieht je eine **A. afferens** am **Gefäßpol** in das Glomerulum hinein und spaltet sich dort in 3–5 Gefäße auf. Diese bilden ein **Kapillarknäuel**, das sich dann wieder zu einer einzelnen **A. efferens** vereinigt und das Glomerulum am Gefäßpol verlässt.
Umgeben wird das Gefäßknäuel von der **Bowman-Kapsel** (→ Abb. 10.5). Sie besteht aus einem **viszeralen (inneren) Blatt**, das von sog. **Podozyten** gebildet wird, die den Gefäßen direkt aufliegen. Das **parietale (äußere) Blatt** besteht aus platten Epithelzellen. Zwischen beiden Blättern bildet sich ein Raum, der als **Bowman-Kapselraum** bezeichnet wird und in dem sich der Primärharn sammelt. **Mesangiumzellen (Mesangium,** → Abb. 10.4, → Abb. 10.5) verbinden die Gefäßschlingen des Kapillarknäuels und sind von einer extrazellulären Matrix umgeben. Dabei unterscheidet man ein intraglomeruläres Mesangium im Glomerulum von einem extraglomerulären Mesangium oberhalb des Gefäßpols.
Im **engeren Sinne** bilden nur folgende drei Strukturen das Glomerulum:

- Gefäßschlingen mit gefenstertem Endothel
- Podozyten, die die Gefäßschlingen bedecken
- Mesangiumzellen, die die Gefäßschlingen zusammenhalten

Im **weiteren Sinne** zählen auch der Bowman-Kapselraum und das äußere Blatt der Bowman-Kapsel hinzu.
Podozyten und das gefensterte Endothel der Blutkapillaren bilden eine **Filtrationsbarriere**, durch die alle Bestandteile des Blutes mit Ausnahme von Blutzellen und großen Proteinen (Molekulargewicht > 50 kD) abfiltriert werden. Sie fließen als **Primärharn** in das Tubulussystem, das am **Harnpol** des Glomerulums beginnt. Der Harnpol liegt auf der dem Gefäßpol gegenüberliegenden Seite des Glomerulums.
Am Gefäßpol bzw. der A. afferens anliegend findet man in histologischen Schnitten oft spezialisierte Abschnitte des **distalen Tubulus** (→ Kap. 10.5). Die Epithelzellen sind hier dichter und erscheinen in diesem Tubulusabschnitt besser anfärbbar, weshalb dieser Bereich als **Macula densa** (→ Abb. 10.4) bezeichnet wird. Die Macula densa ist Teil des **juxtaglomerulären Apparats,** dessen Aufgabe darin besteht, die NaCl-Konzentration im Blut zu erfassen (→ Kap. 10.7).

Nach ihrer Lage unterscheidet man:

- **Juxtamedulläre** (= marknahe) Glomeruli: Die Tubulusabschnitte der juxtamedullären Glomeruli sind lang und ziehen parallel verlaufend tief in das Nierenmark.
- **Intermediäre** Glomeruli: Als intermediäre Glomeruli bezeichnet man solche, die nicht eindeutig als marknah oder rindennah zugeordnet werden können.
- **Kortikale** (= rindennahe) Glomeruli: Vom Harnpol dieser Glomeruli geht nur ein kurzes, auf die Rinde beschränktes Tubulussystem aus (vgl. → Kap. 10.1, → Abb. 10.2).

→ Abb. 10.6 zeigt ein Glomerulum in einer rasterelektronischen Aufnahme (Vergrößerung ca. 3000-fach). Man sieht zahlreiche Kapillarschlingen im offenen Kapselraum; einzelne Podozytenzellkörper sowie Podozytenfortsätze (→ Kap. 10.3) sind ebenfalls zu erkennen.

Histopathologie

Der Begriff der **Nephropathie** bezeichnet allgemein Erkrankungen der Niere. Unter diesem Oberbegriff sind verschiedene Krankheitsentitäten zusammengefasst.
Je nach Lokalisation der Hauptveränderungen unterscheidet man:

- **Tubulopathien:** Erkrankungen der Nierenkanälchen
- **Glomerulopathien:** Erkrankungen der Nierenkörperchen

Zu den Glomerulopathien gehört die **Glomerulonephritis,** die Entzündung der Nierenkörperchen, bei der eine ganze Reihe unterschiedlicher Formen unterschieden werden.
Eine davon ist die **Minimal-Change-Glomerulonephritis (MCGN, Lipoidnephrose).** Sie wird u. a. durch die morphologische Untersuchung bioptisch gewonnenen Nierengewebes diagnostiziert. Wie der Begriff „minimal change" im Namen der Erkrankung vermuten lässt, erscheinen die Glomeruli im Lichtmikroskop weitgehend normal. Im Elektronenmikroskop findet sich jedoch eine Verbreiterung und Verschmelzung der Fußfortsätze der Podozyten. Obwohl in Industrieländern die meisten Gewebeproben, die den Instituten für Pathologie zugehen, fast ausschließlich lichtmikroskopisch untersucht werden, ist die Minimal-Change-Glomerulonephritis eine der wenigen Erkrankungen, bei der der pathologisch-anatomische Anteil der Diagnostik auch heute noch stark auf elektronenmikroskopisch erhobenen Befunden beruht.

10.2 Glomerulum (1)

Schema eines Glomerulums

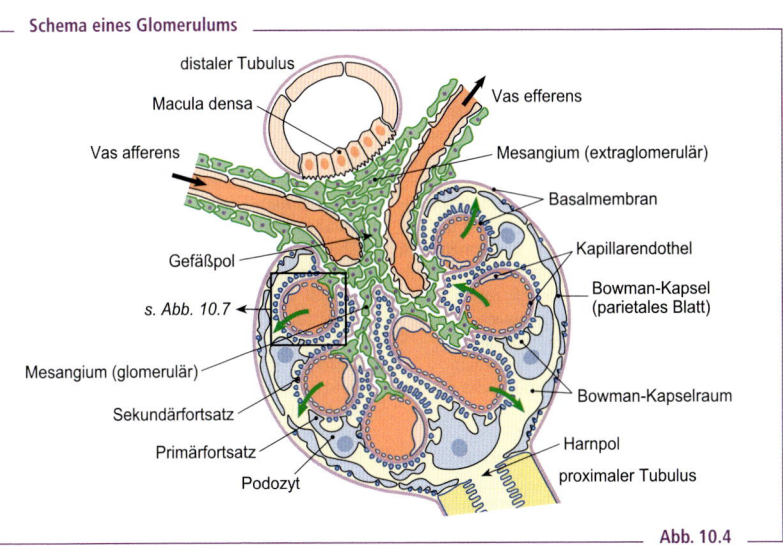

- distaler Tubulus
- Macula densa
- Vas efferens
- Vas afferens
- Mesangium (extraglomerulär)
- Basalmembran
- Gefäßpol
- Kapillarendothel
- s. Abb. 10.7
- Bowman-Kapsel (parietales Blatt)
- Mesangium (glomerulär)
- Sekundärfortsatz
- Bowman-Kapselraum
- Primärfortsatz
- Harnpol
- Podozyt
- proximaler Tubulus

Abb. 10.4

Glomerulum mit Bowman-Kapsel

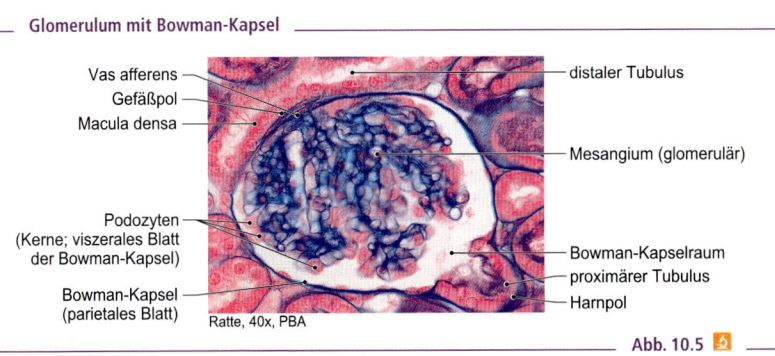

- Vas afferens
- Gefäßpol
- Macula densa
- distaler Tubulus
- Mesangium (glomerulär)
- Podozyten (Kerne; viszerales Blatt der Bowman-Kapsel)
- Bowman-Kapselraum
- proximärer Tubulus
- Bowman-Kapsel (parietales Blatt)
- Harnpol

Ratte, 40x, PBA

Abb. 10.5

Kapillarschlingen eines Glomerulums

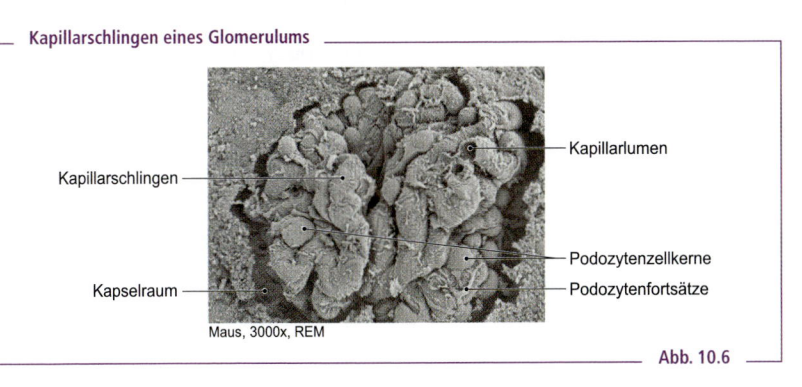

- Kapillarschlingen
- Kapillarlumen
- Kapselraum
- Podozytenzellkerne
- Podozytenfortsätze

Maus, 3000x, REM

Abb. 10.6

10 Niere und Urogenitalsystem

10.3 Glomerulum (2)

Podozyten

Podozyten stellen das viszerale Blatt der Bowman-Kapsel dar und sitzen einer Basalmembran auf, die sie sich mit den Endothelzellen der Gefäßknäuel teilen (→ Abb. 10.7). Endothelzellen der glomerulären Gefäßknäuel, Podozyten und ihre gemeinsame Basalmembran bilden die **Blut-Harn-Schranke**.

Die apikale Seite der Podozyten ragt in den Bowman-Kapselraum; die Grenze zwischen apikalem und basalem Zellanteil wird durch die **Schlitzmembran** (s.u.) markiert. Zusätzlich zu ihrem prominenten Zellkern besitzen Podozyten viel raues ER, zahlreiche Mitochondrien und auffällig viele Lysosomen.

Podozyten übernehmen mehrere Funktionen:
- Filterbarriere zwischen Blut und Primärharn
- Ausbildung eines stabilen Zellgerüsts, das dem Filtrationsdruck standhält
- Molekulargewichtsspezifischer Filter
- Reinigung bzw. Regeneration der Blut-Harn-Schranke
- Sekretion von Stoffen, die die Proliferation und Differenzierung benachbarter Zellen fördern

Um diese Aufgaben erfüllen zu können, besitzen sie viele Zellausläufer (**Primärfortsätze**), die sich ihrerseits fingerförmig aufweigen (**Sekundärfortsätze**, → Abb. 10.8). Die Sekundärfortsätze greifen zahnradartig in die Ausläufer benachbarter Podozyten. Sie besitzen **kontraktile Elemente**, die aus Vinculin, α-Aktinin, Talin, Myosin II und Aktin bestehen. An der Grenze zu den Sekundärfortsätzen befinden sich an den Primärfortsätzen zahlreiche longitudinal verlaufende Mikrotubuli. Das Tau-Protein verbindet Aktinfilamente der Primärfortsätze mit dem Aktin der Sekundärfortsätze und wirkt so stabilisierend.

Podozyten verfügen über ein äußerst gut ausgebildetes **Zytoskelett**, das erlaubt, dem Filtrationsdruck an der Blut-Harn-Schranke standzuhalten. Auf der Basalmembran sind die Podozytenfortsätze durch $\alpha_3\beta_1$-Integrin, α-Aktinin, Agrin und α-/β-Dystroglykane verankert (→ Abb. 10.9).

Ein dichtes Netzwerk aus Podozyten überspannt das gesamte glomeruläre Gefäßknäuel. In den 30–40 nm breiten Spalträumen zwischen ihren Sekundärfortsätzen spannen sich als extrazelluläre Struktur die ca. 5 nm dicken **Schlitzmembranen** (→ Abb. 10.7, → Abb. 10.9) auf. Negativ geladene Proteoglykane wie Nephrin und P-Cadherin bilden wichtige Bestandteile der Schlitzmembran und dienen funktionell zur **Selektion** von gelösten Bestandteilen des Blutes während des Filtrationsprozesses. Weitere wichtige Proteine der Schlitzmembran sind FAT, ZO-1, CD2-assoziiertes Protein, Podozin, Kathenin und Nephrin 1–3. Zusätzlich beeinflusst eine negativ geladene **Glykokalyx** auf den sekundären Podozytenfortsätzen die Filtrationsbarriere. → Abb. 10.9 zeigt die wichtigsten Proteine, die für den Aufbau der **Schlitzmembran** nötig sind (Kat = Kathenin; Z = ZO-1; CD = CD2-assoziiertes Protein; ILK = Integrin-linked Kinase; TPV = Talin, Paxillin, Vinculin; FAK = fokale Adhäsionskinase; Cas = p130Cas; S = Synaptopodin). Die Abbildung veranschaulicht, wie sie mit Endothelzellen und Basalmembran als Funktionseinheit der Blut-Harn-Schranke miteinander interagieren. Störungen der Proteinstruktur der Schlitzmembran führen häufig zum Verlust von Proteinen über den Harn, die im Normalfall nicht filtriert werden.

→ Abb. 10.8 zeigt das Zusammenspiel der Sekundärfortsätze der Podozyten aus Sicht des Bowman-Kapselraums. In → Abb. 10.8 a sind vier Podozyten-Zellkörper zu sehen, die sich mit ihren Fortsätzen perlschnurartig entlang einem Gefäß ausbreiten → Abb. 10.8 b zeigt zwei sich gegenüberliegende Podozyten, deren Sekundärfortsätze sich auf einem Glomerulum-Gefäß ausbreiten und miteinander einen Teil der Filtrationsbarriere bilden.

Endothelzellen

Während der Glomerulogenese (Entstehung der Glomeruli während der Nierenentwicklung) bilden Endothelzellen und Podozyten gemeinsam die Basalmembran. In den ausdifferenzierten Glomeruli sind hauptsächlich die Podozyten für Erhalt und Modifikation der Basalmembran verantwortlich. Die wichtigsten Bestandteile der Basalmembran sind Kollagen IV, Laminin, Entaktin, Agrin und Perlekan (→ Abb. 10.9). Das gefensterte Endothel der Gefäße des Glomerulums besitzt kein Diaphragma (Speichen von Glykoproteinen zwischen benachbarten Zellen) und wird ebenso wie die Podozyten von einer dichten **Glykokalyx** überzogen. Sie ist stark negativ geladen und man vermutet, dass diese Ladung den Filtrationsprozess selektiv beeinflusst.

Mesangium

Das Gefäßknäuel des Glomerulums wird durch **Mesangiumzellen** (→ Kap. 10.2, → Abb. 10.4) zusammengehalten, die mit **Mikrofibrillen** in der Basalmembran verankert sind und die Wände der Blut-Harn-Schranke stabilisieren. Am Gefäßpol gehen sie als Teil des juxtaglomerulären Apparats (→ Kap. 10.7) in das **extraglomeruläre Mesangium** über. Sie sind zur Kontraktion fähig und an der Regulation des Blutflusses durch die glomerulären Kapillaren beteiligt.

Lichtmikroskopisch heben sie sich durch ihren dunkleren Zellkern von den angrenzenden Endothelzellen ab. Ihre PAS-positive Interzellulärmatrix besteht aus Kollagen Typ IV, Fibronektin und Laminin.

10.3 Glomerulum (2)

Aufbau der Blut-Harn-Schranke

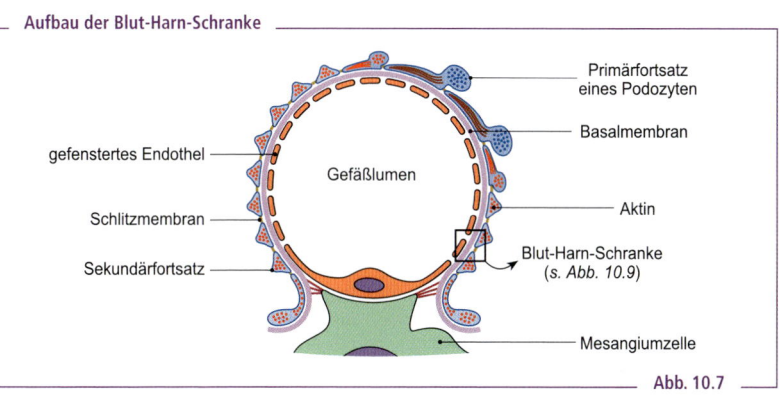

- Primärfortsatz eines Podozyten
- Basalmembran
- gefenstertes Endothel
- Gefäßlumen
- Schlitzmembran
- Aktin
- Sekundärfortsatz
- Blut-Harn-Schranke (s. Abb. 10.9)
- Mesangiumzelle

Abb. 10.7

Podozyten

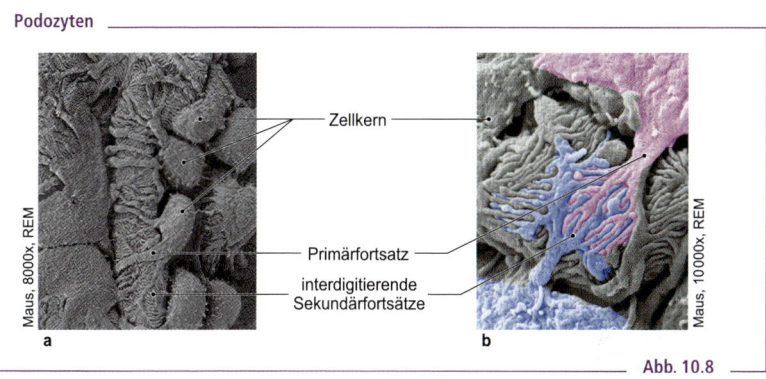

Maus, 8000x, REM
Maus, 10000x, REM

- Zellkern
- Primärfortsatz
- interdigitierende Sekundärfortsätze

a b

Abb. 10.8

Verankerung der Podozyten auf der Basalmembran

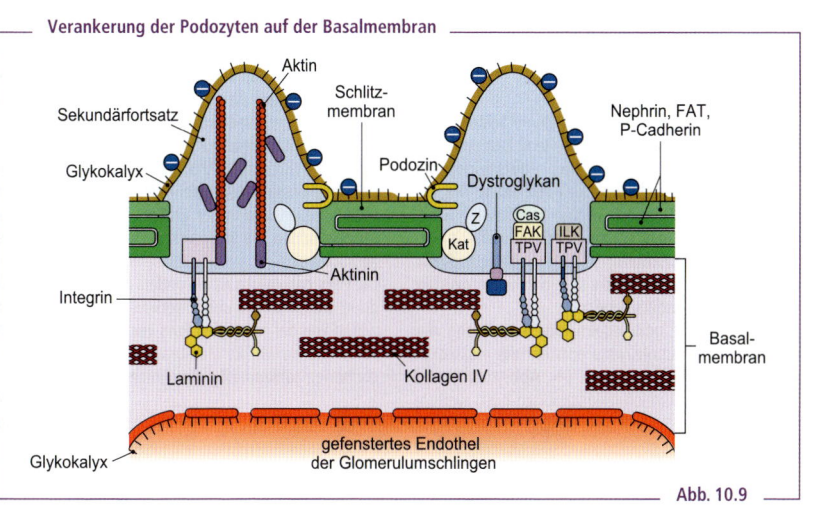

- Aktin
- Schlitzmembran
- Sekundärfortsatz
- Nephrin, FAT, P-Cadherin
- Glykokalyx
- Podozin
- Dystroglykan
- Z, Kat, Cas FAK TPV, ILK TPV
- Aktinin
- Integrin
- Basalmembran
- Laminin
- Kollagen IV
- Glykokalyx
- gefenstertes Endothel der Glomerulumschlingen

Abb. 10.9

10.4 Tubulussystem (1)

Das Tubulussystem nimmt seinen Anfang am **Harnpol** des Glomerulums und leitet den Primärharn aus dem Kapselraum des Nierenkörperchens zu den **Sammelrohren**. Die Gesamtheit aus Glomerulum plus dazugehörigem Tubulussystem bezeichnet man, mit Ausnahme des Sammelrohres, als **Nephron**.

Auf dem Weg durch gewundene und gestreckte Anteile des Tubulussystems werden große Teile des Primärharns wieder rückresorbiert. Dazu zählen wichtige Stoffe wie Glukose, Aminosäuren, Proteine und Elektrolyte. Je nach Bedarf können aber auch Elektrolyte oder Wasser in das Tubulussystem sezerniert werden. Die Epithelzellen, die das Tubulussystem bilden, sind in allen Abschnitten einschichtig und bilden mithilfe von Tight junctions eine Barriere zwischen Harn und interstitiellem Gewebe.

Der erste Tubulusabschnitt ist gewunden (**Pars convoluta** des proximalen Tubulus, → Abb. 10.10) und geht über in einen gestreckten Anteil (**Pars recta**) bzw. in den dicken absteigenden Teil der Henle-Schleife (s. u.). Er zieht in Richtung Mark und macht auf diesem Weg einen Kalibersprung zum dünneren **Intermediärtubulus**. Im Bereich der Nierenpapille biegt er haarnadelförmig um und zieht zurück in Richtung Rinde. Auf diesem Weg findet erneut ein Kalibersprung statt, mit dem die **Pars recta** des distalen Tubulus bzw. der dicke aufsteigende Anteil der Henle-Schleife beginnt. Dieser Kalibersprung kann sich – abhängig von der Länge des Nephrons – auf unterschiedlicher Höhe der Henle-Schleife befinden. Er läuft in der gewundenen **Pars convoluta** aus, die in die **Sammelrohre** mündet.

Die **Henle-Schleife** besteht also aus drei Anteilen:
- Pars recta des proximalen Tubulus
- Intermediärtubulus
- Pars recta des distalen Tubulus

Am tiefsten Punkt beschreibt die Henle-Schleife eine haarnadelförmige Kurve. Entsprechend kann man einen **absteigenden** und einen **aufsteigenden Schenkel** der Henle-Schleife unterscheiden. Die gewundenen Anteile des proximalen und distalen Tubulus befinden sich in der Nähe der Glomeruli. Die einzelnen Tubulusabschnitte haben unterschiedliche physiologische Aufgaben, die sich in ihrem ultrastrukturellen Aufbau widerspiegeln.

Durch die strikte und regelmäßige Anordnung der Nephrone und Sammelrohre entsteht die makroskopische Unterteilung in **Mark** (→ Abb. 10.10) und **Rinde**. Im Mark können mikroskopisch noch weitere Zonen unterschieden werden, die durch das exklusive Vorhandensein von bestimmten Tubulus- bzw. Sammelrohrabschnitten charakterisiert sind (→ **Abb. 10.10**):
- **Außenzone:** Sie besteht aus einem **Außenstreifen**, in dem man keine Intermediärtubuli, wohl aber proximale und distale Tubuli und Sammelrohre findet, sowie aus einem schmaleren **Innenstreifen**, der auch Intermediärtubuli besitzt.
- **Innenzone:** Hier liegen die **Nierenpapillen**; es kommen nur Sammelrohre, Intermediärtubuli und Vasa recta vor.

Proximaler Tubulus

Die Epithelzellen im proximalen Tubulus besitzen einen zentral bis basal gelegenen Zellkern. An ihrer Oberfläche befinden sich zahlreiche lange **Mikrovilli** (→ Abb. 10.12, → Kap. 10.5), die einen **Bürstensaum** am apikalen Zellpol bilden. Na$^+$/K$^+$-ATPase pumpt Na$^+$-Ionen aus dem Tubuluslumen in den interstitiellen Raum zwischen den Tubuluszellen. Den Na$^+$-Ionen folgen Cl$^-$-Ionen, wodurch ein osmotischer Gradient entsteht, der zu einer passiven Resorption von H$_2$O aus dem Tubuluslumen führt.

Zusätzlich werden aktiv Aminosäuren (über den Peptidtransporter PepT1), Proteine und Glukose aus dem Harn resorbiert. Die hohe Resorptionsrate von Glukose wird durch die Glukosetransporter Glut-1 und Glut-2 gewährleistet (→ Kap. 10.6, → Tab. 10.1). Damit werden NaCl und Glukose zu treibenden Kräften der **Wasserrückresorption**.

Im apikalen Bereich der Epithelzellen werden die interzellulären Spalten durch ein dichtes Netz von Tight junctions abgedichtet. Im Bürstensaum sind Enzyme lokalisiert, die größere Proteine und Kohlenhydrate abbauen können, um sie leichter zu resorbieren. Kleinere Peptide werden in den zahlreichen Lysosomen der proximalen Tubuli abgebaut. Der proximale Tubulus ist gleichsam das „Arbeitspferd" des gesamten Tubulussystems, weil hier der größte Teil der wertvollen Harnbestandteile rückresorbiert wird. Hier werden dem Primärharn **70 % des Wassers entzogen**. Der hohe Energiebedarf, der in Form von ATP gedeckt wird, spiegelt sich in der großen Anzahl von langen Mitochondrien, die im Epithel des proximalen Tubulus zu finden sind.

Die **Pars convoluta** ist besonders reich an Mitochondrien und Mikrovilli und unterscheidet sich sonst nur wenig von der folgenden **Pars recta,** in der die Mikrovilli ebenso wie die Membrantransporter und Mitochondrien zahlenmäßig abnehmen.

10.4 Tubulussystem (1)

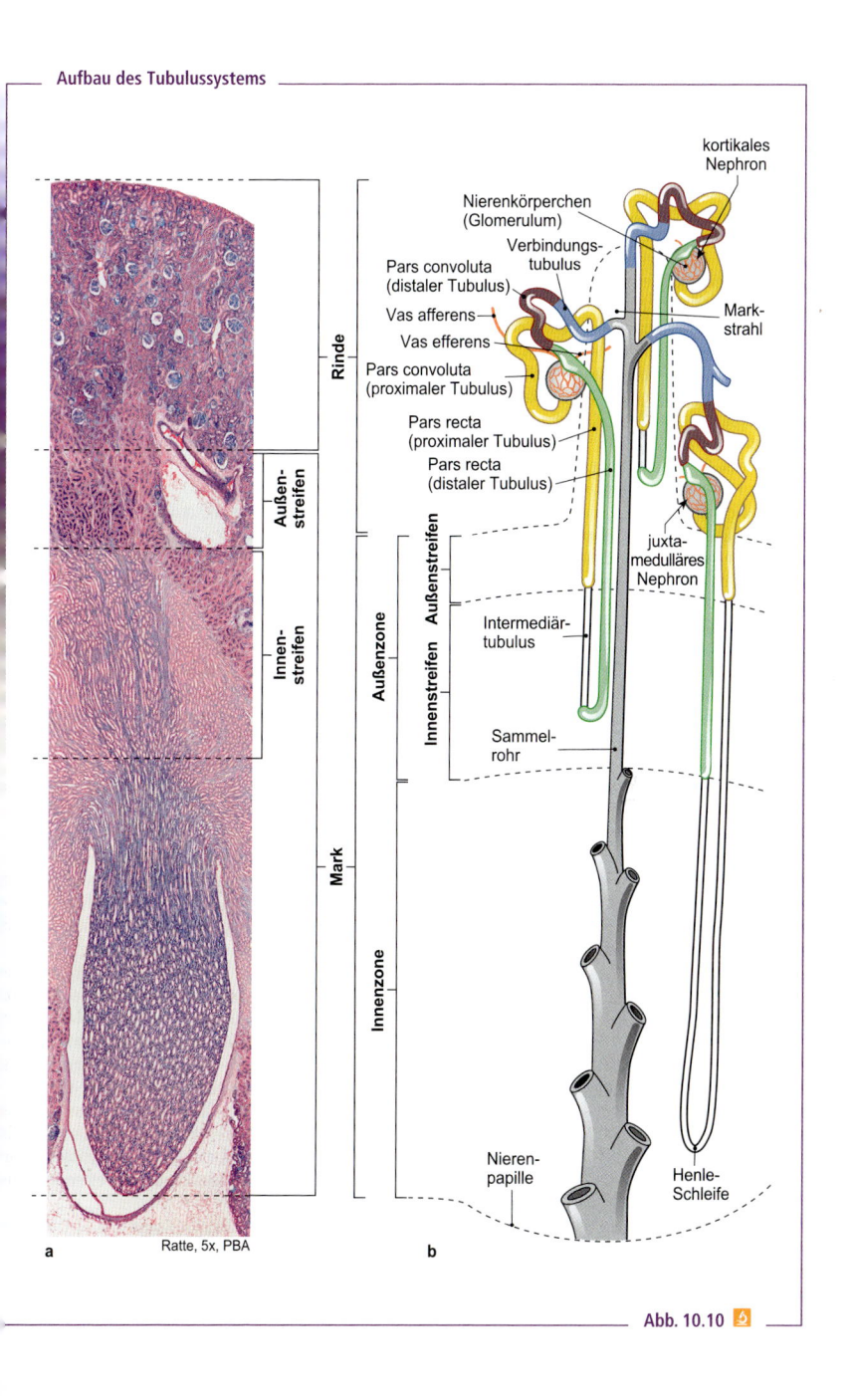

Aufbau des Tubulussystems

- Rinde
  - Nierenkörperchen (Glomerulum)
  - Verbindungstubulus
  - Pars convoluta (distaler Tubulus)
  - Vas afferens
  - Vas efferens
  - Pars convoluta (proximaler Tubulus)
  - Pars recta (proximaler Tubulus)
  - Pars recta (distaler Tubulus)
- Außenstreifen
- Innenstreifen
- Mark
  - Außenzone
    - Außenstreifen
    - Innenstreifen
  - Innenzone
- kortikales Nephron
- Markstrahl
- juxtamedulläres Nephron
- Intermediärtubulus
- Sammelrohr
- Nierenpapille
- Henle-Schleife

a Ratte, 5x, PBA

Abb. 10.10

227

10.5 Tubulussystem (2)

Intermediärtubulus und Henle-Schleife

Die Henle-Schleifen werden von den dicken Anteilen der Partes rectae von proximalen und distalen Tubuli und dem dünneren Intermediärtubulus gebildet, dessen Anteile unterschiedlich lang sind. Während die Henle-Schleifen der juxtamedullären Glomeruli tief in das Nierenmark bis zu den Nierenpapillen ziehen, sind die der Glomeruli der peripheren Rinde kürzer und erreichen mitunter das Mark gar nicht (→ Abb. 10.11). Dieser unterschiedliche Verlauf entspricht der Angioarchitektur der parallel verlaufenden Vasa recta (→ Kap. 10.1). Das Epithel des dünnen Teils der Henle-Schleife ist sehr flach; das Aussehen der Zellen wird durch einen abgeflachten Zellkern mit wenig Zytoplasma in der Umgebung bestimmt (→ Abb. 10.13).

In der Henle-Schleife kommt es zur weiteren **Rückresorption von Wasser.** Dies geschieht vornehmlich im absteigenden Schenkel, da der aufsteigende für Wasser undurchdringlich (impermeabel) ist. Wie im proximalen Tubulus ist auch hier die Na^+/K^+-ATPase die treibende Kraft der Wasserrückresorption. Weitere wichtige Bestandteile des Intermediärtubulus sind ein Na^+-K^+-Cl^--Cotransporter und ein Ca^{2+}-Mg^{2+}-Sensor.

Distaler Tubulus

Im distalen Tubulusepithel (→ Abb. 10.14) gibt es nur noch vereinzelt Mikrovilli. Funktionell stehen in diesen Tubulusabschnitten der Mitochondrienreichtum und basale Einfaltungen im Vordergrund. Die Zellen sind etwas flacher als im proximalen Tubulus und ihre Kerne liegen etwas weiter apikal. Die apikale Zellmembran erscheint wegen des im Vergleich zum proximalen Tubulus fehlenden Bürstensaums glatt begrenzt. Die zahlreichen Lysosomen des proximalen Tubulus findet man hier nicht mehr.

Das vorherrschende Transportsystem zur Harnkonzentrierung sind Na^+-Cl^--Symporter. Wie in den Sammelrohren (s. u.) verhindern Tight junctions zwischen benachbarten Tubuluszellen die freie Diffusion von Wasser.

Die **Pars recta** bildet einen Teil der Henle-Schleife und geht in die Pars convoluta des distalen Tubulus über. Wie im gesamten distalen Tubulus sind die Zellen der **Pars convoluta** eher apikal gelegen. Mit der Nähe zum Anschluss an das Sammelrohr werden die Zellgrenzen im Tubulusepithel immer deutlicher. Teile der Pars convoluta des distalen Tubulus differenzieren sich zur **Macula densa** (→ Kap. 10.7). Dies geschieht am Übergang von Pars recta zu Pars convoluta bzw. an der Berührungsstelle zwischen Tubulus und Vas afferens des Glomerulums. Die Macula densa misst den **NaCl-Gehalt** im distalen Tubulus und ist als Teil des **juxtaglomerulären Apparats** an der Blutdruckregulation beteiligt. Die Epithelzellen der Macula densa erscheinen kleiner und liegen etwas dichter (→ Kap. 10.7, → Abb. 10.17).

Sammelrohre

Einzelne Sammelrohre (→ Abb. 10.15) nehmen etwa ein Dutzend Nephrone auf und vereinigen sich zu immer größer werdenden Sammelrohren, bevor sie als **Ductus papillares** mit einem Öffnungsdurchmesser von ca. 200 µm in die Nierenkelche münden. Die Sammelrohre selbst gehören nicht mehr zum Nephron. Die Zellgrenzen sind hier klar erkennbar und die Zellkerne liegen mittig. Man kann zwei unterschiedliche Zellarten differenzieren:

- **Hauptzellen:** Sie besitzen Kinozilien und Mikrovilli und tragen **Aldosteron-Rezeptoren.** Auf Aldosteronausschüttung reagieren sie mit vermehrter Na^+-Rückresorption und K^+-Ausscheidung, was zu einer Erhöhung des Blutdrucks beiträgt.
- **Schaltzellen:** Sie erscheinen etwas dunkler und besitzen eine H^+/K^+-ATPase, die durch Sekretion von Protonen (H^+-Ionen) in das Sammelrohrlumen entscheidend in die Regulation des Säure-Basen-Haushalts eingreift.

Ob der Urin stark konzentriert wird oder mehr Wasser ausgeschieden wird, unterliegt der hormonellen Kontrolle durch das **antidiuretische Hormon (ADH).** Unter seinem Einfluss nimmt die Zahl der **Aquaporine** in der Zellmembran der Hauptzellen zu. Nur durch Aquaporine ist in den Sammelrohren die Rückresorption von Wasser möglich – ohne sie sind die Sammelrohre quasi „wasserdicht". Die Bindung von ADH an Hauptzellen führt zur Verschmelzung von Exozytose-Vesikeln mit der Zellmembran. Diese Vesikel enthalten **Aquaporin 2,** das durch die Exozytose in die apikale Zellmembran eingebaut wird und die Wasserdurchlässigkeit in den Hauptzellen erhöht. Dadurch wird der Primärharn weiter konzentriert. H_2O wird auf der basalen Zellmembranseite durch **Aquaporin 3** in das interstitielle Gewebe abgegeben. Wie die Zellen des distalen Tubulus sind auch die Hauptzellen im apikalen Bereich über Tight junctions dicht miteinander verbunden und deshalb wasserundurchlässig wenn keine Aquaporine vorhanden sind. Ohne den Einfluss von ADH wird daher vermehrt wässriger (nur schwach konzentrierter) Urin ausgeschieden.

Für nähere Informationen zu den physiologischen Aufgaben und die Bedeutung der einzelnen Tubulusabschnitte für Diurese und Antidiurese, den Säure-Basen-Haushalt, die Regulation der Elektrolytkonzentrationen sowie den Ionentransport sei auf Lehrbücher der Physiologie verwiesen.

10.5 Tubulussystem (2)

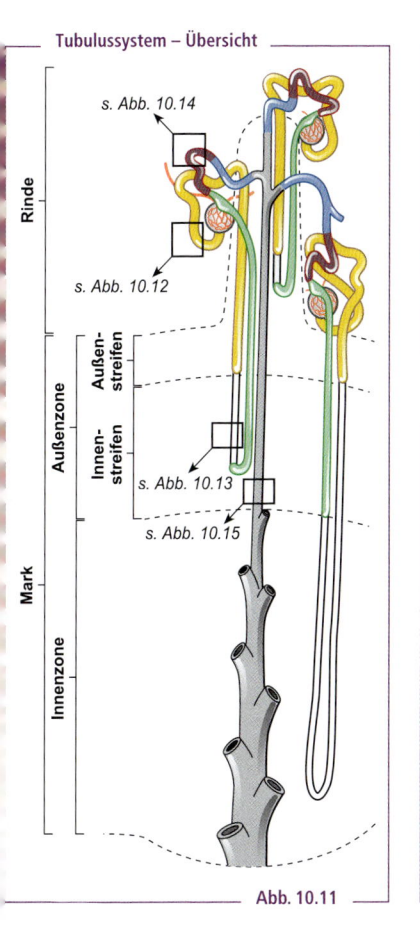

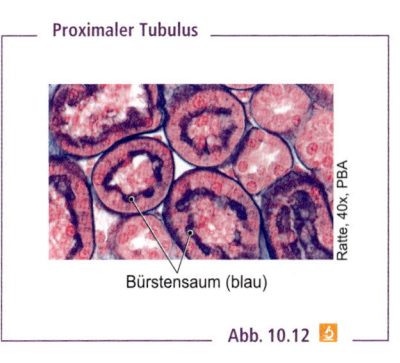

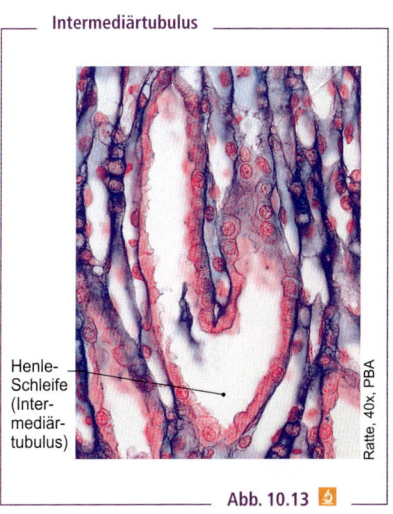

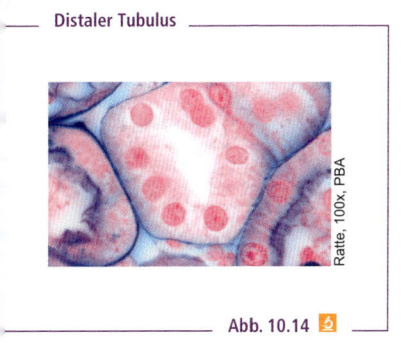

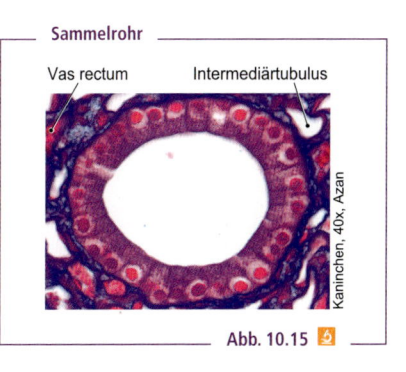

Tubulussystem – Übersicht

Rinde
- s. Abb. 10.14
- s. Abb. 10.12

Mark
- Außenzone
  - Außenstreifen
  - Innenstreifen
- Innenzone

s. Abb. 10.13
s. Abb. 10.15

Abb. 10.11

Proximaler Tubulus

Bürstensaum (blau)

Ratte, 40x, PBA

Abb. 10.12

Intermediärtubulus

Henle-Schleife (Intermediärtubulus)

Ratte, 40x, PBA

Abb. 10.13

Distaler Tubulus

Ratte, 100x, PBA

Abb. 10.14

Sammelrohr

Vas rectum   Intermediärtubulus

Kaninchen, 40x, Azan

Abb. 10.15

10.6 Tubulussystem (3)

Tab. 10.1 Differenzialdiagnose unterschiedlicher Tubulusabschnitte

Nephronabschnitt/ Sammelrohr	Größe ca.	Aussehen des Epithels	Oberflächendifferenzierung	Zytoplasma und Plasmamembran des Epithels	Färbung des Epithels
Glomerulum	150 µm	besteht aus: • Podozyten • Endothelzellen (Gefäße) • Mesangiumzellen	Blut-Harn-Schranke (Podozyten, Endothelzellen, gemeinsame Basalmembran)	–	–
Proximaler Tubulus	50 µm	kubisch, Oberfläche erscheint unregelmäßig	ausgeprägter Bürstensaum	basales Labyrinth (Streifung)	gute Anfärbbarkeit eher azidophil
Intermediärer Tubulus	10–20 µm	platter Zellkern	Mikrovilli	im Vergleich zu anderen Tubulusabschnitten nur wenig Zytoplasma	schwache Anfärbbarkeit
Distaler Tubulus	30–40 µm	im Vergleich zum proximalen Tubulus glatt begrenzte Oberfläche	Mikrovilli	starke basale Einfaltungen der Plasmamembran	gute Anfärbbarkeit
Sammelrohre	40 µm	kubisch, z.T. auch hochprismatisch	geringe Zahl von Mitochondrien	starke basale Einfaltungen	gute Anfärbbarkeit von Kern und Zytoplasma

10.6 Tubulussystem (3)

Zellkerne des Epithels	Transporter	histologisches Bild	Zellgrenzen	Sonstiges
Kerne der Endothelzellen sind platt Podozyten- und Mesangiumzellkerne nur schwer zu differenzieren	–		–	nur in der Rinde zu finden evtl. Harn- oder Gefäßpol angeschnitten
eher basal gelegen	Glut-1, Glut-2 Na^+/K^+-ATPase Na^+/H^+-Austauscher Na^+-HCO_3^--Co-Transporter Aquaporine PepT1		nicht sichtbar	Pars convoluta zeigt viele Mitochondrien
oval, ins Lumen vorgewölbt	Na^+-K^+-Cl^--Co-Transporter Ca^{2+}-Mg^+-Sensor Na^+/K^+-ATPase		sichtbar	
rund, eher apikal gelegen	Na^+-Cl^--Symporter		schwach sichtbar	
rund, eher basal gelegen	H^+/K^+-ATPase Na^+/K^+-ATPase Aquaporine		gut sichtbar	Funktion wird entscheidend von ADH und Aldosteron beeinflusst

10.7 Juxtaglomerulärer Apparat

Der juxtaglomeruläre Apparat (→ **Abb. 10.16**) umfasst drei Strukturen in der Nähe eines jeden Glomerulums. Dazu zählen:
- Extraglomeruläres Mesangium
- Macula densa
- Juxtaglomeruläre Zellen

Extraglomeruläres Mesangium
Die Mesangiumzellen außerhalb des Glomerulums liegen zwischen Vas afferens, Vas efferens und Macula densa. Man vermutet, dass diese Zellen mit der Sekretion von vasoaktiven Substanzen (z. B. Prostaglandine, Endotheline) Kontraktionsreize für die glatten Muskelzellen in den glomerulären Gefäßen setzen (→ **Abb. 10.17**).

Macula densa
Die Macula densa als Differenzierung von Epithelzellen des distalen Tubulus (→ **Abb. 10.17**)
- misst Veränderungen der NaCl-Konzentration im Primärharn im Tubuluslumen,
- initiiert die Freisetzung von **Renin** aus den juxtaglomerulären Zellen.

Sinkt die Konzentration an NaCl im Tubuluslumen, wird vermehrt Renin ausgeschüttet. Dies führt über das **Renin-Angiotensin-Aldosteron-System** zu einer vermehrten Rückresorption von NaCl im Sammelrohr und zur Kontraktion der glatten Gefäßmuskulatur. Als Folge dieser Veränderungen steigt der Blutdruck an.

Juxtaglomeruläre Zellen
Die juxtaglomerulären Zellen differenzieren sich hauptsächlich aus den glatten Muskelzellen des Vas afferens. Sie werden auch als **granulierte Zellen** bezeichnet, da die hohe Zahl an **Renin-speichernden Vesikeln** die Ultrastruktur dieser Zellen bestimmt. Die Anzahl der juxtaglomerulären Zellen verändert sich dynamisch; bei langfristigen Blutdruckänderungen können je nach Bedarf vermehrt oder vermindert juxtaglomeruläre Zellen gefunden werden. So nimmt sie beispielsweise zu, wenn der Blutdruck langfristig steigt und umgekehrt.
Die juxtaglomerulären Zellen werden von sympathischen Nervenfasern innerviert, die die Ausschüttung von Renin fördern.
→ **Abb. 10.18** veranschaulicht die ultrastrukturellen Charakteristika des juxtaglomerulären Apparats. Die juxtaglomerulären Zellen des Vas afferens zeigen die **Renin-speichernden Granula**. Das Vas afferens liegt dicht an der Macula densa des distalen Tubulus. Zusätzlich ist in der Abbildung der **Bürstensaum der proximalen Tubuli** gut zu erkennen.

Klinik

Bei 95 % aller Patienten mit arteriellem Bluthochdruck (Hypertonie) ist keine Ursache diagnostizierbar (**essenzielle** oder **primäre Hypertonie**). Bei den übrigen 5 % der Patienten entwickelt sich der Hochdruck als Folge einer Grundkrankheit (**sekundäre Hypertonie**). In rund 20 % davon liegt eine sog. **renovaskuläre Hypertonie** vor, für deren Entstehung der juxtaglomeruläre Apparat mitverantwortlich ist.

1932 beschrieb der amerikanische Pathologe Harry Goldblatt, wie eine verringerte Nierendurchblutung zu einer renovaskulären Hypertonie führt. Die verminderte Nierenperfusion erhöht die Reninausschüttung aus den juxtaglomerulären Zellen. Dies führt zur vermehrten Bildung der Hormone Angiotensin I bzw. II und in der Folge zu einer Vasokonstriktion (Engstellung der Gefäße). Dadurch erhöht sich der Blutdruck (**Frühphase der renovaskulären Hypertonie** mit hoher Reninkonzentration im Plasma). Bei längerem Bestehen einer solchen renovaskulären Hypertonie kommt es durch Angiotensin II zur vermehrten Ausschüttung des Hormons ADH (antidiuretisches Hormon) aus der Neurohypophyse. ADH sorgt am Sammelrohr der Niere für eine vermehrte Natrium- und Wasserrückresorption, wodurch das Blutvolumen und damit auch der Blutdruck ansteigt; die Ausschüttung von Renin wird durch negative Rückkopplung vermindert (**Spätphase der renovaskulären Hypertonie** mit normaler Plasma-Reninkonzentration).

Dieser „Goldblatt-Mechanismus" kann in einen Circulus vitiosus münden, wenn beispielsweise eine Atherosklerose (Arterienverkalkung) im Bereich der Nierenarterie vorliegt. In der Regel leiden die Patienten unter einer generalisierten Atherosklerose, die nicht nur die Nierengefäße betrifft. Die damit verbundenen Gefäßwandveränderungen vermindern die Elastizität der Gefäße und führen so ohnehin zu einem erhöhten Blutdruck, der durch den Goldblatt-Mechanismus weiter verstärkt wird. Um diesen fehlgeleiteten Regelkreis zu unterbrechen, kann man an unterschiedlichen Stellen medikamentös eingreifen:

- ACE-Hemmer (ACE: Angiotensin converting enzyme) verringern die Entstehung von Angiotensin II aus Angiotensin I.
- Diuretika verringern die Wasserretention in der Niere und führen zu einer vermehrten Flüssigkeitsausscheidung.
- Angiotensin-Rezeptorenblocker hemmen den stark vasokonstriktorischen Effekt von Angiotensin.

10.7 Juxtaglomerulärer Apparat

Juxtaglomerulärer Apparat

- distaler Tubulus
- Macula densa (distaler Tubulus)
- Vas efferens
- **extraglomeruläre Mesangiumzellen**
- Vas afferens
- Kapillarendothel
- **juxtaglomeruläre Zellen** mit Renin-speichernden Granula
- Bowman-Kapsel (parietales Blatt)
- Bowman-Kapselraum
- Mesangium (glomerulär)
- Sekundärfortsätze
- Primärfortsätze
- Basalmembran
- Podozyt
- proximaler Tubulus

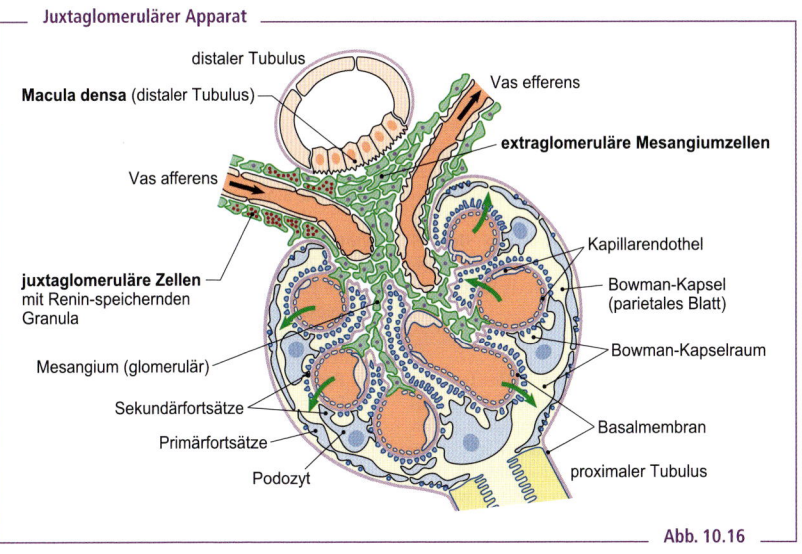

Abb. 10.16

Glomerulum

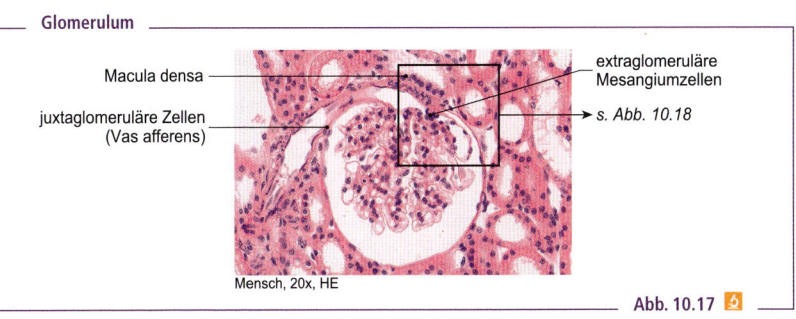

- Macula densa
- extraglomeruläre Mesangiumzellen
- juxtaglomeruläre Zellen (Vas afferens)
- s. Abb. 10.18

Mensch, 20x, HE

Abb. 10.17

Juxtaglomeruläre Zellen und Macula densa

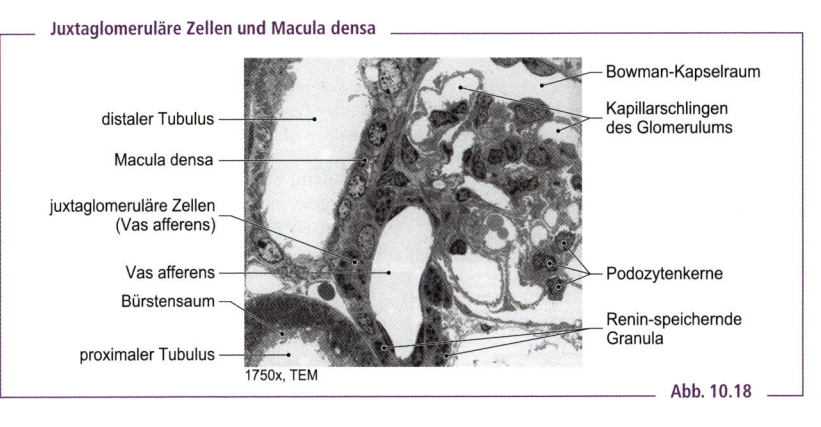

- distaler Tubulus
- Macula densa
- juxtaglomeruläre Zellen (Vas afferens)
- Vas afferens
- Bürstensaum
- proximaler Tubulus
- Bowman-Kapselraum
- Kapillarschlingen des Glomerulums
- Podozytenkerne
- Renin-speichernde Granula

1750x, TEM

Abb. 10.18

10 Niere und Urogenitalsystem

10.8 Ableitendes Harnsystem

Ureter

Aus den Papillenspitzen gelangt der Urin in die **Calices renales** (Nierenkelche). Hier beginnt das harnableitende System, das den Urin aus dem Nierenbecken (**Pelvis renalis**) durch den Harnleiter (**Ureter**; → Abb. 10.19) in die Harnblase (**Vesica urinaria**; → Abb. 10.20) transportiert, von wo er durch die Harnröhre (**Urethra**) ausgeschieden wird. Alle Anteile des ableitenden Harnsystems mit Ausnahme des letzten Abschnitts der Urethra werden von **Urothel** ausgekleidet. Die Wände besitzen die typische Dreischichtung aus Tunica mucosa (Urothel), Tunica muscularis und Tunica adventitia.

Urothel

Das Urothel ist ein **mehrreihiges** Epithel (→ Kap. 3.4). Dadurch können sich die unterschiedlichen Abschnitte des ableitenden Harnsystems wechselnden Füllungszuständen anpassen. Die oberste Schicht des Urothels wird von **Deckzellen** (→ Abb. 10.19 b) überspannt. Diese breiten Zellen erreichen wie alle anderen Zellen mit einem kleinen Fortsatz die Basalmembran. Isoliert betrachtet, haben die Deckzellen damit ein pilzförmiges oder regenschirmähnliches Aussehen. Ihre ursprüngliche Bezeichnung war deshalb **Parapluie-** oder **Umbrella-Zellen**.
Im Bereich der apikalen Zellmembran verdichten sich Proteine in der Deckzellmembran, die mit dem Zytoskelett der Zellen verbunden sind. Diese sog. **Krusta** dient als Schutz vor aggressiven Harnsubstanzen und macht die Deckzellen wasserundurchlässig. In gut erhaltenen Präparaten ist die Krusta als dunkler Saum unter der apikalen Zellmembran erkennbar. Zudem verhindern Tight junctions zwischen den benachbarten Urothelzellen die Diffusion von Wasser in das darunter gelegene Gewebe. Lockeres Bindegewebe verbindet das Urothel mit der darunterliegenden Tunica muscularis.

Tunica muscularis

Sie besteht aus glatten Muskelzellen, die sich zu einer inneren Längs- und einer äußeren Ringmuskelschicht anordnen (→ Abb. 10.19 a). Im unteren Drittel wird sie außen meist durch eine weitere Längsmuskelschicht ergänzt. Die Myozyten erzeugen peristaltische Wellen, die den Harn durch den Ureter transportieren.

Tunica adventitia

Ihr lockeres Bindegewebe bettet den Ureter in der Umgebung ein. Gefäße und Nerven treten hier in die Wand des Ureters ein und verzweigen sich.

Harnblase (Vesica urinaria)

Die Harnblase (→ Abb. 10.20) besitzt unter dem Urothel (→ Abb. 10.20 b) eine starke Tunica muscularis, die in ihrer Gesamtheit den **Musculus detrusor vesicae** bildet. Die glatten Muskelfasern sind miteinander verwoben und zeigen nur an wenigen Stellen eine innere longitudinale, mittlere zirkuläre und äußere longitudinale Orientierung (→ Abb. 10.20 a). Die Muskularis ist von **parasympathischen Nervenfasern** durchzogen, die die Kontraktion während der Blasenentleerung steuern. Ungefüllt erscheint die Blasenoberfläche faltig. Unter der Muskularis liegt eine breite **Bindegewebsschicht.**

Männliche Urethra

Die ca. 20 cm lange männliche Urethra gliedert sich in eine Pars prostatica, Pars membranacea und Pars spongiosa. Mukösen Schleim produzierende **Glandulae urethrales (Littré-Drüsen)** finden sich im gesamten Verlauf der Urethra.
Die **Pars prostatica** ist 4–5 cm lang und durchzieht die Prostata mittig. Deren Ausführungsgänge münden in der Nähe eines kleinen Blindsackes (**Utriculus prostaticus**). Seitlich davon mündet je ein Ductus ejaculatorius. Er stellt die gemeinsame Mündung von Ductus deferens und Glandula vesiculosa (Bläschendrüse) dar. Die Tunica mucosa besteht aus Urothel, während sich die Muskularis zu spiralig verlaufenden Muskelfaserzügen organisiert, die einen externen Sphinkter am Blasenhals bilden.
Die **Pars membranacea** durchbricht den Beckenboden (Diaphragma urogenitale) und misst ca. 1 cm. Das Urothel geht hier nach und nach in mehrschichtiges unverhorntes Plattenepithel über. Der glatten Muskulatur legen sich quergestreifte Muskelfaserzüge des Beckenbodens an, die für den willkürlichen Verschluss der Harnblase sorgen (**Musculus sphincter urethrae externus**).
Die **Pars spongiosa** ist ca. 15 cm lang und wird vom Corpus spongiosum des Penis umgeben. Kurz vor seiner Öffnung auf der Glans penis erweitert sie sich zum **Bulbus**. Die Mündung der Urethra liegt in der **Fossa navicularis**; hier geht das mehrschichtige unverhornte Plattenepithel in verhorntes Plattenepithel der Haut über. Unter der Tunica muscularis befindet sich eine dünne **Lamina propria,** unter der sich direkt das Corpus spongiosum befindet. Eine Tunica muscularis ist in diesem Abschnitt nicht ausgebildet.

Weibliche Urethra

Das mehrreihige Urothel geht rasch in mehrschichtiges unverhorntes Plattenepithel über, das an die Epidermis Anschluss findet. Auch in der ca. 4 cm langen weiblichen Urethra finden sich Littré-Drüsen. Die Lamina propria besteht aus lockerem Bindegewebe und besitzt besonders viele Venen.

10.8 Ableitendes Harnsystem

Ureter

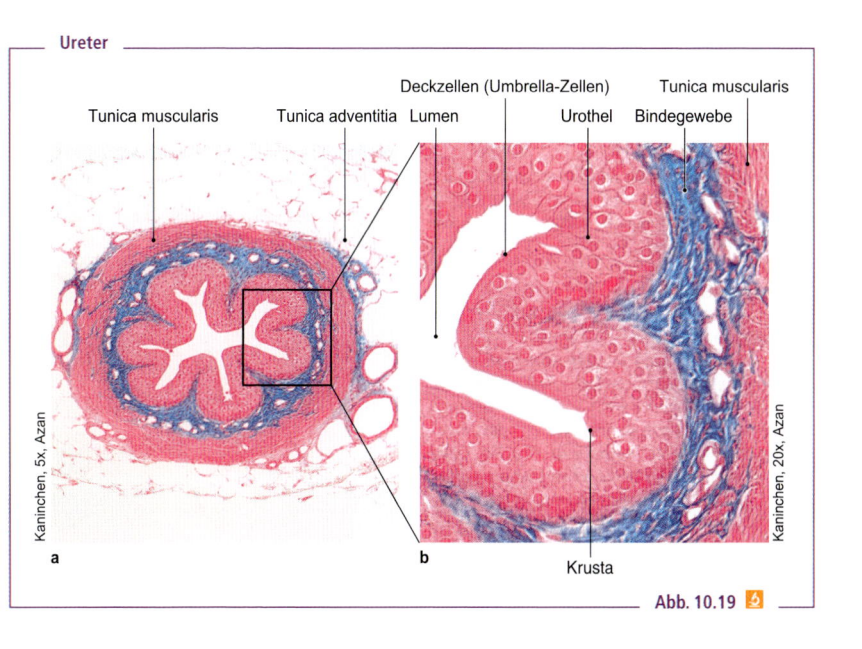

Abb. 10.19: Tunica muscularis, Tunica adventitia, Lumen, Deckzellen (Umbrella-Zellen), Urothel, Bindegewebe, Tunica muscularis, Krusta (Kaninchen, 5x bzw. 20x, Azan)

Harnblase

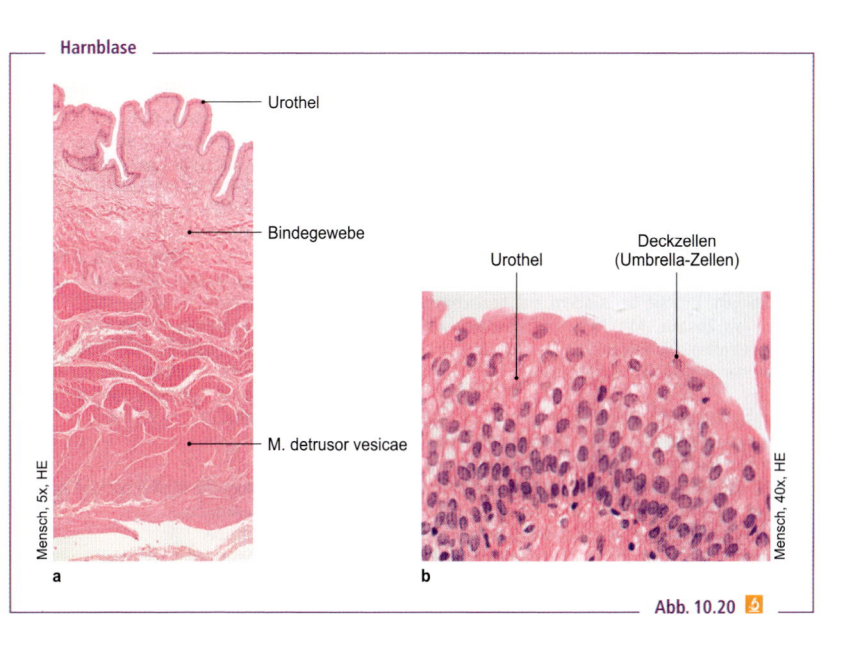

Abb. 10.20: Urothel, Bindegewebe, M. detrusor vesicae, Urothel, Deckzellen (Umbrella-Zellen) (Mensch, 5x bzw. 40x, HE)

11 Verdauungssystem

Friederike C.
Die 24-jährige Studentin Friederike C. kommt in die allgemeinmedizinische Sprechstunde, weil sie seit längerer Zeit unter Durchfällen und Stuhlveränderungen sowie Blähungen und Bauchschmerzen leidet. Sie fühle sich „oft schlecht und geschwächt", habe keinen Appetit und in letzter Zeit auch Gewicht verloren.

Patientendaten
- Allgemeine Daten: Alter 24 Jahre, Größe 173 cm, Gewicht 56 kg.
- Anamnese: Seit etwa 1 Jahr wiederholt breiige und übel riechende Durchfälle. Bisher war die Patientin nie ernsthaft krank und hat auch keine Allergien. Sie ist Nichtraucherin und nimmt außer der „Pille" keine Medikamente regelmäßig ein. Ein Onkel mütterlicherseits leidet unter Diabetes mellitus Typ 1, bei der Mutter bestehen eine Schilddrüsenüberfunktion (Autoimmun-Hyperthyreose vom Typ Basedow) und eine Neurodermitis.
- Körperliche Untersuchung: weiches, aber meteoristisch geblähtes Abdomen, kein lokaler Druckschmerz, deutliche Peristaltik (Darmbewegung) über allen 4 Quadranten auskultierbar. Ansonsten unauffälliger körperlicher Status.

Weitere Befunde
Bei der **Gastroskopie (Magenspiegelung)** stellt sich die Schleimhaut von Ösophagus und Magen unauffällig dar, doch im Duodenum wird ein vergröbertes Zottenrelief mit angedeuteter Felderung sichtbar. Die histologische Aufarbeitung der entnommenen Biopsien ergibt eine Zottenatrophie. Angesichts dieser Befunde lautet die Diagnose: **einheimische Sprue.**

Sprue
Die Sprue gehört zu den häufigsten Malabsorptionserkrankungen. Tritt sie bei Kindern auf, bezeichnet man sie als Zöliakie. Mit 70 % sind überwiegend Frauen betroffen. Die Erkrankung beginnt meist im Kindes- oder mittleren Erwachsenenalter.

Pathophysiologie
Malabsorption bedeutet, dass die Aufnahme von Nährstoffen durch die Darmwand (Resorption) gestört ist. Bei der Sprue beruht diese Malabsorption auf einer Überempfindlichkeit gegenüber dem Weizenkleber-Protein Gluten, das in vielen Getreidesorten enthalten ist. Folge dieser Überempfindlichkeit sind drastische Veränderungen der Schleimhaut im proximalen Dünndarm: Die Zotten bilden sich zurück, während die Krypten an Tiefe zunehmen (→ Abb. 11.A).

Der genaue Mechanismus, über den Gluten die Dünndarmzotten schädigt, ist nicht geklärt. Es handelt sich jedoch um eine Autoimmunerkrankung, bei der der Körper Antikörper gegen eigene Gewebestrukturen bildet.

Zottenbiopsie. Normalbefund (a) und Befund bei einheimischer Sprue (b)

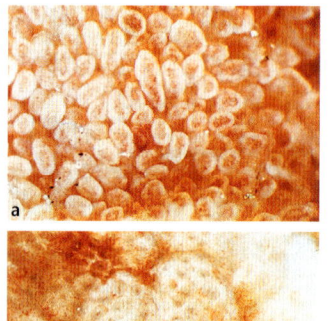

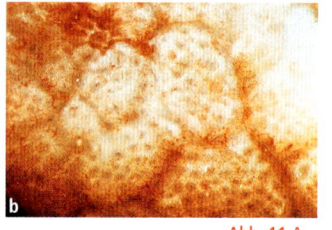

Abb. 11.A

Klinik
Neben allgemeiner Abgeschlagenheit, Schwäche, Gewichtsverlust, blasser Haut und Anämie produzieren die Betroffenen übel riechende, breiige Stühle. Außerdem leiden sie unter starken Blähungen (im Extremfall bis hin zum aufgetriebenen Blähbauch) und Bauchschmerzen.
Bei Kindern kommt es darüber hinaus durch die schlechte Ernährungssituation zu Entwicklungs- und Wachstumsverzögerungen.
Bei ca. 60 % der Patienten bilden sich Aphthen (schmerzhafte Schleimhautläsionen) in der Mundschleimhaut (Stomatitis aphthosa). Daher leitet sich auch der Name Sprue ab: Sprouw ist der niederländische Begriff für Aphthe.

Diagnostik
Es stehen zwei serologische Marker zur Verfügung:
- Transglutaminase-Antikörper
- Endomysium-Antikörper

Diese haben eine Sensitivität von 100 % und eine Spezifität von 96 %. Das bedeutet, dass bei negativem Antikörperergebnis eine Sprue ausgeschlossen ist. Definitiv sichern lässt sich die Diagnose allerdings nur durch eine Dünndarmbiopsie.

Sprue

Bei diagnostischer Unsicherheit kann eine genetische Untersuchung (HLA-DQ2 und HLA-DQ8) weitere Klärung bringen, da Patienten mit diesem Antigenmuster häufig eine Zöliakie/Sprue entwickeln.

Differenzialdiagnosen und Folgekrankheiten

Hyperthyreose (Schilddrüsenüberfunktion), bakterielle, parasitäre und andere Durchfallerkrankungen müssen im Rahmen der Basisdiagnostik als Ursache der Beschwerden ausgeschlossen werden.

Da es sich bei der Sprue um ein Malabsorptionssyndrom handelt, ist die Aufnahme von Nährstoffen im Darm beeinträchtigt. Als Folge kann sich ein Mangel an Eisen, Vitamin B_{12}, Folsäure, Kalzium etc. entwickeln. Deshalb müssen auch diese Parameter kontrolliert und eventuelle Mangelzustände entsprechend ergänzt werden. Wegen der reduzierten Kalziumaufnahme ist das Osteoporoserisiko deutlich erhöht. Daher muss man nach klinischen Hinweisen für Knochenschwund fahnden und ggf. entsprechend behandeln.

Therapie und Verlaufskontrollen

Die einzige sinnvolle und effektive Behandlungsmöglichkeit besteht derzeit in einer strikt glutenfreien Diät. Doch da Gluten in den meisten gängigen Getreidearten (Weizen, Gerste, Roggen, Hafer) enthalten ist, stellt diese Diät die Patienten im täglichen Leben immer wieder vor Probleme. Erlaubt sind lediglich Reis, Soja, Mais und Hirse. Empfehlenswert ist auch, auf Milchzucker (Laktose) zu verzichten, da häufig eine begleitende Laktoseintoleranz vorliegt. In jedem Fall anzuraten ist eine ausführliche Beratung durch eine erfahrene Diätassistentin. Näheres zur glutenfreien Ernährung findet man im Internet unter www.dzg-online.de.

Verlaufskontrollen sollten 3 und 12 Monate nach Diagnosestellung erfolgen und anschließend jährlich wiederholt werden. Diese Kontrollen umfassen das Gewicht und den Body-Mass-Index (BMI) sowie Laboruntersuchungen (Antikörpertiter, Blutbild, TSH, Kalzium, Vitamin B_{12}, Folsäure, Ferritin).

Prognose

Bei strikter Einhaltung der Diät bildet sich die Zottenatrophie i.d.R. zurück und auch die Antikörpertiter normalisieren sich. Die Patienten können so völlig beschwerdefrei werden. Nur in ganz seltenen Fällen sind die diätetischen Maßnahmen nicht erfolgreich, sodass u.U. eine Therapie mit Glukokortikosteroiden erforderlich wird.

Risikopatienten

Folgende Menschen sind besonders gefährdet und sollten daher aufmerksam beobachtet werden:

- Verwandte 1. Grades (Eltern, Kinder, Geschwister) eines an Zöliakie erkrankten Patienten
- Patienten mit einer Autoimmunerkrankung (z.B. Diabetes mellitus Typ 1, Basedow-Hyperthyreose, Hashimoto-Thyreoiditis)

Weiterer Verlauf bei Frau C.

Im Falle von Friederike C. liegt der Endomysium-Antikörpertiter für IgA mit 1 : 640 klar im pathologischen Bereich (Grenztiter 1 : 10). Auch die Gliadin-Antikörper (IgA und IgG) sind deutlich über die Norm erhöht. Eine hyperthyreote Stoffwechsellage wird laborchemisch ausgeschlossen; auch in der Stuhluntersuchung sind keine darmpathogenen Keime als Ursache der Durchfälle nachweisbar. Alle weiteren Parameter liegen im Normbereich; lediglich ein niedriger Ferritinspiegel (Ferritin dient im Körper als Eisenspeicher, → Kap. 7.1) weist auf eine drohende Eisenmangelanämie hin.

Unter der glutenfreien Diät wird die Patientin rasch nahezu völlig beschwerdefrei. Schon 6 Monate nach Diagnosestellung ist ein deutlicher Abfall der serologischen Marker zu verzeichnen.

Histologie im Fokus

- Überall spiegelt die mikroskopische Anatomie die Funktion des Verdauungstrakts wider.
- Im gesamten Rumpfdarm liegt ein vierschichtiger Wandbau vor mit Mukosa, Submukosa, Muskularis und Adventitia (extraperitoneal) oder Serosa (intraperitoneal).
- Wichtig für die komplexen Resorptionsprozesse im Dünndarm ist die Oberflächenvergrößerung der inneren Darmwand durch Falten, Zotten und Mikrovilli.
- Viele Funktionsabläufe im Darm erfolgen autonom mithilfe vieler lokal aktiver Hormone und des intramuralen enterischen Nervensystems.
- In den Azini des exokrinen Pankreas werden Enzyme zur Kohlenhydrat-, Fett- und Eiweißverdauung gebildet und über ein Gangsystem bei Bedarf in den Dünndarm abgegeben.
- Die zahlreichen verschiedenen Stoffwechsel-, Entgiftungs- und sekretorischen Aufgaben der Leber erfordern eine komplexe, spezifische mikroskopisch-anatomische Architektur des Leberepithels (= des Parenchyms) und des Blutgefäß- und Gallenwegssystems der Leber.
- Die Gallebildung und die Gallenwege repräsentieren die exokrinen Funktionen der Leber.

11 Verdauungssystem

11.1 Grundlagen, Kopfdarm

Der Verdauungstrakt besteht aus mehreren Abschnitten, die alle der Nahrungsaufnahme dienen. Er lässt sich untergliedern in:
- Kopfdarm
- Rumpfdarm (ab Ösophagus)
- Pankreas und Leber, die großen Anhangsdrüsen des Darmes

Kopfdarm

Der Kopfdarm umfasst Lippen, Mundhöhle – mit Gaumen, Zunge und Zähnen –, Speicheldrüsen, Tonsillen und Rachen. Seine Hauptfunktionen sind: grobe Zerkleinerung und Einspeichelung der festen Nahrungsbestandteile, Prüfung der Verträglichkeit der Nahrung, Kontaktaufnahme der Nahrung mit dem Immunsystem und der Schluckvorgang. Die reich sensibel versorgte Schleimhaut (Mukosa) des Kopfdarms besteht aus überwiegend unverhorntem, mehrschichtigen Plattenepithel (verhornt: harter Gaumen) und einer Lamina propria, die kleine, oft gemischte Drüsen enthält. Im Epithel kommen dendritische und Merkel-Zellen vor.

Lippen

Die Lippen sind außen von mehrschichtigem verhorntem (Epidermis mit Haaren) und innen von mehrschichtigem unverhorntem Plattenepithel bedeckt. Eine breite Übergangszone wird „Lippenrot" genannt. Die Bindegewebspapillen sind hier besonders hoch und reich kapillarisiert. Im Inneren der Lippen befindet sich der quergestreifte Musculus orbicularis oris. Das unverhornte Epithel auf der Innenseite enthält seromuköse Drüsen.

Gaumen

Die Schleimhaut des harten Gaumens ist fest mit dem Periost des knöchernen Gaumens verwachsen und trägt ein verhorntes, bis zu 500 µm dickes mehrschichtiges Plattenepithel. Rachenwärts enthält der harte Gaumen kleine muköse Drüsen.
Der weiche Gaumen trägt oral ein unverhorntes mehrschichtiges Plattenepithel. Auch die pharyngeale Seite ist überwiegend von mehrschichtigem unverhorntem Plattenepithel bedeckt, das aber nasal in respiratorisches Epithel übergeht. Der weiche Gaumen besitzt auf der oralen Seite muköse, auf der pharyngealen Seite gemischte Drüsen. In der Tiefe befindet sich eine straffe, kollagenfaserreiche Platte mit Muskulatur (v. a. Mm. tensor et levator veli palatini).

Zunge

Die Zunge besteht in ihrem Inneren, dem Zungenkörper, vorwiegend aus quergestreifter Muskulatur, die in transversalen, vertikalen und longitudinalen Bündeln verläuft. Diese sind in charakteristischer Weise senkrecht zueinander angeordnet (→ Abb. 11.1). Die Schleimhaut bildet die Zungenpapillen, die zwei verschiedenen Typen angehören: Die **Papillae filiformes (Fadenpapillen)** bedecken den Zungenrücken und tragen verhornte, spitze, rachenwärts gerichtete Epithelzapfen (→ Abb. 11.2). Der Bindegewebssockel dieser Papillen enthält viele sensible Nervenendigungen, die dem Tastsinn dienen und die Form und Härte von Nahrungsbestandteilen gut erkennen können. Die **Geschmackspapillen** besitzen in ihrem Epithel Geschmacksknospen. Es lassen sich drei Formen dieser Papillen unterscheiden:
- Papillae fungiformes (auf dem Zungenrücken)
- Papillae foliatae (am hinteren seitlichen Rand der Zunge, → Abb. 11.3)
- Papillae vallatae (im Zungengrund am Übergang von der Zunge zum Rachen)

Die **Geschmacksknospen** sind zwiebelförmige, epitheliale Strukturen, die aus prismatischen sekundären Sinneszellen und aus Stützzellen bestehen (→ Abb. 11.4). Diese Zellen erreichen mit ihrem Apex eine kleine Grube der Oberfläche, den **Geschmacksporus,** wo sie mit den Nahrungsbestandteilen und deren Geschmacksstoffen in Kontakt kommen. Die Sinneszellen tragen apikal relativ lange und kräftige Mikrovilli, deren Membran Rezeptorproteine für Geschmacksstoffe enthält. Basal in der Knospe kommen Ersatzzellen vor, die sich regelmäßig teilen und die ausdifferenzierten Zellen, die nur 8–10 Tage leben, ersetzen.

Rachen (Pharynx)

Der Pharynx ist in Epi-, Meso- und Hypopharynx gegliedert. Die Wand besitzt Mukosa, Submukosa und Muskularis und ist an der Unterseite der Schädelbasis befestigt. Das Epithel der **Mukosa** ist überwiegend ein unverhorntes mehrschichtiges Plattenepithel. Im Epipharynx – und damit auch auf den Rachentonsillen – findet sich auch respiratorisches Epithel. Im Epipharynx besitzt die Lamina propria meist seromuköse Drüsen; in Meso- und Hypopharynx sind diese Drüsen i. d. R. rein mukös. Eine Lamina muscularis mucosae fehlt immer; an ihrer Stelle ist oft eine Schicht zu erkennen, die reichlich elastische Fasern besitzt. Die **Submukosa** ist reich an kräftigen Kollagenfasern. Fast alle Bereiche des Pharynx besitzen eine **Muskularis**, die aus komplex angeordneter, quergestreifter Skelettmuskulatur aufgebaut ist. Sie steht im Dienste des Schluckvorgangs.

11.1 Grundlagen, Kopfdarm

Zungenmuskulatur

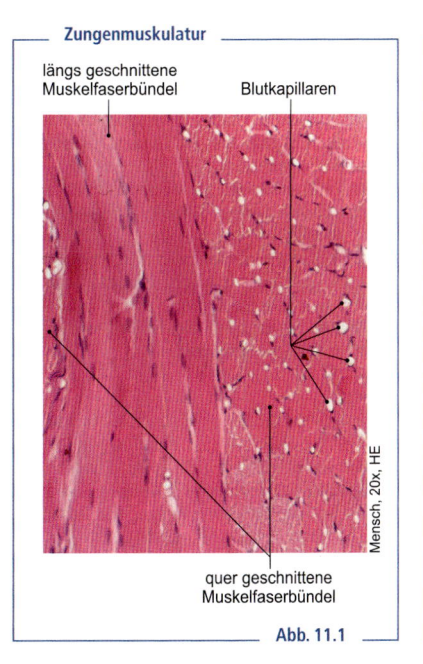

längs geschnittene Muskelfaserbündel
Blutkapillaren
Mensch, 20x, HE
quer geschnittene Muskelfaserbündel

Abb. 11.1

Papillae filiformes

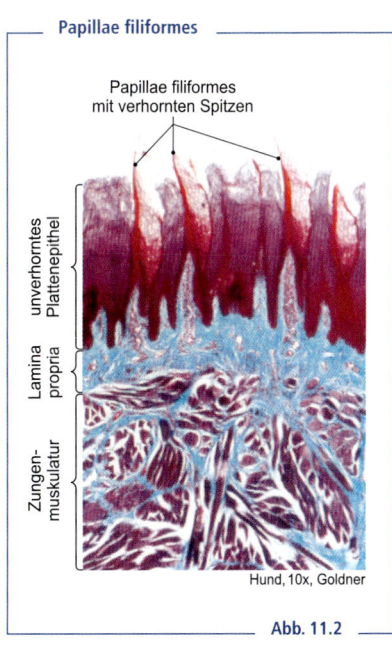

Papillae filiformes mit verhornten Spitzen
unverhorntes Plattenepithel
Lamina propria
Zungenmuskulatur
Hund, 10x, Goldner

Abb. 11.2

Papillae foliatae

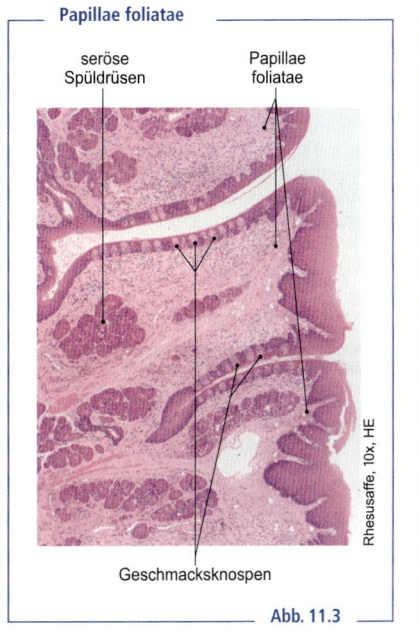

seröse Spüldrüsen
Papillae foliatae
Rhesusaffe, 10x, HE
Geschmacksknospen

Abb. 11.3

Geschmacksknospen

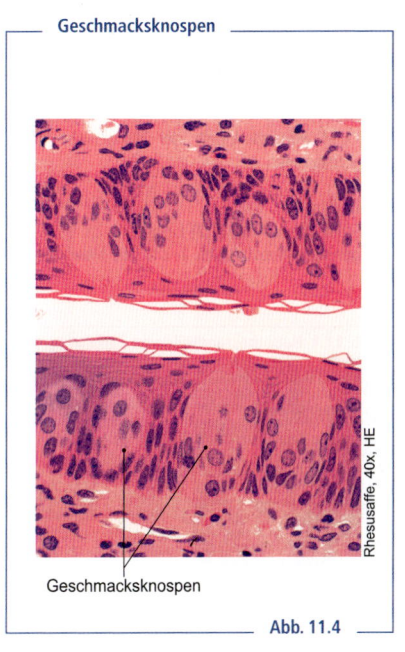

Rhesusaffe, 40x, HE
Geschmacksknospen

Abb. 11.4

11 Verdauungssystem

11.2 Zähne und Zahnentwicklung (1)

Die Zähne werden morphologisch und klinisch gegliedert in Krone, Hals und Wurzel (→ Abb. 11.5).
Die **Krone** ist der sichtbare, von Schmelz bedeckte weiße Teil des Zahns. Die **Wurzel** ist von Zement bedeckt und steckt im Inneren der Alveole. Die Spitze der Zahnwurzel wird **Apex dentis** genannt. Der **Zahnhals** ist weniger scharf definiert und entspricht dem von Gingiva bedeckten Übergangsbereich zwischen Krone und Wurzel, der besonders klinisch von Interesse ist. Hier grenzen Zement und Schmelz aneinander.
Die Zähne bestehen aus Hartsubstanzen und der bindegewebigen Zahnpulpa in ihrem Inneren.

Hartsubstanzen

Die Hartsubstanz besteht grundsätzlich aus anorganischem (mineralischem) Material, organischen Bestandteilen und einer kleinen Menge Wasser.
Bei dem **anorganischen Material** handelt es sich ganz überwiegend um **Hydroxylapatit,** einem speziellen Kalziumphosphat. Man unterscheidet drei Typen von Hartsubstanzen:
- Schmelz
- Dentin (Zahnbein)
- Zement

Das **organische Material** im Schmelz sind Proteine, wie die Amelogenine. Im Dentin und Zement ist die wichtigste organische Komponente das Kollagen vom Typ I.
Das Hartgewebe der Zähne lässt sich im Histologiekurs nur anhand von Dünnschliffen studieren (→ Abb. 11.6). → Tab. 11.1 fasst die Hauptbestandteile und Hauptmerkmale der Hartgewebe eines Zahns zusammen.

Zahnschmelz

Der Schmelz (→ Abb. 11.7) besteht zu ca. 95 % aus anorganischer Substanz, zu 1–2 % aus Matrixprotein (z. B. Amelogeninen, kein Kollagen!) und zu 3–4 % aus Wasser. Es ist aus Prismen aufgebaut (→ Abb. 11.7), die nur während der Entwicklung je von einem Adamantoblasten abgeschieden werden. Schmelz ist zellfrei und kann nicht regeneriert werden.
Kennzeichen des Schmelzes im histologischen Schliff (→ Abb. 11.6) sind die Retzius- und die Hunter-Schreger-Streifen:
- Die **Retzius-Streifen** verlaufen flach und annähernd oberflächenparallel und entsprechen Wachstumslinien.
- Da die Schmelzprismen in Bündeln schraubig gewunden verlaufen, werden sie im Schliff abwechselnd quer **(Diazonien)** oder schräg bzw. längs **(Parazonien)** getroffen. Dies ist die Grundlage für die **Hunter-Schreger-Streifen.**

Dentin

Dentin wird zeitlebens von Odontoblasten gebildet. Die Odontoblasten besitzen einen langen Fortsatz, die **Tomes-Faser.** Diese zieht in das Dentin hinein und verläuft hier in einem sog. Dentinkanälchen bis hin zur Schmelz- und Zementgrenze. Das Dentin ähnelt somit Knochengewebe.

Zement

Das Zement (→ Kap. 11.3) ähnelt in seinem Aufbau Knochen (→ Kap. 4.9–Kap. 4.15). Es kann Zellen (Zementozyten) enthalten (zelluläres Zement) oder zellfrei sein (azelluläres Zement). Das Zement ist wesentlicher Teil des Zahnhalteapparats.

Zahnpulpa

Die Zahnpulpa (→ Abb. 11.8) besteht aus einem zell- und proteoglykanreichen, relativ faserarmen (Kollagene I und III) Bindegewebe, das reich durchblutet ist und sensible Nervenfasern enthält. Die periphere Zellschicht der Pulpa besteht aus epithelartig angeordneten speziellen Fibrozyten, den **Odontoblasten,** die das Dentin abscheiden.

Tab. 11.1 Hauptbestandteile von Zahnhartgewebe			
	Schmelz	**Dentin**	**Zement**
Anorganische Anteile	95 %	71 %	61 %
Organische Matrix	1–2 %	20 %	27 %
Wasser	3–4 %	9 %	12 %
Strukturelle Merkmale	Bauelemente sind die Schmelzprismen; Retzius-Streifen, Hunter-Schreger-Streifen (abwechselnd Diazonien und Parazonien)	gut erkennbare Dentinkanälchen mit Tomes-Fasern, globuläre Verkalkung, an der Grenze zur Pulpa nicht verkalktes Prädentin	azelluläres und zelluläres Zement; ähnelt Knochen, Lakunen mit Zementozyten

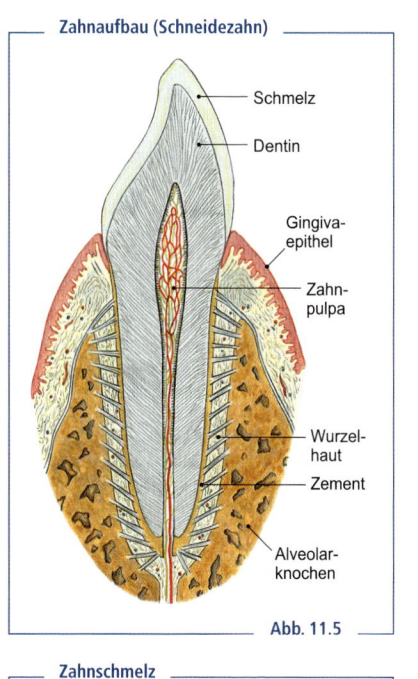

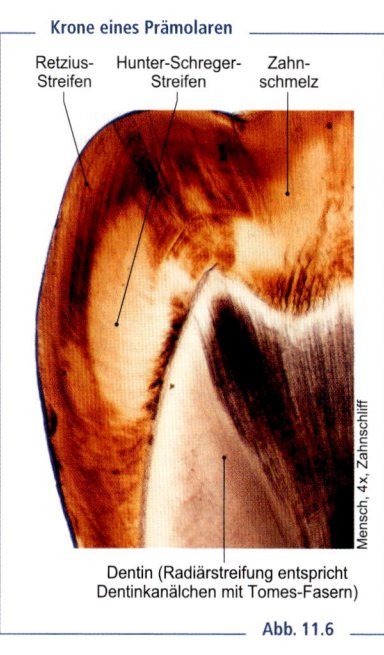

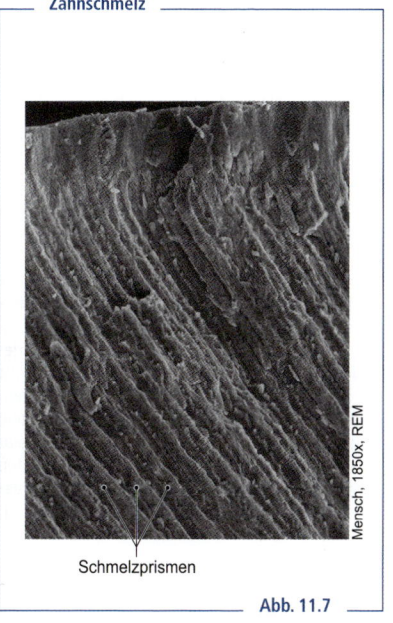

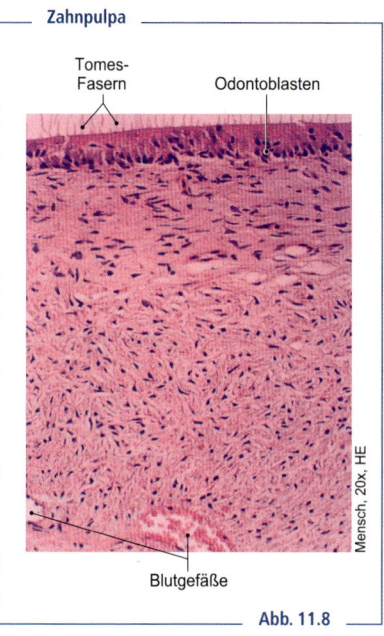

11.2 Zähne und Zahnentwicklung (1)

Zahnaufbau (Schneidezahn)

- Schmelz
- Dentin
- Gingivaepithel
- Zahnpulpa
- Wurzelhaut
- Zement
- Alveolarknochen

Abb. 11.5

Krone eines Prämolaren

- Retzius-Streifen
- Hunter-Schreger-Streifen
- Zahnschmelz
- Dentin (Radiärstreifung entspricht Dentinkanälchen mit Tomes-Fasern)

Mensch, 4x, Zahnschliff

Abb. 11.6

Zahnschmelz

- Schmelzprismen

Mensch, 1850x, REM

Abb. 11.7

Zahnpulpa

- Tomes-Fasern
- Odontoblasten
- Blutgefäße

Mensch, 20x, HE

Abb. 11.8

11.3 Zähne und Zahnentwicklung (2)

Zahnhalteapparat

Die Zahnwurzel steckt bei Säugetier und Mensch in grubenförmigen Vertiefungen (Alveolen) der Kiefer und ist bindegewebig mit dem Knochen verbunden. Zum Zahnhalteapparat (→ **Abb. 11.9**) zählen:
- Zement
- Desmodont (Wurzelhaut mit straffen Kollagenfaserbündeln)
- Alveolarknochen
- Zahnfleisch (Gingiva)

Zement

Das Zement ist ein knochenähnliches Hartgewebe, das die Zahnwurzel (und den Zahnhals) bedeckt. Es liegt dem Dentin auf; in ihm sind die Sharpey-Fasern der Wurzelhaut (s. u.) verankert.

Desmodont (Wurzelhaut)

Die Wurzelhaut füllt den Peridontalspalt (Raum zwischen zementbedeckter Zahnwurzel und Alveolarknochen) aus. Sie besteht aus Bindegewebe, das lockere und straffe Partien aufweist (→ **Abb. 11.10**). Die straffen Anteile bilden Bündel, die kleinen Ligamenten ähneln und meist **Sharpey-Fasern** genannt werden. Sharpey-Fasern sind Kollagenfasern, die in die Knochensubstanz einstrahlen. Im Zahnhalteapparat strahlen sie sowohl in das Zement als auch in den Alveolarknochen ein und befestigen so den Zahn ganz leicht „federnd" in der Alveole.

Die straffen Kollagenfaserbündel der Sharpey-Fasern stehen mit sensiblen Nervenendigungen in Beziehung, die den Kaudruck registrieren.

Alveolarknochen

Der Alveolarknochen ist ein Lamellenknochen, der nur dann ausgebildet bleibt, wenn er Zähne trägt und ständig dem Kaudruck ausgesetzt ist. Bei Zahn- und Gebissverlust bildet er sich zurück und lässt Lippen und Wangen eingefallen wirken.

Gingiva

Das Zahnfleisch (Gingiva) bedeckt den Alveolarknochen und umgibt den Zahnhals und die Basis der Zahnkrone. Während der Teil der Gingiva, der die Basis der Zahnkrone umgibt, **freie Gingiva** genannt wird, bezeichnet man den Teil, der dem Alveolarknochen fest anliegt, als **befestigte Gingiva**. Das Epithel der Gingiva, das den Halsanteil des Schmelzes ringförmig umgibt, heißt Saumepithel (Haftepithel). Die Befestigung der Gingiva am Schmelz der Zahnkrone erfolgt beim Gesunden über die sog. oberflächliche („innere") Basallamina des gingivalen Saumepithels (→ **Abb. 11.9**).

Zahnentwicklung

Die Zähne entwickeln sich im komplexen Zusammenspiel von:
- odontogenem Ektoderm der Mundhöhle sowie dem daraus entstehenden ektodermalen Schmelzorgan und
- speziellem, der Neuralleiste entstammendem Mesenchym, das unter dem odontogenen Ektoderm liegt und das sich in Zahnpapille und Zahnsäckchen gliedert (→ **Abb. 11.11**).

Ektodermale Anteile (Schmelzorgan)

Das erste Zeichen der Entstehung des Schmelzorgans ist die bogenförmige epitheliale **Zahnleiste**, aus der sich die **Schmelzglocken**, die Anlagen der Einzelzähne, entwickeln. Diese bestehen aus innerem und äußerem **Schmelzepithel** sowie der zwischen diesen Epithelien liegenden **Schmelzpulpa**, die ein aufgelockertes Epithel darstellt. Vom Glockenrand geht die Bildung der epithelialen Wurzelscheide aus (→ **Abb. 11.11**).

Das innere Schmelzepithel besteht aus prismatischen Epithelzellen, den **Adamanto(=Amelo)blasten**, deren (funktioneller) Apex den Schmelz in Form langer, gewundener verlaufender Prismen abscheidet. Die Prismen bestehen zu ca. 95 % aus anorganischen Material (v. a. Hydroxylapatit). Zwischen den Prismen bilden die Adamantoblasten interprismatischen Schmelz. Funktionen des Schmelzorgans sind:
- Formgebung der Zahnkrone
- Abscheidung des Zahnschmelzes für die Zahnkrone
- Formgebung der Zahnwurzel

Mesenchymale Anteile (Papille und Zahnsäckchen)

Die Zahnpapille bildet die Zahnpulpa mit den **Odontoblasten**, die das Dentin abscheiden.

Aus dem Zahnsäckchen bildet sich der Zahnhalteapparat. Obwohl Dentin die gleiche mineralische Hartsubstanz wie der Schmelz besitzt, nämlich Hydroxylapatit, ist der Verkalkungsmodus ein anderer. Zuerst wird eine kollagenreiche Matrix abgeschieden, das **Prädentin**, in die hinein der Apatit in Form kugelförmiger Strukturen (Kalkosphäriten) abgelagert wird. Auch die zwickelförmigen Räume zwischen den „Kalkkugeln" verkalken. Unterbleibt diese Verkalkung, bleiben auch beim ausgereiften Zahn unverkalkte Räume erhalten: die **Tomes-Körnerschicht**. Sie ist eine Prädilektionsstelle für Karies.

11.3 Zähne und Zahnentwicklung (2)

Gingiva und Zahnhalteapparat

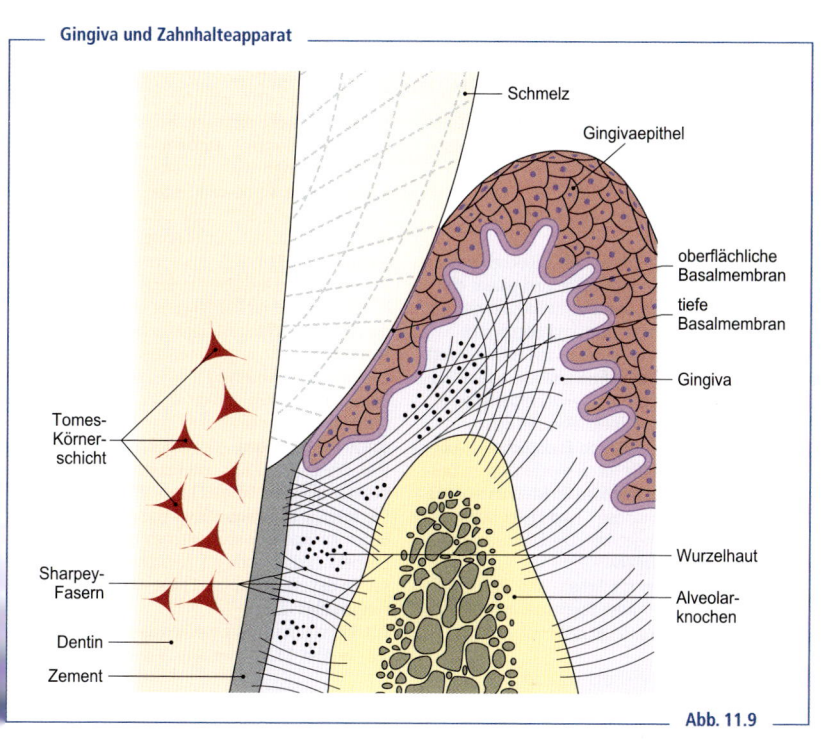

Labels: Schmelz, Gingivaepithel, oberflächliche Basalmembran, tiefe Basalmembran, Gingiva, Tomes-Körnerschicht, Sharpey-Fasern, Dentin, Zement, Wurzelhaut, Alveolarknochen

Abb. 11.9

Wurzelhaut

Labels: zell- und gefäßreiche Anteile der Wurzelhaut, Sharpey-Fasern, Zement, Wurzelhaut (Desmodont), Alveolarknochen, Dentin

Mensch, 20x, HE

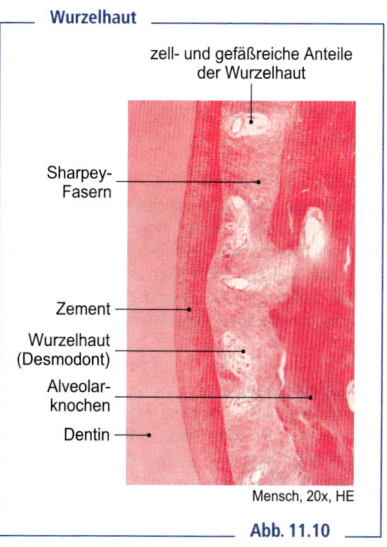

Abb. 11.10

Zahnentwicklung

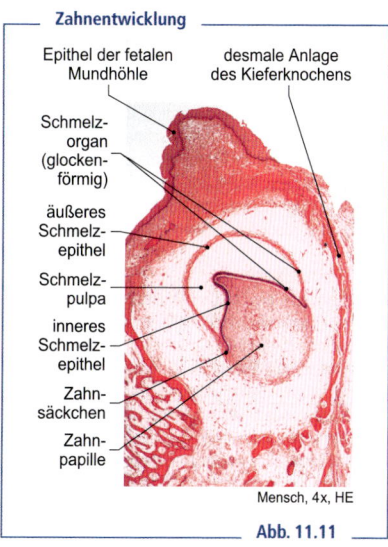

Labels: Epithel der fetalen Mundhöhle, desmale Anlage des Kieferknochens, Schmelzorgan (glockenförmig), äußeres Schmelzepithel, Schmelzpulpa, inneres Schmelzepithel, Zahnsäckchen, Zahnpapille

Mensch, 4x, HE

Abb. 11.11

11.4 Speicheldrüsen und Tonsillen der Mundhöhle

Speicheldrüsen

Im Bereich der Mundhöhle finden sich zahlreiche kleine Speicheldrüsen (in Lippen, Zunge und Gaumen) sowie drei paarige, große Speicheldrüsen (→ Kap. 3.9):
- Glandula parotidea
- Glandula submandibularis
- Glandula sublingualis

Diese Drüsen sind in 1–3 mm große Läppchen gegliedert und bestehen aus Endstücken und einem differenzierten Gangsystem. Die Endstücke sind der Teil der Drüsen, in denen das muzin- und/oder proteinhaltige Sekret synthetisiert und per Exozytose sezerniert wird. Das Gangsystem modifiziert das Sekret und leitet es in die Mundhöhle. Typischerweise bestehen die Baueinheiten der großen Speicheldrüsen aus:
- Azinären und/oder tubulösen **Endstücken**, wobei die Azini serös und die Tubuli mukös sind. In Drüsen mit serösen und mukösen Endstücken sind die Azini oft zu „Halbmonden" (von Ebner-Halbmonde, → Kap. 3.7) umgebildet. Die Endstücke besitzen alle Myoepithelzellen.
- Einem **Gangsystem** mit Schalt- und Streifenstücken, interlobulären Ausführungsgängen und einem (oder mehreren) Hauptausführungsgängen

Funktionen des Speichels

Speichel besteht ganz überwiegend aus Wasser sowie Ionen, Muzinen, verschiedenen Proteinen und Peptiden. Speichel erfüllt mehrere Aufgaben, denn er:
- erleichtert das Kauen und Schlucken.
- dient als Lösungsmittel für Nahrungsbestandteile, und enthält Proteine, die Geschmacks- und auch Duftstoffe binden können.
- enthält antimikrobielle Peptide und Proteine, die Mundschleimhaut heilt sehr schnell.
- enthält prolinreiche Proteine, die u. a. Zahnschmelz gegen Säure schützen.
- enthält Wachstumsfaktoren (Wundheilung).
- enthält Verdauungsenzyme (v. a. α-Amylase).

Speichelbildung

Typischerweise wird in den Endstücken ein zum Blut isotoner **Primärspeichel** gebildet. In den Streifenstücken werden diesem Primärspeichel Na$^+$ und Cl$^-$ entzogen, ohne dass Wasser folgt. So wird der Speichel zum hypotonen **Sekundärspeichel** (ca. 1–1,5 l am Tag) umgewandelt. Endstücke und Gänge sind durch die Mikrozirkulation eng verbunden, sodass Ionen wie Na$^+$ und Cl$^-$ ständig zwischen Endstücken und Streifenstücken hin- und herpendeln können.

Die Speichelsekretion erfolgt reflektorisch und ist nerval (sympathisch und parasympathisch) gesteuert:
- **Sympathikus** → wenig zäher Speichel
- **Parasympathikus** → viel dünnflüssiger Speichel

Glandula parotidea

Die Glandula parotidea (die Parotis) besitzt ausschließlich seröse **Azini**, in denen nicht nur seröse Drüsenepithelzellen, sondern auch verzweigte Myoepithelzellen vorkommen. Letztere besitzen flache, dunkle Kerne und liegen basal im Epithel. Das Gangsystem ist in Schaltstücke, Streifenstücke und interlobuläre Ausführungsgänge unterteilt (→ Abb. 11.12).

Die **Schaltstücke** leiten das Sekret aus dem Azinus heraus und sind im Durchmesser deutlich kleiner als die Azini. Ihre Wand ist abgeflacht-kubisch und besitzt Myoepithelzellen. Die Epithelzellen bilden u. a. antibakterielle Proteine.

Die **Streifenstücke** sind deutlich größer als die Azini und haben ein weites Lumen. Ihre Wand besteht aus einem einschichtigen, azidophilen, prismatischen Epithel. Die Epithelzellen sind mitochondrienreich und besitzen ein tiefes basales Labyrinth.

Die **inter**(= extra)**lobulären Gänge** sind groß und liegen im Bindegewebe zwischen den Läppchen. Ihr Epithel ist prismatisch, z. T. zweireihig und geht langsam in das zweischichtige Epithel des **Hauptausführungsgangs** über.

Oft finden sich in den Läppchen univakuoläre Fettzellen (→ Abb. 11.12 b, → Kap. 3.8–Kap. 3.9).

Glandula submandibularis

Diese Drüse ist ähnlich gebaut wie die Gl. parotidea, besitzt aber außer serösen auch eine Reihe muköser Endstücke. Die mukösen Endstücke sind tubulös und entwickeln sich aus Schaltstücken. Die zugehörigen serösen Endstücke wandeln sich meistens in seröse Halbmonde um, die den mukösen Tubuli kappenförmig aufsitzen (→ Abb. 11.13, → Kap. 3.9).

Glandula sublingualis

Die Glandula sublingualis ähnelt stark der Gl. submandibularis, die Zahl der mukösen Endstücke ist aber erkennbar größer. Das histologische Bild wird daher von mukösen Endstücken beherrscht (→ Abb. 11.14); seröse Azini und Halbmonde sind ebenso selten wie typische Schalt- und Streifenstücke (→ Kap. 3.9).

Tonsillen (Mandeln)

Am Zungengrund, am Eingang in den Rachen, im Epipharynx und auch in den anderen Bereichen des Pharynx befindet sich reich entwickeltes lymphatisches Gewebe als Frühwarnsystem und Schutz für die tiefer gelegenen Organe des Atem- und Verdauungstrakts (→ Kap. 7.12).

11.4 Speicheldrüsen und Tonsillen der Mundhöhle

Glandula parotidea

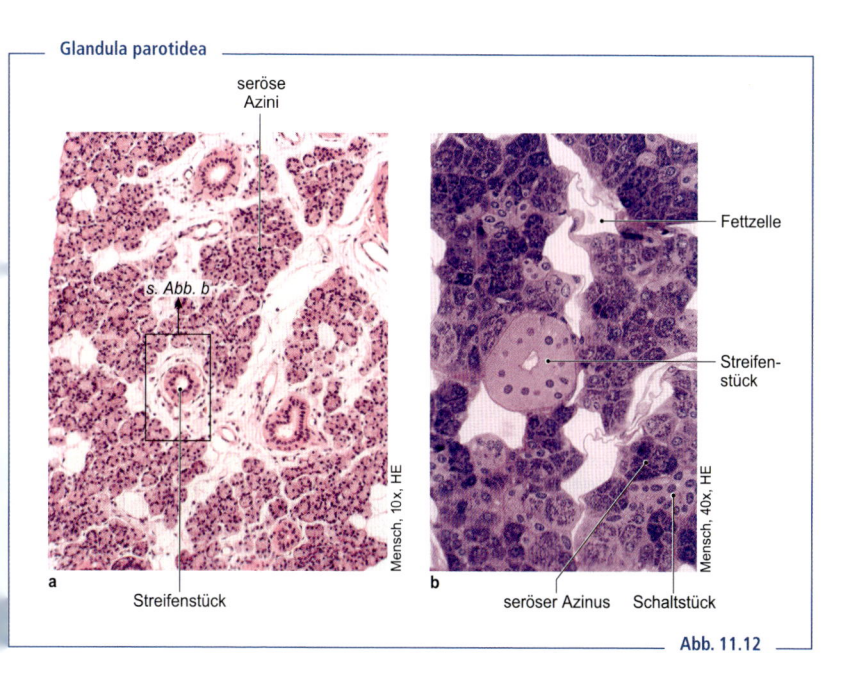

seröse Azini

s. Abb. b

Streifenstück

Fettzelle

Streifenstück

seröser Azinus   Schaltstück

Mensch, 10x, HE

Mensch, 40x, HE

a   b

Abb. 11.12

Glandula submandibularis

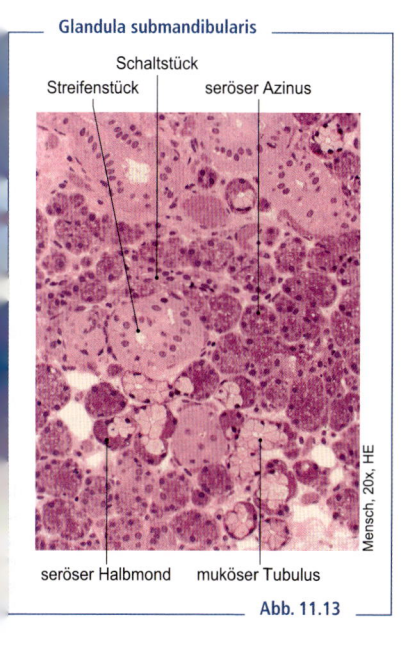

Schaltstück
Streifenstück   seröser Azinus

seröser Halbmond   muköser Tubulus

Mensch, 20x, HE

Abb. 11.13

Glandula sublingualis

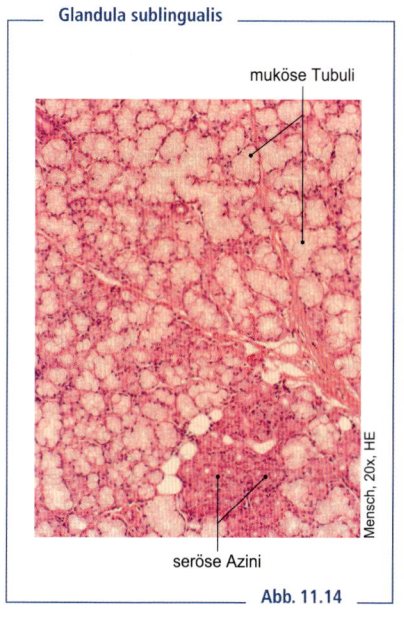

muköse Tubuli

seröse Azini

Mensch, 20x, HE

Abb. 11.14

11.5 Allgemeiner Wandbau des Rumpfdarms

Die verschiedenen Abschnitte des Rumpfdarms – Ösophagus, Magen, Dünn- und Dickdarm – besitzen einen im Grundsatz einheitlichen Wandaufbau mit vier Schichten (→ Abb. 11.15), deren histologische Struktur aber im Detail den jeweils unterschiedlichen Funktionen der einzelnen Rumpfdarmabschnitte angepasst ist. Von innen nach außen unterscheidet man folgende Schichten:

- **Tunica mucosa** (Mukosa): Es handelt sich um die Schleimhaut, die sich aus den Unterschichten Lamina epithelialis (Oberflächenepithel), Lamina propria (Schleimhautbindegewebe) und Lamina muscularis mucosae (Muskelschicht der Schleimhaut) zusammensetzt.
- **Tela submucosa** (Submukosa): submuköse Bindegewebsschicht
- **Tunica muscularis** (Muskularis, Muskelhaut): Sie gliedert sich in eine innere Ringmuskelschicht (Stratum circulare) und eine äußere Längsmuskelschicht (Stratum longitudinale).
- **Tunica serosa** (Serosa) oder **Tunica adventitia** (Adventitia): Die **Serosa** liegt der Muskularis außen an und findet sich nur dort, wo der Rumpfdarm intraperitoneal liegt. Sie besteht aus kapillarreichem Bindegewebe und einem flachen Epithel (Mesothel), dem viszeralen Blatt des Peritonealepithels.
Bei extraperitonealer Lage findet sich außen eine **Adventitia**, eine Bindegewebsschicht, die den betreffenden Abschnitt des Darmtrakts in seine Umgebung einbaut.

Mukosa

Die an das Lumen des Rumpfdarms angrenzende Schleimhaut (Mukosa) hat in den einzelnen Darmabschnitten unterschiedliche Funktionen und unterscheidet sich daher besonders hinsichtlich der **Lamina epithelialis** von Darmabschnitt zu Darmabschnitt erheblich. Dies ist auch für die Diagnostik entscheidend. Wichtig sind z. B. die Analyse des Epitheltyps (z. B. unverhorntes mehrschichtiges Plattenepithel oder einschichtiges prismatisches Epithel), der Epithelzellen sowie des Vorkommens von Drüsen, Krypten oder Zotten (→ Kap. 11.9, → Kap. 11.10).

Die **Lamina propria** ist ein lockeres subepitheliales Bindegewebe mit zahlreichen kleinen Blut- und Lymphgefäßen und vielen Makrophagen, Plasmazellen, Lymphozyten und Eosinophilen. Lokal können vorübergehend oder konstant Lymphfollikel und parafollikuläre Regionen vorkommen, die zum Mukosa-assoziierten lymphatischen Gewebe (MALT; → Kap. 7.12) zählen.

Die **Lamina muscularis mucosae** besteht aus glatten Muskelzellen, die innen zirkulär und außen längs angeordnet sind und die der Mukosa eine eigene Motilität erlauben.

Submukosa

Die Submukosa ist eine Bindegewebsschicht, die reich an kleineren und mittelgroßen Blutgefäßen sowie Lymphgefäßen ist. Außerdem liegt hier der **Meissner-Plexus**, ein intramuraler Nervenplexus (→ Abb. 11.15).

Muskularis

Die Muskularis besteht im Prinzip aus zwei Schichten glatter Muskulatur, der inneren Ring- und der äußeren Längsmuskulatur (→ Abb. 11.15). Zwischen beiden Muskelschichten befindet sich ein weiterer Nervenplexus, der **Auerbach-Plexus**, der die Peristaltik der Muskulatur steuert.

Serosa

Die Serosa ist eine dünne Bindegewebsschicht und wird von einem flachen bis kubischen Epithel (Mesothel) bedeckt. Das Mesothel ist das viszerale Epithel der Wand der Bauchhöhle (Peritonealhöhle). Zwischen der Serosa und der Muskularis liegt öfter eine eigene bindegewebige Verschiebeschicht, die **Tela subserosa**. Sie ermöglicht dem Darm eine gewisse Dehnung und kann Fettzellen enthalten.

Nervenplexus

In der Wand des Rumpfdarms befinden sich zwei Nervenplexus, die entwicklungsgeschichtlich aus der Neuralleiste entstammen und ca. 100 Millionen Neurone umfassen:

- Der Auerbach-Plexus (Plexus myentericus, → Abb. 11.15, → Abb. 11.16)
- Der Meissner-Plexus (Plexus submucosus, → Abb. 11.15)

Die Ganglien des Auerbach-Plexus liegen zwischen Ring- und Längsmuskulatur der Tunica muscularis (→ Abb. 11.16). Die oft kleinen Ganglien des Meissner-Plexus sind in der Submukosa zu finden. Beide Plexus bilden das intramurale **enterische Nervensystem** und besitzen aktivierende und inhibitorische motorische Neurone als auch sensorische Neurone. Wesentliche Transmitter sind Acetylcholin, NO und VIP.

Das enterische Nervensystem vermittelt endogene Reflexe, seine Aktivität wird durch den Sympathikus und insbesondere den Parasympathikus moduliert. Lokale Reflexe können durch Dehnungs- und Chemorezeptoren ausgelöst werden und bewirken Erschlaffung oder Kontraktion der glatten Muskulatur. Weiter ausgreifende Reflexe sind der Motor der Peristaltik. An der Steuerung des Magen-Darm-Trakts beteiligen sich auch die sehr zahlreichen und verschiedenartigen **endokrinen Darmzellen** in der Lamina epithelialis (→ Kap. 11.8, → Kap. 11.10).

11.5 Allgemeiner Wandbau des Rumpfdarms

Wandbau des Rumpfdarms (Dünndarm)

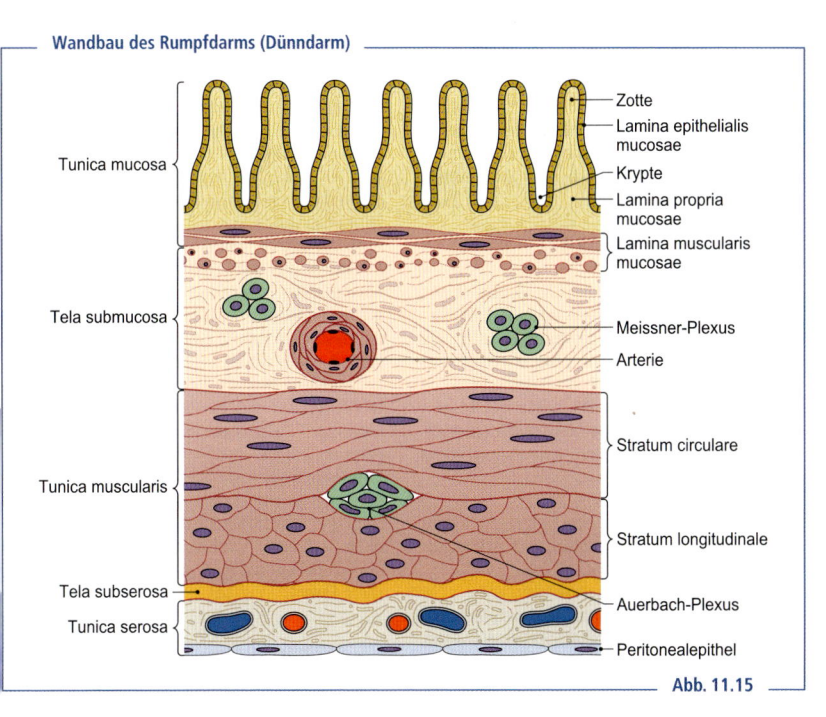

- Tunica mucosa
  - Zotte
  - Lamina epithelialis mucosae
  - Krypte
  - Lamina propria mucosae
  - Lamina muscularis mucosae
- Tela submucosa
  - Meissner-Plexus
  - Arterie
- Tunica muscularis
  - Stratum circulare
  - Stratum longitudinale
- Tela subserosa
  - Auerbach-Plexus
- Tunica serosa
  - Peritonealepithel

Abb. 11.15

Ganglion des Auerbach-Plexus

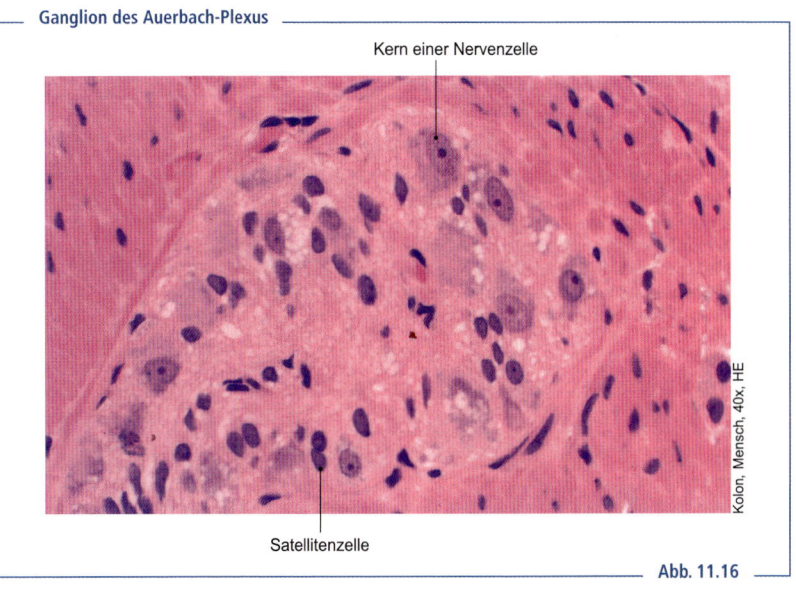

Kern einer Nervenzelle

Satellitenzelle

Kolon, Mensch, 40x, HE

Abb. 11.16

11.6 Ösophagus

Die ca. 25 cm lange Speiseröhre (Ösophagus) leitet die Speise aus der Mundhöhle und dem Rachen in den Magen und verhindert normalerweise den Rückfluss von Magensaft. Die Distanz von den Schneidezähnen bis zum Mageneingang beträgt ca. 40 cm.
Die Speiseröhre steht beim Lebenden unter starker Längsspannung.

Wandaufbau (→ Abb. 11.17)

Mukosa Die Mukosa bildet typische Längsfalten und besitzt ein hohes **mehrschichtiges unverhorntes Plattenepithel** (→ Abb. 11.18), dessen obere Zellen sehr glykogenreich sind. Die **Lamina propria** verfügt über viele elastische Fasern und enthält am distalen Ende oft tubulöse Drüsen, die denen der Kardia des Magens (→ Kap. 11.7) ähneln. Die **Muscularis mucosae** ist auffallend kräftig ausgeprägt und verläuft vorwiegend längs.

Submukosa Die Tela submucosa ist reich an Blutgefäßen und enthält v. a. am Anfang und am Ende der Speiseröhre muköse Drüsen.

Muskularis Sie besteht in den oberen 6–7 cm des Ösophagus aus quergestreifter Skelettmuskulatur. Dann folgt eine ebenfalls ca. 6–7 cm lange Zone, in der Skelettmuskulatur und glatte Muskulatur gemeinsam vorkommen, wobei die glatte Muskulatur überwiegt. In der unteren Hälfte des Ösophagus besteht die Muskularis nur aus glatter Muskulatur. Sie ist zwar im Wesentlichen in ringförmig (innen) oder längs verlaufende Partien (außen) gegliedert, es gibt aber auch schräg verlaufende Bündel, die das klare Bild verwischen können.

Adventitia Der Ösophagus besitzt außen eine Adventitia mit vielen Gefäßen und vegetativen Nerven. Lediglich im Bereich der kurzen Pars abdominalis trägt er außen eine Serosa. Funktionell wichtig sind submuköse und adventitielle Venengeflechte, die Blut über die V. azygos sowie die V. hemiazygos und die obere Hohlvene zum Herzen führen und die Anastomosen mit den Magenvenen besitzen.

Klinik

Verschiedene Störungen verursachen einen Rückfluss (Reflux) von Magensaft in die Speiseröhre. Bei chronischem Reflux schädigt der saure Magensaft die Ösophagusschleimhaut und es kommt zur **gastroösophagealen Refluxkrankheit** mit **Ösophagitis (Sodbrennen).** Zudem kann sich das mehrschichtige unverhornte Plattenepithel in schleimbildendes prismatisches Epithel vom Magen- oder Darmtyp umwandeln **(Barrett-Ösophagus).**

Ösophagussphinkter

Der **obere Ösophagussphinkter** ist ein echter Sphinkter. Er besteht aus quergestreifter Muskulatur unter funktioneller Beteiligung elastischer Fasern. Er ist tonisch geschlossen und öffnet sich reflektorisch beim Schluckakt. Der Schluckakt wird willkürlich eingeleitet und läuft dann reflektorisch ab. Der Transport der Nahrung wird durch die Schwerkraft und peristaltische Wellen der Muskulatur unterstützt.

Auch der **untere Sphinkter** ist tonisch geschlossen. Er besteht aus dem Zusammenspiel verschiedener Komponenten: besonders komplex angeordneter glatter Muskulatur der Muscularis, einem Venenpolster, elastischen Fasern, Zwerchfell und His-Winkel (= kardiofundaler Winkel des Magens).

Verschiedene **Neurotransmitter** steuern die glatte Muskulatur des unteren Sphinkters in einem komplexen Zusammenspiel: Erregende Fasern des Parasympathikus geben Acetylcholin und Substanz P ab; hemmende Fasern des Parasympathikus sezernieren vasoaktives intestinales Polypeptid (VIP) und Stickstoffmonoxid (NO). Der untere Ösophagussphinkter wird von sehr vielen weiteren Stoffen beeinflusst (u. a. von Koffein, Cola, fettreichem Essen).

Klinik

Eine **Leberzirrhose** (Ursache: meist Alkoholabusus) verändert die Gefäßarchitektur in der Leber, sodass sich der Gesamtquerschnitt der Lebergefäße verringert. Die Folge ist eine Widerstandserhöhung mit Anstieg des Drucks in der V. portae (= **portaler Hochdruck).** Es kommt zum Rückstau des Pfortaderblutes mit Ausbildung von Kollateralkreisläufen, über die das Blut an der Leber vorbeigeleitet wird. Das Blut nutzt dabei normalerweise existierende Anastomosen, die aber beim Gesunden funktionell keine wichtige Rolle spielen. Diese Anastomosen werden beim portalen Hochdruck ausgeweitet. Dabei fließt auch vermehrt Blut über die Anastomosen zwischen den Venen der kleinen Magenkurvatur (diese drainieren normalerweise in die Pfortader) und den unteren Ösophagusvenen in das reich entwickelte Venensystem des Ösophagus. Es entstehen sog. **Ösophagusvarizen,** die platzen und zu lebensbedrohlichen Blutungen führen können.

Eine weitere Gefahr besteht darin, dass Pfortaderblut an der Leber vorbeifließt. So gelangen verschiedene toxische Substanzen – darunter auch Ammoniak – in den allgemeinen Kreislauf und schädigen chronisch das Gehirn. Es kommt zur sog. **hepatischen Enzephalopathie,** die u. a. mit Persönlichkeitsveränderungen und Abbau der Intelligenz einhergeht.

11.6 Ösophagus

Ösophagus im Querschnitt

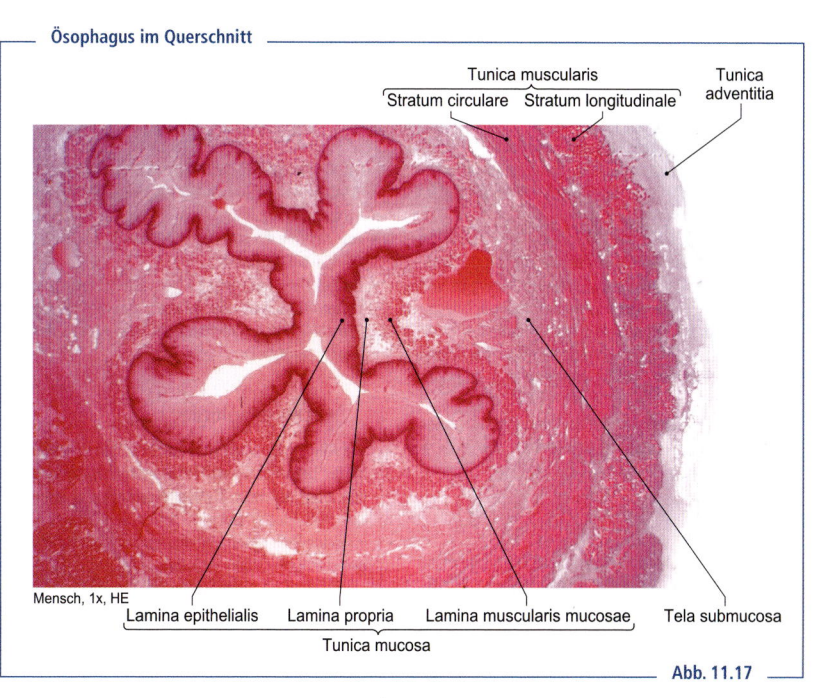

Mensch, 1x, HE

Tunica muscularis: Stratum circulare, Stratum longitudinale
Tunica adventitia
Tunica mucosa: Lamina epithelialis, Lamina propria, Lamina muscularis mucosae
Tela submucosa

Abb. 11.17

Mukosa des Ösophagus

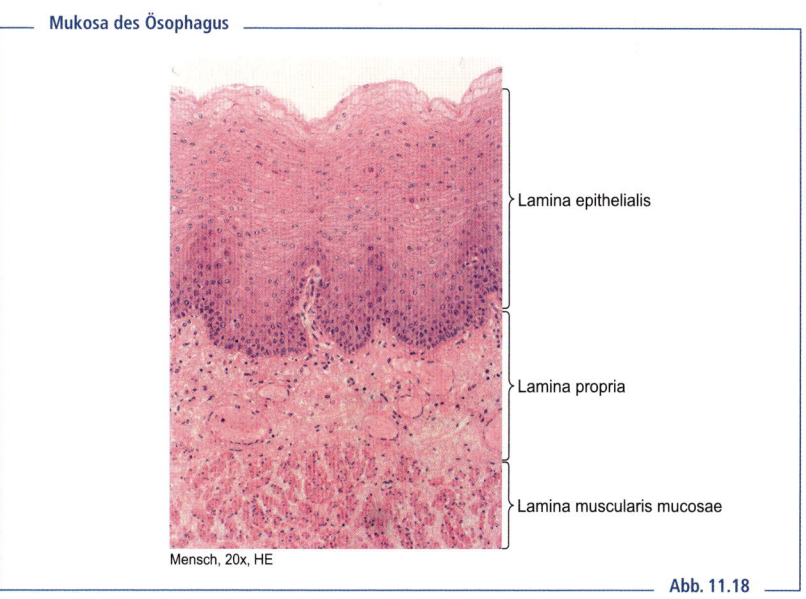

Mensch, 20x, HE

Lamina epithelialis
Lamina propria
Lamina muscularis mucosae

Abb. 11.18

11.7 Magen (1)

Die Hauptfunktionen des Magens (Syn.: Gaster, Ventriculus) sind:
- Speicherung und Durchmischung der aufgenommenen Nahrung
- Sekretion des Magensafts, der v. a. Salzsäure (HCl), proteolytische Enzyme (Pepsin) und den Intrinsic-Faktor (wichtig für Vitamin-B_{12}-Resorption im Dünndarm) enthält

Das stark saure Milieu des Magens tötet schädliche Mikroorganismen und Protozoen ab, die mit der Nahrung aufgenommen wurden. Erstaunlicherweise vermag aber eine pathogene Bakterienart, *Helicobacter pylori*, im sauren Magenmilieu zu überleben. Ihr Vorkommen steht in Zusammenhang mit der Entstehung von chronischen Gastritiden, Magenulzera und -karzinomen (s. u.).

Die proteolytischen Enzyme im Magensaft spalten Eiweißbindungen auf und beginnen so die Proteinverdauung.

Wandaufbau

Mukosa   Die Mukosa des gesamten Magens besitzt ein Mikrorelief mit kleinen Einsenkungen, den **Magengrübchen (Foveolae gastricae,** → Abb. 11.19). Deren jeweilige Tiefe ist im mikroskopischen Präparat differenzialdiagnostisch wichtig. Die gesamte Oberfläche, auch die der Foveolae, wird von einem einschichtigen prismatischen, schleimbildenden Epithel gebildet. Dieses Oberflächenepithel ist von großer funktioneller Bedeutung.

Die schlanken Epithelzellen enthalten in ihrer oberen Zellhälfte **Schleimgranula** und sind über ausgedehnte Zonulae occludentes und andere Zellkontakte verbunden. Der Schleim wird normalerweise reguliert per Exozytose freigesetzt und bildet auf der Oberfläche eine ca. 0,2 mm dicke, zähe Schicht, deren Hauptkomponenten die Muzine MUC 5 und MUC 6 sind.

Der Schleim schützt die Mukosa vor Verletzungen durch Nahrungsbestandteile oder Salzsäure und vor der Selbstverdauung. Weitere wichtige Komponenten des Magenschleims sind Bikarbonat und Phospholipide. Letztere verleihen der Schleimschicht auch hydrophobe Eigenschaften.

Das Oberflächenepithel kann kleinere Epithelverletzungen sehr rasch (Minuten bis eine Stunde) heilen.

Der größte Teil der Mukosa wird von dicht gepackten, geschlängelt verlaufenden **tubulösen Drüsen** eingenommen, deren Drüsenepithelzellen sich in den verschiedenen Magenregionen unterscheiden. Die Lamina propria ist gut kapillarisiert und enthält oft viele Abwehrzellen.

Submukosa   Sie weist kaum spezifische Besonderheiten auf.

Muskularis   Sie enthält außer den ringförmig und längs verlaufenden Fasern auch schräge Faserzüge. In der Muskularis existieren Schrittmacherzentren, von denen Kontraktionswellen ausgehen.

Serosa   Sie findet sich am gesamten Magen.

Funktionelle Gegenspieler im Magen

Im Magen stehen sich aggressive und protektive Faktoren gegenüber:
- **Aggressive Faktoren:** HCl, Pepsin, Alkohol, Nikotin, z. T. Medikamente
- **Protektive Faktoren:** Oberflächenschleim, Bikarbonat, Phospholipide, intaktes Oberflächenepithel, Prostaglandine, Wachstumsfaktoren, intakte Zellkontakte, gute Durchblutung

--- **Histopathologie** ---

Die Magenschleimhaut ist nicht selten von Krankheiten befallen: **Gastritis** (Magenschleimhautentzündung), an deren Zustandekommen das Bakterium *Helicobacter pylori* beteiligt sein kann. Eine wichtige Rolle spielt aber immer auch ein Überwiegen der aggressiven Schleimhautfaktoren (Magensäure!) und oft auch psychosozialer Stress.

Erosionen sind flache, blutende Schleimhautdefekte. Einen tiefen, bis in die Submukosa reichenden blutenden Defekt bezeichnet man als **Magenulkus** (Plural: -ulzera).

Mikroskopisch-anatomisch gliedert sich der Magen in:
- Kardia (Mageneingang)
- Korpus (Magenkörper)/Fundus
- Pars pylorica

Kardia

Die Kardia bildet beim Menschen eine nur 1–3 cm breite Zone am Mageneingang (→ Abb. 11.20). Die Foveolae gastricae sind hier relativ tief und nehmen ca. ein Drittel der Schleimhautdicke ein (→ Abb. 11.21); sie werden vom prismatischen schleimbildenden Oberflächenepithel ausgekleidet. In der Tiefe der Foveolae (→ Abb. 11.19) münden die geschlängelt verlaufenden und verzweigten **Kardiadrüsen**. Diese bestehen im Wesentlichen aus einem Zelltyp, der Schleim bildet, der sich jedoch molekular von dem des Oberflächenepithels unterscheidet. Er neutralisiert Magensäure und schützt damit die Ösophagusschleimhaut vor eventuell eindringender Magensäure. Im Drüsenepithel kommen endokrine Zellen vor, die die Durchblutung und Sekretion beeinflussen.

11.7 Magen (1)

Foveolae gastricae

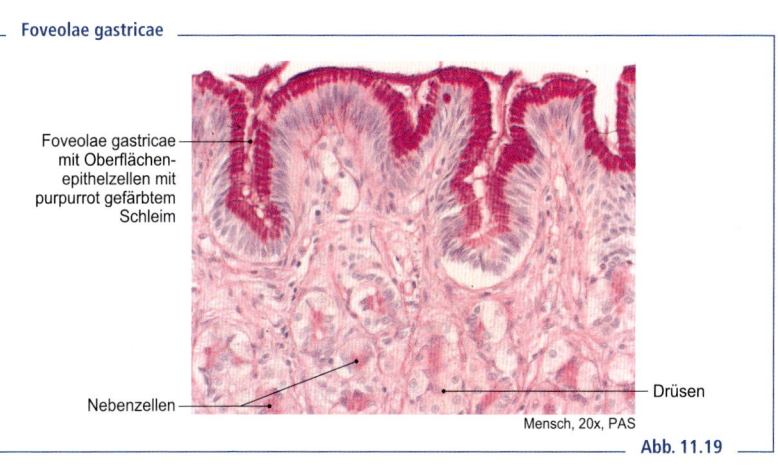

Foveolae gastricae mit Oberflächenepithelzellen mit purpurrot gefärbtem Schleim

Nebenzellen

Drüsen

Mensch, 20x, PAS

Abb. 11.19

Ösophaguswand am Übergang zum Magen

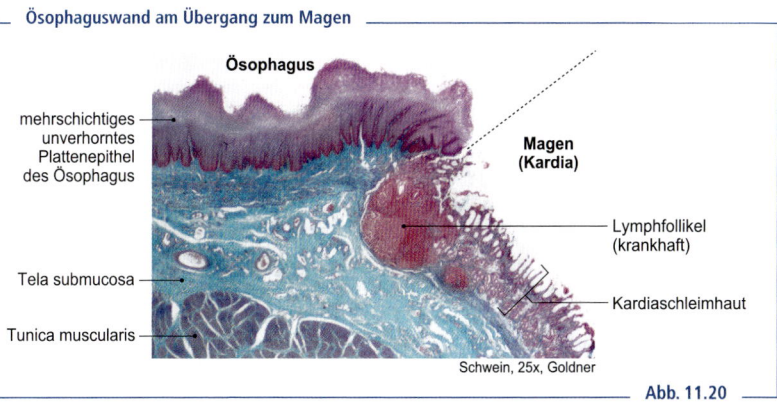

Ösophagus

Magen (Kardia)

mehrschichtiges unverhorntes Plattenepithel des Ösophagus

Lymphfollikel (krankhaft)

Tela submucosa

Kardiaschleimhaut

Tunica muscularis

Schwein, 25x, Goldner

Abb. 11.20

Schleimhaut der Kardia

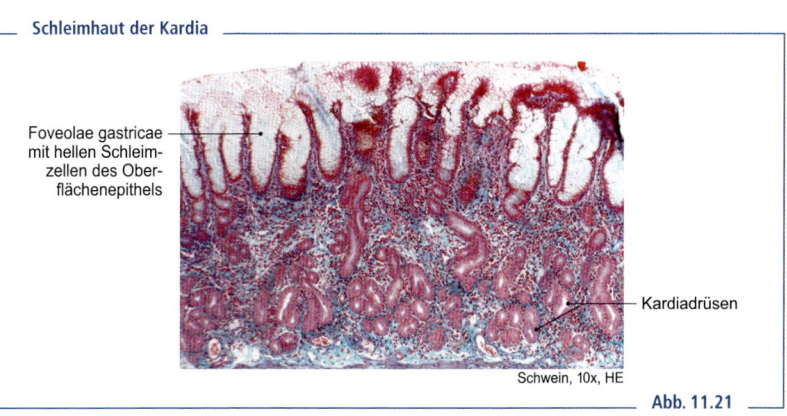

Foveolae gastricae mit hellen Schleimzellen des Oberflächenepithels

Kardiadrüsen

Schwein, 10x, HE

Abb. 11.21

11.8 Magen (2)

Korpus und Fundus

Diese beiden großen Magenabschnitte gleichen sich auf histologischer Ebene. Ihr wesentliches histologisches Merkmal sind ihre spezifischen Magendrüsen, die Salzsäure zu bilden vermögen und **Hauptdrüsen** genannt werden.

Die Foveolae nehmen hier nur ca. ein Fünftel der Schleimhautdicke ein. Sie werden wie überall im Magen von prismatischen Oberflächenepithelzellen ausgekleidet (→ Abb. 11.22). In der Tiefe eines Magengrübchens münden ca. 5–7 Hauptdrüsen (→ Abb. 11.23), die eine wesentliche funktionelle Rolle des Magens spielen und die durch folgende Zellen gekennzeichnet sind:

- Belegzellen
- Hauptzellen
- Nebenzellen
- Stammzellen
- Endokrine Zellen

Belegzellen („Parietalzellen")

Belegzellen bilden **Salzsäure (HCl)**, eine in funktioneller und klinischer Hinsicht entscheidend wichtige Komponente des Magensafts. Sie befinden sich überwiegend in den mittleren Abschnitten der Hauptdrüsen des Magens. Sie sind groß, im Umriss oval und eosinophil (→ Abb. 11.23, → Abb. 11.24); sie wölben sich basal ins Bindegewebe vor, was den Eindruck vermittelt, als bildeten sie einen Belag an den Drüsen. Ihre Eosinophilie beruht auf dem hohen Gehalt an Mitochondrien, die die Energie für die Salzsäurereproduktion bereitstellen.

Von apikal stülpen sich sog. sekretorische Kanälchen tief ins Zytoplasma ein. In aktiv HCl-bildenden Zellen sind diese Kanälchen von dicht stehenden Mikrovilli gesäumt. In weniger aktiven Zellen bilden sich die Mikrovilli zurück. Die Membran der Mikrovilli enthält die H^+/K^+-ATPase, eine Protonenpumpe, die in vesikulären oder tubulären Membranstrukturen im Zytoplasma gespeichert wird. Letztere werden bei Bedarf wieder in die apikale Membran eingebaut. Dabei entstehen die Mikrovilli.

Die HCl-Bildung wird vom N. vagus und von verschiedenen Hormonen beeinflusst. Fördernd wirken:

- **Acetylcholin** (parasympathischer Transmitter; Ausschüttung über den N. vagus)
- **Histamin** (aus ECL-Zellen, s. u.)
- **Gastrin** (aus G-Zellen, s. u.)

Somatostatin, das von den D-Zellen ausgeschüttet wird, hemmt die HCl-Bildung.

Neben der HCl-Produktion haben die Belegzellen noch eine weitere wichtige Funktion: Sie synthetisieren den sog. **Intrinsic-Faktor**, ein Glykoprotein, das Vitamin B_{12} bindet, seinen Abbau verhindert und mit ihm zusammen im terminalen Ileum (→ Kap. 11.10) resorbiert wird.

Hauptzellen

Die Hauptzellen bilden vor allem **Pepsinogene**. Dabei handelt es sich um inaktive Proteasen, die im sauren Magenmilieu zu Pepsinen aktiviert werden. Pepsine beginnen mit dem Abbau der mit der Nahrung aufgenommenen Proteine.

Die Zellen liegen in der Tiefe der Drüsen und sind basophil (→ Abb. 11.22, → Abb. 11.24), was auf ihren hohen Gehalt an rauem endoplasmatischem Retikulum beruht. Das apikale Zytoplasma enthält Sekretgranula.

Nebenzellen

Nebenzellen befinden sich überwiegend in den oberen Drüsenabschnitten (→ Abb. 11.23) und produzieren spezielle **Schleime**.

Stammzellen

In den oberen Drüsenanteilen finden sich Stammzellen (→ Abb. 11.23, → Kap. 2), von denen differenziert die Neubildung der Drüsenzellen und der Oberflächenepithelzellen ausgeht.

Endokrine Zellen

Auch im Epithel der Hauptdrüsen kommen viele endokrine Zellen vor (→ Abb. 11.23). Dazu gehören:

- ECL-Zellen, die Histamin bilden. Die Abkürzung ECL steht für „enterochromaffin-like" – diese Zellen ähneln also den enterochromaffinen (EC-)Zellen, die Serotonin bilden (→ Kap. 11.10).
- D-(oder Delta-)Zellen, die Somatostatin bilden; sie kommen auch in den Langerhans-Inseln im Pankreas vor (→ Kap. 12.4). Dort wurden die endokrinen Zellen eine Zeitlang mit griechischen Buchstaben bezeichnet.
- G-Zellen, die Gastrin ausschütten

Pars pylorica

Im Endabschnitt des Magens bietet die Schleimhaut wiederum ein anderes Bild. Die Foveolae sind hier tief und nehmen die Hälfte der Schleimhaut ein (→ Abb. 11.25). Die Drüsen sind – wie in der Kardia – rein mukös und enthalten viele endokrine Zellen, insbesondere die gastrinbildenden G-Zellen.

Die G-Zellen sind im Routinepräparat nur schwer auszumachen; erst die Immunhistochemie zeigt, wie zahlreich sie sind.

Ziemlich häufig sind in der Schleimhaut Hinweise auf eine Entzündung erkennbar: Ansammlungen von Lymphozyten, z.T. auch Lymphfollikel.

Die Muskularis ist im Bereich des Magenpförtners besonders dick.

11.8 Magen (2)

Mukosa des Korpus/Fundus

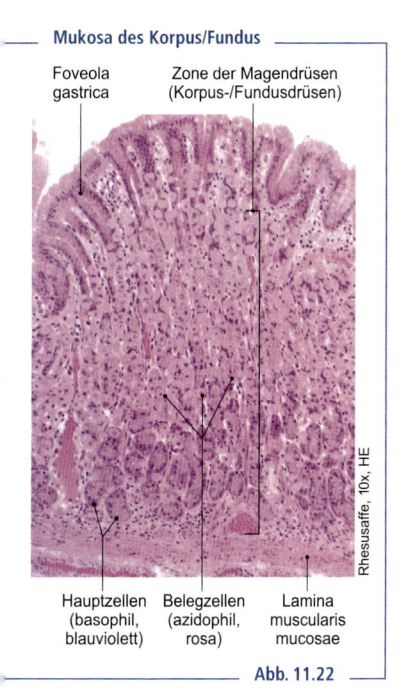

- Foveola gastrica
- Zone der Magendrüsen (Korpus-/Fundusdrüsen)
- Hauptzellen (basophil, blauviolett)
- Belegzellen (azidophil, rosa)
- Lamina muscularis mucosae

Rhesusaffe, 10x, HE

Abb. 11.22

Hauptdrüse

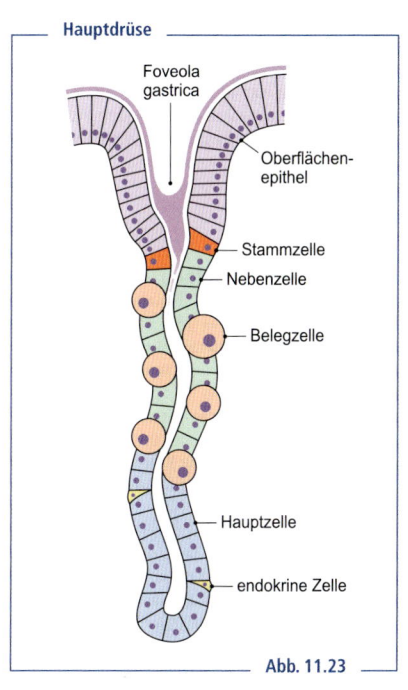

- Foveola gastrica
- Oberflächenepithel
- Stammzelle
- Nebenzelle
- Belegzelle
- Hauptzelle
- endokrine Zelle

Abb. 11.23

Korpusdrüse

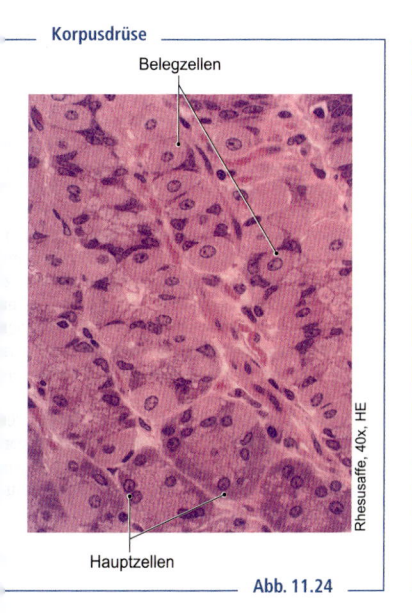

- Belegzellen
- Hauptzellen

Rhesusaffe, 40x, HE

Abb. 11.24

Pylorusschleimhaut

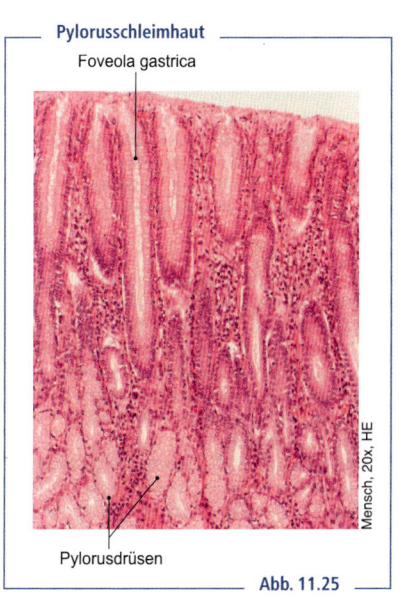

- Foveola gastrica
- Pylorusdrüsen

Mensch, 20x, HE

Abb. 11.25

11.9 Dünndarm (1)

Hauptfunktionen des Dünndarms sind Verdauung und Resorption der Nährstoffe. Diese Funktionen sind bei der Analyse der Morphologie dieses Darmabschnitts stets zu bedenken. Der Dünndarm ist in drei Abschnitte gegliedert, die aber nicht scharf gegeneinander abgegrenzt sind:
- Duodenum
- Jejunum
- Ileum

Allgemeiner Wandaufbau

Den drei Abschnitten des Dünndarms sind viele Merkmale gemeinsam (→ Abb. 11.26). Ihre innere Oberfläche besitzt eine Hierarchie von Strukturen, die der Oberflächenvergrößerung dienen, was die Effizienz der Resorption steigert.
- **Kerckring-Falten (Plicae circulares):** Diese Falten sind bis zu 8–10 mm hoch und verlaufen zirkulär, d. h., sie stehen quer zur Längsachse des Dünndarms. An ihrem Aufbau sind Mukosa und Submukosa beteiligt.
- **Zotten (Villi):** Die Zotten sind finger- oder blattförmige Ausstülpungen der Mukosa und ca. 0,5–1 mm lang (→ Abb. 11.27).
- **Mikrovilli** (→ Abb. 11.28, → Abb. 11.29): Die resorbierenden Zellen des Oberflächenepithels der Zotten besitzen je ca. 3000 dicht stehende, 1–1,4 µm lange Mikrovilli, die zusammen einen Bürstensaum an der resorbierenden Oberfläche der Epithelzellen bilden. Die Mikrovilli sind im Innern durch ein regelmäßig aufgebautes System aus Aktinfilamenten stabilisiert und tragen speziell an ihrer Spitze eine hohe Glykokalyx, die Wasser bindet.

Mukosa   Sie bildet nicht nur **Zotten**, sondern auch tubuläre Einsenkungen, die **Krypten**. Sie ist in die typischen Laminae (Lamina epithelialis, Lamina propria, Lamina muscularis mucosae) gegliedert (→ Abb. 11.28).

Submukosa   Sie besitzt ein bindegewebiges Grundgerüst mit scherengitterartig angeordneten Kollagenfasersystemen, die sich gut an Längenveränderungen des Darms, wie sie bei der Peristaltik unvermeidlich sind, anpassen können. Außerdem ist sie von zahlreichen Blut- und Lymphgefäßen durchzogen. In dieser Schicht ist auch der intramurale Meissner-Plexus (→ Kap. 11.5) lokalisiert.
Eine Besonderheit des Duodenums sind die **Brunner-Drüsen**, die nur hier in der Submukosa zu finden sind (→ Kap. 11.10, → Abb. 11.33, → Abb. 11.34).

Muskularis   Sie ist gut erkennbar in eine innere Ring- und eine äußere Längsmuskelschicht gegliedert. Zwischen diesen beiden Schichten ist der Auerbach-Plexus (→ Kap. 11.5) lokalisiert.

Serosa   Der allergrößte Teil des Dünndarms liegt intraperitoneal, sodass außen eine Serosa (→ Abb. 11.30) vorkommt. Lediglich der größte Teil des Duodenums ist beim Menschen dort, wo es mit der hinteren Rumpfwand verwächst, sekundär retroperitoneal gelegen. Die Serosa ist eine zarte Bindegewebsschicht mit vielen Blut- und Lymphkapillaren und ganz außen dem viszeralen Blatt des Peritonealepithels.

Zotten

Die Dünndarmzotten bestehen aus einem Kern aus Bindegewebe (Lamina propria) und zahlreichen kleinen Blut- und Lymphgefäßen. Sie sind überzogen von einem einschichtigen prismatischen Oberflächenepithel, das die Lamina epithelialis bildet (→ Abb. 11.28).
Das Oberflächenepithel besteht aus zwei Zelltypen:
- **Enterozyten** (→ Abb. 11.28, → Abb. 11.31): Es handelt sich um prismatische Zellen mit apikalem Bürstensaum, reich entwickelten Organellen und hochdifferenziertem Zytoskelett. Sie sind durch einen typischen apikalen Haftkomplex (Zonula occludens, Zonula adhaerens, Desmosom; → Kap. 1.6) verknüpft. Zusätzlich sind sie durch Nexus verbunden. Diese Zellen dienen dem hochkomplexen Prozess der Nährstoffresorption.
- **Becherzellen** (→ Abb. 11.28, → Abb. 11.31): Sie bilden Schleim (vorwiegend das Muzin MUC 2), der sich als dünner Film auf der Oberfläche der Mikrovilli ausbreitet. Dieser schützt die Mikrovilli und ist auch am Aufbau der wasserreichen Schicht beteiligt, die den Mikrovilli aufliegt. Durch diese wasserreiche Schicht (engl.: layer of unstirred water) müssen alle Nährstoffe hindurchtreten.

Das typische histologische Erscheinungsbild der Becherzellen mit schmalem Fuß und aufgetriebenen oberen zwei Dritteln ist ein postmortales Artefakt, das dadurch entsteht, dass nach dem Tod Wasser in die Zellen eindringt, sodass der intrazelluläre Schleim aufquillt.
Die Lamina propria enthält glatte Muskelzellen, die die Zotten verkürzen können, viele freie Bindegewebszellen (an den Spitzen z. B. oft Makrophagen) sowie Blut- und Lymphkapillaren, die dem Abtransport der resorbierten Nährstoffe dienen.

11.9 Dünndarm (1)

Übersicht Dünndarm (Jejunum)

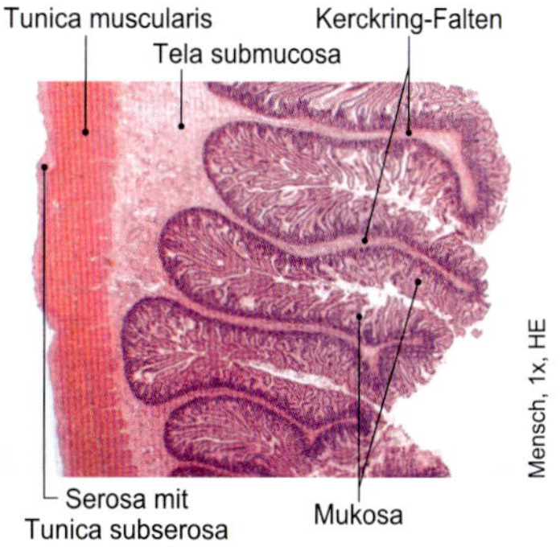

- Tunica muscularis
- Tela submucosa
- Kerckring-Falten
- Serosa mit Tunica subserosa
- Mukosa

Mensch, 1x, HE

Abb. 11.26

Zotten und Krypten

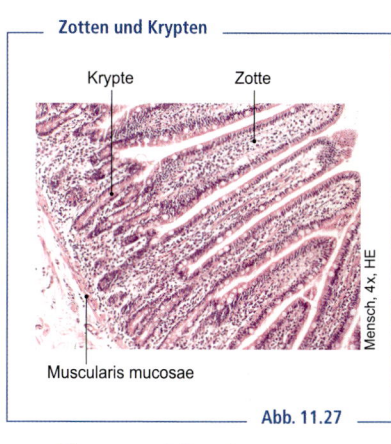

- Krypte
- Zotte
- Muscularis mucosae

Mensch, 4x, HE

Abb. 11.27

Mukosa der Dünndarmzotten

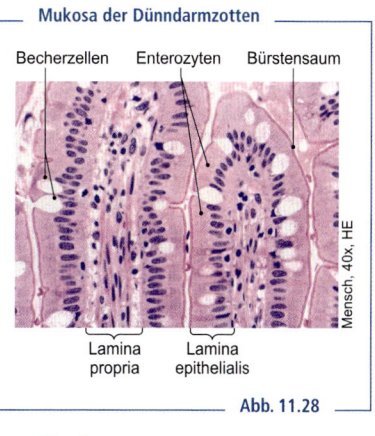

- Becherzellen
- Enterozyten
- Bürstensaum
- Lamina propria
- Lamina epithelialis

Mensch, 40x, HE

Abb. 11.28

Bürstensaum (Jejunum)

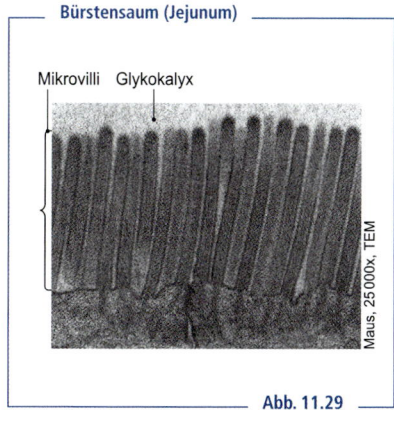

- Mikrovilli
- Glykokalyx

Maus, 25000x, TEM

Abb. 11.29

Dünndarmserosa

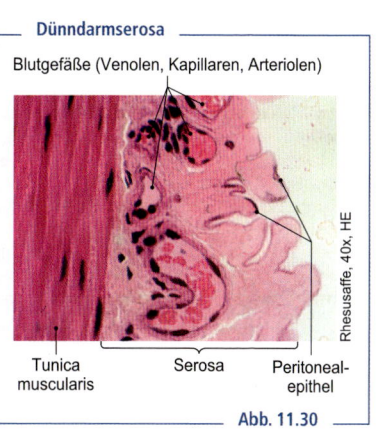

- Blutgefäße (Venolen, Kapillaren, Arteriolen)
- Tunica muscularis
- Serosa
- Peritonealepithel

Rhesusaffe, 40x, HE

Abb. 11.30

Becherzellen im Mukosaepithel

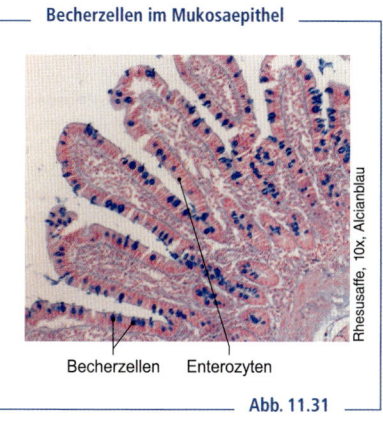

- Becherzellen
- Enterozyten

Rhesusaffe, 10x, Alcianblau

Abb. 11.31

11.10 Dünndarm (2)

Krypten

Krypten sind tubuläre, blind endende Strukturen mit engem Lumen und prismatischem Wandepithel. Sie dienen der Erneuerung des Zottenepithels und der Abwehr von Krankheitserregern. In ihrem Epithel gibt es sich schnell teilende Stammzellen (→ Mitosefiguren in jedem Präparat, → Abb. 11.32). Aus ihnen gehen Enterozyten und Becherzellen hervor, die in 4–5 Tagen die Zotten emporwandern, an deren Spitze absterben und ausgestoßen werden.

In der Tiefe der Krypten liegen Gruppen von **Paneth-Zellen** (→ Abb. 11.32), deren Sekrete (z. B. Lysozym und Defensine) pathogene Mikroorganismen abtöten. Die Sekretionsgranula sind stark eosinophil, woran man sie leicht erkennt.

Außerdem finden sich im Kryptenepithel viele verschiedene endokrine Zellen, z. B. die **serotoninbildenden enterochromaffinen (EC-)Zellen.**

Das Bindegewebe der Lamina propria bildet nicht nur den Kern der Zotten, sondern füllt auch den Raum zwischen den Krypten (→ Abb. 11.32). Es enthält neben Fibrozyten und glatten Muskelzellen eine Vielzahl freier Zellen: Makrophagen, Mastzellen, Plasmazellen, eosinophile Granulozyten, B-Lymphozyten und T-Lymphozyten; letztere kommen regelmäßig auch im Zottenepithel vor.

All diese freien Zellen sind hier am besten zu studieren. Sie sind nicht leicht zu unterscheiden; hilfreich sind Kernstruktur und Zytoplasma (Größe, Granula, Basophilie, Eosinophilie, lysosomale Strukturen).

Wichtig ist die gute Versorgung der Zotten mit Blut- und Lymphgefäßen. Subepitheliale Blutkapillaren transportieren resorbierte Eiweiße und Zucker ab, Lymphkapillaren nehmen resorbierte Fette auf.

Besonderheiten der einzelnen Dünndarmabschnitte

Duodenum

Wichtigstes spezifisches Merkmal sind die mukösen **Brunner-Drüsen** in der Submukosa. Sie bilden kleine Pakete, die in die Krypten der Mukosa münden (→ Abb. 11.33, → Abb. 11.34). Die Brunner-Drüsen produzieren ein alkalisches Sekret, das aus Schleim und Bikarbonat besteht und den sauren Magenbrei neutralisiert und so die Duodenalschleimhaut schützt. Die **Kerckring-Falten** sind hoch und stehen dicht; sie fehlen im Bulbus duodeni.

Jejunum

Die typischen Merkmale des Dünndarms (→ Abb. 11.26, → Kap. 11.9) sind klar ausgeprägt. Es fehlen Brunner-Drüsen und die großen Peyer-Plaques; kleinere Aggregate lymphatischen Gewebes können vorkommen.

Ileum

Typisch für das Ileum sind **Peyer-Plaques** (Noduli lymphoidei aggregati): größere Ansammlungen von Lymphfollikeln mit parafollikulärem lymphatischem Gewebe in der Mukosa (→ Abb. 11.35). Sie befinden sich auf der Seite, die dem Mesenterialansatz gegenüberliegt. Sie können cm-groß werden und sind mit bloßem Auge als Schleimhautverdickungen sichtbar. Die Lymphfollikel liegen dicht unter der Oberfläche. Über ihnen befindet sich eine flach kuppelförmige zellreiche Bindegewebsschicht, das **Domareal**, das seinerseits von einem flach kuppelförmig angeordneten Oberflächenepithel (**Domepithel**) bedeckt ist. In diesem Epithel befinden sich **M-Zellen**. Diese Zellen transportieren Antigene aus dem Darmlumen ins subepitheliale Bindegewebe und machen sie hier dem Immunsystem bekannt (→ Kap. 7.12). Die M-Zellen besitzen seitlich Taschen, in denen viele B- und T-Lymphozyten liegen können, die epitheliale Struktur kann hier unübersichtlich werden (→ Abb. 11.36). Im Ileum leben physiologisch symbiontische Bakterien, distal bis zu 10^8 Keime pro Gramm Darminhalt. Becherzellen fehlen im Domepithel. Außerhalb der Peyer-Plaques und zwischen den Domarealen innerhalb einer Peyer-Plaque treten normale Darmzotten auf. Im Ileum sind die Kerckring-Falten relativ niedrig und stehen relativ weit auseinander.

Differenzialdiagnose

- **Duodenum:** Brunner-Drüsen, hohe, dicht stehende Kerckring-Falten
- **Jejunum:** typische Kerckring-Falten mit Zotten und Krypten, aber weder Peyer-Plaques noch Brunner-Drüsen
- **Ileum:** Peyer-Plaques, niedrige und weit auseinanderstehende Kerckring-Falten

---

Klinik

Im Duodenum kommt es relativ häufig zu Entzündungen (**Duodenitis**) und Ulzerationen (**Ulcera duodeni**). Auch in anderen Dünndarmabschnitten treten – weltweit gesehen – oft z. T. schwere Entzündungen auf, z. B. Cholera, Typhus, Amöben- und bakterielle Ruhr.

Lebensmittelvergiftungen sind meist auf bakteriell (Salmonellen, *Staphylococcus aureus*) verunreinigte Nahrung zurückzuführen. **Nahrungsmittelallergien** und genetisch bedingte Defekte der Verdauung können zu heftigen Symptomen führen.

Werden Nahrungsmittel nicht hinreichend resorbiert und verdaut, spricht man von **Malabsorptions-** bzw. **Maldigestionssyndromen** (→ Praxisfall).

11.10 Dünndarm (2)

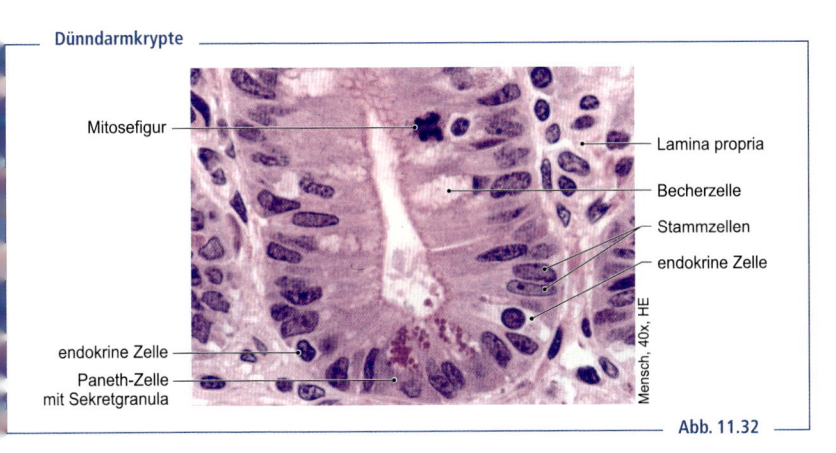

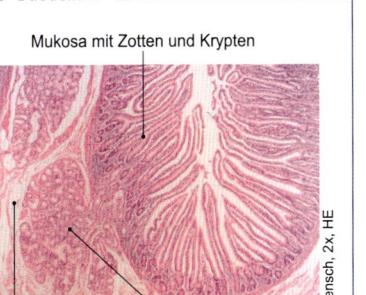

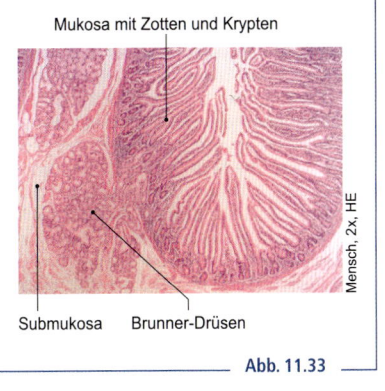

Dünndarmkrypte

Beschriftungen: Mitosefigur, Lamina propria, Becherzelle, Stammzellen, endokrine Zelle, endokrine Zelle, Paneth-Zelle mit Sekretgranula

Mensch, 40x, HE

Abb. 11.32

Duodenum

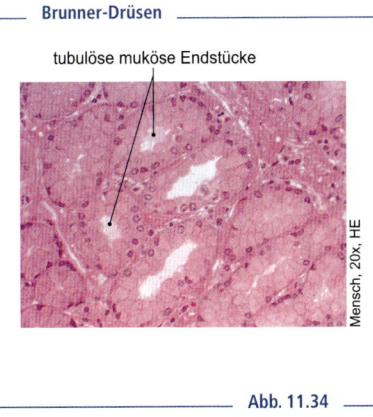

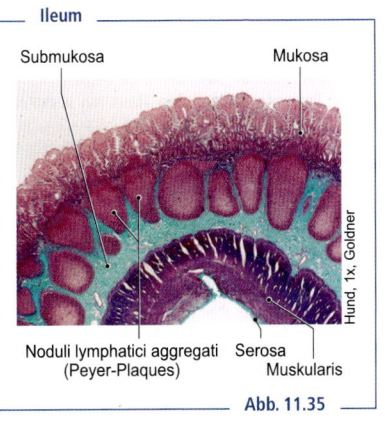

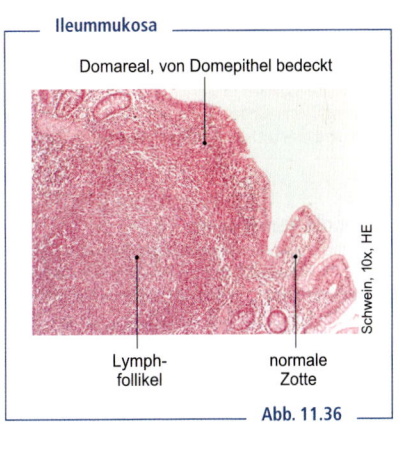

Beschriftungen: Mukosa mit Zotten und Krypten, Submukosa, Brunner-Drüsen

Mensch, 2x, HE

Abb. 11.33

Brunner-Drüsen

Beschriftungen: tubulöse muköse Endstücke

Mensch, 20x, HE

Abb. 11.34

Ileum

Beschriftungen: Submukosa, Mukosa, Noduli lymphatici aggregati (Peyer-Plaques), Serosa, Muskularis

Hund, 1x, Goldner

Abb. 11.35

Ileummukosa

Beschriftungen: Domareal, von Domepithel bedeckt, Lymphfollikel, normale Zotte

Schwein, 10x, HE

Abb. 11.36

11.11 Kolon, Appendix und Analkanal

Im Dickdarm (Kolon, → Abb. 11.37) wird der Darminhalt eingedickt und terminal ausgeschieden. Kennzeichnend ist also eine intensive **Wasserrückresorption**, die es aber auch im Dünndarm gibt. Im Kolonlumen lebt physiologisch eine spezielle symbiontische Bakterienflora mit ca. 10^{12} Keimen pro Gramm Darminhalt
Auf histologischer Ebene sind alle typischen Wandschichten vorhanden, sie sind aber in spezifischer Weise ausgebildet.

Mukosa   Sie besitzt keine Zotten, sondern nur tubuläre, gestreckt verlaufende Krypten (→ Abb. 11.37). Ihre Oberfläche ist daher relativ glatt. Es können sich aber Oberflächenfalten bilden, an deren Aufbau sich Mukosa und Submukosa beteiligen. Die **Lamina epithelialis** der Oberfläche und der Krypten besitzt zahlreiche Becherzellen, zwischen denen die mikrovillitragenden, mitochondrienreichen, resorbierenden Zellen kaum auffallen. Paneth-Zellen kommen nur noch selten am Anfang des Kolons vor, endokrine Zellen treten verbreitet und regelmäßig auf. In der **Lamina propria** sind oft eosinophile Granulozyten (Parasitenabwehr) gut erkennbar, auch Makrophagen und Plasmazellen sind häufig.

Muskularis   Sie besitzt eine kräftige Ringmuskulatur; die Längsmuskulatur ist auf drei Streifen, die **Tänien**, beschränkt. Die **Plicae semilunares** sind Falten von Mukosa und Submukosa und können verstreichen. Die Appendices epiploicae sind fettgewebereiche Anhängsel, die aus der Subserosa hervorgehen.

Klinik

Das **kolorektale Karzinom** gehört zu den häufigsten Karzinomen des Menschen. Morbus Crohn und Colitis ulcerosa sind rezidivierende chronische Erkrankungen vorwiegend des Kolons, die möglicherweise auf einer gestörten Abwehrfunktion der Darmschleimhaut gegenüber Darmbakterien beruhen, und dies u. U. auf einer genetischen Basis.

Appendix vermiformis
Die Wand der Appendix vermiformis (→ Abb. 11.38) besitzt im Prinzip die gleiche Struktur wie die Wand des übrigen Kolons. In ihrer Mukosa sind aber meist zahlreiche **Lymphfollikel** ausgebildet, die die Krypten verdrängen. Im Oberflächenepithel treten **M-Zellen** (→ Kap. 11.10) auf.
Der Durchmesser der Appendix ist mit 5–10 mm viel kleiner als der des normalen Kolons, sodass ein Querschnitt gut auf einen Objektträger passt. Die Längsmuskulatur der Muskularis ist geschlossen.

Klinik

Besonders bei Kindern kann sich die Appendix entzünden (**Appendizitis**). Wegen der Gefahr eines Wandbruchs mit anschließender Bauchhöhlenentzündung (Peritonitis) wird die entzündete Appendix meist operativ entfernt.

Analkanal
Im Analkanal (→ Abb. 11.39), einer klinisch wichtigen, oft aber im Histologiekurs vernachlässigten Region, geht die typische Kolonschleimhaut des Rektums in die Haut des Analbereichs über. Besonders auffallend ist der Übergang vom prismatischen Epithel mit Becherzellen (Rektumepithel) zum unverhornten Plattenepithel. Dementsprechend lassen sich verschiedene Zonen unterscheiden (→ Abb. 11.39):

- Die **kolorektale Zone** (**Zona colorectalis**) mit Kolonschleimhaut; hier sind die Krypten allerdings relativ flach.
- Die **anale Übergangszone** (**Zona transitionalis**) besitzt verschiedene mehrschichtige Epitheltypen, z. B. zweischichtiges prismatisches oder dreischichtiges kubisches Epithel. Vereinzelt können auch noch Kolonkrypten auftreten. Weitere Merkmale sind die **Columnae anales**. Dabei handelt es sich um Schleimhautwülste mit arteriell versorgten Gefäßknäueln, die beim Verschluss des Darmausgangs eine wichtige Rolle spielen. Am unteren Rand liegt die **Linea dentata**, die durch den Rand der **Valvulae anales** entsteht, die die Columnae unten verbinden. Die Valvulae sind die Wände kleiner Taschen (**Sinus anales**), in deren Tiefe rudimentäre **Analdrüsen** (= **Proktodealdrüsen**) münden können.
- Die **Zona squamosa** (**Zona:alba**, weil weißlich) ist mit typischem mehrschichtigem unverhorntem Plattenepithel überzogen. Aufgrund der ausgeprägten sensiblen Innervation ist diese Region sehr schmerzempfindlich. Sie wird durch die **Linea anocutanea** zur folgenden Zone begrenzt.
- Die **Zone der perianalen Haut** mit verhorntem mehrschichtigem Plattenepithel ist stark pigmentiert und besitzt außerdem apokrine Duftdrüsen, ekkrine Schweißdrüsen und Haare.

Klinik

Der Analkanal ist Sitz einiger Krankheiten und daher klinisch von besonderem Interesse. Von den Sinus anales können mitunter schlecht heilende **Fisteln** ausgehen. **Analkarzinome** sind oft Plattenepithelkarzinome. Als (innere) **Hämorrhoiden** bezeichnet man pathologisch vergrößerte Gefäßknäuel der Columnae anales.

11.11 Kolon, Appendix und Analkanal

Kolon

Abb. 11.37 — Mensch, 10x, HE
- Lumen
- Mukosa mit tubulären Krypten
- Submukosa

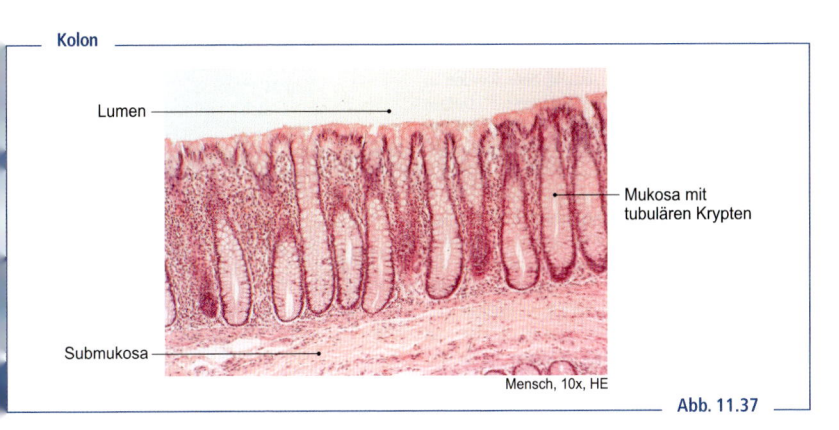

Appendix vermiformis

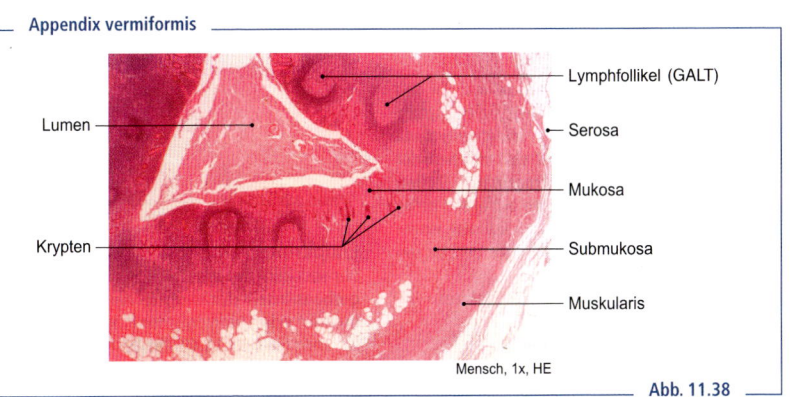

Abb. 11.38 — Mensch, 1x, HE
- Lumen
- Krypten
- Lymphfollikel (GALT)
- Serosa
- Mukosa
- Submukosa
- Muskularis

Analkanal

Abb. 11.39 — Rhesusaffe, 2x, HE
- Lumen
- Rektumschleimhaut
- Lymphozyteninfiltrate
- mehrschichtiges unverhorntes Plattenepithel

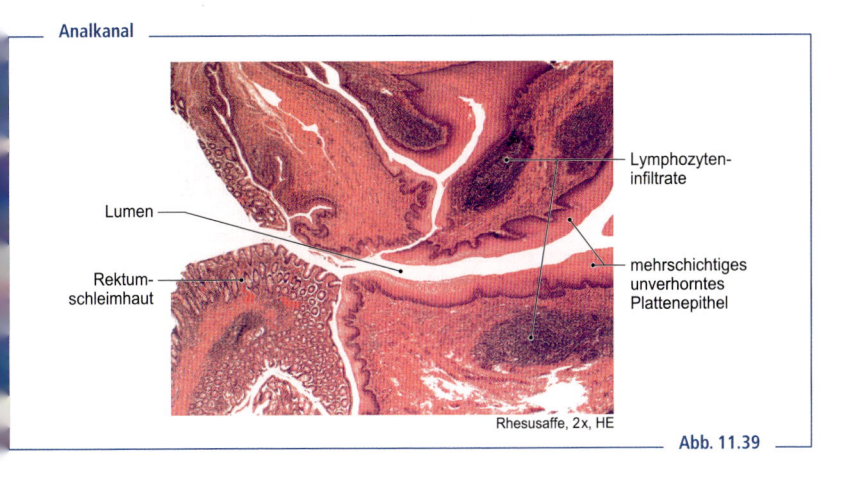

11.12 Pankreas (Bauchspeicheldrüse)

Die Bauchspeicheldrüse (Pankreas, ➞ **Abb. 11.40**) besitzt exo- und endokrine Anteile. Hier werden in erster Linie die exokrinen Anteile dargestellt; Details zum endokrinen Pankreas sind in ➞ **Kap. 12.4** beschrieben.

Exokrines Pankreas

Das exokrine Pankreas (➞ **Abb. 11.40**) bildet täglich ca. 2 l Pankreassaft. Es ist eine in Läppchen gegliederte, rein seröse Drüse, die die Verdauungsenzyme bildet. Diese Enzyme werden z.T. in aktiver Form (amylo- und lipolytische Enzyme) und z.T. als inaktive Vorstufen (proteolytische Enzyme) sezerniert. Über ein komplexes Gangsystem (s. u.) gelangen sie in das Duodenum.

Die **serösen Endstücke** sind variabel gestaltete Azini; oft haben sie typische Kugelform, sie können aber auch Anklänge an eine tubulöse Form zeigen oder einem Schaltstück asymmetrisch angelagert sein (➞ **Abb. 11.41 a**).

Die **Azinuszellen** sind reich an basophilem rER und besitzen supranukleär einen großen Golgi-Apparat und eosinophile, rundliche Sekretionsgranula (➞ **Abb. 11.41 b**). Kennzeichnend sind im Innern der Azini befindliche sog. **zentroazinäre Zellen** (➞ **Abb. 11.41**). Diese besitzen ein auffallend helles Zytoplasma und entsprechen ins Azinusinnere eingedrungenen Zellen der Schaltstücke, die den Beginn des Gangsystems repräsentieren.

Myoepithelzellen fehlen den Azini des Pankreas.

Gangsystem

Das Gangsystem des Pankreas beginnt mit den gut erkennbaren verzweigten Schaltstücken, deren epitheliale Wand flach bis kubisch ist und einzelne Myoepithelzellen besitzt. Der Durchmesser der Schaltstücke ist anfänglich kleiner als der der Endstücke, sie werden dann kontinuierlich größer. Unter Einfluss des Hormons **Sekretin** sezernieren die Schaltstücke **Wasser** und **Bikarbonat-Ionen**.

Die Schaltstücke gehen ohne scharfe Grenze in kleine intralobuläre Gänge mit kubischem Epithel über, die sich funktionell ähnlich wie die Schaltstücke verhalten. Streifenstücke – wie sie in den Mundspeicheldrüsen vorkommen – fehlen.

Die interlobulären Gänge sind von einschichtigem kubischem oder prismatischem Epithel ausgekleidet und produzieren **Muzine**. Im Epithel können einzelne hormonbildende Zellen und einzelne Becherzellen vorkommen.

Klinik

Von den Epithelien der kleinen und großen Gänge geht das **Pankreaskarzinom** aus, das oft sehr lange völlig asymptomatisch verläuft und dann meist relativ rasch zum Tode führt.

Eine **akute Pankreatitis** ist i. d. R. sehr schmerzhaft und kann einen sehr schweren Verlauf nehmen. Eine **chronische Pankreatitis** führt oft zu exokriner Pankreasinsuffizienz. Die Ursachen für eine Pankreatitis können sehr vielfältig sein. So können z. B. Viren (Mumps, Hepatitis u. a.), Alkohol, Gallenwegserkrankungen, Medikamente, Nikotin, Obstruktion der Papilla Vateri u. v. a. eine Rolle spielen. Vermutlich führen die genannten Ursachen zu einer vorzeitigen Aktivierung der proteolytischen Enzyme noch im Pankreas und so zur Selbstverdauung.

Auch die **zystische Fibrose (Mukoviszidose)** betrifft das exokrine Pankreas. Der genetische Defekt des CFTR (Cystic fibrosis transmembrane conductance regulator)-Gens führt zu einer verminderten Chloridsekretion und damit zu einer eingeschränkten Wassersekretion. Dies hat die Produktion und Sekretion eines zähen, klebrigen Schleims zur Folge. Es kommt zum Sekretstau, Zystenbildung und Rückbildung von Azini, die durch Bindegewebe ersetzt werden (Fibrose).

Endokrines Pankreas

Der endokrine Teil des Pankreas wird durch die **Langerhans-Inseln** repräsentiert. Diese Inseln sind praktisch auf jedem histologischen Präparat des Pankreas zu sehen (➞ **Abb. 11.40**). Sie bestehen aus kompakt zusammengelagerten Gruppen von endokrinen, oft hellen Epithelzellen, die reich mit Blutkapillaren versorgt sind. Ihre wesentlichen Produkte sind die Hormone Insulin, Glukagon, Somatostatin und pankreatisches Polypeptid.

Differenzialdiagnose

Rein seröse exokrine Drüsen:
- **Pankreas:** variabel gestaltete seröse Azini mit hellen, zentroazinären Zellen; Myoepithelzellen fehlen in den Azini; Schaltstücke hell und auffallend; einfaches Gangsystem, Langerhans-Inseln
- **Parotis:** typische seröse Azini mit Myoepithelzellen; reich entwickeltes Gangsystem mit auffallenden Streifenstücken; im Bindegewebe verstreut Fettzellen
- **Tränendrüse:** tubulo-alveoläre Endstücke, deren Lumen oft gut erkennbar ist; einfaches Gangsystem ohne Streifenstücke

11.12 Pankreas (Bauchspeicheldrüse)

Pankreas (Übersicht)

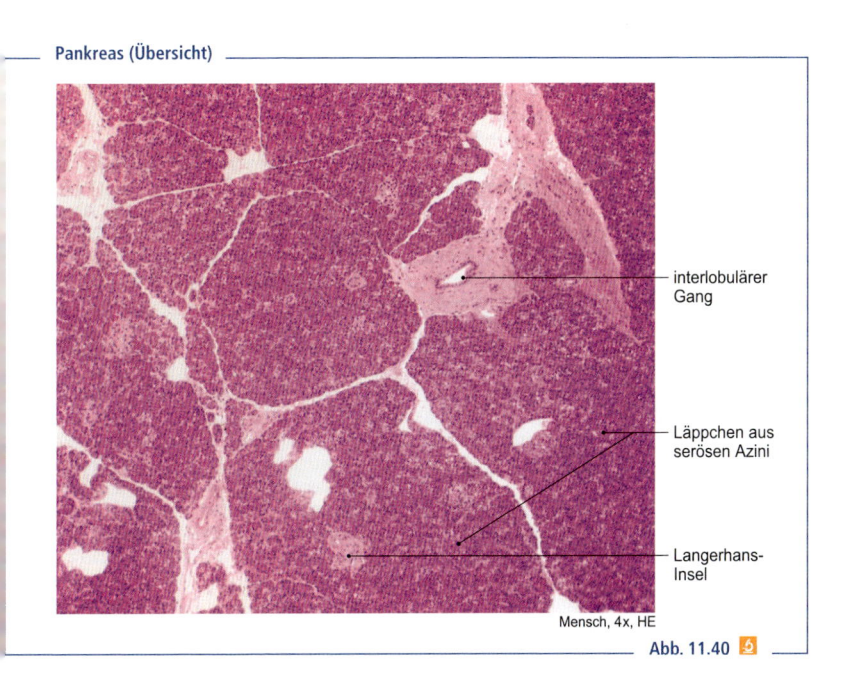

- interlobulärer Gang
- Läppchen aus serösen Azini
- Langerhans-Insel

Mensch, 4x, HE

Abb. 11.40

Zentroazinäre Zellen des Pankreas

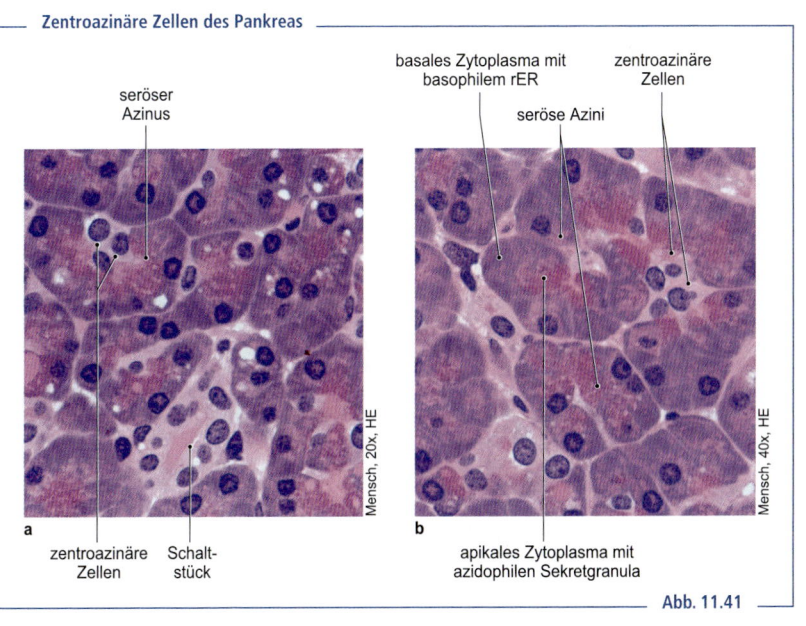

a
- seröser Azinus
- zentroazinäre Zellen
- Schaltstück

b
- basales Zytoplasma mit basophilem rER
- seröse Azini
- zentroazinäre Zellen
- apikales Zytoplasma mit azidophilen Sekretgranula

Mensch, 20x, HE
Mensch, 40x, HE

Abb. 11.41

11.13 Leber und Gallenwege (1)

Die ca. 1,5 kg schwere Leber hat sich als Verdauungsdrüse aus dem Entoderm des embryonalen Verdauungstrakts entwickelt. Ihr exokrines Sekret ist die Galle (→ Kap. 11.15). Außerdem ist die Leber das wichtigste Stoffwechselorgan.

Neben der Produktion von Galle übernehmen die Epithelzellen der Leber (Hepatozyten) zentrale Aufgaben im Kohlenhydrat-, Fett- und Eiweißstoffwechsel, speichern Glykogen und produzieren Albumin, Globuline, Fibrinogen, Prothrombin, Lipoproteine und Glukose. Weitere wichtige Aufgaben sind Entgiftung und Ausscheidung (z. B. Bilirubin, Arzneimittel, Steroide). Viele Fremdstoffe und körpereigene Stoffe müssen vor ihrer Ausscheidung erst wasserlöslich gemacht werden (Biotransformation), was meist im glatten ER geschieht. In wasserlöslicher Form können sie auch mit dem Blut zur Niere transportiert und dort ausgeschieden werden. Überdies haben Hepatozyten diverse endokrine Funktionen.

An der Leberpforte treten V. portae und A. hepatica propria in die Leber ein; hier findet sich auch der Ductus hepaticus communis. Pfortader, Leberarterie und Gallengang bilden die **Glisson-Trias.** Diese drei Strukturen verzweigen sich im Lebergewebe vielmals, bleiben dabei jedoch bis in die feinsten Verzweigungen stets in enger Beziehung zueinander.

Das Lebervenensystem nimmt seinen Anfang in den **Zentralvenen** der Leberläppchen. Die Lebervenen verlaufen unabhängig von der Glisson-Trias und münden an die Rückseite der Leber in die V. cava inferior. Die Verbindung zwischen Pfortader sowie Leberarterie einerseits und Lebervenensystem andererseits sind die **kapillären Sinusoide** der Leberläppchen.

Gliederung

Es gibt diverse Möglichkeiten, die Baueinheiten der Leber zu definieren (→ Abb. 11.42).

Zentralvenenläppchen

Das Zentralvenenläppchen (= klassisches Leberläppchen) ist beim Menschen ca. 1,5 mm lang und ca. 1 mm breit. Bei Rind und Schwein ist es durch Bindegewebssepten begrenzt und daher im Präparat leicht zu erkennen (→ Abb. 11.43 a). Beim Menschen fehlt diese bindegewebige Begrenzung weitgehend (→ Abb. 11.43 b). Doch an den Eckpunkten, wo drei Läppchen aneinandergrenzen, sind deutliche Bindegewebszwickel zu erkennen, von denen ausgehend man sich die Grenzen des Leberläppchens denken kann. Diese Eckpunkte sind die **Periportalfelder** mit Anschnitten durch die Glisson-Trias (→ Abb. 11.44). Im schematischen Querschnitt ist ein Zentralvenenläppchen sechseckig (→ Abb. 11.42) und besteht aus nahezu radiär vom Rand zum Zentrum angeordneten Hepatozytenbalken, zwischen denen sich Sinusoide (weite Kapillaren) befinden (→ Kap. 11.14).

Periportalfeld

Dort, wo drei Zentralvenenläppchen aneinandergrenzen, ist oft ein Periportalfeld (→ Abb. 11.44) ausgebildet. In diesem finden sich Anschnitte von:
- einem Pfortaderzweig (V. interlobularis),
- einem Zweig der Leberarterie (A. interlobularis),
- einem Ast der kleinen Gallengänge (Ductus interlobularis),
- einem Lymphgefäß.

Der größte Gefäßanschnitt im Periportalfeld ist immer der der V. interlobularis, deren dünne Wand nur wenige glatte Muskelzellen besitzt. Der Anschnitt durch die A. interlobularis ist viel kleiner; man erkennt die Kerne der Endothelzellen und eine oder zwei geschlossene Schichten glatter (eosinophiler) Muskulatur. Der Ductus interlobularis besitzt ein kubisches Epithel. Das Lymphgefäß ist i. d. R. ein schmaler Spaltraum mit sehr dünnem Endothel.

Da sich diese Strukturen ständig verzweigen, sind mitunter sogar zwei oder drei der genannten Gebilde auf einem Schnitt durch das Periportalfeld zu sehen.

Nimmt man ein Periportalfeld als Zentrum einer Baueinheit, dann stellt man die exokrine Funktion in den Mittelpunkt, und es ergibt sich eine schematische dreieckige Figur (**Portalläppchen,** → Abb. 11.42).

Leberazinus

Beim rhombenförmigen Leberazinus (→ Abb. 11.42) stehen die Endäste von V. portae und A. hepatica propria im Zentrum, die zwei keilförmige Sektoren der benachbarten Zentralvenenläppchen versorgen und in drei funktionelle Zonen gegliedert sind.

Gefäßversorgung der Leberläppchen

Von der V. interlobularis (aus der Pfortader) zweigen Seitenäste (terminale Venolen) ab, die in den schmalen Grenzraum zwischen benachbarten Läppchen vordringen. Von diesen biegen rechtwinklig kleine Verzweigungen ab und ziehen als Sinusoide (weitlumige Kapillaren) ins Innere der benachbarten Läppchen. Hier laufen sie parallel zu den Hepatozytenplatten zum Zentrum des Läppchens und münden dort in die Zentralvene. Ganz ähnlich verhalten sich die Aa. interlobulares, deren Seitenäste (terminale Arteriolen) auch Verzweigungen ins Innere der Läppchen abgeben. Diese verschmelzen aber gleich in der Läppchenperipherie mit den Sinusoiden der Pfortaderverzweigungen. Deshalb fließt in den Lebersinusoiden ein Mischblut aus arteriellem Blut (ca. 25 %) und venösem Pfortaderblut (ca. 75 %).

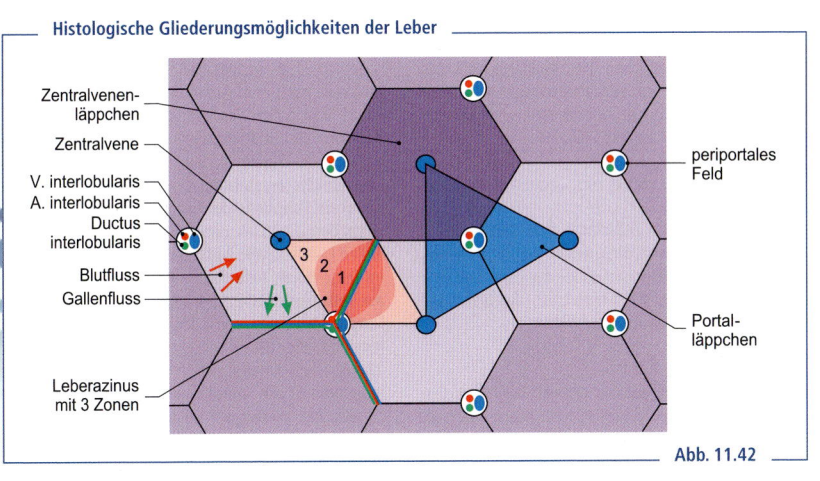

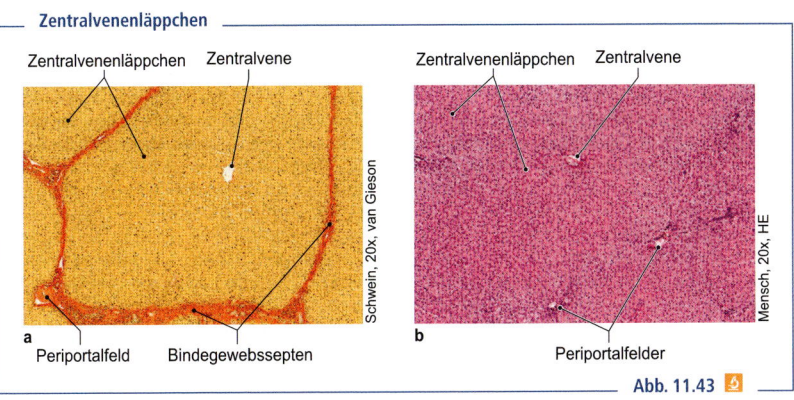

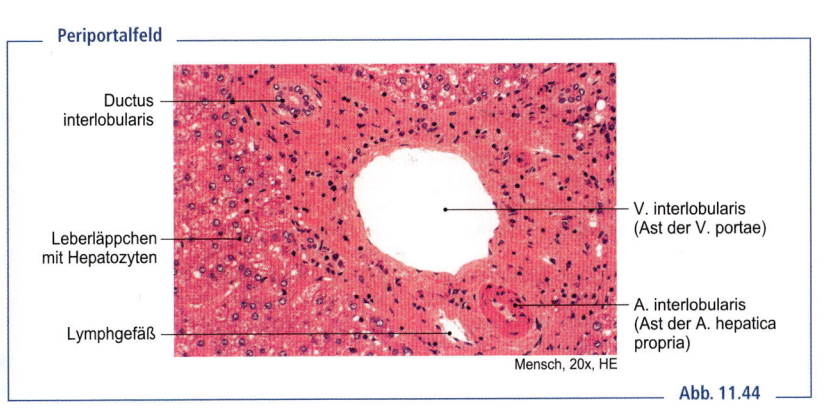

11.13 Leber und Gallenwege (1)

Histologische Gliederungsmöglichkeiten der Leber

- Zentralvenenläppchen
- Zentralvene
- V. interlobularis
- A. interlobularis
- Ductus interlobularis
- Blutfluss
- Gallenfluss
- Leberazinus mit 3 Zonen
- periportales Feld
- Portalläppchen

Abb. 11.42

Zentralvenenläppchen

a) Zentralvenenläppchen, Zentralvene, Periportalfeld, Bindegewebssepten — Schwein, 20x, van Gieson

b) Zentralvenenläppchen, Zentralvene, Periportalfelder — Mensch, 20x, HE

Abb. 11.43

Periportalfeld

- Ductus interlobularis
- Leberläppchen mit Hepatozyten
- Lymphgefäß
- V. interlobularis (Ast der V. portae)
- A. interlobularis (Ast der A. hepatica propria)

Mensch, 20x, HE

Abb. 11.44

11.14 Leber und Gallenwege (2)

Leberläppchen

Das Zentralvenenläppchen (= Leberläppchen) besteht aus den Leberepithelzellplatten und den parallel zu ihnen verlaufenden blutführenden Sinusoiden, also relativ weiten Kapillaren. Die Anordnung der Leberepithelzellplatten ist komplex (→ Abb. 11.45), scheint aber primär radiär zum Zentrum hin ausgerichtet zu sein.

Die Platten sind eine Zellschicht dick, anastomosieren und besitzen Poren. Sie grenzen an beiden Seiten an Sinusoide und bilden am Rande der Läppchen eine abgrenzende Platte, das Mauerblatt, durch das die Blutgefäße in das Läppchen eintreten.

Hepatozyten

Die Platten bestehen aus den Leberepithelzellen, den Hepatozyten, die als typische Epithelzellen polar gebaut sind (→ Abb. 11.46). Sie besitzen einen schmalen Apex, der auch **Gallepol** genannt wird, weil hier die Galle sezerniert wird, und eine breite Basis, die auch **Blutpol** genannt wird, da sie an die Sinusoide grenzt. Die Zellen sind sehr langlebig, Mitosen findet man nur ausnahmsweise.

Die Zellkerne sind im Allgemeinen kugelig und hell und können in Zweizahl auftreten. Nicht selten sind die Zellen polyploid. Das Zytoplasma enthält reich entwickelte Organellen (→ Abb. 11.46) als Ausdruck der vielfältigen funktionellen Leistungen dieser Zellen:

- **Raues ER (rER)** tritt in Form kleinerer Stapel auf; regelmäßig finden sich direkte Verbindungen mit dem **glatten ER (gER)**, das funktionsabhängig mehr oder weniger dreidimensionale Netze bildet. Auch freie **Ribosomen** sind überaus zahlreich.
- Die **Mitochondrien**, deren Zahl ca. 1000/Zelle beträgt, sind relativ klein und matrixreich.
- Der **Golgi-Apparat** ist stark aufgegliedert und kann aus mehreren Einzelfeldern bestehen.
- **Lysosomen** sind oft am Gallepol konzentriert. Hier finden sich auch Endstadien der Lysosomen: Lipofuszingranula mit brauner Eigenpigmentierung. Auch **Peroxisomen** kommen verbreitet vor.
- Im gesamten Zytoplasma finden sich verschiedene **Vesikelformen**, darunter solche mit Lipoproteinkomplexen. In wechselnder Menge finden sich Felder mit **Glykogenpartikeln**, die überwiegend in Form von α-Partikeln vorliegen; vereinzelt treten **Lipidtropfen** auf.

Das Zytoskelett ist hochentwickelt. Apikal, am Gallepol, ist ein effektiver Haftkomplex ausgebildet; lateral verbinden große Nexus die Zellen. Die Zellmembran bildet apikal und basal, aber auch lateral Mikrovilli aus. Eine Basallamina fehlt.

Disse-Raum

Zwischen der Basis der Hepatozyten (ihrem Blutpol) und dem Endothel der Sinusoide ist ein schmaler Bindegewebsraum ausgebildet, der Disse-Raum heißt (benannt nach dem Anatomen Joseph Disse, 1852–1912) und durch den der gesamte Stoffaustausch zwischen Blut und Hepatozyten erfolgt. Dieser Raum ist auch der Raum, in dem die relativ eiweißreiche Leberlymphe entsteht, die wahrscheinlich im Disse-Raum zur Peripherie der Läppchen und von hier zwischen den Läppchen zum Periportalfeld fließt, wo die ersten Lymphgefäße zu finden sind.

Im Disse-Raum befinden sich ein lockeres Netzwerk aus retikulären Fasern (→ Abb. 11.47) und spezielle Fibroblasten, die meist **hepatische Sternzellen** (engl. hepatic stellate cells) genannt werden (→ Abb. 11.46). Diese können sich in einer speziellen physiologischen Phase abrunden und Vitamin-A-reiche Lipidtropfen bilden; sie werden in diesem Zustand auch **Ito-Zellen** (oder engl. fat storing cells) genannt. Sternförmig bilden sie die retikulären Fasern.

In den Disse-Raum ragen von einer Seite die Mikrovilli der Basis der Hepatozyten hinein, die nicht von einer Basallamina bedeckt sind und die Austauschfläche der Leberzelle vergrößern. Die Membran dieser Zellbasis zeigt lebhafte Endozytosetätigkeit und enthält zahlreiche Transportmechanismen, die Stoffe in beide Richtungen über die Membran befördern. An dieser Membran finden auch zahlreiche sekretorische Prozesse statt. Vom Blut her wird der Zugang in den Disse-Raum durch das Endothel mit Feldern z.T. großer Endothelporen (ohne Diaphragmen) und fehlende endotheliale Basallamina erleichtert. Anpassungen des Disse-Raums an besonders effektiven Stoffaustausch zwischen Leberzelle und Blut sind:

- Mikrovilli an der Basis der Leberzellen
- Fehlende Basallamina an der Basis der Leberzellen
- Faserarmes Bindegewebe im Disse-Raum
- Endothelporen (ohne Diaphragma)
- Fehlende Basallamina unter dem Endothel

Endothel der Lebersinusoide

Das dünne Endothel der Lebersinusoide besitzt Felder unterschiedlich großer Poren (s.o.). Lumenwärts liegen diesem Endothel die speziellen Lebermakrophagen, die **Kupffer-Zellen**, an (benannt nach Karl von Kupffer, 1829–1902, Histologe und vergleichender Anatom). Sie bilden oft Fortsätze aus, die bis zur gegenüberliegenden Seite der Sinusoide ziehen. Diese Zellen fangen Bakterien und andere Krankheitserreger oder andere Partikel aus dem Blutstrom ab und bauen auch gealterte Erythrozyten ab. Im Kurspräparat sind sie oft durch phagozytierte Tuschepartikel oder Farbstoffe sichtbar gemacht, die einem Versuchstier injiziert wurden (→ Abb. 11.48).

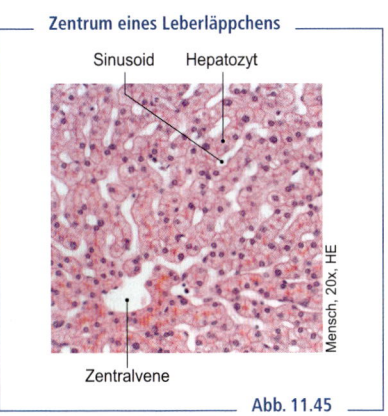

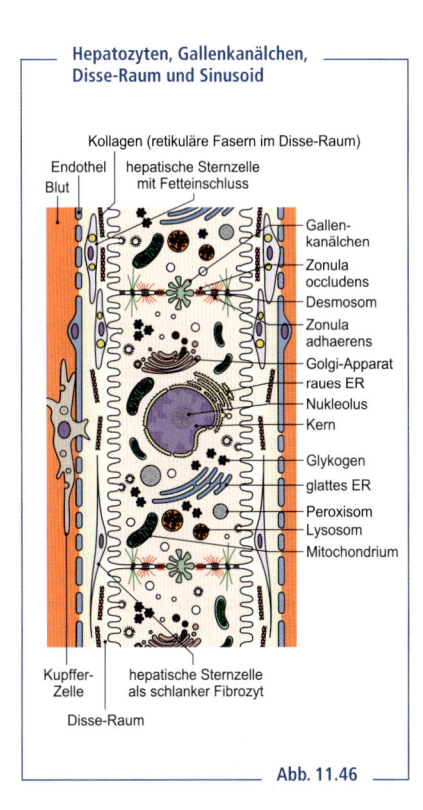

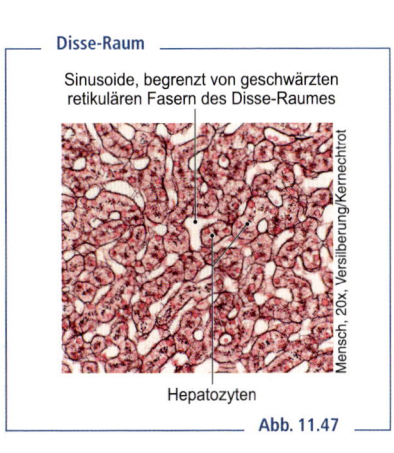

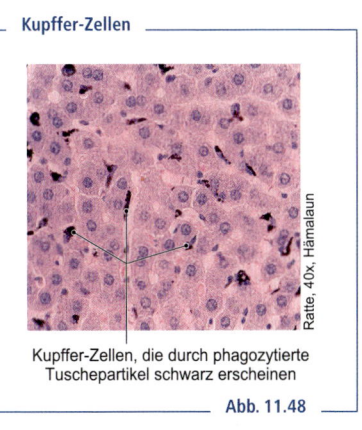

11.14 Leber und Gallenwege (2)

Zentrum eines Leberläppchens

Sinusoid   Hepatozyt

Zentralvene

Mensch, 20x, HE

Abb. 11.45

Hepatozyten, Gallenkanälchen, Disse-Raum und Sinusoid

Kollagen (retikuläre Fasern im Disse-Raum)
Endothel   hepatische Sternzelle mit Fetteinschluss
Blut

- Gallenkanälchen
- Zonula occludens
- Desmosom
- Zonula adhaerens
- Golgi-Apparat
- raues ER
- Nukleolus
- Kern
- Glykogen
- glattes ER
- Peroxisom
- Lysosom
- Mitochondrium

Kupffer-Zelle   hepatische Sternzelle als schlanker Fibrozyt
Disse-Raum

Abb. 11.46

Disse-Raum

Sinusoide, begrenzt von geschwärzten retikulären Fasern des Disse-Raumes

Hepatozyten

Mensch, 20x, Versilberung/Kernechtrot

Abb. 11.47

Kupffer-Zellen

Kupffer-Zellen, die durch phagozytierte Tuschepartikel schwarz erscheinen

Ratte, 40x, Hämalaun

Abb. 11.48

11.15 Leber und Gallenwege (3)

Galle

Täglich entstehen in der Leber ca. 500–600 ml isotonische Galle (hepatische Galle, „Lebergalle"), die von den Leberzellen produziert und in die Gallenkanälchen abgegeben wird. Von hier wird sie durch ein Gangsystem zum Duodenum geleitet.

Gallenkanälchen (Gallen-Canaliculi) und Gallengänge

Der Gallepol der Hepatozyten grenzt an die Gallenkanälchen. Diese bilden ein feines Gangsystem, das zwischen benachbarten Leberzellen verläuft, keine Beziehung zum Blutgefäßsystem hat und dem ein eigenes Epithel fehlt (→ Abb. 11.49). Die Canaliculi sind interzelluläre Lücken und werden von Mikrovilli der Zellmembranen benachbarter Leberepithelzellen gesäumt (→ Kap. 11.14, → Abb. 11.46). Aufgrund dichter Zonulae occludentes ist der Raum der Canaliculi abgedichtet; Galle kann nicht aus den Canaliculi entweichen und nicht zwischen den Leberzellen ins Blut fließen (→ Kap. 11.14, → Abb. 11.46). Die Gallenkanälchen werden (im Zytoplasma der Hepatozyten) von einem peribiliären, kontraktilen Aktin-Myosin-System umgeben, das den Gallefluss antreibt. Die Galle fließt vom Zentrum der Läppchen zur Peripherie (→ Abb. 11.50). Erst am Rande der Läppchen entstehen Gallengänge mit einem Epithel. Zwischen Gallenkanälchen und den typischen interlobulären Gallengängen vermitteln Hering-Kanäle (Schaltstücke), deren Wand aus ovalen Epithelzellen aufgebaut ist. Diese Zellen sind wahrscheinlich auch Stammzellen für die Regeneration der Leberepithelzellen; vielleicht sind sie auch Ausgangspunkt von Leberzellkarzinomen.
Die intrahepatischen Gallengänge sind außerhalb der Läppchen von kubischem bis prismatischem Epithel ausgekleidet. Die Epithelzellen werden auch **Cholangiozyten** genannt. Unter dem Einfluss von **Sekretin** sezernieren sie H_2O und Bikarbonat in die Galle. Die extrahepatischen Gallenwege einschließlich des Ductus cysticus (→ Abb. 11.51) besitzen ein prismatisches Epithel sowie glatte Muskelzellen und kleine Schleimdrüsen im subepithelialen Bindegewebe.
Die Schleimhaut des Ductus cysticus bildet eine spiralig verlaufende Falte (Plica spiralis = Heister-Klappe).

Gallenblase

Die Gallenblase speichert und konzentriert die in der Leber gebildete Galle, v.a. werden ihr hier Wasser und anorganische Ionen entzogen („Blasengalle"). Bei Bedarf wird sie unter Hormoneinfluss **(Cholezystokinin)** über den Ductus choledochus in das Duodenum geleitet. Die Einmündung erfolgt meist zusammen mit dem Pankreasgang auf der Papilla duodeni major (Vateri). Im Dünndarm dienen die Gallensäuren der Resorption von Fetten. Außer Gallensäuren enthält die Galle Wasser, Phospholipide, Cholesterin, konjugiertes Bilirubin, Muzine, Proteine und Elektrolyte. Steroidhormone und manche Medikamente werden über die Galle ausgeschieden.

Wandbau der Gallenblase

Die Wand der Gallenblase besteht von innen nach außen aus folgenden drei Schichten (→ Abb. 11.52):

Tunica mucosa   Diese innen gelegene Schicht trägt ein ans Lumen grenzendes einschichtiges hochprismatisches Epithel (Lamina epithelialis), das Muzine produziert und der Galle Wasser entzieht. Die Schleime schützen das Epithel vor den Gallensäuren. Die Mikrovilli der Epithelzellen sind kürzer und nicht so regelmäßig angeordnet wie auf dem Epithel des Dünndarms. Unter dem Epithel befindet sich eine sehr gefäßreiche Lamina propria; eine Muscularis mucosae fehlt. Die Mukosa bildet ein unregelmäßiges, in Aufsicht netzartiges System von unterschiedlich hohen Falten, das je nach Füllungszustand der Gallenblase ein unterschiedliches Bild bietet: In der leeren Gallenblase sind die Falten hoch und liegen dicht beieinander; in der gefüllten Gallenblase sind sie niedrig und liegen weit auseinander. An der Basis der Falten ziehen Krypten (mit ähnlichem Epithel wie dem der Falten) in die Tiefe. In ihnen können sich Bakterien ansiedeln und Entzündungen auslösen.

Tunica muscularis   Sie besteht aus einer eher locker gebauten Schicht glatter Muskulatur, deren Faserzüge in verschiedenen Richtungen angeordnet sind (eiförmiges Hohlorgan). Diese Muscularis entspricht der Tunica muscularis des Darms.

Tunica serosa und Tela subserosa   Die **Tunica serosa** liegt ganz außen, sie besteht aus Peritonealepithel und einer schmalen Schicht dichten Bindegewebes. Unter ihr liegt eine breite, locker gebaute **Tela subserosa** mit Kollagen- und vielen elastischen Fasern, Blut- und Lymphgefäßen und vegetativen Nerven. Die Subserosa verbindet Serosa und Muscularis. Dort, wo die Gallenblase mit der Leber verwachsen ist, hat sie eine **Tunica adventitia**.

Klinik

In der Galle der Gallenblase können Steine oder Gallengrieß (engl.: sludge) entstehen. Man spricht dann von einer **Cholelithiasis**. Es können unterschiedliche Krankheitssymptome auftreten – z.B. abhängig davon, ob und wie stark es zu Entzündungen der Gallenblasenwand kommt. Steine, die in den Ductus choledochus gelangen, können den Gallefluss behindern und kolikartige Schmerzen verursachen.
In Südostasien treten in den Gallewegen nicht selten Leberegel auf, z.B. *Opisthorchis*.

11.15 Leber und Gallenwege (3)

Sinusoide und Gallenkanälchen

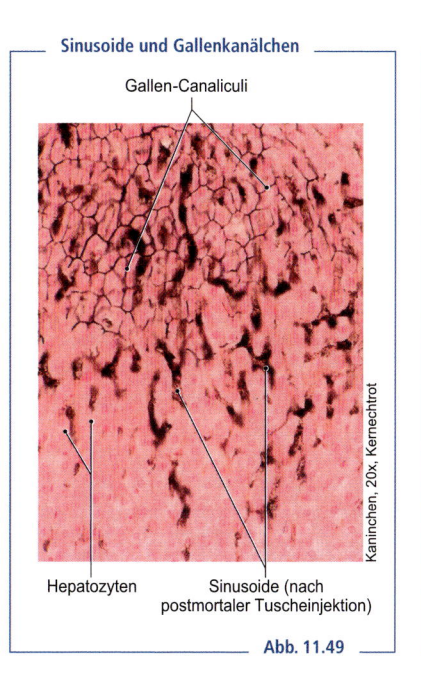

Gallen-Canaliculi

Hepatozyten — Sinusoide (nach postmortaler Tuscheinjektion)

Kaninchen, 20x, Kernechtrot

Abb. 11.49

Periportalfeld mit kleinen Gallengängen

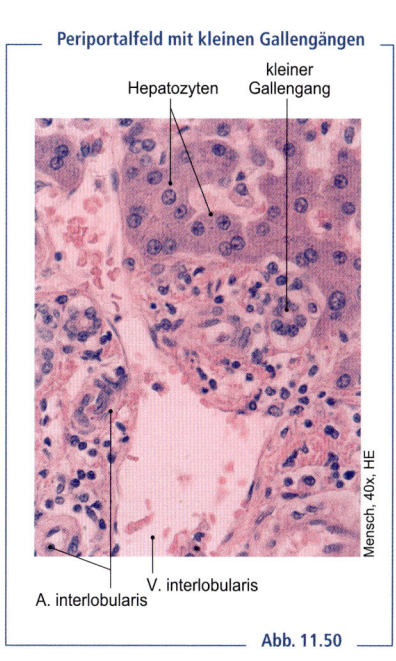

Hepatozyten — kleiner Gallengang

A. interlobularis — V. interlobularis

Mensch, 40x, HE

Abb. 11.50

Ductus cysticus

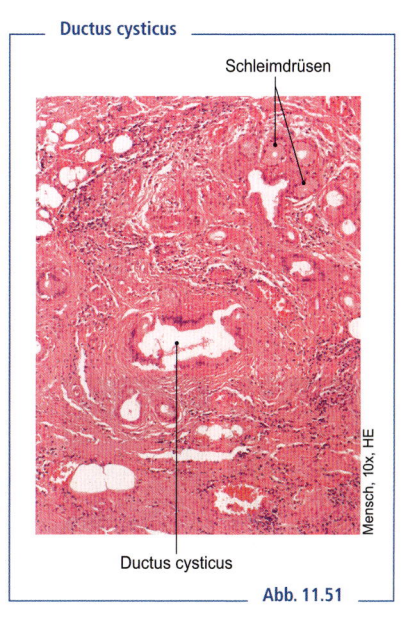

Schleimdrüsen

Ductus cysticus

Mensch, 10x, HE

Abb. 11.51

Gallenblasenwand

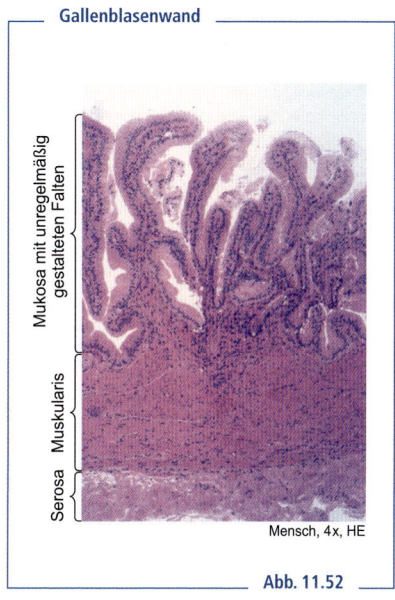

Mukosa mit unregelmäßig gestalteten Falten

Muskularis

Serosa

Mensch, 4x, HE

Abb. 11.52

12 Endokrine Organe und Neuroendokrinium

Soydan M.
Der 29-jährige Soydan M. kommt in die Praxis, weil er in letzter Zeit deutlich an Gewicht verloren habe, er habe ständig Durst und müsse sehr häufig Wasser lassen. Darüber hinaus klagt er über Übelkeit, Kopfschmerzen und Müdigkeit.

Patientendaten
- **Allgemeine Daten:** Alter 29 Jahre, Größe 180 cm, Gewicht 75 kg.
- **Anamnese:** Nikotinabusus: 20 Zigaretten/Tag, kein Alkohol; in der Familie leidet die Großmutter mütterlicherseits an Diabetes mellitus Typ 2.
- **Körperliche Untersuchung:** keine Auffälligkeiten; RR 140/90 mm/Hg; Lunge frei, Vesikuläratmen, keine RGs; neurologischer Status o. B.
- **Laboruntersuchung:** Glukose im Urin 4-fach positiv, Blutzucker 511 mg/dl, HbA_{1c} 10,5 %.

Mit der Diagnose **Diabetes mellitus** erfolgt eine sofortige stationäre Einweisung.

Diabetes mellitus
Beim Diabetes mellitus (zusammengesetzt aus griechisch „diabetes" = Durchfluss und lateinisch „mellitus" = honigsüß) handelt es sich um eine Stoffwechselstörung, die mit einer Erhöhung des Zuckerspiegels in Blut und Urin einhergeht. Damit Glukose, die mit der Nahrung aufgenommen oder durch die Leber neu gebildet wird (Glukoneogenese), in die Zellen transportiert werden und dort für die Verstoffwechselung zur Verfügung stehen kann, ist Insulin notwendig. Beim Typ-1-Diabetes fehlt dieses Hormon, beim Typ-2-Diabetes reagieren die Fett- und Muskelzellen nicht bzw. nur vermindert darauf (Insulinresistenz). Die Folge ist ein erhöhter Blutzuckerspiegel, weil die Glukose infolge des (absoluten oder relativen) Insulinmangels nicht vom Körper verwertet werden kann.

Pathophysiologie
Es gibt verschiedene Formen des Diabetes mellitus (→ Tab. 12.A). Mit Abstand am häufigsten ist der **Typ-2-Diabetes**, bei dem die Insulinresistenz dazu führt, dass immer mehr Insulin erforderlich ist, um den Blutglukosespiegel zu regulieren. Dies führt mit der Zeit zur Erschöpfung der Insulin produzierenden B-Zellen im Pankreas (→ Kap. 12.4).
Für den **Typ-1-Diabetes** sind Antikörper verantwortlich, die sich gegen körpereigenes Gewebe richten (= Autoantikörper). Sie führen zur Entzündung und zum Untergang der B-Zellen im Pankreas und damit zum völligen Sistieren der körpereigenen Insulinproduktion (→ Abb. 12.A).

Tab. 12.A Unterscheidungsmerkmale zwischen Typ-1- und Typ-2-Diabetes

Diabetes	Typ 1	Typ 2
Beginn	plötzlich	schleichend
Alter bei Beginn	meist < 30 Jahre	meist > 30 Jahre
Erkrankungsrisiko, wenn ein Elternteil Diabetes hat	ca. 1–4 %	25–50 %
Gewicht	normal	sehr oft erhöht (Adipositas)
Klinische Zeichen	ja	oft fehlend
Multimorbidität bei Diagnosestellung	selten	häufig
Inselzellantikörper	ja	nein
Ansprechen auf orale Antidiabetika	nein	ja
Insulinproduktion	erloschen	anfangs ↑ später ↓

Ein im späteren Erwachsenenalter auftretender Diabetes mellitus Typ 1 (vorwiegend schlanke Patienten!) wird auch als **LADA-Diabetes** bezeichnet (**L**ate **A**utoimmune **D**iabetes of the **A**dults). Im Gegensatz dazu spricht man bei Typ-2-Diabetes, der bei stark übergewichtigen Jugendlichen auftritt, von **MODY-Diabetes** (**M**aturity **O**nset **D**iabetes of the **Y**oung).

Klinik
Der Typ-1-Diabetes wird erst symptomatisch, wenn ca. 80–90 % der B-Zellen zerstört sind. Dann entwickelt sich das Beschwerdebild jedoch rapide: Die Patienten klagen über massive Gewichtsabnahme innerhalb kürzester Zeit, verbunden mit ständigem Durstgefühl (Polydipsie) und häufigem Wasserlassen (Polyurie). Wenn der Blutzuckerspiegel über 180 mg/dl

Langerhans-Insel beim Gesunden (a) und bei Diabetes (b)

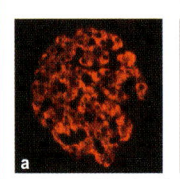

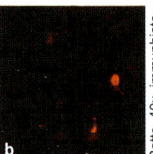

a b

Ratte, 40x, immunhistochemische Färbung, α-Insulin

rot: immunhistochemisch markiertes Insulin in den B-Zellen

Abb. 12.A

Diabetes mellitus

ansteigt, überschreitet er die Grenze dessen, was die Niere zurückhalten kann (Nierenschwelle). Es kommt zur massiven Ausscheidung von Zucker und Wasser mit dem Urin. Weitere häufig geklagte Symptome sind Müdigkeit und Kraftlosigkeit, Seh- und Konzentrationsstörungen.

Diagnostik

Die Diagnose Diabetes mellitus ist gesichert, wenn bei zwei unabhängigen Messungen der **Nüchternblutzucker im Plasma ≥ 126 mg/dl** (7,0 mmol/l) beträgt. Eine weitere diagnostische Möglichkeit ist der **orale Glukose-Toleranz-Test (OGTT)**. Dabei trinkt der nüchterne Patient morgens eine Zuckerwasserlösung mit 75 g Glukose. Liegt sein Blutzucker **nach 2 h ≥ 200 mg/dl** (11,1 mmol/l), ist dies ebenfalls beweisend für einen Diabetes mellitus. Die American Diabetes Association empfiehlt seit 2010 als weiteres Diagnosekriterium einen **HbA$_{1c}$-Wert ≥ 6,5 %**. Beim HbA$_{1c}$ handelt es sich um den glykierten Anteil des Hämoglobins. Es entsteht, wenn der Zuckerspiegel über einen längeren Zeitraum erhöht ist. Da im HbA$_{1c}$ die Glukose irreversibel an Hb gebunden ist, eignet sich dieser Wert – im Gegensatz zum Blutzuckerspiegel, der permanenten Schwankungen unterliegt – sehr gut, um einen Eindruck über die langfristige Stoffwechsellage zu erhalten („Blutzuckergedächtnis"). Daher ist der HbA$_{1c}$-Spiegel sehr wichtig für die Langzeitbetreuung. Er sollte möglichst normnah bleiben.

Weitere Befunde, die im Rahmen der Diabetes-Diagnostik erhoben werden sollten, sind **Inselzell-Autoantikörper** (bei Typ-1-Diabetes) und das **C-Peptid**. **C-Peptid** ist ein Teil des vom Pankreas ausgeschütteten Pro-Insulins. Erst mit seiner Abspaltung entsteht das stoffwechselaktive Insulin. Daher gibt es das C-Peptid Aufschluss über die Insulinmenge, die das Pankreas produziert (im Gegensatz zu therapeutisch zugeführtem Insulin, das kein C-Peptid mehr besitzt). Bei Typ-1-Diabetes liegt stets auch ein Mangel an C-Peptid vor, der bei Typ-2-Diabetes erst im späteren Verlauf auftritt, wenn die B-Zellen „ausgebrannt" sind.

Komplikationen und Folgeschäden

Der erhöhte Glukosespiegel greift die Gefäßwände an („Glukotoxizität"). Es kommt daher sowohl zu **makroangiopathischen** Veränderungen an den großen Gefäßen (z. B. Herzinfarktgefahr durch Schädigung der Herzkranzgefäße oder Entwicklung einer peripheren arteriellen Verschlusskrankheit) als auch zu einer **Mikroangiopathie**, die die kleinen Gefäße betrifft und sich äußern kann als:
- Diabetische Retinopathie am Auge
- Diabetische Nephropathie an der Niere
- Diabetische Polyneuropathie als Folge der Schädigung der die peripheren Nerven versorgenden Vasa nervorum

Verlaufskontrolle

In regelmäßigen Abständen müssen Herz, Blutdruck, Fußpulse, Augenhintergrund, Vibrationsempfinden und der Eiweißverlust über die Nieren (Mikroalbuminurie als Frühzeichen einer glomerulären Schädigung) untersucht werden.

Therapie des Typ-1-Diabetes

Da die durch den Autoimmunprozess zerstörten B-Zellen (noch?) nicht ersetzt werden können, muss das fehlende Insulin lebenslang zugeführt werden. Dies geschieht durch Gabe eines lang wirkenden Basal-Insulins, ergänzt durch die Injektion von kurz wirksamen Insulinen jeweils zu den Mahlzeiten (idealerweise nach vorheriger Blutzuckermessung und adaptiert an die jeweilige Kohlenhydrataufnahme).

Weiterer Verlauf bei Herrn M.

In der Klinik wird bei Herrn M. eine intensivierte Insulintherapie mit einem kurz wirksamen Insulin jeweils zu den Mahlzeiten und einem lang wirksamen Insulin zur Nacht begonnen. Hierunter normalisieren sich in wenigen Tagen die Blutzuckerwerte im Tagesprofil. Da der Patient Leistungssportler ist, muss ambulant die Insulindosis akribisch überwacht werden, da körperliche Anstrengung den Blutzuckerspiegel senken kann und dann die Gefahr für Hypoglykämien (Unterzuckerungen) deutlich erhöht ist. Selbstverständlich wird der Patient umfassend geschult hinsichtlich Ernährung, Umgang mit der Erkrankung und Prävention möglicher Spätfolgen.

Histologie im Fokus

- Das endokrine Pankreas (bzw. die Langerhans-Inseln) produziert neben Insulin weitere Hormone. Glukagon ist ein wichtiger Antagonist zu Insulin.
- Endokrine Zellen kommen als disseminierte Zellen etwa im Magen-Darm-Trakt, als Zellkomplexe wie Langerhans-Inseln im Pankreas, in kompakten endokrinen Organen wie Nebennieren, als Neuronen des ZNS und PNS vor.
- Endokrine Zellen sezernieren Hormone, von denen es vier verschiedene Klassen gibt: Peptidhormone, Glykoproteinhormone, Steroidhormone sowie biogene Amine. Die Regulation erfolgt über verschiedene komplexe Mechanismen.

12 Endokrine Organe und Neuroendokrinium

12.1 Einführung und Organisation

Einführung

Die **Zellen** des endokrinen Systems (→ Abb. 12.1) synthetisieren und sezernieren Signalstoffe: die **Hormone**, die über Rezeptoren in ihren Zielzellen Prozesse einleiten, beenden oder deren Ablauf modulieren. Hierzu gehören neben den kompakten endokrinen Organen auch Neuronen des zentralen und peripheren Nervensystems sowie disseminierte Zellen wie die spezialisierten myoendokrinen Zellen des Herzens oder entero-endokrine Zellen des Magen-Darm-Trakts. Die Sekrete endokriner Zellen oder Organe werden nicht – wie beim exokrinen System – in Ausführungsgänge abgegeben und auch nicht – wie beim verwandten Nervensystem – über Synapsen direkt an Zielzellen übertragen, sondern in das Interstitium freigesetzt. Folgende Übertragungs- und Wirkmechanismen sind zu unterscheiden:

- **Autokrin:** Die sezernierende Zelle besitzt Rezeptoren für ihr eigenes Hormon: direkter Feedbackmechanismus (positiv oder negativ). Die Hormonproduktion und/oder -sekretion wird entweder verstärkt oder reduziert. Der autokrine Mechanismus, obwohl vielfach postuliert, ist meist noch Gegenstand der Hormon- und Zytokinforschung. Tatsächlich finden sich sowohl das Hormon Insulin-like growth factor-I (IGF-I) als auch sein Rezeptor in Zellen der Adenohypophyse, was auf einen autokrinen Mechanismus von IGF-I bei der Regulation der Hypophyse hindeutet (→ Kap. 12.2).
- **Parakrin:** Das freigesetzte Hormon nimmt ebenfalls nicht den Weg über den Blutkreislauf, sondern diffundiert zu benachbarten Zielzellen. Ein Beispiel hierfür sind endokrine Zellen im Magen-Darm-Trakt (→ Kap. 12.3), bei dem Hormone auf vielfältige Weise bei der Feinmodulation der Verdauung mitwirken können (→ Abb. 12.2): durch direkte Beeinflussung von Nachbarzellen wie Nervenendigungen, glatten Muskelzellen, benachbarten Enterozyten und endokrinen Zellen, präkapilläre Blutgefäße, Kapillaren, aber auch auf freien Zellen, z. B. Mastzellen, sowie über das Lumen auch auf weiter entfernt gelegene Zielzellen.
- **Lokal:** Das Hormon dringt in benachbarte Kapillaren ein und tritt aus diesen in der Nähe der Zielzellen wieder aus. Ein Beispiel ist die Stimulation der Umwandlung von Noradrenalin zu Adrenalin im Nebennierenmark durch Kortisol aus der Nebennierenrinde, das über Rindenkapillaren in das Mark gelangt.

Merke Bei den auto-/parakrinen und lokalen Mechanismen liegt ein Informationsaustausch innerhalb eines anatomisch abgegrenzten Gewebes vor.

- **Portal:** Das von Kapillaren aufgenommene Hormon gelangt in Venen, die aber nicht in die großen Körpervenen münden, sondern in ein zweites Kapillarsystem übergehen. Hier tritt das Hormon aus und beeinflusst seine Zielzellen, die also nicht mehr in unmittelbarer Nähe der Hormonzellen lokalisiert sind. Der Name ist in Analogie zur V. portae der Leber gewählt. Deutlich ausgeprägt ist der portale Mechanismus bei den Steuerungshormonen der Hypophyse (→ Kap. 12.6), die im Hypothalamus produziert und in Kapillaren abgegeben werden. Diese erreichen über Portalvenen die Adenohypophyse, wo Synthese und Sekretion der Hormonzellen stimuliert oder gehemmt werden.
- **Endokrin:** Über Kapillaren und Venen gelangt das Hormon in die systemische Zirkulation und kann so weit entfernte Zielzellen erreichen. In diesem System, das zum Teil aus hierarchisch organisierten endokrinen Drüsen besteht, können Hormonsynthese und -sekretion über Regelkreise, direkte und indirekte Rückkopplungen und neuroendokrine Interaktionen filigran reguliert werden. Beispielsweise übt der Serum-IGF-I-Spiegel einen negativen Rückkopplungsmechanismus auf die Synthese und Sekretion von Wachstumshormon (GH) aus der Adenohypophyse aus.

Organisation

Die Organisation des endokrinen Systems ist außerordentlich komplex, entschlüsselt sich aber, wenn man sie vom evolutionären Standpunkt aus betrachtet. Die einfachste und ursprünglichste Form sind **einzelne hormonproduzierende Zellen,** die verstreut in den Epithelien zahlreicher Organe liegen. Diese werden v. a. von den gastro-entero-pankreatischen (GEP-)Zellen repräsentiert. Diffus verteilte endokrine Zellen finden sich aber auch in den Bronchien, im Urogenitaltrakt, in Tränen- und Speicheldrüsen sowie in der Haut (Merkel-Zellen) (→ Abb. 12.1).

Die nächsten evolutionären Schritte bestehen im **Zusammenlagern dieser Zellen zu Komplexen,** wie Corpora paraaortica, Zuckerkandl-Organ (→ Kap. 12.14) oder im Auswandern der Zellen und Bildung von **Zellkomplexen in anderen Organen,** z. B. die Langerhans-Inseln im exokrinen Pankreas (→ Kap. 12.4) oder die C-Zellen in der Schilddrüse (→ Kap. 12.12). Letztlich bilden sich **kompakte endokrine Organe,** wie Schilddrüse, Hypophyse und Nebenniere aus.

Die überwiegende Zahl der Zellen, Komplexe und Organe leiten sich von Epithelien unterschiedlichen Ursprungs (meso-, endo-, ektodermal) ab. Nebennierenmark und Corpora paraaortica sind Derivate des sympathischen Nervensystems und die Neurohypophyse ist als Teil des Zwischenhirns (Dienzephalons) anzusehen. Auch die Epiphyse entsteht als (dorsale) Ausstülpung des Zwischenhirns.

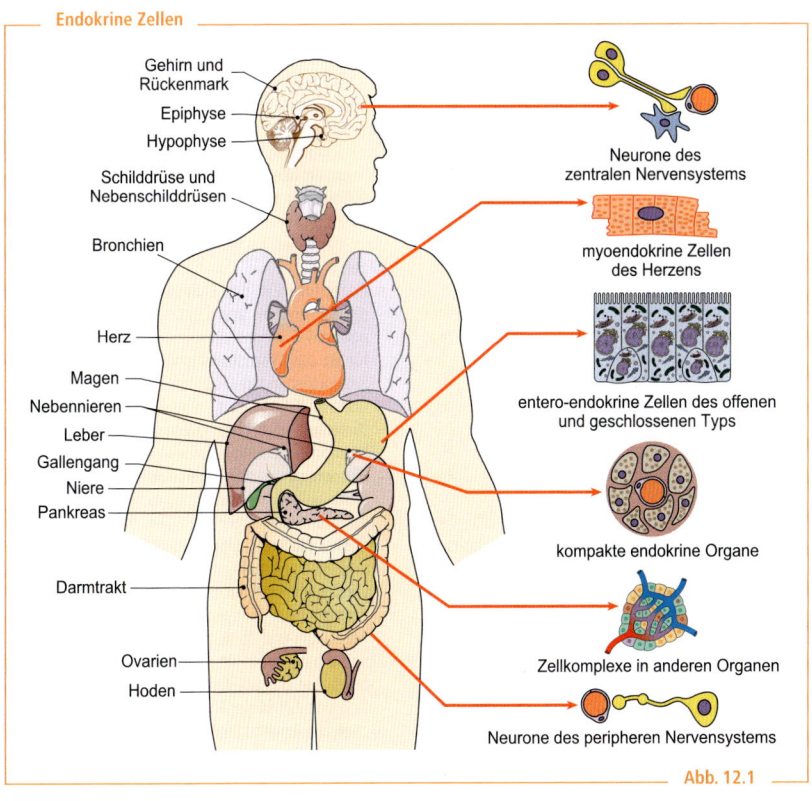

12.1 Einführung und Organisation

Endokrine Zellen

- Gehirn und Rückenmark
- Epiphyse
- Hypophyse
- Schilddrüse und Nebenschilddrüsen
- Bronchien
- Herz
- Magen
- Nebennieren
- Leber
- Gallengang
- Niere
- Pankreas
- Darmtrakt
- Ovarien
- Hoden

- Neurone des zentralen Nervensystems
- myoendokrine Zellen des Herzens
- entero-endokrine Zellen des offenen und geschlossenen Typs
- kompakte endokrine Organe
- Zellkomplexe in anderen Organen
- Neurone des peripheren Nervensystems

Abb. 12.1

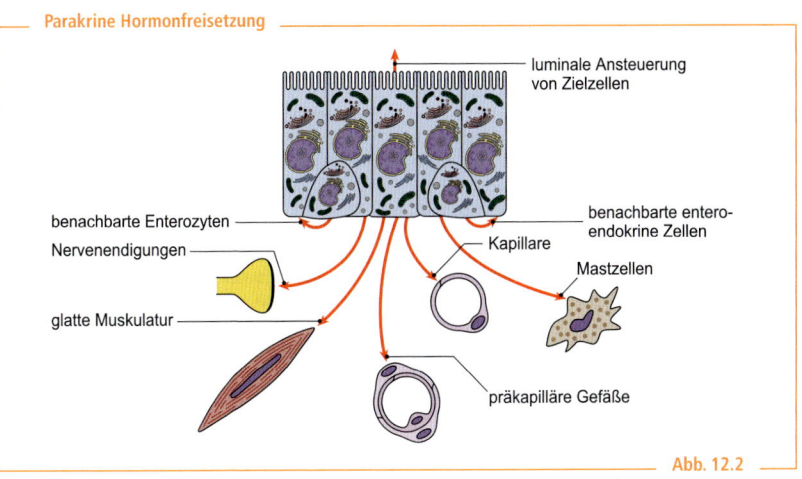

Parakrine Hormonfreisetzung

- luminale Ansteuerung von Zielzellen
- benachbarte Enterozyten
- benachbarte entero-endokrine Zellen
- Nervenendigungen
- Kapillare
- Mastzellen
- glatte Muskulatur
- präkapilläre Gefäße

Abb. 12.2

12.2 Regulation

Es gibt 4 strukturelle Hormonklassen:
- **Peptidhormone:** Diese bestehen aus bis zu 100 Aminosäuren und zeigen eine große strukturelle Vielfalt sowohl in der Primär- als auch in der Tertiärstruktur.
  Vorkommen   Zu den Peptidhormonen gehören etwa Oxytocin und Adiuretin (ADH) (→ Abb. 12.3 a, → Kap. 12.6), die in Neuronen des Hypothalamus synthetisiert und aus den Nervenendigungen im Hypophysenhinterlappen an das Blut abgegeben werden, und fast alle Hormone des GEP-Systems.
- **Glykoproteinhormone:** Diese bestehen aus einer bei allen Angehörigen dieser Hormongruppe einheitlichen α-Untereinheit, die Spezifität liegt bei der β-Untereinheit.
  Vorkommen   Dazu gehören z. B. die Hypophysenvorderlappenhormone β-FSH, β-LH sowie β-TSH, von nun an kurz bezeichnet als FSH, LH und TSH.
- **Biogene Monoamine:** Diese Hormone sind Aminosäurenderivate.
  Vorkommen   Dazu zählen Serotonin, gebildet aus Tryptophan, Histamin aus Histidin, die Schilddrüsenhormone Triiodthyronin (T3) und Thyroxin (T4), die unter Sympathikuskontrolle im Nebennierenmark gebildeten Hormone Noradrenalin und Adrenalin (→ Abb. 12.3 b, → Kap. 12.14) sowie Dopamin auf der Basis von Phenylalanin oder Tyrosin.
- **Steroidhormone:** Diese werden aus Cholesterin synthetisiert, sind daher lipophil und können durch die Zellmembran diffundieren.
  Vorkommen   Ihre wichtigsten Vertreter sind die Sexualhormone Östrogen und Testosteron und die Nebennierenrindenhormone Aldosteron und Kortisol (→ Kap. 12.13).

Die diversen Hormone zeichnen sich aufgrund ihrer unterschiedlichen biochemischen Beschaffenheit auch durch dementsprechend verschiedene Synthese-, Speicher- und Freisetzungsmechanismen aus.

Hydrophile Peptidhormone wie z. B. atriales natriuretisches Peptid (→ Kap. 12.10) oder Insulin (→ Kap. 12.5) werden **intrazellulär** in Sekretgranula gespeichert und bei adäquatem Stimulus, wie Erhöhung der Blutglukose für Insulin (→ Abb. 12.3 c), freigesetzt. Dagegen müssen die **lipophilen Steroidhormone**, da sie nicht gespeichert werden können, bei Bedarf stets neu synthetisiert werden, was auch die spezielle Morphologie erklärt (→ Kap. 12.13).

Eine besondere Speicherform besteht für die Schilddrüsenhormone. Hier wird das Hormon – gebunden an ein Glykoprotein, das Thyreoglobulin – in speziellen „Behältern" extrazellulär gespeichert und bei entsprechendem Stimulus freigesetzt (→ Kap. 12.11).

Nach ihrer Freisetzung werden viele Peptidhormone und biogene Monoamine im Blut gelöst transportiert, während andere Hormone, z. B. Steroidhormone oder Schilddrüsenhormone, an Bindungsproteine gekoppelt transportiert werden.

An den Zielzellen liegen Bindungsstellen, die Rezeptoren, für das jeweilige Hormon vor. Nach Andocken des Hormons an seinen Rezeptor wird die spezifische Zellantwort über Signalketten eingeleitet. Die gesamte Abfolge bis zum Effekt wird als **Transduktion** bezeichnet. Aufgrund der Hormonstruktur haben sich in einer parallelen Evolution 2 Rezeptorklassen ausgebildet:

- **Rezeptoren in der Zellmembran:** Sie vermitteln die Information von Peptidhormonen, Monoaminen und Glykoproteinhormonen. Ein Beispiel hierfür ist das Wachstumshormon GH, das über GH-Rezeptoren in der Leber die Produktion und Sekretion von IGF-I fördert (→ Abb. 12.4). Das im Hypothalamus gebildete Hormon GHRH (Growth hormone releasing hormone) führt zunächst in der Hypophyse zu einer Freisetzung von GH in den Blutkreislauf. GH bewirkt dann in der Leber die Bildung und Sekretion von IGF-I, das u. a. als wichtigster Wachstumsfaktor die Knochenbildung stimuliert. Der erhöhte IGF-I-Serumspiegel wiederum wirkt hemmend auf die GHRH- sowie die GH-Produktion bzw. -Freisetzung (endokrines negatives Feedback) und fördert zusätzlich die Bildung von Somatostatin (GHIH, Growth hormone inhibiting hormone), das wiederum antagonistisch die Sekretion von GH in der Hypophyse hemmt. Ein möglicher autokriner Mechanismus kann für die Hypophyse angenommen werden, seit sowohl IGF-I als auch IGF-I-Rezeptoren bei verschiedenen endokrinen Zelltypen der Rattenhypophyse gefunden wurden. Das Transportprotein wird meist am Rezeptor abgespalten. Nach Bindung des Hormons an seinen Rezeptor wird häufig ein Second messenger wie cAMP oder cGMP aktiviert und über komplexe Ketten verschiedener Effektormoleküle die Zellantwort hervorgerufen.
- **Rezeptoren im Zellinneren:** Aufgrund der Lipophilie der Steroidhormone liegen deren Rezeptorproteine im Zytoplasma bzw. Zellkern. Der Hormon-Rezeptorprotein-Komplex wandert in den Nukleus bzw. entsteht dort und bindet an die spezifischen regulatorischen Sequenzen der DNA, was zur Induktion oder Hemmung der Transkription führt, z. B. kommt es durch Bindung an Estrogen-responsive elements (EREs) zur Induktion der Transkription östrogenabhängiger Moleküle.

12.2 Regulation

Regulation endokriner Zellen

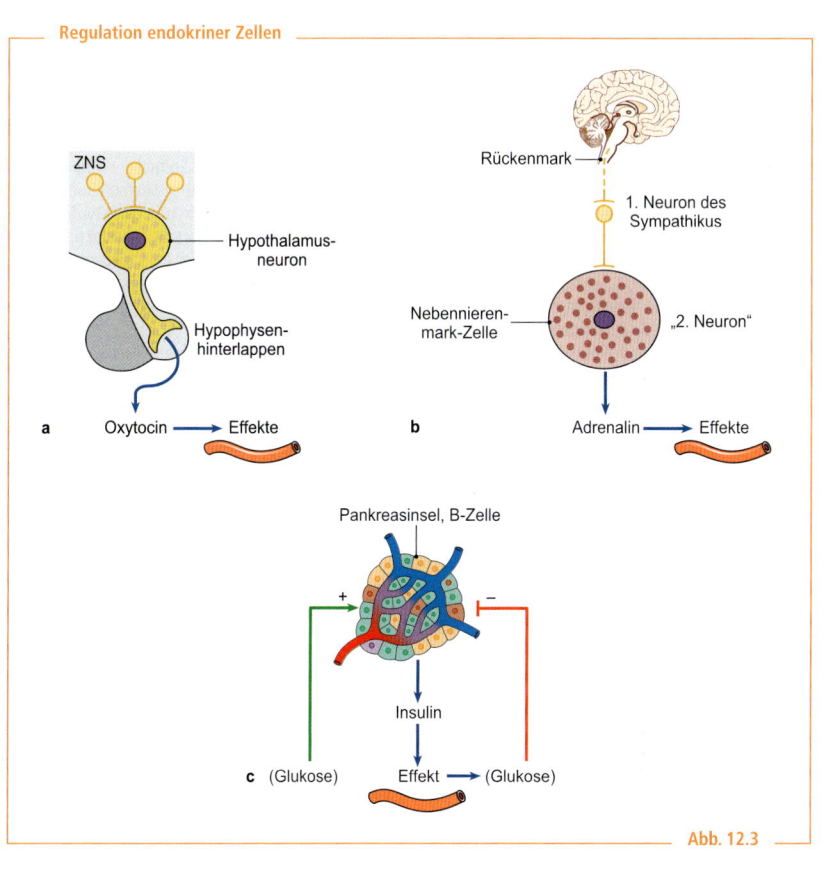

a Oxytocin → Effekte
- ZNS
- Hypothalamusneuron
- Hypophysenhinterlappen

b Adrenalin → Effekte
- Rückenmark
- 1. Neuron des Sympathikus
- Nebennierenmark-Zelle
- „2. Neuron"

c (Glukose) → Insulin → Effekt → (Glukose)
- Pankreasinsel, B-Zelle

Abb. 12.3

Regulation der IGF-I-Freisetzung

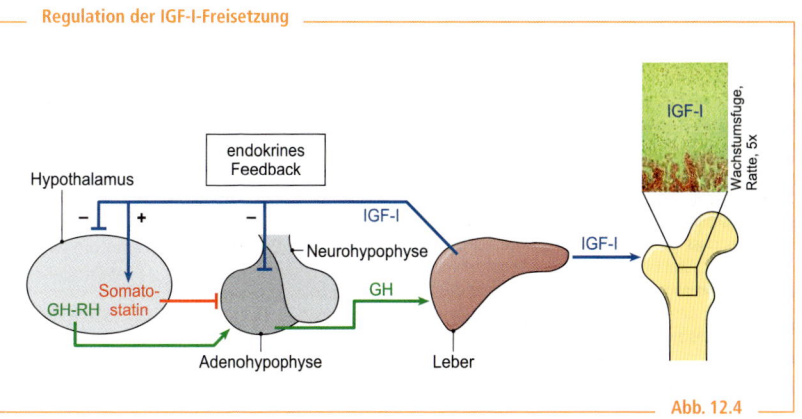

- Hypothalamus
- GH-RH / Somatostatin
- endokrines Feedback
- Neurohypophyse
- Adenohypophyse
- GH
- Leber
- IGF-I
- Wachstumsfuge, Ratte, 5x

Abb. 12.4

12.3 Gastro-entero-endokrines System

Endokrine Zellen

Die endokrinen Zellen des Gastrointestinaltrakts (GIT) liegen einzeln und verstreut im Mukosaepithel von der Kardia des Magens bis zum terminalen Kolon (→ Abb. 12.5). Mit Routinefärbungen, z. B. HE, können sie im Lichtmikroskop nicht von anderen Mukosaepithelzellen unterschieden werden.

Die gastro-entero-endokrinen Zellen differenzieren sich in einem Gewebe aus, in dem die Mehrheit der Zellen nicht endokrin ist. Je nach Lage sind sie im Magen von Neben-, Haupt-, Beleg-, Kardia- oder Pylorusdrüsenzellen und im Darm von Enterozyten, Schleimzellen, Paneth-Zellen umgeben. Sie stellen die größte Population hormonproduzierender Zellen im Körper dar (ca. 3 Milliarden, entspricht 1 % aller Zellen, die das Lumen des Gastrointestinaltrakts auskleiden). Es lassen sich **16 verschiedene Zelltypen** differenzieren, historisch zunächst mittels Elektronenmikroskopie aufgrund der Form und Größe der Sekretgranula. Mit Entwicklung immunhistochemischer Methoden ab den 1960er-Jahren konnte man die synthetisierten Hormone selbst lokalisieren (→ Abb. 12.6a–c).

Entwicklung des diffusen neuroendokrinen Systems

Es zeigte sich, dass Zellstruktur und Peptide gastro-entero-endokriner Zellen zum großen Teil mit denen von Neuronen übereinstimmten, z. B. Somatostatin, das in endokrinen Zellen des Magens und Dünndarms (→ Abb. 12.6 a), im endokrinen Pankreas (→ Kap. 12.4), in hypothalamischen Neuronen und im peripheren Nervensystem wie den abgebildeten vegetativen Nervenfasern vorkommt. Auch produzieren die endokrinen Zellen des Pankreas zahlreiche Proteine, die charakteristisch für Nervenzellen sind, z. B. neuronale Enolase. Die gastro-entero-endokrinen Zellen sowie die individuellen endokrinen Zellen in anderen Organen (→ Kap. 12.1) wurden zunächst unter dem Begriff **APUD** (**A**mine **p**recursor **u**ptake and **d**ecarboxylation)-System zusammengefasst, da sie alle zur Peptidhormonsynthese Amine aufnehmen und decarboxylieren. Aufgrund ihrer Ähnlichkeit mit Neuronen war eine Herkunft dieser Zellen aus der Neuralleiste die naheliegendste Hypothese. Es zeigte sich aber, dass gastro-entero-endokrine Zellen auch nach früher Dissektion der Neuralleiste auftreten. Mit Tracertechniken konnte gezeigt werden, dass die Zellen Derivate des Endoderms sind. Das System wird nun **„diffuses neuro-endokrines System"** (DNES) genannt.

Hormone

Die gastro-entero-endokrinen Zellen synthetisieren zum einen **biogene Amine**, v. a. Dopamin, Histamin und Serotonin, und zum anderen als Hauptcharakteristikum **Polypeptidhormone**, z. B. vasoaktives intestinales Peptid (VIP) (→ Abb. 12.6 b), das auch wie abgebildet im vegetativen Nervenplexus zu finden ist.

Beispielsweise produzieren entero-endokrine Zellen des Dünndarms neben Serotonin auch Substanz P: Einige Substanz-P-Zellen im Epithel der Dünndarmvilli weisen neben Serotonin auch Sekretin auf, die proliferierenden Substanz-P-Zellen in den Krypten dagegen nicht. Im Kolon wurden entero-endokrine Zellen nachgewiesen, die sogar vier verschiedene Polypeptidhormone enthalten, nämlich Neurotensin (NT, → Abb. 12.6 c), Peptid YY, Glucagon-like peptide (GLP)-1 und Cholecystokinin (CCK).

Die Komplexität wird dadurch erhöht, dass zahlreiche Zellen mehr als ein Polypeptidhormon synthetisieren, was durchaus nur bei einer Subpopulation auftreten kann. Bis heute wurden mehr als 20 verschiedene Hormone nachgewiesen, die in unterschiedlichen Kombinationen auftreten können, was eine große Differenzierungsbreite und vielfältige Funktionsweise ermöglicht.

Funktion

Will man die Funktion der gastro-entero-endokrinen Zellen dennoch in einem Satz zusammenfassen, so gilt, dass ihre Hormone der **Regulation der Verdauung** dienen. Die meisten Mechanismen laufen auf **parakriner oder lokaler bzw. luminaler Ebene** (→ Kap. 12.1) ab. Daneben üben einige gastro-entero-endokrine Zellen eine endokrine Wirkung aus zur Regulation der Abgabe von Verdauungssekreten und -enzymen aus Magen, Leber, Galle und exokrinem Pankreas und zur Mitwirkung bei der Regulation der Blutzuckerhomöostase (→ Kap. 12.5). Dasselbe Hormon kann parakrin und endokrin wirken, z. B. Neurotensin, das nach Nahrungsaufnahme als parakrine Wirkung die lokale Motilität des Dünndarms herabsetzt und so für eine längere Verweildauer des Speisebreis sorgt. Endokrine Wirkungen sind Reduktion der Sekretion des exokrinen Pankreas und selektive Vasokonstriktion im subkutanen Fettgewebe.

Histopathologie

Neuroendokrine Tumoren („Karzinoide") können Hormone oder Neurotransmitter ausschütten. Beim **Zollinger-Ellison-Syndrom** führt ein Gastrin-überproduzierender Pankreastumor zu therapieresistenten Geschwüren in Magen und Duodenum, da Gastrin die Magensäureproduktion anregt.

12.3 Gastro-entero-endokrines System

Endokrine Zellen im GIT

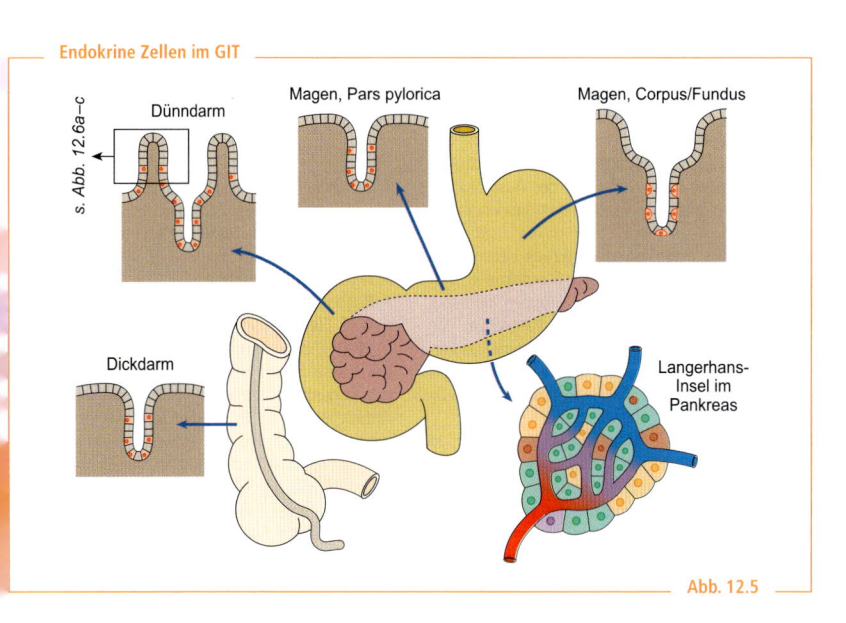

Dünndarm s. Abb. 12.6a–c

Magen, Pars pylorica

Magen, Corpus/Fundus

Dickdarm

Langerhans-Insel im Pankreas

Abb. 12.5

Hormone im GIT

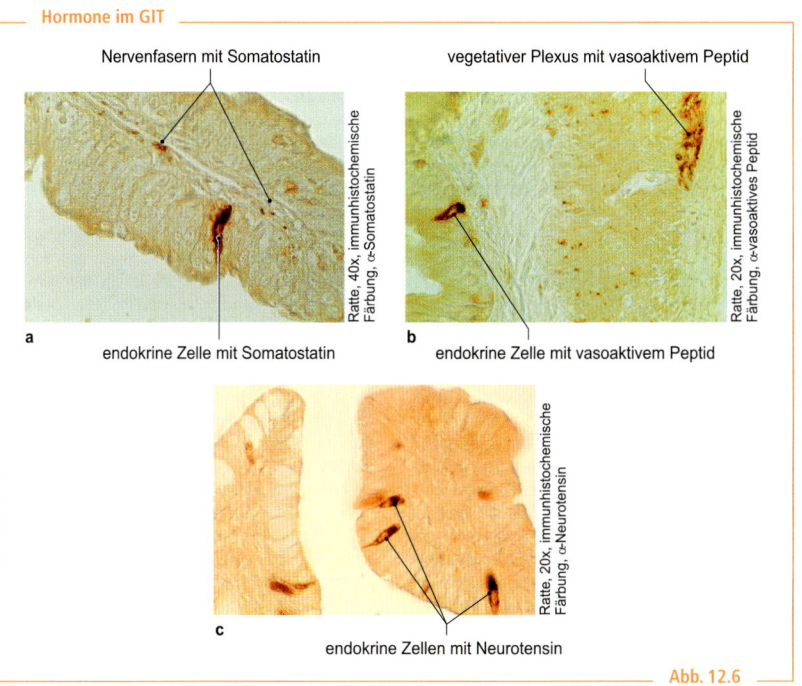

a Nervenfasern mit Somatostatin — endokrine Zelle mit Somatostatin
Ratte, 40x, immunhistochemische Färbung, α-Somatostatin

b vegetativer Plexus mit vasoaktivem Peptid — endokrine Zelle mit vasoaktivem Peptid
Ratte, 20x, immunhistochemische Färbung, α-vasoaktives Peptid

c endokrine Zellen mit Neurotensin
Ratte, 20x, immunhistochemische Färbung, α-Neurotensin

Abb. 12.6

12.4 Endokrines Pankreas (1)

Das Pankreas (→ Abb. 12.7 a) besteht aus zwei morphologisch und funktionell unterschiedlichen Anteilen, einem exokrinen und einem endokrinen.

Der **exokrine Anteil** (→ Kap. 11.12) wird von den Azinuszellen, die Verdauungsenzyme und Elektrolyte sezernieren, und den Abschnitten des Ausführungsgangsystems, das die Sekrete in das Duodenum leitet, gebildet.

Die Zellen des **endokrinen Pankreas** liegen nicht einzeln wie die des gastro-entero-endokrinen Systems (→ Kap. 12.3), sondern in Gruppen, den sog. **Langerhans-Inseln**, im exokrinen Parenchym. Sie sind in Form netzförmiger Balken angeordnet und erscheinen im konventionellen HE-Präparat blasser als die intensiv gefärbten exokrinen Anteile (→ Abb. 12.7 b, c).

Im Pankreas eines Erwachsenen liegen bis zu 1 000 000 endokrine Zellen vor (ca. 1–5 % des Pankreasgewichts). Die Inseln sind oval und unterschiedlich groß (50–400 μm) und weisen wenige (< 10) oder Hunderte Zellen auf. Auch die Verteilung der Inseln ist äußerst variabel. Beim Menschen treten sie v. a. im dorsalen Pankreas auf, hier besonders in der Kauda. Ihre Gesamtheit wird als Inselorgan oder Inselapparat bezeichnet.

Entwicklung

Die endokrinen Zellen der Langerhans-Inseln wandern aus dem Vorderdarm entlang von Epithelzapfen in das sich bildende exokrine Gewebe aus. Sie behalten zunächst ihren Kontakt mit dem Lumen, um sich später zusammenzuschließen und Inseln zu bilden. Als entwicklungsbiologische Relikte lassen sich manchmal noch endokrine Zellen im Ausführungsgangsystem beobachten.

Innervation und Blutversorgung

Die Inseln sind innerviert durch **sympathische, parasympathische** und **sensible Nervenfasern** und sehr gut vaskularisiert. In den Inseln findet sich ein **dichtes Netzwerk weitlumiger fenestrierter Kapillaren**. Dieser Plexus geht meist aus einer, seltener aus zwei afferenten (zuführenden) Arteriolen hervor (→ Abb. 12.7 c). Ein Teil der efferenten (ableitenden) Kapillaren mündet nicht in Venolen, sondern geht direkt in die Kapillaren des exokrinen Pankreas über (**insuloazinäre Portalgefäße**), sodass die Inselhormone in hoher Konzentration an die Azinuszellen gelangen und die Funktion des exokrinen Pankreas beeinflussen. Beispiele hierfür sind Insulin, das die Sekretion der Amylase aus den Azinuszellen verstärkt, oder Somatostatin und PP (→ Kap. 12.5), die generell die Sekretion von Pankreasenzymen hemmen. Der Abfluss über das venöse System führt über die V. portae zunächst zur Leber, einem sehr wichtigen Zielorgan der Inselhormone.

Endokrine Zellen

Alle Hormone der Langerhans-Inseln sind **Peptide**. Die **vier klassischen Zelltypen** und die von ihnen produzierten und sezernierten Hormone sind (→ Abb. 12.8 a, b, → Kap. 12.5):

- A-(α-)Zellen: Glukagon (GLUC)
- B-(β-)Zellen: Insulin (INS)
- D-(δ-)Zellen: Somatostatin (SOM)
- PP-(F-)Zellen: pankreatisches Polypeptid (PP)

Die klassischen 4 Hormonzelltypen können mittels des immunhistochemischen Nachweises mithilfe von Antikörpern gegen die in ihnen enthaltenen Hormone sichtbar gemacht werden, entweder als immunhistochemischer Einzelnachweis, z. B. mit einem braunen Farbstoff wie an Folgeschnitten derselben Langerhans-Insel, oder mit Doppelimmunfluoreszenz, bei der gleichzeitig zwei verschiedene Hormone mittels unterschiedlicher Fluoreszenzfarbstoffe, z. B. rot (Insulin, Somatostatin) und grün (Glukagon, pankreatisches Peptid) nachgewiesen werden können (→ Abb. 12.8 a, b).

2002 wurde eine weitere Zelle, die ε-**Zelle**, entdeckt, die das bis dahin nur aus endokrinen Zellen des Magens bekannte Hormon **Ghrelin** synthetisiert.

Wie die endokrinen Zellen des Gastrointestinaltrakts enthalten auch die Inselzellen meist mehr als ein Peptidhormon, z. B. IGF-I in den A-Zellen und Amylin sowie Galanin in den B-Zellen. In den Inseln des Menschen stellen die B-Zellen ca. 60–80 % der endokrinen Zellen, gefolgt von den A-(10–20 %), D-(4–7 %) und PP-Zellen (1–2 %). Dieses Verteilungsmuster ist charakteristisch für die Inseln der dorsalen Pankreasanlage, während die Inseln der ventralen Anlage überwiegend aus B- und PP-Zellen bestehen. Die Verteilung der endokrinen Zelltypen innerhalb der Insel ist bei verschiedenen Spezies unterschiedlich.

Das Grundbauprinzip wird von der „**Mantelinsel**" (→ Abb. 12.8 a, b) repräsentiert, die für Nager typisch ist. Hier liegen die B-Zellen (Insulin) ausschließlich im Zentrum vor, während A-(Glukagon), D-(Somatostatin) und PP-(pankreatisches Polypeptid-)Zellen v. a. an der Peripherie auftreten. Die Mantelinsel ist beim Menschen selten in reiner Form ausgeprägt, die endokrinen Zellen liegen recht verstreut, wobei auch beim Menschen die B-Zellen im Zentrum meist zahlreicher sind als an der Peripherie.

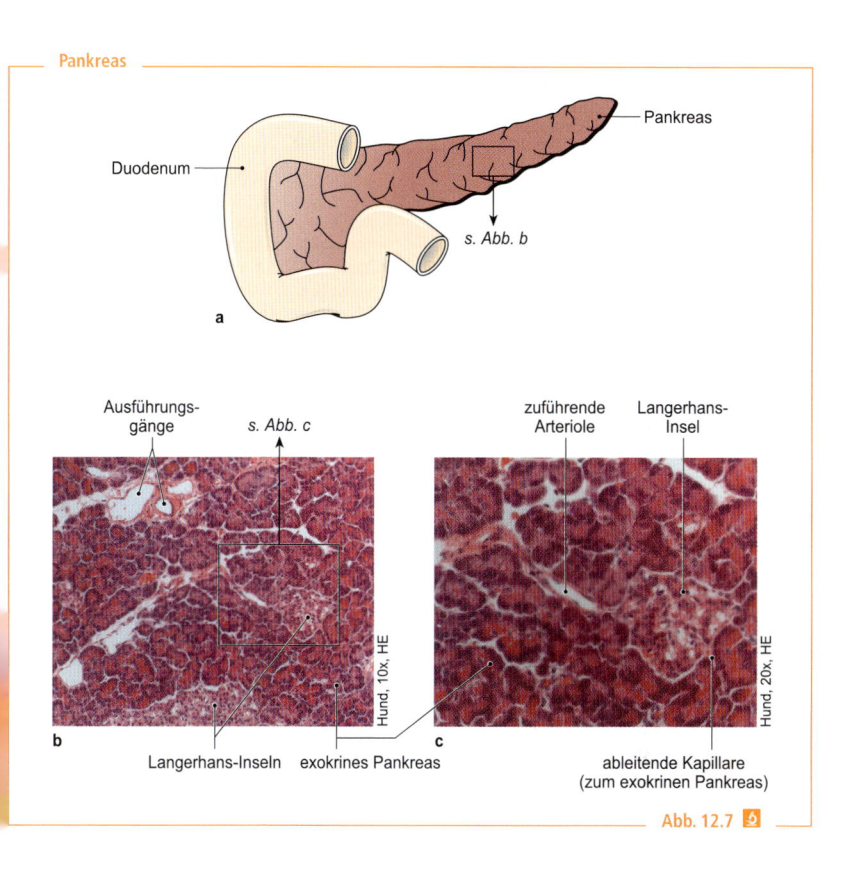

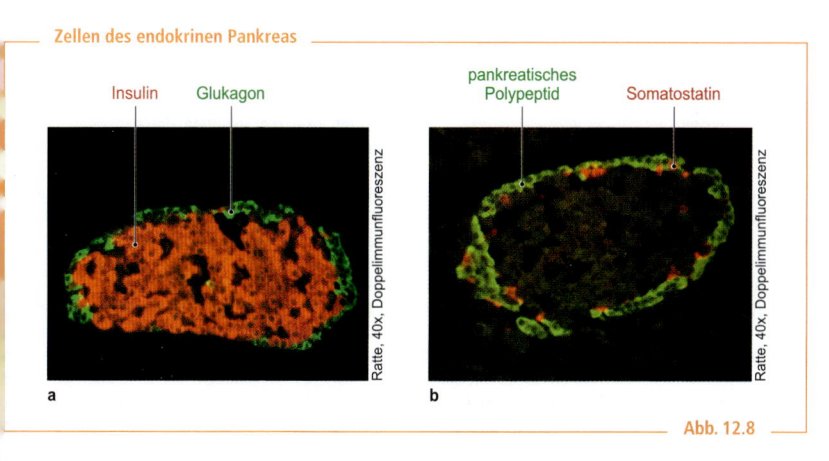

12.4 Endokrines Pankreas (1)

Pankreas

- Duodenum
- Pankreas
- s. Abb. b

a

- Ausführungsgänge
- s. Abb. c
- zuführende Arteriole
- Langerhans-Insel

Hund, 10x, HE

b Langerhans-Inseln — exokrines Pankreas

Hund, 20x, HE

c ableitende Kapillare (zum exokrinen Pankreas)

Abb. 12.7

Zellen des endokrinen Pankreas

Insulin   Glukagon

pankreatisches Polypeptid   Somatostatin

Ratte, 40x, Doppelimmunfluoreszenz

a

Ratte, 40x, Doppelimmunfluoreszenz

b

Abb. 12.8

12.5 Endokrines Pankreas (2)

Hormone

Insulin

Insulin ist eines der klinisch bedeutsamsten Hormone. Es ist das einzige Hormon, das den Blutzuckerspiegel senkt, und wird ausschließlich in den B-Zellen der Langerhans-Inseln synthetisiert, die es permanent in geringer Konzentration sezernieren (→ Abb. 12.9 a).

Der adäquate Reiz für die B-Zellen, größere Mengen an Insulin abzugeben, ist ein Anstieg des Blutzuckerspiegels über 5,6 mM. Die große Bedeutung von Insulin drückt sich darin aus, dass es nicht nur anabole Wirkungen ausübt, sondern auch die gegenläufigen Prozesse inhibiert, also antikatabole Effekte hat (→ Tab. 12.1).

Die überschüssige Blutglukose wird in Glykogen, Protein und v. a. Fett umgebaut.

Tab. 12.1 Insulinwirkungen

Stimulation	Inhibition
Glukoseaufnahme in Leber, Fettgewebe, Muskulatur	Glukoneogenese
Glykogensynthese in Leber und Muskulatur	Glykogenolyse
Liponeogenese im Fettgewebe	Lipolyse im Fettgewebe und Proteolyse in der Leber
Aminosäureaufnahme und Proteinsynthese in der Muskulatur	Proteolyse in der Muskulatur

Klinik

Die exklusive Synthese von Insulin in den B-Zellen führt dazu, dass bei Apoptose der B-Zellen ein **Typ-1-Diabetes mellitus** (absolute Insulindefizienz) auftritt, sodass Insulin substituiert werden muss unter permanenter Kontrolle des Blutzuckerspiegels.

Glukagon

Glukagon (→ Abb. 12.9 b) ist der wichtigste Antagonist zu Insulin. Es wird bei einem normalen Blutglukosespiegel permanent in niedriger Konzentration aus den A-Zellen sezerniert, bei Hypoglykämie, d. h. erniedrigter Blutglukosekonzentration (< 5 mM), aber in großen Mengen abgegeben.

Glukagon aktiviert in der Leber Glykogenolyse und Glukoneogenese aus Aminosäuren. Es erhöht somit den Blutglukosespiegel und hat eine katabole Wirkung. Weiterhin regt Glukagon Lipasen und somit den Fettabbau an, was zur Erhöhung der zirkulierenden Fettsäuren führt. Stimuliert wird die Glukagonabgabe durch Adrenalin, wodurch in Stresssituationen der Blutzuckerspiegel steigt. Insulin hingegen hemmt die Freisetzung von Glukagon.

Klinik

Da Glukagon auch eine Inhibition der glatten Muskulatur des Magen-Darm-Trakts bewirkt, wird es bei besonderen Indikationen in der Klinik intravenös appliziert, z. B. zur Ruhigstellung der Darmmuskulatur vor Röntgenkontrastmitteldarstellungen des Gastrointestinaltrakts, wie z. B. CT-Untersuchungen des Abdomens und Beckens.

Somatostatin

Die Hauptaufgabe von Somatostatin (→ Abb. 12.9 c) ist es, die Sekretion von Insulin und Glukagon zu beeinflussen und somit den Blutglukosespiegel fein zu regulieren.

Unter hoher Blutglukosekonzentration stimuliert Insulin die Freisetzung von Somatostatin, hingegen hemmt es auch die Freisetzung von Somatostatin aus den D-Zellen und von GLP-1 aus den L-Zellen des Darmtrakts. Da Somatostatin auf parakrinem Wege direkt die Synthese und Freisetzung von Insulin unterdrückt, scheint Insulin seine eigene Sekretion zu unterdrücken. Somatostatin inhibiert aber nicht nur die Sekretion von Insulin, sondern auch die von Glukagon und PP.

Die hemmende Wirkung von Somatostatin auf die A-Zellen scheint sowohl parakrin durch Somatostatinfreisetzung aus den D-Zellen als auch endokrin durch Somatostatin aus entero-endokrinen Zellen hervorgerufen zu werden. Darüber hinaus hemmt Somatostatin die Sekretion einiger gastro-entero-endokriner Hormone, etwa Gastrin und Sekretin, und der Hypophysenhormone TSH, ACTH, Prolaktin und GH.

Pankreatisches Polypeptid

Das pankreatische Polypeptid (→ Abb. 12.9 d) hemmt lokal die Sekretion des exokrinen Pankeas und endokrin die Kontraktion der Muskulatur des Darmtrakts und der Gallenblase. PP ist somit ein direkter Antagonist zum entero-endokrinen Hormon Cholecystokinin (CCK) aus den I-Zellen des Duodenums und Jejunums.

Ghrelin

Jüngste Untersuchungen haben gezeigt, dass die Anzahl der ε-**Zellen**, die Ghrelin produzieren, sich nach der Geburt verringert und nur sehr wenige noch beim Erwachsenen vorkommen. Der Ghrelinrezeptor liegt an α- und β-Zellen vor. Nach bisherigen Untersuchungen scheint Ghrelin die Freisetzung von Insulin und Amylin zu hemmen.

12.5 Endokrines Pankreas (2)

Zellen der Pankreasinseln

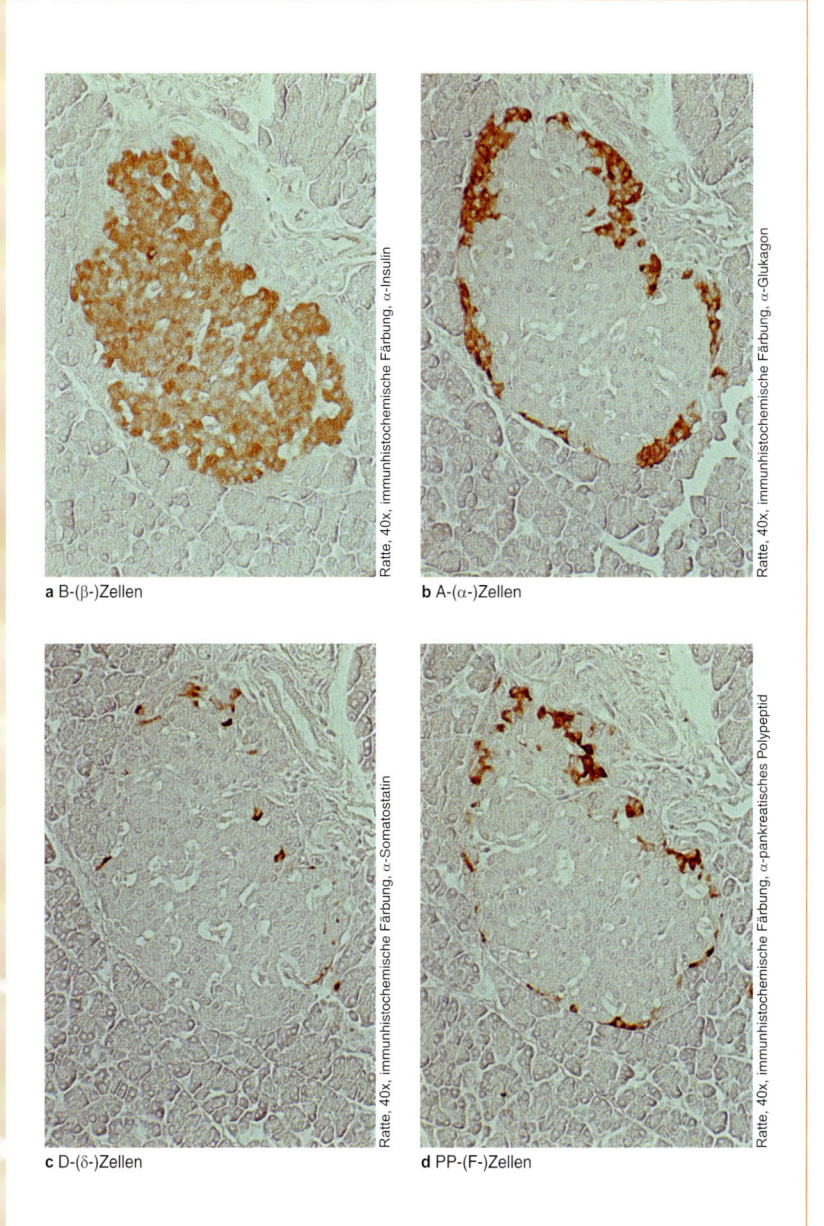

a B-(β-)Zellen — Ratte, 40x, immunhistochemische Färbung, α-Insulin

b A-(α-)Zellen — Ratte, 40x, immunhistochemische Färbung, α-Glukagon

c D-(δ-)Zellen — Ratte, 40x, immunhistochemische Färbung, α-Somatostatin

d PP-(F-)Zellen — Ratte, 40x, immunhistochemische Färbung, α-pankreatisches Polypeptid

Abb. 12.9

12 Endokrine Organe und Neuroendokrinium

12.6 Hypothalamus-Hypophysen-System (1)

Der Hypothalamus bildet gemeinsam mit der Hypophyse **(Glandula pituitaria)** das übergeordnete Regulations- und Steuerungszentrum (→ Abb. 12.10 a, b, → Kap. 12.2, → Kap. 12.7) für große Teile des endokrinen Systems.
Der **Hypothalamus** erhält Input aus dem ZNS einschließlich des limbischen Systems, über die Sinnesorgane aus der Umwelt sowie dem Organismus selbst („Innenwelt"). Er übt somit eine integrative Funktion bei der Vermittlung neuronaler Einflüsse auf die diversen hormonellen Vorgänge aus. Er steht funktionell und physisch in Kontakt mit der Hypophyse entweder:

- Über die Synthese der **Effektorhormone** Oxytocin und antidiuretisches Hormon (ADH, Adiuretin, Arginin-Vasopressin – AVP), die über axonalen Transport an die **Neurohypophyse** weitergeleitet und von dieser in den Blutkreislauf freigesetzt werden, oder
- über **Steuerhormone**, mit deren Hilfe er Synthese und Freisetzung von Botenstoffen in der **Adenohypophyse** reguliert.

Die **Hypophyse** ist als zentrales Steuerorgan involviert in die Regulierung zahlreicher physiologischer Vorgänge. Das etwa haselnussgroße Organ (→ Abb. 12.10 a) liegt in der **Fossa hypophysialis** der **Sella turcica** des **Os sphenoidale (Keilbein)**, eingebettet zwischen den Blättern der **Dura mater**, unterhalb des **Diaphragma sellae**. Der **Hypophysenstiel** (oft vereinfachend Infundibulum genannt) durchbricht das Diaphragma sellae.

Klinik

In topografischer Nähe über der Hypophyse liegt das Chiasma opticum (→ Abb. 12.10 b). Daher verursachen **Hypophysentumoren** neben Hormonstörungen oft charakteristische Gesichtsfeldeinschränkungen, wie die bitemporale Hemianopsie aufgrund der Zerstörung der aus der nasalen Retina stammenden N.-opticus-Anteile.

Entwicklung

Die Hypophyse entsteht aus 2 Teilen (→ Abb. 12.10 a, b, → Abb. 12.11). Die **Adenohypophyse** entsteht aus der **Rathke-Tasche**, einer kranialwärts wandernden Ausstülpung des ektodermalen Rachendachs. An diese lagert sich dorsal die **Neurohypophyse (Pars nervosa)** an, die sich aus einer trichterförmigen Hypothalamus-Ausstülpung, **Processus infundibularis**, ausbildet. Während die Neurohypophyse auch nach Abschluss der Entwicklung topografisch und funktionell über das **Infundibulum** mit dem Hypothalamus in Verbindung steht (→ Abb. 12.10 a, b), bildet sich die Verbindung der Adenohypophyse zur Mundhöhle zurück.

Histopathologie

Allerdings können im Bereich des Rachendachs und des Corpus des Os sphenoidale epitheliale Reste persistieren, aus denen bösartige Tumoren, die **Kraniopharyngeome**, hervorgehen können.

Das rostral- und kranialwärts gerichtete Epithel der sich vergrößernden Rathke-Tasche proliferiert zur Pars distalis und Pars tuberalis, während die der Neurohypophyse anliegende Wand weniger stark wächst zur Pars intermedia (→ Abb. 12.10 a). Die Lichtung der Rathke-Tasche obliteriert weitgehend, wobei Reste als Zysten in der Pars intermedia zurückbleiben (→ Kap. 12.7).

Hypothalamus und Neurohypophyse

Der **Hypothalamus** ist der Boden des Zwischenhirns **(Dienzephalon)**. In den Kerngebieten **Ncl. supraopticus** und **Ncl. paraventricularis** (→ Abb. 12.10 b) liegen die Perikarya großzelliger (magnozellulärer) hormonbildender Neurone, die als neurosekretorische bzw. neuroendokrine Neurone und deren Hormone als Neurohormone bezeichnet werden. Deren Axone verlaufen im **Tractus hypothalamo-hypophysialis** bis in die **Neurohypophyse** und transportieren die Neurohormone **Oxytocin** (Synthese v. a. in **Ncl. paraventricularis**) und **ADH** (Synthese v. a. in **Ncl. supraopticus**) (→ Abb. 12.10 b). Die als Nonapeptide mit nur 2 unterschiedlichen Aminosäuren synthetisierten Prohormone werden an Trägerproteine, die Neurophysine (Oxytocin an Neurophysin I, ADH an Neurophysin II), gebunden. Die Kerngebiete sind reich kapillarisiert und besitzen Osmorezeptoren. **ADH** bewirkt in hoher Konzentration periphere Vasokonstriktion bei Stimulation durch erhöhten osmotischen Druck bzw. Blutvolumenabnahme.

Klinik

ADH fördert die Resorption von Wasser. ADH-Mangel führt zu **Diabetes insipidus**, bei dem die Betroffenen bis zu 20 l Urin/Tag und noch mehr ausscheiden.
Oxytocin bewirkt Kontraktionen der myoepithelialen Zellen der Mamma sowie der glatten Muskulatur des Uterus und findet in der Klinik Anwendung bei **Einleitung der Geburt**. Ihm wird auch eine Rolle bei der Förderung des Vertrauens zugeschrieben („Kuschelhormon").

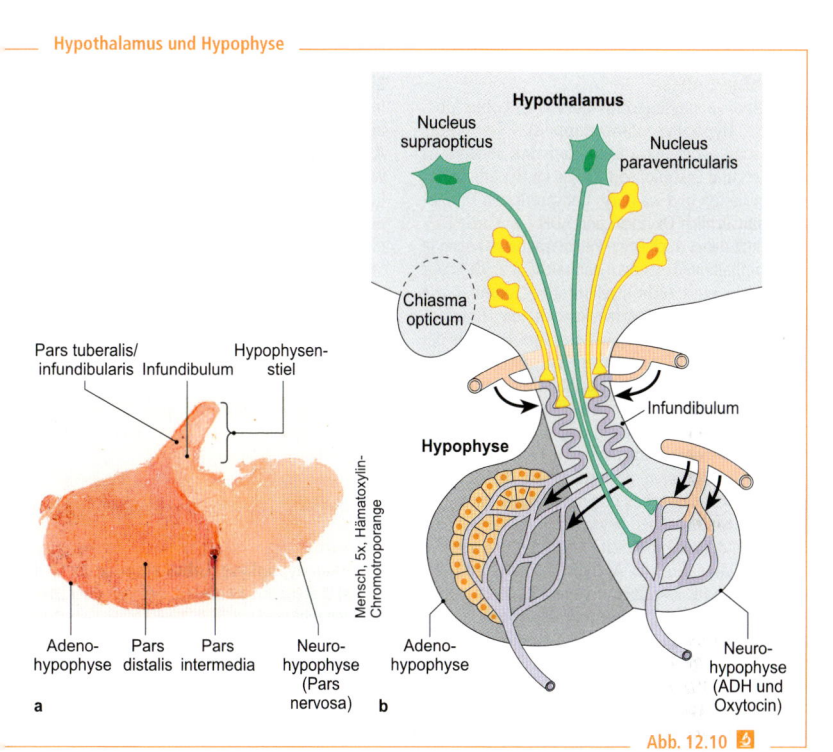

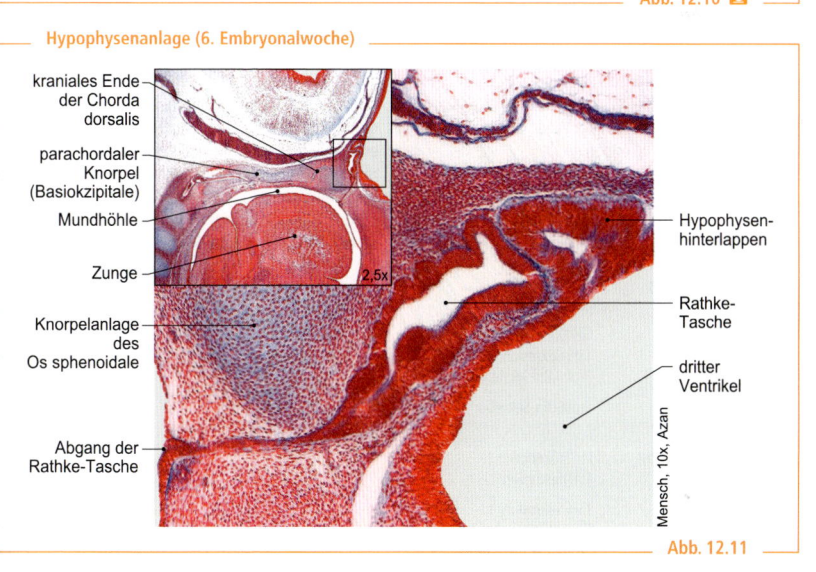

12.6 Hypothalamus-Hypophysen-System (1)

Hypothalamus und Hypophyse

Hypothalamus
- Nucleus supraopticus
- Nucleus paraventricularis
- Chiasma opticum
- Infundibulum

Hypophyse
- Adenohypophyse
- Neurohypophyse (ADH und Oxytocin)

Pars tuberalis/infundibularis — Infundibulum — Hypophysenstiel

Adenohypophyse — Pars distalis — Pars intermedia — Neurohypophyse (Pars nervosa)

Mensch, 5x, Hämatoxylin-Chromotroporange

a   b

Abb. 12.10

Hypophysenanlage (6. Embryonalwoche)

- kraniales Ende der Chorda dorsalis
- parachordaler Knorpel (Basiokzipitale)
- Mundhöhle
- Zunge
- Knorpelanlage des Os sphenoidale
- Abgang der Rathke-Tasche
- Hypophysenhinterlappen
- Rathke-Tasche
- dritter Ventrikel

Mensch, 10x, Azan

Abb. 12.11

12.7 Hypothalamus-Hypophysen-System (2)

Neurohypophyse

Die Neurohypophyse **(Lobus nervosus, Lobus posterior, Hypophysenhinterlappen)** (→ Abb. 12.12 a, b) bildet selbst keine Hormone, sondern ist Speicher- und Sekretionsort für die im Hypothalamus synthetisierten und via Axon transportierten Hormone, hauptsächlich Oxytocin und ADH (→ Kap. 12.6). Sie besitzt daher auch keine Perikarya (diese liegen ja im Hypothalamus), sondern zahlreiche (ca. 70 % des Gewebes) – meist nicht-myelinisierte – **Axone**. Diese weisen teils große Anschwellungen, die **Herring-Körper** (→ Abb. 12.12 b), auf. Das sind Artefakte der während des axoplasmatischen Transports angetroffenen und dabei fixierten sekretorischen Vesikel, die das **Neurosekret** (Hormon-Neurophysin-Komplex) enthalten, das mit Spezialfärbungen dargestellt werden kann. Daneben finden sich in der Neurohypophyse spezielle Gliazellen, die **Pituizyten**, die ca. 25 % des Gewebes ausmachen und miteinander durch verzweigte Fortsätze über Nexus (Gap junctions) verbunden sind, sowie reichlich Blutgefäße, v. a. sinusoidale Kapillaren (aus der **A. hypophysialis inf.**), deren fenestriertes Endothel in engem Kontakt zu den Nervenendigungen **(Neurohämalregion)** steht (→ Abb. 12.13 a). Eine Blut-Hirn-Schranke fehlt.

Hypothalamus und Adenohypophyse

Die Synthese der **Steuerhormone** Releasing-Hormone (RH, Liberine) und Inhibiting-Hormone (IH, Statine) (→ Tab. 12.2) für die Regulierung der Adenohypophyse erfolgt in den Perikarya kleiner (parvozellulärer) Neurone in hypothalamischen Kerngebieten wie dem Ncl. paraventricularis und Ncl. arcuatus (→ Abb. 12.13 b), deren Axone an den Kapillaren der **Eminentia mediana** in der Wand des Hypothalamus (→ Abb. 12.13 a) enden.

Tab. 12.2 Hypothalamische Steuerhormone der Adenohypophyse (vereinfacht)

Hormon	Wirkung
Somatoliberin (GHRH)	GH-Synthese ↑ GH-Sekretion ↑
Somatostatin (GHIH)	GH-Sekretion ↓ TSH-Sekretion ↓ Prolaktin-Sekretion ↓
Prolaktostatin (PIF, Dopamin)	Prolaktin-Sekretion ↓
Luliberin (GnRH, LHRH)	LH-Sekretion ↑ FSH-Sekretion ↑
Thyroliberin (TRH)	TSH-Sekretion ↑ GH-Sekretion ↑ Prolaktin-Sekretion ↑
Kortikoliberin (CRH)	Prä-POMC-Synthese ↑

Merke Die Eminentia mediana wird wie auch die Neurohypophyse und die Epiphyse zu den **zirkumventrikulären Organen** gerechnet, bei denen die Blut-Hirn-Schranke zumeist fehlt (→ Kap. 12.9).
In der Eminentia mediana werden die Steuerhormone an das 1. Kapillarbett abgegeben, das aus der **A. hypophysialis sup.** (→ Abb. 12.13 a) gespeist wird. Von dort erreichen sie die Adenohypophyse über venöse Portalgefäße, die sich in der Adenohypophyse zu einem 2. Kapillarbett aufspalten, das dann die adenohypophysealen endokrinen Zellen mit der Steuerhormonen versorgt.

Klinik

Da Dopamin die Prolaktionsekretion unterdrückt, kommt es durch Dopaminmangel, typischerweise bei **Morbus Parkinson**, auch bei männlichen Betroffenen zu Galaktorrhö, einer pathologischen Milchsekretion.

Adenohypophyse (Übersicht)

Die **Adenohypophyse (Lobus anterior** der **Gl. pituitaria)** besteht aus 3 Anteilen, die nach ihrer Lokalisation benannt sind (→ Abb. 12.12 a, → Kap. 12.6):
- **Pars distalis**: rostral gelegener Hauptanteil
- **Pars intermedia**: Mittellappen, Zwischenlappen an der Grenze zur Neurohypophyse
- **Pars tuberalis (Pars infundibularis)**: Trichterlappen, legt sich an das Infundibulum der Neurohypophyse an, beide gemeinsam bilden den **Hypophysenstiel**.

Während die Pars distalis alle endokrinen Hormonzelltypen vermischt beinhaltet, besteht die Pars tuberalis nur aus wenigen Strängen und Nestern vorwiegend basophiler Zellen. Auch die Pars intermedia enthält v.a. basophile, zumeist α-MSH-Zellen, die mitunter in die Neurohypophyse hinüberziehen („Basophileninvasion"), sowie die Überreste der Rathke-Tasche (→ Kap. 12.6, → Abb. 12.12 a). Diese vor einem teils zilientragenden Epithel umgebenen Zysten werden, auch da ihr proteinhaltiger Inhalt dem Kolloid im Inneren der Schilddrüsenfollikel ähnelt, als „Pseudofollikel" bezeichnet. Auch finden sich hier häufig Anschnitte von Ästen der A. hypophysialis inf. die zur Adenohypophyse hinüberziehen, um sie mitzuversorgen.

12.7 Hypothalamus-Hypophysen-System (2)

Neurohypophyse

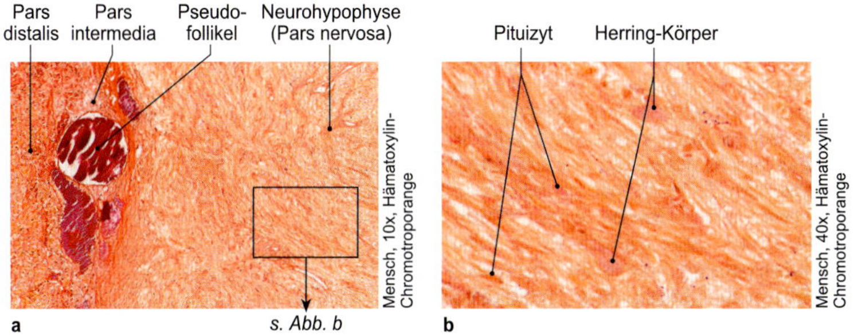

Pars distalis | Pars intermedia | Pseudofollikel | Neurohypophyse (Pars nervosa)

Pituizyt | Herring-Körper

Mensch, 10x, Hämatoxylin-Chromotroporange

Mensch, 40x, Hämatoxylin-Chromotroporange

a — s. Abb. b   b

Abb. 12.12

Anatomie Hypothalamus und Hypophyse

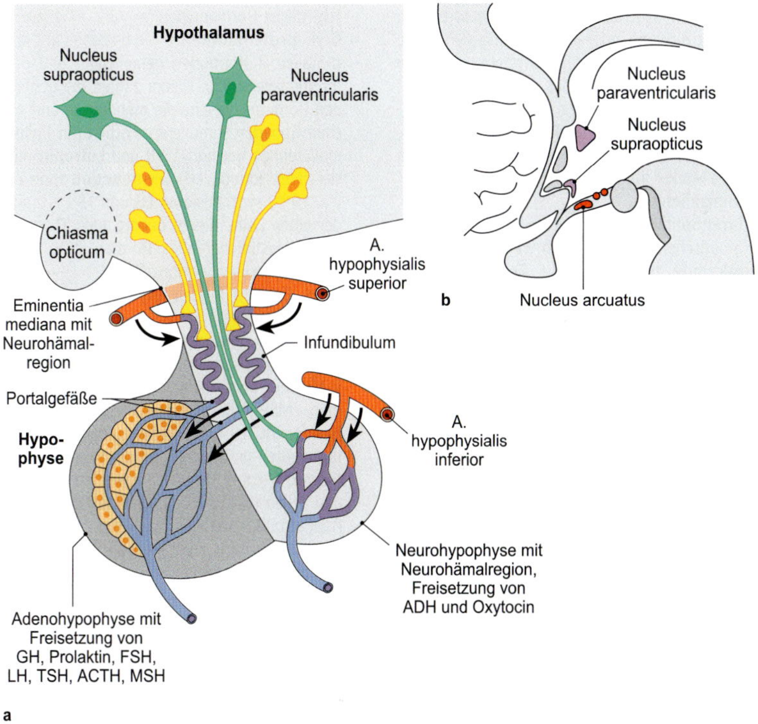

Hypothalamus
- Nucleus supraopticus
- Nucleus paraventricularis
- Chiasma opticum
- Eminentia mediana mit Neurohämalregion
- A. hypophysialis superior
- Infundibulum
- Portalgefäße
- **Hypophyse**
- A. hypophysialis inferior
- Neurohypophyse mit Neurohämalregion, Freisetzung von ADH und Oxytocin
- Adenohypophyse mit Freisetzung von GH, Prolaktin, FSH, LH, TSH, ACTH, MSH

b
- Nucleus paraventricularis
- Nucleus supraopticus
- Nucleus arcuatus

a

Abb. 12.13

12.8 Hypothalamus-Hypophysen-System (3)

Adenohypophyse (mikroskopisch)

In der Adenohypophyse (**Hypophysenvorderlappen**) liegen – umgeben von einer Basallamina und eingebettet in feinfibrilläre Bindegewebssepten – geknäuelte und strangartige Gruppen endokriner Epithelzellen, die reichlich von sinusoidalen Kapillaren mit fenestrierten Wänden umgeben sind. Während die verschiedenen hormonproduzierenden Zellen nur mit Spezialfärbungen mit Antikörpern gegen die diversen Hormone differenziert werden können, lassen sich nach dem konventionell färberischen Verhalten **chromophile** (Sekretgranula nehmen Farbe an, sind „farbfreundlich") und **chromophobe** (Zytoplasma lässt sich nicht anfärben, ist „farbmeidend") **Zellen** unterscheiden (→ Abb. 12.14 a – c). Es wird davon ausgegangen, dass die chromophoben Zellen (→ Abb. 12.14 c) sich zusammensetzen aus:

- erschöpften, also **degranulierten endokrinen Zellen,** die ihr Sekret bereits abgegeben haben,
- **follikulären Sternzellen,** die mit Zellfortsätzen über Nexus miteinander in Verbindung stehen. Sie werden als lokales Regulationssystem angesehen und mit den Gliazellen des ZNS (→ Kap. 6.5, → Kap. 6.6) verglichen. Wie diese sind die follikulären Sternzellen immunreaktiv für S-100-Protein, das mittels Antikörper nachgewiesen werden kann und als Marker fungiert (→ Abb. 12.15).
- **Stammzellen**

Die **chromophilen Zellen** werden entsprechend ihrem färberischen Verhalten noch weiter differenziert in **azidophile** und **basophile Zellen** (→ Abb. 12.14 b, c). Biochemisch lassen sich die Hormone, deren Zellen in unterschiedlicher Häufigkeit auftreten, in 3 Gruppen unterteilen:

- **Homologe Polypeptide:** Im Lauf der Evolution durch Genduplikation und Mutation aus einem gemeinsamen Vorläufer entstanden: Dazu gehören **Wachstumshormon (Somatotropin,** Growth hormone, GH → **somatotrope Zellen,** ca. 50%) und **Prolaktin** (→ **laktotrope, mammotrope Zellen,** 10–25%). Der Anteil der laktotropen Zellen erhöht sich auf bis ca. 70% während der Schwangerschaft („Schwangerschaftszellen"), da Prolaktin gemeinsam mit Östrogen, Progesteron und Chorion-Somatomammotropin Wachstum und Ausdifferenzierung der Brustdrüse fördert und die Laktation steuert. Die **laktotropen** und **somatotropen Zellen** verhalten sich **azidophil.**

> **Klinik**
>
> **GH-Mangel,** oft angeboren, aber auch nach Hypophysenschädigung durch Gehirntrauma, führt zu Minderwuchs, **GH-Überproduktion,** z.B. durch ein **Hypophysenadenom,** zu Riesenwuchs. Da beim Erwachsenen die Epiphysenfugen als Zielorgan der über IGF-I vermittelten GH-Wirkung geschlossen sind, kommt es hier zu nun selektivem Wachstum der Endglieder (Akren) wie Ohren, Nase, Kinn – zur **Akromegalie.**
>
> Ein **Prolaktinom** kann neben Galaktorrhö (permanente Milchsekretion) auch Amenorrhö (Ausbleiben der Regelblutung) hervorrufen, weil Prolaktin den Eisprung unterdrücken kann. Obwohl es biologisch sinnvoll ist, dass während der Stillzeit keine neue Schwangerschaft eintreten kann, ist Stillen allein aber keine sichere Verhütungsmethode.

Die **basophilen Zellen** synthetisieren 2 unterschiedliche Hormontypen (→ Abb. 12.14b):

- **Glykoproteinhormone:** Sie bestehen aus je einer α- (allen 3 Hormone gemeinsam) und β-Kette (hormonspezifisch). Hierzu zählen die gonadotropen Hormone, welche die männlichen und weiblichen Gonaden stimulieren: **Follitropin** (follikelstimulierendes Hormon, FSH) und **Lutropin** (luteinisierendes Hormon, LH). Die **gonadotropen Zellen** (ca. 10%) synthetisieren LH und FSH z.T. auch in derselben Zelle. Hierzu gehört auch **Thyrotropin** (thyroideastimulierendes Hormon, TSH), das auf die Schilddrüsenhormonzellen (→ Kap. 12.11) wirkt. Es wird in den **thyrotropen Zellen** (ca 5–10%) gebildet.
- **Pro-opio-melano-cortin-(POMC-)Familie:** POMC wird durch posttranslationelle Prozessierung zu γ-Melanotropin (melanozytenstimulierendes Hormon, MSH), Kortikotropin (adrenokortikotropes Hormon, ACTH), kann weiter zu α-MSH aufgespalten werden und beeinflusst die Nebennierenrinde (Kortex) (→ Kap. 12.13). Sie werden in kortikotropen Zellen (ca. 15–20%) gebildet. Daneben kann β-Lipotropin entstehen, das weiter zu β-MSH und β-Endorphin (mit opiatähnlicher Wirkung) umgewandelt werden kann.

> **Klinik**
>
> Bei Ausfall der Nebennierenrinde **(Morbus Addison)** sinkt der Kortisolspiegel und damit die negative Rückkopplung auf Hypothalamus und Hypophyse. Es wird vermehrt POMC synthetisiert und so ACTH, aber auch α-MSH sezerniert. Das pathologisch erhöhte α-MSH führt zur typischen Hyperpigmentierung der Haut.

12.8 Hypothalamus-Hypophysen-System (3)

Zellen der Adenohypophyse

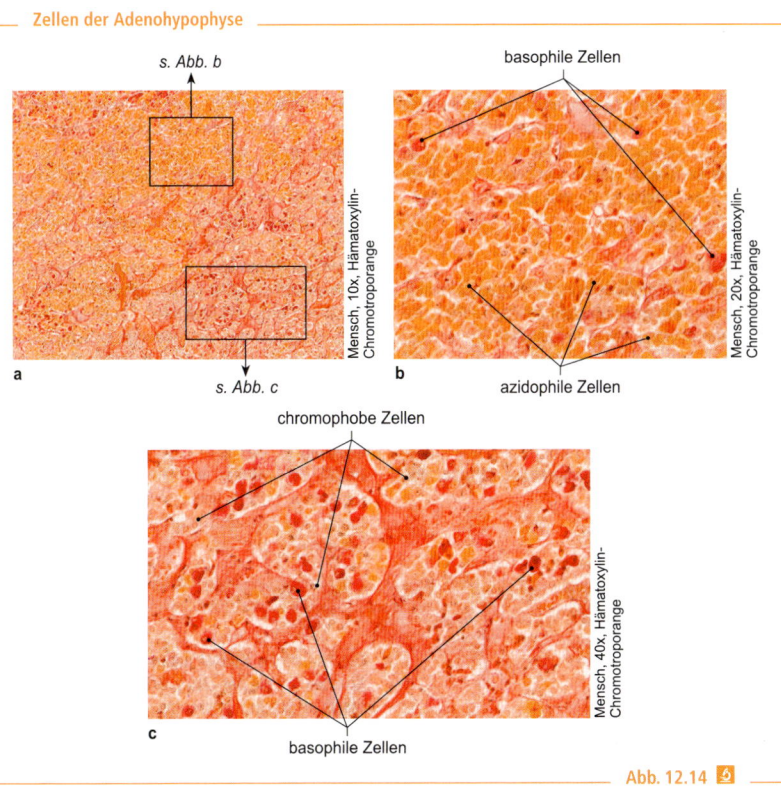

s. Abb. b

basophile Zellen

Mensch, 10x, Hämatoxylin-Chromotroporange

Mensch, 20x, Hämatoxylin-Chromotroporange

a

s. Abb. c

b

azidophile Zellen

chromophobe Zellen

Mensch, 40x, Hämatoxylin-Chromotroporange

c

basophile Zellen

Abb. 12.14

Folliculäre Sternzellen

Kernaussparungen der follikulären Sternzellen (in Kern kein S-100-Protein enthalten)

Zellkontakte

Ratte, 20x, immunhistochemische Färbung, α-S-100

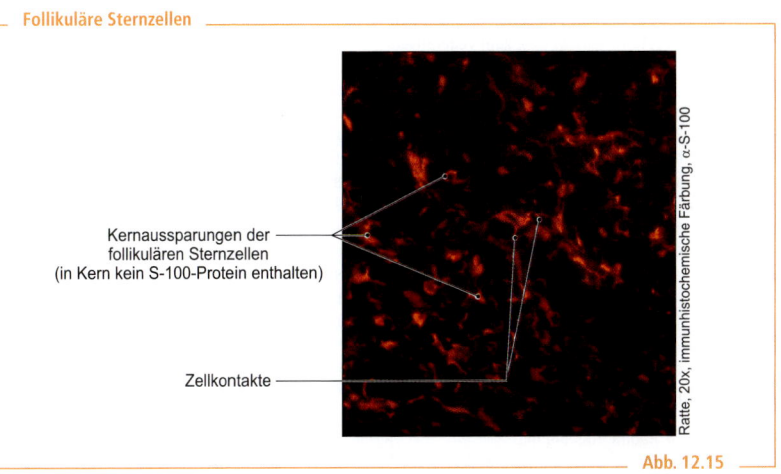

Abb. 12.15

12.9 Epiphyse und Zusammenfassung neuro-endokrine Interaktionen

Epiphyse

Die Epiphyse (**Epiphysis cerebri, Corpus pineale, Pinealorgan, Glandula pinealis, Zirbeldrüse**) ist eine unpaare, ca. 1 cm lange Ausstülpung in der Mittellinie des Zwischenhirndachs. Sie zählt zu den **zirkumventrikulären Organen** und besitzt keine Blut-Hirn-Schranke. Außen ist sie von Leptomeninx (weiche Hirnhaut) bedeckt.

Entwicklung

Die Epiphyse entsteht als dorsale Dienzephalonausstülpung. Ihre organspezifischen Zellen, die **Pinealozyten,** sind phylogenetisch modifizierte Photorezeptorzellen, die bei vielen Tieren den Biorhythmus, v. a. den Fortpflanzungsrhythmus, mit dem jahreszeitlich bedingten Lichteinfall synchronisieren. So beginnt im Tierreich i. d. R. im Frühjahr die Paarungszeit. Bei Säugern sind Pinealozyten zwar nicht mehr lichtempfindlich, haben aber manche rudimentäre Struktur von Photorezeptoren behalten.

Klinik

Der Lichteinfall hat über diese komplexen Vorgänge auch für die Stimmungslage Bedeutung, so gibt es das **lichtabhängige Depressionssyndrom** insbesondere in sonnenarmen Ländern.

Histologie

Neben den großen, blassen **Pinealozyten** mit hellem Kern und prominentem Nukleolus (→ Abb. 12.16 a), die ca. 80–90 % des Gewebes einnehmen, finden sich spezielle **Astrozyten** (→ Kap. 6.5), zum vegetativen Nervensystem gehörige **Neuropeptid-Y-haltige Neurone** und zahlreiche **sympathische Nervenfasern** und **Nervenendigungen**. Diese Strukturen bilden Nester und Stränge. Dazwischen finden sich reichlich Blutgefäße, an denen die Fortsätze der Pinealozyten enden. Charakteristisch sind die mit zunehmendem Alter vermehrten **Verkalkungen** (Corpora arenacea, Acervulus, **Hirnsand**) (→ Abb. 12.16 b, Schemazeichnung).

Klinik

Die röntgendichten **Verkalkungen** machen die Epiphyse zu einem wichtigen radiologischen Orientierungspunkt. Insbesondere weist eine Verlagerung der Epiphyse in der Frontalebene auf eine intrakranielle Raumforderung hin.

Funktion

Die Pinealozyten sezernieren lichtabhängig (nur bei Dunkelheit) das Serotoninderivat **Melatonin**. Das lipophile Melatonin kann nicht gespeichert werden und wird sofort in den Blutkreislauf und den Liquor cerebrospinalis des III. Ventrikels sezerniert, von dem schmale Spalten in die Epiphyse eindringen können. Melatonin ist über einen komplexen Schaltkreis (→ Abb. 12.17) an der Regulation rhythmischer physiologischer Prozesse beteiligt: Information über die Lichtintensität erfolgt über Afferenzen von der Retina. Von dort wird die Information über den Tractus retinohypothalamicus des N. opticus an den Ncl. suprachiasmaticus (SCN) im Hypothalamus weitergeleitet. Dieser projiziert in den Ncl. paraventricularis, von dem Fasern zu den präganglionären sympathischen Neuronen in der Columna intermediolateralis der oberen Thorakalmarks ziehen. Nach Umschaltung im Ganglion cervicale superius erreichen postganglionäre Fasern die Epiphyse, wo sie nachts Noradrenalin ausschütten, das über β-adrenerge Rezeptoren die nächtliche Synthese und Ausschüttung von Melatonin anregt. Im SCN finden sich viele Melatoninrezeptoren; von ihm wird angenommen, dass er unsere „biologische Uhr" ist.

Zusammenfassung neuro-endokrine Interaktionen

Die bisherigen Kapitel haben gezeigt, wie eng verflochten Anteile des ZNS, z. B. Hypothalamus und Epiphyse als Integrationszentren externer Einflüsse (wie Stress, Lichteinfall) sowie physiologischer innerer Vorgänge (wie Ernährungszustand, Reproduktionszyklusphase), mit dem Endokrinium sind. Dies findet sein histologisches Korrelat in der Neurohämalregion, in der Axonendigungen der hyopthalamischen Neuronen bzw. Pinealozyten ihr Neurosekret an die Kapillaren der Eminentia mediana (→ Kap. 12.7) Neurohypophyse oder Epiphyse abgeben können. Dort befindet sich im Gegensatz zum sonstigen ZNS auch keine Blut-Hirn-Schranke. Umgekehrt erreichen z. B. Hormone über den Blutkreislauf diese hierarchisch höheren Steuerungszentren und beeinflussen sie (**Feedbackmechanismen**). Anstelle der Blut-Hirn-Schranke befinden sich dort die **Tanyzyten**. Das sind Ependymzellen mit langen basalen Zellfortsätzen von bis zu ca. 500 μm, die Kontakt mit den perivaskulären Räumen der zirkumventrikulären Organe aufnehmen und die fenestrierten Kapillaren umfassen. Ihre ventrikelwärtigen apikalen Zellabschnitte sind durch Zonulae occludentes (Tight junctions) miteinander verbunden und bilden so eine wirkungsvolle Schranke (→ Abb. 12.18).

12.9 Epiphyse und Zusammenfassung neuro-endokrine Interaktionen

Epiphyse

a) Pinealozyten (Schaf, 20x, HE)

b) Hirnsand, Pinealozyten (Schemazeichnung)

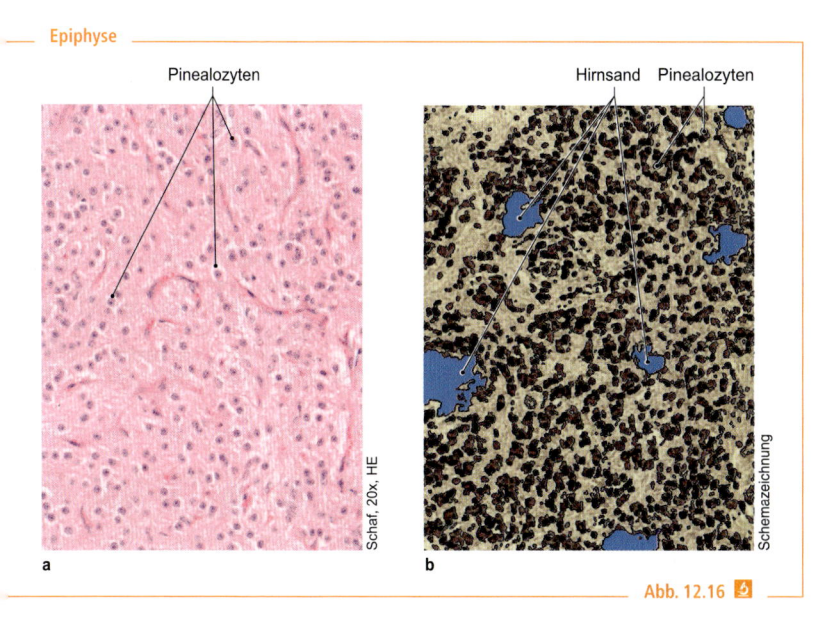

Abb. 12.16

Regulation der Melatoninfreisetzung

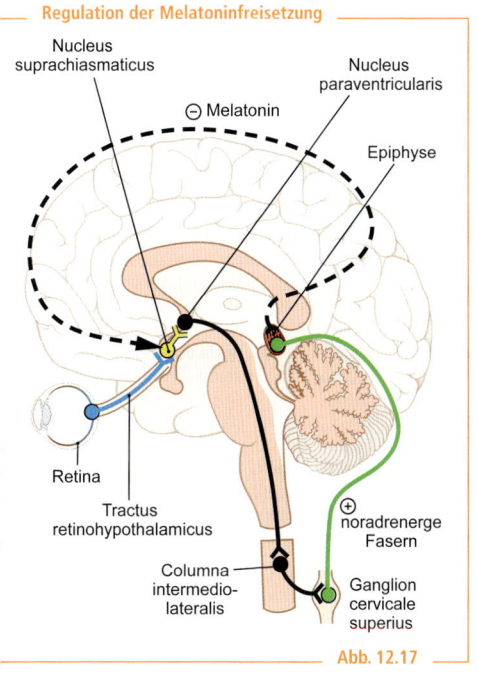

- Nucleus suprachiasmaticus
- Nucleus paraventricularis
- ⊖ Melatonin
- Epiphyse
- Retina
- Tractus retinohypothalamicus
- Columna intermediolateralis
- ⊕ noradrenerge Fasern
- Ganglion cervicale superius

Abb. 12.17

Tanyzyten

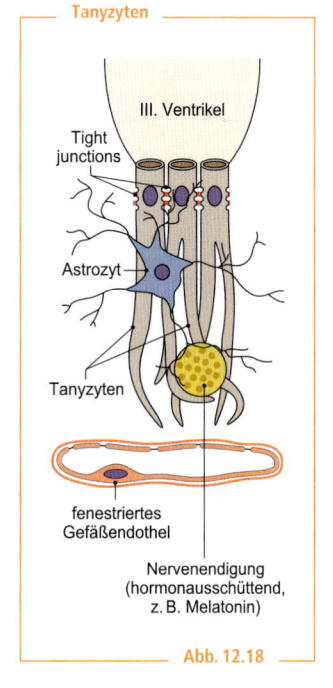

- III. Ventrikel
- Tight junctions
- Astrozyt
- Tanyzyten
- fenestriertes Gefäßendothel
- Nervenendigung (hormonausschüttend, z. B. Melatonin)

Abb. 12.18

12.10 Endokrines Herz

Erst seit den 1980er-Jahren weiß man, dass das Herz nicht nur eine Muskelpumpe ist, sondern auch ein wichtiges endokrines Organ.

Hormone

Drei Peptidhormone werden als Prä-Prohormone synthetisiert. Durch Abspaltung des Signalpeptids werden sie in das Prohormon umgewandelt und nach weiterer proteolytischer Spaltung als biologisch aktive Hormone in den Blutkreislauf abgegeben.

- Zahlreiche Muskelzellen (Kardiomyozyten) v. a. im rechten Atrium bilden das **atriale natriuretische Peptid** (ANP, auch atrialer natriuretischer Faktor ANF, Atriopeptin, natriuretisches Peptid Typ A, Cardiodilatin, CDD), das aus 28 Aminosäuren besteht (→ Abb. 12.19 a, b). ANP wird in spezifischen Granula in der Nähe der Zellkerne gespeichert (→ Abb. 12.20). Der für die Freisetzung von ANP adäquate Reiz ist eine Erhöhung des intravaskulären Volumens und die dadurch bedingte Dehnung des Atriums.
- Einige Muskelzellen im linken und in geringerem Maße im rechten Ventrikel synthetisieren das zunächst im Gehirn entdeckte **Brain-natriuretic peptide** (BNP), heute meist als natriuretisches Peptid Typ B bezeichnet. Eine Dehnung des linken Ventrikels führt zur Freisetzung von BNP, das sich aus 32 Aminosäuren zusammensetzt. Ein hoher BNP-Spiegel weist auf eine Überlastung des Herzens hin, daher eignet es sich als klinischer Marker für Diagnose und Therapie-Monitoring bei Herzschwäche.
- Das **natriuretische Peptid Typ C (CNP)** findet sich im Gehirn und in geringem Maße im Herzen, v. a. aber in Gefäßendothelien. Es besteht aus 22 Aminosäuren. Der für die Sekretion von CNP adäquate Reiz sind Scherungen der Endothelwand, es wird meist nicht zu den Herzhormonen gerechnet.

Wirkungen

Die natriuretischen Peptide rufen ihre Wirkungen über Natriuretic peptide receptors (**NPR-A** für ANP, BNP und **NPR-B** für CNP) hervor. Es kommt zur Bildung von cGMP als Second messenger über Guanylylzyklase in der Zellmembran. In der Niere (→ Kap. 10.2) bewirken ANP und BNP eine Dilatation der Arteriolae afferentes und eine Konstriktion der Arteriolae efferentes. In der Folge nimmt die glomeruläre Filtrationsrate (GFR) zu. ANP und BNP führen im Verbindungsstück und im medullären Sammelrohr zu erhöhter Natrium- und Chloridausscheidung (**Natriurese**). Der folgende osmotische Wasserausstrom führt zu Blutdrucksenkung. ANP und BNP gelten daher als Antagonisten zu **Aldosteron**. Herzhormone inhibieren auch die Reninfreisetzung aus den Zellen des juxtaglomerulären Apparats und wirken somit antagonistisch zum **Renin-Angiotensin-System**.

Im Gefäßsystem (→ Kap. 7.6) dilatieren ANP („Cardiodilatin") und BNP die Muskulatur von Arterien, Arteriolen und Venolen und inhibieren die vasokonstriktorischen Effekte der Katecholamine. ANP wirkt auch auf andere Hormonsysteme. Auf hypothalamischer Ebene hemmt ANP das Durstgefühl und setzt in der Neurohypophyse die ADH-Freisetzung herab (→ Kap. 12.6). In der Nebennierenrinde senkt es die Aldosteronsekretion (→ Kap. 12.13).

> **Klinik**
>
> Als Summenwirkung reduzieren die Herzhormone den Blutvolumen, den Blutdruck und den Output des Herzens und üben so eine **kardioprotektive Wirkung aus**. In einigen Ländern werden ANP und BNP bereits therapeutisch zur Entlastung des Herzens bei Stauungsinsuffizienz verabreicht.

Am Beispiel des ANP kann der typische Sekretionsmodus von Peptidhormonen aufgezeigt werden (→ Abb. 12.21). Diese werden als Prä-Prohormone durch membrangebundene Polysomen nach dem Signal der mRNA synthetisiert und nach Abspaltung des Signalpeptids (Prä-) co-translationell im ER zum Prohormon. Nach weiterer Spaltung des Prohormons im Golgi-Apparat wird das reife Hormon in Sekretgranula in der Nähe des Zellkerns (Nukleus) gespeichert. Bei entsprechendem Stimulus wie dem erhöhten Füllungsdruck (Dehnung) des rechten Vorhofs kommt es zur Freisetzung aus den sekretorischen Granula. Auffällig sind hier außerdem die typische Anordnung der Herzmuskelzellen (→ Kap. 5.2). Beachte auch die reichlich vorhandenen Mitochondrien (→ Abb. 12.20).

> **Merke** Der für Peptidhormone charakteristische Sekretionsmodus gilt für die Hormone des Hypophysenhinterlappens Oxytocin und Adiuretin (ADH) und fast alle Hormone des gastro-entero-pankreatischen (GEP)-Systems, wie das Insulin.

12.10 Endokrines Herz

Myoendokrine Zellen

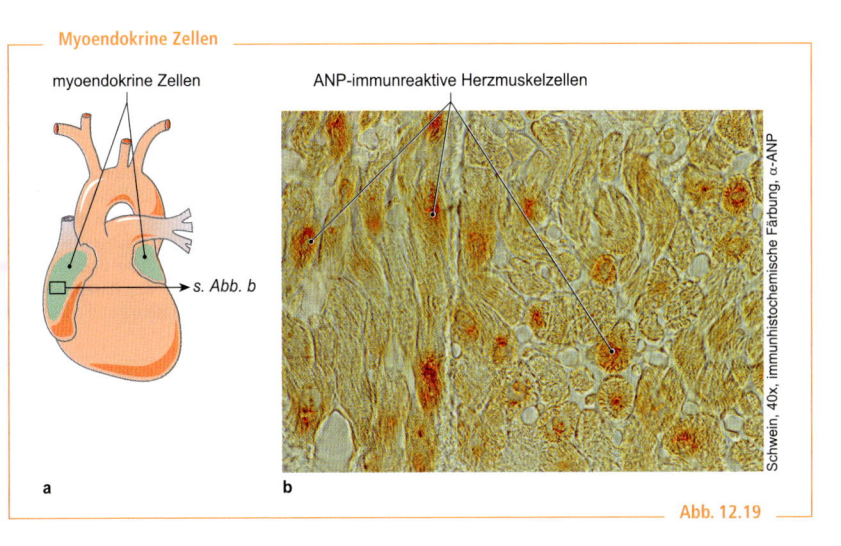

- myoendokrine Zellen
- ANP-immunreaktive Herzmuskelzellen
- s. Abb. b

a b

Schwein, 40x, immunhistochemische Färbung, α-ANP

Abb. 12.19

ANP-speichernde Granula

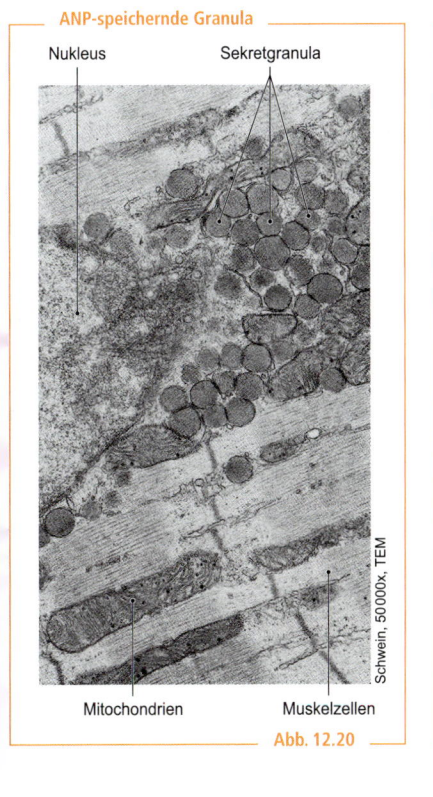

- Nukleus
- Sekretgranula
- Mitochondrien
- Muskelzellen

Schwein, 50 000x, TEM

Abb. 12.20

ANP-Synthese

- Zellkern
- DNA
- Zytosol
- Prä-Prohormon-mRNA
- ER
- Mikrovesikel mit Prohormon
- Golgi-Apparat
- Sekretgranula mit Hormon (z. B. ANP)
- Zellmembran
- ANP-Freisetzung

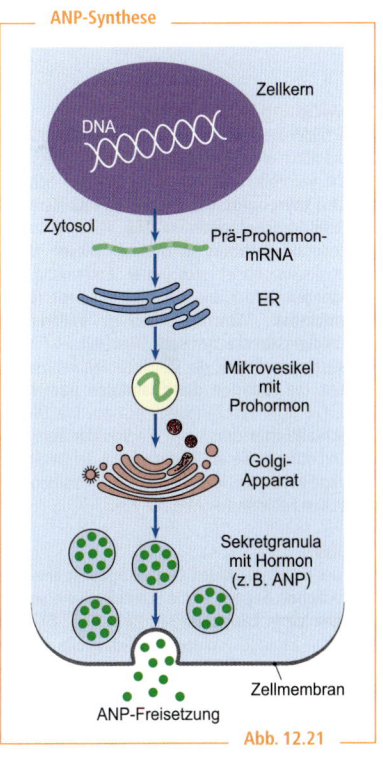

Abb. 12.21

12.11 Schilddrüse (1)

Die zentrale Eigenschaft der Schilddrüse (**Glandula thyroidea**, → Abb. 12.22 a) ist ihre Kapazität, Iod aufzunehmen und zu speichern, ca. 95 % des Iods im Gesamtorganismus. Speicherung von Iod sowie der Schilddrüsenhormone Triiodthyronin (T3) und Tetraiodthyronin (Thyroxin, T4) erfolgt dabei als besondere Speicherform extrazellulär in Follikeln (→ Abb. 12.22 b, c, → Abb. 12.23).

Histopathologie

Die Iodspeicherfähigkeit der Schilddrüse ist so groß, dass die lokale Anreicherung radioaktiver Iodisotope zur Bestrahlung von **Schilddrüsentumoren** wie auch für **diagnostische Szintigrafien** genutzt wird.
Iodmangel wiederum führt zu Organvergrößerung (**Kropf, Struma**) als physiologischem Anpassungsprozess. Hierbei fördern Wachstumsfaktoren wie IGF-I und Tumornekrosefaktor (TNF)-α die Zellvermehrung der Schilddrüsenfollikel und das Einsprossen von Blutgefäßen, und stimuliert TSH zusätzlich das Wachstum der Thyreozyten.

Entwicklung
Die Schilddrüse entwickelt sich aus dem Mundbodenepithel durch eine Epithelaussprossung, die sich nach kaudal vergrößert zu einem epithelialen Schlauch (**Ductus thyreoglossus**), aus dessen kaudalem Ende die **Schilddrüsenlappen** (→ Abb. 12.22 a) und der verbindende **Isthmus** entstehen. Dieser Ductus thyreoglossus bildet sich unter Entfernung vom Mundboden zurück bis auf ein Rudiment (**Lobus pyramidalis**). Manchmal bleiben entlang der Rückbildungsstrecke zystische Überbleibsel (Thyreoglossuszysten) liegen, die Beschwerden verursachen können. Die **Anlagen der Glandulae parathyroideae** (→ Kap. 12.12) lagern sich an. Die **Ultimobranchialkörper** dringen in die Schilddrüsenlappen ein und bringen die als Abkömmlinge der Neuralleiste eingewanderten **C-Zellen** in ihre Position zwischen den Follikeln (→ Abb. 12.23).

Feinbau
Von der bindegewebigen **Organkapsel** strahlen **gefäßführende Septen** in die Schilddrüse ein und unterteilen sie in **Läppchen** (→ Abb. 12.22 b). Diese enthalten zahlreiche unterschiedlich große (ca. 50–200 μm) **kolloidgefüllte Follikel**, ausgekleidet von einem einschichtigen Follikelepithel auf einer Basallamina. Die Follikelepithelzellen (**Thyreozyten**) besitzen einen großen runden, chromatinreichen Zellkern, Mikrovilli und je nach Funktionszustand eine unterschiedliche Höhe:

- Kubisch bis zylindrisch bei der aktiven resorbierenden oder sezernierenden Drüse → Follikel dann oft klein und kolloidarm
- Flach bei der Speicherform (mit zunehmendem Alter) → Follikel dann größer und kolloidgefüllt

Das Kolloid besteht überwiegend aus **Thyroglobulin**. Vor allem bei der aktiven Drüse sind im histologischen Präparat die sog. **Randvakuolen** zu beobachten (→ Abb. 12.22 b, c). Das sind Schrumpfungsartefakte bei Präparation, sie treten beim flüssigeren Kolloid der aktiven Schilddrüse häufiger auf. Zwischen den Follikeln findet man feine Bindegewebsfasern, reichlich **fenestrierte Kapillaren**, Lymphgefäße, vegetative Nervenfasern und **C-Zellen** (→ Abb. 12.23).

Hormone
Die Hormonsynthese reguliert TSH (aus der Adenohypophyse, → Kap. 12.8), das an den TSH-Rezeptor in der basalen Zellmembran der Follikelepithelzellen andockt. Die Hormonsynthese (→ Abb. 12.23) basiert auf der Aminosäure Tyrosin, die an 3 (T3) oder 4 (T4) Iodatome angehängt werden. Hierzu werden diese im Symport mit Natrium durch die basale Zellmembran geschleust und in das Kolloid transportiert. Dort wird J^- durch Thyroperoxidase oxidiert und kann sich so an die Tyrosinreste des Thyroglobulins anhängen (→ Iodierung). Das Glykoprotein Thyroglobulin wird intrazellulär synthetisiert, in Vesikeln zur apikalen Zellmembran transportiert, per Exozytose ins Kolloid abgegeben und dort gespeichert. Bei Hormonbedarf wird Kolloid aus dem Follikellumen resorbiert. Nach hydrolytischer Thyroglobulinspaltung werden T3 und T4 frei, die in die Kapillaren diffundieren. T3 ist 3- bis 4-mal effektiver als T4 und das eigentliche Hormon. T3 stammt nur zu geringem Teil aus der Glandula thyroidea, 90 % entstehen durch Iodabspaltung aus T4 an den Zielzellen, deren Rezeptoren im Zellkern liegen (→ Kap. 12.2). Die Wirkung der Schilddrüsenhormone liegt in einem gesteigerten Grundumsatz, z. B. O_2-Verbrauch, Energieumsatz, Wärmeproduktion. Auch fördern T3/T4 Wachstum, Reifung und Proteinsynthese, v. a. von Gehirn und Knochen.

Klinik

Symptome einer Schilddrüsenüberfunktion (**Hyperthyreose**) sind z. B. Pulsbeschleunigung, erhöhte Körpertemperatur, Schwitzen, Nervosität, Gesichtsrötung (Flush), Gewichtsverlust, Diarrhö. T3/T4-Mangel bei Neugeborenen, der durch Minderwuchs, gehemmte Sexualentwicklung und Intelligenzdefekte gekennzeichnet ist, wird als **Kretinismus** bezeichnet.

12.11 Schilddrüse (1)

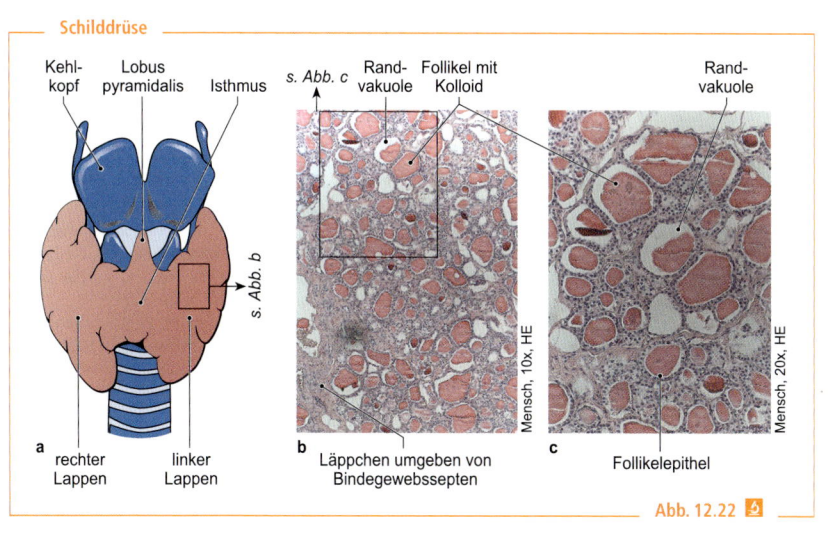

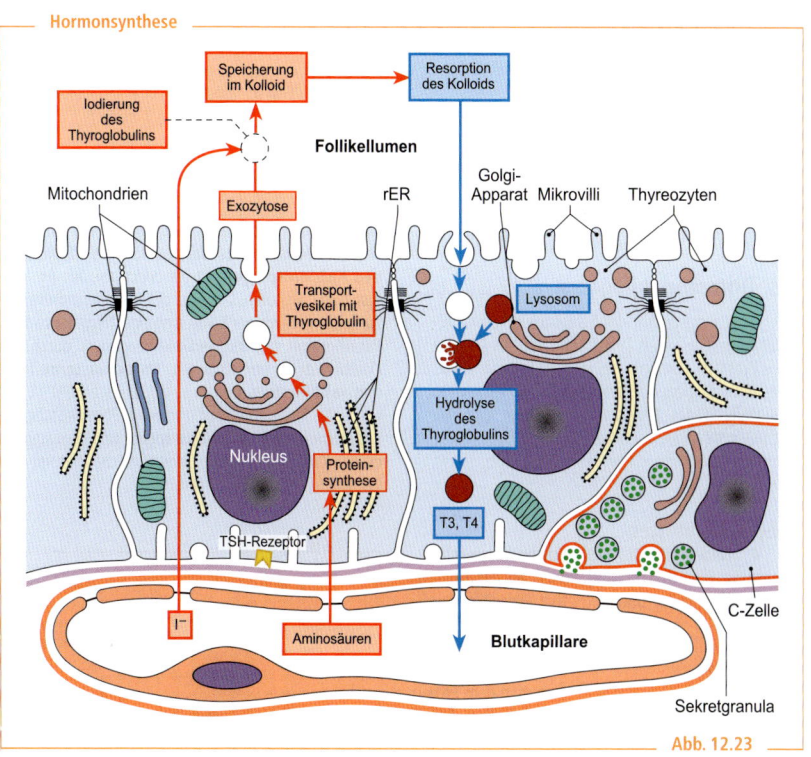

Schilddrüse

a
- Kehlkopf
- Lobus pyramidalis
- Isthmus
- rechter Lappen
- linker Lappen

b (Mensch, 10x, HE)
- s. Abb. c
- Randvakuole
- Follikel mit Kolloid
- Läppchen umgeben von Bindegewebssepten

c (Mensch, 20x, HE)
- Randvakuole
- Follikelepithel

Abb. 12.22

Hormonsynthese

- Iodierung des Thyroglobulins
- Speicherung im Kolloid
- Resorption des Kolloids
- Follikellumen
- Mitochondrien
- Exozytose
- rER
- Golgi-Apparat
- Mikrovilli
- Thyreozyten
- Transportvesikel mit Thyroglobulin
- Lysosom
- Nukleus
- Hydrolyse des Thyroglobulins
- Proteinsynthese
- TSH-Rezeptor
- T3, T4
- I⁻
- Aminosäuren
- Blutkapillare
- C-Zelle
- Sekretgranula

Abb. 12.23

12.12 Schilddrüse (2) und Nebenschilddrüsen

Parafollikuläre C-Zellen

Zwischen den Follikeln – einzeln oder in kleinen Gruppen unterhalb des Follikelepithels – befinden sich die **parafollikulären Zellen** (C-Zellen, → Abb. 12.24 a–c). Sie sind meist schwächer gefärbt als die Follikelepithelzellen und werden daher auch **Clear cells** genannt.

Die **C-Zellen** haben keinen Kontakt mit dem Kolloid. Sie sind nicht an der T3/T4-Synthese beteiligt, sondern produzieren **Calcitonin**, das mittels Antikörper sichtbar gemacht werden kann (→ Abb. 12.24 b). Im Gegensatz zu den Schilddrüsenhormonen T3 und T4 wird Calcitonin nach seiner Synthese im rER wie andere Peptidhormone in Sekretgranula gespeichert und auf seinen spezifischen Stimulus hin in die Kapillaren sezerniert (→ Abb. 12.24 c).

Calcitonin senkt den Kalziumspiegel, stimuliert durch einen hohen Kalziumspiegel (Schwelle 2,5 mMol) sowie postprandial durch gastrointestinale Hormone. Es wirkt v.a. durch direkte **Osteoklastenhemmung** im Knochen (→ Kap. 4.13). Nach neueren Erkenntnissen spielt es nur eine untergeordnete Rolle beim Knochenstoffwechsel des Menschen, wirkt aber analgetisch.

> **Klinik**
>
> Calcitonin findet auch als **Tumormarker** beim Karzinom der C-Zellen (medulläres Schilddrüsenkarzinom) klinische Anwendung.

> **Differenzialdiagnose**
>
> Verwechslungsgefahr der Schilddrüse könnte allenfalls mit anderen Drüsen mit weiten Lumina wie Prostata, Samenblase, aktive Mamma, Testis bestehen. Dagegen helfen aber sicher die richtige Beurteilung des Epithels und weitere typische Kriterien der anderen Organe.

Nebenschilddrüsen

Die 4 Nebenschilddrüsen (**Epithelkörperchen, Glandulae parathyroideae**) liegen an der Dorsalseite der Schilddrüse und sind etwa weizenkorngroß (→ Abb. 12.25 a).

Entwicklung

Die Nebenschilddrüsenpaare entstammen dem **Entoderm** der 3. (unteres Paar) bzw. 4. (oberes Paar) **Schlundtasche** und lagern sich der Schilddrüse an.

Feinbau

Das Organ ist schlicht aufgebaut (→ Abb. 12.25 b, c). Es besteht aus unregelmäßigen Knäueln und Strängen von **Epithelzellen** mit dichten Kernen. Dazwischen verlaufen reichlich **fenestrierte Kapillaren**. Von Beginn der Pubertät an finden sich zunehmend **univakuoläre (weiße) Fettzellen** (→ Abb. 12.25 b). Die Epithelzellen können unterschieden werden in:

- Polygonale („vieleckige") **helle** und **dunkle Hauptzellen** für die Hormonproduktion (→ Abb. 12.25 c): helle Zellen, ca. 70–80 % bei Erwachsenen, enthalten viel Glykogen und Fett, die bei der Präparation herausgelöst werden → helle Zellen. Generell gilt: je dunkler, desto aktiver.
- **Oxyphile Zellen** werden als Degenerationsstadien angesehen. Sie sind größer als die Hauptzellen und erscheinen im HE-Präparat (→ Abb. 12.25 c) leicht rötlich (azidophil, oxyphil). Die Azidophilie beruht auf dem hohen Gehalt an Mitochondrien, deren Funktion noch unklar ist.

> **Differenzialdiagnose**
>
> Das eher eintönige Präparat einer Nebenschilddrüse könnte auf den ersten Blick mit einem Lymphfollikel oder mit braunem Fettgewebe verwechselt werden → genau hinsehen und daran denken. Hilfreich sind die oxyphilen Zellen und die polygonale Form der Hauptzellen.

Funktion

Die Nebenschilddrüsen produzieren **Parathormon**, dessen lebenswichtige Hauptwirkung die **Erhöhung des Kalziumspiegels** ist. Es wirkt also als Antagonist zum Calcitonin. Der Reiz der Parathormonfreisetzung ist ein niedriger Kalziumspiegel (Hypokalzämie). Parathormon bewirkt indirekt (reguliert durch die Osteoblasten) am Knochen **Osteoklastenreifung** und **-aktivierung** (→ Kap. 4.13). Es erhöht in der Niere die Kalziumresorption sowie Phosphatabgabe und hemmt die Phosphatresorption. Im Darm steigert es die Kalziumaufnahme, indem es die Bildung von Calcitriol (Vitamin D) fördert.

> **Klinik**
>
> Die topografische Nähe all dieser funktionell unterschiedlichen hormonproduzierenden Zellen in der Schilddrüse und der Nebenschilddrüse ist von klinischer Bedeutung, da nach **Schilddrüsenresektionen** neben der Substitution des lebenswichtigen Schilddrüsenhormons auch die Überwachung des Kalziumhaushalts wichtig ist.

12.12 Schilddrüse (2) und Nebenschilddrüsen

C-Zellen

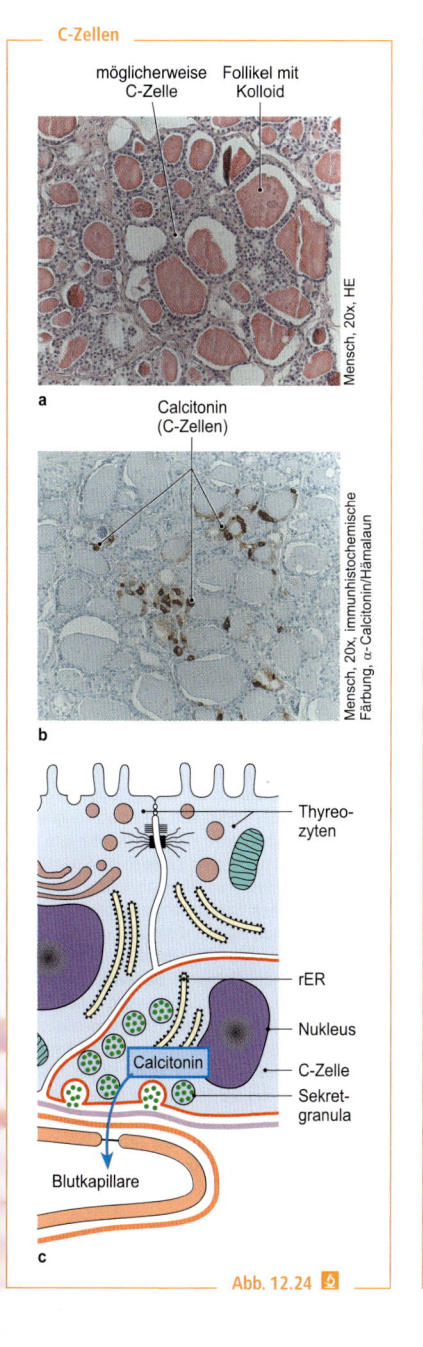

a — möglicherweise C-Zelle; Follikel mit Kolloid
Mensch, 20x, HE

b — Calcitonin (C-Zellen)
Mensch, 20x, immunhistochemische Färbung, α-Calcitonin/Hämalaun

c — Thyreozyten, rER, Nukleus, C-Zelle, Calcitonin, Sekretgranula, Blutkapillare

Abb. 12.24

Nebenschilddrüse

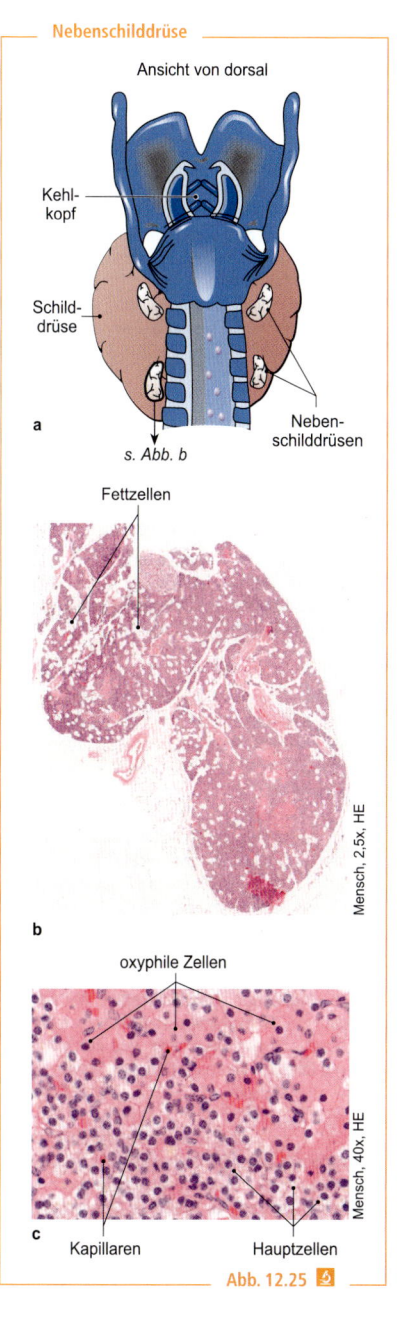

a Ansicht von dorsal — Kehlkopf, Schilddrüse, Nebenschilddrüsen
s. Abb. b

b Fettzellen
Mensch, 2,5x, HE

c oxyphile Zellen, Kapillaren, Hauptzellen
Mensch, 40x, HE

Abb. 12.25

12.13 Nebennieren (1)

Die paarigen Nebennieren (**Gll. suprarenales**) steuern zahlreiche physiologische Funktionen. Die **Nebennierenrinde** (→ Abb. 12.26 a, b) synthetisiert **Steroidhormone** (→ Abb. 12.27 a) auf der Basis von **Cholesterol**, das hauptsächlich aus den Low density lipoproteins (LDL) aus dem Blutkreislauf stammt, aber auch im glatten ER selbst synthetisiert wird. In den Mitochondrien wird Cholesterol dann in Pregnenolon umgewandelt → den gemeinsamen Vorläufer aller Steroidhormone. Die Steroidrezeptoren der Zielzellen befinden sich intrazellulär (→ Kap. 12.2). Das Nebennierenmark ist durch präganglionäre sympathische Neuronen innerviert. Es synthetisiert v.a. Adrenalin und Noradrenalin (→ Abb. 12.26 a, b).

Feinbau

Die Nebennieren sind von einer **Bindegewebskapsel** umgeben, in der die 3 Nebennierenarterien anastomosieren, wodurch auch bei partiellem Verschluss die Blutversorgung noch gewährleistet ist. Aus der Kapsel strahlen gefäß- und nervenfaserführende **Septen** ein (→ Abb. 12.26 b, → Abb. 12.27 b–d). Die Parenchymzellen von Rinde und Mark sind von zarten Fasern umhüllt. Dazwischen liegen reichlich **sinusoidale Kapillaren** mit fenestriertem Endothel, an die jede Zelle direkt Anschluss hat.

Nebennierenrinde

Die Rinde lässt sich in **3 Zonen** unterteilen (→ Abb. 12.26 b). Ihre Zellen zeichnen sich generell durch ausgedehntes glattes ER, zahlreiche Lipidtropfen und (meist tubuläre) Mitochondrien aus. Von außen nach innen finden sich:

Zona glomerulosa Sie ist schmal und besteht aus Strängen und Knäueln von recht kleinen Zellen (→ Abb. 12.27 b). Hier werden **Mineralokortikoide**, z. B. Aldosteron, synthetisiert, die den Elektrolythaushalt regulieren und hauptsächlich auf den distalen Nierentubulus, Schweißdrüsen, Speicheldrüsen und das Darmepithel wirken. Sie führen v. a. zu Natriumretention, Kaliumsekretion, Wasserrückresorption → Blutvolumen und Blutdruckanstieg. Die Freisetzung von Aldosteron wird durch **Angiotensin II** über das Renin-Angiotensin-System stimuliert.

Zona fasciculata Sie ist die breiteste Zone, deren oft polygonale Zellen in radiär verlaufenden Bündeln (Faszikeln) von 1–2 Zellen verlaufen, die durch ebenfalls radiär angeordnete Sinusoide getrennt werden (→ Abb. 12.27 c). Die Zellen enthalten reichlich Lipide, die bei der Fixierung herausgelöst werden, was ihnen im histologischen Präparat eine wabige Struktur verleiht. Hier werden **Glukokortikoide**, z. B. Kortisol, synthetisiert. Sie dienen insgesamt der **Stressantwort** und sind lebensnotwendig. Die Wirkungen sind allgemein **katabol**, z. B. Glukoneogenese, Proteolyse → schnelle Energiezufuhr durch Erhöhung des Glukosespiegels. Daneben wirken sie auch immunsuppressiv, z. B. durch Hemmung von Lymphozytenfunktionen wie Migrationsfähigkeit und Zytokinproduktion. Die Regulation der Glukokortikoide erfolgt durch **CRH** und **ACTH** über einen hypothalamohypophyseo-adrenalen Regelkreis (→ Kap. 12.7, → Kap. 12.8).

Klinik

Kortisol wird wegen seiner immunsuppressiven Wirkung bei **Allergien, entzündlichen Prozessen, Autoimmunerkrankungen** und **Transplantationen** eingesetzt. Seine membranstabilisierenden Effekte finden Einsatz bei **Ödemen**. Eine tumorbedingte Überproduktion (**Morbus Cushing**) oder langanhaltende Kortisolbehandlung führen zu ähnlichen Symptomen (**Cushing-Syndrom**) mit gesteigerter Insulinsekretion (Steroiddiabetes), Stammfettsucht, peripherem Muskelabbau, Osteoporose und Kollagenverlust der Haut.
Nebennierenrindeninsuffizienz (**Morbus Addison**) führt zu allgemeiner Schwäche, Anorexie, niedrigem Blutdruck und durch kompensatorische Stimulation der Adenohypophyse zu Hyperpigmentierung der Haut (→ Kap. 12.8).

Zona reticularis Sie liegt an der Grenze zum Mark und enthält die kleinsten Zellen. Diese sind stark azidophil und enthalten nur wenige Lipide (→ Abb. 12.27 d). Im Alter finden sich oft Lipofuszingranula, wegen ihrer gelbbraunen Farbe so bezeichnete Telolysosomen, d. h. Lysosomen, in denen die Aktivität der lysosomalen Enzyme im Alter abnimmt. Wenn die Zellen nicht durch Exozytose die Lysosomeninhalte entfernen können, bleiben diese als Granula liegen. Die Zellen bilden ein unregelmäßiges, miteinander anastomosierendes Netzwerk. Dazwischen verlaufen weite Sinusoide. In dieser Zone werden neben Glukokortikoiden auch **Androgene** (**Dehydroepiandrosteron, DHEA**) gebildet. Die Wirkungen sind virilisierend und stimulieren bei der Frau die Libido (DHEA = Hauptandrogen bei der Frau). Beim Mann stammen ca. ein Drittel der Androgene aus der Nebennierenrinde und ca. zwei Drittel aus den Testes. Die aus der Nebennierenrinde abgegebenen Androgene werden in Testes, Prostata und Ovar zu Testosteron bzw. Östrogenen umgewandelt.

Das Nebennierenrindengewebe kann sehr gut regenerieren, da unterhalb der Kapsel – also im Bereich der Zona glomerulosa – Stammzellen vorkommen (**subkapsuläres Blastem**).

12.13 Nebennieren (1)

Nebenniere

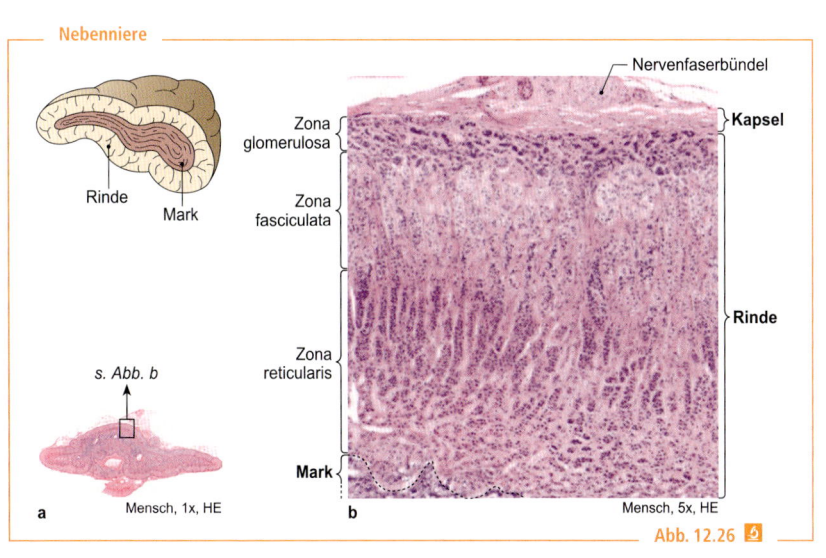

- Rinde
- Mark
- s. Abb. b

a Mensch, 1x, HE

- Nervenfaserbündel
- Zona glomerulosa
- Zona fasciculata
- Zona reticularis
- Kapsel
- Rinde
- Mark

b Mensch, 5x, HE

Abb. 12.26

Nebennierenrinde

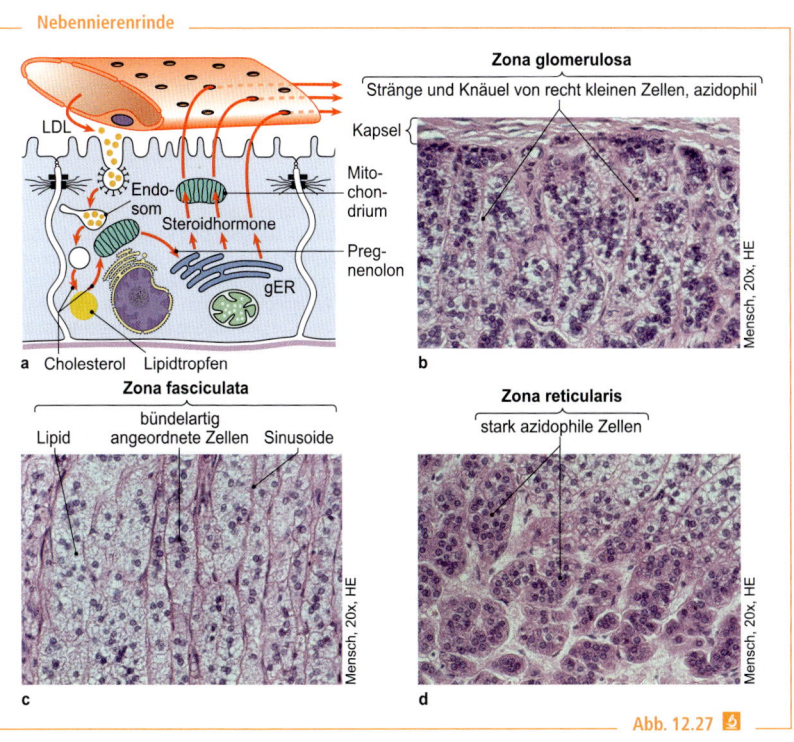

a
- LDL
- Endosom
- Steroidhormone
- Mitochondrium
- Pregnenolon
- gER
- Cholesterol
- Lipidtropfen

Zona glomerulosa
Stränge und Knäuel von recht kleinen Zellen, azidophil
- Kapsel

b Mensch, 20x, HE

Zona fasciculata
- Lipid
- bündelartig angeordnete Zellen
- Sinusoide

c Mensch, 20x, HE

Zona reticularis
stark azidophile Zellen

d Mensch, 20x, HE

Abb. 12.27

12.14 Nebennieren (2) und paraaortale Ganglien

Entwicklung der Nebennieren

Die **Nebennierenrinde** stammt aus dem **Zölomepithel** der dorsalen Leibeswand und ist somit **mesodermalen** Ursprungs. In sie dringen ab dem ca. 45. Tag **Zellen** aus der **Neuralleiste** ein, die Vorstufen sympathischer Neurone (**Sympathikoblasten**) entsprechen. Sie bilden das **Nebennierenmark**. Aufgrund seiner Neuralleistenabkunft und präganglionären Innervation wird das Mark auch als modifiziertes sympathisches Ganglion angesehen.

Bei vielen niederen Vertebraten sind Nebennierenrinde und -mark voneinander getrennte Organe. Die enge Verbindung beider Organe bei Mensch und anderen Säugern bietet aber die Möglichkeit zu besonders schneller Reaktion in Notfallsituationen.

Nebennierenmark

Im Nebennierenmark (→ Abb. 12.28 a, b) finden sich **chromaffine Zellen (Phäochromozyten)**, welche die **Katecholamine Adrenalin** (Epinephrin) und **Noradrenalin** (Norepinephrin) synthetisieren. Hierfür besitzen sie – im Gegensatz zu den steroidhormonbildenden Zellen der Nebennierenrinde – ein ausgeprägtes raues ER, einen gut entwickelten Golgi-Apparat und zahlreiche sekretorische Granula. Die chromaffinen Zellen sind oft polygonal geformt und besitzen einen chromatinreichen Kern. Sie zeigen eine große Affinität für Chromsalze. Mittels einer Kaliumbichromatfärbung können die sekretorischen Granula, die neben anderen Hormonen und Wachstumsfaktoren die Katecholamine enthalten, oxidiert und so braun angefärbt werden, was namensgebend ist. Die Hormone werden in **2 Zelltypen** (→ Abb. 12.28 a) synthetisiert:

- **Helle Zellen** synthetisieren Adrenalin (80 % der Zellen).
- **Dunkle Zellen** synthetisieren Noradrenalin (20 % der Zellen).

Die Synthese erfolgt unter Kontrolle des Sympathikus (aus dessen Anlage die Zellen ja hervorgegangen sind) und von ACTH (Stress!), ausgehend von der Aminosäure Tyrosin über L-DOPA und Dopamin zu Noradrenalin. Die Umwandlung von Noradrenalin zu Adrenalin erfolgt durch das Enzym Phenylethanolamin-N-Methyltransferase (PNMT), das mittels immunhistochemischen Nachweises sichtbar gemacht werden kann (→ Abb. 12.28 b). PNMT wird durch **Kortisol** stimuliert, das aus der Nebennierenrinde über die Kapillaren in das Mark gelangt ist → lokaler Mechanismus (→ Kap. 12.1).

Zusätzlich zur **Blutversorgung** über Kapillaren und **Venolen** aus der Rinde erhält das Mark auch Blut durch Kapselarterien, die aus Arteriolen stammen. Im Mark liegen als Besonderheit große **Drosselvenen** (→ Kap. 7.7) mit dicken Wülsten aus glatter Muskulatur (→ Abb. 12.29). Außerdem finden sich kleine Gruppen **multipolarer Ganglienzellen** (→ Abb. 12.30), die wahrscheinlich ebenfalls von Sympathikoblasten abstammen, reichlich **Nervenfasern** und spezielle Gliazellen, die **sustentakulären Zellen**. Der Reiz zur Sekretion der Katecholamine erfolgt direkt aus dem ZNS, vermittelt durch **präganglionäre sympathische Fasern,** deren Neurotransmitter Acetylcholin ist. Die Katecholamine werden in den Blutkreislauf abgegeben. In Ruhe wird wenig ausgeschüttet, bei Stress, z. B. Angriff, Prüfungen, aber auch in Notfallsituationen wie akutem Blutverlust, Hypoglykämie und bei schwerer körperlicher Beanspruchung viel. Adrenalin bzw. Noradrenalin bewirken v. a. schnelle Blutzuckerbereitstellung durch Glykogenolyse und stimulieren Herzfrequenz, Blutdruck und Schlagkraft des Herzens. Sie sorgen auch für eine Umverteilung des Blutflusses in die lebenswichtigen Organe und führen zur Blockade der Sphinkteren an Harnblase und Anus.

Histopathologie

Das **Phäochromozytom** ist ein zwar meist gutartiger Tumor der chromaffinen Zellen des Nebennierenmarks, kann aber aufgrund der Überproduktion von Katecholaminen u. a. zu schweren Blutdruckkrisen führen.

Paraaortale Ganglien, Paraganglien

Paraaortale Ganglien sind beim Kind häufig. Sie dienen während Fetalzeit und Geburt als **Chemosensoren**, die bei Hypoxie Noradrenalin ausschütten. Zu den Paraganglien zählen das **Zuckerkandl-Organ** (→ Kap. 12.1) am Abgang der A. mesenterica inf. sowie die Glomusorgane, z. B. Glomus caroticum. Wie das Nebennierenmark enthalten diese Ganglien Zellen mit chromaffinen Granula, reichlich fenestrierte Kapillaren und gliale Hüllzellen. Dazu kommen zahlreiche sensorische Axonendigungen. Die chromaffinen Zellen werden als chemosensorische Rezeptoren angesehen.

Histopathologie

Phäochromozytome können auch von paraaortalen Ganglien ausgehen.

12.14 Nebennieren (2) und paraaortale Ganglien

Nebennierenmark

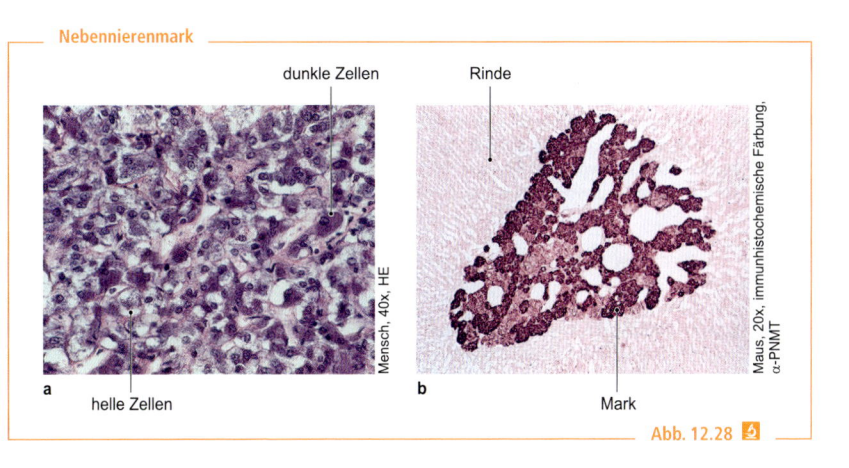

a — helle Zellen, dunkle Zellen — Mensch, 40x, HE

b — Rinde, Mark — Maus, 20x, immunhistochemische Färbung, α-PNMT

Abb. 12.28

Drosselvene

Mark — Drosselvene mit starken Muskelpolstern — Rinde

Mensch, 10x, HE

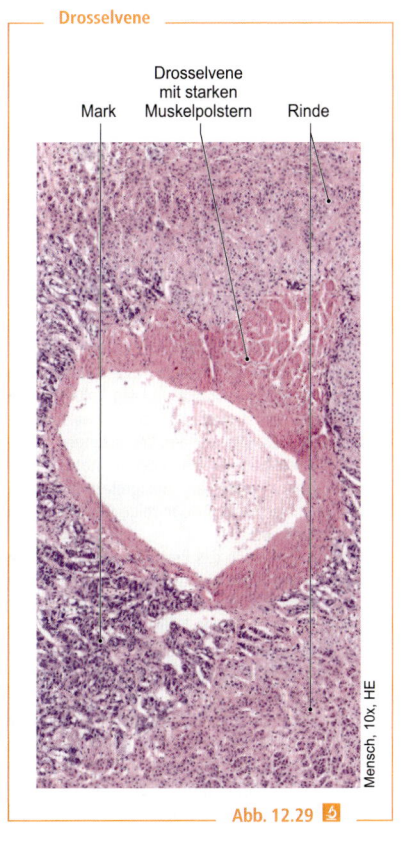

Abb. 12.29

Ganglienzelle

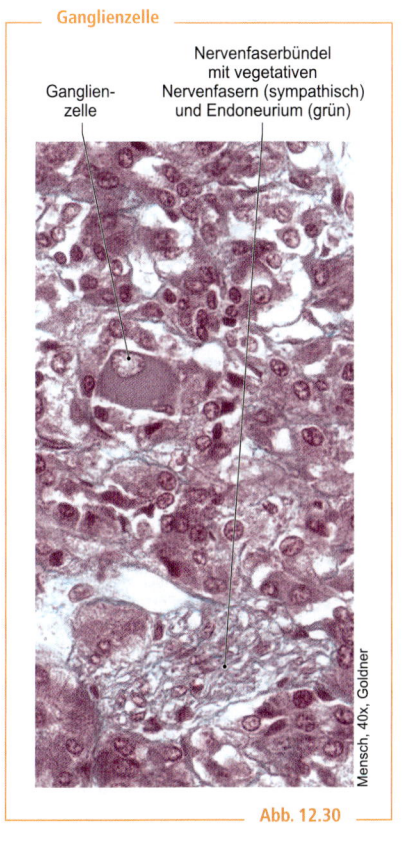

Ganglienzelle — Nervenfaserbündel mit vegetativen Nervenfasern (sympathisch) und Endoneurium (grün)

Mensch, 40x, Goldner

Abb. 12.30

13 Reproduktionstrakt, Befruchtung und Plazentation

Michael R.
Der 65-jährige Michael R. kommt in die Praxis, weil er so oft Wasser lassen müsse. „Sogar nachts muss ich zwei bis drei Mal raus", klagt er. Da er weiß, dass häufiges Wasserlassen ein typisches Symptom bei Diabetes mellitus ist, will er dies abklären lassen.

Patientendaten
- Allgemeine Daten: Alter 65 Jahre, Größe 180 cm, Gewicht 80 kg.
- Anamnese: seit 4–5 Jahren zunehmende Schwierigkeiten beim Wasserlassen (verzögerter Beginn, abgeschwächter Strahl, Nachtröpfeln) und Druckempfindung im Dammbereich. Sonst leere Anamnese ohne ernsthafte Erkrankungen.
- Körperliche Untersuchung: altersentsprechend ausgezeichneter AZ und EZ, Blutdruck 140/90 mmHg, Herztöne rein, Rhythmus regelmäßig, Herzfrequenz 80/min; Lunge frei, Vesikuläratmen, keine RGs; rektale Untersuchung: vergrößert tastbare, prall-derbe Prostata mit verstrichenem Sulkus ohne Indurationen.
- Labor: Bis auf leicht erhöhte Werte für Harnsäure und Cholesterin im Serum keine Auffälligkeiten, insbesondere keine Erhöhung des Nüchternblutzuckers oder des HbA_{1c}-Werts. Das Gesamt-PSA (prostataspezifisches Antigen) ist mit 5,3 ng/ml (Norm bis 4,0 ng/ml) geringfügig erhöht; davon macht das freie PSA 1,15 ng/ml aus.

Weitere Untersuchungen
Aufgrund der Blutzuckerwerte kann ein Diabetes mellitus bei Herrn R. ausgeschlossen werden. Die rektale Untersuchung und die PSA-Erhöhung lenken den Verdacht jedoch in Richtung Prostata als Ursache der Beschwerden. Daher erfolgt zunächst eine Sonografie bei gefüllter Harnblase. Dabei werden folgende Prostatamaße gemessen: sagittaler Durchmesser 4,8 cm, Querdurchmesser 5,5 cm, kraniokaudaler Durchmesser 3,0 cm. Dies ergibt nach der Formel für die Volumenberechnung $V = L \times B \times H \times 0{,}5$ ein Prostatavolumen von annähernd 40 ml. Normal wären 25 ml; die Prostata ist also deutlich vergrößert.
Außerdem zeigte sich eine Restharnmenge in der Blase nach Miktion von 20 ml. Diese Befunde sprechen für ein **benignes Prostatasyndrom**.

Benignes Prostatasyndrom
Die benigne Prostatahyperplasie (BPH) ist die häufigste gutartige Tumorerkrankung des Mannes überhaupt. Wie Autopsiestudien gezeigt haben, ist sie ab dem 75. Lebensjahr praktisch nahezu bei jedem Mann nachweisbar. Behandlungsbedürftig ist sie nur, wenn Miktionsprobleme beim Wasserlassen auftreten, was bei ca. 30 % aller Männer mit BPH der Fall ist. Dann spricht man von einem benignen Prostatasyndrom (BPS).

Klinik
Grundsätzlich werden beim BPS obstruktive und irritative Symptome unterschieden (→ Tab. 13.A).
Nach ihrem Schweregrad werden die Symptome in drei Stadien unterteilt:
- Reizstadium: obstruktive und irritative Symptome
- Restharnstadium: zunehmende Miktionsbeschwerden mit Restharnbildung zwischen 100 und 150 ml; beginnende Dekompensation der Blasenentleerung
- Rückstaustadium: Restharnbildung > 150 ml; zunehmende Dekompensation mit Überlaufblase, Harnstauungsniere bis hin zum Nierenversagen

Tab. 13.A Symptome des benignen Prostatasyndroms

Obstruktive Symptome	Irritative Symptome
- Abgeschwächter Harnstrahl - Verlängerte Miktionsdauer - Gefühl der unvollständigen Blasenentleerung	- Häufiges Wasserlassen kleiner Urinmengen - Nächtliches Wasserlassen (Nykturie)

Diagnostik
Der Anamnese folgt die körperliche Untersuchung (Abdomen, Nierenlager, äußeres Genitale) einschließlich der **digital-rektalen Untersuchung**. Eine nicht vergrößerte Prostata hat etwa die Größe und Form einer Esskastanie und ein Volumen von ca. 20–25 ml. Sie ist prall-elastisch und weist in der Mitte eine Furche (Sulkus) auf. Verhärtungen (Indurationen) in einigen Bereichen der Prostata oder in einem Lappen gelten als malignitätsverdächtig, können aber auch harmlose narbige Residuen nach Entzündungen sein.
Sonografisch werden das Prostatavolumen und der Restharn in der Blase ermittelt (→ Abb. 13.A). Ein Harnstau in beiden Nierenbecken muss ausgeschlossen werden. Mithilfe der transrektalen Sonografie lassen sich inhomogene, malignitätsverdächtige Areale im Prostatagewebe noch besser differenzieren.
Eine **Uroflowmetrie** misst die Harnstrahlstärke. Besteht Verdacht auf komplexe Störungen (neurogene Blasenstörungen), kann auch eine **urodynamische Untersuchung** (Druckflussstudie) hilfreich sein. **Radiologische Bildgebung** macht Stenosen des Harnleiters oder der Harnröhre sichtbar. CT und MRT sind bei der Tumordiagnostik unverzichtbar.

Benignes Prostatasyndrom

Die transrektale Sonografie zeigt eine auf 50 ml Volumen vergrößerte Prostata (Pfeile).

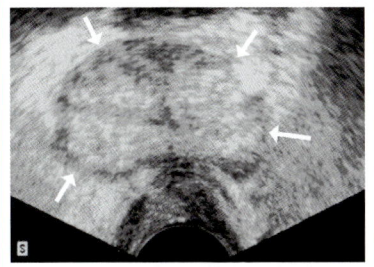

Abb. 13.A

Einen spezifischen **Laborparameter**, der auf eine Prostatahyperplasie hinweist, gibt es nicht. Der Urinstatus ist zum Ausschluss einer Harnwegsinfektion oder einer Hämaturie notwendig. Kreatinin und Harnstoff geben einen Hinweis auf eine mögliche Nierenschädigung (Harnstauungsniere).

Das **prostataspezifische Antigen (PSA)** eignet sich zwar gut zur Verlaufsbeobachtung nach diagnostiziertem und behandeltem Prostatakarzinom, ist zum Screening jedoch weniger geeignet, weil die Werte auch bei gutartiger Prostatavergrößerung, nach digital-rektaler Untersuchung oder z. B. nach längerem Radfahren erhöht sein können.

Eine gewisse Hilfestellung bei der Abgrenzung bösartiger Veränderungen gibt das Verhältnis zwischen freiem und gebundenem PSA. Ein Anteil des freien PSA von > 20% des Gesamt-PSA spricht für einen gutartigen Prozess (v. a. wenn sich der PSA-Wert im Grenzbereich zwischen 4,0 und 10,0 ng/ml befindet), während ein erniedrigter Quotient (< 15%) eher auf ein Prostatakarzinom hinweist.

Ab einem PSA-Wert von 10 ng/ml wäre eine Biopsie indiziert. Im Graubereich von 4–10 ng/ml werden mindestens jährliche Kontrollen empfohlen. Beträgt die Anstiegsgeschwindigkeit („PSA-Velocity") mehr als 0,75 ng/ml pro Jahr, rät man ebenfalls zur Biopsie. Ein leichter PSA-Anstieg in besagtem Grenzbereich deutet immerhin bei jedem Vierten auf ein Prostatakarzinom. Einen Anhaltspunkt geben die altersspezifischen Grenzwerte:

- 2,5 ng/ml bis zum 40. Lebensjahr
- 3,5 ng/ml bis zum 50. Lebensjahr
- 4,5 ng/ml bis zum 60. Lebensjahr

Therapie

Sie richtet sich nach dem Stadium der Erkrankung:

- Stadium 1 (Reizstadium): konservative Behandlung mit α-Rezeptorenblockern (Tamsulosin) oder Hormonpräparaten (Antiandrogene, 5α-Reduktase-Hemmer Finasterid). Pflanzliche Mittel wie Kürbiskern-, Brennnesselwurzel- oder Sägepalmenfruchtextrakte scheinen unwirksam zu sein und werden von den gesetzlichen Krankenkassen nicht mehr erstattet.
- Stadium 2 (Restharnstadium): Hier besteht eine relative Operationsindikation.
- Stadium 3 (Rückstauungsstadium): absolute Operationsindikation.

Als operatives Standardverfahren gilt die **transurethrale Resektion der Prostata (TUR-P)**, wobei mit einer durch die Harnröhre eingeführten Schlingenelektrode mittels Hochfrequenzstrom das Prostatagewebe abgehobelt wird. Daneben werden auch verschiedene **Lasertechniken** angewendet. Ein minimal-invasives Verfahren ist die **wasserinduzierte Thermotherapie (WIT)**: Das Adenomgewebe wird über einen speziellen Katheter mit über 60 °C heißem Wasser erhitzt. Dies führt zur lokalen Gewebsnekrotisierung und Volumenreduktion der Prostata.

Bei sehr großen Adenomen entscheidet man sich meist für eine **offene Adenomenukleation**. Dabei „schält" man das Prostatagewebe mit dem Finger heraus, während die Prostatakapsel belassen wird.

Weiterer Verlauf bei Herrn R.

Durch die Verordnung des α-Rezeptorenblockers Tamsulosin (0,4 mg abends) ist der Patient annähernd beschwerdefrei, vor allem kann er nachts wieder durchschlafen. Sein leicht erhöhter PSA-Wert wird halbjährlich kontrolliert.

Histologie im Fokus

- Prostata und Bläschendrüse sind die männlichen akzessorischen Geschlechtsdrüsen. Ihr Sekret ist für die Konditionierung und den Transport der Spermien durch die Harnröhre wichtig.
- Die Hoden sind die männlichen Keimdrüsen. Sie produzieren die Spermien (zellulärer Anteil des Ejakulates) und synthetisieren in den Leydig-Zwischenzellen das männliche Geschlechtshormon Testosteron.
- Die weiblichen Keimdrüsen sind die Ovarien. Sie produzieren bei der geschlechtsreifen Frau durch einen zyklischen Selektionsmechanismus die befruchtungsfähigen Eizellen.
- Die Befruchtung der Eizelle erfolgt im Eileiter. Die befruchtete Eizelle wandert in den Uterus und nistet sich in der Schleimhaut (Endometrium) ein.
- Endometrium, Zervikaldrüsen und Vaginalschleimhaut unterliegen zyklischen funktionellen Veränderungen.
- Die Brustdrüse besteht u. a. aus 10–20 Einzeldrüsen, die nach hormoneller Stimulation Muttermilch bilden (Mamma lactans).

13.1 Weibliches Genitale (1)

Übersicht
Die weiblichen Geschlechtsorgane werden gegliedert in (→ Abb. 13.1):
- **Inneres Genitale:** Vagina, Uterus, Tuben, Ovarien
- **Äußeres Genitale:** Vulva mit Klitoris, großen u. kleinen Schamlippen

Das weibliche Genitale ist ein Hohlraumsystem mit Verbindung zur Außenwelt (Vulva, Vagina) und über die Tuben zur Bauchhöhle (Differenzialdiagnose aller Organe → Tab. 13.1).

Die Keimdrüsen, Ovarien, sind in einen periodisch arbeitenden neuroendokrinen Regelkreis eingebunden. Im Gegensatz zur männlichen Gonade (Hoden), die kontinuierlich eine große Zahl an Spermien produziert, wird im weiblichen System durch einen Selektionsvorgang etwa alle 28 Tage i. d. R. nur eine befruchtungsfähige Eizelle (Oozyte) gebildet. Wird sie befruchtet, nistet sie sich in die Uterusschleimhaut ein (Nidation) und bildet mit dieser gemeinsam das Versorgungsorgan des Keimlings (Plazenta) aus. Diesen Vorgang ermöglicht eine Hormonquelle im Ovar, das Corpus luteum. Unterbleibt die Befruchtung, stirbt die Eizelle ab und das Corpus luteum bildet sich zurück. Der geänderte Hormonspiegel führt dann zur Abstoßung der Gebärmutterschleimhaut (Desquamation) und ein neuer Menstruationszyklus beginnt. Die zyklischen Gewebsveränderungen betreffen auch die übrigen inneren Geschlechtsorgane.

Ovar (Eierstock)
Das Ovar (→ Abb. 13.2) besteht aus einer **Rindenschicht** aus spinozellulärem Bindegewebe (sog. Tunica albuginea), ist an der Oberfläche vom flachen Ovarialepithel überzogen und enthält im Inneren das **Mark** mit größeren Arterien und Venen, Nervenfasernstämmchen, das blind endende Rete ovarii und die sog. Hilus-Zwischenzellen, die den Leydig-Zellen des Hodens (→ Kap. 13.9) entsprechen und im Bereich des Hilums des Ovars im Inneren der Verbindung mit dem Beckenbindegewebe (Mesovarium) liegen.

--- Klinik ---

Virilisierende, d. h. vermännlichende **Ovarialtumoren** gehen von androgenbildenden Ovarialzellen, z. B. den Hilus-Zwischenzellen, aus und bedingen durch ihre vermehrte Androgensekretion Veränderungen des Behaarungstyps, Amenorrhö, Rückbildung der Mammae und Tieferwerden der Stimme.

Keimzellen
Das Keimzell-Lager befindet sich in der **Rinde** (→ Abb. 13.3). Die Keimzellen, **Oogonien,** machen im Gegensatz zu den Spermatogonien einen Reduktionsprozess durch und schließen auch die Meiose nicht im Ovar ab. Sie interagieren mit umgebenden Zellen, den Follikel- oder **Granulosazellen.** Mit fortschreitender Entwicklung der Follikel bilden diese eine Hüllschicht (Theca externa und interna) aus.

Die **Theca externa** besteht aus Bindegewebszellen. Die Zellen der **Theca interna** werden zu endokrinen Zellen, die im Stoffaustausch mit den Granulosazellen für die Produktion des Follikelhormons (**Östrogen**) zuständig sind. Mit der Freisetzung der Eizelle aus dem Follikel (**Ovulation**) wird durch ein Signal aus der Hypophyse (LH-Peak) der Umbau von Theca interna und Granulosa in das **Corpus luteum** (Gelbkörper) eingeleitet, das das Schwangerschaftshormon (**Progesteron**) bildet. Das Corpus luteum bleibt bei Befruchtung der Eizelle als Corpus luteum graviditatis zunächst erhalten. Ohne Befruchtung wird es als Corpus luteum menstruationis zum bindegewebigen **Corpus albicans** umgewandelt (→ Abb. 13.4).

Durch diese Vorgänge lässt sich der ovarielle Zyklus in eine präovulatorische **Follikelphase** und eine postovulatorische **Lutealphase** unterteilen. Das in den Follikeln produzierte Östrogen steuert die weitere Entwicklung der Follikel; dabei kann es auf jeder Stufe der **Follikelreifung** zu einem Untergang der Eizelle und einem Abbau des Follikelepithels kommen, zur sog. **Follikelatresie.** Neben unterschiedlichen Reifungsstadien von Follikeln mit Eizellen trifft man im Ovar der geschlechtsreifen Frau auch immer auf entsprechende atretische Follikel.

Im fetalen Ovar liegen die Keimzellen in zusammenhängenden Zellnestern als **Oogonien** vor, die eine Proliferationsphase durchmachen. Sie ist bereits vor der Geburt abgeschlossen. Die Zellen treten in die **Meiose** ein und werden damit zu primären **Oozyten**, von denen ein Großteil (fast 90 %) untergeht. Während der Prophase formieren sich flache Hüllzellen um die Ooyzten und bilden so die **Primordialfollikel.** Bei der Geburt enthalten beide Ovarien zusammen etwa 1 Million Follikel. Ihre Zahl reduziert sich bis zur Pubertät auf etwa 400 000 **Primärfollikel.** Von diesen erreichen maximal 400 den Vorgang der Ovulation (→ Abb. 13.4).

Ab einem bestimmten Reifungsstadium (antrale bzw. Bläschenfollikel, → Kap. 13.2) beschleunigt hypophysäres FSH das Wachstum einer Gruppe von Follikeln. Der die meisten FSH-Rezeptoren besitzende Follikel produziert das meiste Östrogen und wird zum **dominanten Follikel,** der sich als einziger der Kohorte weiterentwickelt. Die übrigen werden atretisch.

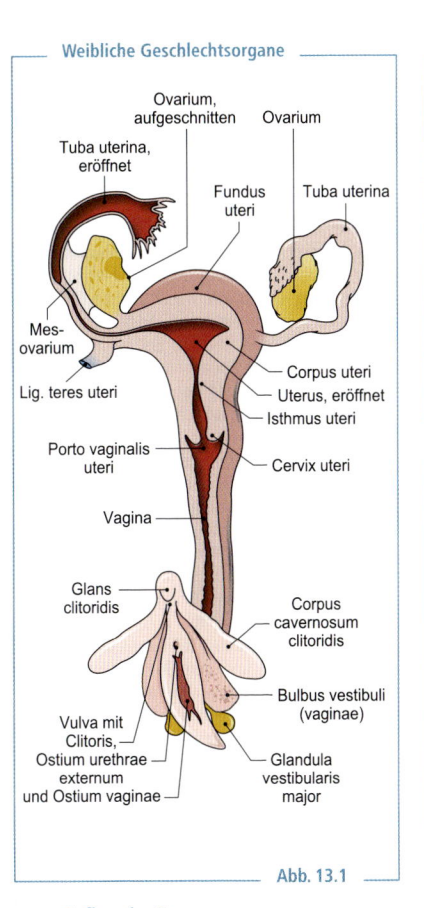

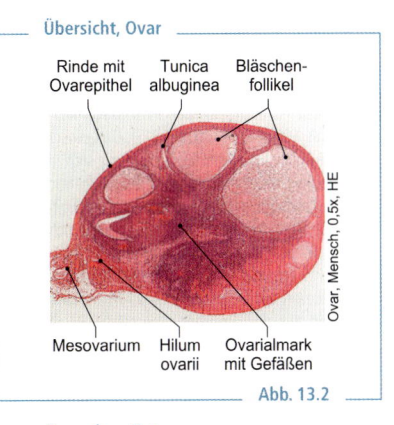

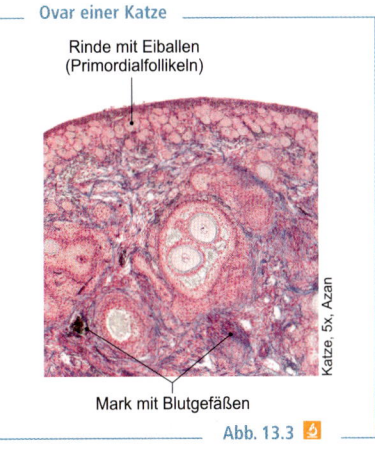

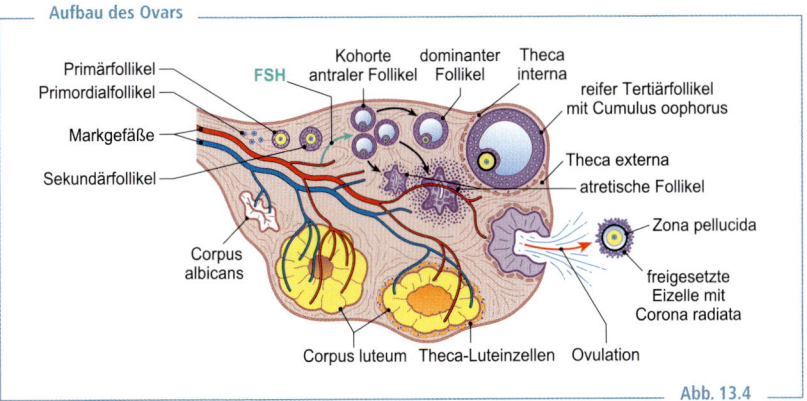

13.1 Weibliches Genitale (1)

Weibliche Geschlechtsorgane

- Tuba uterina, eröffnet
- Ovarium, aufgeschnitten
- Ovarium
- Fundus uteri
- Tuba uterina
- Mesovarium
- Lig. teres uteri
- Corpus uteri
- Uterus, eröffnet
- Isthmus uteri
- Porto vaginalis uteri
- Cervix uteri
- Vagina
- Glans clitoridis
- Corpus cavernosum clitoridis
- Bulbus vestibuli (vaginae)
- Vulva mit Clitoris, Ostium urethrae externum und Ostium vaginae
- Glandula vestibularis major

Abb. 13.1

Übersicht, Ovar

- Rinde mit Ovarepithel
- Tunica albuginea
- Bläschenfollikel
- Mesovarium
- Hilum ovarii
- Ovarialmark mit Gefäßen

Ovar, Mensch, 0,5x, HE

Abb. 13.2

Ovar einer Katze

- Rinde mit Eiballen (Primordialfollikeln)
- Mark mit Blutgefäßen

Katze, 5x, Azan

Abb. 13.3

Aufbau des Ovars

- Primärfollikel
- Primordialfollikel
- Markgefäße
- Sekundärfollikel
- Corpus albicans
- FSH
- Kohorte antraler Follikel
- dominanter Follikel
- Theca interna
- reifer Tertiärfollikel mit Cumulus oophorus
- Theca externa
- atretische Follikel
- Zona pellucida
- freigesetzte Eizelle mit Corona radiata
- Corpus luteum
- Theca-Luteinzellen
- Ovulation

Abb. 13.4

13.2 Weibliches Genitale (2)

Oo- und Follikulogenese

Aus dem Keimzell-Lager der **Primordialfollikel** in der Rinde des Ovars entstehen durch Wachstum der Follikel- oder Granulosazellen **Primärfollikel** (Durchmesser bis 100 µm) (→ Abb. 13.5). Das einschichtige kubische Epithel umgibt die Oozyte, die sich im Diktyotän-Stadium der Prophase der Meiose befindet.

Weitere Zellteilungen im Follikelepithel führen zum **Sekundärfollikel** mit mehrschichtigem Epithel (präantraler Follikel, bis ca. 200 µm). Der die Oozyte umgebende Kranz aus Granulosazellen **(Corona radiata)** produziert eine Glykoproteinschicht **(Zona pellucida)**, die aus drei Proteinen besteht: ZP1, ZP2 und ZP3. Fingerförmige Fortsätze der Corona radiata durchdringen die Zona und ernähren die Oozyte. Zellkontakte (Nexus bzw. Gap junctions) zwischen Oozyte und Corona-radiata-Zellen werden für die funktionelle Kopplung beim Befruchtungsvorgang ausgebildet (→ Abb. 13.6). Der am stärksten durch FSH stimulierte Follikel einer „Kohorte" von etwa 10–20 Follikeln wächst zum dominanten Bläschenfollikel (historische Bezeichnung: Graaf-Follikel) heran. Dabei bildet sich in rund 10 Wochen ein Hohlraum im wachsenden Follikel aus **(Antrum folliculi)**, der Liquor follicularis (mit verschiedenen Kapazitierungsfaktoren) enthält, sog. **antraler bzw. Tertiärfollikel** (→ Abb. 13.7).

Die von der Zona pellucida und der Corona radiata umgebene Oozyte (Durchmesser ca. 120 µm) rückt exzentrisch an den Rand des antralen Follikels, wo später der Eihügel, **Cumulus oophorus**, entsteht (→ Abb. 13.7, → Abb. 13.8). Der an die Oberfläche des Ovars wachsende dominante Follikel entwickelt sich zum sprungreifen Follikel (Durchmesser 20–25 mm).

Die benachbarten Follikel werden atretisch, d.h., die Eizelle stirbt ab, die Granulosa zerfällt und die Theka proliferiert. Ihre Zellen produzieren Androgene, die in den Granulosazellen der dominanten Follikel zu Östrogen aromatisiert werden.

Kurz vor dem Eisprung **(Ovulation)** schließt die Oozyte die 1. Reifeteilung ab. Dabei werden die homologen Chromosomen symmetrisch, das Zytoplasma jedoch stark asymmetrisch auf die Tochterzellen verteilt. Es entstehen das sog. **1. Polkörperchen** und die **sekundäre Oozyte**.

Klinik

Da das Polkörperchen die gleiche genetische Information wie die Eizelle enthält, wird in der Reproduktionsmedizin die molekularbiologische Untersuchung des Polkörperchens zur **Präimplantationsdiagnostik** (PID) von genetischen Aberrationen durchgeführt.

Durch einen steilen Anstieg des hypophysären LH (und Absinken des FSH: negative Rückkopplung durch Östrogen, Hemmung durch Inhibin) kommt es zum Eisprung, **Ovulation**. Dabei tritt die Eizelle zunächst in die 2. Reifeteilung ein, die bis zur Metaphase abläuft und dann arretiert. Erst bei Befruchtung der Eizelle durch ein Spermium wird die 2. Reifeteilung abgeschlossen, und es entsteht ein weiteres Polkörperchen. Eine unbefruchtete sekundäre Oozyte stirbt innerhalb von 24 h ab.

Der sprungreife Follikel buckelt die Ovarialoberfläche vor, presst das Blut aus den Gefäßen (Abblassung, „Stigma folliculi"; lysosomaler Gewebsabbau von Stroma und Ovarialepithel). Durch Kontraktion der Theca-externa-Zellen (Myofibroblasten) bzw. verstärkten Blutzustrom der Ovarialgefäße und Flüssigkeitsdruck im Rete ovarii steigt der intraovarielle Druck, das Oberflächenepithel reißt auf, und der Cumulus wird mit dem Liquor follicularis aus dem Follikel herausgespült und zerfällt. Die Tuba uterina nimmt die von der Corona radiata und der Zona pellucida umgebene Oozyte auf (→ Kap. 13.15).

Während die Granulosa gefäßfrei ist, sind die Theca externa und v. a. die Theca interna gut vaskularisiert. Nach der Ovulation kommt es durch den plötzlichen Druckabfall zur Eröffnung der Theka-Gefäße und zum Einbluten ins leere Antrum; es entsteht ein sog. **Corpus rubrum** oder haemorrhagicum.

Auf jeder Stufe der Follikelentwicklung kann es zum Untergang der Eizelle kommen und der Follikel wird atretisch. Mit zunehmendem Alter reduziert sich die Zahl der Follikel in den Ovarien und damit die Menge des gebildeten Hormons. Ist eine kritische Schwelle unterschritten, kommt es zur Menopause, d. h. zum Ende des ovariellen Zyklus.

Klinik

Das **polyzystische Ovarsyndrom (PCOS)** ist eine der häufigsten Grunderkrankungen bei Frauen mit unerfülltem Kinderwunsch und äußert sich vorwiegend durch Anovulation, Oligo- oder Amenorrhö, Hyperandrogenismus und Hyperinsulinismus. Die in vielen Bläschen erscheinenden (polyzystischen) atretischen Follikel produzieren vermehrt Androgene, die die genannten Symptome bedingen.

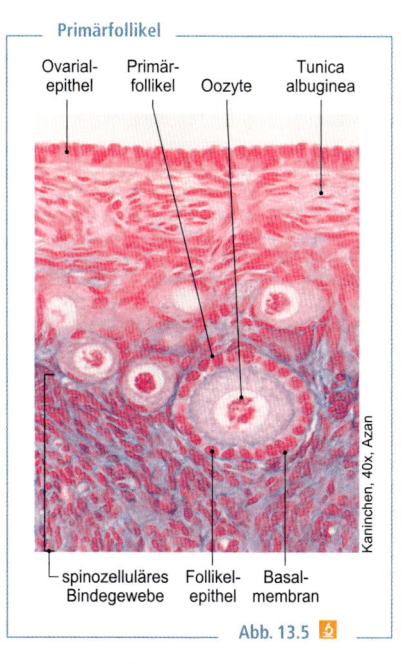

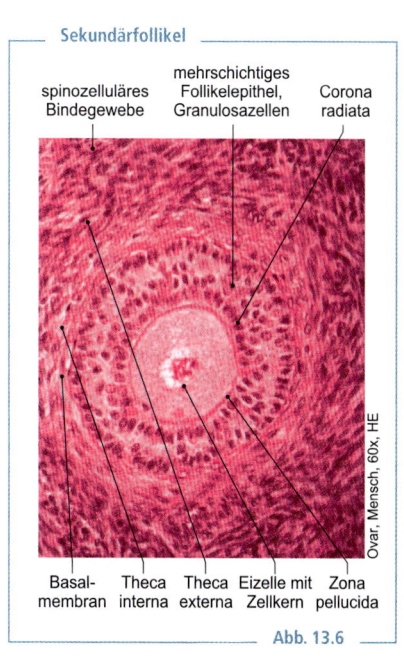

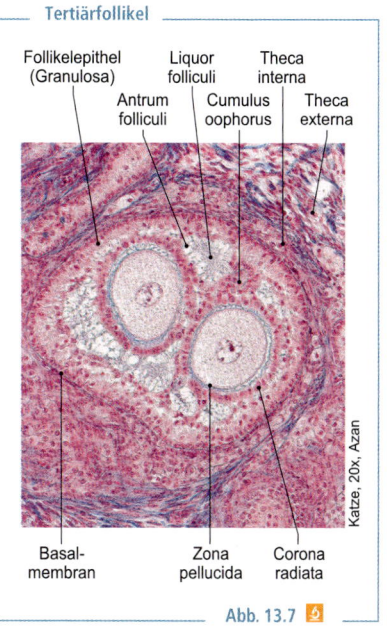

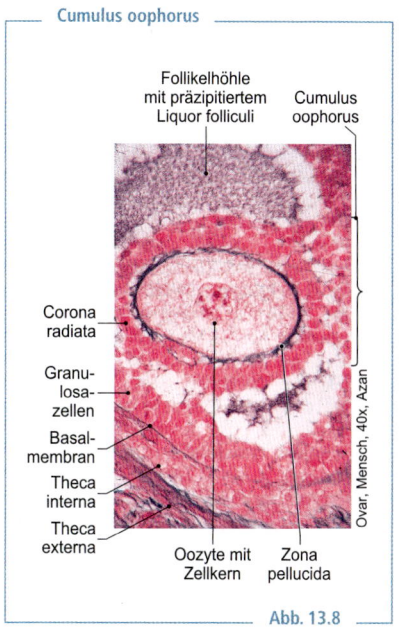

13.2 Weibliches Genitale (2)

Primärfollikel

Ovarialepithel — Primärfollikel — Oozyte — Tunica albuginea

spinozelluläres Bindegewebe — Follikelepithel — Basalmembran

Kaninchen, 40x, Azan

Abb. 13.5

Sekundärfollikel

spinozelluläres Bindegewebe — mehrschichtiges Follikelepithel, Granulosazellen — Corona radiata

Basalmembran — Theca interna — Theca externa — Eizelle mit Zellkern — Zona pellucida

Ovar, Mensch, 60x, HE

Abb. 13.6

Tertiärfollikel

Follikelepithel (Granulosa) — Liquor folliculi — Theca interna
Antrum folliculi — Cumulus oophorus — Theca externa

Basalmembran — Zona pellucida — Corona radiata

Katze, 20x, Azan

Abb. 13.7

Cumulus oophorus

Follikelhöhle mit präzipitiertem Liquor folliculi — Cumulus oophorus

Corona radiata
Granulosazellen
Basalmembran
Theca interna
Theca externa

Oozyte mit Zellkern — Zona pellucida

Ovar, Mensch, 40x, Azan

Abb. 13.8

13.3 Weibliches Genitale (3)

Endokrine Ovarfunktion

Die der Ovulation vorausgehende Follikelphase ist durch die Produktion großer Östrogenmengen charakterisiert: Hypophysäres FSH stimuliert in den Granulosazellen der (prä)antralen Follikel die Expression der Aromatase. Gleichzeitig produzieren die Theka-Zellen unter LH-Einfluss Androgene, die in den benachbarten Granulosazellen zu Östrogenen aromatisiert werden.

Östrogene setzen in der Pubertät das Wachstum und die Reifung der weiblichen Genitalorgane sowie der Brustdrüse in Gang. Anschließend unterhalten sie bis zur Menopause die zyklische Produktion neuer Follikel bzw. funktioneller Uterusschleimhaut.

Mit der Ovulation wird das Ovar auf die Produktion des Schwangerschaftshormons (**Progesteron**) umgeschaltet: Die Hormonquelle ist jetzt das **Corpus luteum** (→ Abb. 13.9). Es entsteht aus den Zellen der Granulosa und der Theca interna. Durch das Aufreißen der Theka-Gefäße nach der Ovulation entwickelt sich entsteht eine lokale Hypoxie, die zu vermehrter NO- und VEGF-Produktion in den Gefäßzellen führt. Gleichzeitig kommt es zum Abbau der Basalmembran des Follikelepithels und zum Einsprossen von Kapillaren in die zuvor gefäßfreie Granulosa.

Klinik

Ovulationshemmer sind synthetische Steroidhormone („Antiöstrogene", „Antigestagene"), die an die entsprechenden Rezeptoren binden, ohne sie zu aktivieren. Dadurch bleiben der physiologische Effekt, etwa die Ovulation, die Veränderung des Zervixschleims oder die Endometriumtransformation, und damit die Möglichkeit der Befruchtung aus.

Die Theca-interna- und Granulosazellen wandeln sich in (kleinere) Theka- bzw. (größere) Granulosa-Luteinzellen um, die Steroide (Androgene bzw. Gestagene) produzieren (→ Abb. 13.10). Sie bilden nun LH-Rezeptoren an der Oberfläche aus und enthalten Mitochondrien vom Tubulus-Typ, glattes ER und Lipidtröpfchen, die für die Gelbfärbung und das schaumige Aussehen der Zellen verantwortlich sind. Das **Corpus luteum menstruationis** besteht etwa 12–14 Tage; bereits ab dem 7. Tag (Funktionsmaximum) wird sein Abbau u. a. durch Prostaglandine und LH-Abfall bzw. FSH-Anstieg eingeleitet (**Luteolyse**).

Reste der Basalmembranen und Bindegewebe bleiben als **Corpus albicans** übrig. Die Corpora albicantia sind zusammen mit den Basalmembranresten atretischer Tertiärfollikel als Bindegewebsnarben in den Ovarien älterer Frauen zahlreich nachweisbar.

Klinik

Ovarialzysten sind sackartige flüssigkeitsgefüllte Hohlraumbildungen im Ovar, die aus Follikeln oder Gelbkörpern entstehen, aber auch als gutartige („Dermoidzysten") bzw. bösartige Tumoren („Pseudomuzin-Kystom") von erheblicher Größe (bis zu mehrere Kilogramm schwer!) auftreten können.

Tuba uterina (Eileiter)

Die paarigen Tuben sind nicht nur muskuläre Verbindungsschläuche (Länge ca. 15 cm) zwischen Ovarialoberfläche und Uterushöhle, sondern der Ort der Befruchtung der Eizelle, der ersten Entwicklungsschritte des Keimlings und verantwortlich für dessen Weiterleitung in den Uterus (→ Kap. 13.15). Man unterscheidet:

- die weite **Ampulla tubae** (ca. 7 cm, Durchmesser ca. 4–10 mm) mit kompliziertem innerem Faltensystem und fransenartigen Ausläufern (Fimbriae) an der trichterförmigen Öffnung (Infundibulum mit Ostium abdominale),
- die in einen engen Teil (**Isthmus**, Länge ca. 3 cm, Durchmesser ca. 2–3 mm) übergeht,
- der mit einer **Pars uterina** (intramuraler Teil, uterotubare Junktion) mit dem Ostium uterinum tubae im Uteruslumen mündet.

Merke Zusammen mit dem Ovar und den Verbindungsbändern (Mesovar, Mesosalpinx) werden die Tuben auch als (intraperitoneal liegende) **Adnexe** und ihre ein- oder beidseitige (meist aszendierende) Entzündung als **Adnexitis** bezeichnet.

Die **Wand der Tube** (→ Abb. 13.11) besteht von außen nach innen aus **Tunica serosa, Tela subserosa, Tunica muscularis** und **Tunica mucosa**. Sie ist im Bereich der Ampulla in dichte Primär-, Sekundär- und Tertiärfalten aufgeworfen, die zum Isthmus hin stark abflachen. Entzündlich bedingte Verklebungen der Falten in diesem Bereich können mechanische Hindernisse für den Spermien- bzw. Eizelltransport bilden und Ursache für eine Eileiterschwangerschaft (Tubargravidität) u. U. mit nachfolgender Tubenruptur sein.

Umgekehrt zur Tubenschleimhaut nimmt die Dicke der zwei- bis dreilagigen **Muskelschicht** in Richtung Uterus deutlich zu. Mit ihrer Peristaltik treibt sie den Keim in Richtung Uterus.

Das **Tubenepithel** ist einschichtig prismatisch und besteht aus Flimmerzellen (Zilienschlag in Richtung Uterus) und Drüsenzellen (zahlreicher in der Lutealphase) sowie sog. Stiftchenzellen, die am Zyklusende zunehmen und deshalb als Untergangsformen angesehen werden (→ Abb. 13.12). Das Bindegewebe der **Tela submucosa** ist reich an Gefäßen und freier glatter Muskulatur.

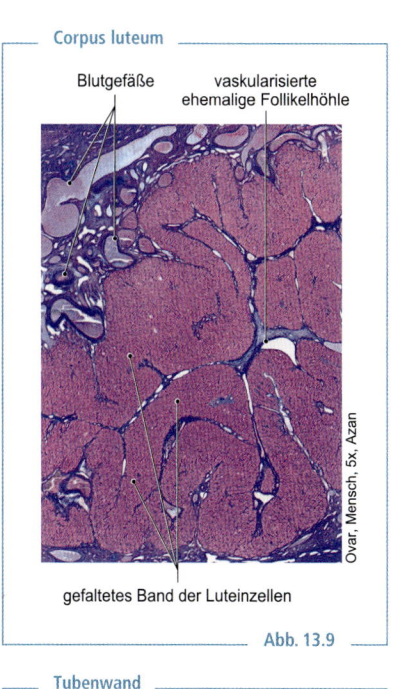

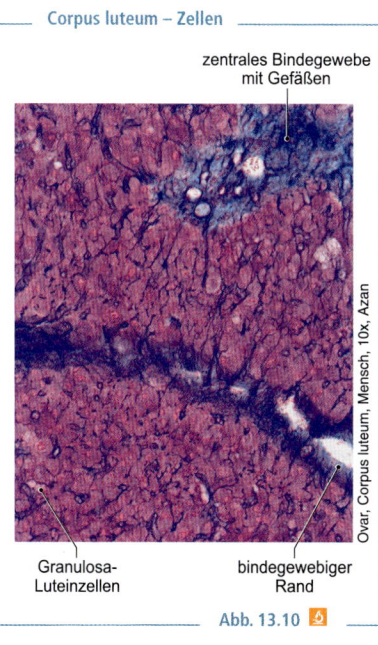

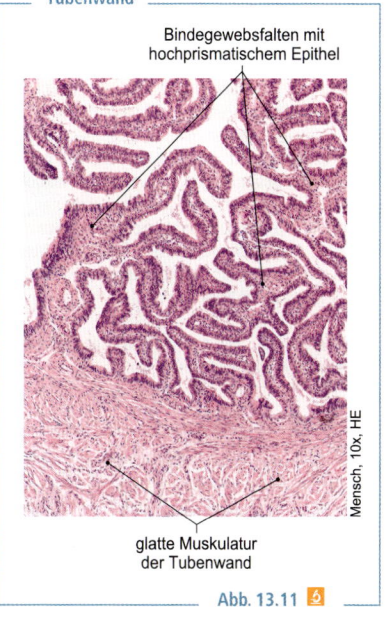

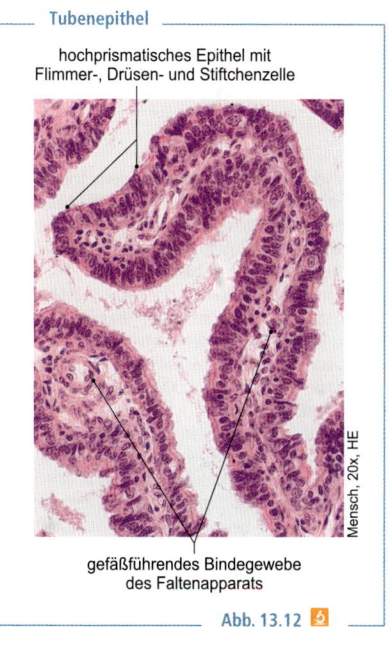

13.3 Weibliches Genitale (3)

Corpus luteum

- Blutgefäße
- vaskularisierte ehemalige Follikelhöhle
- gefaltetes Band der Luteinzellen

Ovar, Mensch, 5x, Azan

Abb. 13.9

Corpus luteum – Zellen

- zentrales Bindegewebe mit Gefäßen
- Granulosa-Luteinzellen
- bindegewebiger Rand

Ovar, Corpus luteum, Mensch, 10x, Azan

Abb. 13.10

Tubenwand

- Bindegewebsfalten mit hochprismatischem Epithel
- glatte Muskulatur der Tubenwand

Mensch, 10x, HE

Abb. 13.11

Tubenepithel

- hochprismatisches Epithel mit Flimmer-, Drüsen- und Stiftchenzelle
- gefäßführendes Bindegewebe des Faltenapparats

Mensch, 20x, HE

Abb. 13.12

13.4 Weibliches Genitale (4)

Uterus (Gebärmutter)
Der birnenförmige unpaare Uterus ist ein teilweise von Peritoneum überzogenes, muskuläres Hohlorgan (Länge ca. 8 cm), dessen Schleimhaut als Wechselgewebe für die Versorgung des Keimlings nach der Einnistung sorgt. Der Muskelmantel bildet die Grundlage für die Austreibung der Frucht bei der Geburt. Der den Keimling aufnehmende Abschnitt (Corpus uteri) geht mit einem engen Zwischenstück (Isthmus uteri) in den Verbindungsteil zur Vagina (Cervix uteri) über.

Das **Korpus** hat einen dreischichtigen Aufbau: Außen liegt das **Perimetrium** als seröser Überzug. Es folgt das **Myometrium** als bis zu 2 cm dicke Tunica muscularis mit sich durchflechtenden glatten Muskelzügen, Myofibroblasten und zahlreichen geschlängelt verlaufenden Gefäßen (Spiralarterien) in der gefäßreichen Mittelschicht (Stratum vasculosum). Dicke und Länge der glatten Muskelzellen variieren beim schwangeren und nicht-schwangeren Uterus erheblich. Sie sind unter der Schleimhautschicht (Stratum submucosum) geringer (→ Abb. 13.13).

Histopathologie

Ein **Myom** (Plural: Myomata) ist ein gutartiger Tumor aus Zellen, die im Falle eines Leiomyoms glatten und im Falle eines Rhabdomyoms quergestreiften Muskelzellen ähneln. Bei einem sog. „Uterus myomatosus" finden sich Leiomyomata, die submukös, intramural oder subserös gelegen sein können. Dies kann u.a. zu Menstruationsbeschwerden führen.

Dem Myometrium liegt innen das **Endometrium** an. Es besteht aus einem prismatischen Oberflächenepithel (mit vereinzelten Kinozilien), tubulösen Drüsen und einem zellreichen Bindegewebe mit speziellen Gefäßen. Zwei funktionell unterschiedliche Zonen des Endometriums werden differenziert (→ Abb. 13.13):
- Das stationäre Stratum basale (Basalis, ca. 1 mm dick) unmittelbar auf dem Myometrium
- Das zum Lumen hin gelegene Stratum functionale (Funktionalis, 5–8 mm dick), das zyklisch auf- und abgebaut wird

Die **Basalis** enthält in den blind endenden Drüsen Stammzellen, aus denen eine neue Funktionalis hervorgehen kann. Die **Funktionalis** wird in eine oberflächliche zellreiche Schicht, Stratum compactum, und ein darunter gelegenes lockeres Stratum spongiosum unterteilt.

Menstruationszyklus
Der 28-tägige Menstruationszyklus beginnt mit der Schleimhautabstoßung (**Desquamationsphase**, Tage 1–3), an die sich (mit der Follikelphase des Ovars) der Aufbau einer neuen Funktionalis anschließt (**Proliferationsphase**, Tage 4–14). Diese wird dann mit der Ovulation (in der Lutealphase des Ovars) für die Aufnahme eines Keimlings umgebaut (**Sekretionsphase**, Tage 15–28) und bei fehlender Einnistung wiederum für die Abstoßung bereit gemacht (**Ischämiephase** nach Luteolyse im Ovar, → Kap. 13.3). Das Endometrium im Isthmus uteri nimmt kaum am Zyklus teil.

Desquamationsphase (→ Abb. 13.14) Das Absinken der Ovarialhormone am Ende der Luteolyse führt zu Kontraktionen der Spiralarterien, ihre bereits vorgeschädigte („hyalinotische") Wand reißt ein, die Funktionalis wird ischämisch und durch proteolytische Enzyme aus einwandernden Makrophagen abgebaut. Einschießendes Blut aus den eröffneten Spiralarterien und Kontraktionen des Myometriums führen zum Abstoßen der Funktionalis. Die Basalis bleibt von diesen Vorgängen unberührt.

Proliferationsphase (→ Abb. 13.15) Die zurückbleibende Wundfläche wird durch aus den Drüsenstümpfen der Basalis stammende Zellen wieder mit Epithel überzogen, das darunterliegende Stroma beginnt zu wachsen und bildet neue, zunächst gestreckt verlaufende Blutgefäße aus. Auch die zuerst geraden Drüsen nehmen durch intensive Mitoseaktivität eine spiralige Form an; die Zellkerne der Drüsenzellen liegen häufig in unterschiedlicher Höhe.

Sekretionsphase (→ Abb. 13.16 a, b) Mit dem Anstieg des Progesterons aus dem Corpus luteum endet die Proliferationsaktivität in der Funktionalis. Die Drüsen besitzen jetzt eine „Sägeblattkontur" und die Drüsenzellen bilden ihren Sekretionsapparat aus. Dabei wird zunächst zwischen Kern und Zellbasis ein Glykogendepot angelegt („retronukleäre Vakuole"), dann beginnt die Sekretion von Glykoproteinen, Muzinen und Lipiden. Die Stromazellen enthalten nun vermehrt Glykogen und Lipide, runden sich ab und liegen v.a. im Stratum compactum (Kompakta) als „Prädezidua-Zellen" vor.

Ischämiephase Mit der Ischämiephase wird dann ein neuer Zyklus eingeleitet.

Histopathologie

Eine **Endometriose** ist das ektope, d.h. außerhalb des Endometriums erfolgende, Auftreten von Endometriumgewebe, häufig im Douglas-Raum. Das Gewebe unterliegt den zyklischen Veränderungen, kann starke Dysmenorrhö verursachen und durch die Blutansammlungen zur „Schokoladenzyste" werden.

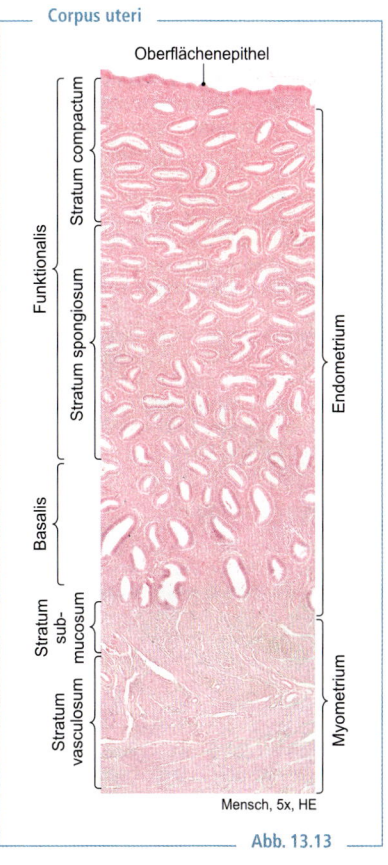

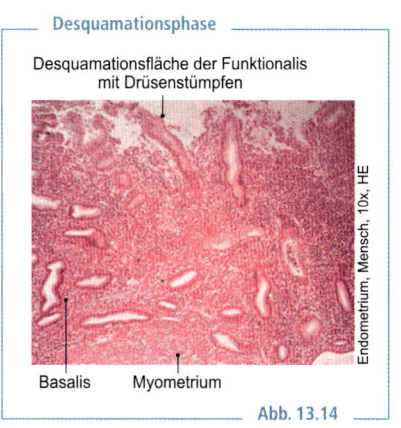

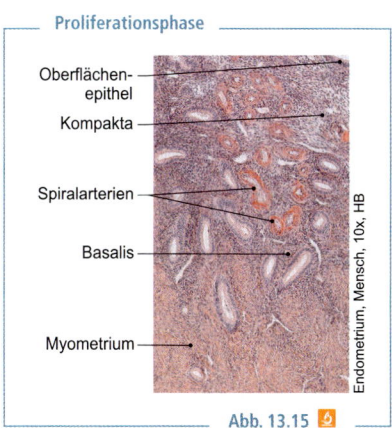

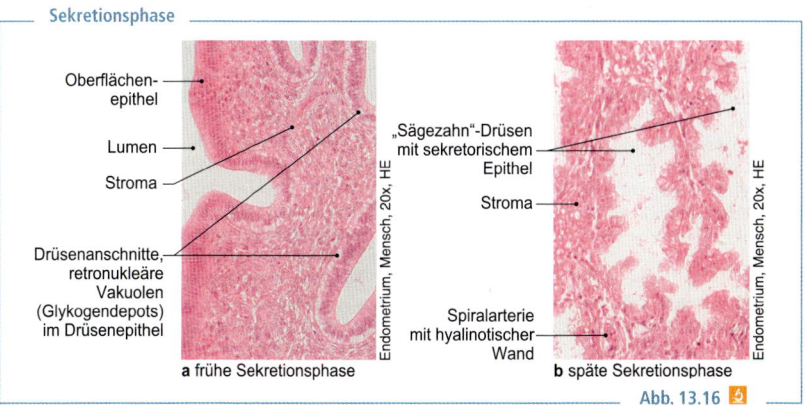

13.4 Weibliches Genitale (4)

Corpus uteri

- Oberflächenepithel
- Funktionalis
  - Stratum compactum
  - Stratum spongiosum
- Basalis
- Stratum submucosum
- Stratum vasculosum
- Endometrium
- Myometrium

Mensch, 5x, HE

Abb. 13.13

Desquamationsphase

- Desquamationsfläche der Funktionalis mit Drüsenstümpfen
- Basalis
- Myometrium

Endometrium, Mensch, 10x, HE

Abb. 13.14

Proliferationsphase

- Oberflächenepithel
- Kompakta
- Spiralarterien
- Basalis
- Myometrium

Endometrium, Mensch, 10x, HB

Abb. 13.15

Sekretionsphase

a frühe Sekretionsphase
- Oberflächenepithel
- Lumen
- Stroma
- Drüsenanschnitte, retronukleäre Vakuolen (Glykogendepots) im Drüsenepithel

Endometrium, Mensch, 20x, HE

b späte Sekretionsphase
- „Sägezahn"-Drüsen mit sekretorischem Epithel
- Stroma
- Spiralarterie mit hyalinotischer Wand

Endometrium, Mensch, 20x, HE

Abb. 13.16

13.5 Weibliches Genitale (5)

Hormonelle Regulation des Menstruationszyklus

In der **Follikelphase** produziert das Ovar nur geringe Mengen an Progesteron, aber vermehrt Östrogen. Der Östrogenspiegel steigt zwischen Tag 7 und 10 stark an und fällt zum Tag 14 rasch ab. Der dadurch ausgelöste LH-Peak der Hypophyse bedingt die Ovulation.

In der nun folgenden **Lutealphase** steigt die Progesteronproduktion bis zum Tag 21 kräftig an und fällt dann bis zum Tag 28 wieder ab. Die deutlich niedrigeren Östrogenspiegel folgen diesem Verlauf.

Durch die wechselnden Hormonkonzentrationen werden in Endometrium, Zervix, Vagina, Mamma und weiteren extragenitalen Geweben systemische Funktionsveränderungen bedingt, die durch lokale Faktoren abgestuft werden können.

Cervix uteri (Gebärmutterhals)

Die Zervix besteht aus:
- einem oberen, in den Halteapparat des Uterus (Parametrium) eingelagerten Teil **(Portio supravaginalis cervicis)** und
- einem zapfenartig in die Vagina reichenden Abschnitt **(Portio vaginalis)**, der von Vaginalepithel überzogen ist.

Die Zervix enthält den spindelförmigen **Zervikalkanal**, der mit dem äußeren Muttermund in die Vagina führt.

Funktionell und histologisch bestehen zwischen Corpus und Cervix uteri wesentliche Unterschiede. Das Myometrium der Zervix enthält weniger Muskulatur mit annähernd ringförmigem Verlauf und deutlich mehr Bindegewebe. Dessen Dichte kann durch das Plazentahormon Relaxin am Ende der Schwangerschaft durch vermehrte Einlagerung von Extrazellulärmatrix stark aufgelockert werden („reife" Zervix).

Histopathologie

Die **Portio-** oder **Zervixerosion** ist ein Epitheldefekt des äußeren Muttermunds. Er kann mechanisch bedingt sein, geht aber oft auf eine (chronisch) trophische oder Proliferationsstörung der epithelialen Übergangszone der Portio in den Zervikalkanal zurück.

Die zum Isthmus uteri hin scharf abgegrenzte Schleimhaut ist in Falten („Plicae palmatae") mit tiefen Einsenkungen (Krypten) dazwischen gegliedert. Das einschichtige Zylinderepithel mit wenigen Basalzellen besteht aus schleimproduzierenden Zellen mit basal gelagerten längsovalen Kernen (→ Abb. 13.17).

Funktion

Der antibakteriell wirksame **Zervikalschleim** verteilt sich bis auf die Vaginalschleimhaut und zeigt zyklusabhängige Viskositätsunterschiede. Zum Zeitpunkt der Ovulation, wenn sich der äußere Muttermund vorwölbt, weit stellt und die Zervikalschleimhaut nach außen auf die Portio vaginalis vordringt, ist er dünnflüssig, fadenziehend und durch einen alkalischen pH-Wert motilitätsfördernd für die Spermien. Während der übrigen Zyklus stellt er aufgrund seiner hohen Viskosität eine Barriere für die Spermienpenetration dar.

Von der Portio vaginalis auf die Zervikalschleimhaut vordringendes mehrschichtiges unverhorntes Plattenepithel kann die Schleimhautkrypten überwuchern und so Retentionszysten erzeugen, sog. **Ovula Nabothi.** Sie wurden vom Erstbeschreiber als Eizellen fehlgedeutet (→ Abb. 13.18).

Histopathologie

Zervixpolypen sind oft gestielte gutartige erbsen- bis kirschgroße Wucherungen der Zervikalschleimhaut, die in den Zervikalkanal hineinhängen.

Vagina (Scheide)

Die Vagina ist ein ca. 10 cm langer fibromuskulärer Schlauch, der mit dem Ostium vaginae auf an der Vulva endet. Sie steht über lockeres adventitielles Bindegewebe, das zahlreiche Gefäße, Nerven und den sog. Plexus uterovaginalis enthält, mit der Umgebung („Parakolpium") in Verbindung. Die **Muskularis** enthält dünne Bündel glatter Muskulatur, lockeres, zumeist elastisches Bindegewebe und reichlich weitlumige Venen (→ Abb. 13.19).

Ihre in Falten gelegte, stark dehnbare Schleimhaut ist von einem **mehrschichtigen unverhornten Plattenepithel** überzogen (→ Abb. 13.20). Es besteht aus:
- Dem Reservelager im Stratum basale (Basalzellen)
- Dem Stratum parabasale mit beginnender Differenzierung der Zellen (Suprabasalzellen)
- Dem Stratum intermedium mit vermehrt glykogenhaltigen Zellen (Intermediärzellen)
- Dem Stratum superficiale mit stark glykogenhaltigen Zellen (Superfizialzellen)

Die Superfizialzellen schilfern nach der Ovulation verstärkt ab, aus ihrem Glykogen produzieren **Milchsäurebakterien** (Döderlein-Stäbchen, *Lactobacillus acidophilus*) im Vaginallumen Milchsäure, die das saure Scheidenmilieu bedingt.

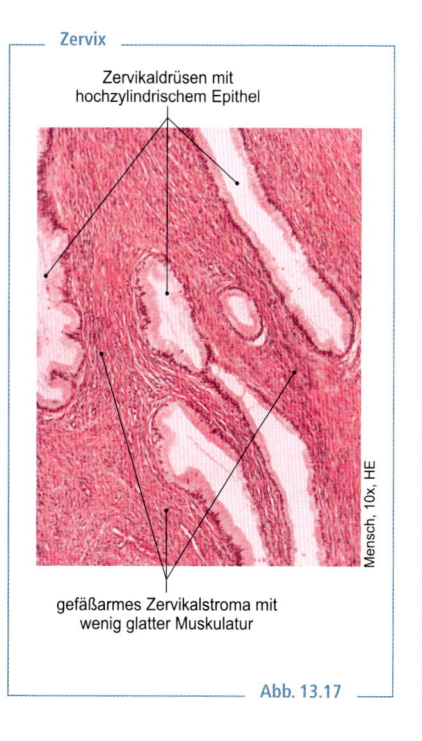

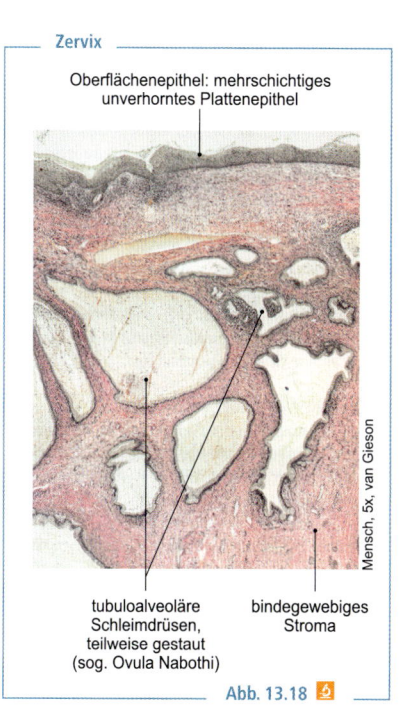

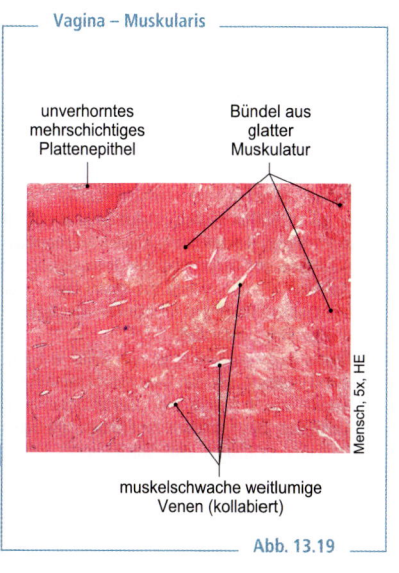

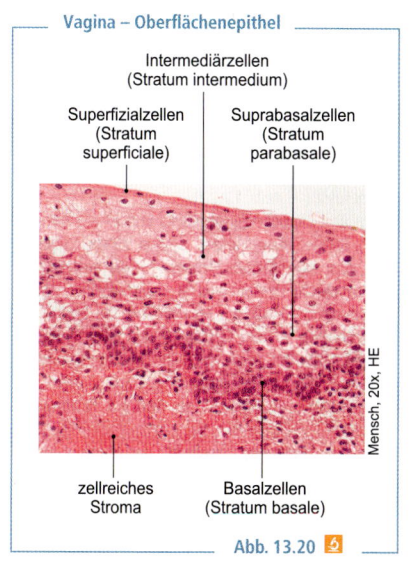

13.5 Weibliches Genitale (5)

Zervix

Zervikaldrüsen mit hochzylindrischem Epithel

gefäßarmes Zervikalstroma mit wenig glatter Muskulatur

Mensch, 10x, HE

Abb. 13.17

Zervix

Oberflächenepithel: mehrschichtiges unverhorntes Plattenepithel

tubuloalveoläre Schleimdrüsen, teilweise gestaut (sog. Ovula Nabothi)

bindegewebiges Stroma

Mensch, 5x, van Gieson

Abb. 13.18

Vagina – Muskularis

unverhorntes mehrschichtiges Plattenepithel

Bündel aus glatter Muskulatur

muskelschwache weitlumige Venen (kollabiert)

Mensch, 5x, HE

Abb. 13.19

Vagina – Oberflächenepithel

Intermediärzellen (Stratum intermedium)

Superfizialzellen (Stratum superficiale)

Suprabasalzellen (Stratum parabasale)

zellreiches Stroma

Basalzellen (Stratum basale)

Mensch, 20x, HE

Abb. 13.20

13.6 Weibliches Genitale (6)

Brustdrüse (Glandula mammaria)

Merke:
Die Brust (Mamma) hat bei beiden Geschlechtern den grundsätzlich gleichen Aufbau: aus äußerer Haut mit reichlich subkutanem Fett- und Bindegewebe und darin enthaltenen Drüsenanlagen (Glandula mammaria, → Abb. 13.21), deren Sekret (Milch) beim weiblichen Geschlecht nach entsprechenden hormonellen Signalen zur Ernährung des Neugeborenen und Säuglings gebildet wird (Laktation, Mamma lactans). Mit Wegfall der hormonellen Stimuli kommt es zum Rückbau des Drüsenparenchyms in eine inaktive Drüsenanlage (Mamma postlactans).

Aufbau der Brustdrüse

Beide Mammae enthalten ausgehend von der **Brustwarze** (**Mamille,** Papilla mammaria) je 10–20 kegelförmige **Einzeldrüsen (Lobi)** (→ Abb. 13.21). Ihr Ausgangspunkt sind die Hauptausführungsgänge (Ductus lactiferi colligentes), die im Bereich der Brustwarze in ampullenförmige Milchsäckchen (Sinus lactiferi) übergehen, die auf der Mamille münden. Die baumartig verzweigten Ductus lactiferi bilden über terminale Gangsegmente (Ductuli) kleinere Drüseneinheiten (Lobuli) mit je etwa 25–30 Endsprossen (Tubuloazini). Die einzelnen Lobuli (Durchmesser ca. 0,5 mm) sind durch straffes Bindegewebe voneinander getrennt (interlobuläres Stroma).
In dem auch als „Mantelgewebe" bezeichneten Bindegewebe in den Lobuli finden sich vorwiegend Plasmazellen und weitere Formen des zellulären Abwehrsystems. Lobulus und terminales Gangsystem bilden eine morphologische und funktionelle Einheit. Da sie der Ausgangspunkt für die meisten pathologischen Veränderungen der Brustdrüse darstellen, werden sie auch als **terminal duct-lobular unit (TDLU)** bzw. **terminale Ductus-Lobulus-Einheit, TDLE)** zusammengefasst (→ Abb. 13.22).
Gang- und Läppchensystem sind von einem zweireihigen Epithel ausgekleidet, dessen innere kubische Lage zum eigentlichen **Drüsenepithel** ausreift; die **Außenschicht** besteht aus Myoepithelzellen (Nachweis durch α-Aktin) und Ersatzzellen. Die Epithelzellen enthalten sowohl Östrogen- wie Progesteronrezeptoren. Kommt es in der Menopause zum Abfall beider Hormonspiegel, werden die Lobuli stark zurückgebildet und durch Binde- und v. a. Fettgewebe ersetzt.
Die makroskopischen Abschnitte der Mamma unterscheiden sich auch **histologisch:** Der Bereich der Brustwarze (Mamille) und des Warzenhofs (Areola mammae) ist von einer an Pigmentzellen reichen Epidermis bedeckt; in der Areola liegen zahlreiche große Talgdrüsen (Montgomery-Drüsen) und apokrine Schweißdrüsen. Der bindegewebige Sockel der Mamille enthält zahlreiche glatte Muskelzellen mit elastischen Fasernetzen. Dadurch kann die Mamille sich unter Sympathikusreizen aufrichten. In der Haut sind dichte sensorische Nervenendigungen vorhanden.

Form- und Funktionswandel

Das Drüsen- und Bindegewebe der weiblichen Brust unterliegt mit Einsetzen der Pubertät den zyklischen Hormonstimuli und nimmt daher mit beginnender Ausreifung des Organs (**Thelarche**) deutlich an Masse zu; die Drüse ist aber sekretorisch inaktiv (**Mamma virginis**) (→ Abb. 13.22).
Tritt eine **Schwangerschaft** ein, kommt es zu einer massiven Proliferation des Drüsenparenchyms und zur sekretorischen Transformation der Drüsenepithelien. Dabei werden Binde- und Fettgewebe stark reduziert (→ Abb. 13.23). Die Proliferation des Gangsystems erfolgt durch die Östrogenwirkung, die Proliferation und sekretorische Transformation der Azini geschehen unter dem Einfluss von Progesteron und anschließend von hypophysärem Prolaktin. Die Prolaktinsekretion ist vor der Geburt durch hohe Progesteron- und Östrogenspiegel, zentral durch Dopamin („PIF" = Prolactin-inhibiting factor) nur minimal, wird aber durch den Abfall der Östrogenspiegel nach der Geburt induziert und durch den Saugreiz an der Mamille zusätzlich gefördert. Der Saugreiz ist auch wesentlich für die Freisetzung des hypothalamischen Oxytocins, das die Myoepithelzellen stimuliert und durch deren Kontraktion die Milchejektion fördert. Außerdem ist es als Neurotransmitter für die Ausprägung mütterlicher Verhaltensmuster wesentlich. Die Sekretion der laktierenden Mamma erfolgt durch Transzytose, apokrine Sekretion von Lipidtröpfchen unter Einschluss von Produkten der Immunzellen (IgA) und Exozytose von Kasein und weiteren Proteinen (→ Abb. 13.24).
Das Sekret der **Mamma lactans,** die Milch, wird zu Beginn der Stillzeit in einer Menge von etwa 500 ml, später bis zu 800 ml täglich produziert und enthält neben Proteinen (Laktalbumin, Kasein, Milchfettglobulin) Laktose und Milchfett sowie Immunglobuline und Kalzium-, Phosphat- und Iod-Ionen. Das in der Milch enthaltene Wasser ist für den Flüssigkeitshaushalt des Säuglings essenziell.
Entfällt der Saugreiz, kommt es zum Abfall von Prolaktin und Oxytocin, und das Ovar nimmt seine Funktion wieder auf, d. h., die sog. „Laktationsamenorrhö" setzt aus. Das sekretorische Epithel wird durch Makrophagen abgebaut und durch junges Binde- und Fettgewebe fortlaufend ersetzt (**Mamma postlactans,** → Abb. 13.25). In dem nun lockeren Mantelgewebe liegen noch größere Ansammlungen von Immunzellen.

13.6 Weibliches Genitale (6)

Aufbau der Brustdrüse

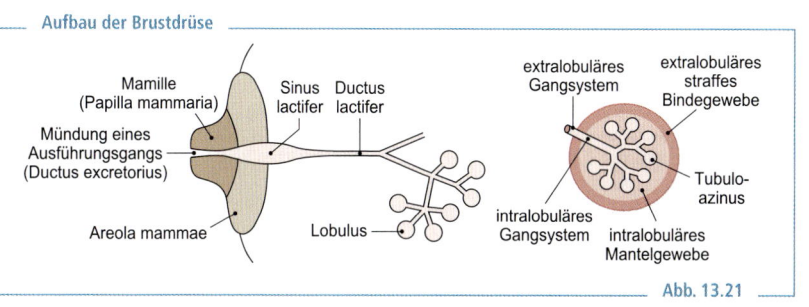

- Mamille (Papilla mammaria)
- Mündung eines Ausführungsgangs (Ductus excretorius)
- Areola mammae
- Sinus lactifer
- Ductus lactifer
- Lobulus
- extralobuläres Gangsystem
- extralobuläres straffes Bindegewebe
- Tubuloazinus
- intralobuläres Gangsystem
- intralobuläres Mantelgewebe

Abb. 13.21

Mamma virginis

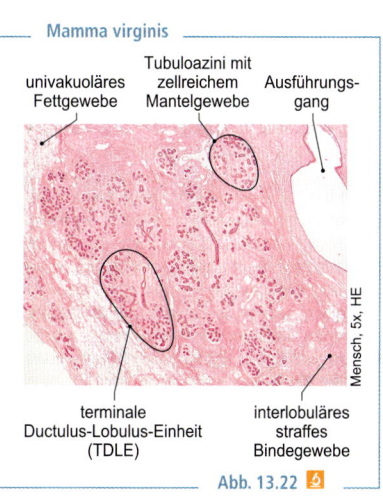

- univakuoläres Fettgewebe
- Tubuloazini mit zellreichem Mantelgewebe
- Ausführungsgang
- terminale Ductulus-Lobulus-Einheit (TDLE)
- interlobuläres straffes Bindegewebe

Mensch, 5x, HE

Abb. 13.22

Mamma lactans

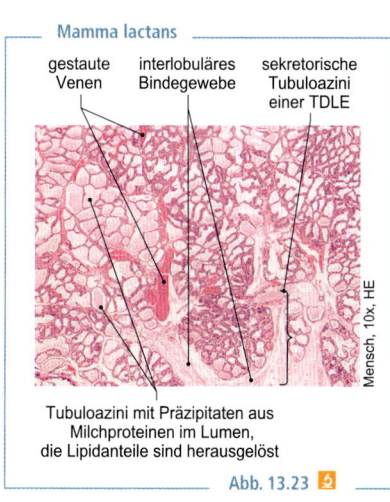

- gestaute Venen
- interlobuläres Bindegewebe
- sekretorische Tubuloazini einer TDLE
- Tubuloazini mit Präzipitaten aus Milchproteinen im Lumen, die Lipidanteile sind herausgelöst

Mensch, 10x, HE

Abb. 13.23

Apokrine Sekretion der Mamma lactans

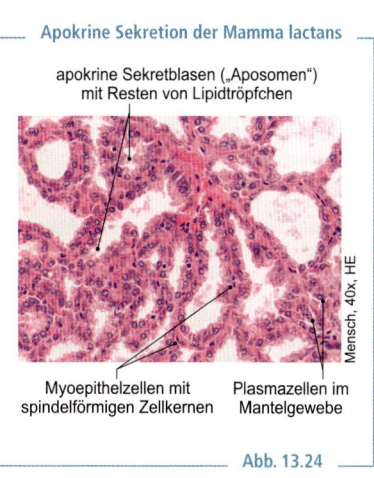

- apokrine Sekretblasen („Aposomen") mit Resten von Lipidtröpfchen
- Myoepithelzellen mit spindelförmigen Zellkernen
- Plasmazellen im Mantelgewebe

Mensch, 40x, HE

Abb. 13.24

Mamma postlactans

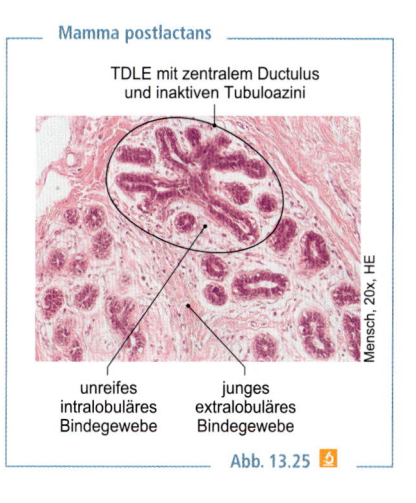

- TDLE mit zentralem Ductulus und inaktiven Tubuloazini
- unreifes intralobuläres Bindegewebe
- junges extralobuläres Bindegewebe

Mensch, 20x, HE

Abb. 13.25

13.7 Weibliches Genitale (7) und Entwicklung des Genitalsystems

Äußeres Genitale

Die als **Vulva** bezeichnete mukokutane Übergangszone umfasst:
- Die großen Schamlippen (Labia majora)
- Die kleinen Schamlippen (Labia minora)
- Die Klitoris
- Die Urethralmündung
- Das Vestibulum vaginae

Sie wird von den Bulbourethraldrüsen befeuchtet, die wie die übrigen Anteile den prinzipiell gleichen histologischen Aufbau zeigen wie die homologen männlichen Organe: Skrotum, Präputium, Corpus spongiosum und cavernosum, Cowper-Drüsen (→ Abb. 13.26a).

Die **Labia minora** enthalten einen Schwellkörper und sind an der Innenseite von mehrschichtigem unverhorntem und außen von verhorntem Plattenepithel überzogen. Die **Labia majora** sind außen zusätzlich behaart und mit subkutanem Fett gepolstert.

Die an der Innenseite der Labia minora mündenden Bartholin- oder **Bulbourethraldrüsen** sind tubuloalveoläre Schleimdrüsen. Das unverhornte mehrschichtige Plattenepithel des **Vestibulum vaginae** enthält genau wie das übrige Vaginalepithel dendritische Zellen, die bei der Übertragung von HIV eine wichtige Rolle spielen (→ Kap. 7.14).

> **Klinik**
>
> Eine (zumeist bakterielle) Entzündung der Bulbourethraldrüsen **(Bartholinitis)** bedingt schmerzhafte Anschwellungen (Retentionszysten) im Bereich des Vaginalostiums und der kleinen Schamlippen.

Entwicklung des weiblichen und männlichen Genitalsystems

Weibliches Genitalsystem

Das weibliche Genitalsystem entwickelt sich spontan aus den Vorläuferstrukturen. In die Genitalleiste wandern die Urkeimzellen ein (6. Woche) und besiedeln die Keimstränge, Abkömmlinge des Zölomepithels. Sie werden durch Mesenchym in Zellhaufen zerlegt, die sich in den Markanteil der Gonade verlagern (**primäre Keimstränge**, Markstränge) und untergehen.

Durch weitere Proliferation des Oberflächenepithels entstehende **sekundäre Keimstränge** (Rindenstränge) bilden Nester (Eiballen) an der Oberfläche, aus denen sich nach der Geburt die Primordialfollikel entwickeln.

Der Urnierengang **(Wolff-Gang)** wird zurückgebildet, als Rest gilt der **Gartner-Gang**. Aus dem **Müller-Gang** entstehen Tube, Uterus und zwei Drittel der Vagina (→ Abb. 13.27 a). Ihr proximaler Abschnitt leitet sich aus dem Sinus urogenitalis ab. Aus den Geschlechtswülsten entstehen die großen, aus den Geschlechtsfalten die kleinen Labien und aus den Geschlechtshöcker (Phallus) die Klitoris (→ Abb. 13.27 b).

Männliches Genitalsystem

Damit sich das männliche Genitalsystem entwickeln kann, sind Funktionskaskaden des **SRY-Gens** (sex-determining region of Y) auf dem Y-Chromosom erforderlich, das die Prägung von somatischen Zellen der Keimstränge in künftige Sertoli-Zellen bzw. der mesodermalen Urnierenabkömmlinge in Leydig-Zellen bedingt.

Nach Besiedelung der Keimstränge mit den Urkeimzellen beginnen diese in die Tiefe zu wachsen und schließen sich an das Gangsystem der Urniere an. Gleichzeitig verlieren sie ihre Verbindung zur Oberfläche. Dort bildet das Mesenchym eine Kapsel (Tunica albuginea) aus. Die im Interstitium massenhaft vorhandenen Zwischenzellen produzieren nun bereits Testosteron, das für das Bestehenbleiben und Wachstum des **Wolff-Gangs** notwendig ist.

Die zu **Sertoli-Zellen** differenzierten somatischen Zellen der Hodenstränge geben das Anti-Müller-Hormon („Oviduktsuppressor") ab, das die Rückbildung des **Müller-Gangs** einleitet, ein entwicklungsgeschichtlicher Rest kann der **Utriculus prostaticus** bestehen bleiben.

Aus dem Wolff-Gang entstehen unter Testosteroneinfluss der Ductus epididymidis, Ductus deferens, die Bläschendrüse und der Ductus ejaculatorius (→ Abb. 13.27 a). Ebenfalls testosteronabhängig erfolgen das Wachstum der Prostata aus Anlagen des Sinus urogenitalis und die Umwandlung der Geschlechtswülste, -falten und -höcker in Skrotum und Penis (→ Abb. 13.27 b).

Anders als das Ovar macht der fetale Hoden einen vollständigen **Descensus testis** durch und wird dabei durch den Leistenkanal in die Geschlechtswülste bzw. das daraus entstehende Skrotum verlagert. Eine Unterfunktion der fetalen Leydig-Zellen und der Sertoli-Zellen führt daher zu verschiedenen Formen der Intersex-(Zwitter-)Bildung bzw. Entwicklungsstörungen des männlichen Genitalsystems.

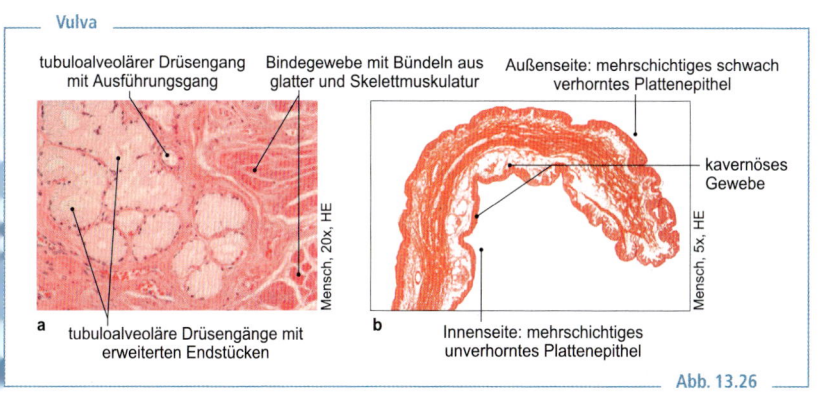

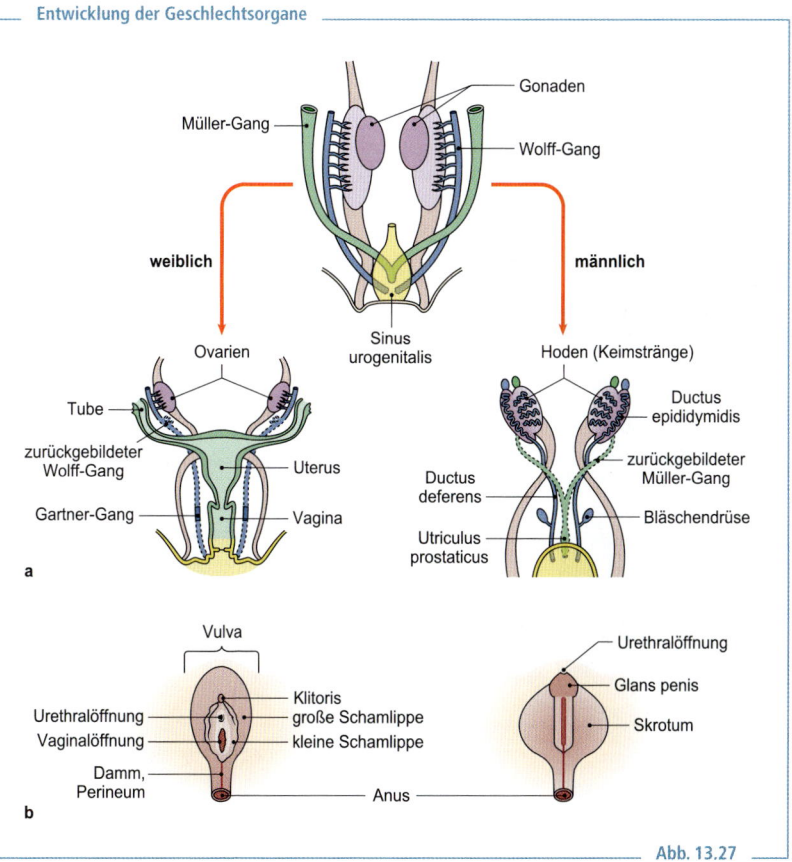

13.7 Weibliches Genitale (7) und Entwicklung des Genitalsystems

Vulva

tubuloalveolärer Drüsengang mit Ausführungsgang

Bindegewebe mit Bündeln aus glatter und Skelettmuskulatur

Außenseite: mehrschichtiges schwach verhorntes Plattenepithel

kavernöses Gewebe

Mensch, 20x, HE

Mensch, 5x, HE

a tubuloalveoläre Drüsengänge mit erweiterten Endstücken

b Innenseite: mehrschichtiges unverhorntes Plattenepithel

Abb. 13.26

Entwicklung der Geschlechtsorgane

Gonaden
Müller-Gang
Wolff-Gang

weiblich

männlich

Sinus urogenitalis

Ovarien
Tube
zurückgebildeter Wolff-Gang
Gartner-Gang
Uterus
Vagina

Hoden (Keimstränge)
Ductus epididymidis
zurückgebildeter Müller-Gang
Ductus deferens
Bläschendrüse
Utriculus prostaticus

a

Vulva
Urethralöffnung
Vaginalöffnung
Damm, Perineum
Klitoris
große Schamlippe
kleine Schamlippe
Anus

Urethralöffnung
Glans penis
Skrotum

b

Abb. 13.27

313

13 Reproduktionstrakt, Befruchtung und Plazentation

13.8 Weibliches Genitale (8)

Tab. 13.1 Differenzialdiagnose der weiblichen Geschlechtsorgane

Organ	Lumen/Hohlräume Oberflächen	Zellapex
Ovar: Rinde	kein Lumen, aber Oberfläche mit plattem Epithel, antrale Follikel	Oberflächenepithel glatt, Antrum mit Liquorresten
Ovar: Mark	Lumen des Rete ovarii	kubisches Epithel
Tuba uterina: Ampulla	komplizierte Aufteilung durch Faltenmuster	Zylinderepithel, Kinozilien, apo- und merokrine Sekretion
Tuba uterina: Isthmus	eng, rundlich	Zylinderepithel, Kinozilien
Corpus uteri: Proliferationsphase	glatte Fläche mit Drüsenöffnungen	glatt
Corpus uteri: Sekretionsphase	glatte, leicht gewellte Fläche	Sekretbelag
Corpus uteri: Desquamationsphase	fehlende Epithelbedeckung, unscharfe Begrenzung, Drüsenstümpfe, Blut	wenige Drüsenstümpfe aus der Basalis
Cervix uteri: Endozervix	eng, zerklüftet bis rundlich mit Drüsenmündungen	glatt, merokrine Sekretion, vereinzelt Kinozilien
Cervix uteri: Ektozervix	Oberfläche mit mehrschichtig unverhorntem Plattenepithel und Drüsenmündungen	glykogenreiche Superfizialzellen
Vagina	glatte Oberfläche mit Superfizialzellen	glykogenreiche Superfizialzellen
Labium minus	innen: unverhorntes Plattenepithel, außen: schwach verhorntes Plattenepithel	innen: Superfizialzellen, außen: Stratum corneum, Talgdrüsenmündungen
Labium majus	Übergang von behaarter in unbehaarte Haut	innen: verhorntes Plattenepithel mit Talgdrüsen, außen: behaarte Haut
Urethra	sternförmig, eng	hohe Zylinderzellen
Plazenta, jung: Zotten	fehlt, dafür intervillöser Raum	mikrovillireiches Synzytium, Mikrovilli
Plazenta, geboren: Zotten	fehlt, dafür intervillöser Raum	Synzytium mit Synzytialknoten („Kernhaufen"), Mikrovilli
Plazenta, geboren: Amnion und Chorionplatte	freie Oberfläche	glatt
Plazenta, geboren: Basalplatte	intervillöser Raum mit Haftzotten	Synzytium, Mikrovilli

13.8 Weibliches Genitale (8)

Zellformen	Basalmembran	Muskularis	Interstitium
Follikel- bzw. Granulosazellen, Eizelle	markant, aufgelöst bei Corpus luteum	fehlt	spinozelluläres Bindegewebe, Theca interna und externa
vermehrt atretische Follikel, „Markballen"	unscharf bei atretischen Follikeln	fehlt	Gefäße, Bindegewebe, Hilus-Zwischenzellen
Flimmerzellen, Drüsenzellen, Stiftchenzellen, keine Basalzellen	zart, leicht gewellt	zwei- und mehrlagig, stellenweise reich an Bindegewebe	Gefäße mit Fibromuskularis
Flimmer- und Drüsenzellen	zart	mehrlagig, dick	wenig Bindegewebe
isoprismatisches Oberflächenepithel, gestreckte tubulöse Drüsen	zart	Myometrium unterhalb der Basalis	Aufgliederung in Funktionalis und Basalis
isoprismatisches Oberflächenepithel, retronukleäre Glykogendepots, „Sägezahndrüsen"	unscharf	Myometrium	Funktionalis aufgelockert, Spiralarterien, „Dezidualisierung"
offene Wundfläche mit Bindegewebe und Gefäßabrissen	fehlt	Myometrium	ödematöses Bindegewebe mit Einblutungen
verzweigt tubulöse Drüsen mit hochzylindrischen Schleimzellen	zart	spärliche glatte Muskelzellen	dichtes, zellarmes Bindegewebe
mehrschichtiges unverhorntes Plattenepithel, darunter gelegentlich Retentionszysten	zart	fehlt	dichtes, zellarmes Bindegewebe
mehrschichtiges unverhorntes Plattenepithel	zart	mit Zügen aus glatter Muskulatur durchsetztes gefäßreiches Bindegewebe	gefäßreiches Bindegewebe mit glatter Muskulatur und vielen Nervenfasern
Übergang von unverhorntem in verhorntes mehrschichtiges Plattenepithel	zart	fehlt	lockeres Bindegewebe
innen: verhorntes Plattenepithel mit Talgdrüsen, außen: behaarte Haut	innen zart, außen kräftiger	fehlt	fettreiches Bindegewebe mit Haarwurzeln und Talgdrüsen
mehrschichtiges Zylinderepithel	zart	Geflecht aus wenig glatter und viel quergestreifter Muskulatur	lockeres Bindegewebe mit Schleimdrüsen
außen: platte Synzytiotrophoblastzellen, innen: kubische Zytotrophoblastzellen	zart, darunter Kapillaren mit kernhaltigen Erythrozyten	fehlt	embryonales Bindegewebe, Makrophagen (Hofbauer-Zellen)
Synzytiotrophoblastzellen	teilweise durch Fibrinoid verdickt	fehlt	embryonales Bindegewebe
kubisches Amnionepithel	dicht, darunter zellarmes Amnionbindegewebe	fehlt	Chorionplatte mit Deziduazellen und Langhans-Fibrinoid
Synzytiotrophoblastzellen	zart, darunter Zytotrophoblastzellen, Deziduazellen, Fibrinoid	unterhalb der Decidua basalis Myometrium	maternofetale Durchdringungszone, Nitabuch-Fibrinoidstreifen

13.9 Männliches Genitale (1)

Übersicht

Die Organe des **äußeren männlichen Genitalsystems** sind der Penis und das Skrotum. Im Skrotum liegen die Hoden als die männlichen Keimdrüsen. Sie gehen in die Samenwege des Nebenhodens und des Samenleiters über.

An deren Mündung in die Harn-Samen-Röhre (Urethra) liegen die Bläschendrüse und die Prostata als akzessorische Geschlechtsdrüsen. Sie bilden mit den Samenwegen die **inneren (kanalikulären) männlichen Geschlechtsorgane**, die sich über den Penis als Kopulationsorgan entleeren (→ Abb. 13.28 a; Differenzialdiagnose aller Organe → Tab. 13.2).

Hoden

Die paarigen Hoden sind ca. 2 × 3 × 4 cm abgeplattet eiförmige parenchymatöse Organe, die von einer derben, kollagenfaserigen Hülle (Tunica albuginea) umgeben sind. Der **Tunica albuginea**, die spärlich glatte Muskulatur enthält, liegt ein doppellagiges seröses Hüllsystem an (Epi- und Periorchium) an. Es ist am Hinterrand mit der Anschluss-Stelle an den Nebenhoden (Mediastinum testis) verwachsen (→ Abb. 13.28 b, → Abb. 13.29).

Der kommaförmige **Nebenhoden** (Epididymis) enthält ein komplexes Gangsystem, liegt dem jeweiligen Hoden dorsal an und geht kaudal kontinuierlich in den Samenleiter über (→ Abb. 13.29).

Das **Hodenparenchym**, das aus Samenkanälchen und Zwischengewebe besteht, ist in Läppchen gegliedert (Lobuli testis). Sie werden durch zarte, gefäß- und nervenführende Bindegewebslamellen (Septula testis) abgegrenzt. Jedes der insgesamt ca. 800 stark aufgeknäulten Hodenkanälchen (Tubuli seminiferi contorti) geht mit einem gestreckten Anfangs- und Endteil (Tubulus rectus) in ein Spaltensystem in der Tunica albuginea, das **Rete testis**, über. Es liegt im Hodenhilum und verbindet die Samenkanälchen mit den ca. 10–12 Ausführungsgängen (**Ductuli efferentes**). Sie bilden den Anfangsteil des Nebenhodens (Samenwege). Die Läppchenstruktur des Hodengewebes wird besonders deutlich am fetalen Hoden, in dem die künftigen Samenkanälchen noch aus soliden Zellsträngen bestehen (→ Abb. 13.30).

Klinik

Als **Kryptorchismus** wird ein unvollständiger Deszensus des Hodens bezeichnet, der in der Bauchhöhle oder im Leistenkanal liegen bleiben kann. Kryptorche Hoden bilden keine Spermien (zu hohe Temperatur!) und neigen zu maligner Entartung.

Mit beginnender Pubertät produzieren im Zwischengewebe (Interstitium) gelegene Zellen (Leydig-Zellen) das männliche Geschlechtshormon **Testosteron**, das die Spermatogenese in Gang setzt. Sie wird durch hypophysäres FSH aufrechterhalten, das die stationären Gerüstzellen der Hodenkanälchen, die Sertoli-Zellen, aktiviert.

Leydig-Zellen

Das Zwischengewebe aus lockeren Gitterfasern, Gefäßen, Nerven und Lymphspalten enthält um die Gefäße und in der Nähe der Samenkanälchen haufenartige Ansammlungen der großen, eosinophilen **Leydig-** oder **Zwischenzellen** mit einem großen chromatinreichen Kern und deutlichen Nukleolus. In dem teils homogenen, teils wabigen (Lipidtröpfchen!) Zytoplasma finden sich beim Menschen regelmäßig stäbchenförmige Einschlüsse, die Reinke-Kristalle, gelegentlich auch Lipofuszin. Immunhistochemisch lassen sich in den Zwischenzellen verschiedene Steroiddehydrogenasen, Testosteron und ein als StAR (Steroidogenic acute regulatory) bezeichnetes Protein nachweisen.

Die Leydig-Zellen entfalten über das Testosteron eine Nahwirkung auf die Zellen der Samenkanälchen und auf dem Blutweg eine systemische Fernwirkung, z. B. auf die akzessorischen Geschlechtsdrüsen. Im Zwischengewebe kommen außerdem regelmäßig Makrophagen vor.

Die rundlichen, ovalen oder längs angeschnittener **Samenkanälchen** (→ Abb. 13.31) haben einen Durchmesser von etwa 180–250 µm und sind von einer aus Fibroblasten und kontraktilen Myofibroblasten bestehenden Basalmembran umgeben, zwischen denen kollagene und Gitterfasern liegen. Diese bilden den azellulären Teil der **Blut-Hoden-Schranke**, die die Keimzellen vom übrigen Körpermilieu abgrenzt. Kontraktionen der Myofibroblasten befördern den Spermientransport in den Samenkanälchen.

Histopathologie

Hodentumoren treten als Keimzell-Neubildungen gehäuft bei jungen Männern auf. Daneben gibt es auch Tumoren der somatischen Hodenzellen. Für die Differenzialdiagnose der Hodentumoren sind immunhistochemische Reaktionen hilfreich, so enthalten:

- **Chorionkarzinome** HCG
- **Dottersacktumoren** α-Fetoprotein
- **Seminome** alkalische Phosphatase

13.9 Männliches Genitale (1)

Männliche Geschlechtsorgane

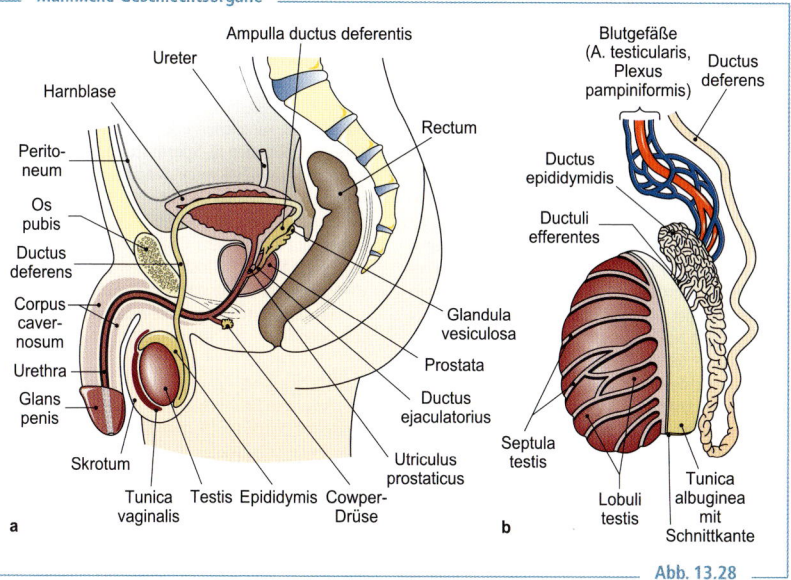

Abb. 13.28

a) Ureter, Ampulla ductus deferentis, Harnblase, Rectum, Peritoneum, Os pubis, Ductus deferens, Corpus cavernosum, Urethra, Glans penis, Skrotum, Tunica vaginalis, Testis, Epididymis, Cowper-Drüse, Utriculus prostaticus, Ductus ejaculatorius, Prostata, Glandula vesiculosa

b) Blutgefäße (A. testicularis, Plexus pampiniformis), Ductus deferens, Ductus epididymidis, Ductuli efferentes, Septula testis, Tunica albuginea mit Schnittkante, Lobuli testis

Hoden mit Nebenhoden

Caput epididymidis, Tubuli seminiferi contorti, Plexus pampiniformis, Tunica albuginea mit Epiorchium, Rete testis, Cauda epididymidis, Präparationsartefakte

Mensch, 0,25x, HE

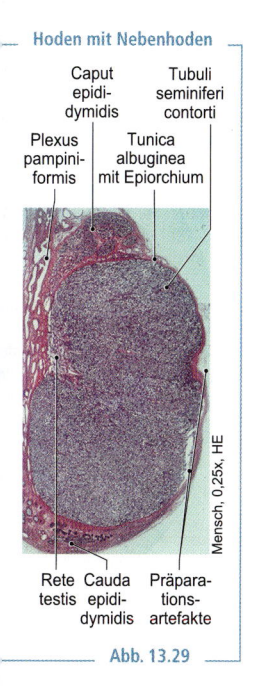

Abb. 13.29

Hoden eines Neugeborenen

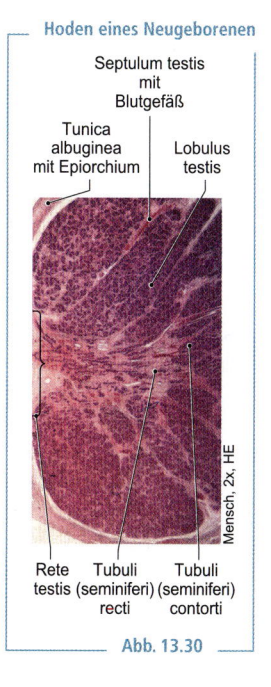

Septum testis mit Blutgefäß, Tunica albuginea mit Epiorchium, Lobulus testis, Rete testis, Tubuli (seminiferi) recti, Tubuli (seminiferi) contorti

Mensch, 2x, HE

Abb. 13.30

Hoden

Septum testis, Tunica albuginea, Epiorchium, Tubuli seminiferi contorti, Lobulus testis, Blutgefäß

Mensch, 5x, HE

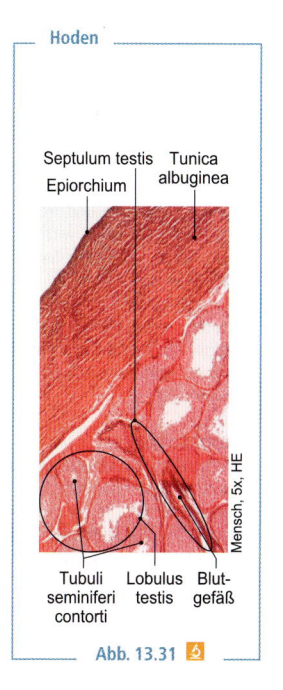

Abb. 13.31

13.10 Männliches Genitale (2)

Hoden – Sertoli-Zellen

Die Sertoli-Zellen sind postmitotische somatische Zellen. Sie sitzen der zarten Basallamina der Samenkanälchen innen an (→ Abb. 13.32). Die zum Lumen hin ausgerichteten hochprismatischen verzweigten Zellen haben durch angelagerte Keimzellen eine stark eingebuchtete Kontur. Sie werden auch als „Ammenzellen" bezeichnet und stellen das stabilisierende Gerüst- und Transportsystem für die Keimzellen dar. Sertoli-Zellen überbrücken den Raum von der Basalmembran bis zum Lumen der Samenkanälchen und transportieren in seitlichen Taschen die verschiedenen Keimzellstadien zum Lumen hin. Ihr großer, längsovaler homogener Zellkern fällt durch seinen kräftigen Nukleolus auf.

Benachbarte Sertoli-Zellen sind im basalen Drittel durch ein dichtes Band von Zonulae occludentes miteinander in Kontakt. Unterhalb dieser Kontaktzone befindet sich das **basale Kompartiment des Keimepithels** mit den Spermatogonien; oberhalb davon liegt das **adluminale Kompartiment** mit den nachfolgenden Zellformen der Spermatogenese.

Bei der **Passage der Keimzellen** durch die Sertoli-Zell-Barriere umgreifen zunächst basale Zellausläufer schaufelartig die Keimzelle und bilden basal gemeinsam eine neue Zonula occludens. Gleichzeitig öffnet sich oberhalb der Keimzelle eine vorhandene Zonula und der Vorgang wiederholt sich. Durch diesen reißverschlussartigen Mechanismus bleibt die Sertoli-Zell-Schranke während der Wanderung der Keimzellen immer dicht. Bei der Freisetzung der Spermien in das Lumen kneifen die Sertoli-Zellen das restliche Zytoplasma der Keimzellen ab und verdauen diesen sog. Residualkörper lysosomal.

Außer mechanischen und trophischen **Funktionen** haben die Sertoli-Zellen wichtige ex- und inkretorische Aufgaben. Unter der Stimulationswirkung von FSH produzieren sie:
- Androgenbindendes Protein (ABP)
- Clusterin – reguliert Membranumsatz
- Inhibin – hemmt die hypophysäre FSH-Produktion
- Aktivin – stimuliert indirekt die Keimzellproliferation über FSH

Spermatogenese

Die Keimzellen durchlaufen den Prozess der Spermatogenese und verteilen sich dabei auf das basale und adluminale Kompartiment der Samenkanälchen. Die Dauer der Spermatogenese beträgt beim Menschen 4 Zyklen à 16 Tage (= 64 Tage). Sie umfasst:
- Eine Vermehrungsphase
- Eine Reifungsphase
- Eine Differenzierungsphase (Spermiogenese)

Vermehrungsphase

Ausgangszellen sind die sog. **A-Spermatogonien** im basalen Kompartiment (→ Abb. 13.32 und → Abb. 13.34). Sie teilen sich asymmetrisch, d.h., eine Tochterzelle entwickelt sich weiter (zur B-Spermatogonie) die andere wird erneut zur Reserve-A-Spermatogonie.

Die kleinen, rundlichen und einen chromatinreichen Kern enthaltenden **B-Spermatogonien** durchwandern die Sertoli-Zell-Verbindungen und gehen im **adluminalen Kompartiment** in die Meiose über (**Spermatozyten I**) (→ Abb. 13.32–Abb. 13.34) Dabei wird ihr diploider Chromosomensatz auf einen haploiden Satz in 4 Tochterzellen mit unterschiedlicher genetischer Ausstattung reduziert. Formal geschieht dies durch zwei aufeinanderfolgende Reifeteilungen.

Reifungsphase

Bei der ersten Reifeteilung mit einer sehr langen Prophase mit charakteristischen Mustern der Chromosomen (Leptotän, Zygotän, Pachytän, Diplotän) schließt sich nach dem Austausch von Chromatiden (**Diakinese**) in der Metaphase die Trennung homologe Chromosomen an. Sie werden in der Anaphase auf die beiden Tochterzellen (**Spermatozyten II**) verteilt Da nun keine weitere Synthesephase, sondern direk eine zweite Reifeteilung erfolgt, entstehen aus der rundlichen Spermatozyten II haploide **Spermatiden** die sich beim Vorgang der Spermiogenese in **reife Spermien** weiterdifferenzieren. Während der Reifeteilungen bleiben die Tochterzellen durch Zellbrücken verbunden und werden erst kurz vor der Freisetzung aus dem Zellverband (**Spermiation**) getrennt.

Differenzierungsphase

Die Zellveränderungen während der **Spermiogenese** betreffen (→ Kap. 13.13):
- Den Zellkern – DNA-Kondensation, Ersatz der Histone durch Protamine
- Die Ausbildung des Akrosoms – der Kopfkappe mit einem Membransystem, das Proteasen umschließt
- Die Schwanzbildung – Axonema und Faserscheide
- Die Reduktion des Zytoplasmas – Residualkörperbildung und Spermiation

---

Klinik

Eine Schädigung der Hodenstammzellen, entweder angeboren oder nach Entzündungen bzw. Bestrahlung oder Chemotherapie, kann zum vollständigen Verlust von Keimzellen in den Hodenkanälchen führen, die dann nur noch Sertoli-Zellen enthalten: **Sertoli-cell-only-Syndrom** (SCO-Syndrom). Folge ist Infertilität.

13.10 Männliches Genitale (2)

Samenkanälchen mit Sertoli-Zellen

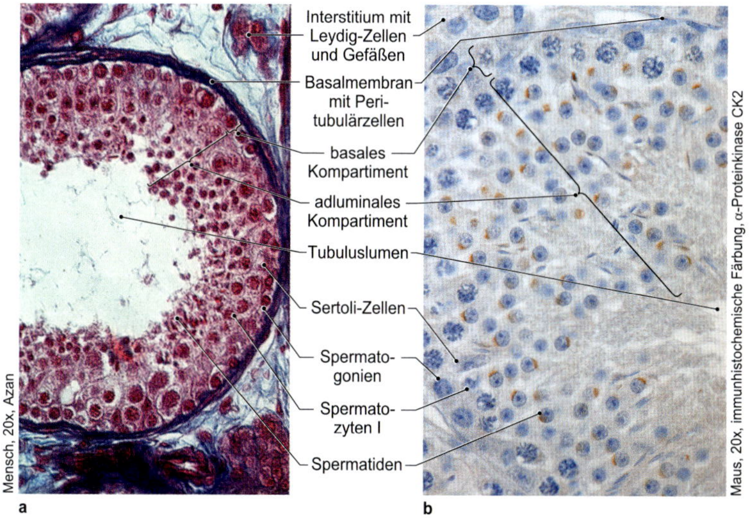

- Interstitium mit Leydig-Zellen und Gefäßen
- Basalmembran mit Peritubulärzellen
- basales Kompartiment
- adluminales Kompartiment
- Tubuluslumen
- Sertoli-Zellen
- Spermatogonien
- Spermatozyten I
- Spermatiden

a — Mensch, 20x, Azan
b — Maus, 20x, immunhistochemische Färbung, α-Proteinkinase CK2

Abb. 13.32

Sertoli-Zellen

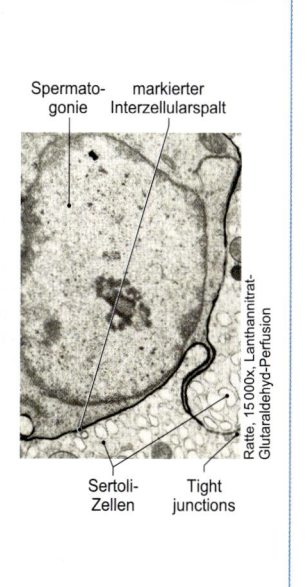

- Spermatogonie
- markierter Interzellularspalt
- Sertoli-Zellen
- Tight junctions

Ratte, 15 000x, Lanthannitrat-Glutaraldehyd-Perfusion

Abb. 13.33

Spermatogenese

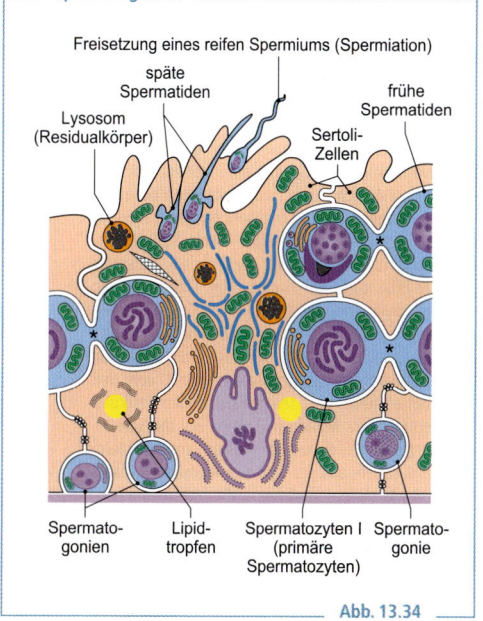

- Freisetzung eines reifen Spermiums (Spermiation)
- späte Spermatiden
- Lysosom (Residualkörper)
- Sertoli-Zellen
- frühe Spermatiden
- Spermatogonien
- Lipidtropfen
- Spermatozyten I (primäre Spermatozyten)
- Spermatogonie

Abb. 13.34

13.11 Männliches Genitale (3)

Nebenhoden und Spermienreifung

Die Spermien werden durch Kontraktionen der Myofibroblasten der Samenkanälchen aus den Tubuli seminiferi contorti über die Tubuli seminiferi recti in das Rete testis befördert. Die verschiedenen Abschnitte der Samenwege haben unterschiedliche Funktionen (→ Abb. 13.35):

- Die Tubuli seminiferi recti bestehen nur aus Sertoli-Zellen, die ein trichterartiges Ventil in das mit flachen Epithelzellen ausgekleidete **Rete testis** bilden, in das der spermienhaltige Flüssigkeitsstrom gelenkt wird.
- Daran schließt sich der aus den ca. 12 **Ductuli efferentes** bestehende Anfangsteil des Nebenhodenkopfs an.
- Die Ductuli efferentes verbinden sich End-zu-Seit mit dem extrem aufgeknäulten, ca. 6 m langen Nebenhodengang (**Ductus epididymidis**), der das Corpus und die Cauda epididymidis bildet (→ Abb. 13.36).

Die **Ductuli efferentes** werden von Myofibroblasten umgeben, die im Verlauf des Ductus epididymidis durch Schichten glatter Muskulatur von zunehmender Stärke ersetzt werden. Das Epithel der Ductuli efferentes besteht aus niedrigen, vorwiegend resorptiv tätigen Zellen, die mit höheren kinozilientragenden Zellen abwechseln. Dadurch ist der Kontur des Lumens wellig bis gezackt (→ Abb. 13.35).

Mit der Resorption der Flüssigkeit aus den Samenkanälchen erfolgt eine Konzentrierung der Spermien; dabei nehmen die Ductuli efferentes auch ABP auf, d. h., sie werden von luminal her mit Testosteron versorgt.

Im Gegensatz zu den Ductuli efferentes ist der **Ductus epididymidis** ein einziger durchgehender Kanal, dessen Epithel sich durch Hauptzellen von besonderer Höhe, Regelmäßigkeit und sehr langen Stereozilien auszeichnet (→ Abb. 13.35, → Abb. 13.37). Kleine linsenförmige Basalzellen dienen dem Zellersatz und der Ernährung der Hauptzellen. Diese besitzen sehr viel raues und glattes ER, einen Golgi-Apparat, ein System von Resorptionsvakuolen und Lipofuszin.

Im proximalen Gangabschnitt werden die restlichen Zytoplasmaanteile („Zytoplasmatropfen") von den Spermien entfernt. Die Stereozilien können vesikulär zerfallen und ihre Membranproteine auf die Spermien übertragen. Gleichzeitig werden andere Membranbestandteile aus der Spermienmembran herausgelöst. Dadurch ändert sich v. a. die Lipidzusammensetzung der Spermienmembran.

Während der 10–14 Tage dauernden Passage der Spermien durch den Nebenhodengang sind die Spermien aufgrund des sauren pH-Werts immotil und machen einen Reifungsprozess durch, der die Voraussetzung für ihre Befruchtungsfähigkeit darstellt (**Kapazitation**). Dekapazitationsfaktoren aus dem Nebenhoden verhindern eine vorzeitige Aktivierung der Spermien. Die sich im Nebenhodenschwanz ansammelnden Spermien werden durch den Vorgang der Ejakulation über den Ductus deferens entleert.

> **Klinik**
>
> Eine bruchartige Aussackung der Wand des Nebenhodengangs führt gelegentlich zu kleinen bis mittelgroßen mit Spermien gefüllten Zysten (**Spermatozelen**), die Tumoren vortäuschen können.

Ductus deferens (Samenleiter)

Der Samenleiter arbeitet wie eine Druck-Saug-Pumpe und ist die direkte Fortsetzung des Nebenhodengangs. Sein Epithel ist etwas niedriger und besitzt kürzere und weniger Stereozilien. Die äußerst kräftige glatte Muskulatur verläuft in Spiralzügen: innen längs, anschließend schräg zirkulär und außen wieder längs. Sie ist sehr dicht noradrenerg innerviert. Nervenstämmchen und kleine Gefäße liegen im adventitiellen Bindegewebe.

Mit der kräftigen quergestreiften Muskulatur des M. cremaster und weitlumigen, muskelstarken Venen (Plexus pampiniformis), den Aa. testicularis und ductus deferentis sowie weiten Lymphgefäßen bildet der Ductus deferens den Samenstrang, **Funiculus spermaticus** (→ Abb. 13.38). Arteriovenöse Anastomosen zwischen der A. testicularis und dem Plexus pampiniformis bilden einen lokalen Konzentrierungsmechanismus für Testosteron, d. h., das Blut der A. testicularis weist einen deutlich höheren Testosterongehalt auf als das übrige arterielle Blut.

> **Histopathologie**
>
> Rückstau von Blut in den weitlumigen Venen des Samenstrangs (Plexus pampiniformis) führt zu einer **Varikozele**, die bei längerem Bestehen durch Temperaturanstieg eine Schädigung der Spermatogenese und ggf. Infertilität nach sich zieht. Im Spermiogramm sieht man dann eine Verminderung der Spermienzahl bei Zunahme unbeweglicher bzw. fehlgeformter Spermien: Oligo-, Astheno-, Teratospermie-Syndrom (**OAT-Syndrom**).

Das proximale Ende des Ductus deferens ist spindelartig zur Ampulla ductus deferentis aufgetrieben. Sie besitzt denselben Aufbau wie die aus ihr seitlich hervorgehende Bläschendrüse, beide münden paarig in die dünnen muskellosen **Ductus ejaculatorii**. Deren Epithel ähnelt dem beider Organe.

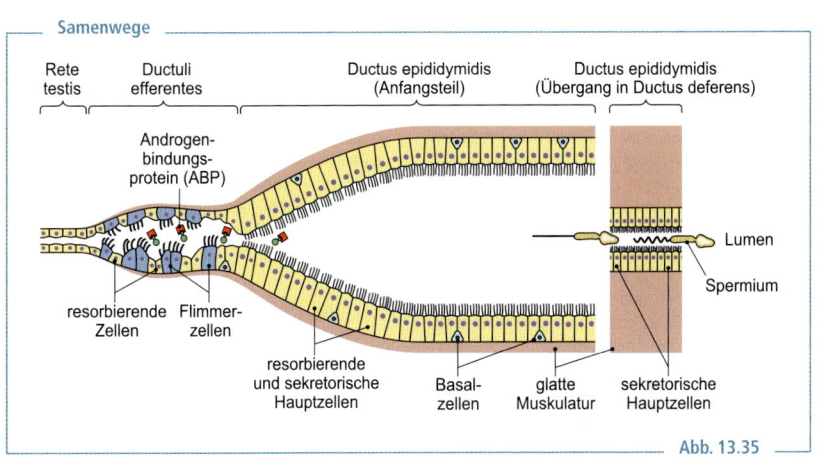

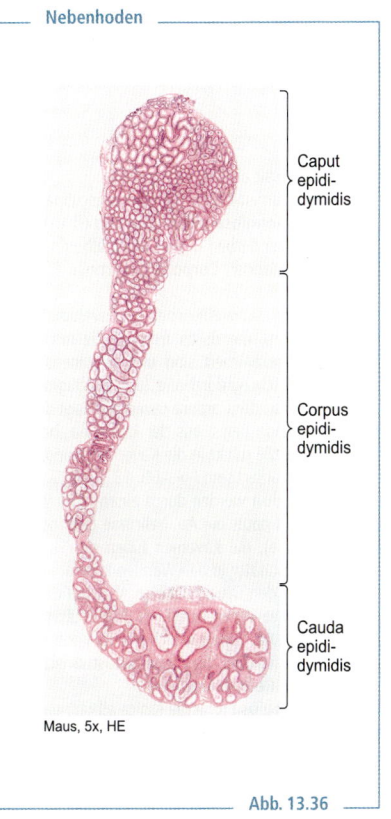

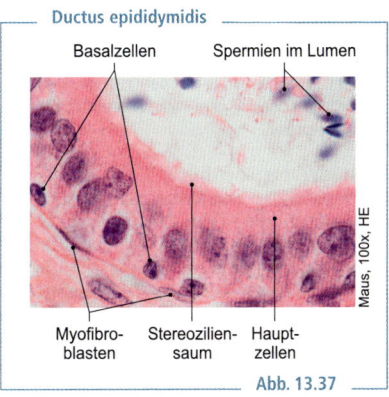

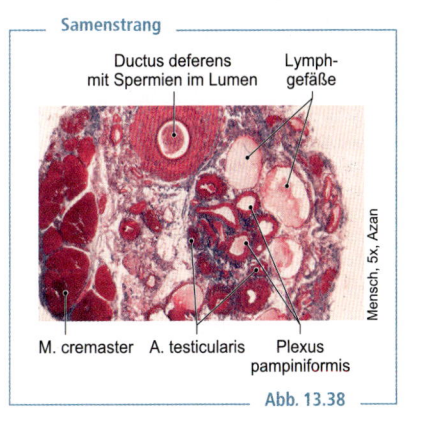

13.11 Männliches Genitale (3)

Samenwege

Rete testis | Ductuli efferentes | Ductus epididymidis (Anfangsteil) | Ductus epididymidis (Übergang in Ductus deferens)

- Androgenbindungsprotein (ABP)
- resorbierende Zellen
- Flimmerzellen
- resorbierende und sekretorische Hauptzellen
- Basalzellen
- glatte Muskulatur
- sekretorische Hauptzellen
- Lumen
- Spermium

Abb. 13.35

Nebenhoden

- Caput epididymidis
- Corpus epididymidis
- Cauda epididymidis

Maus, 5x, HE

Abb. 13.36

Ductus epididymidis

- Basalzellen
- Spermien im Lumen
- Myofibroblasten
- Stereoziliensaum
- Hauptzellen

Maus, 100x, HE

Abb. 13.37

Samenstrang

- Ductus deferens mit Spermien im Lumen
- Lymphgefäße
- M. cremaster
- A. testicularis
- Plexus pampiniformis

Mensch, 5x, Azan

Abb. 13.38

13.12 Männliches Genitale (4)

Akzessorische Drüsen

Bläschendrüsen

Die **Bläschendrüsen** (veraltete Bezeichnung: Samenblasen) sind paarige, stark aufgeknäulte, mit Seitensprossen versehene gangartige Drüsen, die ein dichter Muskelmantel umgibt.

Ihre **Schleimhaut** gliedert sich in ein kompliziertes System von Drüsenkammern und darüber liegenden Brücken (→ Abb. 13.39). Das zweireihige Epithel ist niedrig bis kubisch, in den tieferen Abschnitten nahe der Muskulatur hoch und hat schopfartige, mit Sekretgranula angefüllte Fortsätzen. Typisch sind große Lipofuszingranula, die durch Spermatophagie der Zellen, d. h. Aufnahme und lysosomaler Abbau defekter oder liegen gebliebener Spermien, entstehen. Charakteristisch sind auch die deutlich unterschiedlich großen (oft polyploiden) Zellkerne der Drüsenzellen.

Das **Drüsensekret** enthält ein gelierendes Protein (**Semenogelin**), das sich als fädiges oder plaqueartiges Material in Lumen zusammen mit Spermien anhäuft. Es wird nur unter dem Einfluss von Testosteron gebildet; seine durch das PSA der Prostata (s. u.) entstehenden Abbauprodukte wirken motilitätsfördernd auf die Spermien.

Prostata (Vorsteherdrüse)

Die Prostata ist ein etwa kastaniengroßes, durch den Muskelgehalt derbes Organ, das kraniokaudal von der Urethra und schräg dorsoventral von den **Ductus ejaculatorii** durchzogen wird. Sie münden in der Pars prostatica urethrae dorsal auf einer muskulären Vorwölbung, dem **Colliculus seminalis** (→ Abb. 13.40). Zwischen beiden Mündungsstellen kann der **Utriculus prostaticus** liegen, ein entwicklungsgeschichtlicher Rest der Müller-Gänge.

Seitlich münden die 15–30 Ausführungsgänge der rund 40–50 **tubuloalveolären Prostatadrüsen** (→ Abb. 13.41). Sie sind jeweils von einer korbartigen Fibromuskularis (Stroma) umgeben, in der Gefäße und Nerven verlaufen. Das Drüsenepithel (Parenchym) der Prostata besteht aus **sekretorischen Zellen** und **Basalzellen** sowie **neuroendokrinen Zellen**, die Serotonin und Calcitonin an Lumen und Stroma abgeben. Die einzelnen Gangabschnitte unterscheiden sich in der Zellhöhe, dem (papillären) Muster der Schleimhaut und der Häufigkeit der neuroendokrinen Zellen. Die frühere **Einteilung** der Prostata in periurethrale Mantel-, Zentral- und periphere Drüsenzone wurde zugunsten einer Gliederung in Innen- und Außenzone ersetzt:

- Aus der **Innenzone** entwickelt sich beim älteren Mann die sog. benigne Prostatahyperplasie, eine mechanische Behinderung der Urethra.
- In der **Außenzone** entsteht häufig das Prostatakarzinom.

Das Drüsensekret der Prostata entleert sich bei der **Ejakulation** als erste Fraktion. Es enthält nieder- und hochmolekulare Bestandteile, die die Urethra für die Passage der Spermien konditionieren. Eingedicktes Sekret in den Drüsenalveolen bildet die im Alter häufigen „Corpora amylacea" der Prostata. Die organtypische Protease **PSA** (prostataspezifisches Antigen) spaltet das Semenogelin der Bläschendrüse auf. PSA wird als Tumormarker beim metastasierenden Prostatakarzinom verwendet; dann liegen die Konzentrationen im Blutserum über einem Schwellenwert (→ Praxisfall).

Histopathologie

Das **Prostatakarzinom** ist in der westlichen Welt die häufigste Tumor-Todesursache bei über 70-jährigen Männern. Es entsteht in der Außenzone des Organs aufgrund alters-, hormon-, ernährungs- und rezeptorbedingter Störungen der Drüsenzellen. Es wächst i. d. R. zunächst androgenabhängig und geht nach Durchbrechen der Organgrenzen mit einem Anstieg des PSA-Serumwerts einher.

Penis

Der Penis enthält als Begattungsorgan:

- Die Harn-Samen-Röhre (Urethra masculina) in einer **Pars spongiosa** (mit Bulbus und Glans)
- Die von einer derben Hülle (Tunica albuginea) umgebenen paarigen **Corpora cavernosa** (Schwellkörper)

Grundlage der **Schwellkörper** sind weitlumige Venen (Kavernen), die durch Trennwände mit glatter Muskulatur gekammert sind und in Venenstämme münden, die schräg durch die Tunica albuginea ziehen. Im Inneren der Corpora cavernosa liegt die paarige A. profunda penis, aus der kleine Aa. helicinae hervorgehen, die direkt in die Kavernen münden und zumeist kontrahiert sind (→ Abb. 13.42).

Vor der **Erektion** werden durch einen NO-vermittelten nervalen Impuls die Aa. helicinae geöffnet (**Turgeszenzphase**), die Kavernen füllen sich rasch mit Blut, die Muskulatur in den Wänden kontrahiert sich, erhöht damit den Druck, der den Abstrom des Bluts durch die Tunica-Venen behindert (**Rigiditätsphase**). Erst wenn die Aa. helicinae sich wieder kontrahieren, vermag das Blut über die Venen abzuströmen (**Relaxations- und Refraktärphase**).

Der **Pars spongiosa** fehlt die Tunica albuginea, daher bleibt die Urethra für die Ejakulatpassage durchgängig.

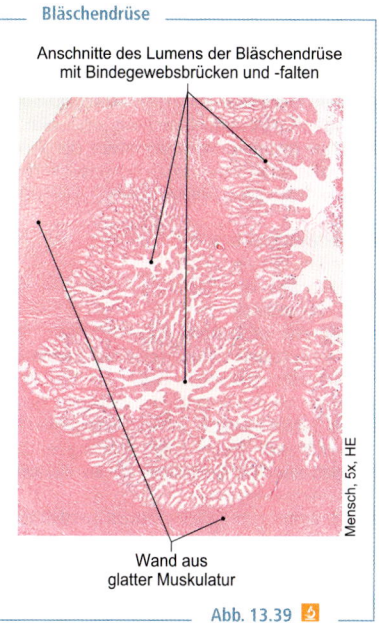

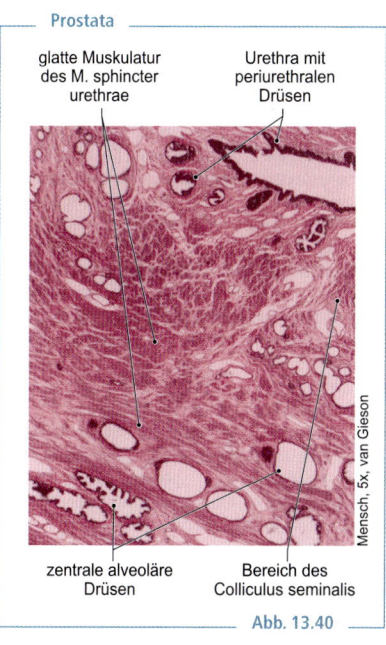

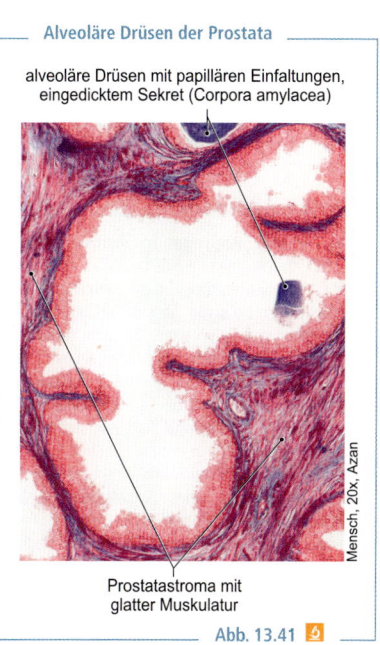

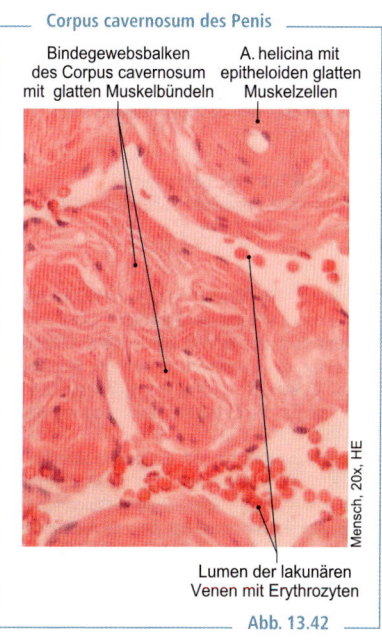

13.12 Männliches Genitale (4)

Bläschendrüse

Anschnitte des Lumens der Bläschendrüse mit Bindegewebsbrücken und -falten

Wand aus glatter Muskulatur

Mensch, 5x, HE

Abb. 13.39

Prostata

glatte Muskulatur des M. sphincter urethrae

Urethra mit periurethralen Drüsen

zentrale alveoläre Drüsen

Bereich des Colliculus seminalis

Mensch, 5x, van Gieson

Abb. 13.40

Alveoläre Drüsen der Prostata

alveoläre Drüsen mit papillären Einfaltungen, eingedicktem Sekret (Corpora amylacea)

Prostatastroma mit glatter Muskulatur

Mensch, 20x, Azan

Abb. 13.41

Corpus cavernosum des Penis

Bindegewebsbalken des Corpus cavernosum mit glatten Muskelbündeln

A. helicina mit epitheloiden glatten Muskelzellen

Lumen der lakunären Venen mit Erythrozyten

Mensch, 20x, HE

Abb. 13.42

13.13 Männliches Genitale (5)

Entwicklung der Spermien
Die **Entwicklung und Reifung der Spermien** erfolgen in den verschiedenen Abschnitten des männlichen Genitalsystems. Aus den Spermatiden (→ Kap. 13.10) entstehen in einem komplexen Differenzierungsprozess die unreifen Spermien (→ Abb. 13.43). Der Golgi-Apparat der zunächst rundlichen Spermatiden breitet sich kappenartig über den Kern aus, und sein Membransystem akkumuliert verschiedene Proteine, die von der inneren akrosomalen Membran umschlossen werden **(Golgi- und Kappenphase)**.
Gleichzeitig kondensiert das Chromatin des Zellkerns an der Matrix spezieller Kernproteine, der Kern verlängert sich und mit ihm das Akrosom **(Elongationsphase)**.
Das Zytoplasma wird exzentrisch verlagert und das distale Zentriol wächst zum Axonema (s. u.) aus. Das proximale Zentriol lagert sich am unteren Kernende an, und die Faserscheide beginnt sich auszubilden. Mitochondrien mit einer speziellen Binnenstruktur gruppieren sich im proximalen Schwanzbereich um die Längsfasern (Mitochondrienmanschette), und das restliche Zytoplasma wird durch Mikrotubuli zu einer tropfenartigen Struktur zusammengedrängt.
Diese wird schließlich von den Sertoli-Zellen als Residualkörper aufgenommen. Die sich entwickelnde Spermatide wird von der Sertoli-Zelle immer weiter in Richtung Lumen transportiert und schließlich als fertiges Spermium freigesetzt **(Spermiation)**.
Durch die ca. 12 Tage lange Nebenhodenpassage und den Kontakt mit den Sekreten der akzessorischen Geschlechtsdrüsen reift das Spermium aus und wird befruchtungsfähig.

Ultrastruktur der Spermien
Ein ausgereiftes Spermium ist ca. 60 μm lang und besteht aus (→ Abb. 13.44 a):
- Kopf (5 μm)
- Hals (2 μm)
- Schwanz (50–60 μm) mit Mittelstück (6 μm), Hauptstück (45 μm) und Endstück (ca. 5–7 μm)

Im **Kopf** liegt das extrem kondensierte Chromatin, dem vorne das kappenartige Akrosom (Kopfkappe) anliegt. Es enthält verschiedene Hydrolasen (z. B. Akrosin), die für den Befruchtungsvorgang von Bedeutung sind.
Der gelenkige **Hals** hat sich aus dem proximalen und distalen Zentriol entwickelt. Das distale Zentriol ist dabei zum Basalkorn einer extrem verlängerten Kinozilie geworden. Sie bildet das zentrale **Axonema** des Spermienschwanzes aus „9 × 2 + 2"-Mikrotubuli. Sie werden von 9 Außenfasern aus Keratin umgeben. Ihnen liegen im **Mittelstück** ca. 15 spiralig angeordnete Mitochondrien an, die die Energie für die Spermienbewegung liefern. Sie werden durch eine Ringstruktur gegen die im Hauptstück liegende Ringfaserscheide abgegrenzt. Diese besteht aus zwei Längsrippen, die über leiterartige Querrippen verbunden sind, und bestimmt die Schlängelbewegung der Spermien. Im **Endstück** fehlt sie; dort verliert auch das Axonema sein regelmäßiges Muster der Mikrotubuli.
Die **Spermienbewegung** wird vom proximalen Zentriol aus gesteuert; Membranproteine der äußeren Plasmamembran fungieren als Schaltstellen für die verschiedenen Spermienfunktionen.

Spermienfunktionen
Spermienfunktionen sind:
- 1. Kapazitation
- 2. Hypermotilität
- 3. Akrosomale Reaktion

Nebenhodenspermien haben eine noch unvollständige Befruchtungsfähigkeit. Durch den Kontakt der Spermien mit den Sekreten des weiblichen Genitaltrakts (Zervix) kommt es zu Veränderungen der Plasmamembran der Spermien, wie Änderung des Cholesterol/Phospholipid-Quotienten, die als **Kapazitation** bezeichnet werden.
Durch vermehrten Kalziumeinstrom setzt dann die **Hypermotilität** des Spermiums mit kräftigen Kopf- und Schwanzbewegungen ein.
Beim Kontakt mit der Eizelle erfolgt durch die Bindung an die Zona pellucida die sog. **akrosomale Reaktion** (→ Abb. 13.44 b). Dabei kommt es zum vesikulären Zerfall der akrosomalen Membranen und zur Freisetzung der akrosomalen Enzyme (Akrosin), die zu einer Strukturveränderung der Zona-pellucida-Proteine führen und die Passage des Spermiums in den Spalt zwischen Zona und Eizelle ermöglichen (→ Kap. 13.15).

Histopathologie

Von einem „**Androgen-Insensitivitäts-Syndrom**" spricht man, wenn durch einen Defekt des Androgenrezeptors das männliche Geschlechtshormon seine physiologischen Effekte nicht mehr realisieren kann. Bei dem früher als „testikuläre Feminisierung" bezeichneten Krankheitsbild entwickelt ein genetisch männlicher (XY) Patient einen weiblichen Phänotyp, d. h., Penis- und Skrotalanlage sind nur rudimentär vorhanden und ähneln dem weiblichen äußeren Genitale. Es kommt zur Ausbildung typisch weiblicher Mammae, eines weiblichen Behaarungstyps und einer Retention der Hoden im Peritoneal- oder Inguinalbereich. Da weder Vagina noch Uterus angelegt werden, bleibt jedoch die Menarche aus.

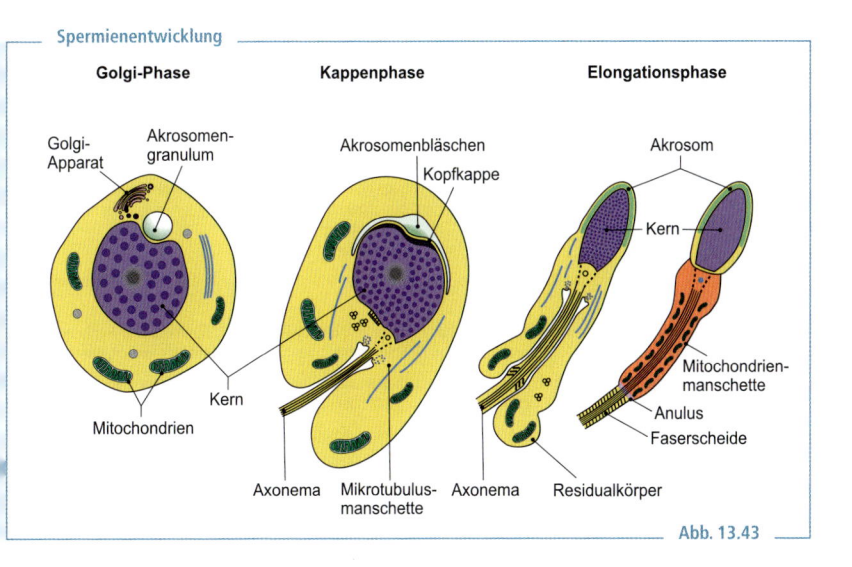

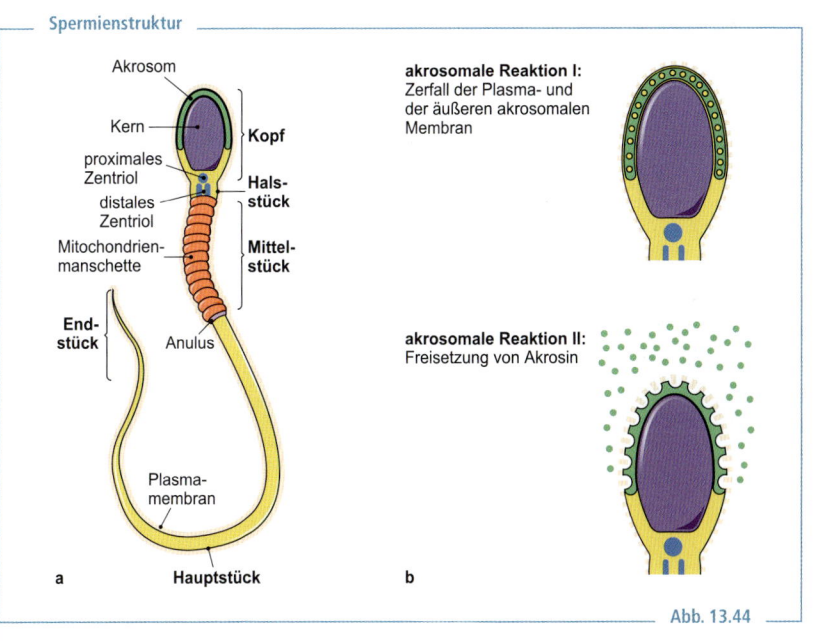

13.13 Männliches Genitale (5)

Spermienentwicklung

Golgi-Phase
- Golgi-Apparat
- Akrosomengranulum
- Kern
- Mitochondrien

Kappenphase
- Akrosomenbläschen
- Kopfkappe
- Axonema
- Mikrotubulusmanschette

Elongationsphase
- Akrosom
- Kern
- Axonema
- Residualkörper
- Mitochondrienmanschette
- Anulus
- Faserscheide

Abb. 13.43

Spermienstruktur

a
- Akrosom
- Kern — **Kopf**
- proximales Zentriol
- distales Zentriol — **Halsstück**
- Mitochondrienmanschette — **Mittelstück**
- **Endstück**
- Anulus
- Plasmamembran
- **Hauptstück**

b
- **akrosomale Reaktion I:** Zerfall der Plasma- und der äußeren akrosomalen Membran
- **akrosomale Reaktion II:** Freisetzung von Akrosin

Abb. 13.44

13.14 Männliches Genitale (6)

Tab. 13.2 Differenzialdiagnose der männlichen Geschlechtsorgane

Organ	Lumen	Zellapex	Zellformen
Hoden: Tubulus seminiferus contortus	unregelmäßig gewellt	variabel, häufig Spermienschwänze	Sertoli-Zellen, Keimzellstadien
Hoden: Tubulus rectus	eng, spaltförmig	glatt bis elongiert, pfropfartig in Richtung Rete testis angeordnet	nur Sertoli-Zellen
Hoden: Rete testis	anastomosierende Spalten	glatt	plattes bis kubisches Epithel
Nebenhoden: Ductulus efferens	eng, sternförmige bis gewellte Kontur	Kinozilien, Mikrovilli/Stereozilien	Flimmerzellen, kubische Zellen mit Stereozilien, Basalzellen
Nebenhoden: Ductus epididymidis	weit, scharf begrenzt rund bis oval, Spermienansammlungen	dichter, hoher Stereoziliensaum	zylindrische Hauptzellen, wenige Basalzellen
Ductus deferens	rundlich, eng, mit Spermien	Stereoziliensaum	Hauptzellen, Basalzellen
Ampulla ductus deferentis	unregelmäßig, leisten- und brückenartige Bindegewebsfalten mit flachem Epithel	glatt bis schopfartig, apo- und merokrine Sekretion	Drüsenzellen mit Lipofuszin, Basalzellen, nahe der Muskularis kryptenartige Drüsen
Bläschendrüse	kompliziertes Falten- und Kryptensystem, granuläres und plaqueartiges Material, Spermien	meist schopfartig, apo- und merokrine Sekretion	Drüsenzelle mit Lipofuszineinschlüssen, apikal Sekretgranula, Kernpolymorphie, Basalzellen
Ductus ejaculatorius	eng, sternförmig bis gewellt oder spaltförmig, wenig Sekret oder Spermien	glatt bis schopfartig	kubische bis zylindrische Zellen, gelegentlich Lipofuszin, distal „Flaschenzellen" unbekannter Natur
Prostata	stark wechselnde Konturen durch papilläre Sprossen in den Alveolen, Prostatasteine	unterschiedliche Zellhöhe, schopfartige apo- und merokrine Sekretion	Drüsenzellen, Basalzellen, neuroendokrine Zellen (Spezialfärbungen)
Urethra: Pars prostatica	sternförmig, weit, glatt begrenzt, mit kryptenartigen Ausläufern	glatt, keine Differenzierungen	mehrschichtiges Zylinderepithel mit hohen Superfizialzellen und rundlichen Intermediär- und Basalzellen, neuroendokrine Zellen
Urethra: Pars spongiosa	sternförmig, weit, glatt begrenzt, submuköse kryptenartige Drüsen	glatt, keine Differenzierungen	mehrschichtiges Zylinderepithel, Urethraldrüsen
Urethra: Fossa navicularis	spalt- bis sternförmig	glatt, keine Differenzierungen	mehrschichtiges Plattenepithel, kaum submuköse Drüsen

Basalmembran	Muskularis	Interstitium
vorwiegend Myofibroblasten	fehlt	locker, Leydig-Zellen, Makrophagen, Gefäße
Fibroblasten, Myofibroblasten	fehlt	Gefäße, Bindegewebe, wenige Leydig-Zellen
Fibroblasten	fehlt	dichte Kollagenfasern, Gefäße
dünn, Fibroblasten, Myofibroblasten	fehlt	lockeres Bindegewebe, Gefäße, Nerven
kräftig, Myofibroblasten	ab dem distalen Korpusbereich zunehmend	lockeres Bindegewebe, Gefäße, Nerven
zart, Fibroblasten	auffallend dick, dreilagig durchflochten	fehlt, dafür Adventitia mit Gefäßen und dichten Nerven
zart, Fibroblasten	mehrlagig durchflochten, kräftig	fehlt, Adventitia mit Gefäßen und Nerven
zart, Fibroblasten	mehrlagig durchflochten, kräftig	fehlt, Adventitia mit Gefäßen und Nerven
sehr zart, wenige Fibroblasten	fehlt	lockeres Bindegewebe, vorwiegend Venen
zart, dicht kapillarisiert, Fibroblasten	als Fibromuskularis ausgebildetes Interstitium	glatte Muskelzüge um die Alveolen, Kollagen- und elastische Fasern, Gefäße und Nerven
zart, Fibroblasten, submuköse Drüsen	kräftige glatte Muskulatur, ventral quergestreifte Muskulatur	fehlt, Adventitia mit Nerven und Gefäßen
dicht, Übergang in Submukosa	fehlt	fehlt, schwammartige Submukosa mit eingelagerter Muskulatur, lakunäre Venen
dicht, Übergang in Submukosa	fehlt	fehlt, kavernöses Venensystem mit Bindegewebssepten

13.15 Befruchtung, Frühentwicklung

Befruchtung

Zur **Befruchtung** müssen die kapazitierten Spermien (→ Kap. 13.13) den Weg bis in die Ampulla tubae zurücklegen, wo die Eizelle rund 48 h nach der Ovulation befruchtungsfähig verbleibt (→ Abb. 13.45). In der Spermienmembran befindliche (Geruchs-)Rezeptoren leiten einen Bruchteil der Spermien zur Eizelle. Bei Kontakt mit der Corona radiata beginnt dann die **akrosomale Reaktion**, die nach der Bindung an die Zona pellucida abläuft.

Die freigesetzten Proteasen (Hyaluronidase, Akrosin) bilden einen Kanal für das Spermium in der Zona pellucida. Sobald der Spermienkopf in den perivitellinen Spalt zwischen Zona pellucida und Eizelle gelangt ist, bindet er über spezielle Bindungsproteine mit der Seitenfläche an die Eizelle, und Kalzium wird aus den Rindengranula der Eizelle freigesetzt (**Zona-pellucida-Reaktion,** ZPR). Andere Spermien können die Zona pellucida nicht mehr durchdringen und der Kern sinkt zusammen mit dem proximalen Zentriol in das Zytoplasma der Eizelle hinein (**Imprägnation**).

Die Eizelle schließt nun die 2. Reifeteilung ab, das 2. Polkörperchen gelangt in den perivitellinen Raum und die mütterlichen Chromosomen werden durch eine neue Kernhülle zum mütterlichen Vorkern zusammengefügt. Faktoren des Zytoplasmas führen zu einer Dekondensation des Chromatins im Spermienkern, und es bildet sich aus dem Material der Eizelle eine neue Kernhülle. Beide Vorkerne verdoppeln ihre Chromosomen und verschmelzen miteinander (**Konjugation**). Damit ist die **diploide Zygote** entstanden.

Aus dem Spermienzentriol wird eine Teilungsspindel aufgebaut, und eine Serie von unvollständigen Zellteilungen (Furchungen) setzt ein. Restliche Anteile des Spermienschwanzes werden lysosomal abgebaut. Die so entstehenden Stammzellen sind bis zum 8-Zell-Stadium **totipotent,** d. h., aus ihnen kann ein vollständiger Embryo mit den embryonalen Plazentaanteilen entstehen. Spätere Stammzellformen (Blastomeren) sind dann nur noch **pluripotent,** d. h., sie können sämtliche Gewebstypen eines Embryos, aber keine Plazentaanteile mehr bilden.

Morula und Blastozyste

Der noch von der Zona pellucida umgebene kugelige Zellhaufen (**Morula**) wird von der Tube in den Uterus transportiert. Dabei gliedern sich die Stammzellen in die **Blastozyste** um (Tag 4/5) (→ Abb. 13.45):
- Randständig liegen die Zellen des **Trophoblasten.**
- Die zentralen Zellen des **Embryoblasten** gruppieren sich zur sog. inneren Zellmasse.

Implantation

Wenn nach ca. 3 Tagen der Uterus erreicht ist, beginnt die **Implantation** (Tag 6/7) (→ Abb. 13.45). Die Blastozyste „schlüpft" (hatching) aus der Zona pellucida, und die mit dem Endometrium in Kontakt tretenden Trophoblastzellen beginnen zu proliferieren. Sie dringen in das Endometrium ein; dabei verlieren sie ihre Zellgrenzen und fusionieren zum außen liegenden sog. **Synzytiotrophoblasten.** Der innen anschließende Trophoblast liefert ständig fusionierendes Zellmaterial nach (**Zytotrophoblast**).

Am 10. Tag ist der Keim vollständig von Endometrium umgeben. Die benachbarten Stromazellen werden durch den Kontakt mit dem Synzytiotrophoblasten zu lipid- und glykogenspeichernden Deziduazellen, die Funktionalis damit zur **Dezidua** (→ Abb. 13.46).

Das Wachstum des Trophoblasten ist begrenzt („Trophoblast-Stop").

Am Embryoblasten laufen die Entwicklungsprozesse langsamer ab. Während der Implantation bildet sich eine zweiblättrige Keimscheibe (→ Kap. 2) aus:
- Epiblast (künftige Dorsalseite)
- Hypoblast (künftige Ventralseite)

Aus dem **Hypoblasten** entwickeln sich das Dottersackepithel und das extraembryonale Mesoderm. Dieses umwächst die Embryonalanlage und trennt sie vom Trophoblasten. Durch Spaltbildung entstehen ein viszerales und ein parietales Blatt, dazwischen ein Hohlraum, die **Chorionhöhle**, in die der Embryo durch den Haftstiel hineinragt. Aus ihm wird später die Nabelschnur. Die Gesamtheit aus Trophoblast, Zytotrophoblast und extraembryonalem Mesoderm bildet das **Chorion**, aus dem der fetale Anteil der Plazenta entsteht.

Der **Epiblast** liefert Zellmaterial v. a. für die Auskleidung der Amnionhöhle, die durch Spaltbildung dorsal über dem Epiblasten entsteht. Dieses Amnionepithel umschließt den mit Fruchtwasser angefüllten Raum, in dem der sich bildende Fetus liegt. Aus dem Haftstiel wird die Nabelschnur, die Verbindung des Fetus zur Plazenta.

Klinik

In der modernen Reproduktionsmedizin gibt es verschiedene Methoden der „assistierten Reproduktion", von denen die **In-vitro-Fertilisierung** (IVF) die am längsten und häufigsten angewendete ist. Dabei entnimmt man nach Überstimulation der Ovarien mehrere Eizellen und inkubiert sie mit den Spermien des Partners. Nach den ersten Teilungsschritten bis hin zur Blastozyste werden oft zwei Embryonen implantiert. Die Erfolgsrate („Baby-take-home-rate") liegt bei etwa 40 %.

13.15 Befruchtung, Frühentwicklung

Befruchtung und Implantation

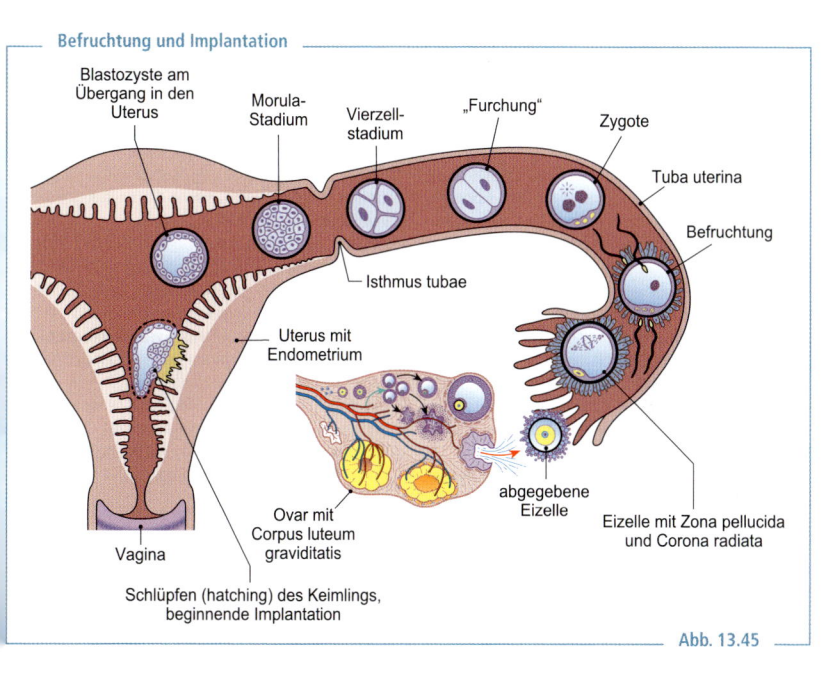

Abb. 13.45

- Blastozyste am Übergang in den Uterus
- Morula-Stadium
- Vierzellstadium
- „Furchung"
- Zygote
- Tuba uterina
- Befruchtung
- Isthmus tubae
- Uterus mit Endometrium
- Ovar mit Corpus luteum graviditatis
- Vagina
- Schlüpfen (hatching) des Keimlings, beginnende Implantation
- abgegebene Eizelle
- Eizelle mit Zona pellucida und Corona radiata

Deziduazellen

- Lipidvakuolen
- markante Plasmamembran durch Glykogeneinschlüsse im Zytoplasma

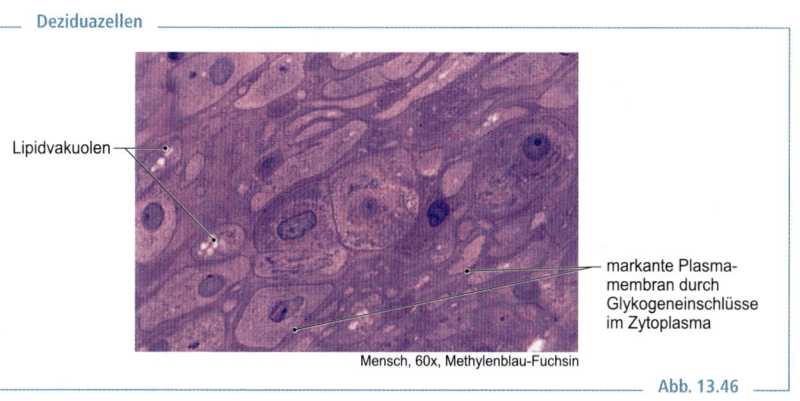

Mensch, 60x, Methylenblau-Fuchsin

Abb. 13.46

13 Reproduktionstrakt, Befruchtung und Plazentation

13.16 Plazenta und Nabelschnur

Aufbau der Plazenta

Merke Die Plazenta ist das Stoffaustauschorgan des Fetus und entsteht aus dem fetalen Chorion und der maternalen Dezidua.

Trophoblast, Synzytiotrophoblast und extraembryonales Mesoderm bilden gemeinsam das **Chorion**, das sich zum glatten Chorion laeve und dem späteren Plazentateil, dem Chorion frondosum, weiterentwickelt.

An Tag 9 entstehen im Synzytiotrophoblasten Lücken, die sich zu weiten Lakunen zusammenschließen. In sie strömt Blut aus den mütterlichen Gefäßen der Dezidua, die vom Synzytiotrophoblasten eröffnet werden. Die Wände der Lakunen werden zu strangartigen Gebilden umgeformt (Chorionzotten), die zunächst aus Synzytiotrophoblast und Zytotrophoblast bestehen **(Primärzotten)**.

Später wächst Mesenchym (aus dem extraembryonalen Mesoderm) hinein und bildet das künftige Zottenstroma **(Sekundärzotten)**, die eigene Blutgefäße entwickeln **(Tertiärzotten)**. Die Blutgefäße aus den Zotten erhalten über den Haftstiel Anschluss an das sich entwickelnde fetale Kreislaufsystem.

Trophoblastmaterial einzelner Zotten wächst invasiv in die Dezidua ein (sog. Haftzotten), breitet sich dort flächig aus und bildet die Trophoblastschale. Ablagerungen von Extrazellulärmatrix (Fibrinoid) verankern so die fetalen Anteile an der Dezidua (Decidua basalis). Dadurch wird der nun freie intervillöse Raum abgedichtet. Das aus den maternalen Spiralarterien laufende Blut wird an die Zotten geleitet und strömt über deren Oberfläche zurück in die maternalen Venen, die sich am Rand der Plazenta zu größeren Stämmen (Randsinus) vereinigen (→ Abb. 13.47).

Die voll entwickelte Plazenta (Gewicht ca. 500 g, Durchmesser ca. 20 cm, Dicke 2–3 cm) hat die Form einer gewölbten dicken Scheibe mit der sog. **Basalplatte** auf der mütterlichen Seite (Boden) und der **Chorionplatte** (Deckel) mit dem Amnionepithel auf der fetalen Seite, von der die Zottenbäume entspringen (→ Abb. 13.48). Sie ragen in den intervillösen Raum hinein und gehen von etwa 30–50 dicken Stammzotten aus, die sich in Intermediär- und Terminalzotten aufgliedern. Von der Basalplatte ausgehende Plazentarsepten unterteilen die Zottenbäume in Gruppen **(Plazentome)**, die aus sog. **Kotyledonen**, einer Stammzotte mit ihren Verzweigungen, aufgebaut sind. Die Gefäße der Zotten schließen sich zu den Ästen der zwei Aa. umbilicales bzw. der V. umbilicalis zusammen. Im Gegensatz dazu ist das Amnionbindegewebe (unter dem kubischen Amnionepithel) gefäßfrei.

Der Aufbau der Zotten verändert sich in der Schwangerschaft. Bis zum Ende des 4. Schwangerschaftsmonats werden sie von einer zweischichtigen Epithelage auf einer Basallamina bedeckt: Die basale Schicht besteht aus **Zytotrophoblastzellen** (Langhans-Zellen), die dem intervillösen Raum zugewandte Schicht besteht aus deren synzytialen Abkömmlingen, den **Synzytiotrophoblastzellen**. Das **Zottenstroma** enthält embryonales Bindegewebe mit kollagenen Fasern, Myofibroblasten, lysosomenreiche phagozytierende Hofbauer-Zellen sowie die weitlumigen Blutkapillaren (→ Abb. 13.49).

Ab dem 5. Schwangerschaftsmonat bildet sich der Zytotrophoblast zurück, die Zotten sind dann nur noch von Synzytiotrophoblastzellen bedeckt. Stellenweise häufen sich hyperchromatische und pyknotische Kerne (Kernhaufen, **Synzytialknoten**) an (→ Abb. 13.50). Sie können sich ablösen und werden in der mütterlichen Lunge abgebaut.

Die Synzytiotrophoblastzellen sind endokrin aktiv und produzieren HCG (Stimulation des Corpus luteum graviditatis), Progesteron, Östrogene, Relaxin und Chorion-Somatomammotrophin.

Klinik

Randsinusblutungen erfolgen aus den großen Venen am Plazentarand (sog. Marginalzone) bei verstärkter Wehentätigkeit; sie müssen wegen der Verwechslungsmöglichkeit mit einer Placenta praevia (s. u.) genau abgeklärt werden.

Plazentaschranke

Merke Als Plazentaschranke bezeichnet man die Barriere zwischen fetalem und maternalem Blut.

Sie besteht aus dem Synzytio- bzw. initial auch Zytotrophoblasten, Basallamina, Zottenstroma, Basallamina der fetalen Kapillaren und deren Endothel (geschlossener Kapillartyp). Während bei der jungen Plazenta die Diffusionsstrecke vergleichsweise lang ist, kann sie bei der reifen Plazenta bis auf etwa 3,5 µm zurückgehen und besteht dann nur noch aus Synzytiotrophoblast, den verschmolzenen Basallaminae und dem Kapillarendothel. Reißt diese Barriere ein, kann es zur fetomaternalen Transfusion und immunologischer Stimulation durch fetale Fremdantigene kommen.

Klinik

Als **Placenta praevia** wird eine dem inneren Muttermund aufsitzende Plazenta bezeichnet; mit beginnender Geburt kann es nach Einreißen der Decidua basalis zu massiven Blutungen kommen.

13.16 Plazenta und Nabelschnur

Plazentakreislauf

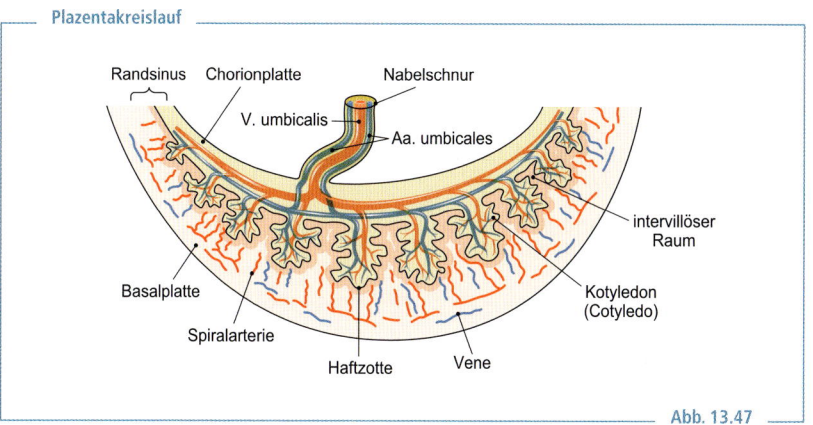

Randsinus — Chorionplatte — Nabelschnur — V. umbicalis — Aa. umbicales — intervillöser Raum — Basalplatte — Spiralarterie — Haftzotte — Vene — Kotyledon (Cotyledo)

Abb. 13.47

Plazentaaufbau

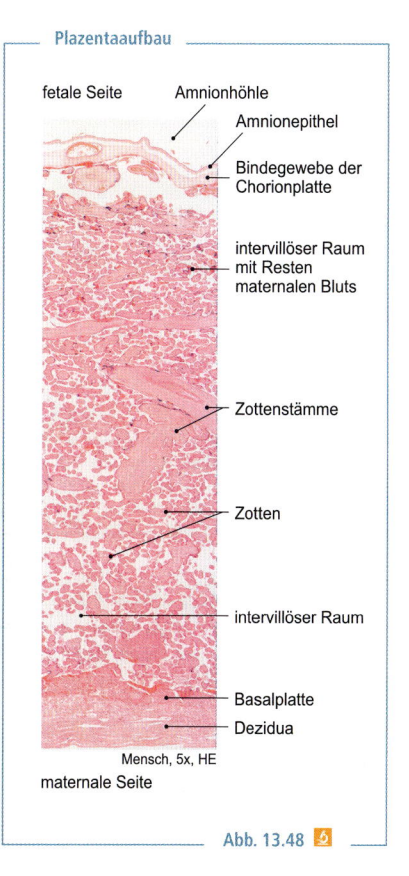

fetale Seite — Amnionhöhle — Amnionepithel — Bindegewebe der Chorionplatte — intervillöser Raum mit Resten maternalen Bluts — Zottenstämme — Zotten — intervillöser Raum — Basalplatte — Dezidua

Mensch, 5x, HE

maternale Seite

Abb. 13.48

Plazenta 1. Trimenon

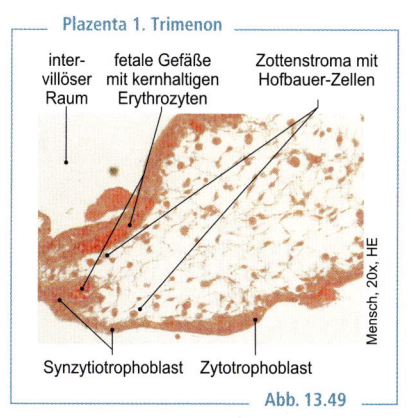

intervillöser Raum — fetale Gefäße mit kernhaltigen Erythrozyten — Zottenstroma mit Hofbauer-Zellen — Synzytiotrophoblast — Zytotrophoblast

Mensch, 20x, HE

Abb. 13.49

Reife Plazenta

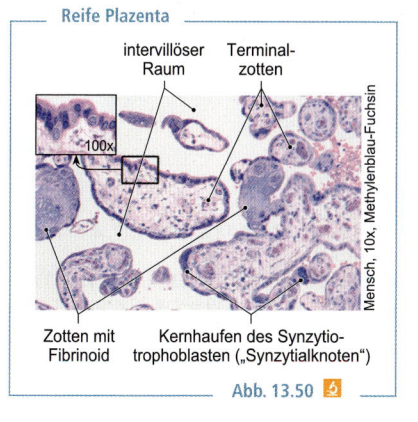

intervillöser Raum — Terminalzotten — Zotten mit Fibrinoid — Kernhaufen des Synzytiotrophoblasten („Synzytialknoten")

Mensch, 10x, Methylenblau-Fuchsin

Abb. 13.50

331

Abbildungsnachweis

Kapitel 1

1.1, 1.2, 1.6 a, b, 1.15, 1.16, 1.23, 1.24, 1.26, 1.27, 1.28, 1.29, 1.30, 1.32 a, b, 1.33, 1.34 a, b, 1.35, 1.36, 1.37, 1.38, 1.39, 1.40, 1.41, 1.42, 1.44, 1.47	Prof. Dr. Dr. Ulrich Welsch
1.3, 1.4, 1.5, 1.7, 1.8, 1.9, 1.10, 1.11, 1.12, 1.13, 1.14 a, b, 1.17, 1.18, 1.19, 1.20, 1.22, 1.31, 1.43 a, b, 1.48	Stefan Elsberger
1.21, 1.25, 1.45, 1.46	Michael Budowick

Kapitel 2

Fall 2 A	Andreas Walle
2.1, 2.2, 2.3	Stefan Elsberger

Kapitel 3

Fall 3 A	Scully, C.: Medical Problems in Dentistry, 5. ed., Churchill Livingston 2004
3.1, 3.2, 3.3, 3.4 a, 3.5 a, 3.6 a, 3.7 a, b, 3.8 a, b, 3.9 a, b, 3.13 a, b, 3.14 a, b, 3.15 a, b, 3.17 a–d, 3.19	Stefan Elsberger
3.1, 3.4 a, 3.5 a, 3.6 a	Michael Budowick
3.4 b, c, 3.5 b, c, 3.6 b, 3.7 a, b, 3.8 a, b, 3.9 a, b, 3.13 a, b, 3.14 a, b, 3.15 a, b, 3.16 a, b, 3.18 a–c, 3.19, 3.21 a, b, 3.22 a, b, 3.23 a, b	Prof. Dr. Gunther Wennemuth, Ingrid Lang
3.10 a, b, 3.11 a, b, 3.12 a, b	Prof. Dr. Gunther Wennemuth, Ingrid Lang, Birgit Leis
3.20	Drake, R.L., Vogl, A.W., Mitchell, A., Paulsen, F. (Hrsg.): Gray's Anatomie für Studenten, Urban & Fischer 2007

Kapitel 4

Fall 4 A	Prof. Dr. Wolfgang Rüther, Klinik und Poliklinik für Orthopädie, Universitätsklinikum Hamburg-Eppendorf
4.1, 4.2, 4.4, 4.10, 4.14 a, 4.15, 4.17, 4.18 a, 4.19 a, 4.21 a, 4.36, 4.40 b	Stefan Elsberger
4.2, 4.3, 4.5, 4.6, 4.7, 4.8, 4.9, 4.11, 4.12, 4.13, 4.14 a, b, 4.18 a, b, 4.19 a–c, 4.20 a, b, 4.21 a, b, 4.22 a, b, 4.23 a, b, 4.24, 4.25, 4.26, 4.27, 4.28, 4.29, 4.30, 4.31 a–c, 4.32, 4.33, 4.34, 4.35, 4.37, 4.38, 4.39, 4.40 a, 4.41, 4.42, 4.43, 4.44, 4.45, 4.46, 4.47 a–c	Prof. Dr. Thomas Pufe
4.15, 4.16	Welsch, U.: Lehrbuch Histologie, 3. Aufl., Urban & Fischer 2010

Abbildungsnachweis

Kapitel 5

Fall 5 A	Magee, D.: Orthopedic Physical Assessment, 5. ed., Saunders 2008
5.1, 5.2, 5.5, 5.6	Henriette Rintelen
5.3 a, b, 5.8, 5.11, 5.12	Prof. Dr. Gunther Wennemuth, Ingrid Lang
5.4, 5.10	Stefan Elsberger
5.7	Charifi, N., Kadi, F., Féasson, L., Denis, C.: Effects of endurance training on satellite cell frequency in skeletal muscle of old men. Muscle Nerve 28:87–92, 2003
5.9	Michael Budowick
5.13	Christian Veith, Dr. Juliane Pokorny, Dr. Mathias Wagner, Institut für allgemeine und spezielle Pathologie, Universitätsklinikum des Saarlandes, Homburg/Saar

Kapitel 6

Fall 6 A	Perry, A.: Practical Surgical Neuropathology, Churchill Livingstone 2010
6.1, 6.41 a	Paulsen, F., Waschke, J.: Sobotta Atlas der Anatomie. 23. Aufl., Urban & Fischer 2010
6.2, 6.3 a–f, 6.4, 6.6, 6.9 a, b, 6.10 a, 6.12 a, 6.14, 6.19, 6.20 c, 6.42, 6.43 a, 6.54, 6.55 b, 6.57, 6.60, 6.68 c, 6.69 c	Stefan Elsberger
6.4, 6.5 a–c, 6.8 a–c, 6.10 b, c, 6.11 a, b, 6.12 b, 6.13 a, b, 6.15 a–d, 6.16, 6.17 b, 6.18, 6.19, 6.20 a, b, 6.21, 6.22 a, b, 6.23 a–c, 6.24 a–c, 6.25 a–c, 6.26, 6.27, 6.28, 6.29, 6.30, 6.31, 6.32 a, b, 6.33 a, b, 6.34, 6.35, 6.36 a–c, 6.37, 6.38, 6.39, 6.40 a, b, 6.41 b, 6.43 b, 6.44, 6.45, 6.46, 6.47, 6.48 a, b, 6.50, 6.51 a–c, 6.53, 6.55 a, 6.56 a–c, 6.62, 6.63, 6.64 a, b, 6.65 a, b, 6.66 a–c, 6.67 b, 6.68 b, 6.69 a, b, 6.70	Prof. Dr. Ernst R. Tamm, Margit Schimmel
6.7 a–c, 6.17 a	Michael Budowick
6.49	Prof. Dr. Horst Helbig, Klinik und Poliklinik für Augenheilkunde, Universitätsklinikum Regensburg
6.52, 6.58 a, b	Dartt, D.A. (ed.): Encyclopedia of the eye. Academic Press 2010
6.59 a, b, 6.61	Shaarawy, T., Sherwood, M., Hitchings, R., Crowston, J.: Glaucoma, Vol. 2, Saunders 2009
6.67 a	Prof. Will W. Minuth, Institut für Anatomie, Molekulare und Zelluläre Anatomie, Universität Regensburg
6.68 a	Prof. Dr. Jürgen Strutz, Klinik für Hals-Nasen-Ohren-Heilkunde, Kopf- und Halschirurgie, Universitätsklinikum Regensburg

Anhang

Kapitel 7

Fall 7 A	Sabine Adler
Fall 7 B	Prof. Dr. Viola Hach-Wunderle, Frankfurt a. M., aus Renz-Polster, H., Krautzig S.: Basislehrbuch Innere Medizin, Urban & Fischer 2008
7.1, 7.4, 7.8, 7.10, 7.13, 7.20, 7.24, 7.26, 7.28, 7.30, 7.31, 7.34, 7.38, 7.41 a, 7.45 a, b, 7.46 a, b, 7.47, 7.49 a, b, 7.50 a, b	Stefan Elsberger
7.2 a	Hoffbrand, V.: Color Atlas of Clinical Hematology, 4. ed., Mosby 2009
7.2 b,c, 7.3 a, b, 7.5 a–c, 7.6 a, b, 7.7 a, b, 7.9 a–c, 7.11 a–d, 7.12 a, b, 7.14 a, b, 7.15 a–c, 7.16 a–e, 7.17 a–d, 7.18 a, b, 7.19, 7.21, 7.22, 7.23 a, b, 7.25 a, b, 7.27 a, b, 7.29 a–d, 7.32 a, b, 7.33, 7.35, 7.36, 7.37 a, b, 7.39 a–d, 7.40 a, b, 7.41 b–d, 7.42 a, b, 7.43 a, b, 7.44 a, b	Dr. Nadja Mannowetz, Ingrid Lang
7.2 c, 7.3 a	Dr. Gerhard Held, Klinik für Innere Medizin, Universitätsklinikum des Saarlandes, Homburg/Saar, Dr. Nadja Mannowetz, Ingrid Lang
7.7 c	Welsch, U.: Lehrbuch Histologie, 3. Aufl., Urban & Fischer 2010
7.48	a) Prof. Matthias Gunzer, Universität Duisburg/Essen, PLoS Pathogens 2007
b) Lifespan Biosciences, Inc.	

Kapitel 8

Fall 8 A	colourbox.com
8.1, 8.2, 8.3, 8.6 a–c, 8.9, 8.10, 8.11, 8.13 a–c, 8.15 a–c, 8.16 a–c	Prof. Dr. Gunther Wennemuth, Ingrid Lang
8.4, 8.7, 8.8, 8.12, 8.14	Stefan Elsberger
8.5	Dr. Cornelia Müller, Klinik für Dermatologie, Universitätsklinikum des Saarlandes, Homburg/Saar, Prof. Dr. Gunther Wennemuth
8.6 a–c	Dr. Mathias Wagner, Institut für allgemeine und spezielle Pathologie, Universitätsklinikum des Saarlandes, Homburg/Saar, Prof. Dr. Gunther Wennemuth, Ingrid Lang

Kapitel 9

Fall 9 A	Dr. Siegfried Tuengerthal, Thoraxklinik, Abt. Radiologie, Heidelberg
Fall 9 B	Prof. Kevin O. Leslie, Dept. of Laboratory Medicine and Pathology, Mayo Clinic Arizona, Scottsdale, USA
9.1, 9.2, 9.5, 9.19	Stefan Elsberger
9.3, 9.6, 9.11 a–d, 9.12, 9.13, 9.14, 9.15 a, b, 9.17 a, b, 9.18, 9.20 a, b, 9.22 a, b	Prof. Dr. Gunther Wennemuth, Ingrid Lang

Abbildungsnachweis

9.4, 9.16, 9.24	Welsch, U.: Lehrbuch Histologie, 3. Aufl., Urban & Fischer 2010
9.7, 9.8	Prof. Dr. Renate Lüllman-Rauch, Anatomisches Institut, Christian-Albrechts-Universität zu Kiel
9.9 a, b, 9.10	Paulsen, F., Waschke, J.: Sobotta Atlas der Anatomie. 23. Aufl., Urban & Fischer 2010
9.21	Michael Budowick
9.23	Drake, R. L., Vogl, A.W., Mitchell, A., Paulsen, F. (Hrsg.): Gray's Anatomie für Studenten, Urban & Fischer 2007
9.25 a, b	Prof. Dr. Dr. Peter Stömmer, Augsburg

Kapitel 10

Fall 10A	Bryant, R. J., Catto, J.W. F.: Haematuria. Surgery (Oxford) 26(4):150–153, 2008
10.1	Drake, R. L., Vogl, A.W., Mitchell, A., Paulsen, F. (Hrsg.): Gray's Anatomie für Studenten, Urban & Fischer 2007
10.2, 10.7, 10.9	Stefan Elsberger
10.3, 10.5, 10.6, 10.8 a, b, 10.10 a, 10.12, 10.13, 10.14, 10.15, 10.17, 10.19 a, b, 10.20 a, b	Prof. Dr. Gunther Wennemuth, Ingrid Lang
10.4, 10.16	Henriette Rintelen
10.6, 10.8 a, b	Prof. Dr. Gunther Wennemuth, Nobert Pütz
10.10 b, 10.11	Paulsen, F., Waschke, J.: Sobotta Atlas der Anatomie. 23. Aufl., Urban & Fischer 2010
10.18	Ovalle, W. K., Nahirney, P. C., Netter, F. H.: Netter's Essential Histology, Icon Learning Systems 2007

Kapitel 11

Fall 11 A a + b	Prof. Dr. Wolfgang Caspary, in: Classen, M., Diehl, V., Kochsiek, K. (Hrsg.): Innere Medizin, 2. Aufl., Urban & Schwarzenberg 1993
11.1, 11.2, 11.3, 11.4, 11.6, 11.7, 11.8, 11.10, 11.11, 11.12 a, b, 11.13, 11.14, 11.16, 11.17, 11.18, 11.19, 11.20, 11.21, 11.22, 11.24, 11.25, 11.26, 11.27, 11.28, 11.29, 11.30, 11.31, 11.32, 11.33, 11.34, 11.35, 11.36, 11.37, 11.38, 11.39, 11.41 a, b, 11.44, 11.45, 11.47, 11.48, 11.49, 11.50, 11.51, 11.52	Prof. Dr. Dr. Ulrich Welsch
11.5	Paulsen, F., Waschke, J.: Sobotta Atlas der Anatomie. 23. Aufl., Urban & Fischer 2010
11.9, 11.15, 11.42,	Michael Budowick
11.23, 11.46	Stefan Elsberger
11.40, 11.43 a, b	Prof. Dr. Gunther Wennemuth, Ingrid Lang

Anhang

Kapitel 12

Fall 12 A, B	Dr. Elisabeth Eppler
12.1, 12.2, 12.3 a–c, 12.4, 12.5, 12.7 a, 12.10 b, 12.13 a, b, 12.16 b, 12.18, 12.19 a, 12.21, 12.22 a, 12.23, 12.24 c, 12.25 a, 12.27 a	Stefan Elsberger
12.6 a–c, 12.9 a–d, 12.12 a, b, 12.14 a–c, 12.15, 12.19 b, 12.22 b, c, 12.24 a, 12.26 a, 12.27 b–d, 12.28 a, 12.29, 12.30	Dr. Elisabeth Eppler
12.7 b, c, 12.8 a, b, 12.10 a, 12.20, 12.25 b, c, 12.28 b	Prof. Dr. Manfred Reinecke
12.11	Prof. Dr. Beate Brand-Saberi, Institut für Anatomie, Ruhr-Universität Bochum
12.13 b	Esther Schenk-Panic
12.16 a	Prof. Luis Filguiera, School of Anatomy and Human Biology, The University of Western Australia, Perth, Australia
12.17	Paulsen, F., Waschke, J.: Sobotta Atlas der Anatomie. 23. Aufl., Urban & Fischer 2010
12.24 b	Prof. Dr. Christian Fellbaum, Institut für Pathologie, Hegau-Bodensee-Klinikum Singen
12.26 a	Prof. Dr. Gunther Wennemuth, Ingrid Lang

Kapitel 13

Fall 13 A	Prof. Dr. Gerd Staehler, Klinik für Urologie, Universitätsklinikum Heidelberg
13.1, 13.4, 13.21, 13.27 a, b, 13.28 a, b, 13.34, 13.35, 13.43, 13.44, 13.45, 13.47	Stefan Elsberger
13.2	Prof. Dr. Andreas Meinhardt, Institut für Anatomie und Zellbiologie, Justus-Liebig-Universität Gießen
13.3, 13.5, 13.7, 13.9, 13.10, 13.11, 13.12, 13.13, 13.15, 13.16 a, b, 13.18, 13.20, 13.22, 13.23, 13.25, 13.31, 13.32 b, 13.36, 13.37, 13.48, 13.50	Prof. Dr. Gunther Wennemuth, Ingrid Lang
13.6, 13.8, 13.14, 13.17, 13.19, 13.24, 13.26 a, b, 13.29, 13.30, 13.32 a, 13.33, 13.38, 13.39, 13.40, 13.41, 13.42, 13.46, 13.49	Prof. Dr. Gerhard Aumüller

Register

Symbols
9 + 2-Muster 8, 48
(EC-)Zellen 256
β-Oxidation 18
ε-Zelle 276

A
A-Bande 96
ABC-Transporter 6
Acervulus 286
Achondroplasie 88
Adamantoblasten 242
Adenohypophyse 280, 282, 284
Aderhaut (Choroidea) 132, 136
ADH 228, 280, 288
Adhäsionsproteine 12
– Bindegewebe 60
Adipositas 68
Adipozyten 68
– Knochenmark 160
Adiuretin 280
Adnexe 304
Adnexitis 304
Adrenalin 294, 296
adulte Stammzellen 30, 34
Adventitia 80, 164, 246
– Gallenblase 266
– Ösophagus 248
Aggrecan 72
agranulärer Kortex 128
Agrin 224
AICDA 168
Akrosin 324, 328
Akrosom 324
akrosomale Reaktion 324, 328
Aktin 94
Aktinfilamente 6, 8, 12, 22, 48
– Muskulatur 96
– Neurone 112
Aktionspotenzial 110
Aktivin 318
Albinismus 188
Albumin 50
Allokortex 130
Altersweitsichtigkeit 140
Alveolarepithelzellen 210
Alveolarknochen 242
Alveolarmakrophagen 158, 212
Alveolarraum 198
Alveolen 210, 242
– Gasaustausch 212
Alzheimer-Krankheit 130
Amelogenine 240
Ammenzellen 170

Ammonshorn (Cornu ammonis) 130
Amylase 56
Anagenphase 192
Analdrüsen 258
Analkanal 258
Analkarzinome 258
Anämie 154
– hämolytische 172
Anaphase 26
androgenbindendes Protein 318
Androgene 294
– Zyklus 304
Androgen-Insensitivitäts-Syndrom 324
Anheftungsplaques 100
ANP 288
antigenpräsentierende Zellen (APZ) 180
Antiport 6
Antrum folliculi 302
anuliierte Lamellen 16
Anulus fibrosus 74
Apikaldendrit 128
Apoptose 30
apoptotic bodies 30
Appendix vermiformis 258
Appendizitis 258
APUD-System 208
Aquaporin 6, 228
Areola mammae 310
Arginin-Vasopressin 280
Arteria(-ae)
– afferens 222
– arcuatae 220
– bronchiales 214
– centralis retinae 138
– efferens 222
– hypophysialis inf. 282
– hypophysialis sup. 282
– interlobares 220
– interlobulares 220, 262
– nutritia 82
– pulmonales 214
– renalis 220
– splenica 172
– testicularis 320
– umbilicales 330
Arterien 164, 166
– elastischer Typ 164
– kleine 166
– mukulärer Typ 164
Arteriolen 166
A-Spermatogonien 318
Asthma bronchiale 206

Astroglia 114
Astrozyten 114, 134, 286
– fibrilläre 114
– protoplasmatische 114
Atemwege 198
– obere 202
– untere 204, 206, 208
Atmungskette 20
Auerbach-Plexus 246
Augapfel 132
Auge 132
– Akkomodation 138, 140
– Aufbau 132
– gelber Fleck 138
– homöostatische Systeme 136
– Irisblendensystem 142
– Kammerwasser 142, 144
– Lidsystem 146
– Netzhaut 136
– rezeptorisches System 134
– Tränensystem 144, 146
Ausführungsgänge
– Drüse 54
äußere Körnerschicht 128
äußere Pyramidenschicht 128
autokrin 270
autologe Chondrozyten-Transplantation 59
autonomes Nervensystem 122
Autophagie 18
AV-Knoten 102
Axolemm 108
Axon 106, 108
– Transport 112
Axonema 8, 48, 324
Axonreaktion 122
Axonreflex 122
Axoplasma 108
A-Zellen 120, 278
Azini 244
– Pankreas 260
Azinuszellen 260, 276

B
Bakterien 2
– Gram-Färbung 2
– Zelle 2
– Zellwand 2
Bandscheibenvorfall 74
Barrett-Ösophagus 248
Barr-Körperchen 24
Bartholindrüsen 312
Bartholinitis 312
Basaldendriten 128

Register

basales Labyrinth 8
Basalis 306
Basalkörperchen 8, 150
Basallamina 42
Basalmembran 42
– Glomerulus 224
– Haut 186
– Trachea 204
Basalzellen 148, 150, 200
– Vagina 308
Basic multicellular units (BMU) 84
Basilarmembran (Membrana basilaris) 148
Basophile 156
Bauchspeicheldrüse 260
– endokrine 276, 278
Becherzellen 200, 202, 254
– Bronchien 206
– Dickdarm 258
– Trachea 204
Befruchtung 328
Belegzellen 252
benigne 40
benigne Prostatahyperplasie (BPH) 298
benignes Prostatasyndrom (BPS) 298
Benninghoff-Arkaden-Modell 70
Bergmann-Gliazellen 114, 126
Bindegewebe 60, 62, 64
– elastisches 66
– gallertiges 66
– interstitielles 60
– lockeres kollagenes 66
– retikuläres 66
– spinozelluläres 66
– straffes kollagenes 66
biogene Monoamine 272
Birbeck-Granula 190
Bisgaard-Zeichen 152
Bläschendrüse 312, 322, 326
Blastomeren 328
Blastozyste 328
blinder Fleck 138
Blutausstrich 154, 158
Blutgerinnung 154
Blut-Harn-Schranke 42, 224
Blut-Hirn-Schranke 114
Blut-Hoden-Schranke 316
Blut-Liquor-Schranke 130
Blut-Luft-Schranke 42, 212
Blutmauserung 172
Blut-Nerven-Schranke 118
Blutplasma 154
Blut-Plazenta-Schranke 42
Blutpol 264
Blutserum 154
Blut-Thymus-Schranke 170

Blutzellen 154, 156, 158
B-Lymphozyten 158, 178
– Lymphe 168
– Milz 172
BNP 288
Bowman-Drüsen 150
Bowman-Kapsel 222, 224
Bowman-Membran 144
Bowman-Spüldrüsen 202
Brillantkresylblau 154
Brodmann-Areale 128
Bronchialkarzinom 206
Bronchiektasie 208
Bronchien 206
Bronchiolen 208
Bronchioli
– respiratorii 208, 210
– terminales 208
Bruch-Membran 136
Brunner-Drüsen 254, 256
Brust 310
Brustdrüse 310
Brustfell 216
Brustwarze 310
B-Spermatogonien 318
Bulbourethraldrüsen 312
Büngner-Bänder 118
Bürstensaum 8, 48
Bürstenzellen 200
B-Zellen 120, 278
B-Zone 178
– Lymphknoten 174

C

Ca^{2+}-ATPase 6
Cadherine 12
Cajal-Körperchen 24
Calcitonin 84, 292, 322
Calcitriol 84
Canaliculi 78
Carboanhydrase 212
Carrier 6
Cartilago cricoidea 204
Caspasen 30
Caveolin 10
$CD34^+$-Zellen 32
CD-Moleküle 178
Cervix uteri 308
Chalazion 146
Chemokine 190
Chiasma opticum 280
Cholangiozyten 266
Cholelithiasis 266
Cholesterin, Zellmembran 4
Cholesterol 294
Cholezystokinin 266
Chondroblasten 70
Chondron 72

Chondrozyten 70, 72
– Faserknorpel 74
– hypertrophe 86, 88
Choriocapillaris 136
Chorion 328, 330
Chromatin 24
chromophil 284
chromophob 284
Chromosomen, akrozentrische 24
Chromosomenkondensation 26
cis-Golgi-Netzwerk 16
Clathrin 10
Claudin 12
Clear cells 292
Clusterin 318
Coat-Proteine 10
Cohnheim-Felderung 96
Colitis ulcerosa 258
Colliculus seminalis 322
Colony forming units (CFU) 160
Colony stimulating factors (CSF) 160
Columnae anales 258
Connexine 12
Connexon 12
Corium 190
Corona radiata 302
Corpus(-ora)
– albicans 304
– arenacea 286
– cavernosum 322
– luteum 300, 304
– rubrum 302
Corti-Organ 148
Coxarthrose 58
Cristae 20
Crossing over 28
Crystalline 140
Cumulus oophorus 302
Cushing-Syndrom 294
Cystitis cystica 46
C-Zellen 290
– parafollikuläre 292

D

Darm-assoziiertes lymphatisches Gewebe (GALT) 176
Deckzellen 234
Defensine 180
Dendrit 106, 108
dendritische Zellen
– Haut 190
– Lymphe 168
– Milz 172
Dentin 240
Depolarisation 110
dermale Papille 192
Dermis 46, 186, 190

338

Register

Descemet-Membran 44, 144
Descensus testis 312
Desmin 96
Desmodont 242
Desmosomen 12, 186
Desquamationsphase 306
Dezidua 328
DHEA 294
Diabetes
– insipidus 280
– mellitus 268, 278
– Typ 1/2 268
Diaden 102
Diakinese 28, 318
Diapedese 180
Diaphragma 166
Diaphyse 76
Diarthrosen 70
Diazonien 240
Dickdarm 258
Dienzephalon 280
diffuses neuroendokrines System (DNES) 208, 274
Diplotän 28
Disci intercalares 102
Discus nervi optici 138
Disse-Raum 264
distaler Tubulus 226, 228, 231
Döderlein-Stäbchen 308
Domepithel 176, 256
Dopamin 274
Down-Syndrom 28
Drosselvenen, Nebennieren 296
Drumsticks 156
Drüsen
– alveoläre 52
– Atemwege 200
– endokrine 50
– exokrine 50
– Larynx 202
– mukoide 52
– Prostata 322
– tubulo-alveoläre 52
– tubulo-azinäre 52
– tubulöse 52, 194, 250
Drüsenendstück 52
Drüsenepithelien 40, 50, 52
Drüsenzellen 50, 194
– endoepitheliale 50
– exoepitheliale 50
– muköse 52, 56
– seröse 52, 56
Ductuli efferentes 316, 320
Ductus
– alveolares 210
– cochlearis 148
– cysticus 266
– deferens 312, 320, 326

– ejaculatorius 312, 320, 322, 326
– epididymidis 312, 320
– interlobares 54
– intralobulares 54
– lactiferi colligentes 310
– lobares 54
Duftdrüsen 194
Dünndarm 254, 256
Dünndarmzotten 254
Duodenitis 256
Duodenum 254, 256
Dynamin 10
Dynein 8, 48
– Axon 112
Dystrophin 96
D-Zellen 252, 278

E

ECL-Zellen 252
Ehlers-Danlos-Syndrom 62
Eierstock 300, 314
Eileiter 304, 314
Eisprung 302
Ejakulation 322
Ektoderm 40
Elastika-Färbung 64, 164
Elastin 64, 200
elastische Fasern 64
elastischer Knorpel 74
elastisches Bindegewebe 66
Elementarpartikel 20
Embryoblast 328
embryonale Stammzellen 30, 34
Eminentia mediana 282
Endharn 220
endokrine Zellen 270
– degranulierte 284
– GIT 274
– Magen 252
– Magen-Darm-Trakt 270
– Prostata 322
– Respirationstrakt 200
– Trachea 204
Endometriose 306
Endometrium 306
Endomysium 96
Endoneuralraum 118
Endoneurium 118
endoplasmatisches Retikulum 14
Endosomen 10, 18
Endost 80
Endostzelle 78
Endosymbionten-Theorie 20
Endotendineum 66
Endothel 44
– diskontinuierliches 166
– kontinuierliches 166

Endothelzellen, Basalmembran. Glomerulus 224
Endozytose 10
Entaktin 42, 224
enterisches Nervensystem 246
Enterozyten 254
Entoderm 40
Eosin 156
Eosinkörperchen 126
Eosinophile 156
Eosinophilie 156
Epiblast 328
Epidermis 46, 186
– Zellarten 188
Epidermolysis bullosa simplex 186
Epididymitis 39
Epiglottis 202
Epimysium 96
Epineurium 118
Epipharynx 202, 238
Epiphyse 76, 86, 286
Epistaxis 202
Epitendineum 66
Epithel
– einschichtiges hochprismatisches 40, 44
– einschichtiges isoprismatisches 40, 44
– einschichtiges kubisches 44
– mehrreihiges 40
– Riech- 150
– Urothel 234
Epithelgewebe 40
Epithelzellen
– Kinozilien 200
– Mikrovilli 200
Eponychium 194
Erektion 322
ERM-Proteine 6
Eröffnungszone 88
Erythroblasten 162
Erythropoese 162
Erythropoetin 160
erythropoetische Inseln 160
Erythrozyten 154
– Hämatopoese 162
Euchromatin 24, 162
Eukaryoten 2
Exozytose 10
extraglomeruläres Mesangium 232
Extrazellulärmatrix (EZM) 60, 70
– Knochengewebe 76

F

Fab-Fragment 178
Fadenpapillen 238

F-Aktin 94
Fasciae 12
Fasciculi 108
Faserastrozyten 114
Faserknorpel 74
Fasern
– elastische 64
– retikuläre 64
Faszikel 96, 118
Fc-Region 178
Felderhaut 186
Femurkopfnekrose 82
Fettgewebe 68
– braunes 68
– weißes 68
Fettmark 160
Fettzellen 56, 68
– Schilddrüse 292
Fibrillin 64
Fibroblasten 60
– Leber 264
fibroblastische Retikulumzellen 160
Fibrozyten 60
Fibulin 64
Filaggrin 186
Fimbrien 2
Fimbrin 22
Fingernägel 194
Fissura mediana anterior 124
Fisteln 258
Flagellen 2
Flagellum 8
Flimmerepithel 200
– Bronchien 206
– Bronchioli terminales 208
– Nasenschleimhaut 202
– Trachea 204
Flimmerepithelzellen 200
Flügelzelle 66
Fokalkontakte 12
Follikelatresie 300
Follikelphase 300, 304, 308
Follikelzellen 300
follikuläre dendritische Zellen (FDZ) 180
follikuläre Sternzellen 284
Follikulogenese 302
Fossa navicularis 234
Fovea centralis 134, 138
Foveola 138
Foveolae gastricae 250
freie Nervenendigungen 190
FSH 282, 284
– Spermatogenese 316
– Zyklus 302, 304
Funiculus spermaticus 320
Funktionalis 306

G
G_0-Phase 26
G_1-Kontrollpunkt 28
G_1-Phase 26
G_2-Kontrollpunkt 28
G_2-Phase 26
G-Aktin 94
Gallenblase 266
Gallepol 264, 266
gallertiges Bindegewebe 66
Gameten 28
Ganglien 108
– paraaortale 296
Ganglienplexus 122
Ganglienzellen, multipolare 296
Gap junctions 12
– Herzmuskelzelle 102
Gartner-Gang 312
Gasaustausch 212
Gastrin 252, 274
Gastritis 250
Gastro-entero-endokrines System 274
Gaumen 238
Gaumenmandel 176
Gebärmutter 306, 314
Gebärmutterhals 308
Gedächtniszellen 178
Geflechtknochen 76, 88
Geißel 8
gelber Fleck 138
Gelbkörper 300, 304
Gelenkknorpel 70, 72
– Zonen 72
Generallamelle 82
Genom, Prokaryonten 2
Gerinnungskaskade 156
Gerstenkorn 146
Geschlechtsorgane
– Entwicklung 312
– männliche 316, 318, 320, 322, 326
– weibliche 300, 302, 304, 306, 312, 314
Geschmacksknospen 150, 238
Geschmackspapillen 238
Geschmacksporus 150, 238
Gestagene, Zyklus 304
Gewebe
– Binde- 60
– Epitel- 40
– Fett- 68
– Kapsel- 90
– Knochen- 76
– Knorpel- 70
– Muskulatur 94
– Nerven- 106
GH 272, 282

Ghrelin 276, 278
Gingiva 242
Glandula(-ae)
– bronchiales 206
– epiglotticae 202
– lacrimalis 54, 56, 260
– mammaria 310
– nasales 202
– olfactoriae 150
– parathyroideae 292
– parotidea 54, 56, 244, 260
– sublingualis 54, 56, 244
– submandibularis 54, 56, 244
– suprarenales 294
– thyroidea 290
– tracheales 204
– urethrales 234
Glanzstreifen 102
Glashaut 192
Glaskörper (Corpus vitreum) 132
glatte Muskulatur 94, 100
– Kontraktionstypen 100
glattes endoplasmatisches Retikulum (gER) 14
Glaukom 144
Gleitsehne 66
Gliagrenzmembran 114, 124, 134
Gliazellen 134
Glisson-Trias 262
Glomerula cerebellares 126
Glomerulonephritis 222
Glomerulopathien 222
Glomerulum 222, 224, 231
Glukagon 276, 278
Glukokortikoide, Nebennieren 294
Glykogen, Zelleinschluss 20
Glykokalyx 4, 8, 48
– Intima 164
Glykolipide, Zellmembran 4
Glykoproteinhormone 272, 284
Glykosaminoglykane (GAG) 64
Golgi-Apparat 10, 16
– Neuron 108
– Spermien 324
Golgi-Zellen 126
Gonosomen 24
G-Protein 6
Graft-versus-Host-Reaktion 33
Gram-negativ 2
Gram-positiv 2
Granula
– azurophile 158, 162
– Eosin 156
– Heparin 156
– Renin-speichernde 232
granulärer Kortex 128
granulierte Zellen 232
Granulopoese 162

Granulosazellen 300, 302
Granulozyten 156, 158
– Hämatopoese 162
Granulozyten-Colony-stimulating factor 32
Granzyme 180
graue Substanz (Substantia grisea) 124
Grauer Star 140
Grüner Star 144
Gyrus dentatus (Fascia dentata) 130
G-Zellen 252

H

H+/K+-ATPase 6, 252
Haarbalg 192
Haarbulbus 192
Haare 192
Haarmark 192
Haarpapille 192
Haarplakode 192
Haarrinde 192
Haarschaft 192
Haarwurzel 192
Haarzellen, äußere/innere 148, 150
Haemangiosis carcinomatosa 40
Haftkomplex 12
Hagelkorn 146
Hämatokrit 154
Hämatopoese 160, 162
– Knochenmark 160
hämatopoetische Stammzellen (HSZ) 32
Hämaturie 219
Hämoglobin 154
– Sauerstoffbindung 212
Hämorrhoiden 258
Hämosiderin 158
Harnblase 234
Harnleiter 220, 234
Harnröhre 234, 314
Harn-Samen-Röhre 316, 322, 326
Hartsubstanz, Zahn 240
Hassall-Körperchen 170
Hauptbronchien 206
Hauptdrüsen 252
Hauptzellen 228
– Schilddrüse 292
Haut
– Immunfunktion 190
– Rezeptoren 190
– Schichten 186
Hautanhangsgebilde 192, 194
Hautdrüsen 194
Havers-Gefäße 82
Havers-Kanäle 80, 82

Heister-Klappe 266
Helicobacter pylori 250
Hemidesmosomen 12
Henle-Schicht 192
Henle-Schleife 226, 228
Heparin 156
hepatische Sternzellen 264
Hepatozyten 262, 264
Hering-Kanäle 266
Herpes simplex 122
Herring-Körper 282
Herz, endokrines 288
Herzfehlerzellen 158, 212
Herzmuskulatur 94, 102
Heterochromatin 24
Hilum 130
Hilus-Zwischenzellen 300
Hinterhorn (Cornu posterius) 124
Hintersäule (Columna posterior) 124
Hinterstrang (Funiculus posterior) 124
Hinterwurzel (Radix posterior) 124
Histamin 252, 274
Histiozyten 158
Histokompatibilitätsproteine 182
HLA-Komplex 182
HLA-System 32
hochendotheliale Venulen (HEV) 174, 180
Hoden 316, 318, 326
Hodenkanälchen 316
Hodenparenchym 316
Hodentumoren 316
Hodgkin-Lymphome 174
Hofbauer-Zellen 158
Homans-Zeichen 152
Homing 180
Hordeolum 146
horizontaler Gentransfer 2
Hormonklassen 272
Hornhaut (Kornea) 132, 144
Hornhautendothel 144
Hornhautepithel 144
Howship-Lakune 80
Hülsenkapillaren 172
humanes Leukozyten-Antigen (HLA) 32
Hunter-Schreger-Streifen 240
Huxley-Schicht 192
hyaliner Knorpel 70, 72
Hyalozyten 132
Hyaluronan 64
Hyaluronidase 328
Hydroxylapatit 76, 240
Hyperpolarisation 110
Hyperthyreose 290

Hypertonie 232
Hypertrophiezone 88
Hypoblast 328
Hypodermis 190
Hypomochlion 66
Hyponychium 194
Hypopharynx 238
Hypophosphatasie 78
Hypophyse 280
Hypophysenadenom 284
Hypophysenstiel 282
Hypophysentumoren 280
Hypothalamus 282
Hypothalamus-Hypophysen-System 280, 282

I

I-Bande 96
Ichthyose 186
Ileum 254, 256
Immunglobuline 178
Immunglobulinklassen 178
Immunsystem 178, 180, 182
Implantation 328
Imprägnation 328
Infundibulum 280
Inhibin 318
Inhibiting-Hormone 282
Innenohr-Stereozilien 8
innere Körnerschicht 128
innere Pyramidenschicht 128
Insulin 276, 278
insuloazinäre Portalgefäße 276
Integrine 12
Integumentum commune 46
Interchromatingranula 24
interdigitierende dendritische Zellen (IDZ) 180
intermediäre Fasern 98
Intermediärfilamente 12, 22, 100
– Neurone 112
Intermediärsinus 174
Intermediärtubulus 228, 231
Intermediärzellen, Vagina 308
Internodium 116
Interphase 26
Interstitium 60
Intima 90, 164
Intimaduplikaturen 166
intraepitheliale Drüsen (Glandulae conjunctivales) 146
Intrinsic-Faktor 252
In-vitro-Fertilisierung 328
Irisepithel 142
Irisstroma 142
Ischämie 102
Ischämiephase 306
Isokortex 128

341

Register

Isthmus 290
Ito-Zellen 264

J
Jejunum 254, 256
Joining-Peptide 178
juxtaglomeruläre Zellen 232
juxtaglomerulärer Apparat 232
juxtakanalikuläres Trabekelwerk 144

K
Kaliumbichromatfärbung 296
Kallus
– bindegewebiger 88
– kartilaginärer 88
– knöcherner 88
– knorpeliger 88
– ossärer 88
Kambium 80
Kammerwasser 132, 142, 144
Kapazitation 320, 324
Kapillaren 166
Kapselgewebe 90
Kardia 250
Kardiadrüsen 250
Kardiomyozyten 102
Karyokinese 26
Karyopyknose 46
Karzinom 40
Katagenphase 192
Katarakt 140
Katecholamine, Nebennieren 296
Kaveolen 10, 100
Kehlkopf 202
Keimepithel 318
Keimstränge 312
Keimzellen
– männliche 318, 324
– weibliche 300
Keratine, Haut 186
Keratinozyten 46, 188
– Epidermis 186
Keratohyalingranula 186
Keratokonjunktivitis sicca 146
Kerckring-Falten 254, 256
Kernhülle 24
Kernlamina 24
Kernmatrix 24
Kernmembran 24
Kernporen 24
Kernporenkomplexe 24
Kernteilung 26
Kinesin, Axon 112
Kinetochor 26
Kinetosom 8, 48, 150
Kinozilien 8, 48
Kleinhirn (Cerebellum) 126

Kleinhirnrinde (Cortex cerebelli) 126
Kletterfasern 126
Klitoris 312
Knochenbildung 78
Knochenbruchheilung 88
Knochenfraktur 88
Knochengewebe 76
– Aufbau 78, 80, 82
– Bildung 86, 88
– EZM 76
– Umbau 84
Knochenmark 160
Knochenmarkausstrich 160
Knorpel
– Atemwege 200
– elastischer 74
– hyaliner 70, 72
Knorpelgewebe 70, 72, 74
Knorpelspangen 204
Kochlea (Schnecke) 148
Kochleaimplantat 150
Kohlendioxid 212
Kollagen
– Typ IV 42
– Typen 62
– Zahn 240
Kollagenfibrillen 62
Kolon 258
kolorektales Karzinom 258
Kompakta 76
Kompaktierung 116
Konjugation 328
Konjunktiva (Conjunctiva palpebrarum) 146
Kopfdarm 238
Korbzellen 126
Körnerzellen 126
Körnerzellschicht 130
Kortex 108
Kortikalis 76
Kortikoliberin 282
Kortikotropin 284
Kortisol 294
Kotyledonen 330
Kraniopharyngeome 280
Kretinismus 290
Kreuzbandruptur 88
Kropf 290
Krusta 46, 234
Krypten 256, 258
Kryptorchismus 316
Kugelzellanämie 154
Kupffer-Zellen 158, 264

L
Labyrinth 148
LADA-Diabetes 268

Lamellenknochen 76, 82
– Fraktur 88
Lamellenkörper 210
Lamina
– cribrosa sclerae 138
– densa 42
– epithelialis 246, 258
– fibroreticularis 42
– granularis externa 128
– granularis interna 128
– limitans posterior 44
– molecularis 128
– multiformis 128
– muscularis mucosae 246
– propria 150, 200, 204, 206, 246, 258
– propria intimae 164
– pyramidalis externa 128
– pyramidalis interna 128
– rara externa 42
– rara interna 42
Laminin 42
Langerhans-Inseln 276
– Pankreas 260
Langerhans-Zellen 180, 190
Langer-Linien 190
Langhans-Zellen 330
Lanugobehaarung 192
Läppchenbronchien 206
Lappenbronchien 206
Larynx 202
Lebensmittelvergiftung 256
Leber 262, 264
Leberazinus 262
Leberläppchen 264
Lebersinusoide 264
Leberzirrhose 248
Lederhaut (Sklera) 132, 144
Leistenhaut 186
Leptotän 28
Leukämien 162
Leukotriene 156
Leukozyten 154
– Bindegewebe 60
– Tonsillen 176
Leukozytenextravasation 180
Leydig-Zellen 312, 316
LH 282, 284
– Zyklus 302, 304, 308
Limbus corneae 144
Linea
– anocutanea 258
– dentata 258
Linse (Lens) 132, 138, 140
Linsenepithel 138
Linsenfasern 138, 140
Linsenkapsel 138
Linsensubstanz 138

Lipideinschlüsse 20
Lipid-rafts 100
Lipofuszin 108
Lipofuszingranula 18, 294, 322
Lippen 238
Littré-Drüsen 234
Lobuli testis 316
Lobulus 220
lockeres kollagenes Bindegewebe 66
Locus Kiesselbachi 202
longitudinales System 98
L-System 98
Luftröhre 204
Luliberin 282
Lunge 198, 214
Lungenembolie 214
Lungenfell 216
Lungenwurzel 216
Lunula 194
Lutealphase 300, 308
Luteolyse 304
Lymphangiosis carcinomatosa 40
lymphatische Organe 168
– Thymus 170
Lymphe 168
Lymphfollikel 168
– Milz 172
Lymphgefäße 168
Lymphkapillaren 168
Lymphknoten 174, 176
lymphoide Progenitorzellen 160
Lymphom 174
Lymphopoese 162
Lymphozyten 156, 158
– Hämatopoese 162
Lymphozytenrezirkulation 180
Lymphstämme 168
Lymphsystem 168
Lysosomen 10, 18
– Hepatozyten 264
– Neuron 108
Lysozym 56

M

M6P-Rezeptor 18
Macula densa 232
Maculae 12
Magen 250, 252
Magengrübchen 250
Magenulkus 250
Makrohämaturie 218
Makrophagen 160
– Hämatopoese 162
– Lymphe 168
Makula 138
Makuladegeneration 136
maligne 40

Malpighi-Körperchen 172, 222
Mamille 310
Mamma 310
– lactans 310
– postlactans 310
Mandelentzündung 176
Mantelinsel 276
Mantelzellen 114, 116
Marfan-Krankheit 64
Marginalsinus 174
Marginalzellen 148
Markscheiden 116
Marksinus 174
Markstrahlen 220
Matrix
– interterritoriale 72
– territoriale 72
Matrix-Metalloproteinasen (MMP) 60
Media 164
Megakaryoblasten 162
Megakaryozyten 156, 162
Meibom-Drüsen 146, 194
Meiose 28
Meissner-Plexus 246, 254
Meissner-Tastkörperchen 190
Melanin 20
Melaningranula 188
Melanom 188
Melanosomen 20, 188
Melanozyten 188
– Iris 142
Melatonin 286
Membrana
– elastica externa 164
– elastica interna 164
– fibrosa 90
– limitans glialis perivascularis 114
– limitans glialis superficialis 114
– synovialis 90
– tectoria 148, 150
Membrankanäle 6
Membranlipide 4
Membranproteine 4
– Funktionen 6
– integrale 4
– periphere 4
Membranpumpen 6
Meningeom 104
Meniskus, Zonen 74
Meniskusriss 74
Menstruationszyklus 306, 308
Merkel-Zellen 190, 270
Mesangium 224
– extraglomeruläres 232
Mesangiumzellen 222, 224
Mesaxon 116

Mesenchym 60
– Knorpel 70
Mesoderm 40
Mesopharynx 238
Mesothel 44
Metamyelozyten 162
Metaphase 26
Metaphase-Kontrollpunkt 28
Metaplasie 46
Metastasen 40
MHC-Klasse I–III 182
MHC-Proteine 182
Mikrofalten 8
Mikrofrakturierung 59
Mikroglia 114
Mikrohämaturie 218
Mikroplicae 8
Mikrotubuli-assoziierte Proteine (MAP) 22
Mikrotubuli 22
– Neurone 112
Mikrotubulus-organisierendes Zentrum (MTOC) 22
Mikrovilli 6, 8, 48
– Bürstenzellen 200
– Dünndarm 254
– Geschmacksknospen 238
– Geschmacksporus 150
– proximaler Tubulus 226
– Tubulussystem 228
Milchsäckchen 310
Milchsäurebakterien 308
Milz 172, 176
Mineralokortikoide, Nebennieren 294
Minimal-Change-Glomerulonephritis 222
Mitochondrien 20
– Fettgewebe 68
– Neuron 108
– Spermien 324
Mitochondrienmanschette 324
Mitochondrienmatrix 20
Mitose 26
MODY-Diabetes 268
Molekularschicht 128, 130
Moll-Drüsen 146, 194
Monoblasten 162
mononukleäres Phagozytensystem 80, 158
Monopoese 162
Monozyten 156, 158, 162
Montgomery-Drüsen 310
Moosfasern 126
Morbus
– Addison 284, 294
– Crohn 258
– Cushing 294

343

– Dupuytren 60
– Ledderhose 60
– Parkinson 282
Morula 328
motorische Endplatte 98
M-Phase 26
M-Proteine 24
MSH 284
M-Streifen 96
Mukosa 238, 246
– Dickdarm 258
– Dünndarm 254
– Epitheltyp 246
– Gallenblase 266
– Magen 250
– Ösophagus 248
Mukosa-assoziiertes lymphatisches Gewebe (MALT) 176
Mukoviszidose 50, 260
Müller-Gang 312
Müller-Zellen 114, 134
multiforme Schicht 128
Mumps 38
Muscularis mucosae 248
Musculus(-i)
– arrectores pilorum 192
– detrusor vesicae 234
– orbicularis oris 238
– sphincter urethrae externus 234
Muskelfasern 94
Muskelfaserriss 92
Muskelgewebe 40, 94, 96
Muskularis 246
– Dickdarm 258
– Dünndarm 254
– Eileiter 304
– Gallenblase 266
– Harnblase 234
– Magen 250
– Ösophagus 248
– Pharynx 238
– Vagina 308
Muskulatur
– Arten 94
– Atemwege 200
– glatte 100
– Herz- 102
– quergestreifte 96, 238
– Skelett- 96, 98
Myasthenia gravis pseudoparalytica 96
Myelininzisuren 116
Myelinisierung 116
Myelinscheiden 116
– Histologie 118
Myeloblasten 162
myeloide Progenitorzellen 160
Myelozyten 162

Myoepithelzellen 52
Myofibroblasten 60, 100
Myofilamente 94
– glatte 100
Myokardinfarkt 102
Myom 306
Myometrium 306, 308
Myosin 94
Myosinfilamente, Muskulatur 96
Myositis ossificans 93
Myozyten 94
– glatte 100
M-Zellen 176, 256, 258

N

Na^+/K^+-ATPase 6, 8
Nagelfalz 194
Nagelmatrix 194
Nagelplatte 194
Nageltasche 194
Nagelwall 194
Nagelwurzel 194
Nahrungsmittelallergien 256
Nase 150
Nasenbluten 202
Nasenhöhle 202
Nasenmuscheln 202
Nasennebenhöhlen 202
Nasenscheidewand 202
Natriurese 288
natriuretisches Peptid
– Typ B 288
– Typ C 288
natürliche Killerzellen 158
Nävi 188
Nebenhoden 316, 326
– Funktion 320
Nebennieren 294, 296
Nebennierenmark 296
Nebennierenrinde 294
Nebenschilddrüsen 292
Nebenzellen 252
Nebulin 96
Nekrose 30
Neoplasie 40
Nephron 226
Nervengewebe 106
– Grundlagen 108, 110, 112, 114, 116
Nervenplexus 246
Nervensystem
– autonomes 122
– enterisches 246
– peripheres 118, 120, 122
– vegetatives 122
– zentrales 124, 126, 128, 130
Nervenzelle 106
Nervus(-i), cochlearis 148

Netzhaut (Pars optica retinae) 132
– Schichten 136
Netzhautablösung 136
Neurit 106
neuroepitheliale Körperchen 208
Neuroepithelien 40
Neurofilamente 112
Neuroglia 114
Neurohämalregion 282
Neurohypophyse 280, 282
Neurone 106, 108
– bipolare 106
– multipolare 106
– postganglionäre 122
– präganglionäre 122
– pseudounipolare 106
Neuroretina 132
Neurosekret 282
Neurotensin 274
Neurotransmitter 110
neurotrophe Faktoren 112
Neurotrophine 112
Neurotubuli 112
Neutropenie 156
Neutrophile 156
Neutrophilie 156
Nexin 8, 48
Nexus 12
Nidogen 42
Niere 220
Nierenbecken 220
Nierenkörperchen 222
Nierenlabyrinth 220
Nierenpapille 220
Nierenpyramide 220
Nierenrinde 220
Nischenzellen 208
Nissl-Schollen 14, 108
– Perikarya 120
– Strangzellen 124
nodale Zone 116
Non-Disjunction 28
Non-Hodgkin-Lymphom 32, 174
Noradrenalin 294, 296
Normoblasten 162
Nucleolonema 24
Nucleus(-i) 108
– paraventricularis 280
– pulposus 74
– supraopticus 280
Nuel-Raum 148
Nukleolus 24
– Neuron 108

O

OAT-Syndrom 320
Oberflächenepithelien 40, 44, 46, 48

Register

Occludin 12
Odontoblasten 240
Ohr
– Kochlea 148
– Schallwahrnehmung 150
Oligodendrozyten 114, 116
Oogenese 300
Oogonien 300
Oozyte 300, 302
Opsin 134
Orchitis 39
Ösophagitis 248
Ösophagus 248
Ösophagussphinkter 248
Ösophagusvarizen 248
Ossifikationszone 88
Osteoarthrose 70
Osteoblasten 78
– BMU 84
Osteogenese 86
– desmale 86
– enchondrale 86
– perichondrale 86
Osteogenesis imperfecta 62, 76
Osteoid 78
Osteoklasten 78, 80
– BMU 84
Osteon 82
Osteoporose 80, 84
Osteozyten 76, 78
Östrogen 84, 300, 304
– Zyklus 308
Ovar 300, 314
Ovarialtumoren 300
Ovarialzysten 304
Ovula Nabothi 308
Ovulation 300, 304
– Frau 302
Ovulationshemmer 304
Oxytocin 280, 288

P

Pachytän 28
PAMP 190
Paneth-Zellen 256
Pankreas 260
– endokrines 276, 278
Pankreaskarzinom 260
pankreatisches Polypeptid 276, 278
Pankreatitis 260
Papilla duodeni major (Vateri) 266
Papilla(-ae)
– filiformes 238
– foliatae 238
– fungiformes 238
– vallatae 238

Papille 138
papillomakuläres Bündel 138
Pappenheim-Färbung 156, 158
Paraganglien 296
parakrin 270
Parallelfasern 126
paranodale Zone 116
Parasympathikus 122
Parathormon 292
– Knochen 84
Parazonien 240
Parietalzellen 252
Parotitis epidemica 38
Pars pylorica 252
Pattern recognition receptors (PRR) 178
Payr-Zeichen 152
Penis 312, 316, 322
Pepsinogene 252
Peptidhormone 272, 276, 288
– Sekretion 288
periarterielle Lymphscheide (PALS) 172
Perichondrium 70
Perikarya 120
– enterisches NS 122
– Strangzellen 124
Perikaryon 106, 108
Perilymphraum 148
Perimetrium 306
Perimysium 96
Perineuralepithel 118
Perineuralscheide 118
Perineurium 118
Perinuklearzisterne 24
Periost 80
peripheres Nervensystem 106, 118, 120, 122
Periportalfelder 262
Peritendineum 66
Perizyten 166
Perjodsäure-Schiff-Reaktion 42
Perlekan 224
Peroxisomen 18
Peyer-Plaques 176, 256
Pfeilerzellen 148
Phagolysosom 10
Phagosom 10
Phagozytose 10
Phalangenzellen 148
Phäochromozyten 296
Phäochromozytom 296
Pharynx 202, 238
Phospholipiddoppelschicht 4
photopisches Sehen 134
Photorezeptoren 132
Pia mater 124
Pili 2

Pinealozyten 286
Pinozytose 10
Pinselarterien 172
Pituizyten 282
Placenta praevia 330
Plasmamembran 4, 6
Plasmazellen 178
Plattenepithel
– Analkanal 258
– einschichtiges 40, 44
– Epidermis 186
– Kopfdarm 238
– mehrreihiges 46
– mehrschichtiges unverhorntes 40, 44
– mehrschichtiges verhorntes 40, 46
– Ösophagus 248
– Schamlippen 312
– Vagina 308
– Zervix 308
Plattenepithelmetaplasie 46
Plazenta 314, 330
Plazentaschranke 330
Plazentome 330
Plektin 96
Pleura 198, 216
– parietalis 216
– visceralis 216
Pleuraepithel 216
Pleurahöhle 216
Pleuramesotheliom 216
Plexus
– choroideus 130
– pampiniformis 320
Plica(-ae)
– circulares 254
– semilunares 258
– spiralis 266
– vestibulares 202
– vocales 202
Pluripotenz 34
Pneumothorax 216
Pneumozyten 210
Podozyten 222, 224
Podozytenfortsätze 224
Polkörperchen 302
Polyribosomen 14
Polysomen 14, 108
polyzystisches Ovarsyndrom 302
POMC-Familie 284
Porine 20
Portalläppchen 262
Portio 308
PP-Zellen 278
Präimplantationsdiagnostik 302
Primärfollikel 300, 302
Primärharn 220, 222

345

Register

Primärspeichel 54
Primärzotten 330
Primordialfollikel 300, 302
Pro-B-Zellen 162
Proerythroblasten 162
Profilin 6
Progenitorzellen 160
Progesteron 300, 304
Prokaryoten 2
Prokollagen 62
Proktodealdrüsen 258
Prolaktin 282, 284
Prolaktinom 284
Prolaktostatin 282
Proliferationsphase 306
Proliferationszone 86
Promegakaryozyten 162
Prometaphase 26
Promonozyten 162
Prophase 26
Prostata 234, 316, 322, 326
Prostatadrüsen 322
Prostatakarzinom 322
prostataspezifisches Antigen (PSA) 299, 322
Proteinsynthese 14
Proteoglykane 42, 64
Pro-T-Zellen 162
proximaler Tubulus 226, 231
Pseudarthrosebildung 88
Pseudopodien 8
Puncta adhaerentia 12
Punktdesmosomen 12
Pupille 142
Purkinje-Zellen 126
Pyramidenzellen, Isokortex 128
Pyramidenzellschicht 130

Q

quergestreifte Muskulatur 96
– Zunge 238

R

Rab-Proteine 10
Rachen 202, 238
Rachenmandel 176
Radialglia 114
Radspeichenstruktur 178
Randsinusblutungen 330
Ranvier-Knoten 116
Ranvier-Schnürringe 116
Rathke-Tasche 280
raues endoplasmatisches Retikulum (rER) 10, 14
– Neuron 108
Reflux 248
Refraktärphase 322
Regenbogenhaut (Iris) 132, 142

Reifeteilung 28, 302
Reinke-Kristalle 316
Reissner-Membran 148
Rektum 258
Rektumepithel 258
Relaxationsphase 322
Releasing-Hormone 282
Renin 232
Reservezone 86
Residualkörper 18, 108, 324
Resorption 40
Resorptionslakune 80
Respirationstrakt 198
– Wandaufbau 200
Rete testis 316, 320
retikuläre Fasern 64
retikuläres Bindegewebe 66
Retikulozyten 154, 162
Retikulumzellen 64
retrosternaler Fettkörper 170
Retzius-Streifen 240
Rezeptoren
– Haut 190
– ionotrope 110
– metatrope 110
Rezeptorproteine 6
– enzymgekoppelte 6
– G-Protein-gekoppelte 6
– ionotrope 6
rheumatoide Arthritis (RA) 90
Rhodopsin 134
Ribosomen 14
Riechepithel 150
Rigiditätsphase 322
Rigor mortis 94
Rindenblindheit 128
Ringknorpel 204
Riolan-Muskel 146
Rippenfell 216
rote Muskelfasern 98
rote Pulpa 172
Ruffini-Endigungen 190
Rumpfdarm 246

S

Sacculi alveolares 210
saltatorische Erregungsleitung 116
Salzsäure 252
Samenkänlchen 316, 320
Samenleiter 320, 326
Samenstrang 320
Samenwegs-Stereozilien 8
Sammelrohre 228, 231
Sarkolemm 94, 96
Sarkomer 96
Sarkoplasma 94
Satellitenzellen 98, 116

saures Gliafibrillenprotein 114
Scala tympani 148
Scala vestibuli 148
Schaltlamellen 82
Schaltstücke 54
– Pankreas 260
– Parotis 244
Schaltzellen 228
Schamlippen 312, 314
Scheide 308
Scheidenkutikula 192
Schilddrüse 290, 292
– Resektion 292
Schilddrüsenhormone 290
Schilddrüsenläppchen 290
Schilddrüsenlappen 290
Schirm-Zellen 46
Schleimgranula 250
Schlemm-Kanal 142, 144
Schlitzmembranen 224
Schlussleistenkomplex 12, 48
Schmelzglocken 242
Schmelzorgan 242
Schmelzpulpa 242
Schmidt-Lantermann-Inzisuren 116
Schneckenkanal (Canalis spiralis cochleae) 148
Schneckenspindel (Modiolus) 148
Schwangerschaft, Brustdrüse 310
Schwann-Zellen 114, 116
– Muskulatur 98
Schweißdrüsen
– apokrine 194
– merokrine 194
Schwellkörper 322
Sebozyten 192
Seelenblindheit 128
Segmentbronchien 206
Segmentkernige 156
Sehnen 66
– Ansatz 82
Sehnerv 138
Seitenhorn (Cornu lateralis) 124
Seitenstrang (Funiculus lateralis) 124
Sekretgranula 284
– Becherzellen 200
Sekretin 260, 266
Sekretion 40
– apokrine 50
– holokrine 50
– merokrine 50
Sekretionsgranula 256, 260
Sekretionsphase 306
Sekundärfollikel 302
Sekundärspeichel 54
Sekundärzotten 330

Register

Semenogelin 322
semimaligne 40
Septen, Nebennieren 294
Septula testis 316
Septum nasi 202
Serosa 246
– Dünndarm 254
– Gallenblase 266
Serotonin 274, 322
Sertoli-cell-only-Syndrom 318
Sertoli-Zellen 312, 318
Sharpey-Fasern 80, 242
Sichelzellanämie 154
Siderophagen 158, 212
Silikose 196
Silikoseknötchen 196
Sinnesorgane
– Auge 132, 134, 136, 138, 140, 142, 144, 146
– Nase 150
– Ohr 148, 150
– Schmecken 150
Sinneszellen, Zunge 238
Sinusknoten 102
sinusoidale Kapillaren 294
Skelettmuskelfasern 96
– intermediäre 98
– rote 98
– weiße 98
Skelettmuskulatur 94, 96, 98
Skorbut 62
skotopisches Sehen 134
Skrotum 312, 316
SNARE-Komplex, Synapse 110
SNARE-Proteine 10
Sodbrennen 248
Soma 106
Somatoliberin 282
Somatostatin 274, 276, 278, 282
Sonnenbrand 184
Speichel 244
Speicheldrüsen 54, 56, 244
Speiseröhre 248
Spermatiden 318
Spermatogenese 316, 318, 324
Spermatogonien 318
Spermatophagie 322
Spermatozelen 320
Spermatozyten 318
Spermiation 318, 324
Spermien 324
Spermienreifung 320
S-Phase 26
Spinalganglion
– Aufbau 120
– Zellfunktion 122
Spinalnerv 124
spinozelluläres Bindegewebe 66

Splen 172
Splenektomie 172
Spongiosa 76
Sprue 236
Sputum 208
SRY-Gen 312
Stäbchen 134
Stabkernige 156
Stammzellapherese 32
Stammzellen 30, 32, 34
– adulte 30, 34
– basale 186
– Dünndarm 256
– embryonale 30, 34
– hämatopoetische 32
– Magen 252
– Nebennieren 294
– Zygote 328
Stammzellenspende 33
Stammzelltherapie 34
Stereozilien 8, 48
Sternzellen 126
Steroidhormone 272
– Nebennieren 294
Stimmbänder 202
Stomatitis aphthosa 236
straffes kollagenes Bindegewebe 66
Strangzellen 124
Stratum
– basale 44, 46, 186
– corneum 46, 186
– fibrosum 80
– germinativum 44, 186
– granulare 130
– granulosum 46, 126, 186
– limitans externum 134
– limitans internum 134
– lucidum 46, 186
– moleculare 126, 130
– moleculare-lacunosum-radiatum 130
– nervosum 132
– oriens 130
– osteogenicum 80
– papillare 190
– pigmentosum 132
– purkinjense 126
– pyramidale 130
– reticulare 190
– spinosum 44, 186
– superficiale 44
Streifenstücke 54
– Parotis 244
Stroma 66
Stützgewebe 60
Stützzellen 150
– Zunge 238

Subintima 90
Subkutis 190
Submukosa 238, 246
– Dünndarm 254
– Ösophagus 248
Sulcus medianus posterior 124
Superfizialzellen, Vagina 308
Super-Proteoglykan-Aggregat 72
Suprabasalzellen, Vagina 308
Surfactant 210
Sympathikus 122
Symport 6
Synapsen 106, 110
– asymmetrische 110
– axoaxonale 110
– axodendritische 110
– axosomatische 110
– chemische 110
– elektrische 110
Synchondrosen 74
Synovia 90
Synovialflüssigkeit 90
Synzytialknoten 330
Synzytiotrophoblast 328
Synzytium 96, 102
– Ziliarepithel 142

T
Talg 194
Talgdrüsen 192, 194
– holokrine 194
Tänien 258
Tanyzyten 286
Tarsus 146
Tau-Protein 224
Tela
– submucosa 246
– subserosa 246, 266
Telodendron 106
Telogenphase 192
Telolysosomen 108, 294
Telomere 24
Telophase 26
Tenozyt 66
Terminalbehaarung 192
terminale Ductus-Lobulus-Einheit (TDLE) 310
Territorium 72
Tertiärfollikel 302
Tertiärzotten 330
Testosteron 316
Tetanus 112
Theca
– externa 300, 302
– interna 300, 302
Thelarche 310
T-Helferzellen 178
Thrombopoese 162

347

Register

Thrombopoetin 160, 162
Thrombosezeichen 152
Thrombozyten 154, 156
– Hämatopoese 162
Thrombozytopenie 156
Thymozyten 170
Thymus 170, 176
Thymusepithelzellen 170
Thymusrestkörper 170
Thyreozyten 290
Thyroglobulin 290
Thyroliberin 282
Thyroxin 290
Tight junction 12
TIM22-Komplex 20
TIM23-Komplex 20
Tissue engineering 60
Tissue inhibitors of metalloproteinases (TIMP) 60
Titin 96
T-Lymphozyten 158, 178
– Lymphe 168
Toll-like-Rezeptoren (TLR) 178, 190
Tomes-Faser 240
Tomes-Körnerschicht 242
TOM-Komplex 20
Tonofilamente 186
Tonsillen 176, 244
Tonsillitis 176
Totenstarre 94
Totipotenz 34
Trabekel 76
Trabekelarterien 172
Trabekelwerk 142, 144
Trachea 204
Tractus 108
Tränendrüse 54, 146, 260
trans-Golgi-Netzwerk 16
Transkription 14
Translation 14
Translokationskanal 14
Transmembranproteine 4
Transplantation
– allogene 32
– autologe 32
Transport
– aktiver 6
– passiver 6
Transporter 6
Transportprotein 50
Transzytose 10, 56, 166
Treadmilling 48
Triade 98
Triiodthyronin 290
Trophoblast 328
Tropomyosin 94
Troponinkomplex 94

TSH 282, 284
t-SNARE 10
T-Tubuli 98, 102
Tuba uterina 304, 314
Tubulin 48
Tubulopathien 222
Tubulussystem 220, 226, 228, 231
Tumor 40
Tumorstammzellen 34
Tunica
– adventitia 164, 204, 206, 214, 234, 246
– albuginea 300, 316
– fibromusculocartilaginea 204, 206
– intima 164, 214
– media 164, 214
– mucosa 204, 206, 246
– muscularis 234, 246
– muscularis mucosae 206
– serosa 246
Turgeszenzphase 322
Typ-A-Fasern 120
Typ-B-Fasern 120
– präganglionäre Neurone 122
Typ-C-Fasern 120
– postganglionäre Neurone 122
Tyrosinase 188
T-Zellen 178, 190
– regulatorische 178
– zytotoxische 180
T-Zell-Rezeptor 170
T-Zone, Lymphknoten 174

U

Umbrella-Zellen 46
Uniport 6
Ureter 220, 234
Urethra 234
– männlich 326
– weibliche 314
Urografie 218
Urothel 46, 234
Uterus 306, 314
Utriculus prostaticus 234, 312, 322

V

Vagina 308, 314
Valvulae venarum 166
Vasa
– nervorum 118
– privata 214
– publica 214
– vasorum 164
vasoaktives intestinales Peptid (VIP) 274
Vater-Pacini-Lamellenkörperchen 190

vegetatives Nervensystem 122
Vellushaare 192
Vena(-ae)
– arcuatae 220
– azygos 248
– centralis retinae 138
– hemiazygos 248
– interlobares 220
– interlobulares 220, 262
– portae 248
– pulmonalis 214
– rectae 220
– renalis 220
– splenica 172
– umbilicalis 330
Venen 166
Venenthrombose 152
Venenwinkel 168
Venolen 166
Verdauungstrakt 238
Verdichtungszonen 100
Versilberungstechnik 64
Villin 22
Virchow-Trias 152
Vitamin D 84
Volkmann-Kanäle 82
von Ebner-Halbmonde 52, 54, 56
– Azini 244
von Willebrand-Faktor (vWF) 164
Vorderhorn (Cornu anterius) 124
Vordersäule (Columna anterior) 124
Vorderstrang (Funiculus anterior) 124
Vorderwurzel (Radix anterior) 124
Vorsteherdrüse 322
v-SNARE 10
Vulva 312

W

Wachstumsfuge 76, 86
– Zonen 86, 88
Wachstumshormon 284
Waldeyer-Rachenring 176
Waller-Degeneration 118
weiße Muskelfasern 98
weiße Pulpa 172
weiße Substanz (Substantia alba) 124
Wharton-Sulze 66
Windkesselfunktion 164
Wolff-Gang 312
Wulst 192
Wurzelhaut 242
Wurzelscheide, Haar 192
Wurzelzellen 124

X

X-Chromosom 24

Register

Y
Y-Chromosom 24, 312

Z
Zähne 240, 242
Zahnfleisch 242
Zahnhals 240
Zahnkrone 240
Zahnleiste 242
Zahnpapille 242
Zahnpulpa 242
Zahnschmelz 240
Zahnwurzel 240, 242
Zahnzement 240, 242
Zapfen 134
Zehennägel 194
Zeis-Drüsen 146
Zelladhäsionsmoleküle 12
Zellatrophie 30
Zelldysplasie 30
Zelle
– multipotent 34
– omnipotent 32, 34
– Organellen 16, 18, 20
– pluripotent 32, 34
– totipotent 34
Zelleinschlüsse 20
Zellen
– autokrine 270
– azidophile 284
– basophile 284
– chromaffine 296
– chromophile 284
– chromophobe 284
– dunkle 296
– endokrine 270
– gonadotrope 284
– granulierte 232
– helle 292, 296
– neuroendokrine 322
– oxyphile 292
– parakrine 270
– sekretorische 322
– thyrotrope 284
Zellhyperplasie 30
Zellhypertrophie 30
Zellkern 24
– Neuron 108
Zellkontakte 12
Zellmembran 4, 6
Zellmetaplasie 30
Zellorganellen 14, 16, 18, 20
Zellteilung 26
Zelltod 30
Zellwand 2
Zellweger-Syndrom 18
Zellzyklus 26, 28
zentrales Nervensystem 106
– Gehirn 128, 130
– Kleinhirn 126
– Rückenmark 124
Zentralkanal (Canalis centralis) 124
Zentralvenenläppchen 262, 264
Zentriol, Spermien 324
Zentriolen 48
zentroazinäre Zellen 260
Zentromer 24
Zentrosom 22
Zentrozyten 168
Zervikalschleim 308
Zervix 308, 314
Zervixerosion 308
Zervixpolypen 308
Ziliarkörper (Corpus ciliare, Strahlenkörper) 132, 140
Ziliarmuskel 140
Zilien 48
Zilium 134
Zirbeldrüse 286
zirkumventrikuläre Organe 282
Zisternen, Golgi 16
Z-Linien 96
Zöliakie 237
Zollinger-Ellison-Syndrom 274
Zona
– alba 258
– colorectalis 258
– fasciculata 294
– glomerulosa 294
– pellucida 302
– reticularis 294
– squamosa 258
– transitionalis 258
Zona-pellucida-Reaktion 328
Zonula
– adhaerens 12
– occludens 12
Zonulae 12
Zonulafasern (Zonula ciliaris) 132, 138, 140
Zottenstroma 330
Z-Scheiben 102
Zuckerkandl-Organ 296
Zugsehne 66
Zunge 238
Zungenmandel 176
Zwischenwirbelscheibe 74
Zygotän 28
Zymogengranula 56
zystische Fibrose 260
Zytokine 112
Zytokinese 26
Zytoplasmatropfen 320
Zytoskelett 22
– Hepatozyten 264
– neuronales 112
– Prokaryonten 2
Zytotrophoblast 328

Die wichtigsten Färbemethoden im Überblick

	Färbung/Reaktion	Zellkern
	Alzianblau	–
	Azan (Azokarmin-Anilinblau-Orange G)	rot
	Brillantkresylblau	–
	EH (Eisenhämatoxylin)	Nukleolus und Heterochromatin (schwarz)
	Elastika-Färbung (Resorcin-Fuchsin)	–
	H. B. (Hämatoxylin-Benzopurin)	blau
	H. E. (Hämatoxylin-Eosin)	blau
	Masson-Goldner (Trichromfärbung)	braun bis schwarz
	Methylenblau bzw. Richardson (Methylenblau-Azur-Gemisch)	blau
	Pappenheim	rotviolett
	PAS-Reaktion (Periodsäure-Schiff-Reaktion + Hämatoxylin)	blau
	PBA (Periodsäure-Bisulfit-Aldehydthionin-Reaktion + Kernechtrot)	rot
	Schmorl	–
	Sudan III	–
	Toluidinblau (selektive Basophilie)	Blaufärbung relativ zur Elektronendichte
	van Gieson (Eisenhämatoxylin-Pikrinsäure-Säurefuchsin)	blau-schwarz
	Versilberung (Gomori)	–